NEW WCDP 新文京開發出版股份有限公司
新世紀・新視野・新文京—精選教科書・考試用書・專業參考書

New Wun Ching Developmental Publishing Co., Ltd.
New Age · New Choice · The Best Selected Educational Publications — NEW WCDP

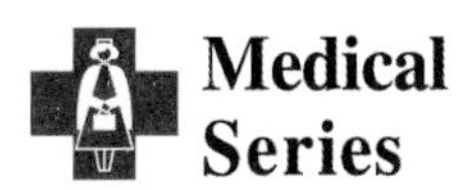

身體檢查與評估

第 6 版
Sixth Edition

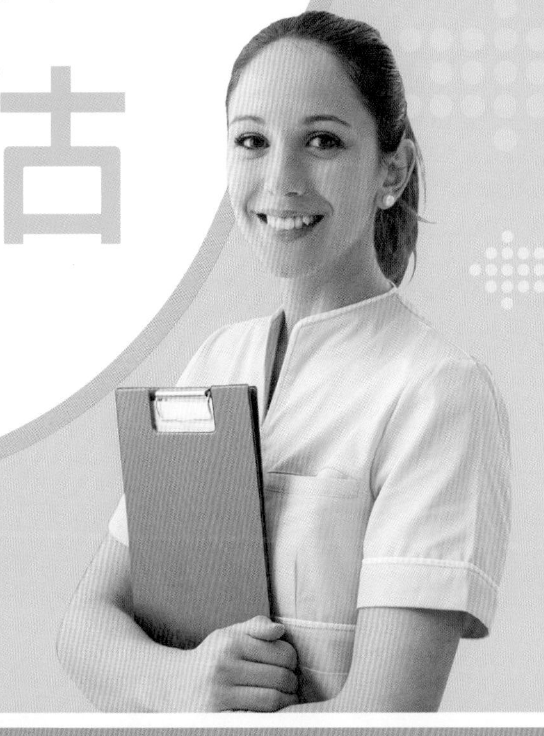

林靜幸・田培英・李書芬・藍菊梅
李筱薇・謝春滿・蔡家梅・吳書雅
李婉萍・曹　英・高淑允・方　莉
孫凡軻・李業英・王采芷・陳翠芳
合著

Physical Examination
and Assessment

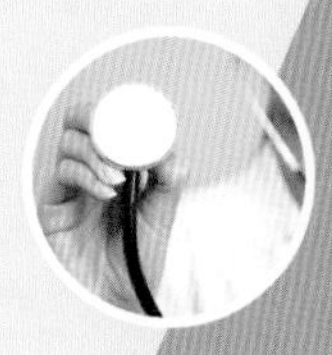
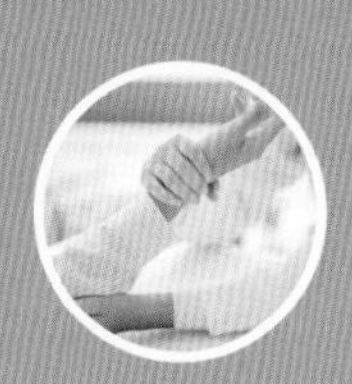
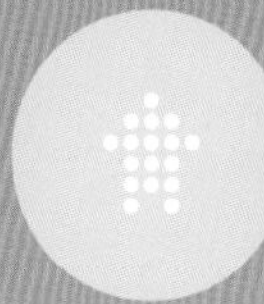
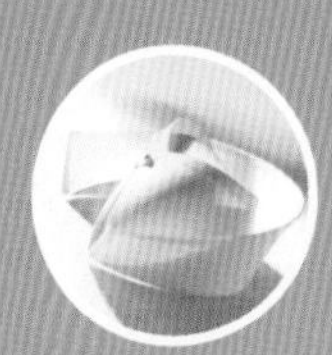

本書介紹

Feature

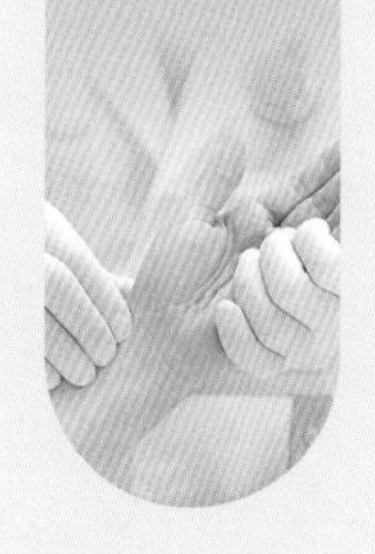

身體檢查與評估從古至今皆被用以輔助診斷及確立治療方針，其已不僅是護理專業領域的基礎，更是發展獨立性護理功能的必備能力，藉由正確而熟練的操作身體評估技巧，除可早期發現異常表徵，也可作為確實瞭解病人健康問題改善與否的有力證據，進一步評值護理措施效益，故不論是臨床工作者或在學學生，學習身體評估技巧來培養及加強護理人員獨立思考及判斷的能力，已是不可忽略的趨勢。

本書網羅眾多專家學者共同執筆，內容包括一般健康狀況評估、會談原則、身體評估的基本技巧、心智狀態評估、營養狀態評估、皮膚評估、臉頭頸評估、神經系統評估、心臟血管系統評估、周邊循環系統評估、呼吸系統評估、乳房及腋部評估、淋巴系統評估、骨骼肌肉系統評估、腹部評估、生殖系統評估、直腸與肛門評估，以及兒童、老年人身體評估等，且各章涵蓋常用之專業術語、解剖生理之介紹、身體檢查之評估程序及學習評量，內容詳盡清楚，除能豐富解剖與生理學知識，亦能藉由完整的身體檢查及健康史詢問技巧，早期發現健康問題，依此提供適當並具個別性的護理措施。

本版廣納諸多臨床實務者與護理教育工作者的專業新知與教學經驗，再配合教學或自學執行個案之整體性身體評估考量下，除技術更新外，亦加強各系統異常發現的介紹、新增多張臨床圖片、相關技術之延伸閱讀，並新增頭頸臉、呼吸、心血管、腹部、神經功能及肌肉骨骼六大系統之OSCE考題範例，可用於客觀評估受試者臨床實作能力，也提供教師們教學、測試和評分使用。

此外，以掃描QR Code的方式，隨書提供完整「歷屆國考試題」及「身體檢查與評估技術影片」，使讀者可藉由學習評量的考題自我練習和影片中詳盡的語音說明與字幕標示，快速且便利地掌握身體檢查與評估的方法，達事半功倍之效。

本書自出版以來，受各界先進的迴響與好評，作者群亦秉持著「日新月異」、「精益求精」的精神，期許此書能更臻實用與完善，書中內容倘若有未盡之處，尚祈諸位護理先進及讀者能不吝指正。

編輯群 謹識

作者簡介

About the Authors

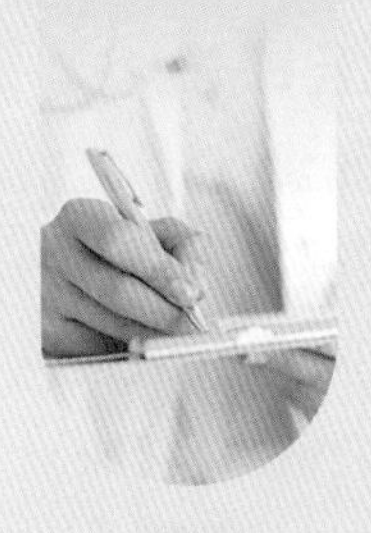

林靜幸 • 高雄醫學大學護理學研究所碩士
曾任高雄醫學大學附設中和紀念醫院護理師
現任大仁科技大學護理系講師

田培英 • 澳洲格里菲斯大學護理研究所碩士
現任慈濟科技大學護理系助理教授

李書芬 • 英國里茲大學護理研究所碩士
臺北醫學大學護理研究所博士
現任耕莘健康管理專科學校護理科助理教授

藍菊梅 • 臺灣大學護理學研究所精神科護理組碩士
高雄師範大學輔導與諮商研究所教育學博士
現任長榮大學健康心理學系助理教授

李筱薇 • 臺北醫學大學護理研究所碩士
現任耕莘健康管理專科學校護理科專任講師

謝春滿 • 國防大學護理研究所碩士
慈濟大學醫學研究護理所博士生
曾任臺灣大學醫學院附設醫院臨床護理師
現任大仁科技大學護理系講師

蔡家梅 • 澳洲皇家墨爾本理工大學護理研究所碩士
國立臺北護理健康大學護理所博士生
曾任經國管理暨健康學院護理臨床教師
現任輔英科技大學高齡及長期照顧事業系講師

吳書雅 • 美國杜貝克大學護理研究所碩士
曾任臺中陸軍總醫院護理長
曾任中臺科技大學護理系講師

李婉萍 • 澳洲雪梨大學社區健康護理碩士
澳洲雪梨大學健康科學博士
曾任奇美醫院臨床護理師
曾任大仁科技大學護理系助理教授

曹　英 • 臺灣大學護理研究所碩士
澳洲格里菲斯大學護理與助產博士
現任慈濟大學護理學系教授

高淑允 • 臺北護理健康大學護理研究所博士
現任耕莘健康管理專科學校護理科助理教授

方　莉 • 美國天主教大學護理研究所碩士
曾任國軍高雄總醫院護理長
現任美和科技大學護理系助理教授

孫凡軻 • 英國歐斯特大學護理碩士
英國歐斯特大學護理哲學博士
現任義守大學護理學系教授

李業英 • 中山醫學大學醫學研究所護理組碩士
曾任慈濟大學護理學系講師
曾任中臺科技大學護理系實習指導老師

王采芷 • 美國華盛頓大學護理博士
現任國立臺北護理健康大學護理系所教授兼教務長兼
選才專案辦公室主任

陳翠芳 • 臺灣大學護理學研究所社區衛生護理組碩士
臺灣大學健康政策與管理研究所（健康促進組）博士
現任仁德醫護管理專科學校高齡健康促進科助理教授兼
科主任

目錄 CONTENTS

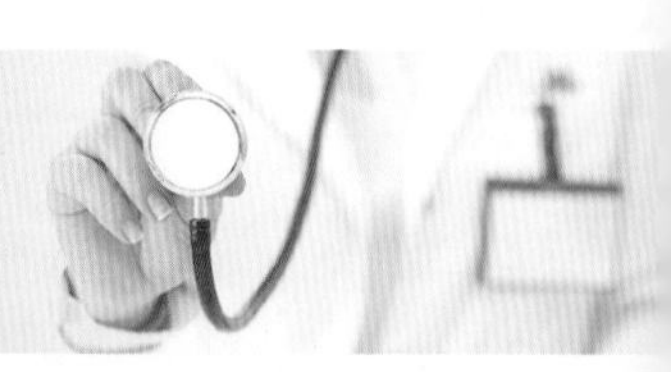

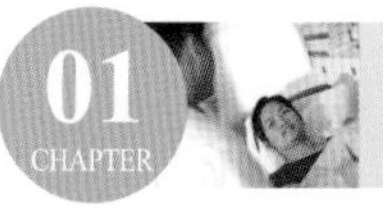

01 CHAPTER INTRODUCTION

緒論 1

作者 / 林靜幸．修訂者 / 田培英

02 CHAPTER ASSESSMENT OF MENTAL STATUS

心智狀態評估 31

作者 / 林靜幸．修訂者 / 李書芬、田培英

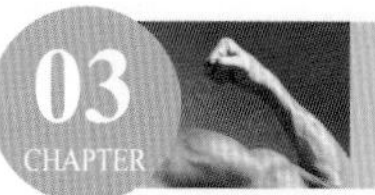

03 CHAPTER ASSESSMENT OF NUTRITIONAL STATUS

營養狀態評估 45

作者 / 藍菊梅．修訂者 / 李筱薇

ASSESSMENT OF SKIN

皮膚評估　63

作者 / 林靜幸 · 修訂者 / 田培英

ASSESSMENT OF FACE, HEAD AND NECK

臉頭頸評估　101

作者 / 謝春滿 · 修訂者 / 李筱薇

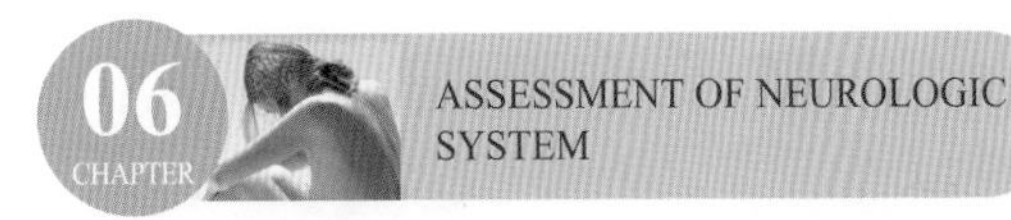

神經系統評估　175

作者 / 蔡家梅 · 修訂者 / 李書芬

07 CHAPTER

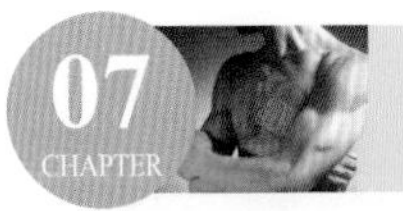

ASSESSMENT OF CARDIOVASCULAR SYSTEM

心臟血管系統評估　219

作者 / 吳書雅 · 修訂者 / 李書芬

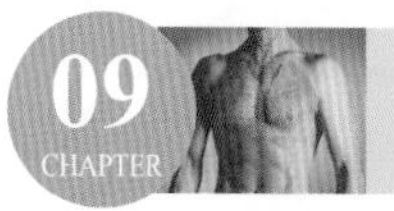

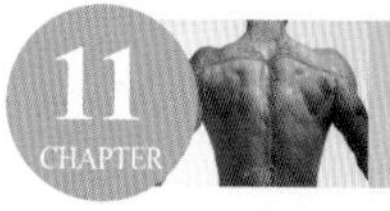

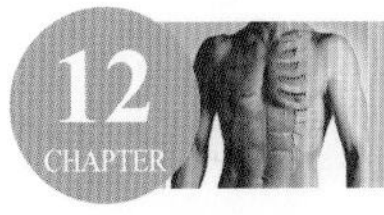

ASSESSMENT OF SKELETOMUSCULAR SYSTEM

骨骼肌肉系統評估 351

作者 / 曹英．修訂者 / 高淑允

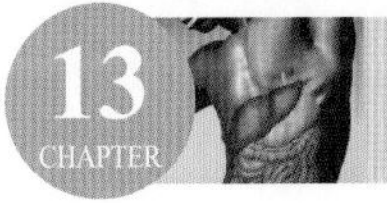

ASSESSMENT OF ABDOMEN

腹部評估 391

作者 / 方莉

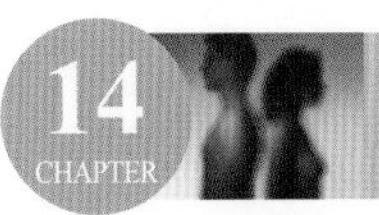

ASSESSMENT OF REPRODUCTIVE SYSTEM

生殖系統評估 413

作者 / 孫凡軻

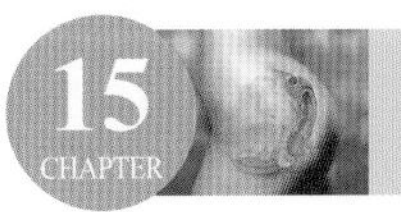

ASSESSMENT OF RECTUM AND ANUS

直腸與肛門評估 449

作者 / 藍菊梅、李業英

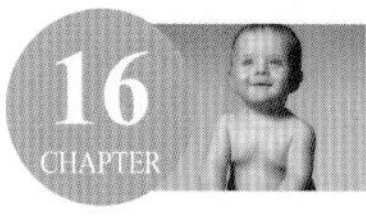

16 CHAPTER PHYSICAL ASSESSMENT OF CHILDREN

兒童身體評估 459

作者／曹英

17 CHAPTER PHYSICAL ASSESSMENT OF ELDERLY

老年人身體評估 499

作者／藍菊梅、李業英

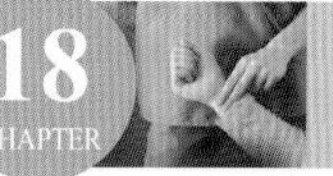

18 CHAPTER OBJECTIVE STRUCTURED CLINICAL EXAMINATION (OSCE)

客觀結構式臨床測驗(OSCE)範例 521

作者／王采芷

MEMO

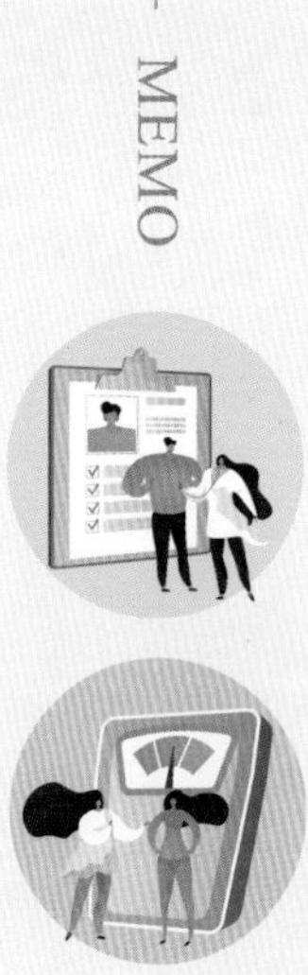

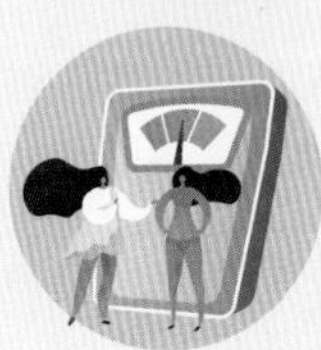

1 緒論

作者／林靜幸 · 修訂者／田培英

Introduction

身體檢查與評估(Physical Examination and Assessment; PE; PA)隨時存在健康照顧的專業中。它不只是一項技術，更是評估身體健康與否的基礎。藉由對人體解剖、生理和病理等相關知識的瞭解與統整，直接由個案本身得知健康狀況的方法之一。

藉由身體檢查與評估，臨床護理人員可以發現個案身體各系統的臨床徵象，配合健康史的詢問，可辨識個案的健康問題，再進一步運用護理過程滿足個案的健康需求。

1-1 一般健康狀況評估

身體檢查與評估並非單純地操作技術，如何在恰當的檢查時機，運用合宜的技巧，正確判讀評估結果及可能造成異常結果的原因，以判斷並採取適當的行動，這些評估技巧及判斷能力都是需要專業的知識與豐富的經驗累積而成的。**完整的身體檢查與評估包括五個主要的部分：(1)一般健康狀況評估；(2)健康史的詢問與分析；(3)合宜的檢查工具與技巧；(4)身體檢查與評估；(5)身體檢查與評估結果資料之整合**。

在進行健康史詢問及各系統的檢查評估之前，檢查者會先針對個案作一般健康狀況的評估，如對個案的整體印象、明顯的身體特徵及整體健康狀況等。**此項評估分為四個部分：一般觀察、身體參數測量、生命徵象測量及實驗室檢查數據之判讀**。

進行評估與檢查時，首先檢查者應**使用適當的稱謂稱呼個案**，例如林小姐、許先生；問候個案之後，檢查者需作自我介紹，包括姓名及職稱。接著就可以進入會談與檢查的活動。

自接觸個案的那一刻即開始進行觀察活動（表1-1），並持續於整個身體檢查與評估的過程中。其內容於下詳述。

表1-1　一般觀察指引

項目	說明
外觀	意識程度、年齡、性別與性徵、皮膚外觀、臉部器官及身體的比例與對稱性、體型、姿勢
活動度	步態、動作能力、精力、不自主運動
行為	臉部表情、言語反應、個人衛生、衣著修飾

一、一般觀察

1. 觀察個案的意識狀態，是否顯得有精神？注意力是否集中？
2. 觀察個案是否有疼痛徵象，例如盜汗、呼吸喘或面容蒼白等。
3. 個案能否理解你的問題，並迅速合宜地反應？
4. 傾聽個案說話，注意其說話的速度、聲調、清晰度與自發性，留意使用的字彙及語法。
5. 觀察個案膚色、身體外觀與年齡相符之程度，有無明顯的身體特徵或畸形？身材體型的比例如何？外表對稱嗎？性徵的發育符合性別及年齡嗎？
6. 注意其姿勢、步伐與動作能力，走路姿態是否輕鬆自然？還是蹣跚、跛行或費力？
7. 檢視個案衣著、修飾與個人衛生，注意其身體或呼吸時的味道。
8. 察看個案的臉部表情，注意其神情舉止、情緒與態度，觀察其對環境中人、事、物的反應；對個案語言及非語言的反應，都要保持高度的覺察與敏銳的洞察力。

二、身體參數測量

測量身體上的參數，是個人整體健康狀況的重要參考數據之一，例如身高、體重、皮層厚度（詳見第3章營養狀態評估）。

身高的改變可能是一般外傷所引起或是生長發育上的老化所致。體重則是依據身高來評估是否符合標準的體重範圍，比較個案現在和之前的體重，近期是否有明顯的改變？消減或增加？若不是採取「主動減重」而是不明原因的體重下降，可能是疾病的表徵或前兆；體重增加可能是熱量攝取過多、不健康的飲食習慣、疾病或藥物所致（如內分泌失調、服用腎上腺皮質類固醇）。

在身體參數的測量上，需考慮生長發育的因素，包括測量方式不同，身高與體重的參考數據也不一致，如老年人的肌肉會萎縮、脂肪分布會改變，椎間盤變薄或駝背而改變高度等。

三、生命徵象測量

生命徵象(Vital Signs)的測量是評估個案健康狀況最基本的部分，包括**體溫**(Body Temperature; BT)、**脈搏**(Pulse; P)、**呼吸**(Respiration; R)及**血壓**(Blood Pressure; BP)。此外，如今臨床也將疼痛(Pain)（圖1-1）及血氧濃度(Oxygen Saturation)納入常用的評估項目。

生命徵象的正常值（表1-2），其數值不止代表了個案身體的基本運作，也包括新陳代謝、心臟活動狀況、氧合與循環等功能，更直接和生命相關。

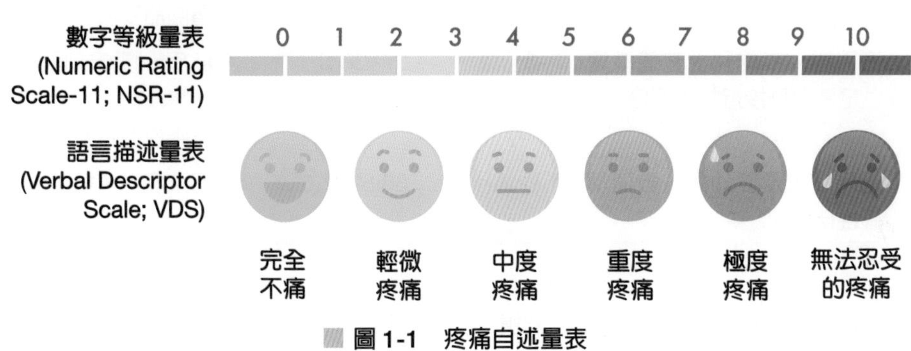

圖 1-1　疼痛自述量表

▼ **表1-2　生命徵象正常值**

項目	體溫(T)	脈搏(P)	呼吸(R)	血壓(BP)	血氧濃度(SpO_2)
正常值	36.5~37.5 ℃	60~100 下／分鐘	12~20 次／分鐘	收縮壓： ＜120 mmHg 舒張壓： ＜80 mmHg	一般人： ＞95% COPD者： ＞92%

◎ 體溫測量技巧

體溫(Body Temperature)即是指「身體的溫度」，可分為**核心溫度**（Core Temperature，即體內深部組織的溫度）以及**體表溫度**（Surface Temperature，即皮膚、皮下組織的表淺溫度，也是測量體溫時會測知的溫度）。體溫調節中樞位於大腦內的下視丘，其統合身體的產熱與散熱生理機轉，將調節訊息傳送至接收的血管、肌肉及汗腺，使其經由適當的代謝活動而維持體溫在正常範圍。

測量體溫常見的方法包括**口溫**、**腋溫**、**肛溫**及**耳溫**（詳見表1-3），測量前需先評估個案15~30分鐘內是否有從事影響體溫的活動，如洗澡、進食、運動等，若有執行上述活動，則應休息至少15分鐘後再行測量。

▼ **表1-3　常見的體溫測量法**

測量方法	優缺點	測量時間	正常值	禁忌症
口溫	適用於成人，是最方便普遍的測量法	2~5分鐘	36.5~37.5℃	• 6歲以下嬰幼兒 • 口鼻腔損傷、鼻塞 • 張口呼吸或呼吸困難者 • 使用氧氣面罩 • 意識不清或極度躁動者
腋溫	適用成人及嬰幼兒，但較易有數值誤差	5~10分鐘	36~37℃	• 腋下發炎、損傷或手術者 • 瘦弱者 • 肩關節受損者
肛溫	適用成人或幼兒，數值準確性最高且最接近核心溫度	1~3分鐘	37~38℃	• 痔瘡、腹瀉或腸炎 • 心臟疾病 • 直腸或會陰部損傷、手術者
耳溫	適用成人及嬰幼兒，數值準確性佳	數秒鐘	36.5~37.5℃	• 耳朵發炎、損傷或手術者

體溫測量工具有耳溫槍、額溫槍、電子體溫計等，至於過去經常使用的水銀式體溫計因內含水銀，倘若外漏會危害到人體及環境，故臺灣自101年起已全面禁止輸入及販售。常用工具介紹如下：

1. 耳溫槍：以紅外線感應耳膜的熱輻射，過程只需2~5秒，臨床上普遍使用。測量前須先檢查有無耳垢，避免影響測量；且每次使用皆須更換護套，預防交叉感染。為使耳道平直，受測者**3歲以上**須將**耳廓向上向後拉**（圖1-2），**3歲以下**嬰幼兒則是**向下向後拉**（圖1-3）。

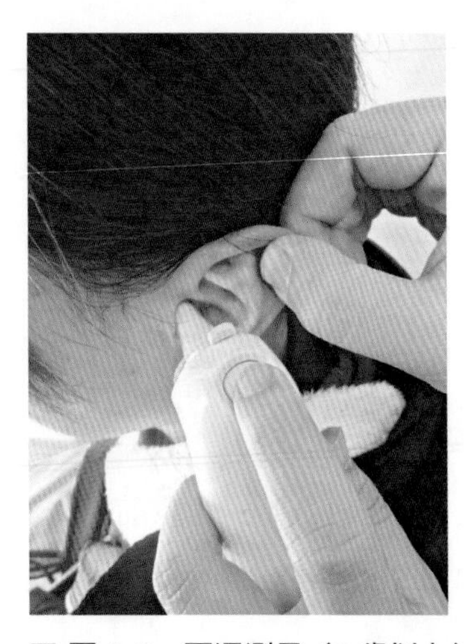

圖 1-2　耳溫測量（3 歲以上）

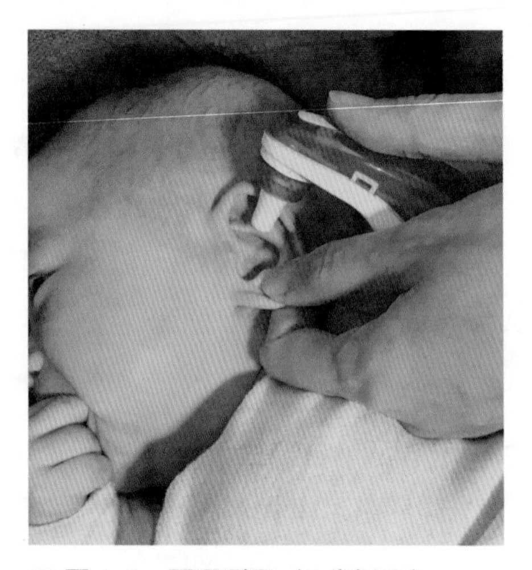

圖 1-3　耳溫測量（3 歲以下）

2. 額溫槍：利用紅外線感應太陽穴皮下動脈血管的溫度，偵測位置為前額兩側。測量前需先清潔額頭，避免誤差。但由於測量部位易受外界溫度影響，準確性有待商榷。
3. 電子體溫計：採用微電腦晶片，能測量口溫、腋溫、肛溫，各年齡層皆適用，方便、快速且準確。

四、實驗室檢查數據之判讀

一般基本檢查項目包括血液學、血液生化、尿液與糞便檢查，若有其他病徵，醫師會再進一步安排其他相關項目，常見的檢查與標準值請見表1-4。

表1-4　常見的實驗室檢查數據

分類	檢查項目	標準值	單位
血液學檢查	紅血球計數(RBC)	男：4.0~5.5 女：3.7~4.9	$10^6/mm^3$
	血色素(Hb)	男：13.2~17.2 女：10.8~14.9	g/dL
	血比容(Hct)	男：42~52 女：37~47	%
	平均紅血球血色素濃度(MCHC)	男：32~35 女：31~34	g/dL
	平均紅血球血色素量(MCH)	男：28.2~34.4 女：26.8~33.2	pg
	平均紅血球容積(MCV)	85~102	fl
	紅血球沉降速率(ESR)	男：0~15 女：0~20	mm/hr
	白血球計數(WBC)	男：4,000~10,000 女：3,000~9,000	$/mm^3$
	血小板計數(Platelet Count)	150,000~350,000	$/mm^3$
血糖測定	飯前空腹血糖(AC Sugar)	70~100	mg/dL
	飯後兩小時血糖(PC Sugar)	75~125	mg/dL
	糖化血色素(Hb_{A1c})	4~6	%

▼ **表1-4　常見的實驗室檢查數據（續）**

分類	檢查項目	標準值	單 位
肝功能檢查	天門冬胺酸轉胺酶(AST/SGOT)	15~37	U/L
	丙胺酸轉胺酶(ALT/SGPT)	男：16~63 女：14~59	U/L
	鹼性磷酸酶(ALP)	66~240	U/L
	總蛋白質(Total Protein; TP)	6.4~8.2	g/dL
	白蛋白(Albumin; ALB)	3.2~4.8	g/dL
	球蛋白(Globulin; GLO)	3.0~4.8	g/dL
	白蛋白球蛋白比值(A/G)	1.2~2.0	－
胰臟與膽功能檢查	血清澱粉酶(Amylase)	25~115	U/dL
	總膽紅素(T-Bil)	0.2~1.0	mg/dL
	直接膽紅素(D-Bil)	0.0~0.2	mg/dL
	間接膽紅素(I-Bil)	0.2~0.8	mg/dL
血脂肪檢查（動脈硬化檢查）	總膽固醇(Total Cholesterol; TC)	＜200（禁食12小時以上）	mg/dL
	三酸甘油酯(Triglyceride; TG)	25~150	mg/dL
	高密度脂蛋白膽固醇(HDL-C)	＞40	mg/dL
	低密度脂蛋白膽固醇(LDL-C)	＜130	mg/dL
腎功能檢查	血中尿素氮(BUN)	7~18	mg/dL
	血清肌酸酐(Serum Creatinine; Cr.)	男：0.7~1.3 女：0.5~1.0	mg/dL
	尿酸(Urine Acid; UA)	男：3.5~7.2 女：2.6~6.0	mg/dL
尿液檢查	酸鹼值(pH)	5.0~8.0	－
	比重(sp. gr.)	1.01~1.03	－
	尿蛋白(Protein)	－~+/－	－
	尿糖(Sugar; Glucose)	－~+/－	－
	尿潛血反應(Occult Blood; OB)	≦1	/HPF
糞便檢查	糞便潛血反應(Occult Blood; OB)	陰性	－

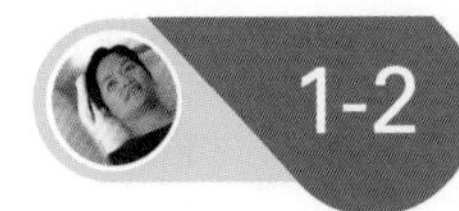

1-2 會談原則

在詳述健康史的各項內容之前，首先針對會談時所需要的環境安排與溝通技巧，做一個簡單的提示，詳細的溝通理論可參閱護理學導論或精神科護理學。

一、環境安排

1. **地點**：最好安排在**安靜、沒有噪音，隱密不受干擾**的地方。有時在醫院很難有一獨立的診察室，這時可利用簾幕隔離，形成「心理上的隱密」，讓個案安心。
2. **光線**：光線要**柔和明亮**，不要朝向刺眼的燈光或窗戶。
3. **座位的擺設**：應該讓個案及檢查者都能清楚地看到對方，兩人保持**1~2個手臂長的距離**。
4. **會談的距離**：若個案坐在檢查桌**側面**，彼此**呈45度**，個案會覺得較放鬆，不會感到個人空間被侵犯或因距離遙遠而受阻隔。若個案刻意或喜好保持較遠的距離，則可能提供檢查者一些個案在個人或社會文化因素上的訊息。

二、檢查者的注意事項

在不同的情境中檢查者可能會因接觸的個案不同，而採用不同的互動方式，而其共同的特質包括：

1. **以個案為中心**：檢查者在會談過程中應排除個人主觀或成見，須鼓勵並且引導個案自行選擇關切的話題，避免突然中斷對方談話，給予其適當的時間及空間表達自身感受。
2. **以目標為導向**：會談開始時，繼自我介紹後應向個案說明會談目的，使其瞭解此次可能談到哪些內容，以維持會談的彈性；檢查者須引導個案自行選擇關切的話題、談個案想談的內容，若出現情緒欠佳或者觸及某些不想提到的話題時，可視情況調整，勿只注重會談目標而忽略對方感受。
3. **接納與同理心**：會談與檢查的過程需真誠地給予對方關懷與尊重，並且**設身處地**體會個案的感受，即所謂的同理心，**不帶批判**的字眼，使個案能夠感覺到無條件受接納，尊重其獨特性及自身的感受與經驗。目的不是讓個案有所依賴，而是協助他們對自己的健康負責。檢查者亦應對自身的價值觀有清楚瞭解，才能敏感並控制個人的情緒反應。

4. **良好的敏感度**：對於會談中談及的問題與觀察到的症狀、徵象，要能及時覺察，並運用專業知識加以整合，想到各種相關的鑑別診斷，再藉由進一步的健康史探詢或身體檢查評估，以支持或排除健康問題。
5. **結束會談的原則**：在會談結束前，檢查者應留下幾分鐘詢問個案是否有需要補充的內容或者問題，並與個案一起摘要此次會談重點，視情況規劃下一次的會談。

除此之外，檢查者的衣著也應注意，除了配合工作場所的需求穿著符合職業標準的服裝外，須保持整潔並配帶識別證。但若面對孩童或青年，可能不穿傳統的白色制服會較合適。

三、溝通技巧

當護理人員已擬好目標、會談主題、會談時間等的會談計畫，來提供病人主訴表達及情感抒發的管道，並藉此蒐集與健康問題相關之評估資訊，則此類型的會談一般稱為「治療性溝通(Therapeutic Communication)」。治療性溝通主要包含語言及非語言兩部分，而適當運用溝通技巧則有助於達成會談目的。常見的治療與非治療性溝通行為見表1-5。當病人**因氣管內管或氣切留置而致無法開口說話**，護理人員可以紙筆與之**書寫溝通**，此法亦是一種語言性的溝通。

表1-5　其他常見的治療與非治療性溝通行為

治療性溝通行為	非治療性溝通行為
1. 開放式溝通	1. 太早下結論
2. 接納	2. 不適當保證
3. 傾聽	3. 批判態度
4. 適當沉默	4. 防衛態度
5. 澄清	5. 語言及非語言表達不一致
6. 集中焦點	6. 轉換話題
7. 反映	7. 揣測
8. 治療性觸摸	8. 不符事實的稱讚
9. 注意事件優先排序	9. 以結論方式提供勸告
10. 重述	10. 溝通內容超過負荷
11. 會談結束時做重點式結論	11. 將病人的疑慮一般化

(一) 語言溝通

1. **開放式問句**(Open Question)：讓個案多描述相關的事物，而不是只回答「是」或「不是」，例如「什麼原因讓你來求診？」、「你提到會頭痛，那是怎樣的情形呢？」。
2. **促進**(Facilitation)：使用一些語言或非語言的技巧，鼓勵個案多描述一些。常用的促進技巧，如善用語助詞「嗯」、「喔」或是「然後呢？」，「能不能舉個例子？」等；若能配合點頭、眼神接觸、身體前傾等非語言的技巧，效果會更好。
3. **沉默**(Silence)：會談中，運用沉默，保留一些時間讓個案思考反應。從另一角度來說，沉默也暗示個案，檢查者希望其主動提出問題討論或表達其最關注的問題。沉默也給檢查者一個觀察及思考的機會。
4. **澄清**(Clarification)：請個案進一步解釋說明或提供資訊。當個案敘述前後不一致時或內容令人困惑時，就需加以澄清，例如「你剛剛提到的"氣虛"是怎樣的情形？」。澄清也可以是檢查者將個案的敘述摘要，簡化內容並加以驗證，確定聽到的是個案所想表達的，例如「你的意思是走路時才會痛，停下或坐著時，疼痛就消失了，是嗎？」。
5. **反映**(Reflection)：反映是重複個案所說的部分話語，主要把重點放在某一特定詞句上，此種技巧像是個案話語的回音或鏡子，可反映出個案的感受，亦有助於個案表達話語中所隱含的意思。
6. **面質**(Confrontation)：個案可能逃避某些問題，不願多談，或觀察到個案的動作與敘述產生矛盾，使用面質技巧鼓勵個案面對自己的問題，此時檢查者需秉持高度同理心，運用緩和的語氣進行。
7. **詮釋**(Interpretation)：檢查者思考分析後，作出推論或解讀個案的感覺及反應，例如「你問了一堆檢查相關的事，是不是有一點緊張與擔心？」。當然，有時會推論錯誤，但若推論正確，對於之後進行的話題，會有所助益。
8. **集中焦點**(Focusing)：當病人在會談時將話題帶到離主題太遠的地方時，護理人員就可使用集中焦點的技巧，重新掌握會談的主導權，如：「原來是這樣，不過關於我剛剛提到的…」，另外，當護理人員希望**深入瞭解**病人主訴的詳細狀況時，也可利用集中焦點的方式來**整合**，如病人：「我常覺得呼吸困難。」，護理人員回答：「平常什麼情況下會容易感到呼吸困難呢？會持續多久？什麼情形下會緩解呢？…」。
9. **總結**(Summary)：檢查者針對與個案會談的內容做一歸納摘要。可以運用於個案敘述太繁雜或檢查者有意轉變話題時，以及每次會談結束前。

（二）非語言溝通

非語言溝通(Nonverbal Communication)也就是我們常說的「身體語言(Body Language)」，意指如臉部表情、姿勢、談話距離等，在語言之外可能影響會談效果的另一重要行為表現。良好的治療性溝通應注意維持下列非語言的條件，以達到正確傳遞訊息與回饋反應的目的。

1. **臉部表情**：這是最易觀察到的非語言訊息，護理人員在會談時應留意病人臉上出現的如喜、怒、哀、樂等各種表情，以協助判別病人對於會談內容抱持的心情，並藉此作為調整與運用溝通技巧的評估標準，但須謹慎澄清並適時提供支持，避免誤判或過早下結論而限制會談的成效。
2. **眼神接觸**：與人交談時，約有一半以上的時間會維持眼神的接觸，所以會談時，護理人員應注意維持關懷而適當的眼神，以表達專注聆聽和鼓勵病人敘述的態度，而應避免批判、或有壓迫感的視線。
3. **姿勢與手勢**：病人的姿勢也能**表現病人沒有說出口的問題**，護理人員在會談時應培養具敏感度的觀察力，留意病人會談時的坐姿或走姿，以及可能表現出焦慮的小動作變化，如玩手指、反覆撥弄頭髮等；建議護理人員可維持稍微前傾的坐姿，這也表現出專注傾聽的態度，而應該避免翹腳等輕浮的姿勢。
4. **會談距離**：每個人對於與不同熟悉度的他人溝通與接觸時，皆會維持範圍不等的安全距離，特別是第一次會談時，護理人員更應注意此身體界線對病人安全感與信任度的影響，常見的距離規範主要有（圖1-4）：
   (1) 親密距離：約在0~45 cm間，常見於配偶、情侶或親子互動時。
   (2) 私人距離：約在45~120 cm間，常見於親朋好友或是已具信任關係的護病關係。

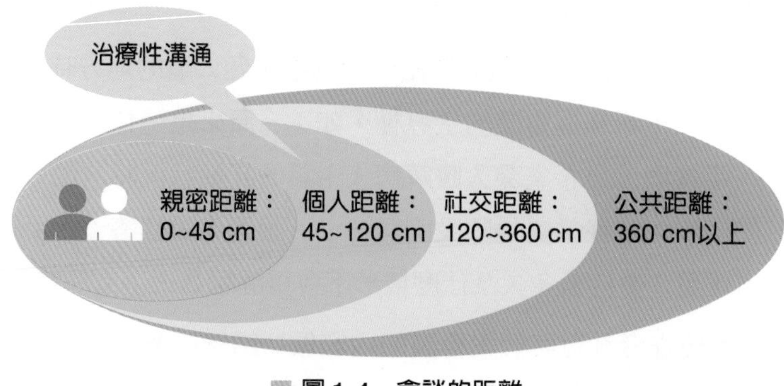

圖 1-4　會談的距離

(3) 社交距離：約在120~360 cm間，常見一般辦公同事或社交活動。

(4) 公共距離：約在360 cm以上，常見於公開的公共場合，此距離較能減少群聚時的壓迫感。

四、發育上的考量

在進行健康史的詢問時，與不同年齡的個案會談，有一些需考量的注意事項，詳見針對不同年齡所使用的溝通原則及技巧（表1-6）。

表1-6 針對不同年齡所使用的溝通原則及技巧

對象	特徵	溝通原則及技巧
嬰兒	以非語言的方式溝通，最信任之人為主要照顧者	盡量滿足其需求，讓主要照顧者陪伴在身邊，會比較安心
幼兒	以自我為中心，喜歡將物品擬人化，較聽不懂「譬喻」	溝通時盡量以直接的物體或具像形容
學齡兒童	比較有足夠的能力理解	面對學齡兒童的問題需有耐心，協助其一起詢問答案，可使用口語化方式重複說明
青少年	有時能成熟地處理或理解，有時面對壓力又會恢復成兒童的反應方式	須保持尊重與接納的態度，使其了解會談者信任他；而對於會談中發現的「秘密資訊」是否需要告知主要照顧者，應謹慎處理

(一) 兒童與青少年

兒童與青少年對於陌生的環境與檢查者可能會感到焦慮不安，因此可以布置一個**舒適而不具威脅**的會談情境（圖1-5），配合一些技巧進行評估，如讓孩童使用彩筆、紙張、玩具，或是讓孩童熟悉檢查工具等。此外，檢查者**需同時和個案及陪同前來的照顧者（多半是雙親）建立關係**。

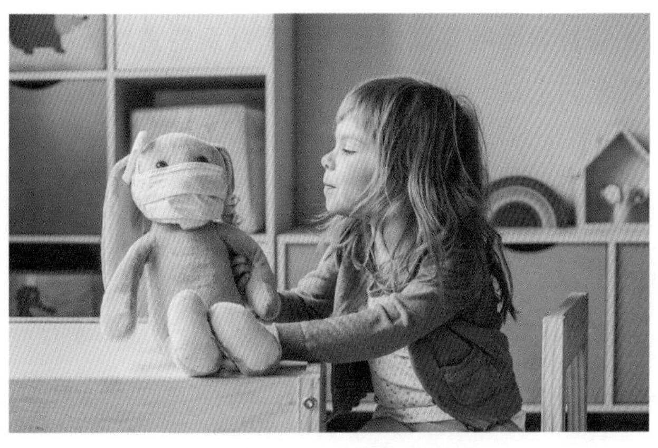

圖 1-5 兒童治療室

兒童與青少年有時無法具體地說明自己的問題或清楚描述自己的情緒、感受或需求，因此除了與個案本身會談，可以先把焦點放在照顧者身上，待個案熟悉環境，心情放鬆後再做檢查或接觸。**觀察親子之間的互動**也能提供檢查者一些線索。

（二）老年人

與老年人會談時一般來說會花費較多時間，原因是老年人的「歷史」本來就長，且許多相關背景資料皆需整理、理解及構思答案；而多數老年人有聽力退化情形，會談時需直接面對個案，使其能看到會談者的臉與嘴形。此外，個案的身體狀況亦是會談者應特別注意的，**年長者容易感到疲累**，因此將**會談分次或分段為佳**。

延伸閱讀

進階的會談

1. 沉默的病人：會談者往往會認為需不斷將話題延續，故會談時的靜默常常讓人感到不自在；但靜默有時具有意義，如病人正在整理想法或是回憶細節，此時應仔細觀察對方非語言的暗示或行為，於適當時機鼓勵其繼續。此外，會談者需自我省視，是否有因使用批判的態度導致病人的靜默，亦可直接詢問病人，如：「您似乎有些安靜，請問是不是我提出的問題使您不愉快呢？」
2. 敏感的主題：有些主題因較為尷尬且難以處理（如家庭暴力、藥物濫用、倫理議題等），足以影響會談的個人偏見，面對此類議題可把握幾項基本原則：(1)不批判；(2)向病人解釋問題的目的，減少對方的敵意；(3)使用開放性問句；(4)坦然面對自身不自在的感受。也可多與相關經驗者交流，從中學習合宜的技巧，加以應用。

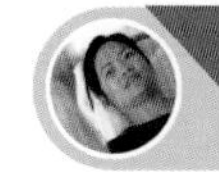

1-3 健康史的詢問與分析

健康史是有系統、有計畫地收集關於個案健康狀況的資料。檢查者詢問個案健康史時應有系統，並運用標準化的工具，針對健康史中不尋常的部分再深入評估，以發現其致病因子並探索其他的健康危險因子，也可稱為以問題為導向的病史收集。

健康史內容需包含以下各項：

1. **基本資料**(Data Base)。
2. **個案主訴**(Chief Complain)。
3. **目前健康狀況**(Present Problem or Illness)。

4. **過去病史**(Past Medical History)。
5. **家族史**(Family History)。
6. **個人及社會史**(Personal and Social History)。
7. **系統回顧**(Review of Systems)。

此外，臨床上也常使用健康模式來蒐集個案的健康史資訊，目前被廣泛使用的為Majory Gordon於1982年提出的「11項健康功能評估(11 Functional Health Patterns)」（表1-7）。其以簡化的條列方式，呈現涵蓋身、心、社會層面所必須評估的內容，且分類上使護理人員更易將所蒐集的資料使用於護理過程中，因此在護理評估中備受好評。詳細的評估方式可參見「基本護理學」，於此不再贅述。

表1-7　Gordon 11項健康功能評估

項次	評估項目	評估內容
1	健康－知覺－健康處理型態	個人對健康的看法、保健知識及態度、維護健康的方法與能力
2	營養與代謝型態	營養、液體、組織完整性、體溫調節、生長發育需求及哺乳等
3	排泄型態	排汗、排尿和排便的狀況是否有困難等
4	活動與運動狀態	日常生活照顧能力、活動型態及次數、休閒娛樂狀況
5	認知與感受型態	意識狀態、思考、判斷能力、記憶力等
6	睡眠與休息型態	睡眠、休息的狀況、精神狀態等
7	自我感覺與自我概念型態	對自己的滿意度（如外觀、衣著）、情緒狀態（憤怒、焦慮等）
8	角色與關係型態	角色功能、角色人物和人際互動關係
9	性與生殖型態	生殖器官的功能、婚姻狀況、性生活的滿意度等
10	因應壓力與耐受力型態	壓力來源、壓力調適方法、支持系統
11	價值與信念型態	宗教信仰、人生觀等

一、基本資料

當個案前來求診時，應收集個案的**基本資料**(Data Base)，因為這些資料能協助健康專業人員辨識個案，以期能選擇適當的方法協助個案。一般基本資料應包括：

1. 姓名(Name)。
2. 年齡(Age)。
3. 出生年月日(Birth Date)。
4. 性別(Sex)。

5. 籍貫(Domicile)。
6. 教育程度(Education)。
7. 婚姻狀態(Marital Status)。
8. 職業(Occupation)。
9. 宗教信仰(Religion)。
10. 轉介來源(Referral Source)。
11. 病歷來源（訊息來源）(Informant)。
12. 會談日期(Date of Interview)。
13. 住址、電話(Address & Telephone Number)。
14. 緊急聯絡人(Key Person)。

二、個案主訴

個案主訴(Chief Complain)是指個案自己敘述此次就醫或求診的原因，檢查者宜讓個案自行陳述問題、可自行做簡單的重點筆記；記錄時應簡潔扼要，盡量使用個案的描述，且加註引號（「」），並依照病史發生順序來呈現。

三、目前健康狀況（現在病史）

目前健康狀況(Present Problem or Illness)是將個案前來求診的問題依照時間順序，清晰、有系統地描述目前情況，再補充相關的問題或背景資料，並妥善組織與記錄。

檢查者需具備熟練的會談技巧、專業的知識背景，以具體的問題收集資料，並掌握會談方向，以獲得有效資料。一般需**描述問題（症狀）發生的時間、問題（症狀）的發展與表現型態、何種狀況下發生、採取的處理或治療方式**，甚至**對個案造成的影響**也應一併評估。詢問完整病程的演進流程要點見圖1-6。

衛生福利部護理及健康照護司於107年度「護理機構實證應用之臨床照護及指導培訓計畫」方案指引及手冊，訂有整體疼痛症狀照護及指導方案指引，檢查者應全面定時疼痛評估，其有助於疼痛照護滿意度提升，也可增進照護人員知能。好的疼痛評估工具必須兼具可靠、有效、具區辨力、有可行性且能實際運用(Registered Nurses Association of Ontario, 2013)，以下列舉目前國際上廣泛使用並已有完善信效度檢測支持的疼痛評估工具，使用「PQRST」的方式來協助評估（圖1-7）：

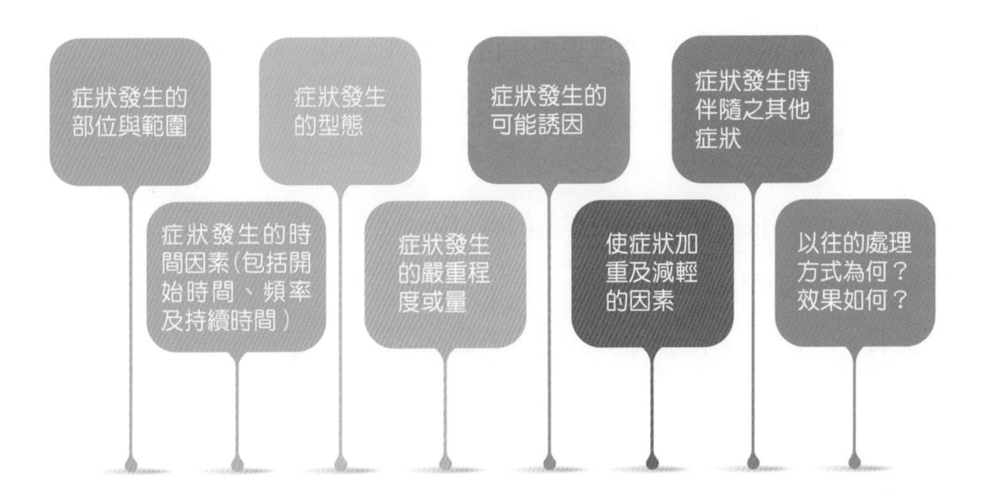

圖 1-6　完整病程的演進流程要點

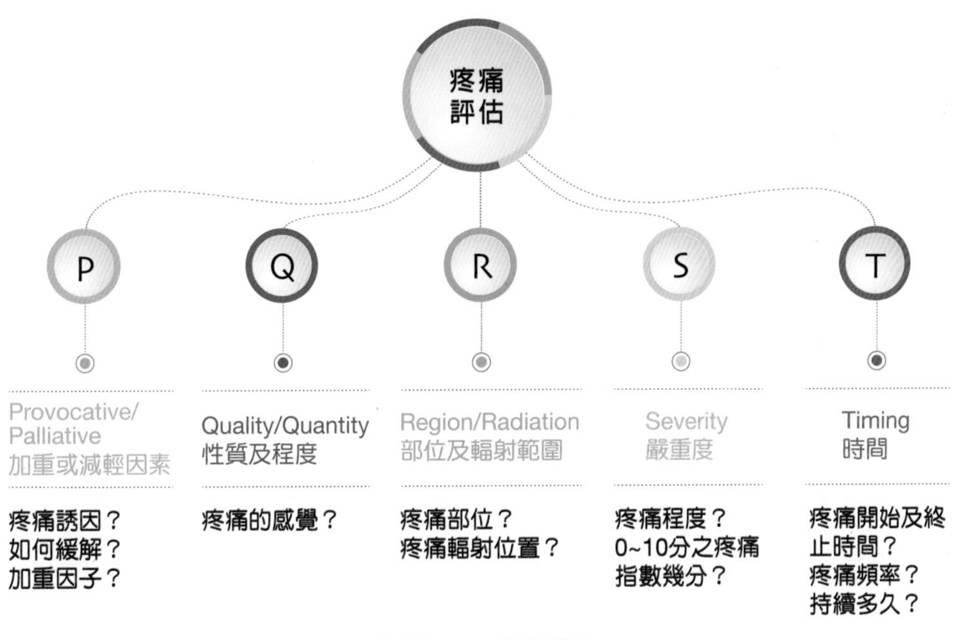

圖 1-7　疼痛評估

1. P：**加重或減輕因素**(Provocative/Palliative)；例如十二指腸潰瘍病人在飢餓時疼痛感會比進食後來得嚴重。
2. Q：**性質及程度**(Quality/Quantity)；例如疼痛的感覺為鈍痛或尖銳痛。
3. R：**部位及輻射範圍**(Region/Radiation)；例如闌尾炎病人感覺到的腹痛可能輻射至整個臍部。
4. S：**嚴重度**(Severity)；例如疼痛感以0~10分的病人自覺主訴評估方式。

5. T：**時間**(Timing)；例如不舒適的感覺是在白天或夜晚發生、持續時間多久。

四、過去病史

過去病史(Past Medical History)的評估內容包括：

1. 過去的身心健康狀況。
2. 兒童期疾病。
3. 預防注射。
4. 成人疾病。
5. 意外及傷害事件。
6. 外科手術或住院情形。
7. 過敏情形；包含藥物、食物、動植物、環境、輸血等過敏原的反應與記錄。
8. 過去與目前的用藥、吸菸、嚼檳榔和酒精使用情形。

五、家族史

家族史(Family History)主要是收集個案家人的健康狀況，詢問親近家屬，**一般評估至少三代**，包括祖父母、父母、兄弟姊妹的年齡、健康或疾病、死亡年齡及原因。藉著**瞭解個案家人的健康狀況**，可以發現家族中是否有遺傳傾向之疾病或是受環境因素、生活方式影響所致。有些具高度家族相關性的疾病，如癌症、糖尿病、高血壓、心臟病、肺結核、腦血管疾病、腎臟病、關節炎、貧血、頭痛、血友病、精神疾病等需加以詢問並註明。

檢查者可運用周瑞德(2020)家系圖工具進行家族史的描述。一般以**家族樹**(Family Tree)呈現，包括家庭成員之稱謂、年齡、健康狀況（疾病名稱）、死亡者的死亡年齡與死因等。通常「□」表示男性，「○」表示女性；塗斜線表示個案如「▨」或「◍」；罹患疾病以半斜線「◩」或「◑」表示；死亡者畫叉，如「☒」或「⊗」；請參考圖1-8。

六、個人及社會史

個人及社會史(Personal and Social History)的評估內容應包括：

1. **生長發展史**：人類的生命過程是連續不斷的，個體的生長及發展也隨著時間進行產生「質」與「量」的變化，而且具有貫穿一生的連續性。生長與發展受到與生俱來的本質

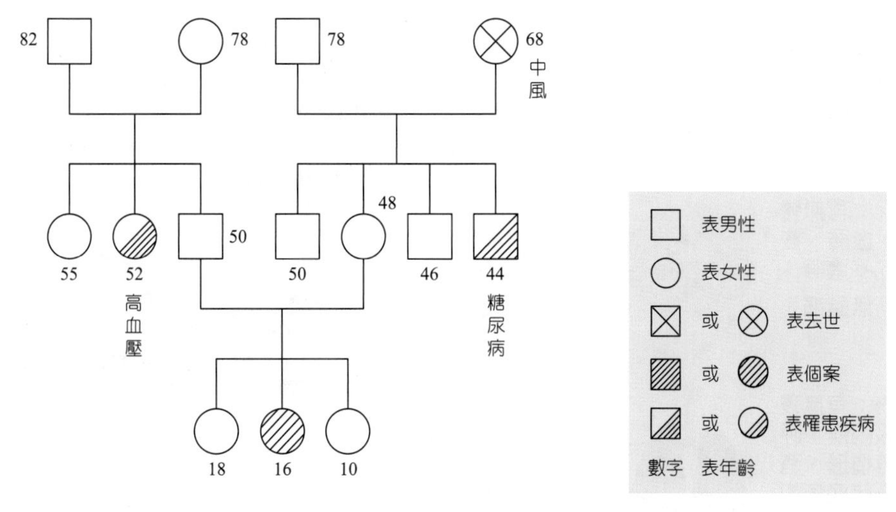

圖 1-8 家族樹之範例

（如基因遺傳等）及後天經驗（如環境、疾病等）所影響，導致個體在各年齡層都有不同的生長與發展上的特質，這些特質可能是延續之前的經驗，可能在某一階段單獨出現，而某時期的疾病或經驗皆可能使個體生長受到阻礙或影響未來的發展。檢查者需根據發展理論評估個案狀況。要注意的是，雖然大部分的個體依照相同的順序生長發展，一般稱為**平均年齡**(Average Age)，但在正常生長發展中仍容許有「個別差異」。

2. **心理社會史**：包括婚姻狀況、社經狀況、社交狀況及人際關係、對自我及人生的看法、對健康或目前疾病的看法。
3. **日常生活型態**：飲食習慣、活動及休息型態、排泄習慣等。
4. **物質使用情形**：評估對健康不利物質之攝取狀況，包括菸、酒、檳榔，甚至非法物質的持續使用時間、用量、頻率及影響。

七、系統回顧

系統回顧(Review of Systems)為健康史評估的最後總結步驟，近年推行的人形圖可用做全人照護之應用。其主要是將全身依各系統區分，依序詢問個案相關的健康狀態，藉此作為概略性的整體回顧，詢問內容如圖1-9所示。

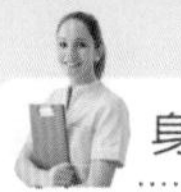

鼻部：有無過流鼻水、鼻塞或鼻炎、是否有嗅覺改變等情形

口咽：有無口腔或牙齦的黏膜損傷、有無喉嚨疼痛、異常出血、有無聲音沙啞或其他不適

眼睛：有無配帶眼鏡或其他輔具、有無眼球的疾病如白內障或青光眼、有無視力模糊、複視、黑影或其他不適

耳朵：分泌物性狀、有無耳痛、耳鳴、暈眩等情形、有無重聽或聽力改變

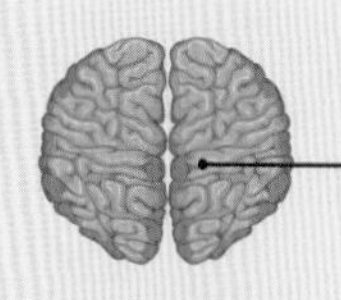

一般狀況：有無體重改變、虛弱、疲勞或其他不適等

頭部：有無頭痛、腫塊等

內分泌系統：有無多尿、盜汗或常有飢餓感、口渴感覺等不適、有無相關疾病如甲狀腺功能亢進、腎上腺疾病

頸部：是否有甲狀腺腫大、頸部疼痛、僵硬或任何不適

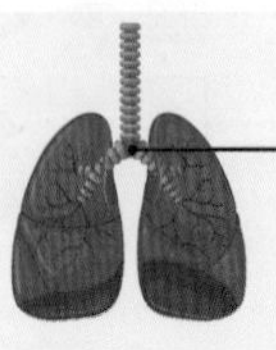

呼吸系統：有無咳嗽、呼吸困難、呼吸短促等情形、有無呼吸系統疾病如氣喘、肺結核

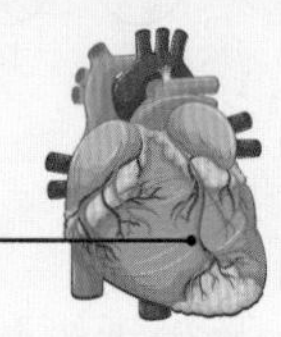

心血管系統：有無心悸、胸悶或胸痛、有無心血管疾病如高血壓、中風或心臟病

乳房：有無型態改變、腫塊、分泌物性狀及是否有乳頭凹陷

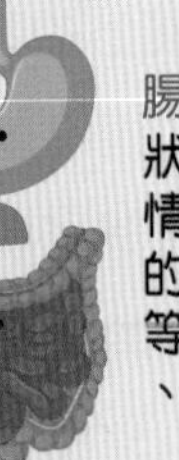

腸胃系統：平日攝食狀況、有無食慾改變情形、有無排泄型態的改變如便秘、腹瀉等或相關疾病如痔瘡、腸炎、肝炎等

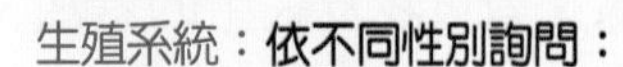

肌肉骨骼系統：有無關節疼痛、僵硬、有無步伐改變、關節腫脹等問題

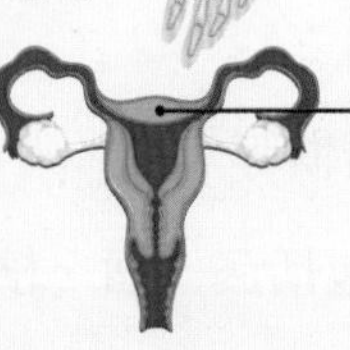

生殖系統：依不同性別詢問：

(1)男性：有無分泌物、疼痛、腫塊、陰囊腫大或其他不適、詢問有無相關疾病如疝氣、性功能障礙、性病等

(2)女性：初經與停經年齡、月經週期、月經量、有無固定做子宮頸抹片檢查等

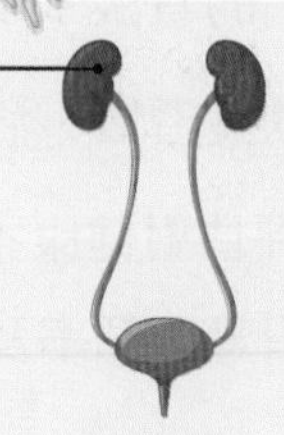

泌尿系統：有無排尿型態的改變，如頻尿、血尿、夜尿、有無相關疾病如尿失禁、尿瀦留、泌尿道感染

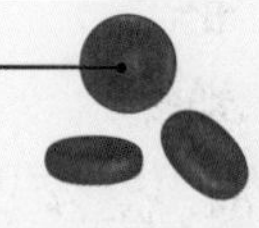

周邊血循：有無肢體容易冰冷、盜汗或末梢發紫、水腫等情形

皮膚：有無紅疹、腫塊或顏色、溫濕度變化、有無毛髮、指甲的特殊變化等

血液系統：有無輸血經驗、是否容易出血、瘀血、是否有已知的血液相關疾病如貧血、有無服用抗凝血劑

神經系統：有無頭暈、肌肉無力或末梢麻木感以及昏倒經驗、是否有肢體不隨意動作或抽搐、麻痺等異常情形

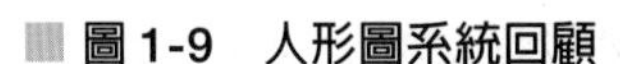

圖 1-9　人形圖系統回顧

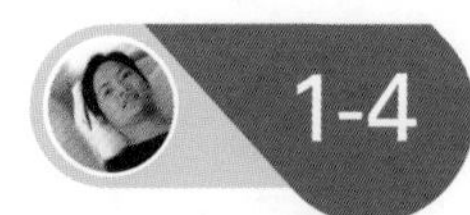

1-4 身體評估的基本技巧

一、人體解剖位置的概念

人體的外觀是以**脊椎**為中心軸，左右對稱；外形分為**頭**、**頸**、**軀幹與四肢**。頭的頂部及後部為顱部，整個頭顱由8塊顱骨和14塊顏面骨保護；頸部將頭顱和軀幹連接在一起，頸部內有食道、氣管、血管及神經等重要組織器官通過。軀幹是體腔之所在，兩大主要體腔分別為**背側體腔**（顱腔和脊髓腔）與**腹側體腔**（胸腔、腹腔和骨盆腔）。背側體腔內為腦與脊髓神經；呼吸及循環系統之器官主要在胸腔，消化系統在腹腔，生殖系統則在骨盆腔中。腹腔與骨盆腔在執行身體檢查時常一起劃成九個區域或四個象限（請參考第13章腹部評估）。

四肢分為上肢（手、前臂和上臂）與下肢（足、小腿和大腿）。上肢與軀幹連接處稱為**腋窩**，下肢與軀幹連接處稱為**腹股溝或鼠蹊部**。而常用的解剖方位術語包括：

1. **近端**(Proximal)／**遠端**(Distal)：接近軀幹稱為近端，遠離軀幹則稱為遠端。
2. **內側**(Medial)／**外側**(Lateral)：靠近軀幹或物體的中央線稱為內側，遠離軀幹或物體的中線則稱為外側。
3. **同側**(Ipsilateral)／**對（異）側**(Contralateral)：兩者位於身體的同一側稱為同側，位於身體不同側則稱為對（異）側。
4. **壁層**(Parietal)／**臟層**(Visceral)：接近體表的體腔外壁稱壁層，內臟表層則稱臟層。
5. **淺層**(Superficial)／**深層**(Deep)：靠近身體的表面稱為淺層，遠離體表的則稱為深層。

二、準備工作

執行身體檢查與評估前需先有所籌備，包含環境布置、準備個案及備妥檢查工具等，以便後續檢查可順利進行。

(一) 檢查工具

身體評估常用的檢查工具見表1-8和圖1-10。於後續的章節中將會陸續介紹於各部位檢查時之使用方法。

表1-8　常用檢查工具

檢查工具
・體溫計、血壓計、有秒針的手錶
・手電筒或筆燈、瞳孔尺
・壓舌板、棉籤、棉球、安全別針
・量角器、尺、捲尺（以公分標示為佳）
・眼底鏡、檢耳鏡
・聽診器（需具備鐘面及膜面）
・叩診槌
・音叉（測試聽力可使用512 Hz；測試振動覺可使用128 Hz）
・遮眼板、視力表

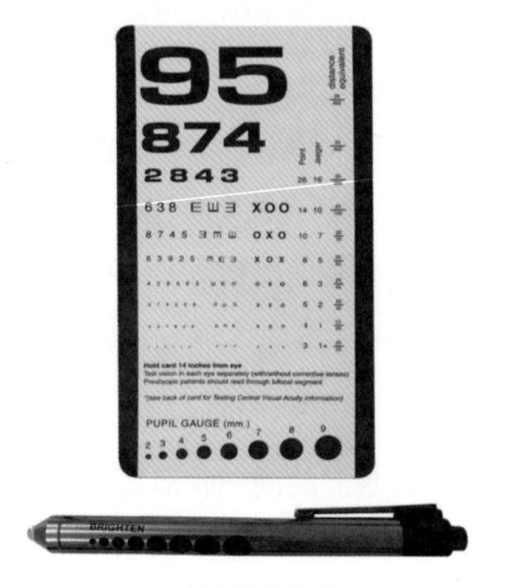

(a)筆燈與瞳孔尺

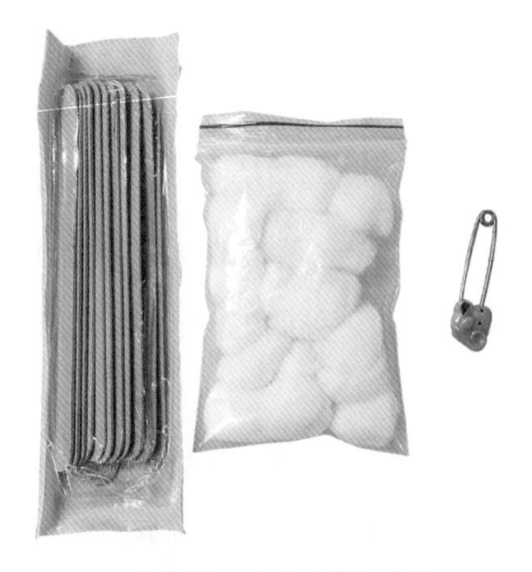

(b)壓舌板、棉球及安全別針

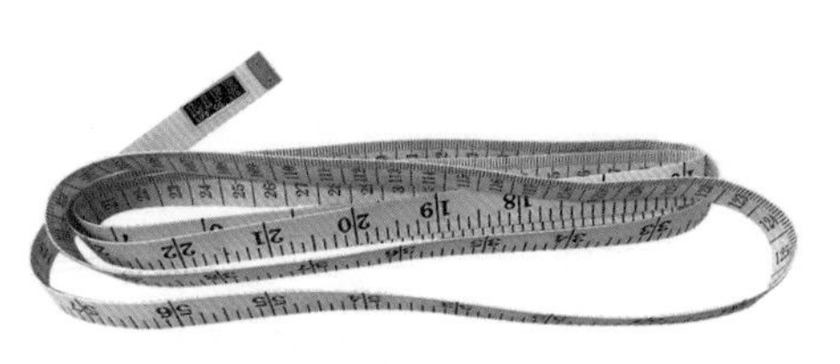

(c)皮尺

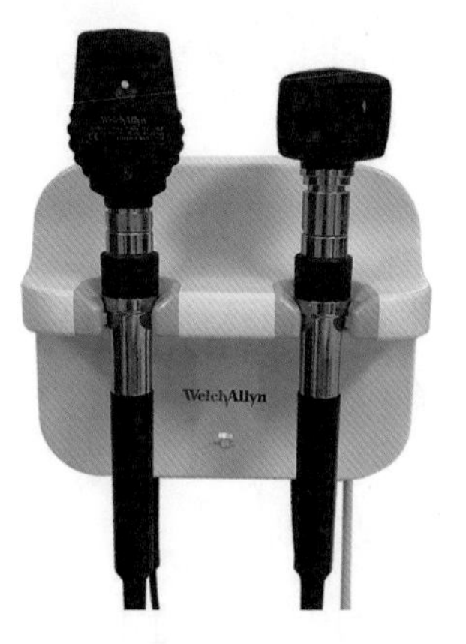

(d)左：眼底鏡；右：檢耳鏡

圖 1-10　常用檢查工具

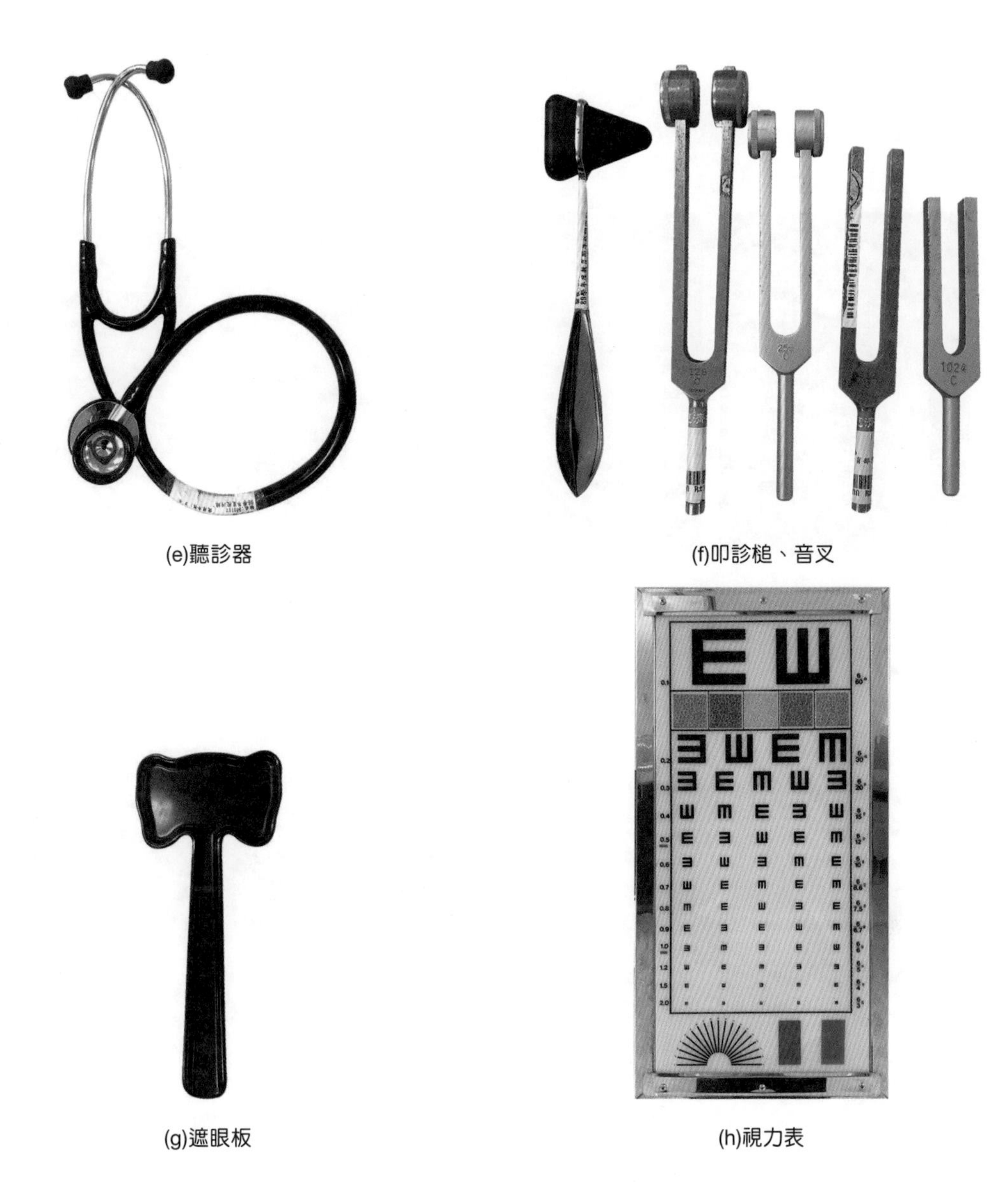

(e)聽診器

(f)叩診槌、音叉

(g)遮眼板

(h)視力表

圖 1-10　常用檢查工具（續）

（二）環境與個案準備

環境應選擇照明良好且安靜、具隱蔽性的場所，盡可能提供個案生理和心理上的舒適；擺位上的建議則需依檢查部位而定（圖1-11），例如頭頸部、胸腔的檢查以坐姿較適宜，腹部檢查時則是採仰臥可得到較佳的檢查品質。

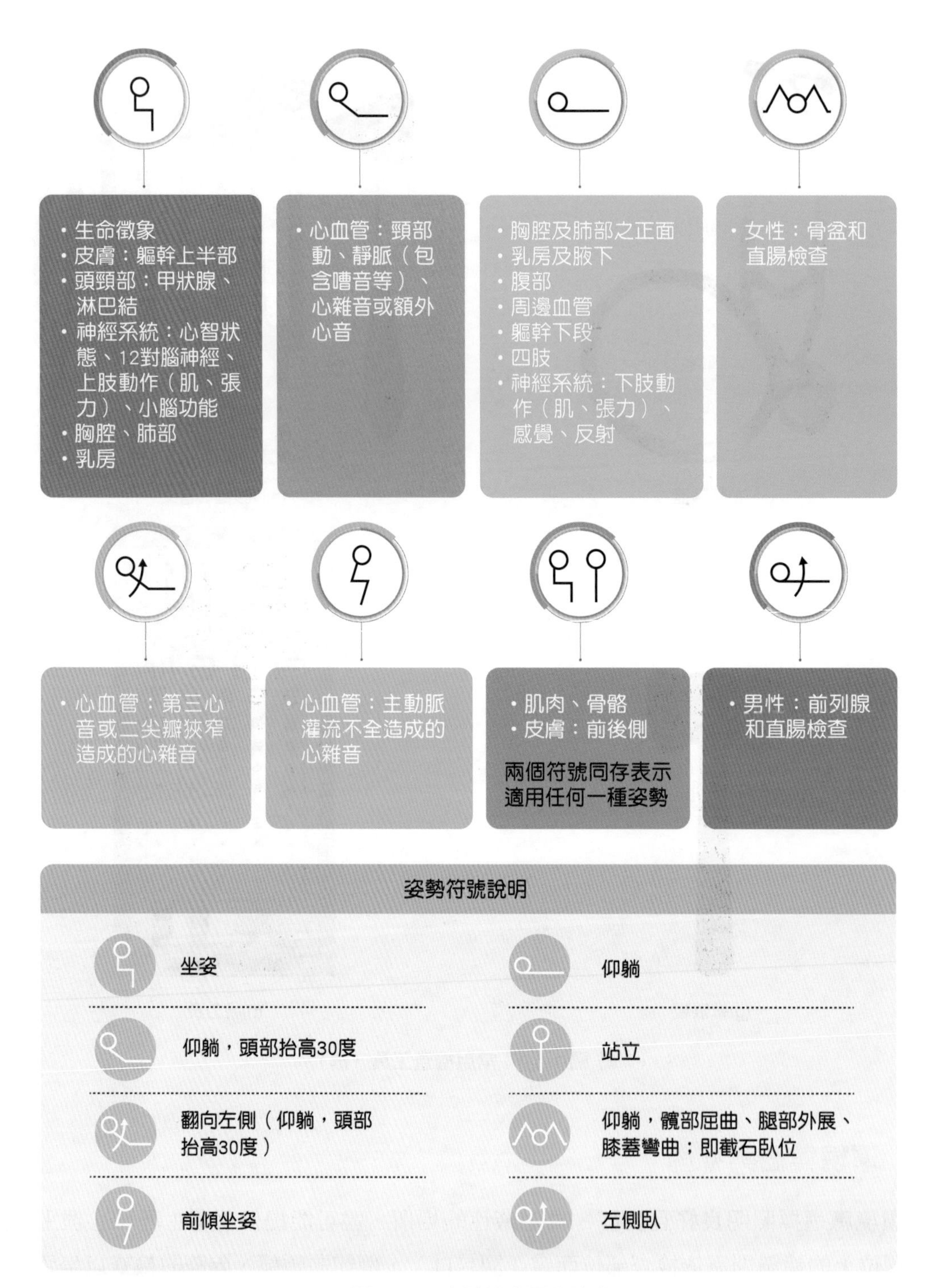

圖 1-11　身體檢查擺位建議

資料來源：Bickley, L. S., & Szilagyi, P. G. (2017)．*最新貝氏身體檢查指引*（劉禹葶譯；十一版）．合記。（原著出版於2013）

三、身體檢查的順序

一般來說為**「由頭至腳」**，並盡量減少更換擺位的頻率以維持舒適；若遇特殊狀況（如急診病人）則須從與現存問題最為迫切相關的部分開始。原則為一次評估一個系統，由一般性調查開始，順序如下：

1. 一般性調查：健康狀態、身高、體重、外觀、情緒等。
2. 生命徵象：體溫、呼吸、脈搏、血壓、血氧。
3. 頭部：眼、耳、鼻、口腔及咽喉。
4. 頸部：淋巴結、甲狀腺。
5. 背部：脊椎、肌肉。
6. 後胸：呼吸離軌度、呼吸音。
7. 乳房、腋下：淋巴結。
8. 前胸：肺臟、呼吸音
9. 心血管系統：心尖搏動點、心音。
10. 腹部：肝臟、脾臟、腎臟。
11. 下肢：腿部、骨骼、肌肉、知覺與反射。
12. 神經系統：心智狀態、腦神經、運動與感覺、反射。
13. 生殖系統：外生殖器、前列腺、陰道、子宮頸。
14. 直腸、肛門。

四、IPPA的技巧重點

常用的身體檢查與評估技巧有視診、觸診、叩診及聽診四種，“IPPA”就是Inspection（視診）、Palpation（觸診）、Percussion（叩診）及Auscultation（聽診）此四項基礎身評技巧的縮寫，評估順序如下：(1)**一般身體評估：視診、觸診、叩診、聽診**；(2)**腹部評估：視診、聽診、叩診、觸診**。注意事項分述如下：

(一) 視診

視診(Inspection)是指檢查者以視覺做有系統的檢視與觀察。此為**身體評估的第一個步驟**，也是**最重要和最基本的觀察技巧**，可於會談收集資料時同時進行觀察。除了眼睛直接觀察外，也可利用嗅覺的輔助，並依各系統的評估需求，藉助如檢耳鏡、眼底鏡、鼻窺鏡、陰道鏡、視力表、聚光手電筒等工具。

視診時需要適當光線，自然日光較不會影響檢查部位原來的顏色，為最佳的光線來源。光線明暗則視情況調整，例如執行瞳孔光反射檢查時，宜調暗室內光線，再用單一亮光源照射眼睛，使瞳孔收縮幅度較大，以利結果之判讀。另外，亦需視情況適度地暴露個案身體部位，並對觀察結果做客觀的描述，可依身體左右對稱比較的原則，將觀察所得到的外觀，包含形狀、大小、位置、顏色、性狀等資料與正常的構造及學理做對照。

（二）觸診

觸診(Palpation)是檢查者利用**雙手**的觸覺去感覺體表的特徵，以及體表下器官的形體與特性。觸診前要讓手部溫暖，指甲修剪平整。手的不同部位適合評估不同的項目（圖1-12）：

1. **指腹**：手部最敏感的區域，適合辨別細微的觸覺，如皮膚的質地大小、形狀、腫脹、搏動及腫塊等。
2. **手掌**：對振動敏感，適用於評估觸覺震顫、橫膈膜離軌度(Diaphragmatic Excursion)或稱呼吸離軌度(Respiratory Excursion)等。
3. **手背**：因皮膚較薄，適用於評估溫度。

依施力的大小，觸診可分為輕觸診及深觸診（圖1-13），輕觸診一定要在深觸診前進行。**輕觸診適用於皮膚表面組織**，以四指併攏，下壓皮膚約1~2 cm，以感覺體表的質地、彈性、硬度及腫塊等；**深觸診**亦是以四指併攏，下壓皮膚約4~5 cm，用以**感覺身體內的器官位置、外型、腫塊、硬度及可移動度**等，必要時可以使用雙手施力，臨床上常用於肝臟觸診及肥胖病人觸診。

進行觸診時要以輕柔、徐緩、有系統的方式進行，先向個案說明，若有任何不適可隨時告知檢查者；由個案不會疼痛的部位開始，注意其反應及表情，以作為評估結果的參考。

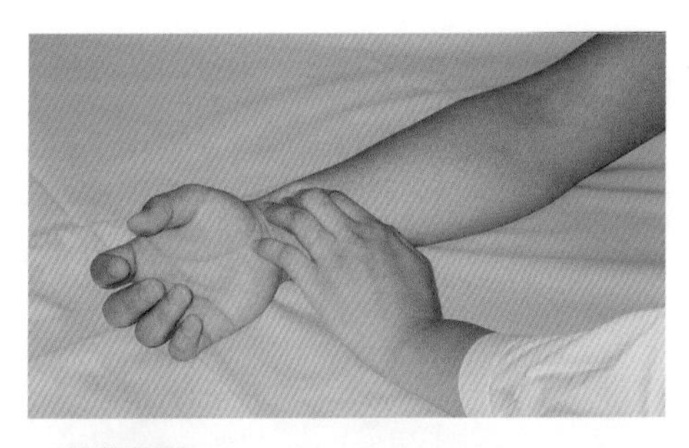

(a) 指腹觸診

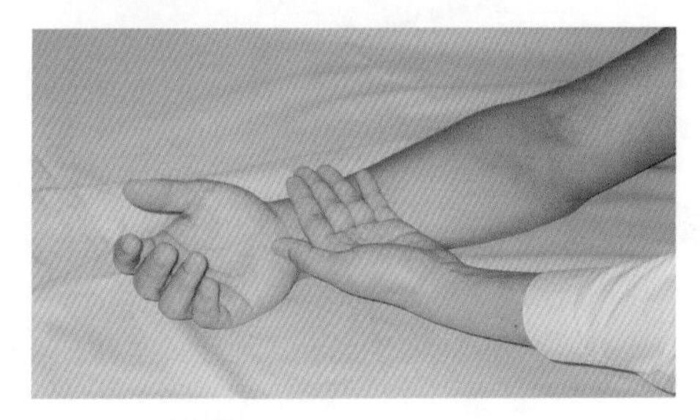

(b) 手背評估溫度

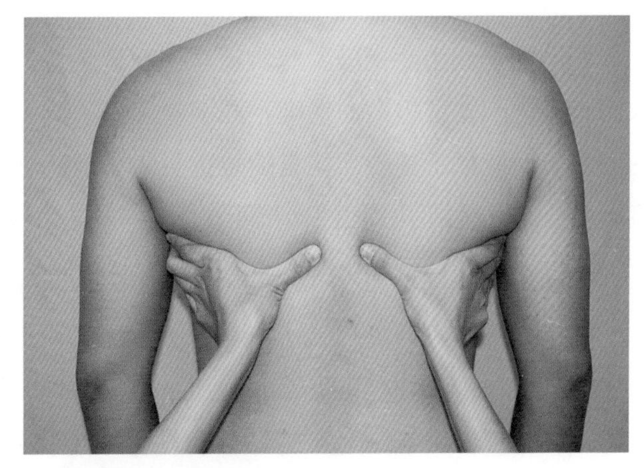

(c) 手掌評估橫膈膜離軌度

圖 1-12　不同部位之觸診

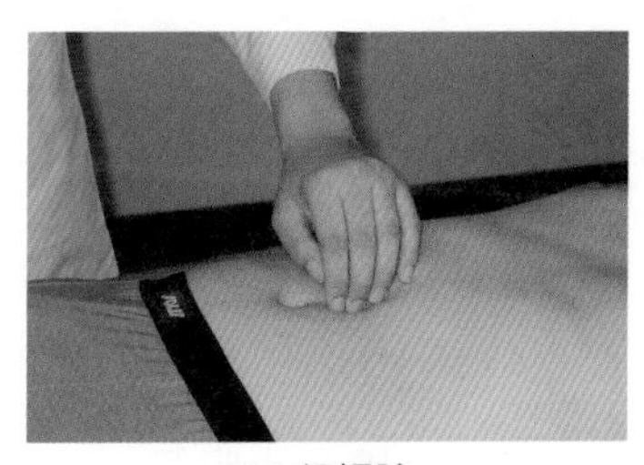

(a) 輕觸診

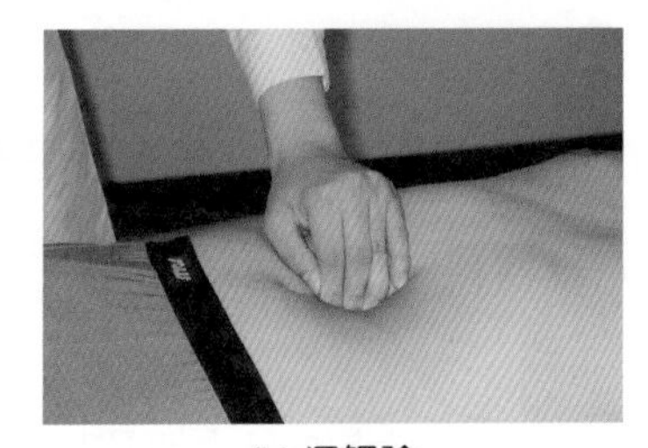

(b) 深觸診

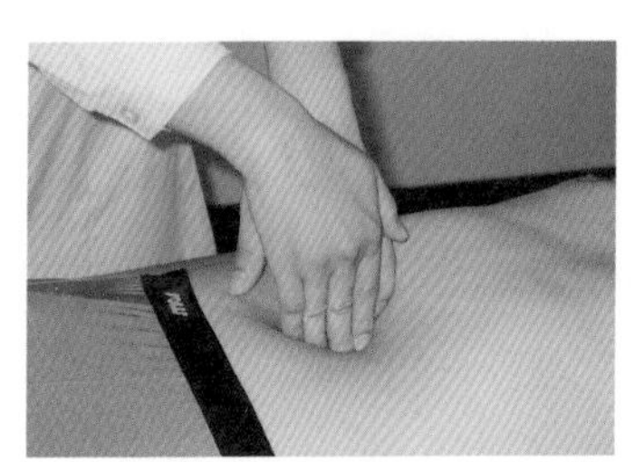

(c) 雙手觸診

圖 1-13　三種觸診之技巧

延伸閱讀

反彈痛的觸診方式

屬於深觸診之延伸應用；操作方法為手指併攏，緩慢下壓於個案感到疼痛的區域，然後快速移開，同時間觀察個案反應，若為反彈痛，則手移開時會較下壓疼痛（可能輻射至對側）。

（三）叩診

叩診(Percussion)又可分為**指叩法**和**拳叩法**兩種，介紹如下：

◎ 指叩法

指叩法是利用手指敲動體表層產生聲音，傳入體腔後，因器官組織的密度不同，會產生不同的回音，而能顯示其內部器官的位置、大小及密度，可分為直接指叩法與間接指叩法兩種。

1. **直接指叩法**：施叩手(Striking Hand)中指指尖直接敲擊體表。
2. **間接指叩法**：固定手(Stationary Hand)的中指緊貼於體表，手部其他部分不接觸皮膚，施叩手的中指指尖敲打固定手中指（圖1-14）。

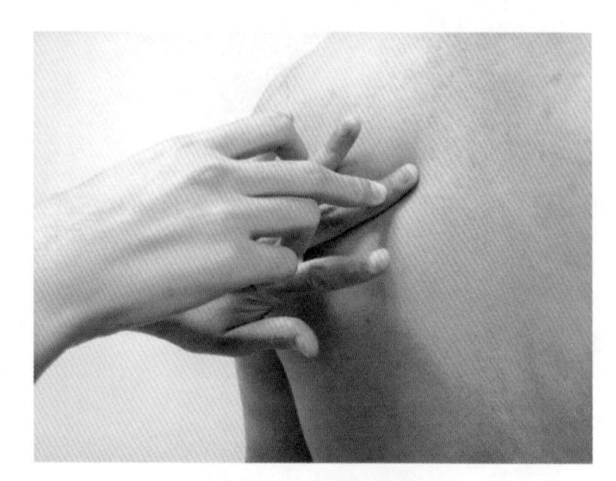

圖 1-14　間接指叩法

指叩法動作由手腕發出，分開手指，放鬆地揮動手腕，敲打在固定手指上。而叩診音依性質可分為五種：

1. **實音**(Flatness)：音質沉鈍，為叩擊實質組織的回音，如肌肉、骨頭等。
2. **濁音**(Dullness)：亦稱**鈍音**，音質像東西被包著打的碰擊聲，為叩擊充滿血液之器官時的回音，如肝臟、脾臟等。
3. **鼓音**(Tympany)：音質如鼓聲，為叩擊充滿空氣之肌質器官的回音，如胃、小腸等。
4. **過度反響音**(Hyperresonance)：音質如隆隆聲，為**兒童正常的肺外表叩診聲**；若於**成人**，則表示**肺中充滿異常量的空氣**，如**肺氣腫**、**氣胸**等。
5. **反響音**(Resonance)：音質中空，為叩擊充滿空氣之組織的回音，如肺臟。

◎ 拳叩法

一般採用間接拳叩法，先將非慣用手掌面平貼於欲檢查部位，慣用手握拳後以小指側面輕敲慣用手手背，敲擊後拳頭隨即移開（圖1-15），叩診後詢問個案感覺，以評估是否異常。此法通常用於體腔內實質器官（如肝臟、腎臟、膽囊和脾臟等）的檢查。

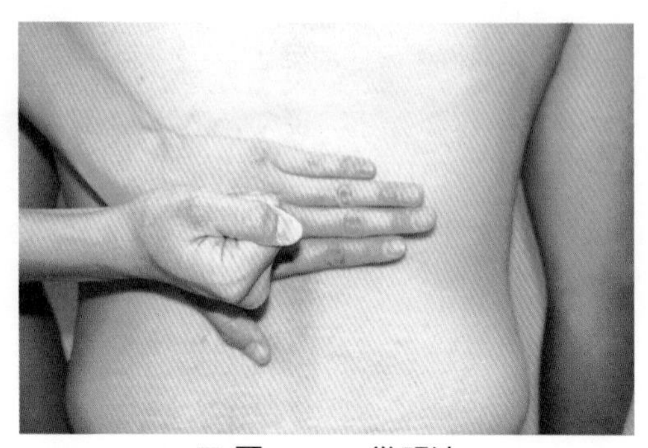

圖 1-15　拳叩法

延伸閱讀

叩診注意事項

為確保檢查準確性，執行叩診時須注意：

1. 力道一致：勿過度用力，採輕敲即可，避免判讀錯誤。
2. 放鬆關節：敲擊後應自然彈回，非停留於表面，如此才能得到正確叩診音。
3. 脫下飾物：避免飾品阻礙檢查。
4. 指甲長度適宜：以防造成自身或個案的傷害。

(四) 聽診

聽診(Auscultation)是利用**聽覺**去感受個案身體所發出之聲，檢查者除了用耳朵聽外，身體大部分的聲音需藉助聽診器。聽診器不能增大音量，但能過濾空間中傳來的其他聲音，一般選用兩面聽筒，即膜面(Diaphragm)與鐘面(Bell)。

1. **膜面**：適合聽診音調較高的聲音，如腸音、呼吸、正常的心音。
2. **鐘面**：適合聽診音調較低的聲音，如不正常的心音或心雜音。

使用聽診器要熟知聽診部位的解剖位置及生理構造，並且學會聽正常聲音的範圍，才能就聽診結果加以描述比較。聽診時須注意聲音的四項特徵：

1. **音質**：連續／斷續、爆擦聲、低吟聲等。
2. **音量**：響亮／輕柔。
3. **頻率**：高／低。
4. **持續時間**：短／中等／長。

身體檢查與評估是臨床護理人員必備的能力，它不只是一項單純技術，還包括一連串思考與判斷。對護理人員來說，利用簡單的工具，配合熟練的檢查技巧，就可以在病房單位直接掌握個案健康狀況；有學理的基礎作指引，才能增加護理判斷的準確性，在護理過程中對問題的評估、護理目標設定與措施的執行，比較能確切地符合個案的健康需求。讀者若能詳讀本書與熟練各項檢查評估技巧，相信對於臨床實務會有相當大的裨益。

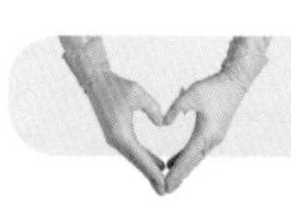

學習評量 Review Activities

( ) 1. 患有憂鬱症的小華：「我不想繼續參加這個活動。」護理師：「活動不好玩嗎？」小華：「雖然有時活動很有趣，但我常覺得融入不了別人的話題。」護理師：「不能融入別人的話題讓你感到不舒服嗎？」上述情境中，護理師使用的治療性溝通技巧為何？(A) 給予建議 (offering advice) (B) 讚許 (giving approval) (C) 反映 (reflection) (D) 面質 (confrontation)

( ) 2. 楊太太，育有兩子一女，長子因神經母細胞瘤惡化而病逝，楊太太思念孩子常以淚洗面，下列何項回應對楊太太的哀傷調適最適當？(A)「相信這樣的試煉背後一定有其意義。」 (B)「妳已經盡力了至少孩子走的很平安。」 (C)「往正向去思考至少妳還有其他孩子。」 (D)「我們談一談妳逝去的孩子，好嗎？」

( ) 3. 進行疼痛評估時，詢問病人「什麼情況會讓您的疼痛更嚴重？」此為收集下列何項評估資料？(A) R: Region / Radiation (B) Q: Quality / Quantity (C) P: Provocative / Palliative factor (D) T: Timing / Temporal factor

( ) 4. 有關促進護病溝通的方式，下列敘述何者不適宜？(A) 開放式的溝通如「昨晚睡得如何？」可促進病人表達多一點的想法 (B) 當病人無法以口語表達或表達不清時，可使用封閉式溝通如「您的傷口還痛嗎？」 (C) 溝通時勿直視病人，保持視線低於病人眼睛，以減輕其威脅感 (D) 當對病人述說之內容不太清楚時，可以進一步澄清病人的想法

( ) 5. 病人因下腹劇痛數日且盜冷汗入院，主訴已有一週未解便，下列護理師的措施何者較不適當？(A) 評估病人過去排便型態 (B) 執行腹部視聽叩及輕觸診 (C) 詢問目前是否使用止痛藥 (D) 立即給予肥皂水清潔灌腸

( ) 6. 劉先生因患憂鬱症，住院期間不言不語，不吃不喝，護理人員與其會談時，劉先生都閉口不說話，針對劉先生的溝通內容，下列何者最合宜？(A) 你有很多值得活下去的理由，願不願意跟我分享有哪些理由呢 (B) 我在這裡陪你，你隨時都可以決定願不願意跟我分享 (C) 人生其實有很多無奈，希望你早日想通 (D) 我希望你可以接受我的建議

( ) 7. 王小姐罹患卵巢腫瘤，護理人員進入王小姐的病房時，發現她看著窗外，正在流眼淚，護理人員的反應，下列何者最為適當？(A) 保持沉默，安靜走出病房，讓王小姐發洩情緒 (B) 走到王小姐身邊，小聲問：「您是不是得了憂鬱症」 (C) 拍拍王小姐肩膀，並說「看開一點，腫瘤不一定是惡性的」 (D) 走到王小姐身邊，並說：「您怎麼了？我們可以聊一聊。」

(　) 8. 余先生，感染肺結核，住院治療。余先生表示：「我該不該告訴我母親我得了肺結核？」，如果護理師使用反映 (reflection) 溝通技巧，護理師會如何回答？ (A)「你想告訴她嗎？」 (B)「可以請你再說一次嗎？」 (C)「你是說你很煩惱該不該告訴她？」 (D)「你要不要說一說為什麼會有這種想法呢？」

(　) 9. 下列何者最有助於支持剛面臨親人離世家屬的哀傷情緒？ (A)「不要難過，有你們陪伴，他的一生很有意義。」 (B)「要勇敢堅強，不要忘記還有其他愛你的家人。」 (C)「時間會治療一切，再困難都會過去的。」 (D)「相信您現在的痛苦難過是難以想像的。」

(　) 10. 陳護理師接新住院病人，依據治療性溝通原則與新病人進行會談，下列描述何項是陳護理師較適切的表現？ (A) 與病人保持 200 公分以上的距離，以確保安全 (B) 病人可能有暴力行為，選擇在人來人往的走廊會談較安全 (C) 引導病人表達，減少說理 (D) 選擇封閉式問話，不必訂定目標

解答： CDCCD BDADC

欲挑戰完整歷屆考題，請掃描 QR Code

MEMO

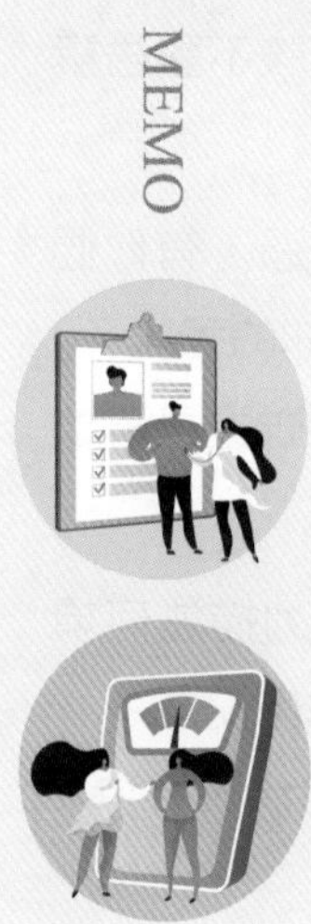

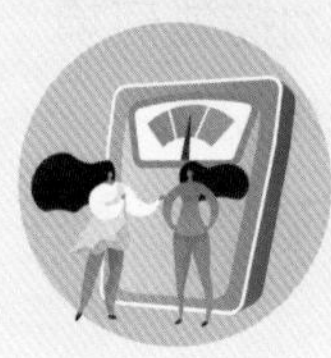

2 心智狀態評估

作者／林靜幸．修訂者／李書芬、田培英

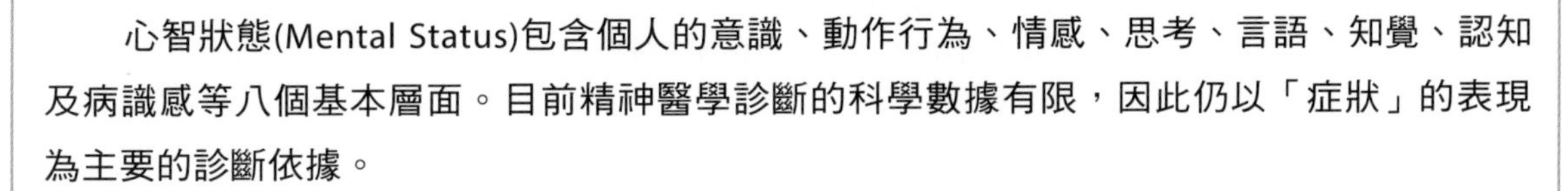

Assessment of Mental Status

心智狀態(Mental Status)包含個人的意識、動作行為、情感、思考、言語、知覺、認知及病識感等八個基本層面。目前精神醫學診斷的科學數據有限，因此仍以「症狀」的表現為主要的診斷依據。

心智狀態評估是利用系統方式，藉由傾聽、觀察、會談及相關測驗來瞭解個案心智運作情形，並加以評估是否有精神疾病，其詳細的說明與討論請參考「精神科護理學」。而個體的精神情緒狀態會因環境、過去生長經驗、社會經濟地位及教育知識水準的不同而有多種形式的表現，此外，亦受年齡影響甚鉅，故在評估時須將年齡一併考慮在內。

護理人員除了須熟習物理學檢查以運用於日常工作評估外，對於個案行為所表現的精神情緒問題也應有所警覺，以期兼顧及運用身心效應，達到整體性護理(Holistic Nursing)，促進個案的健康與福祉。

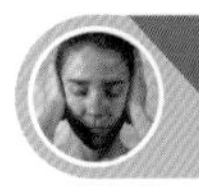

2-1 心智狀態的組成

一、意識

意識是指一個人對自己及外界的知覺程度，至少包含兩部分：**「清醒度**(Alertness)**」**－指個人的醒覺程度；與**「知覺度**(Awareness)**」**－指個人對環境、時間和個人的認知。一個人可能是清醒的，但是對人、時、地卻不清楚。目前臨床上最常使用**格拉斯哥氏昏迷量表**(Glasgow Coma Scale; GCS)來評估意識狀況，詳見表2-1。

意識狀態主要指個案的清醒程度，由大腦半球及腦幹的網狀活化系統相互調節而成，是個體對周圍環境及口語刺激的反應，意識狀態的分類詳見表2-2。

表 2-1 格拉斯哥氏昏迷量表(Glasgow Coma Scale)

項目	評估內容	分數
睜眼反應 (Eye Open, E)	自動睜開	4
	聽從指示可睜開眼睛	3
	給予疼痛刺激後可睜開眼睛	2
	無反應	1
語言反應 (Verbal Response, V)	語言清楚，且可回答正確人、時、地等定向力問題	5
	語言清楚，雖可回答定向力問題但部分回答錯誤	4
	有語文結構但說話時文不對題，答非所問	3
	可以發出聲音，但語意難以理解	2
	無反應	1
運動反應 (Motor Response, M)	可遵從指示完成動作（如舉手等）	6
	肢體對痛刺激移動以去除痛覺刺激	5
	肢體對痛刺激呈現回縮反應	4
	肢體對痛刺激呈現屈曲反應（去皮質僵直）（圖2-1a）	3
	肢體對痛刺激呈現伸張反應（去大腦僵直）（圖2-1b）	2
	無反應	1

註：1. 滿分為15分；<7分為昏迷；<3分為深度昏迷。
2. 因眼皮腫脹而無法睜眼記錄為「C」；行氣切留置者記錄為「T」；行氣管內管留置者記錄為「E」。

(a)

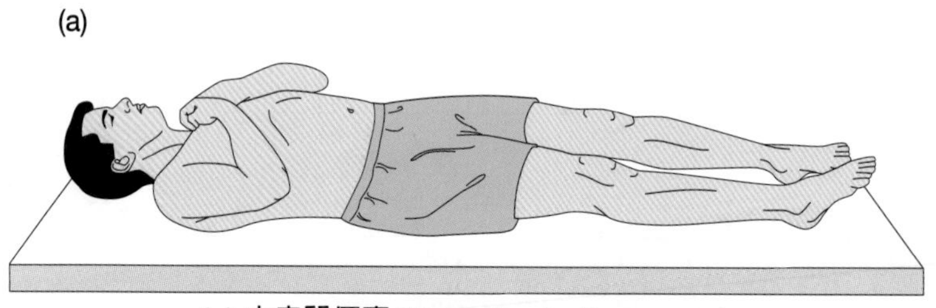

(a) 去皮質僵直 (Decorticate Response)

(b)

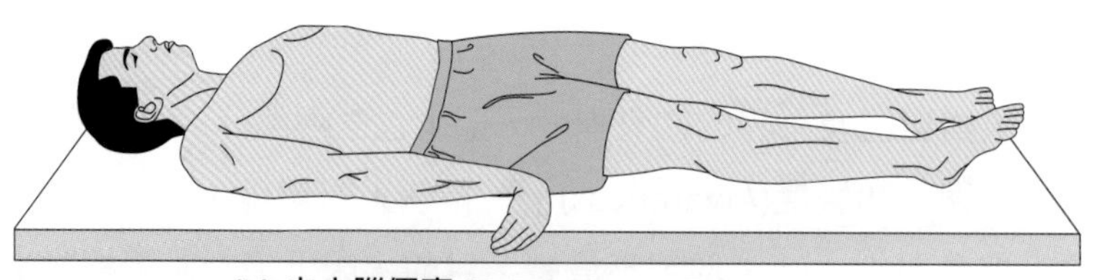

(b) 去大腦僵直 (Decerebrate Response)

圖 2-1 肢體僵直狀態

▼ 表 2-2　意識狀態的分類

種　類	定義特徵
警覺 (Alert)	清醒或容易被叫醒；能適當回應及表現有意義的人際互動
意識朦朧 (Clouding of Consciousness)	有適度的語言反應、自發性的動作及正常的反射
混亂 (Confusion)	對外界刺激有反應，但呈現知覺錯亂的現象，最常見的是對人、時、地的定向感紊亂
嗜睡 (Drowsiness)	顯得昏昏欲睡，自發性動作減少，雖可被喚醒，但刺激一過很快又睡著
僵呆 (Stupor)	對外界刺激沒有反應，除非在強大的刺激下，才有退縮反應。除了器質性因素的個案外，嚴重憂鬱症、僵直型思覺失調或解離疾患的個案也會出現
昏迷 (Coma)	完全失去知覺，對刺激毫無反應，只出現反射性的生理反應

二、動作行為

動作行為可能是內在的情緒、思考的外在表現，觀察個案的動作行為，也要同時考量個案當時的情緒或思想狀態。主要須觀察個案活動的「質」、活動的「量」、是否活動減少(Hypoactivity)，或者是否有不尋常的動作或姿態、互動過程中評估個案的表情與語言表達是否適切。動作行為障礙詳見表2-3。

▼ 表2-3　動作行為障礙

動作行為障礙	臨床症狀
回音性語言 (Echolalia)	病態地重複他人的話，可能完全地模仿他人說話或以斷音、吟唱方式重複
回音性動作 (Echopraxia)	病態地模仿他人動作
重複言語 (Verbigeration)	無意義重複某些特殊的字或片語
僵直 (Catalepsy)	一般指病人維持某姿勢不動且持久不變；即使以外力改變，最終仍會恢復原本姿勢。又可分為： 1. 蠟樣屈曲(Waxy Flexibility)：以外力改變後維持新的姿勢，似蠟般可任意塑造 2. 擺姿勢(Posturing)：自動採取某些不當或怪異動作，且持續一段時間
刻板動作 (Stereotype)	規則地重複某固定型態的動作或言語，但不具特殊意義；若其動作有特殊意義時，稱為作態行為

▼ **表2-3　動作行為障礙（續）**

動作行為障礙	臨床症狀
強迫行為 (Compulsion)	常見於強迫症；無法自我控制的重複某動作或行為，如重複關瓦斯數十遍、重複洗手，甚至皮膚受損也無法停止
攻擊行為 (Aggresion)	帶著生氣、憤怒或敵意挑釁，針對某目標產生言語或身體侵略行為
阻抗行為 (Negativism; Resistance)	抗拒外界之力量或教唆、指揮，甚至背道而馳。如請病人往前走，卻故意往後退
怪異行為 (Bizarre Behaviour)	表現出怪異、不可理解的行為。如在眾人前跪拜、撿廢紙並收集、走三步退一步、迂迴前行等

三、情感

情感為一種複雜的感覺狀態，可由心理、生理及行為表現。情感層面需評估「情感表現(Affect)」以及「心情(Mood)」：

1. **情感表現**：即指情緒的外在表現，會由個案的心理、生理及行為三個層面表露。主要可由情感的表露程度、穩定度、適當性來評估。而情感是指個人表達出來的情緒經驗，其明顯、可被觀察且隨時間改變。
2. **心情**：心情是指內在持久但廣泛的情緒經驗，是一種蔓延而持久的情緒，為個人主觀之經驗，必須經由本人陳述才能得知（圖2-2）。在描述心情時應包括深度(Depth)、強度(Intensity)、持續時間(Duration)及變動性(Fluctuations)等，常見的情緒障礙詳見表2-4。

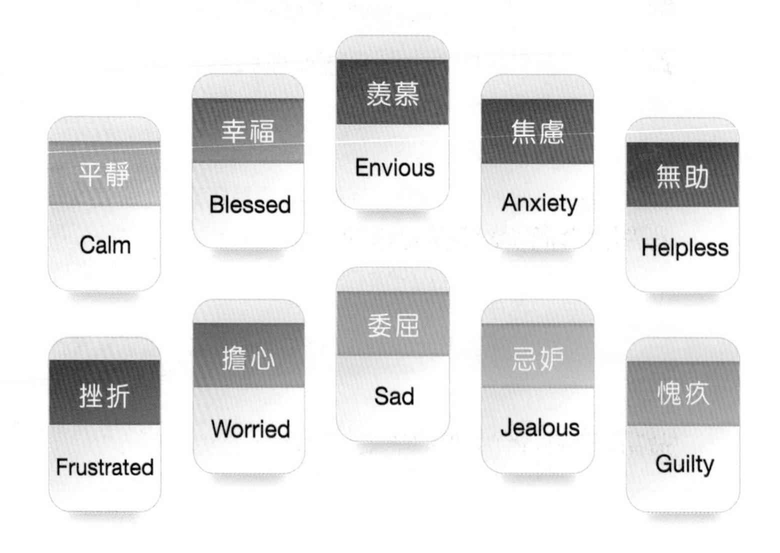

圖 2-2　常見情緒的描述

▼ 表 2-4 常見的情緒障礙

情緒障礙	臨床症狀
不恰當情感 (Inappropriate Affect)	個人之情感表現和想法與當時說話的內容、外界情境不協調；例如在親人的哀痛喪禮中顯得興奮雀躍
情感遲鈍 (Blunted Affect)	情感表露顯著減少
情感平淡 (Flat Affect)	沒有情感之表露、說話聲音單調、面部肌肉幾乎固定不動，似戴面具
高昂情緒 (Elevated Mood)	充滿自信與喜悅，比正常情形還高興；但此種情緒不一定是病態
欣快感 (Euphoria)	情緒高昂且與現實環境不一致的過分陶醉現象，甚至有誇大言詞
憂鬱 (Depression)	病態的憂鬱、悲傷；超過正常悲傷程度，持續時間較久
焦慮 (Anxiety)	對預期性危險所產生的憂慮與不安
恐慌 (Panic)	急性發作的嚴重焦慮；無法抗拒的恐怖感覺，本能地想逃離該情境
情感矛盾 (Ambivalence)	個人對同一事情（或人）同時存在兩種相反的感情或情緒衝動

四、思考

思考是人類解決問題而運用一連串符號、意念、聯想，以獲得解答的複雜過程。當思考發生障礙，可由其言語、行為或書面文字表達上呈現出來。

主要須評估「思考過程(Process of Thought)」與「思考內容(Content of Thought)」兩個層面：

1. **思考過程**：又稱思考形式，指思考的速度或推理的過程；常見的思考過程異常詳見表2-5。
2. **思考內容**：是指個案在溝通時所表達出的「意義」，常見的思考內容障礙詳見表2-6。

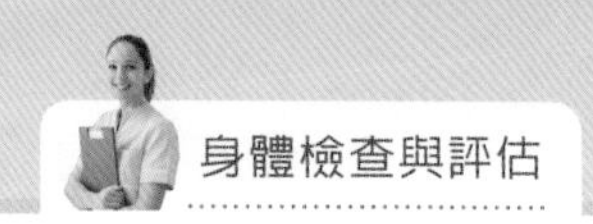

▼ 表 2-5　常見的思考過程障礙

思考過程障礙	臨床症狀
意念飛躍 (Flight of Idea)	說話快且迅速改變主題，想法一個接一個出現；常見於躁症者
思考停頓 (Thought Blocking)	思考進行中突然阻塞而停頓，個案可能在會談中忽然停止說話，也記不起之前說什麼或之後要說什麼
思考連結鬆弛 (Loosening of Association)	語意無法連結，意念毫無邏輯性，讓人無法瞭解
語無倫次 (Incoherence)	思考中的意念間沒有邏輯或語法的關聯，且缺乏組織性；說出的話他人無法理解
音韻聯結 (Clang Association)	言語中的字句以相似讀音連接，字句間無邏輯上的意義

▼ 表 2-6　常見的思考內容障礙

思考內容障礙	臨床症狀
妄 想 (Delusion)	毫無根據的相信某些事物或做錯誤的推論，而且不符合與其所處的社會文化背景，並且深信不疑
誇大妄想 (Delusion of Granduer)	誇大自己的重要性，相信自己有超凡的能力或特殊的地位
被害妄想 (Delusion of Persecution)	相信有人在欺騙他，要陷害他或對他不利
關係妄想 (Delusion of Reference)	覺得周圍所發生的事都與自己有關，例如電視或報紙上的報導都與其有關
嫉妒妄想 (Delusion of Jealousy)	深信自己的伴侶有不忠實的行為
色情妄想 (Erotic Delusion)	相信有人深愛自己
罪惡妄想 (Delusion of Guilt)	深信自己犯了不可饒恕的錯誤或罪惡，常見於重鬱症者
強迫思考 (Obsessive Idea; Obsession)	無法抗拒腦海中重複出現某種想法或感覺。例如一直擔心瓦斯沒關或總覺得門沒上鎖等
慮 病 (Hypochondria)	過度擔心自己的身體狀況，錯誤地解釋身體的任何徵象；雖然經過檢查或醫師診斷證實無恙，也無法放心

五、言語

言語為個案內在思考的表達，故在觀察及描述言語障礙時要同時注意思考情形。在描述個案言語時，通常針對說話的特質來評估，如口音、字句、音量、說話的速率等。失語症常與腦部大腦葉損傷有關，如**表達性失語症**(Expressive Aphasia)為**額葉Broca語言區受損**，雖能理解他人語意，但無法流暢地表達及出現構音障礙，使人無法理解，建議可透過語言治療來改善構音困難；而**接受性失語症**(Acceptive Aphasia)則是**顳葉Wernicke語言區受損**，能聽到聲音但無法理解他人語意，雖表現出語言流暢，但完全無法理解其言語，建議可以書寫或手語方式替代表達。

六、知覺

知覺(Perception)乃是經由感覺器官(Sensory Organ)得知環境所存在的事情之過程。常見的知覺障礙包含錯覺、幻覺、自我感喪失和失真感。

自我感喪失(Depersonalization)是一種主觀的感受，覺得自己不是真實的、對自己不熟悉或覺得陌生、難以描述自己、無法感受到自己的情緒；病人常在自我介紹時說不出姓名和特點，抑或是看見鏡中自己的影像，卻覺得那並非自己。

失真感(Derealization)是一種主觀的感覺，覺得四周環境是不真實或陌生的；環境好像變了樣，似乎是在舞台演戲。

進行知覺評估時，主要在評估個案有無出現**幻覺**(Hallucination)或是**錯覺**(Illusion)。幻覺是指沒有外在刺激，自己產生的知覺，可能是個人內在經驗投射到外在世界的現象，幻覺型態詳見表2-7；錯覺則是指將外在刺激以錯誤方向來解讀，如「杯弓蛇影」。

▼ 表2-7　幻覺型態

幻覺型態	臨床症狀
聽幻覺／幻聽	1. 聽到別人聽不到的聲音。除了說話聲音之外，也可能聽到音樂或其他聲音 2. 常有傾聽的姿態(Listening Attitude)；豎起耳朵，很專心在聽什麼 3. 自言自語或與幻聽對話、無故點頭、搖頭、大笑或生氣 4. 可能受幻聽指使而有怪異行為出現
視幻覺／幻視	看到不存在的景象或事物，可能看到人、昆蟲或閃光
嗅幻覺／幻嗅	聞到特殊的味道但別人沒聞到
味幻覺／幻味	舌頭感覺到特殊的味道；例如尚未進食有苦味的東西卻感到有苦味
觸幻覺／幻觸	皮膚表面有特殊的感覺；例如覺得蟲在手上爬但未見到蟲
身體幻覺	錯誤地感覺到身體內發生了不尋常的事，通常發生在內臟；例如感覺到胃分裂成兩個或感覺到腸子內有蟲在爬

七、認知功能

臨床上常以**簡易心智狀態量表**(Mini Mental Status Examination; MMSE)來評估，評估重點包括判斷力(Judgment)、定向感(Orientation)、記憶力(Memory)、抽象思考能力(Abstract Thinking)、計算能力(Calculation)，詳見表2-8。

八、病識感

病識感指個案**對自己健康狀況的瞭解及接受程度**，可分為部分病識感(Partial Insight)、理性的病識感(Intellectual Insight)及真正病識感(True Insight)。

▼ 表 2-8　簡易心智狀態量表(MMSE)

病人姓名：__________	病歷號碼：__________	施測日期：___年___月___日
職　　業：__________	生　　日：___年___月___日	施 測 者：__________
教育程度：__________	寫：______　讀：______	

1. 定向感（10分）
   (1) 現在（5分）：（民國）____年____月____日，星期____
   (2) 地方（5分）：______市（鎮）______，______，______，______

2. 注意力及計算能力（8分）
   (1) 訊息登錄（3分）：房子______，汽車______，蘋果______
   (2) 系列減七（5分）：100-7，93____，86____，79____，72____，65____

3. 記憶力（3分）：房子______，汽車______，蘋果______

4. 語言（5分）
   (1) 命名（2分）：對錶、筆命名，錶______，筆______
   (2) 複誦（1分）：請個案複誦「白紙真正寫黑字」______
   (3) 理解（1分）：請個案讀出印著「閉上眼睛」的紙，並照做______
   (4) 書寫造句（1分）：請個案自己寫一句話______

5. 口語理解及行為能力（3分）
   給個案一張白紙，並說「用你的右手拿紙____，對摺______，然後交給我____。」

6. 建構力（1分）：圖形描繪

總分：30分
總得分：<9認知障礙症（註：9~12表示可能是認知障礙症，需進一步評估）
　　　　<19：假性失智（憂鬱症或續發性認知缺損）
　　　　>27：正常
　·得分受年齡及教育程度影響，需參考常模校正總分

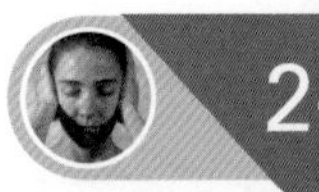

2-2 評估程序

程序	說明
評估前準備	
1. **一般準備**：評估個案前後應洗手，安排適當環境，核對並向個案自我介紹	
2. **用物**：筆、白紙數張	
檢查步驟	
1. **外觀(Appearance)**	1-1. 當個案一踏入診療室，檢查者就可以開始觀察個案
(1) **體態**	異常 身材異常瘦弱者可能為厭食症者
(2) **臉部表情**	異常 憂鬱症者可能滿面愁容或面無表情；巴金森氏症者臉部表情減少，呈現面具臉(Masked Face)
(3) **穿著修飾**：觀察個案的個人衛生，以及穿著打扮是否適合自己的年齡、性別、氣候與場合	異常 憂鬱症、認知障礙症（失智症）和思覺失調症者可能疏於處理個人衛生而蓬頭垢面；躁症者可能過度濃妝，衣著鮮豔；男扮女裝者可能有性別認同障礙
(4) **態度**：觀察個案是否有合宜的社交禮儀，態度合作或是具有防衛性、敵意或是冷漠	
2. **意識(Consciousness)**	異常 意識障礙較常見於器質性腦損傷者
3. **動作行為(Behavior and Psychomotor Activity)**	
(1) **活動的質**：觀察個案是否有緊張、焦慮、疲倦、激躁的情形或面部扭曲、顫抖、不停眨眼等	
(2) **活動的量**	異常 (1)活動增加(Hyperactivity)：動作多而快速；常見於躁症及焦慮症病人；(2)活動減少(Hypoactivity)：動作少而遲緩，甚至整天躺床；常見於憂鬱症病人

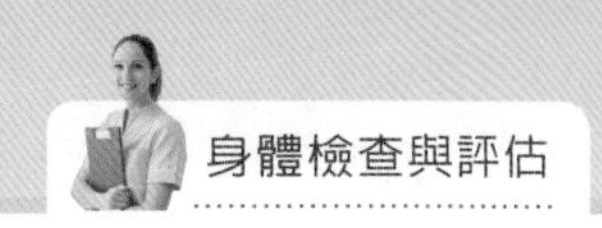

程　序	說　明
(3) **不尋常的動作或姿態**：觀察個案是否有重複動作或強迫行為(Compulsion)	異常 有些轉化症者沒有器質性腦損傷，卻有步伐的障礙；焦慮症者可能出現僵硬姿勢、坐立不安
4. 情感(Emotion)	
(1) 情感表現(Affect)	
A. 表露程度	A-1. 情感的表露程度可分為：正常(Normal)、抑制(Constricted)、貧乏(Blunted)及平淡(Flat)
B. 穩定度	B-1. 若情感表現短時間內改變迅速稱為**易變(Labile)**；表達太誇張可用**戲劇化(Dramatic)**來描述
C. 適當性	C-1. 若情感表現與當時的情境、心理意念或說話內容不相符，稱為**不恰當情感表現(Inappropriate Affect)**
(2) 心情(Mood)	異常 妄想症者常有生氣、出現敵意的表現
5. 思考(Thought)	
(1) 思考過程 (Process of Thought)	異常 躁症者常有意念飛躍(Flight of Idea)的情形；有些思覺失調症者會出現思考停頓(Thought Blocking)、思考連結鬆弛(Loosening of Association)的情形（表2-5）
(2) 思考內容 (Content of Thought)	(2)-1. 評估思考內容時，還應注意個案有無自傷或傷人的意念，有無過度樂觀或悲觀的想法 異常 思考內容障礙包括妄想(Delusion)、強迫思考(Obsession)、慮病(Hypochondria)等（表2-6）
6. 言語(Speech) 應評估個案的口音、字句是否含混不清、音量大聲或小聲、說話的速率快慢、是否為自發性的談話等，即言語的質與量	異常 大腦疾患常導致言語障礙，如亨汀頓舞蹈症(Huntington's Chorea)者常會喃喃自語；思覺失調症者言語內容貧乏；憂鬱症者話量會減少；躁症者話量增加、音量大；失語症者會對言語理解發生障礙，可能是大腦損傷所致；失音症者可能因為喉部病變，導致無法發出聲音，如喉炎、喉部腫瘤等

程　序	說　明
7. 知覺(Perception) 有無出現幻覺(Hallucination)或錯覺(Illusion)	7-1. **常見的幻覺**，可分為聽幻覺、視幻覺、觸幻覺、嗅幻覺及味幻覺 異常 古柯鹼成癮者常有看見閃光的視幻覺和蟲爬感的觸幻覺；譫妄、思覺失調症、創傷後壓力症候群都可能出現幻覺與錯覺
8. 認知功能(Cognition)：JOMAC	
(1) 判斷力(Judgment)	(1)-1. 指可以正確評估一個情境及採取適切的行動
(2) 定向感(Orientation)	(2)-1. 指對人、時間、地點的正確認知 異常 一般定向感障礙，較容易出現時間和地點的障礙，對人的定向感較不易消失，如譫妄
(3) 記憶力(Memory)：評估遠期記憶、近期記憶及立即記憶	(3)-1. 遠期記憶(Remote Memory)：對年代久遠的事件或人物的回想 (3)-2. 近期記憶(Recent Memory)：對最近約一星期左右事物的回想 (3)-3. 立即記憶(Immediate Memory)：回想剛發生的事物或馬上複述一些名詞或數字
(4) 抽象思考能力(Abstract Thinking)	(4)-1. 一般可用**「相似測驗」**及**「成語測驗」**評估，讓個案列舉兩件物品的相似處及解釋成語
(5) 計算能力(Calculation)	(5)-1. 一般用一系列的減7測驗(Series Seven)（100－7，連續減5次後停止），若個案計算有困難，可改用20－3測驗 (5)-2. 計算能力也與個案的注意力相關，但也需同時考量其教育程度和智力狀況
9. 病識感(Insight)	9-1. 部分病識感(Partial Insight)：知道自己生病，卻做錯誤的歸因，不明真正的病因 9-2. 理智病識感(Intellectual Insight)：知道自己生病且知道病因，但無法進一步作適當的調適 9-3. 真正病識感(True Insight)：知道自己生病，有動機及動力去尋求改變或接受治療

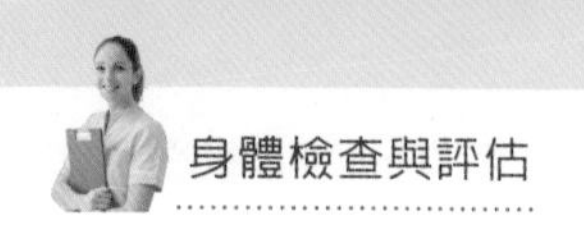

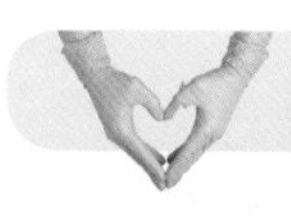

學習評量 Review Activities

(　) 1. 陳先生 67 歲，公務員退休，心智功能正常，有高血壓病史，然而接受心導管手術後第二天，出現混亂、慌張、不安、定向障礙，小夜班時不斷拉鈴要求出去走走，大夜班時更將護理師當成媳婦，不斷抱怨責罵，請問您對陳先生的精神狀態，評估結果最可能是哪一項？ (A) 恐慌　(B) 譫妄　(C) 焦慮　(D) 妄想

(　) 2. 簡短智能評估表 (mini-mental status examination; MMSE) 為常用的認知功能評估量表，下列何者不是 MMSE 的評估重點？ (A) 記憶力　(B) 定向感　(C) 價值觀　(D) 計算力

(　) 3. 護理師詢問思覺失調症個案：「發現自己東西不見該怎麼辦？知道這是哪裡嗎？早餐吃些什麼？香蕉與蘋果的不同？」等問題，此時護理師最有可能執行的是下列何項評估？ (A) 評估病識感 (insight)　(B) 評估認知功能 JOMAC　(C) 評估思考內容 (thought)　(D) 評估智力 (intelligence)

(　) 4. 王先生，因罹患思覺失調症 (schizophrenia) 而被家人帶來住院，護理師予進行精神護理評估，下列陳述何項正確？ (1) 問病人：有志者事竟成之含義為何？屬抽象能力評估　(2) 問病人：今天一天中發生的事情？屬近期記憶評估　(3) 問病人：男人與女人有何不同？屬判斷力評估　(4) 問病人：臺灣過年時大家都會作些什麼事？屬一般常識評估。(A) (1)(2)(3)　(B) (1)(2)(4)　(C) (1)(3)(4)　(D) (2)(3)(4)

(　) 5. 關於意識障礙的描述，下列何者正確？ (A) 對周遭環境無知覺，對刺激幾乎無反應，稱為意識朦朧　(B) 自發性動作減少，易思睡，語言或肢體反射減少，稱為昏迷　(C) 無法清楚思考，有定向障礙，對外界刺激仍有反應，稱為嗜睡　(D) 有焦躁不安，定向障礙，也易有知覺障礙，稱為譫妄

(　) 6. 個案會自動睜眼，人時地定向感不清楚，可以遵照指示做出正確的動作，以 GCS 昏迷指數評估病人的意識狀態，下列何者正確？ (A) $E_4V_4M_5$　(B) $E_3V_3M_5$　(C) $E_2V_2M_4$　(D) $E_1V_1M_3$

(　) 7. 有關測量病人昏迷量表 (Glasgow Coma Scale, GCS) 之敘述，下列何者錯誤？ (A) 低於 7 分表示昏迷狀態　(B) 運動反應是以病人最差的反應作為紀錄　(C) 語言反應時，有插氣管內管者用 "E" 表示　(D) 張眼反應時，因顏面受傷造成眼部水腫以致無法張開眼睛時用 "C" 表示

(　) 8. 關於認知障礙症病人之臨床症狀，下列何者正確？ (A) 定向感障礙部分，通常先發生對人物的定向感障礙　(B) 記憶力減退部分，通常先發生遠期的記憶障礙　(C)

感覺知覺障礙部分，較少出現日落症候群 (D) 語言功能部分，可能出現語言整合、理解及表達能力減退，或出現失語症

( ) 9. 有關各種幻覺的敘述，下列何者正確？ (A) 幻覺與錯覺皆是知覺障礙 (B) 思覺失調症病人最常出現觸幻覺 (C) 譫妄病人最常出現聽幻覺 (D) 幻覺一定合併有妄想

( ) 10. 下列有關知覺障礙的敘述，何者正確？ (A) 知覺障礙是指對現實環境做了錯誤的推論，同時深信不疑 (B) 無外界刺激，但個人卻有知覺產生稱之為錯覺 (C) 器質性腦症候群病人的知覺障礙最常是聽幻覺 (D) 失真感是主觀的感受，像在演戲，覺得四週環境是不真實的

解答：BCBBD ABDAD ……… 欲挑戰完整歷屆考題，請掃描 QR Code

MEMO

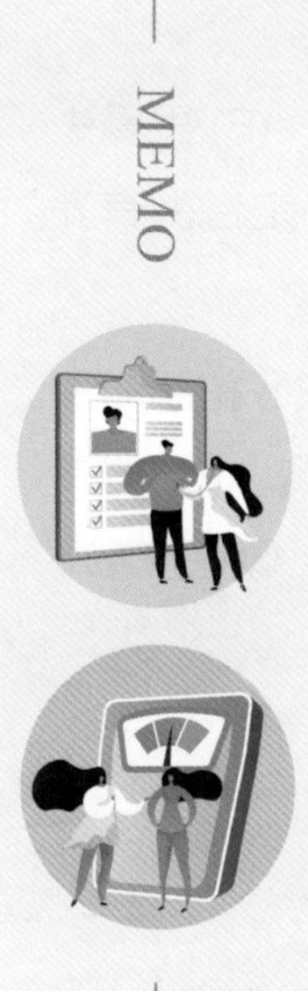

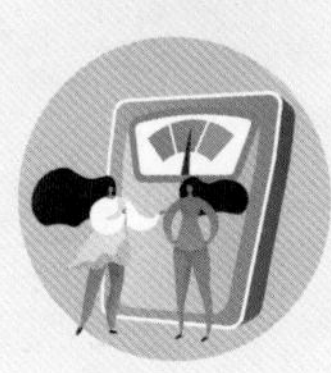

3 營養狀態評估

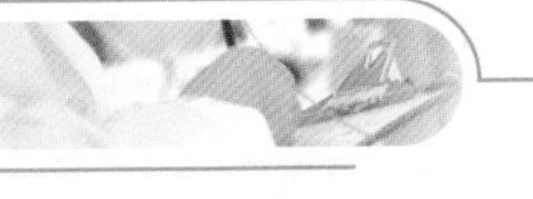

作者／藍菊梅．修訂者／李筱薇

Assessment of Nutritional Status

營養攝取所造成的健康現狀稱為營養狀態，在評估營養狀態時，首先需瞭解人體必需的營養素與功能，並清楚不同年齡與文化所需營養及飲食習慣之不同。評估重點包括飲食史及其他健康史、視診各系統異常情形、測量營養相關指數（如身高、體重、身體質量指數）及實驗室檢查等，來瞭解個案之營養狀態。

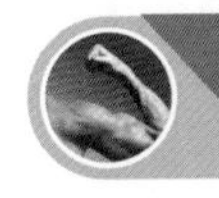

3-1 營養概論

一、營養狀態的定義

營養狀態可定義為來自營養攝取所造成的健康現狀，若想擁有健康的身體，則需攝取足夠的營養。營養狀態和營養素攝取及需求間的平衡受許多因素影響，包括生理、心理、發育及經濟文化等；而營養評估多著重於人體測量、生化檢驗值、臨床檢查及飲食分析四大部分。

理想營養狀態(Optimal Nutritional Status)的達成在於有足夠的營養素來支持每天的身體需求；**營養不足**(Undernutrition)發生在營養的貯存被消耗及營養攝取無法滿足每天的需求或增加的代謝性需求時；**營養過剩**(Overnutrition)是由於營養素的攝取超過身體所需導致，特別是卡路里、鹽分及脂肪。

二、營養素的攝取

（一）人體必需的營養素與功能

人體由出生至死亡皆需要由營養素不斷地供應生長、活動所需之能量，而絕大部分的能量無法自行製造，需透過食物供給，並經由消化吸收後才能為身體所利用；沒有一種食物包含所有必需營養素，故應選擇不同食物以供身體獲得均衡營養。人類所需營養素有50多種，主要分為六大類：水分、醣類、蛋白質、脂肪、維生素與礦物質，見表3-1~3-3。

表 3-1　六大營養素概述

營養素	成人每日攝取量	功能	食物來源
水分	2,500 c.c.	占體重的55~70%；為體內與構成細胞的主要成分、可調節體溫	固或液態飲食所含的水分皆屬之
醣類	占總熱量之55~60%	提供熱量的主要來源、輔助蛋白質有效的應用於建造與修補身體組織、調節生理機能及脂肪代謝	粥、麵、米飯、饅頭、馬鈴薯、水果、果醬
蛋白質	占總熱量之10%	促進及維持人體生長發育、新陳代謝，為建造與修補身體組織的基本原料，可調節生理機能、提供熱量	奶類、肉類、蛋類、豆類及豆製品、內臟、全穀類
脂肪	占總熱量之25~30%	提供熱量、節省蛋白質、促進脂溶性維生素的吸收與利用、增加飽腹感	乳酪、人造奶油、沙拉油、大豆油、麻油、豬油
維生素	微量	作為酶的輔酶輔基，間接調控人體的物質與能量代謝	深綠色與黃紅色蔬菜、水果、牛奶、內臟
礦物質	微量	構成身體細胞的原料，可調節生理作用	奶類、蛋類、魚類、紅綠色蔬菜

表 3-2　各種礦物質概述

礦物質種類	功能	食物來源
鈣 (Calcium)	構成骨骼和牙齒的主要成分，可調節骨骼肌和心肌的收縮、促進凝血、維持神經敏感性、活化酵素	奶類、魚類、蛋類、深綠色蔬菜、堅果類、豆類及其製品
磷 (Phosphorus)	骨骼與牙齒的組成要素之一，可促進脂肪與醣類新陳代謝，具有緩衝作用並可維持體液酸鹼平衡	家禽類、魚類、肉類、全穀類、乾果、牛奶、莢豆
鐵 (Iron)	組成血紅素的主要成分和多種酵素的組成元素	內臟類、蛋黃、牛奶、瘦肉、貝類、海藻類、豆類、全穀類、葡萄乾、綠葉蔬菜
鉀 (Potassium)	為人體內含量第二大的重要陽離子，可維持體內體液電解質、pH值及滲透壓，並調節神經肌肉的刺激感受性	瘦肉、內臟、五穀類
鈉 (Sodium)	細胞外液之重要陽離子，可調節血液酸鹼度，為神經傳導與肌肉興奮之重要元素	奶類、蛋類、肉類、調味食品、醃製食品
氯 (Chloride)	胃酸組成之一，可調節體液電解質、pH值	奶類、蛋類、肉類、海產類
氟 (Fluoride)	構成骨骼及牙齒的組成元素之一	海產類、骨質食物、菠菜

表 3-2　各種礦物質概述（續）

礦物質種類	功　能	食物來源
碘 (Iodine)	甲狀腺球蛋白的主要成分，可調節能量及新陳代謝	海產類、肉類、蛋、奶類、五穀類、綠葉蔬菜
鎂 (Magnesium)	構成骨骼的組成元素之一，可調節生理機能，為數種肌肉相關酵素的組成成分	五穀類、堅果類、瘦肉、奶類、豆莢、綠葉蔬菜
硫 (Sulfur)	為構成毛髮、軟骨、肌腱、胰島素之必需成分，可調節蛋白質之代謝	蛋類、奶類、瘦肉類、莢豆、堅果類
鋅 (Zinc)	與維持免疫能力相關，亦可調節蛋白質活性與基因表現、促進多種酵素活性	堅果類、牡蠣、貝類、肝臟、奶蛋類

表 3-3　各種維生素概述

種　類		功　能	食物來源
脂溶性維生素	維生素A	使眼睛適應光線變化，維持黑暗下的正常視力、促進表皮及黏膜的免疫抵抗力、促進牙齒與骨骼的正常生長，且與生殖能力有關	肝臟、蛋黃、牛奶、牛油、人造奶油、黃綠色蔬菜及水果（青江菜、胡蘿蔔、菠菜、番茄、黃或紅心番薯、木瓜、芒果）、魚肝油
	維生素D	協助鈣、磷的吸收與運用、幫助骨骼和牙齒的正常發育，為神經、肌肉生理功能之必需營養素	魚肝油、蛋黃、牛油、魚類、肝、添加維生素D之鮮奶
	維生素E	減少維生素A及多元不飽和脂肪酸的氧化、維持生殖功能	穀類、米糠油、小麥胚芽油、綠葉蔬菜、蛋黃、堅果類
	維生素K	為構成凝血酶的必需物質之一，促進凝血	綠葉蔬菜（菠菜、萵苣）是最好的來源，蛋黃、肝臟亦含少量
水溶性維生素	維生素B_1	為能量代謝的重要輔酶，可促進胃腸蠕動及消化液的分泌、預防與治療腳氣病和神經炎、促進動物生長發育	胚芽米、麥芽、米糠、肝臟、瘦肉、酵母、豆類、蛋黃、魚卵、蔬菜
	維生素B_2	輔助細胞的氧化還原作用、預防眼部血管充血及嘴角裂傷	酵母、內臟類、牛奶、蛋類、花生、豆類、綠葉蔬菜、瘦肉
	維生素B_6	為一種輔酶，可幫助胺基酸合成與分解的代謝作用，並促進色胺酸形成菸鹼酸	肉類、魚類、蔬菜類、酵母、麥芽、內臟類、糙米、蛋、牛奶、豆類、花生
	維生素B_{12}	促進核酸合成，調節醣類和脂肪代謝；可治療惡性貧血相關之神經系統病症	內臟類、瘦肉、乳製品、蛋
	維生素C	為細胞間質主成分之一，可加速傷口癒合、增強免疫力	深綠色及黃紅色蔬菜、水果
	菸鹼酸	為醣類分解過程中，兩種輸送氫離子之輔酶的主成分，可維持皮膚與神經系統健康	肝臟、酵母、糙米、全穀製品、瘦肉、蛋、魚類、乾豆類、綠葉蔬菜、牛奶
	葉 酸	幫助血液形成，可防治惡性貧血，並促進核酸及核蛋白合成	新鮮綠色蔬菜、內臟類、瘦肉

（二）治療性飲食

臨床上可能會因疾病影響或促進組織修復等諸多因素，而須依醫囑採取治療性飲食。常見種類如下：

1. **普通飲食**(Regular or Full Diet)：為最常見之飲食，營養均衡且烹調製程簡單，適用於無飲食或進食限制者及身體虛弱者。
2. **細碎飲食**(Ground Diet)：將食物切成小塊後烹調，煮至熟爛。一般不特別限制食物種類，適用於無牙、缺牙或咀嚼困難者。
3. **軟質飲食**(Soft Diet)：以蒸煮方式烹調，故製備時應避免質地堅硬、纖維粗糙之食物。因易咀嚼消化，適用於咀嚼或吞嚥困難、消化不良及身體虛弱者。
4. **溫和飲食**(Bland Diet)：需避免易刺激胃酸分泌的食物或調味料，如咖啡、辛辣調味等。**屬低纖維且易消化**之飲食，**適用消化性潰瘍、腹瀉、潰瘍性結腸炎**及胃部術後病人。
5. **管灌飲食**(Tube Feeding)：食物呈液態無顆粒狀，製程中須經過濾，適用於昏迷、意識不清、無法咀嚼及吞嚥者、無法由口進食者（如兔唇、顎裂或口咽氣管術後患者）。
6. **半流質飲食**(Semi-Liquid Diet)：將食材機械式處理，使其質地成為**不需咀嚼即可吞嚥**之食物，如**豆腐、布丁。**建議採少量多餐，適用於無牙、咀嚼或吞嚥困難者、腸胃道疾病及身體虛弱者。
7. **全流質飲食**(Full Liquid Diet)：**完全液態，纖維量少而易消化**，但其熱量、蛋白質與鐵等營養素含量偏低，長期食用需額外補充營養素。適用於**無法咀嚼或吞嚥固體食物**者。
8. **清流質飲食**(Clear Liquid Diet)：呈**無渣液態（含纖維量最低）**，可避免產氣及預防脫水，減少腸胃道刺激；但僅含熱量及水，故不可食用超過48小時。適用於腸胃道術後、急性腸炎及嚴重腹瀉者。

治療性飲食可達到恢復良好營養狀態、增加或減輕體重、矯正營養素失衡情形並預防疾病、改善代謝功能，以及促進病變器官組織休息修復等目標，因此許多病人即使回到家中，仍必須持續維持以控制食物種類為主的治療性飲食（表3-4）。護理人員在評估個案營養狀態時，也應考慮到其對飲食習慣的影響。

三、發育上的考量

生命週期各階段有不同的營養需求，以下就嬰兒及兒童、青少年、懷孕與哺乳、成年人及老年人做不同營養需求之描述（表3-5），並提供表3-6作為評估時的參考。

表 3-4 食物限制性治療飲食

食物限制	種類	適用者
蛋白質	低蛋白飲食(Low Protein Diet)	肝硬化或肝昏迷、腎功能不全
	高蛋白飲食(High protein Diet)	營養不良、發燒、感染、肝炎
脂肪	低脂飲食(Low Fat Diet)	高血脂、膽囊或胰臟病變、心血管疾病、動脈硬化
	低膽固醇飲食(Low Cholesterol Diet)	肥胖
纖維質	低渣飲食(Low Residue Diet)	腸胃道手術前後、嚴重腹瀉、結腸炎
	高纖飲食(High Fiber Diet)	便秘、痔瘡、憩室症、預防結腸癌
普林	低普林飲食(Low Purine Diet)	高尿酸血症、痛風
礦物質	低鹽飲食(Low Salt Diet)	水腫、高血壓、心臟疾病、腎臟疾病
	高鉀飲食(High Potassium Diet)	發燒、嘔吐、燒傷48小時後
	高鐵飲食(High Iron Diet)	出血、缺鐵性貧血、腸切除、吸收不良症候群
熱量	糖尿病飲食(DM Diet)	糖尿病
	低熱量飲食(Low Calorie Diet)	體重過重、肥胖

◎參考資料：陳亭儒(2020)．營養的需要．於曹麗英等編著，*新編基本護理學*（三版，51-90頁）．新文京。

表 3-5 生命週期之營養需求

生命週期	營養需求	說明
嬰兒及兒童	• 建議足月用母乳餵食至一歲 • 小於兩歲不應飲用脫脂或低脂牛奶	• 促進生長發育及增加免疫力 • 脂肪對於成長及中樞系統的發育不可或缺
青少年	• 卡路里及蛋白質的需要增加 • 鈣和鐵需求增加	• 因應此階段身體的快速生長；包含骨頭成長、肌肉質量增加、內分泌與荷爾蒙的改變
懷孕與哺乳	• 增加卡路里、蛋白質、維生素、礦物質的攝取	• 因應母體及胎兒組織的生成
成年人	• 營養需求穩定 • 養成健康生活習慣及飲食	• 避免或延遲慢性病發生
老年人	• 能量需求降低	• 因身體肌肉減少、新陳代謝下降

▼ 表 3-6　成年人每日飲食指南

類別	份量	代換份量說明
全穀雜糧類	1.5~4碗	每碗＝糙米飯1碗或雜糧飯1碗或米飯1碗 ＝熟麵條2碗或小米稀飯2碗或燕麥粥2碗 ＝米、大麥、小麥、蕎麥、燕麥、麥粉、麥片80公克 ＝中型芋頭4/5個（220公克）或小蕃薯2個（220公克） ＝玉米2又2/3根（340公克）或馬鈴薯2個（360公克） ＝全麥饅頭1又1/3個（120公克）或全麥土司2片（120公克）
豆魚蛋肉類	3~8份	每份＝黃豆（20公克）或毛豆（50公克）或黑豆（25公克） ＝無糖豆漿1杯 ＝傳統豆腐3格（80公克）或嫩豆腐半盒（140公克）或小方豆干1又1/4片（40公克） ＝魚（35公克）或蝦仁（50公克） ＝牡蠣（65公克）或文蛤（160公克）或白海蔘（100公克） ＝去皮雞胸肉（30公克）或鴨肉、豬小里肌肉、羊肉、牛腱（35公克） ＝雞蛋1個
乳品類	1.5~2杯	每杯＝鮮奶、保久乳、優酪乳1杯（240毫升） ＝全脂奶粉4湯匙（30公克） ＝低脂奶粉3湯匙（25公克） ＝脫脂奶粉2.5湯匙（20公克） ＝乳酪（起司）2片（45公克） ＝優格210公克
蔬菜類	3~5份	每份＝生菜沙拉（不含醬料）100公克 ＝煮熟後相當於直徑15公分盤1碟或約大半碗 ＝收縮率較高的蔬菜如莧菜、地瓜葉等，煮熟後約占半碗 ＝收縮率較低的蔬菜如芥蘭菜、青花菜等，煮熟後約占2/3碗
水果類	2~4份	每份＝可食重量估計約等於100公克（80~120公克） ＝香蕉（大）半根70公克 ＝榴槤45公克
油脂與堅果種子類	油脂3~7茶匙及堅果種子類1份	每份＝芥花油、沙拉油等各種烹調用油1茶匙（5公克） ＝杏仁果、核桃仁（7公克）或開心果、南瓜子、葵花子、黑（白）芝麻、腰果（公克）或各式花生仁（13公克）或瓜子（15公克） ＝沙拉醬 2 茶匙（10公克）或蛋黃醬 1 茶匙（8公克）

◎ 參考資料：衛生福利部國民健康署（2018，10月）．*每日飲食指南手冊*。https://www.hpa.gov.tw/Pages/EBook.aspx?nodeid=1208

四、素食飲食的考量

素食者因食物選擇限制較多，容易導致營養不均衡或營養失調情形，其中最常見的是**缺乏鐵質或維生素B_{12}**，故飲食上應適當分配熱量及營養素，以減少營養失衡。素食者之三大營養素於熱量的占比，建議碳水化合物占50~60%、蛋白質占10~20%以及脂肪占20~30%，並根據國民健康署之建議從六大類食物中均衡攝取。各營養素的食物來源如下：

1. 碳水化合物：可透過全穀雜糧類獲取足夠碳水化合物；包括堅果種子，糙米等來補充足量纖維素及維生素E等礦物質。
2. 蛋白質：可由豆類及蛋類攝取。豆類還可提供豐富卵磷脂及植物固醇，而選擇上應盡量避免過度加工產品。此外，蛋類包含維生素A、B_1、B_2和鐵、磷等礦物質，亦是非常好的食物來源。
3. 脂肪：可經由堅果種子和油脂類獲得。但須注意不飽和脂肪酸比例，建議食用油選擇橄欖油、芥花油、菜籽油等品項；而堅果種子類則應避免加工及調味，以減少身體其他負擔。
4. 維生素及礦物質：蔬菜，水果類含有豐富維生素C及礦物質，每日至少食用一份深色蔬菜，例如菠菜，地瓜葉，胡蘿蔔及彩椒等，以獲取足夠的膳食纖維及礦物質。而菸鹼酸、維生素D或維生素B_{12}含量較多的食物，則以菇類和藻類為主；水果攝取量每日建議2份以上。

五、跨文化的考量

因文化上的不同，受其影響會使得飲食習慣具有個別差異性，難以同化，例如移民者雖適應了僑居地的生活型態，但多數仍會維持著過往傳統的飲食習慣。文化雖在營養的需求上扮演著重要角色，但價值觀可能會和理想的營養目標相衝突，如許多文化認為肥胖是美麗、財富及安適的象徵，實際上反而是營養過剩的指標。

學習不同族群飲食型態最好的方式是**和他們談話，收集有關飲食習俗的問題，並可嘗試其飲食模式**；至於臨床上應考量的文化因素則包括對食物的定義、進食的頻率與次數、宗教團體的飲食限制（表3-7）以及食物消費的規律性等，當面對不同文化背景的人時，可使用24小時或3天回憶法收集飲食史。

▼ **表 3-7　各種宗教團體的飲食限制**

宗教團體	禁忌之食物
羅馬舊天主教派	• 四旬齋的第一日或四旬齋中的星期五禁食肉類
伊斯蘭教	• 豬肉、貝類、酒精類飲料和產品（包括萃取物如香精及檸檬精）
摩門教	• 酒精及菸草 • 含咖啡因的飲料
印度教	• 所有的肉類，尤其是牛肉
猶太教（傳統希臘正教及傳統猶太人）	• 貝類及豬肉 • 牛奶及肉類不可在同一餐中食用；魚類可和乳製品或肉類一同食用 • 含血之食物，例如血香腸、生肉 • 踰越節禁食發酵類麵包 • 額外注意事項：食物必須是清淨的（遵循猶太或飲食法律料理過的食品）；所有動物必須以機器迅速地屠宰（以最少痛苦的方式），再清洗乾淨
七日教派	• 咖啡、茶及酒精 • 豬肉 • 某些海產及貝類 • 發酵飲料 • 素食為佳

◎參考資料：Jarvis, C. (2018). *Physical Examination and Health Assessment – Canadian* (3rd ed.). ELSEVIER.

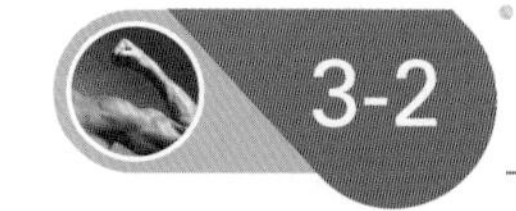

3-2 健康史評估

在評估個案營養狀態的健康史資訊時，需注意的事項如下：

1. **飲食史**：目的為調查營養素攝取量以瞭解現存的營養問題。常見的飲食攝取評估方法有四種：
   (1) 24小時飲食回憶法：將過去24小時飲食的內容記載下來，包括進食時間、地點、食物內容及數量，其中數量監測須採統一的磅秤來量測，避免誤差。
   (2) 飲食日記：由飲食衛教人員記錄個案每日實際進食內容，包括日期、餐別、飲食內容及份量、食物種類、六大類食物之份數、三大營養素（公克）和熱量（大卡）。
   (3) 飲食頻率問卷：採用問卷紀錄個案每日進食頻率以及進食內容，並歸納飲食習慣及飲食喜好等訊息。
   (4) 飲食觀察：透過觀察個案24小時內、3天或一週內的飲食，詳細記錄進食時間、內容及飲食喜好。

2. **藥物史**：收集個案平日服用的藥物內容，評估使用的藥物是否會影響食慾及對味覺、吸收與代謝的影響如何。此外，需注意的是少數藥物亦可能造成體重增加，如促進食慾的藥物、皮質類固醇、荷爾蒙製劑、少數心血管藥物（如Propranolol）等，但由於大部分是因鈉水滯留的副作用所導致，是否為真正的肥胖有待進一步釐清。
3. **現在病史**：主要為收集體重改變的因素，包含：
   (1) 體重減輕：詢問個案是否罹患會影響營養狀態的疾病，如腸胃道功能障礙、甲狀腺功能亢進、心臟衰竭或憂鬱等。
   (2) 體重增加：評估由何種原因引起，一般分為：(1)原發性：熱量攝取過剩；(2)次發性：藥物副作用或是內分泌功能異常。此外，老化過程因新陳代謝率下降加上活動量減少，有可能會出現體重增加現象，需特別注意。
   (3) 代謝需求增加：新陳代謝率增加會促使熱量耗損，如體溫過高，懷孕階段等，引起體重變化。
4. **過去病史**：詢問個案是否有咀嚼或吞嚥困難、有無食物過敏或其他慢性疾病（如糖尿病、高血壓等）。
5. **家族史**：詢問家中其他成員是否有肥胖、飲食障礙或糖尿病等遺傳或代謝性疾病。
6. **心理社會史**：詢問個案的經濟狀況、家庭設備、文化背景、有無跟隨流行採取特殊飲食（如坊間流傳的減肥餐）、是否懷孕、生活與工作安排、日常生活情形（如運動的規律性）、一般心理狀態等（如有無厭食或暴食症）。

3-3 評估程序

程序	說明
評估前準備	
1. 洗手	1-1. 接觸個案前後均需洗手
2. 用物	
(1) 壓舌板	
(2) 筆式手電筒	
(3) 身高體重計	
(4) 捲尺	(4)-1. 捲尺須具公分測量單位
(5) 皮下脂肪測量器	
3. 核對個案並自我介紹	
4. 詢問健康史	4-1. 包括飲食史、藥物史、現在及過去病史、家族史與心理社會史等，詳見3-2節
5. 解釋檢查目的及操作過程	
6. 環境安排	6-1. 選擇合宜溫度且具隱密性的室內
7. 準備個案	
(1) 穿著寬鬆衣物	
(2) 姿勢：測量身高體重時採站立，其他測量視情況選擇站姿、臥姿或坐姿	
檢查步驟	
1. 系統評估 逐一檢查各系統（表3-8）	1-1. 各系統應正常；精神充沛且注意力集中
2. 測量身高體重	2-1. 若無法站立，可請個案雙手手臂向外伸展，測量兩手指尖最長距離，以推估身高

表 3-8 營養狀態的臨床徵象

身體部位	營養狀態良好的徵象	營養狀態不良的徵象
一般外觀	警覺，能適宜反應	無精打采、冷漠、惡病質
體重	依身高、年齡、體型呈現正常體重	體重過重或體重過輕（特別注意體重過輕的問題）
姿勢	能筆直站立，手部及雙腿呈平直	肩部下垂、胸部凹陷、背部外凸（駝背）
肌肉	發育良好、結實；張力良好，些許的脂肪分布於皮膚下	鬆弛無力、張力欠佳、發育不良、鬆軟、水腫、外觀消瘦、無法正常行走
神經控制	能適宜地集中注意力、無躁動或是不安的情形、反射正常、心理狀態平穩	無法集中注意力、躁動、混亂、手腳出現燒灼感或刺痛感等感覺異常的情形、振動感或位置感的喪失，虛弱及肌肉鬆弛無力（可能無法行走）、踝部及膝部的反射減弱或消失、振動感的完全喪失
胃腸功能	良好的食慾及消化功能、正常規律的排泄習慣、無腫大或可觸摸到的器官或腫塊	厭食、消化不良、便秘或腹瀉、肝或脾腫大
牙齦	呈現粉紅或紅色，無腫脹或出血情形	呈現鬆軟、容易出血、邊緣泛紅、發炎、牙齦回縮
舌	正常外觀為粉紅色或暗紅色，無腫脹且平滑，表面有細小乳突狀，無病灶	外觀呈紫紅色、腫脹、發紅、表面破損、發炎、充血、乳突肥大或萎縮
牙齒	無牙齒著色、無空洞、無疼痛，整齊分布並無堆擠分布的情形、下顎外觀形狀平順、清潔	未填補的蛀牙、缺牙、表面缺損、牙齒斑駁、擺位不良
眼睛	明亮、清晰，眼瞼的角落無疼痛、黏膜富含水分且呈粉紅色、無明顯血管分布或異物的堆積，鞏膜之下並無疲累的環圈	眼部之黏膜（結膜）顯現蒼白狀、眼部黏膜發紅、乾燥、出現感染徵象、畢他氏斑點（Bitot's Spot，結膜乾燥）、發紅、眼角有裂縫（Angular Palpebritis，眼角性眼瞼炎）、眼黏膜過於乾燥(Conjunctival Xerosis)、眼角暗沉無光澤（Corneal Xerosis，眼角乾燥）、角膜軟化(Keratomalacia)
頸部甲狀腺	無腫大	腫大
指甲	堅硬、呈現粉紅色	匙狀甲(Kolionychia)、脆弱易碎、隆起
腿部及雙腳	無壓痛、軟弱無力、腫脹的情形，呈現正常膚色	水腫、小腿壓痛、刺痛感、軟弱無力
骨骼	無畸形	內彎腿（X型腿）、內翻膝(Knock-knee)、胸部於橫膈膜處有畸形、串珠狀肋骨（即佝僂病）、肩胛骨過於凸顯

◎ 參考資料：顧潔修、李以文、蔡麗紅、黃翠媛、黃湘萍、戴秀珍、倪麗芬、黃月芳(2019)．*身體檢查與評估*（二版）．華杏。

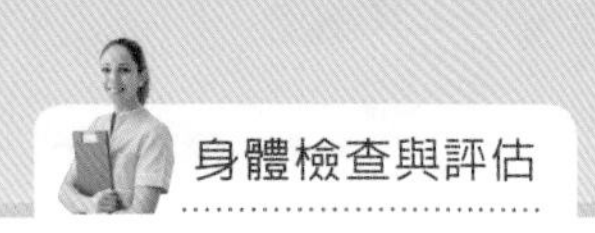

程序	說明
3. 體重評估	3-1. 理想體重範圍：實際測量體重數值位於理想體重之±10%
(1) 理想體重 (Ideal Body Weight; IBW)	(1)-1. 男性計算公式： (1) 62公斤＋（身高(cm)－170）×0.6 (2)（身高(cm)－80）×0.7 (1)-2. 女性計算公式： (1) 52公斤＋（身高(cm)－158）×0.5 (2)（身高(cm)－70）×0.6 (1)-3. 簡易計算公式：理想體重＝22×身高^2（公尺）
(2) 理想體重超出率	(2)-1. 理想體重超出率公式： $\frac{（實際體重－理想體重）\times 100\%}{理想體重}$ (2)-2. 理想體重超出率之計算結果及代表意義：

計算結果	代表意義
＞-20 %	消瘦
-20~ -10 %	體重過輕
±10 %	標準
10~20 %	體重過重
＞20 %	肥胖

程序	說明
(3) 平常體重百分比(Percent of Usual Body Weight; % UBW)	(3)-1. 即個案目前測量的體重與平常體重之比較值；而平常體重是指最常維持的體重或發病前的體重 (3)-2. 平常體重百分比公式： 平常體重百分比(% UBW)＝（現在體重／平常體重）100%
(4) 體重下降百分比	(4)-1. 無刻意減肥的情況下，半年內體重減輕＞10%即屬於嚴重營養缺損，可透過公式計算得知 (4)-2. 體重下降百分比公式： 體重下降百分比＝ （平常體重－目前體重）÷平常體重×100%

程　序	說　明
(5) 截肢個案理想體重	(5)-1. 若個案有肢體殘缺情形，理想體重需按殘缺部位之體重占比加以調整修正 (5)-2. 身體各部位占體重百分比：手部：0.7%、前臂：1.6%、上臂：2.7%、大腿：10.1%、小腿：4.4%、足部：1.5% (5)-3. 截肢調整體重公式： 截肢者調整體重＝測量體重／(100－截肢部位占體重%)
4. 計算身體質量指數 (Body Mass Index; BMI)	4-1. 公式： BMI＝體重（公斤）÷身高^2（公尺） 4-2. BMI標準值與肥胖的關係：

成人肥胖定義	BMI指數(kg/m^2)	腰圍(cm)
體重過輕	<18.5	–
健康體位	18.5~24	
體位異常	過重：24~27 輕度肥胖：27~30 中度肥胖：30~35 重度肥胖：≧35	男性：≧90 女性：≧80

4-3. BMI與體內脂肪有密切關係，反應慢性能量耗損的程度，並可作為死亡率的分析指標

異常 (1) 體重過重：可能因素包含甲狀腺功能低下、庫欣氏症候群、罕見下視丘性肥胖、性腺功能低下症(Hypogonadism)、多囊性卵巢症候群(Polycystic Ovary Syndrome; PCOS)

(2) 體重過輕：可能因素如染色體異常（唐氏症候群）、內分泌系統疾病（甲狀腺功能亢進、生長激素不足或其他荷爾蒙分泌不足）、腦部受損或中樞神經功能異常、重大疾病導致吸收障礙等

(3) 身高矮小：佝僂症、短肢侏儒症(Short-Limb Dwarfism)及軟骨發育不全

(4) 身高過高：巨人症

程 序	說 明
5. 計算腰臀圍比值	5-1. 腰臀圍能表示脂肪分布，反映脂肪堆積程度；而代謝症候群為容易導致心血管疾病的危險因子總稱，中廣體型的人罹患機率較高，測量腰臀比可用以偵測是否屬於代謝症候群之高危險群
(1) 請個案採站姿，全身放鬆	(1)-1. 測量腰圍時保持自然呼吸，並以呼氣時之腰圍數值記錄之 (1)-2. 請個案勿刻意吸氣或吐氣
(2) 使用以「公分」為單位的捲尺，自肚臍的外圍為基準來測量腰圍（圖3-1、3-2）	

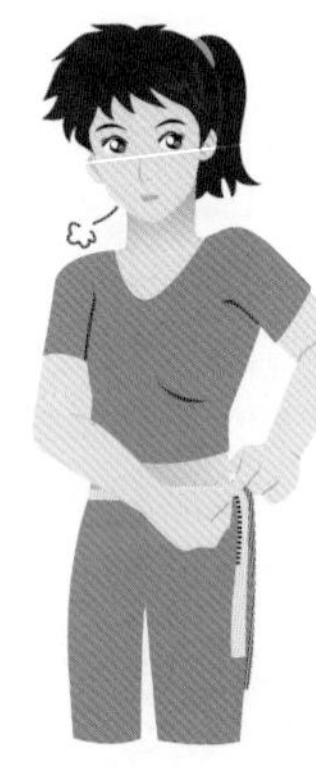

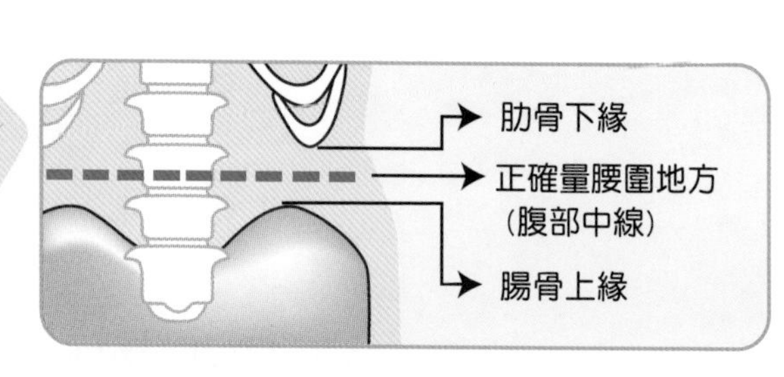

圖 3-1 腰圍測量位置

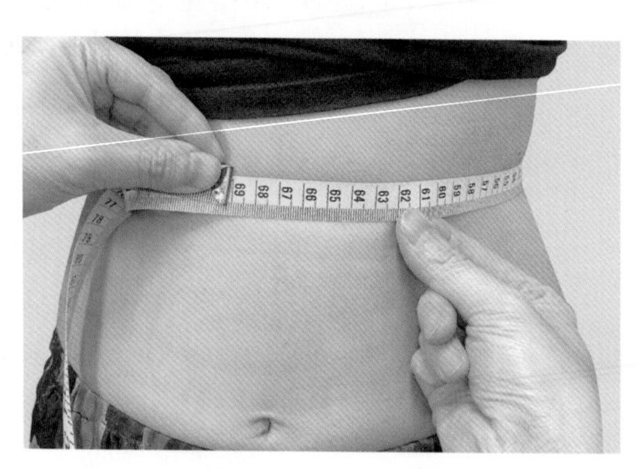

圖 3-2 腰圍測量

程 序	說 明
(3) 再以臀部最寬處為基準，以捲尺測量臀圍數值（圖3-3）	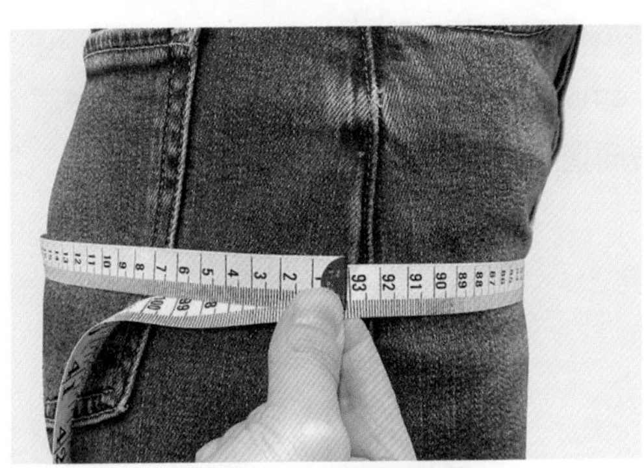 圖 3-3 臀圍測量
(4) 測量2~3次並取最大值，計算腰臀圍比	(4)-1. 測量時捲尺須保持水平 (4)-2. 公式： **腰臀圍比＝腰圍(cm)÷臀圍(cm)**

計算結果	男 性	女 性
標 準	0.85~0.9	0.7~0.8
異 常	＞0.95	＞0.85

程 序	說 明
6. 測量皮層厚度(Skin Fold)	6-1. 可反映脂肪的儲存情形
(1) 部位：三頭肌、二頭肌或肩胛骨	
(2) 方式：以三頭肌皮層厚度為例(Triceps Skin Fold; TSF)	(2)-1. 測量時壓力來自測量器而非手指 (2)-2. 理想的範圍值尚無明確規定，平均值如下（單位：mm）： 男性：6.0~17.5 mm 女性：12.0~25.5 mm 異常 TSF值若小於或大於平均值10%，表示可能有營養不足(Undernutrition)或營養過剩(Overnutrition)問題
A. 檢查者站於個案之後 B. 請個案手臂自然下垂	

程序	說明
C. 檢查者於個案**上臂中段點**上方約1 cm處，以拇指及食指捏起皮膚摺層（圖3-4）	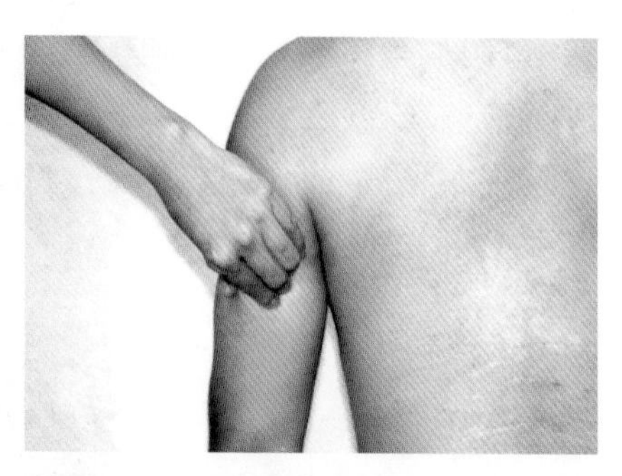 圖 3-4　以拇指及食指捏起皮膚摺層
D. 將測量器的**兩夾角置於皮膚摺層的兩側**，測量器置於手指下方（圖3-5），分別測量三次，取其平均值（單位為mm）	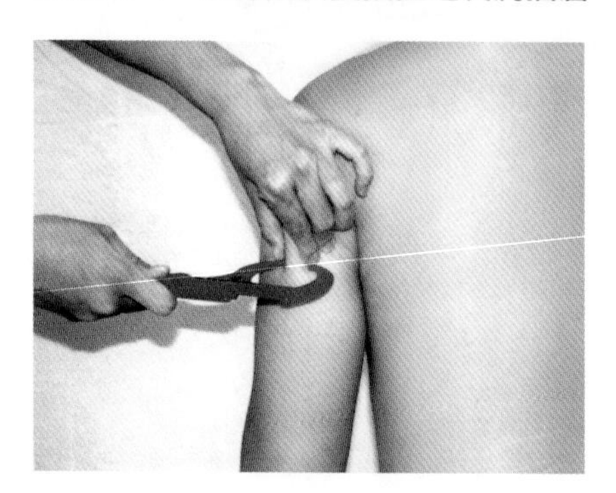 圖 3-5　將測量器的兩夾角置於皮膚摺層的兩側
7. 測量上臂中段點環圍(Mid-Arm Circumference; MAC)	7-1. 可作為脂肪和肌肉的儲存量指標
(1) 請個案採站或坐姿，手臂完全放鬆並垂於身體兩側	
(2) 在肩峰(Acromion)及鷹嘴突(Olecranon)的中點以捲尺環繞手臂（圖3-6）	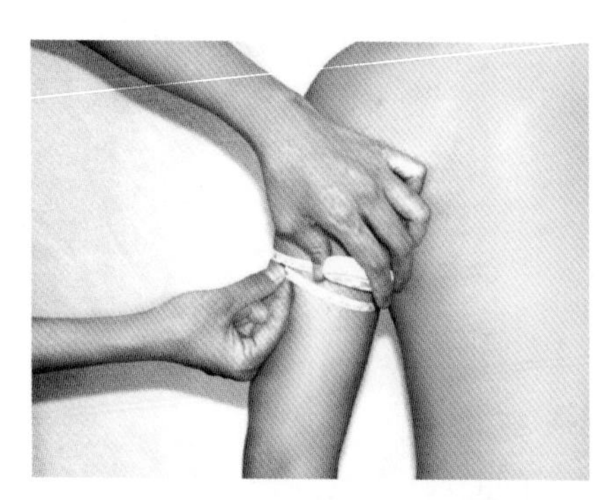 圖 3-6　以捲尺環繞肩峰與鷹嘴突的中點處
(3) 將捲尺置於水平位置並拉緊	(3)-1. 拉緊時不要使皮膚產生皺摺或緊縮
(4) 記錄測量值並與正常值做比較	(4)-1. 平均值（單位；cm）： 男性：29.3 cm；女性：28.5 cm

程　序	說　明
8. 計算上臂中段點的肌肉環圍 (Mid-Arm Muscle Circumference; MAMC)	8-1. 可評估骨骼肌肉質塊的大小；無法直接測量，需先得知MAC及TSF的數值，再透過下列公式計算： MAMC = MAC－(TSF×0.314) 8-2. 平均值(單位；cm)： 男性：25.3 cm；女性：23.2 cm 異常 低於平均值85%
9. 實驗室數據	9-1. 常用來評估營養狀態的生化檢查包括白蛋白、多種血清維生素、膽固醇及三酸甘油酯等，詳見表3-9

表3-9　常用評估營養狀況之實驗室數據

項　目	標準值	
血色素(g/dL)	男：13.2~17.2	女：10.8~14.9
血比容(%)	男：42~52	女：37~47
白蛋白(g/dL)	3.2~4.8	
球蛋白(g/dL)	3.0~4.8	
運鐵蛋白(mg/dL)	205~410	
維生素C (mg/dL)	0.6~1.6	
維生素A (mg/dL)	20~100	
鐵(mg/dL)	男：65~175	女：50~170
葉酸(mg/mL)	5~20	
維生素B_{12} (mg/dL)	90~280	
淋巴球全計數(%)	20~35	
總膽固醇(mg/dL)	<200	
三酸甘油酯(mg/dL)	25~150	
血中尿素氮(mg/dL)	7~18	
24小時尿中肌酸酐值(克／天)	男：1~2	女：0.8~1.8

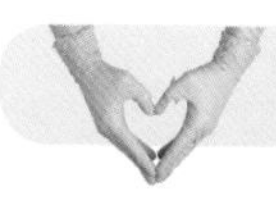

學習評量 Review Activities

( ) 1. 王小姐，24 歲，身高 170 公分，體重 56 公斤，王小姐的身體質量指數 (BMI) 為何？(A) 17.5 (B) 19.4 (C) 21.3 (D) 25.5

( ) 2. 李先生因直腸腫瘤住院，在手術前一天腸道準備時，下列飲食何者適當？(A) 清流質飲食 (B) 軟質飲食 (C) 溫和飲食 (D) 普通飲食

( ) 3. 下列何種飲食適用於無法由口咀嚼或吞嚥食物的病人？(A) 清流質飲食 (B) 全流質飲食 (C) 軟質飲食 (D) 細碎飲食

( ) 4. 王小姐身高 160 公分、體重 46 公斤。以性別及身高推算方式，其理想體重大約是多少公斤？(A) 58 公斤 (B) 54 公斤 (C) 46 公斤 (D) 44 公斤

( ) 5. 測量肩胛骨下皮層厚度是用來評估下列哪一項？(A) 營養 (B) 意識 (C) 肌肉力量 (D) 感覺

( ) 6. 病患主訴嘴角常有發炎、潰瘍的情形，其最有可能缺乏的營養素是？(A) 蛋白質 (B) 脂肪 (C) 維生素 B_2 (D) 維生素 B_6

( ) 7. 下列何者為清流質飲食？(A) 不含肉的排骨湯 (B) 加糖的烏龍茶 (C) 低渣的果菜汁 (D) 無糖豆漿

( ) 8. 黃老太太因肝昏迷入院，對於黃老太太的營養攝取，應如何建議？(A) 提供低蛋白飲食 (B) 提供低熱量飲食 (C) 提供高蛋白飲食 (D) 提供高熱量飲食

( ) 9. 有關營養素的敘述，下列何者正確？(A) 非必需胺基酸是人體無法自行合成，必須由食物中攝取 (B) 醣類缺乏時會使身體過度消耗肌肉與脂肪組織 (C) 膳食纖維主要來自植物細胞壁等，人體可消化吸收利用 (D) 蛋白質可抑制胃酸分泌，並幫助維生素的吸收

( ) 10. 有關影響營養狀況之因素，下列何者正確？(A) 酒精攝入過量會增加食慾 (B) 交感神經過度刺激時，會增進腸道蠕動 (C) 腦下垂體為控制食慾的主要器官 (D) 保鉀性利尿劑會影響維生素吸收

解答：BABBA CBABD

欲挑戰完整歷屆考題，請掃描 QR Code

4 皮膚評估

作者／林靜幸 · 修訂者／田培英

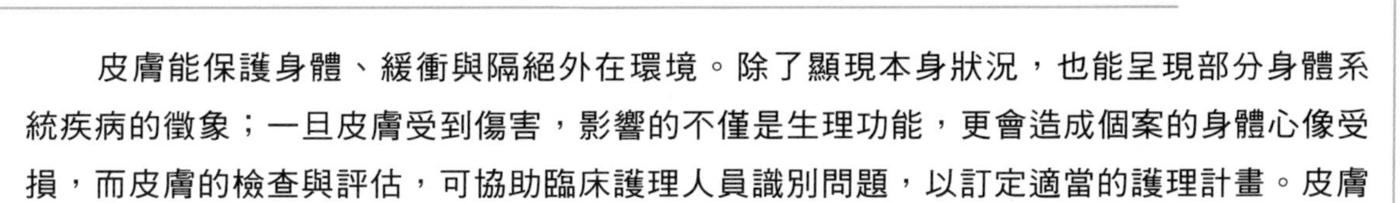

Assessment of Skin

皮膚能保護身體、緩衝與隔絕外在環境。除了顯現本身狀況，也能呈現部分身體系統疾病的徵象；一旦皮膚受到傷害，影響的不僅是生理功能，更會造成個案的身體心像受損，而皮膚的檢查與評估，可協助臨床護理人員識別問題，以訂定適當的護理計畫。皮膚可直接由眼睛觀察及觸摸，因此檢查與評估最主要的方法是視診與觸診。

4-1 皮膚系統概論

皮膚是人體最大的器官，成年人的皮膚表面積約有18平方英呎，厚度為0.05~3 mm，平均約0.2 mm，總重量約為人體的16%。一般身體背側的皮膚比腹側厚，手掌與腳掌較手背、腳背表皮為厚。

一、解剖生理

皮膚不只是身體的覆蓋物，它的結構複雜，具有許多重要的功能；由**表皮**(Epidermis)、**真皮**(Dermis)、**皮下組織**(Subcutaneous Tissue)及**皮膚附屬物**(Dermal Appendage)所組成（圖4-1）。

(一) 表皮

表皮(Epidermis)是由4~5層的**複層鱗狀上皮細胞**(Stratified Squamous Epithelium Cell)組成（圖4-2）。細胞的層數與皮膚的位置有關，手掌和腳掌有五層，其他部位通常只有四層，由內而外可分成：

1. **基底層**(Stratum Basale)：為單層的柱狀細胞；能不斷地分裂往外形成各細胞層，內有黑色素細胞(Melanocyte)能製造**黑色素**(Melanin)。黑色素的產生受遺傳、內分泌與環境影響，其分布於表皮及真皮中，可影響膚色並保護皮膚抵抗紫外線。

2. **棘狀層**(Stratum Spinosum)：由8~10列的多角形細胞緊密排列而成。基底層和棘狀層合稱**生發層**(Stratum Germinativum)，表皮細胞由此層產生。
3. **顆粒層**(Stratum Granulosum)：由3~5列的扁平細胞組成，細胞含有**透明角質**(Keratohyalin)，是**角蛋白**(Keratin)的先質，而角蛋白為皮膚表面的防水蛋白質。
4. **透明層**(Stratum Lucidum)：由多層扁平死細胞組成。細胞含有透明狀的**角母蛋白**(Eleidin)，此層在手掌及腳掌表皮明顯可見。
5. **角質層**(Stratum Corneum)：由25~30列扁平死細胞組成，細胞會不停替換脫落；其充滿角蛋白，是抵抗外來物質的有效防線。

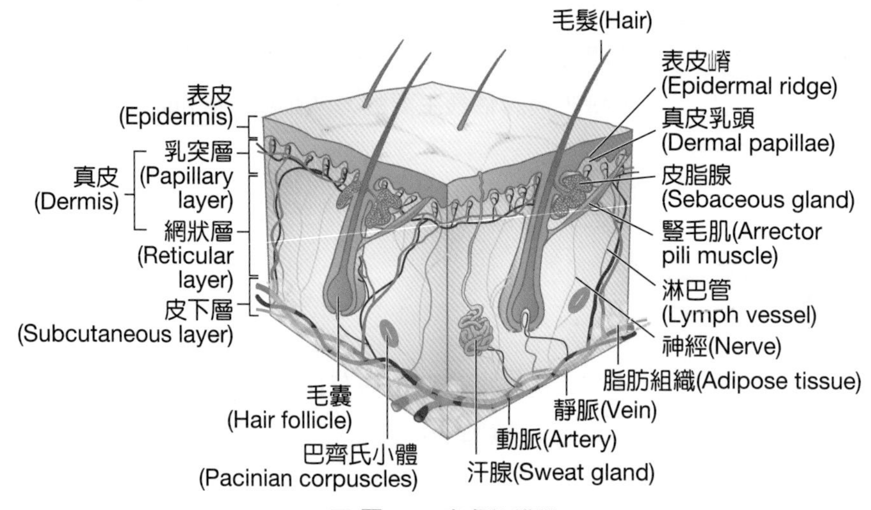

圖 4-1 皮膚的構造

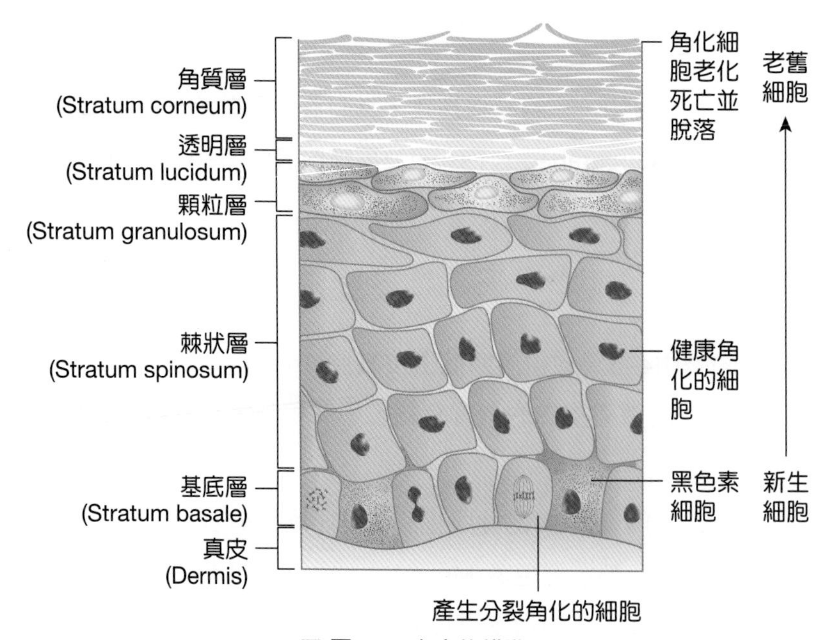

圖 4-2 表皮的構造

（二）真皮

真皮(Dermis)是由含有膠原纖維和彈性纖維的結締組織組成，厚度約0.5~2.5 mm。真皮在身體的厚度不一，**手掌、腳掌最厚**，而**眼皮、陰莖、陰囊處最薄**。真皮上層稱為**乳突層**(Papillary Layer)，由含彈性纖維的疏鬆結締組織構成；下層是**網狀層**(Reticular Layer)，由緻密不規則排列之結締組織構成，內含交錯成網狀的膠原纖維。真皮處富含血管、神經、腺體及毛囊，膠原纖維及彈性纖維提供皮膚強度、彈性及延展性。

（三）皮下組織

皮下組織(Subcutaneous Tissue)位於皮膚的最內層，上連真皮之網狀層，下與骨骼、肌肉等器官相連，是由鬆散的蜂窩組織與脂肪組織組成；具有保存體內熱能的功能。

（四）皮膚附屬物

皮膚附屬物(Dermal Appendage)包括**毛髮、指（趾）甲、腺體**等。

1. **毛髮** (Hair)：人體除了手掌、腳掌、嘴唇、乳頭、部分外生殖器外，幾乎全身布滿毛髮。毛髮構造包括伸出表皮的**毛幹**(Hair Shaft)、深入真皮和皮下層的**毛根部**(Hair Root)和**毛囊**(Hair Follicle)（圖4-3）。毛髮平均生長速度為每3天約1 mm。
2. **指（趾）甲** (Nail)：為表皮中堅硬的角質細胞，是死細胞。由**指甲基質**(Nail Matrix)製造，結構包括**指甲體**(Nail Body)、**游離緣**(Free Edge)及**指甲根**(Nail Root)（圖4-4），部分指甲因其下的血管組織而呈現粉紅色。指甲近側有一呈**白色半月狀**區域，稱為**指甲弧**(Lunula)，因血液顏色無法透過而造成。夏天指甲的生長速度較冬天快；指甲平均生長速度每天約為0.1 mm，而趾甲的生長速度較慢，約為指甲的1/3。
3. **腺體**(Gland)：與皮膚相關的腺體有**皮脂腺**(Sebaceous Gland)與**汗腺**(Sweat Gland)。
   (1) 皮脂腺：人體皮膚除了手掌、腳掌外皆布有皮脂腺。皮脂腺受荷爾蒙控制分泌皮脂(Sebum)，能防止毛髮乾燥並形成保護膜，避免水分大量蒸發，進而保持皮膚的彈性和柔軟度。但若分泌過於旺盛，則可能形成痤瘡，影響外觀。
   (2) 汗腺：幾乎密布全身；以手掌心、腳底、前額、腋下分布最多。汗液由汗腺產生，成分為水、鹽類（大部分為氯化鈉）、尿素、尿酸、胺基酸、氨、糖分、乳酸及維生素C的混合物，其功能是調節體溫及排泄廢物。外耳道的汗腺特化成**耵聹腺**(Ceruminous Gland)，分泌管道直接開口於外耳道表面，與皮脂腺分泌物混合後堆積成耳垢。

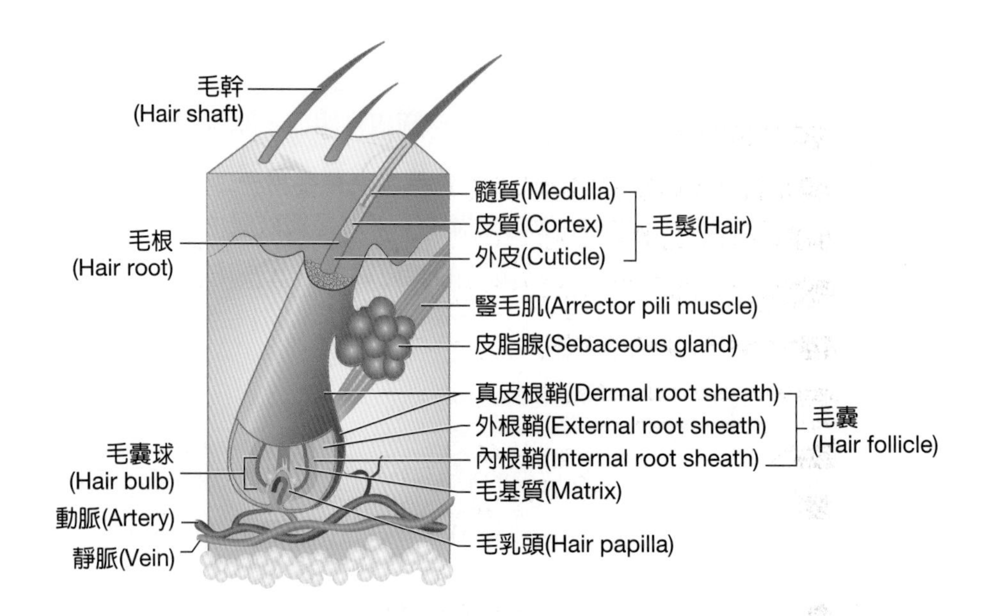

圖 4-3 毛髮的構造

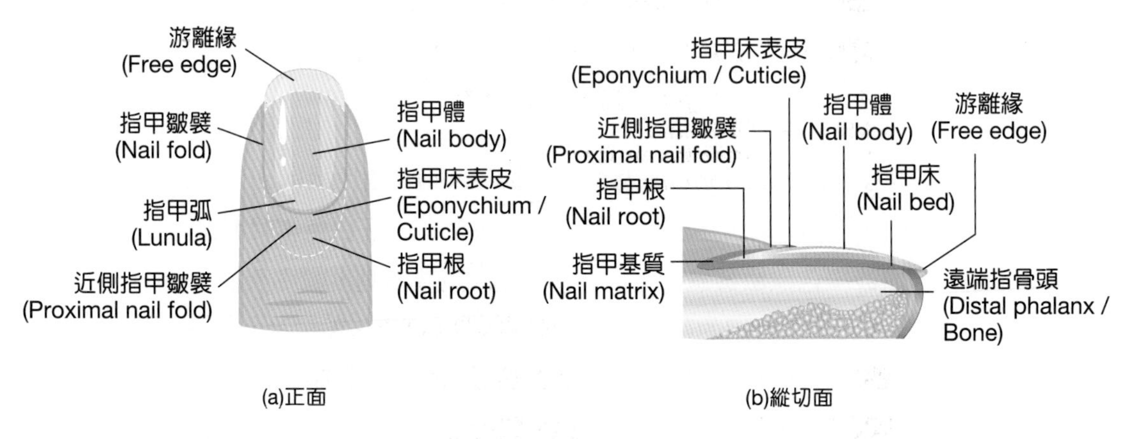

圖 4-4 指甲的構造

(五) 發育上的考量

皮膚會隨年齡與成長而有所變化，青春期時身體毛髮量增加，男性長鬍子，男女性腋下及外陰部出現恆久毛；懷孕時常有色素沉著的情形，臉、手背、腋下、乳暈等部位顏色會加深，如妊娠紋(圖4-5)。待年齡漸長，皮膚會出現老化情形，如鬆弛起皺摺、指(趾)甲變厚、毛髮褪色、掉髮等。

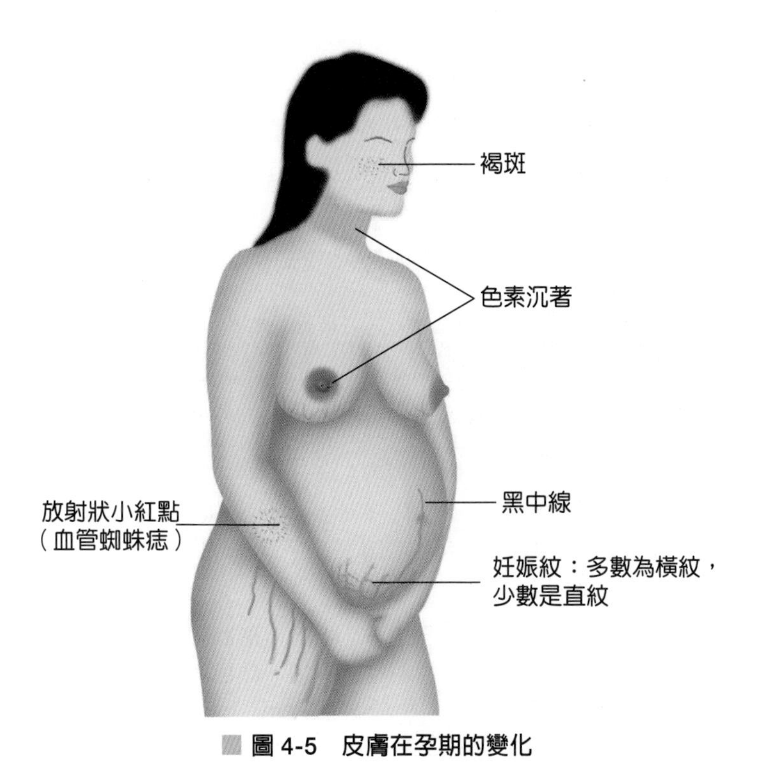

圖 4-5　皮膚在孕期的變化

身體各部位常見的皮膚問題

人體各部位皮膚會因構造和外來因素等不同，而產生不同的皮膚問題：

1. 頭皮：禿頭、乾癬、毛囊腫、脂漏性皮膚炎等。
2. 眼皮：異位性皮膚炎、接觸性過敏（化妝品）、脂漏性眼瞼炎、基底細胞癌等。
3. 臉：異位性皮膚炎、痤瘡、脂漏性皮膚炎（眉毛和嘴唇溝）、蝴蝶斑（紅斑性狼瘡、丹毒、酒糟鼻、感染性紅斑）、雀斑、基底細胞癌、黑色素細胞癌等。
4. 嘴唇：皮膚炎（接觸性、異位性）、唇炎（口角炎）、接觸性蕁麻疹、膿痂疹等。
5. 手：皮膚炎（接觸性、汗疱疹）、乾癬、光敏感反應（手背）、疥瘡（指間）、疣、指甲疾病等。
6. 腋下：乾癬、接觸性皮膚炎、葡萄球菌感染、化膿性汗腺炎、神經纖維瘤（要特別注意病人腋下之雀斑）等。
7. 腳：皮膚炎（接觸性、汗疱疹）、乾癬、皮癬菌感染（皮膚和指甲）、血管炎和動脈疾病、胼胝／雞眼、疣等。
8. 四肢：乾癬（手肘、膝蓋）、異位性皮膚炎（四肢屈側）、濕疹和潰瘍（下肢）、苔癬（上肢屈側、下肢）、疱疹樣皮膚炎（手肘、膝蓋）、結節性紅斑、丘疹性蕁麻疹／蚤叮咬、皮膚纖維瘤等。

二、受損皮膚相關概念

當發現皮膚有異常時，必須詳細描述，各類皮膚病灶(Lesion)詳見表4-1、4-2，有原發性及續發性兩類；觀察病灶為局部或全身性、分布呈現線狀、帶狀、環狀、弧狀或團狀等。

▼ **表 4-1 原發性的皮膚病灶**

病灶名稱	圖 示	特 徵	臨床病例
斑疹 (Macule)		可能為平坦或凹陷，為形狀大小不一的局部皮膚顏色變化（如變紅、白、棕色等）。直徑<1 cm	麻疹、雀斑等
斑 (Patch)		平坦，形狀不規則、界線清楚，顏色改變，直徑大於1 cm	白斑症、蒙古斑 (Mogolian Spot)
斑瑰 (Plaque)		表面平坦的突起，比丘疹大，直徑>1 cm	乾癬、紅斑性狼瘡等
丘疹 (Papule)		可觸摸到皮膚隆起的實質性病變，依內含物質的差異可區分為充實性或漿液性	軟疣、扁平疣等
風疹 (Urtica; Wheal)		因皮膚浮腫和血管擴張導致，為暫時且侷限性的發紅突起；很快即可消退且不會留下疤痕	蕁麻疹、蚊蟲叮咬

▼ **表 4-1　原發性的皮膚病灶（續）**

病灶名稱	圖示	特徵	臨床病例
結節 (Nodule)		位於皮內，觸診時可發現比丘疹範圍大的凸起硬塊，大小＞1 cm且深度＞0.5 cm	皮膚纖維瘤、結節性紅斑等
腫瘤 (Tumor)		表面凹凸不平之突起實體，有增生傾向，一般較結節為大	脂肪瘤、皮膚肉瘤、皮膚癌等
小水泡 (Vesicle)		皮膚表面隆起，界線清楚且直徑＜1 cm，內含清澈漿液性物質；若內含血液則稱為血疱	單純疱疹、第二度凍傷、出血性帶狀疱疹等
大水泡 (Bulla)		性質同小水泡，但直徑＞1 cm者稱之	第二度燒傷、接觸性皮膚炎等
膿疱 (Pustule)		形態同小水泡，但內含充滿膿液之物質	膿疱性痤瘡、膿痂疹
囊腫 (Cyst)		位於皮下層或真皮層之界線清楚空腔，內含漿液、脂肪與上皮細胞，外層為硬壁狀之結締組織	毛囊囊腫、皮脂腺囊腫等

表 4-1 原發性的皮膚病灶（續）

病灶名稱	圖示	特徵	臨床病例
微血管擴張 (Telangiectasia)		直徑約0.1~1 mm的短血管擴張，呈現紅絲線狀	先天性微血管擴張、酒糟鼻的微血管擴張等
萎縮 (Atrophy)		皮膚較正常薄、透明而光亮，表面紋理消失	皮膚老化、類固醇引致等

◎ 參考資料：Seidel, H. M., Ball, J. W., Dains, J. E., & Benedict, G. W. (2010)．*Mosby身體檢查與評估*（六版，余家蓉譯）．愛思唯爾。（原著出版於2006）

表 4-2 續發性的皮膚病灶

病灶名稱	圖示	特徵	臨床病例
糜爛 (Erosion)		皮膚破損而無表皮，呈現潮濕而界線清楚之凹陷傷口；但因皮膚基底層完整，所以不會造成出血	天疱瘡、接觸性皮膚炎
潰瘍 (Ulcer)		表皮完全損傷，且深及真皮或皮下組織，呈現不規則且有滲液或出血的凹陷；預後會留下疤痕	軟性下疳、第三期梅毒等
痂 (Crust)		糜爛或潰瘍皮膚表面以血清、皮脂、膿液等形成之暫時乾燥的表面	膿痂疹、接觸性皮膚炎
疤痕 (Scar)		皮膚受損後修補傷口之纖維組織，呈現表面微微隆起或凹陷，不含毛囊毛孔的情形	癒合之傷口（自行癒合或手術都會產生，唯手術後傷口的表面會更為平整）

▼ **表 4-2 續發性的皮膚病灶（續）**

病灶名稱	圖 示	特 徵	臨床病例
瘢瘤／蟹形腫 (Keloid)		深及真皮層之皮膚組織受損修復時，自發性之結締組織過度增生情形；好發於張力大的皮膚部位，如下巴、前胸、肩膀等	癒合之傷口（與個人體質相關）
裂 隙 (Fissure)		皮膚上之直線狀裂縫，可能深達真皮層，好發關節、掌蹠等部位	香港腳
鱗 屑 (Squama; Scale)		表皮層形狀大小不規則的乾燥或油性薄片，脫落時稱為脫屑(Desqua-mation)	脂漏性皮膚炎、牛皮癬
苔癬化 (Lichenification)		因反覆長期搔抓使表皮增厚變粗、凸起皮膚紋路明顯之斑塊	異位性皮膚炎

◎ 參考資料：林貴滿、林素戎(2005)．皮膚疾病病人之護理．於胡月娟總校閱，*內外科護理學*（280-384頁）．華杏。

(一) 壓 傷

當病人因各種因素導致制動，使皮膚及皮下組織長時間受壓迫，且超過受壓處微血管壓力時，即會因血流受阻造成受壓迫處細胞缺氧及壞死，嚴重時可深達肌肉層，形成所謂的壓傷(Pressure Injury)。

壓傷舊稱為壓瘡(Pressure Sore)；因考慮到部分受壓部位的皮膚外觀尚為完整，美國國家壓瘡諮詢委員會(National Pressure Ulcer Advisory Panel; NPUAP)針對壓瘡定義及期別進行修訂及決議，於2016年將其重新命名為壓力性損傷。透過壓力性損傷的分期，可客觀呈現組織受傷的程度，並提升醫療照護者對皮膚照護評估之準確度。

形成壓傷的主要原因在於壓力(Pressure)、摩擦力(Friction)及剪力(Shearing Force)作用影響，而其誘發因素包含活動力降低、營養不良、排泄失禁（皮膚長期受排泄物刺激浸潤）、意識降低或感覺功能受損、體溫升高、原本皮膚健康狀態不良以及年齡因素（老年人因正常老化，使皮膚油脂減少且對痛覺敏感度降低）。壓傷的分期詳見表4-3。

▼ **表 4-3　壓傷的分級**

等級	特徵	圖示	
第一級壓傷 (Stage 1)	1. 皮膚完整 2. 指壓後有無法反白的紅斑(Non-Blanchable Erythema of Intact Skin)，即使壓力去除後30分鐘局部仍呈現發紅現象 3. 通常發生在骨頭突出部位，該區域可能會疼痛		
第二級壓傷 (Stage 2)	1. 部分皮層缺損併真皮層曝露(Partial-Thickness Skin Loss with Exposed Dermis) 2. 傷口表面潮濕，顏色呈粉紅，可能有水泡或已破皮；水泡無論破掉與否，都歸為第二期，不會看到皮下脂肪或深部組織，也不會有肉芽組織、腐肉與痂皮 3. 感到疼痛，但無壞死組織		
第三級壓傷 (Stage 3)	1. 全層皮層缺傷(Full-Thickness Skin Loss) 2. 可見皮下脂肪、肉芽組織和捲狀的傷口邊緣(Epiboly)。雖然受損程度已觸及皮下脂肪，但並未侵犯筋膜，故不會看到肌肉、骨頭或是韌帶組織 3. 組織損傷的深度會因為解剖位置不同而有所不同；脂肪豐富的組織會發展成深部的傷口，可能會伴隨潛行腔洞和隧道型傷口		
第四級壓傷 (Stage 4)	1. 全皮層和組織缺損(Full-Thickness Skin and Tissue Loss) 2. 深陷之潰瘍性傷口；皮下組織、筋膜、結締組織都受損，甚至侵犯骨頭，可能合併感染或產生瘻管，有多量滲出液及惡臭		

▼ **表 4-3 壓傷的分級（續）**

等級	特徵	圖示	
無法分級的壓傷(Unstageable Pressure Injury)	1. 全皮層及組織缺損，被腐肉或痂皮掩蓋 2. 因受腐肉或痂皮覆蓋，無法確認受傷程度，故若是腐肉或痂皮能被清除，才可判斷為第3級或第4級的壓力性損傷 3. 穩定性痂皮（乾燥、緊密黏著、完整、無發紅或觸摸無水樣感）不應被去除及軟化		
深部組織壓傷(Deep Tissue Pressure Injury)	1. 完整或缺損的局部皮膚抑或是表皮分離；持續給予指壓時不會反白，呈現深紅色、褐色、紫色或暗黑色的傷口床、充血水泡 2. 在皮膚顏色變化之前，通常會先有疼痛及溫度上的變化		

資料來源：National Pressure Ulcer Advisory Panel(NPUAP)(2016). *NPUAP Pressure injury Stages.* http://www.npuap.org/resources/educational-and-clinical-resources/npuap-pressure-injury-stages/

（二）燒傷

當高溫或化學性物質對皮膚造成傷害及壞死時，即稱為燒傷(Burn)。依不同的導因可將燒傷分為下列四種類型：

◎ 熱燒傷

當皮膚直接與高溫的液體、氣體或固體接觸，導致細胞因熱引起大面積的缺血及壞死等損傷時，即稱為熱燒傷(Thermal Burn)。例如火災時置身火場、燃放鞭炮或蒸氣及熱湯潑灑等情形下造成的灼傷皆屬此類，亦是最普遍的燒傷原因。

◎ 電燒傷

電燒傷(Electrical Burn)是指身體接觸電源致使高壓電流進入體內，此電流會轉為高熱能而損傷肌肉、血管等皮下組織，遭雷擊時的灼傷也屬於此類。此種燒傷的傷口**通常只能在表皮看見電流入口及出口**，但實際上已對電流經過的內在組織造成許多損害，特別是對電流阻力大的組織其傷害越為嚴重，如骨骼、脂肪層、肌腱等。

◎ 化學性灼傷

皮膚接觸到具強烈腐蝕性的化學物質（如強酸、強鹼），會因瞬間產生高度灼熱而使蛋白質凝集造成損傷，即化學性灼傷(Chemical Burn)，如化學工業意外等。

◎ 吸入性損傷

火災時因吸入高熱濃煙所造成的呼吸道黏膜灼傷，稱為吸入性損傷(Inhalation Injury)。由於主要是針對呼吸道黏膜傷害而非表皮的傷害，故於此不加以論述。

燒傷會引發一連串病理、生理變化，嚴重可導致多重器官衰竭甚至死亡。而燒傷根據面積及深度不同，其預後也不同，目前燒傷範圍是以**全體表面積**(Total Body Surface Area; TBSA)的百分比來計算，常用的評估法為「九法則(Rule of Nine)」（圖4-6）。燒傷深度分級詳見表4-4及圖4-7。

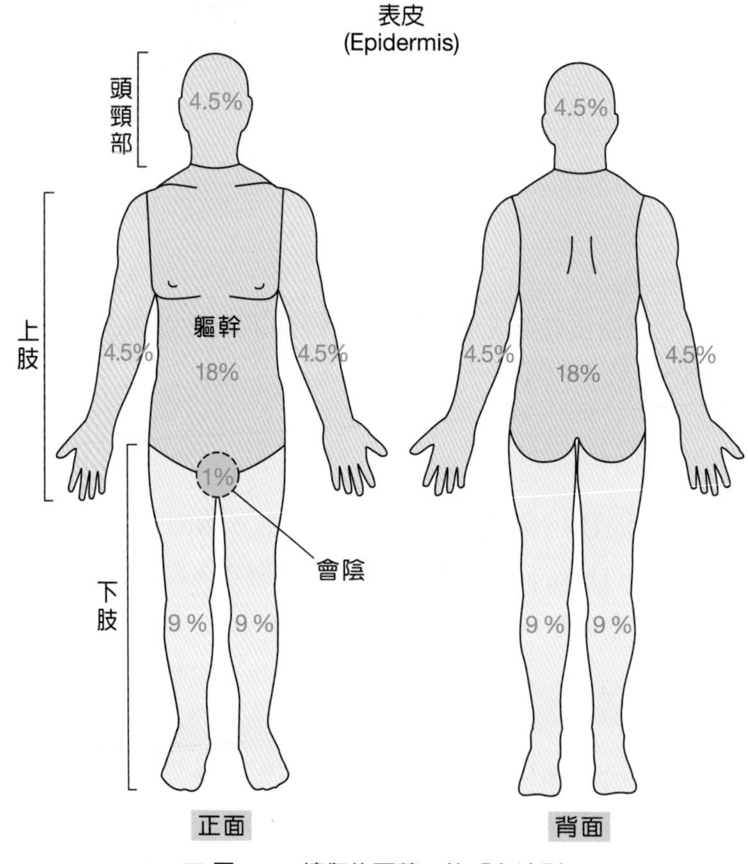

圖 4-6　燒傷的面積：依「九法則」

燒傷者的輸液補充

對燒傷個案的液體補充，用以**計算輸液公式最重要的數值為燒傷的體表面體(%)與個案體重(kg)**，列舉第一個24小時的輸液公式如下：

1. 巴克斯特公式：乳酸林格氏液(L-R)的補充為4 mL×體重(kg)×燒傷體表面積(%)
2. 修正之布魯克公式：乳酸林格氏液(L-R)的補充為2 mL×體重(kg)×燒傷體表面積(%)

表 4-4 燒傷深度分級

深度	受損深度	特徵	預後
第一度燒傷（表淺部分皮層燒傷）	僅限表皮層	• 表皮無破損 • 皮膚呈現紅色或粉紅色 • 對溫度改變非常敏感	約7~10日內可自動痊癒且無疤痕
第二度燒傷（深層部分皮層燒傷）	淺二度：表皮及1/3以上真皮	• 皮膚呈現粉紅色，表面潮濕、有血清分泌物 • 水泡 • 疼痛感較劇	經治療且沒有感染的前提下，約兩週內會癒合，較少有疤痕
	深二度：全部的表皮及真皮層，但毛囊與汗腺完整	• 皮膚呈暗紅色，受壓後呈灰白色 • 水泡、局部皮下水腫 • 受傷部位皮膚發亮潮濕但無彈性 • 疼痛感較不明顯	治療下約需20~30日才會癒合，會出現增生性疤痕組織
第三度燒傷（全皮層燒傷）	自表皮至皮下組織皆受損傷	• 皮膚呈臘白色、褐色或焦黑，若呈紅色則受壓時不會變白 • 皮膚為硬皮革狀且嚴重皮下水腫 • 無疼痛感 • 麻木感，對觸摸無感覺	無法自發性癒合，須皮膚移植
第四度燒傷	自表皮至肌肉層（甚至包含骨骼）皆受損傷	• 皮膚焦黑 • 受損皮膚下陷 • 水腫	必須經皮膚移植並依損傷部位、範圍與植皮狀態才能確定預後情形的好壞

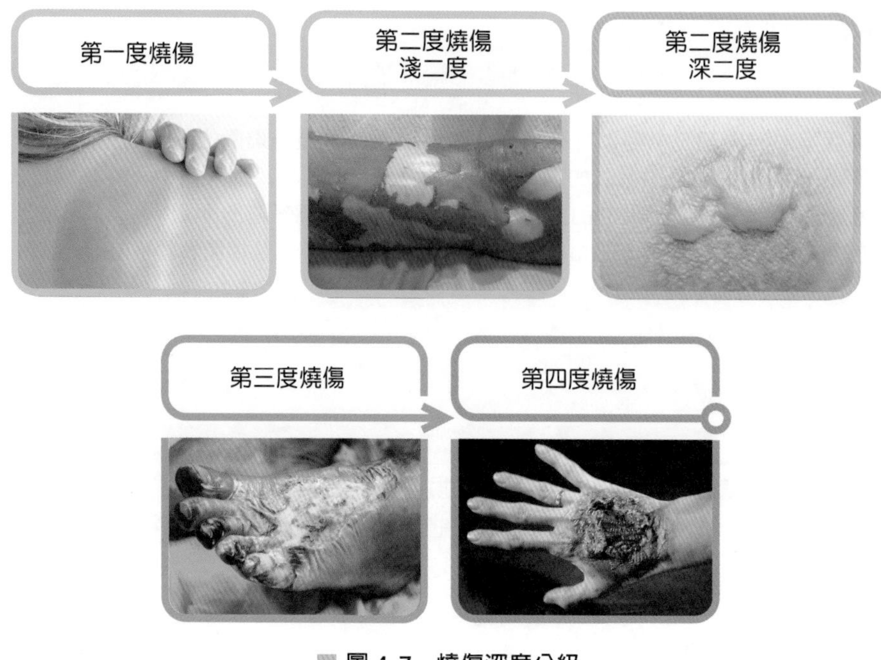

圖 4-7 燒傷深度分級

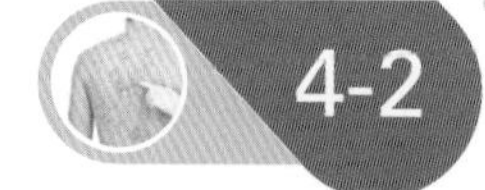

4-2 健康史評估

評估皮膚系統相關的健康史資訊時，注意事項包括：

1. **藥物史**：詢問個案近期用藥，以確認是否有使用可能會影響皮膚狀況的藥物，如長期服用類固醇，可能導致皮膚變薄、變亮且易破損；盤尼西林、抗精神病用藥、荷爾蒙製劑等可能會引起皮膚過敏、起紅疹等。若個案有藥物過敏史，亦應加以記錄過敏時的狀態及藥物名稱等資訊。
2. **現在病史**：詢問個案是否有現存的皮膚問題，如丘疹、皮膚癢；若有，則繼續評估問題皮膚發現與持續之時間、部位、外觀、嚴重程度、加重或減輕因素等。可能的原因有皮膚乾燥、蚊蟲叮咬、尿毒症等，可利用第一章提及的PQRST要點來評估。
3. **過去病史**：詢問個案是否有食物過敏史及其他非藥物的過敏病史。常見的非藥物皮膚過敏原包括花粉、食物、化妝品、塵蟎等。
4. **家族史**：詢問個案有無家族性的皮膚疾病，如牛皮癬、異位性皮膚炎等。
5. **心理社會史**：詢問個案的年齡、營養及個人衛生習慣、可能影響皮膚狀態的生活型態與系統性評估結果，以及確認個案曝曬陽光或因職業而暴露於其他危害皮膚之化學因素的機會與頻率。

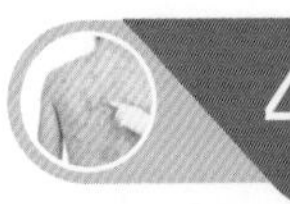

4-3 評估程序

程　　序	說　　明
評估前準備	
1. 洗手	1-1. 接觸個案前後均需洗手
2. 用物：壓傷尺、直尺、棉棒、放大鏡、玻片、皮膚鏡、伍氏燈	
3. 核對個案並自我介紹	
4. 詢問健康史	4-1. 健康史應詢問可能影響皮膚狀態的系統資訊，如藥物史、現在與過去病史、家族史、心理社會史等，詳見4-2節
5. 解釋檢查目的及操作過程	
6. 環境安排	
(1) 光線充足	(1)-1. 深色牆壁或人工光線會使膚色失真，並掩蓋部分特徵
(2) 合宜室溫	(2)-1. 溫度太低可能會使皮膚顯得蒼白，太高又使皮膚泛紅
7. 準備個案	
(1) 更換檢查長袍、圍屏風或以被單適當覆蓋	(1)-1. 視情況需要，檢查室需注意個案隱私，避免不當暴露
(2) 姿勢為坐姿或站姿	(2)-1. 適合觀察、舒適即可
檢查步驟	
(一) 視 診	
1. 皮膚的顏色 (Color)	1-1. 正常膚色因人種不同而有差異，黑色素與胡蘿蔔素的多寡也會使膚色產生差異
(1) 觀察全身膚色的分布、改變與光澤	(1)-1. 可詢問個案；因自身對膚色的變化會相當敏感 (1)-2. 膚色可呈現色素沉著及血液灌流之情形 (1)-3. 膚色改變可能是正常的生理變化，如懷孕、老化或**病理性**的，如**黃疸**（表4-5）

程　　序	說　　明

▼ **表 4-5　膚色變化的臨床意義**

膚色變化	描述用語	可能導因	部 位	可能的生理病理因素
藍（紫）色	發紺(Cyanosis)	缺氧引起去氧基血紅素增加	指甲、嘴唇、舌頭、口腔黏膜	心臟血管或肺部疾病、焦慮、寒冷、血紅素不正常
白色 膚色變淡	色素過少(Hypopigmented)	先天無法合成黑色素	全身廣泛性	白化症
		後天黑色素喪失	局部、對稱發生於暴露的部位軀幹上半部	白斑病、汗斑（黴菌感染）
	蒼白(Pallor)	周邊血管收縮、血色素降低、水腫	臉、嘴唇、口腔黏膜、指甲、結膜、水腫部位	休克、貧血、腎病症候群、水腫而掩蓋住原來的膚色
黃色	黃疸(Jaundice)	血清膽紅素增加	鞏膜、全身廣泛性	肝臟疾病、溶血性疾病
	胡蘿蔔素血症(Carotenemia)	胡蘿蔔素增加	手掌、腳掌、臉	胡蘿蔔素攝取增加、黏液水腫、腦下垂體機能不足
褐色	色素過多(Hyperpigmented)	黑色素沉積	曝曬的部位、臉、乳頭、乳暈、外陰部、全身性、受壓、摩擦部位	日曬、懷孕、腎上腺功能不足
紅色	紅斑(Erythema)	表淺血管擴張、血流量增加	臉、胸、發炎、受寒部位	日曬、發燒、炎症反應、紅血球增多症、曝露於寒冷環境

(2) 觀察皮膚印記，辨別是否因傳統療法（拔罐、刮痧）造成或有受虐情形（表4-6）

(2)-1. 拔罐為藉由真空吸力，將小型玻璃罐加熱後置於皮膚上，會形成紅色的圓形標記；刮痧為以硬物沾取潤滑油後刮擦皮膚，會因此產生紫紅色摩擦痕跡。

(2)-2. 與皮膚有關的常見受虐型態有挫傷、灼傷、燙傷及掉髮，通常受虐部位會被衣物所遮蓋，需提高警覺

程　序	說　明

▼ 表 4-6　傳統療法的皮膚印記與受虐皮膚型態

項目	圖示	特徵
拔罐	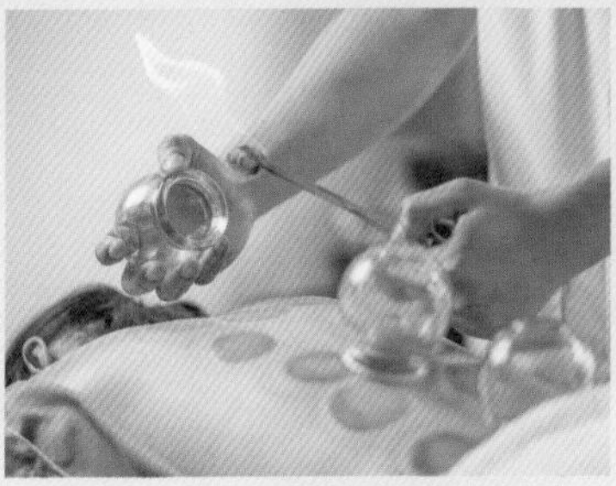	紅色圓形
刮痧	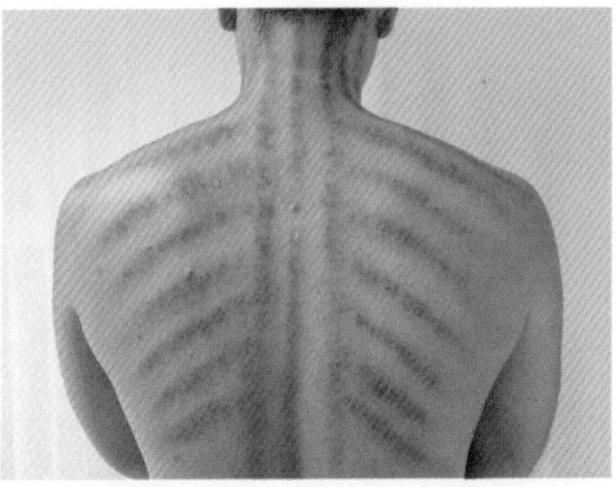	紫紅色磨擦痕跡
挫傷	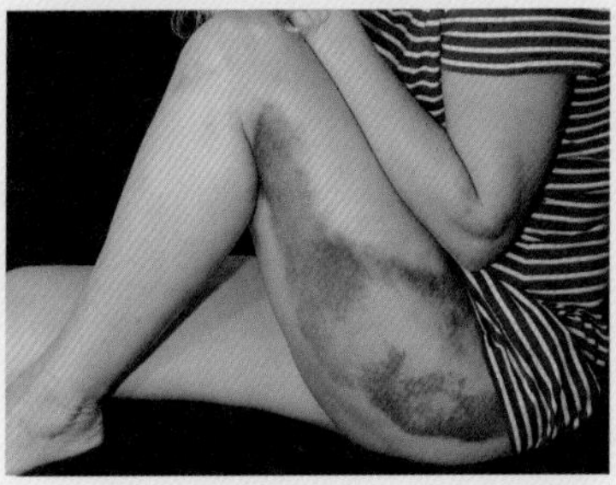	常見軟組織瘀傷
灼傷	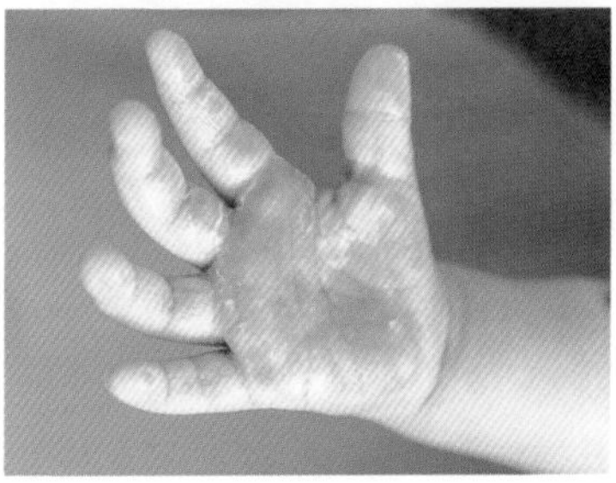	受傷部位容易遮蓋，如手掌、腳掌或臀部

程序	說明

▼ **表 4-6　傳統療法的皮膚印記與受虐皮膚型態（續）**

項目	圖示	特徵
燙傷		常見菸頭燙傷
掉髮		片狀或點狀禿髮，可能原因為同部位經常受拉扯

程序	說明
(3) 注意嘴唇、舌頭、鞏膜、手掌腳掌及指甲床的顏色	(3)-1. 評估膚色深的人要特別注意的部位 異常 手掌、腳掌若呈黃色，可能為胡蘿蔔素血症(Carotenemia)；鞏膜泛黃可能為黃疸(Jaundice)；若有藍綠螢光出現時，可能受到黴菌感染
2. 血管的分布 (Vessel Distribution)	2-1. 一般皮膚看不見血管的分布與顏色 異常 若有靜脈曲張、血液滲出血管外，表皮會呈現異常血管或血液分布的情形（表4-7）
3. 皮膚完整性 (1) 觀察全身皮膚是否有傷口、壓傷、病灶或燒傷之處	3-1. 除肉眼觀察外，亦可使用皮膚鏡(Dermatoscopy)檢測（圖4-8(a)、(b)），其能將表皮病灶放大10~100倍，對於鑑別良性或惡性病變（尤其診斷黑色素細胞癌）很有幫助 3-2. 若皮膚上有病灶，請依下文「（三）受損皮膚的評估」來進一步收集資訊

程　　序	說　　明
(2) 檢查頭皮是否有發炎、膿疱、頭蝨或蝨卵（圖4-8(d)）等	(2)-1. 可使用伍氏燈(Wood's Light)（圖4-8(c)）協助檢測是否有頭蝨和蝨卵 異常 若出現明顯斷髮、灰色頭皮屑，需注意是否有頭癬；若為小孢癬菌(*Microsporum*)，伍氏燈照射後會呈現綠色螢光

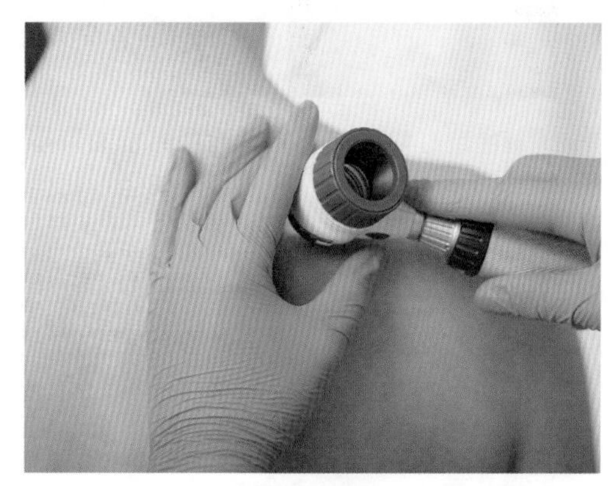

(a)皮膚鏡檢測

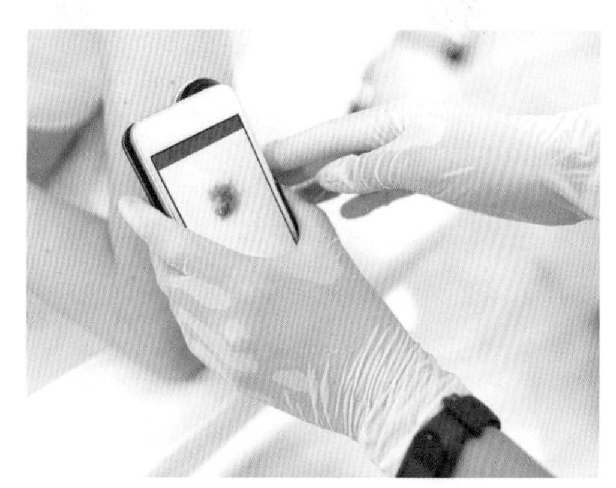

(b)將病灶放大鑑別

圖 4-8　(a)(b) 皮膚鏡

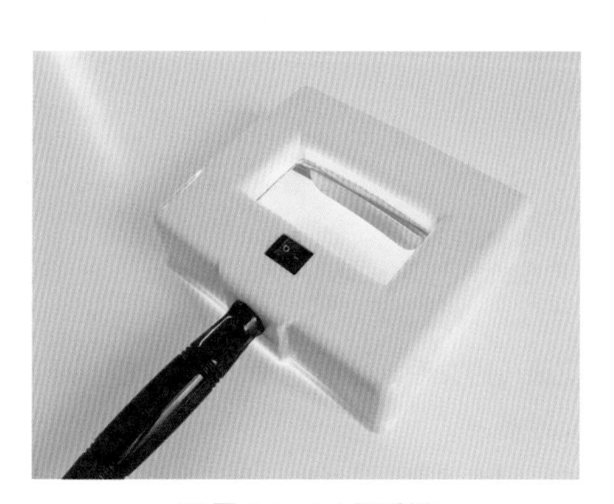

圖 4-8　(c) 伍氏燈

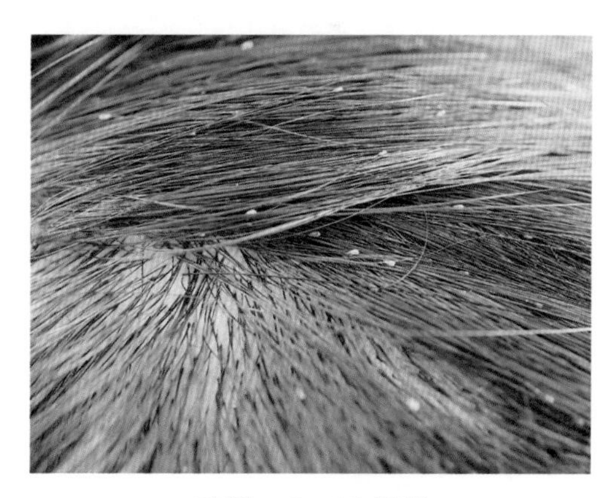

圖 4-8　(d) 蝨卵

程序	說明

▼ **表 4-7　皮膚出血及血管病變的臨床意義**

病灶名稱	蜘蛛血管瘤 (Spider Angioma)	靜脈星狀物 (Venous Star)	瘀點 (Petechia)	瘀斑 (Ecchymosis)
圖示				
顏色	火紅色	藍 色	深紅色或紅紫色	紫藍色，會漸漸褪為綠色、黃色、褐色、消失
大小	<2 cm	範圍差異大	1~3 mm	範圍差異大
形狀	有明顯中心，有時會突起，四周有放射狀足	形狀變異不規則，有許多分枝	形狀呈圓平點狀	形狀變異不規則，形成塊狀而非點狀分布
臨床意義	• 肝臟疾病 • 懷孕 • 維生素B缺乏	• 靜脈曲張	• 微血管破裂 • 紫斑症	• 血液滲到組織 • 出血性疾病 • 使用抗凝血藥物

◎ 參考資料：Bickley, L. S., & Szilagyi, P. G. (2017)．*最新貝氏身體檢查指引*（劉禹葶譯；十一版）．合記。（原著出版於 2013）

4. 皮膚附屬物 (Dermal Appendage)

(1) 毛髮(Hair)

A. 顏 色

異常 有些先天性的疾病會影響毛髮的顏色，如白化症會讓毛髮呈現白色

B. 分布：均勻度及範圍

B-1. 青春期之後，男女毛髮分布不同，男性身體、臉部毛髮量較女性多

B-2. 陰毛分布：男性呈菱形，女性呈倒三角形

C. 數量：稀疏或濃密

異常 庫欣氏症候群(Cushing's Syndrome)毛髮會異常增生（多毛症）；腦下垂體功能不足、化膿性感染、接受化學或放射線治療者會有毛髮掉落的情形

(2) 指（趾）甲(Nail)

程　　序	說　　明
A. 顏色及透明度 B. 弧度、厚度及平滑性	A-1. 正常指甲平滑、呈粉紅色 異常 可能因創傷或感染而變厚，營養不良時則變薄；老化的指甲會出現縱向凸起紋路。其他異常詳見表4-8

表 4-8　正常及異常的指甲構造

名稱	指甲構造	可能導因
正 常		
匙狀甲 (Spoon Nail; Koilonychia)	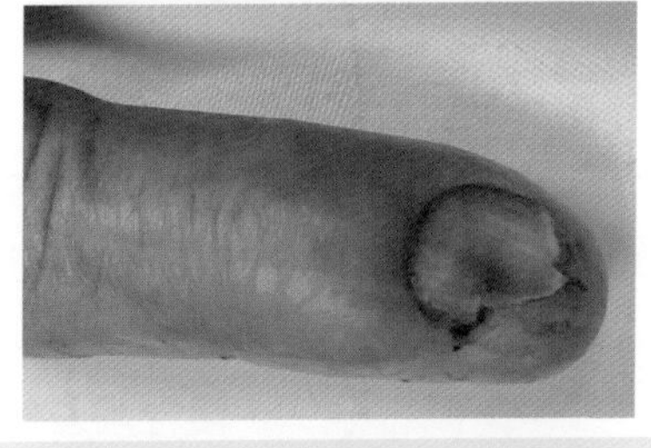	貧血、慢性感染、營養不良等
杵狀指初期 (Early Clubbing Finger)	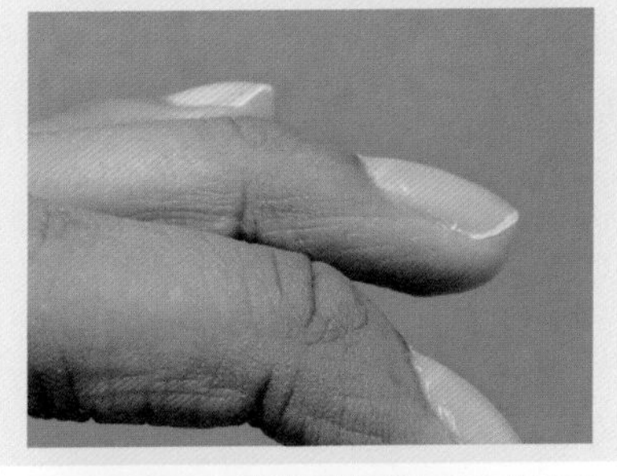	**慢性缺氧**、肺氣腫、慢性阻塞性肺部疾病、先天性心臟病等
杵狀指晚期 (Late Clubbing Finger)	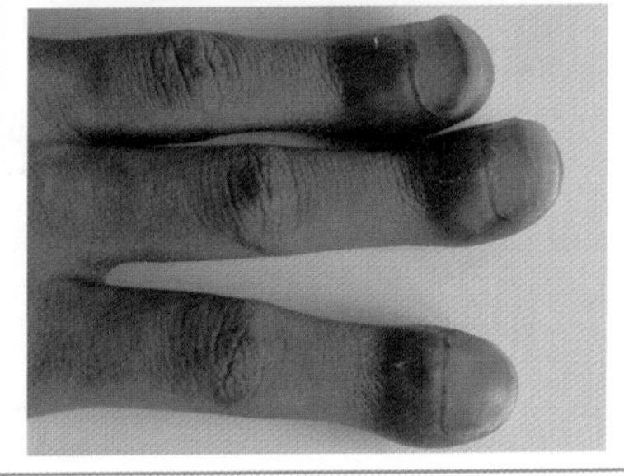	

程　序	說　明

▼ **表 4-8　正常及異常的指甲構造（續）**

名稱	指甲構造	可能導因
甲溝炎 (Paronychia)		指甲周圍發炎，患處紅、腫、熱、痛，甚至有膿
波氏線 (Beau's Lines)		指甲暫停生長，形成一橫向凹痕，常出現於嚴重疾病發生後

C. 指甲床附著之情形（指甲基部與手指皮膚形成之角度）

C-1. 正常指甲基部與手指皮膚之形成角度小於180度

異常 慢性缺氧時角度會變平或大於180度，如慢性阻塞性肺部疾病(Chronic Obstructive Pulmonary Disease; COPD)、先天性心臟病

異常 甲溝發炎時會紅腫、發熱、疼痛甚至流膿

D. 指甲溝、指甲片下的部分：觀察指甲是否清潔

（二）觸診

1. **皮膚溫度(Temperature)** 以手背觸碰個案額頭與手掌，並與對側相比較

1-1. 若感覺溫度偏高，應以溫度計加以測量精確的體溫

異常 當新陳代謝率增加時，如運動、發燒、甲狀腺功能亢進者體溫會上升；若皮膚發炎，會造成局部皮膚溫度升高；休克、甲狀腺功能低下、末梢動脈血流不足、雷諾氏症(Raynaud Syndrome)等體溫較低

程　　序	說　　明
2. 質地與濕潤度 (Texture & Moisture) 以手指指腹輕輕滑過皮膚，評估其光滑、粗糙、乾燥、潮濕、出汗或出油的程度	2-1. 皮膚的濕潤度會受外在環境或本身肌肉活動影響，油膩皮膚常因皮脂腺分泌旺盛導致 異常 皮脂腺分泌過多會形成痤瘡；受傷及摩擦會使皮膚變厚（如纖維組織增生、角質變厚）；營養不良、動脈血流不足、水腫則會變薄；甲狀腺功能低下易使皮膚粗糙；乾燥皮膚易龜裂或有乾屑；甲狀腺功能亢進、焦慮、緊張時會大量出汗
3. 彈性與活動性 (Turgor & Mobility) (1) 捏起皮膚皺摺處，評估可移動程度及其回復原位的速度	3-1. 正常：皮膚經捏起或下壓，皆可立即回復彈性並保持平整 3-2. 老年人的皮膚評估結果可能與成人有異，詳見第17章 異常 水腫與硬皮病(Scleroderma)的皮膚活動性較差
(2) 水腫(Edema)評估：用大拇指於足背或脛前位置用力下壓5~10秒，觀察其回復情形（圖4-9）（表4-9） 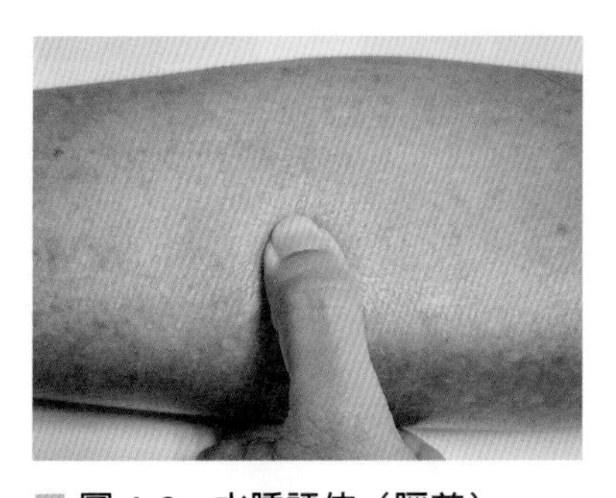 圖 4-9　水腫評估（脛前）	(2)-1. 水腫在身體支撐部位會更為明顯，如足踝、小腿或薦骨處等 異常 單側水腫可能為末梢或局部因素，兩側或全身性水腫則可能為中樞性問題，如鬱血性心衰竭、腎衰竭、肝硬化等

程　　序	說　　明

▼ **表 4-9　凹陷性水腫的分級、型態及深度**

價數	1+	2+	3+	4+
圖示				
型態及深度	皮膚受壓只顯出很淺的凹痕，很快就恢復原狀，指壓深度約2 mm	皮膚受壓顯出中等的凹痕，仍很快恢復原狀，指壓深度約4 mm	皮膚受壓顯出深度凹陷，凹陷處可維持一段時間，外觀即可觀察到，通常腫脹的肢體的周徑是正常時的1.5倍，指壓深度約6 mm	皮膚受壓顯出極深的凹陷，凹陷處可維持一段很長的時間，外觀腫脹十分明顯，指壓深度約8 mm

4. **毛髮的質地**(Texture)
   評估毛髮是滑順、乾燥或油膩的性質

4-1. 個人的衛生習慣會影響毛髮的質地

異常　甲狀腺功能低下時，毛髮較易乾燥斷裂且稀疏；甲狀腺功能亢進時，毛髮柔細如絲

（三）受損皮膚的評估

1. 病灶
   評估時可使用放大鏡(Hand Lens)，能夠看到更多皮膚病灶的細節

(1) 玻片壓診(Diascopy)：又稱壓視試驗(Diascopic Test)

(1)-1. 一般皮膚病灶以玻片壓紅疹時會消退

異常　血管性病灶下壓後會變白(Blenching)；紫斑病灶下壓後不會變白(Non-Blechable)；肉芽腫病灶下壓後會呈現黃棕色，似蘋果凍(Apple-Jelly)

(2) 部位及分布情形

異常　分為發炎性皮膚病、感染性皮膚病、腫瘤性皮膚病及指甲疾病，詳見表4-10

程　　序	說　　明

▼ 表4-10　各類皮膚及指甲疾病

疾病名稱	圖示	部位及分布
發炎性皮膚病(Inflamatory Dermatosis)		
牛皮癬 (Psoriasis)	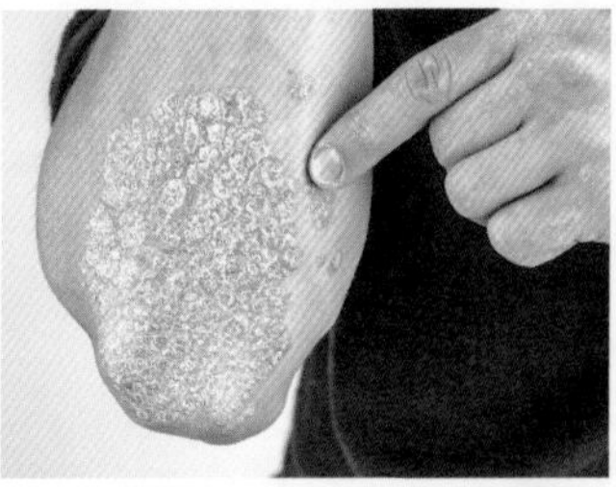	易出現在膝及手肘
痤瘡 (Acne)	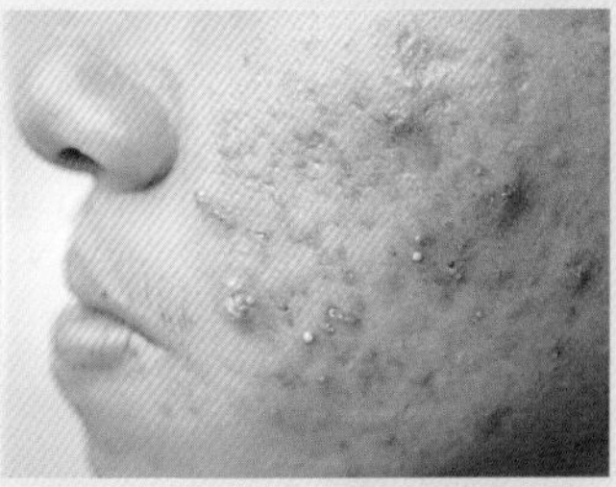	易出現在臉、胸、背部
酒糟性皮膚炎 (Rosacea)	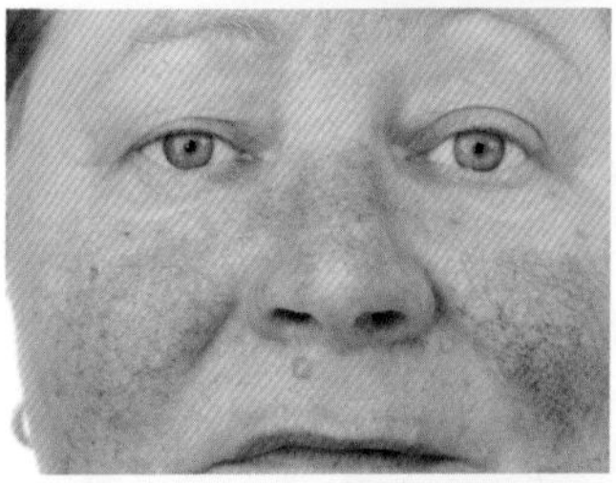 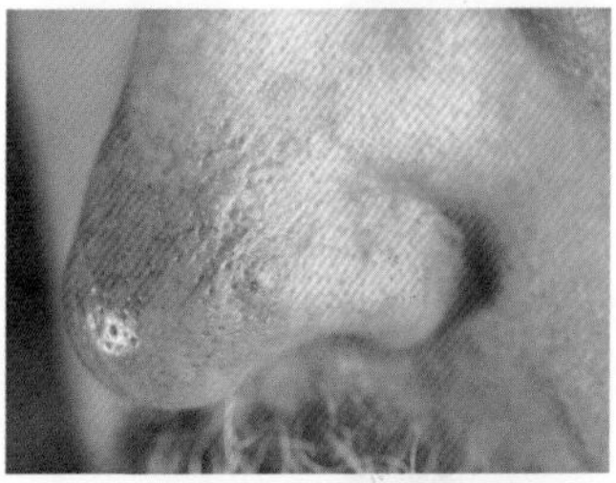	多在臉部中央，可能造成酒糟鼻（鼻部增生肥厚甚至變形）
蕁麻疹 (Urticaria; Hives)	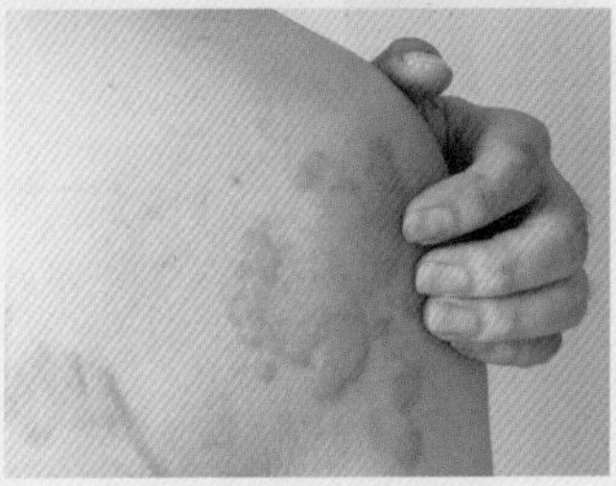	全身都有可能發生，且發作部位會變換

程序	說明

▼ **表4-10　各類皮膚及指甲疾病（續）**

疾病名稱	圖示	部位及分布
發炎性皮膚病(Inflamatory Dermatosis)（續）		
汗疱疹 (Dyshidrosis)	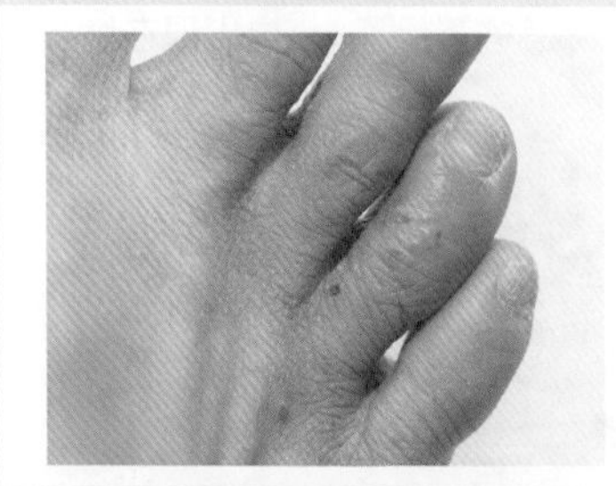	好發於手腳
脂漏性皮膚炎 (Seborrheic Dermatitis)	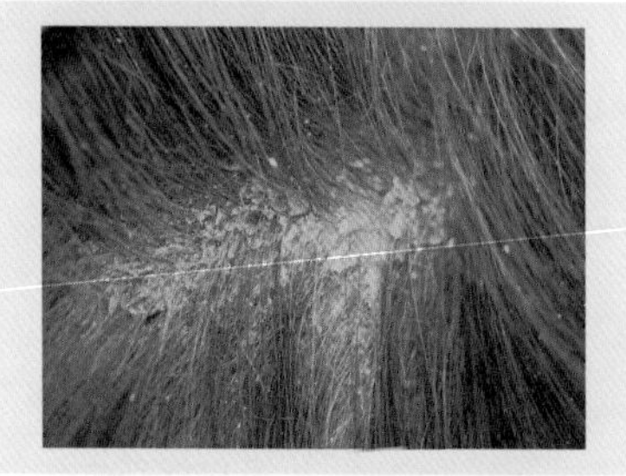	好發位置為皮脂腺密度高的區域，如臉、頭皮、耳朵、上半部軀幹及身體皺摺處（鼠蹊部、乳房下、腋下）
感染性皮膚病(Infectious Dermatitis)		
帶狀疱疹 (Herpes Zoster)	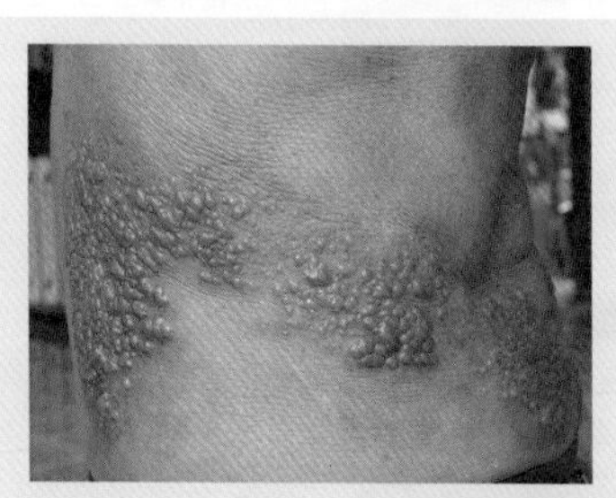	分布為單側，且位於單一或相鄰感覺神經所支配的皮膚範圍，例如單側前胸至後背繞了半圈、單側臉部或單側手或腳
病毒疣 (Verruca; Wart)	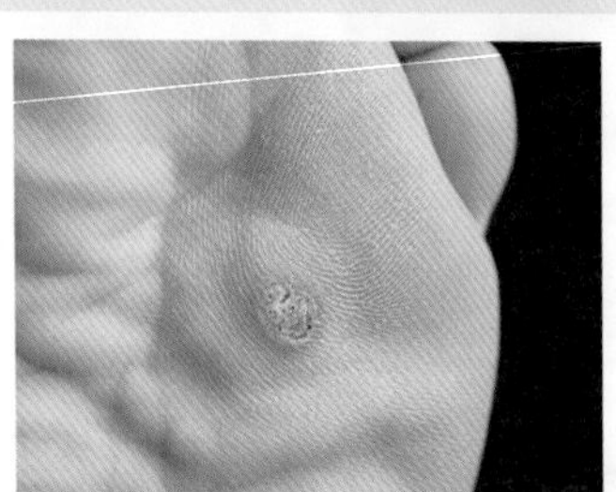 尋常疣	全身只要有皮膚及黏膜的地方，幾乎都有可能發生。分為三類：(1)尋常疣：分布於手腳；(2)扁平疣：分布於臉、腹部或小腿；(3)尖性溼疣：俗稱菜花，位於股溝、會陰部、生殖器或者肛門

程　序	說　明

▼ **表4-10　各類皮膚及指甲疾病（續）**

疾病名稱	圖示	部位及分布
感染性皮膚病(Infectious Dermatitis)（續）		
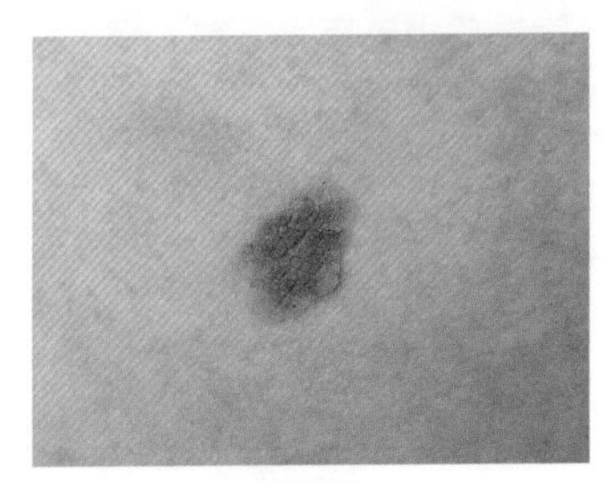 扁平疣	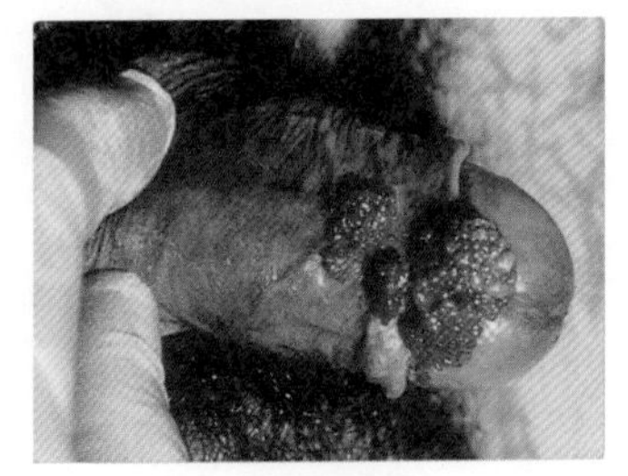 尖性溼疣 圖片來源：維基百科；作者：SOA-AIDS Amsterdam	
黴菌感染 (Fungal Infection)	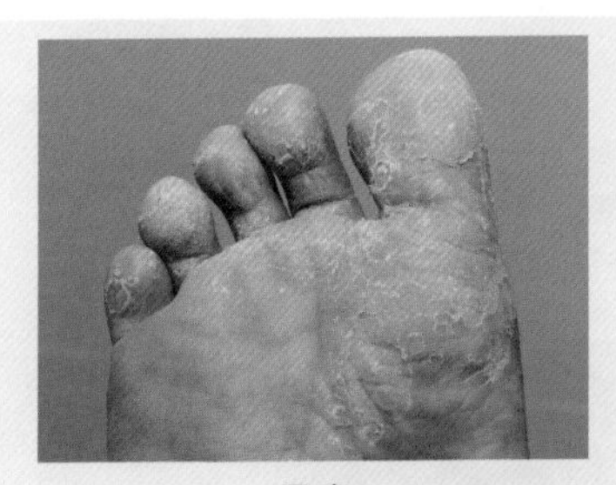 足癬	依照身體感染部位可分為頭癬、臉癬、身體癬、股癬、手癬、足癬（俗稱香港腳）及甲癬
腫瘤性皮膚病(Neoplastic Dermatitis)		
表皮囊腫 (Epidermal Cyst)	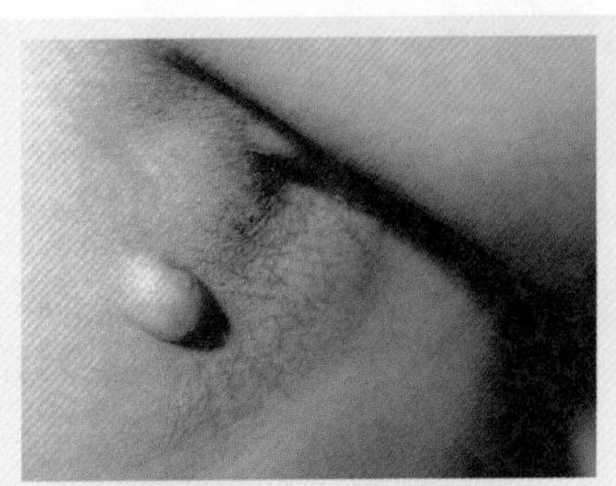	皮膚的任何部位皆有可能出現
脂肪瘤 (Lipoma)	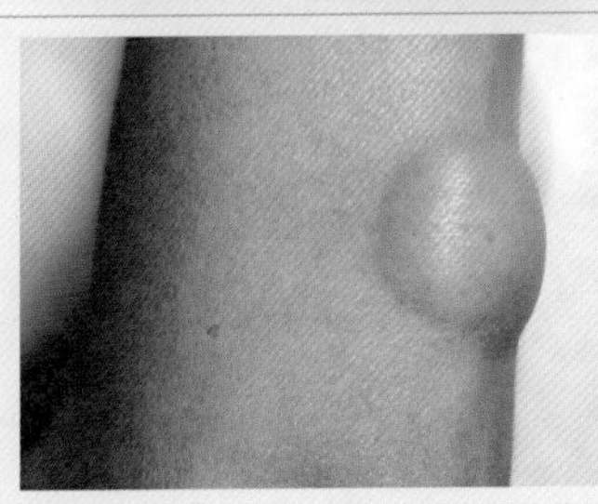	

程　序	說　明

表4-10　各類皮膚及指甲疾病（續）

疾病名稱	圖示	部位及分布
腫瘤性皮膚病(Neoplastic Dermatitis)（續）		
脂漏性角化症 (Seborrheic Kerotosis)	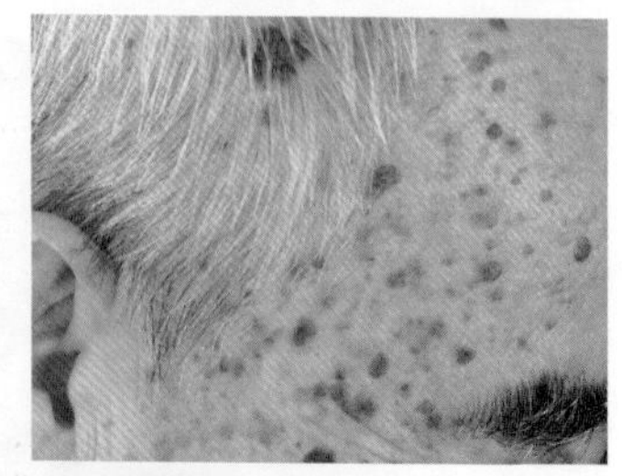	常見於中老年人之臉、胸、背、手部等，又稱老人斑
色素性母斑 (Melanocytic Nevus)	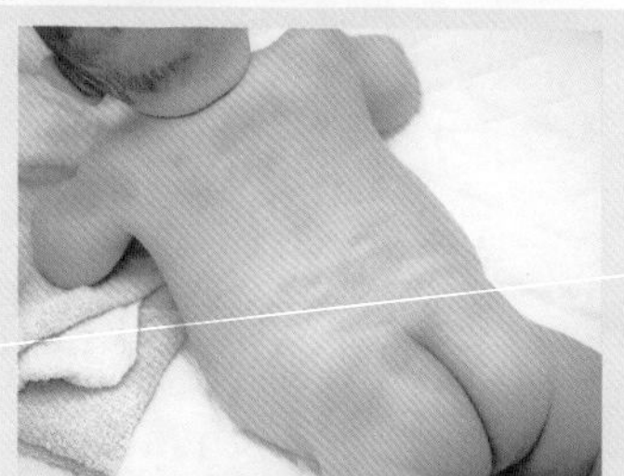 蒙古斑 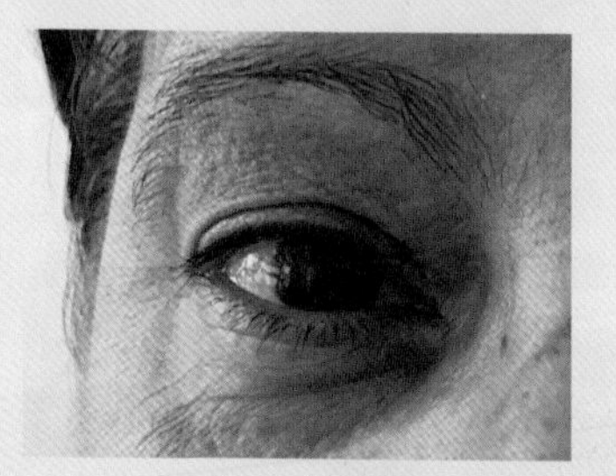 太田氏母斑	可分為蒙古斑(Mongolian Spot)和太田氏母斑(Nevus of Ota)；前者常見於小嬰兒下背部及臀部，後者常見於臉部單側皮膚，尤其是眼睛周圍
血管瘤 (Angioma)	草莓狀血管瘤	皮膚和各器官皆有可能發生；皮膚常見的有草莓狀血管瘤(Strawberry Nevus)和蜘蛛血管瘤

程序	說明

▼ **表4-10　各類皮膚及指甲疾病（續）**

疾病名稱	圖示	部位及分布
腫瘤性皮膚病(Neoplastic Dermatitis)（續）		
神經纖維瘤 (Neurofibromatosis)	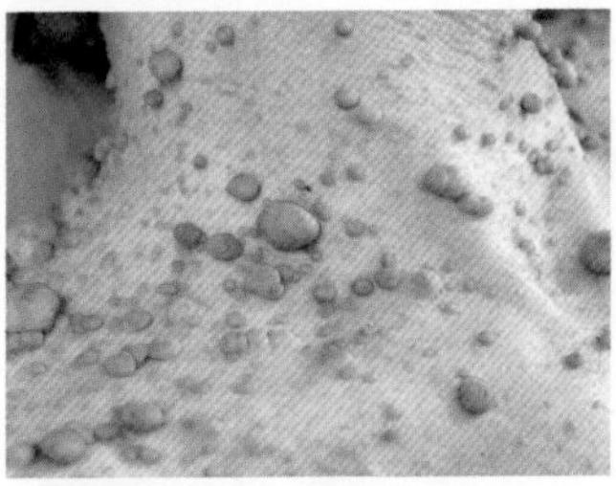	多分布於軀幹、背部或臀部
瘢瘤 (Keloid)	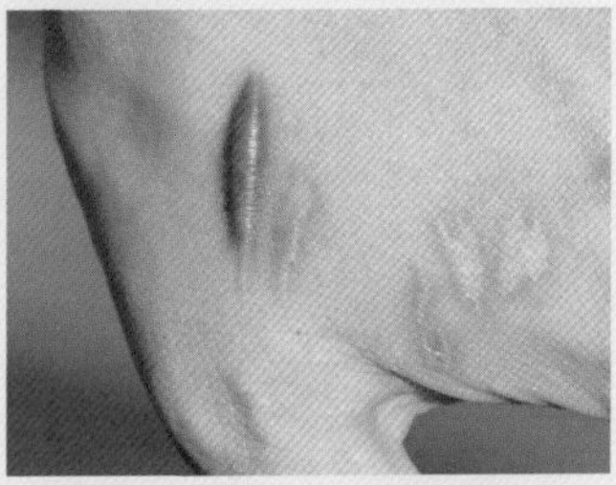	又稱為蟹足腫，常見於傷口、針刺、蚊蟲咬傷等部位
皮膚癌(Skin Cancer)		
基底細胞癌(Basal Cell Carcinoma; BCC)	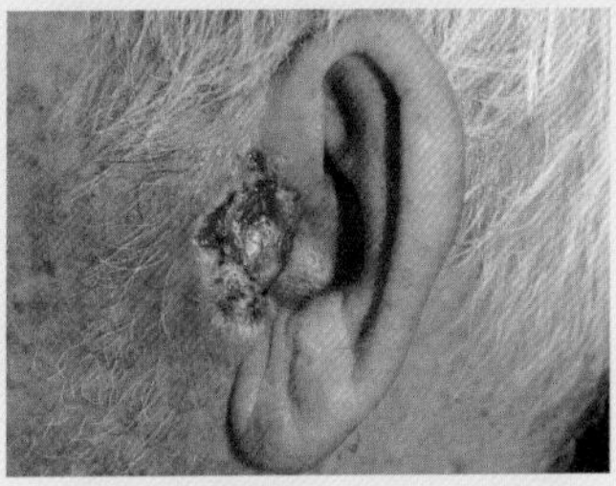	多發生於臉、頸、鼻和耳部
鱗狀細胞癌(Squamous Cell Carcinoma; SCC)	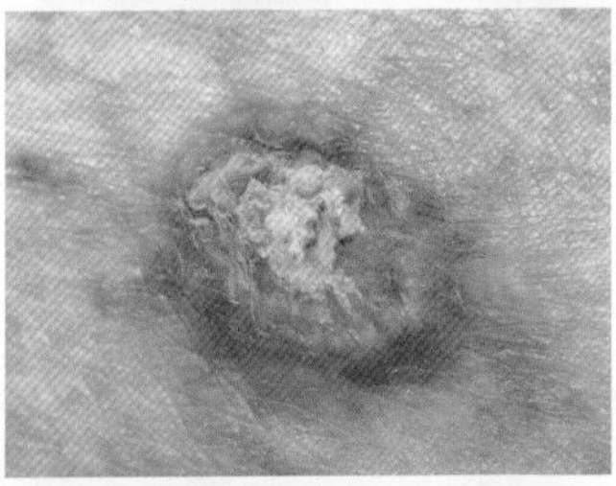	多出現於陽光曝曬的部位；如臉、耳、頭皮、手臂等
惡性黑色素瘤 (Melanoma)	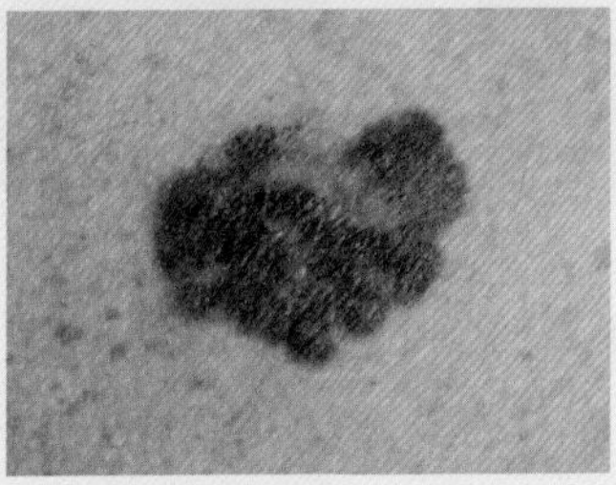	皮膚任何部位都有可能發生；東方人好發於手腳，包括指甲、指頭及掌面

程序	說明

表4-10 各類皮膚及指甲疾病（續）

疾病名稱	圖示	部位及分布
指甲疾病		
脫甲症 (Onychomadesis)	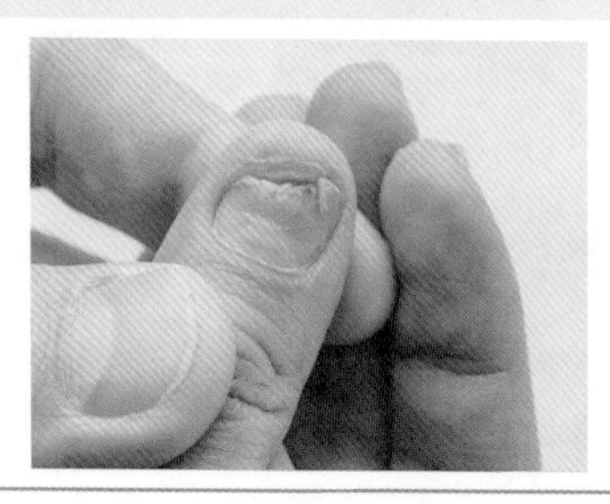	發生在手指甲較腳趾甲為多，最常見於中指，其次是大拇指和無名指

(3) 型 態

A. 表皮是否完整

B. 病灶大小(__×__ cm^2)、深度，是否凸起或凹陷於表皮

C. 有無漿性或膿性液體、是否有味道

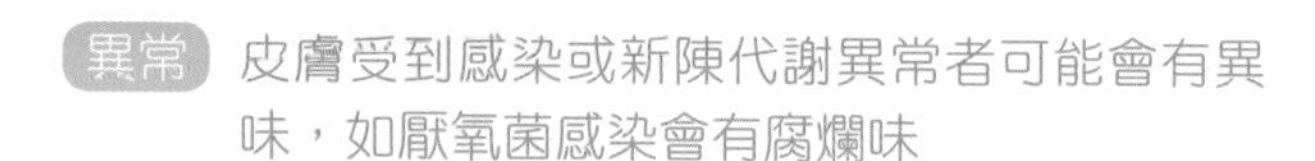

異常 皮膚受到感染或新陳代謝異常者可能會有異味，如厭氧菌感染會有腐爛味

(4) 顏 色

異常 咖啡牛奶斑(Café Au Lait Spots)呈現淡褐色；汗斑(Tinea Versicolor)為淺或深的米糠色；白斑(Vitiligo)會融合為廣泛且缺乏黑色素的區域；黃疸(Jaundice)則是皮膚瀰漫性發黃（圖4-10）

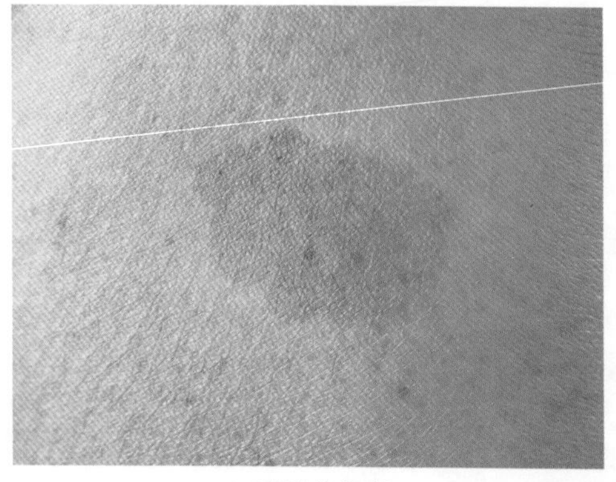

(a)咖啡牛奶斑

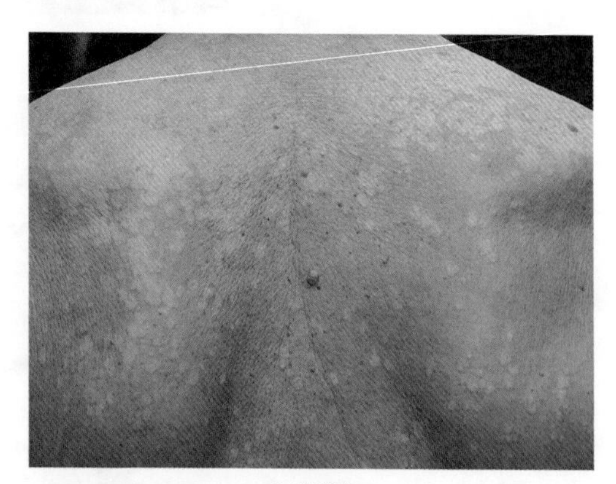

(b)汗斑

圖 4-10 皮膚異常顏色

程　序	說　明

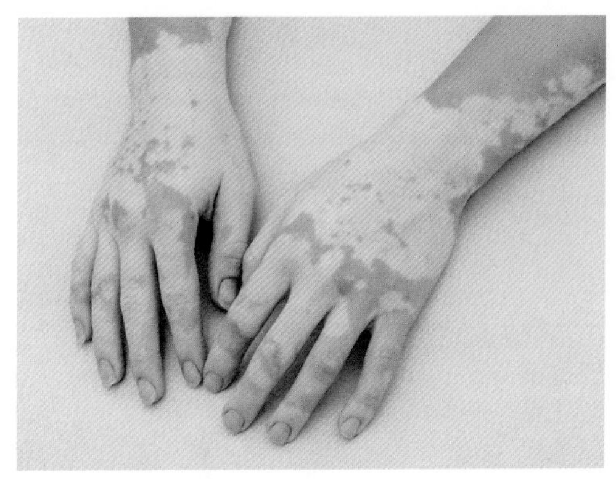

(c)白斑

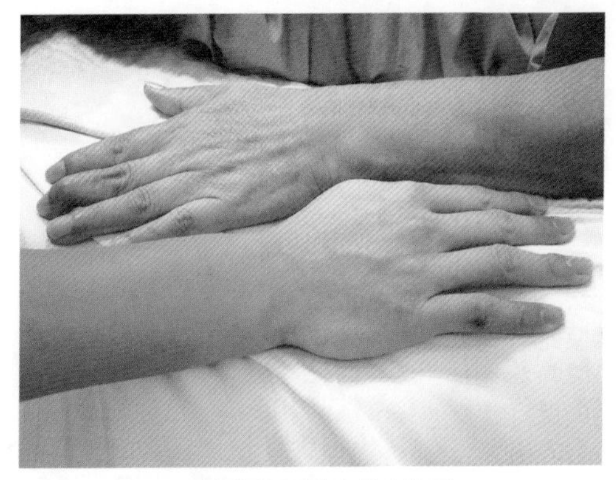

(d)黃疸與正常皮膚之比較

圖 4-10　皮膚異常顏色（續）

2. 傷口
   可使用傷口評估三角工具來進行評估。其分為三個部分：傷口床、傷口邊緣和周圍皮膚（圖4-11）；傷口床及傷口邊緣的評估方法見圖4-12、4-13

2-1.

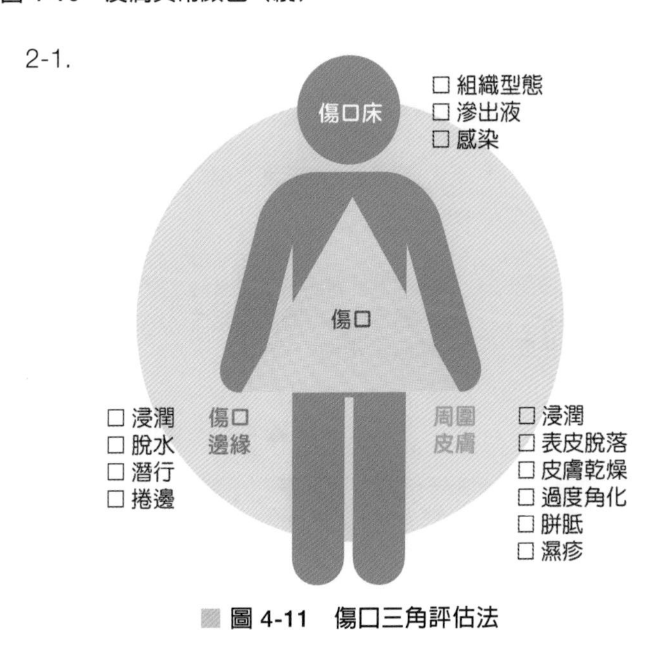

圖 4-11　傷口三角評估法

程　序	說　明

傷口大小：長：_____ 公分　寬：_____ 公分　深：_____ 公分　傷口位置：__________

組織型態	滲液		感染	
	勾選所有符合者		勾選所有符合者	
	滲液量	型態	局部	擴散／全身
勾選 □壞死：__ % □腐肉：__ % □肉芽組織：__ % □上皮化：__ %	□乾燥 □少量 □中量 □大量	□清澈／水狀 □濃稠 □混濁 □含膿（黃色／棕色／綠色／粉色／紅色）	□疼痛加劇／突然發作 □紅腫 □水腫 □發熱 □滲液增加 □延遲癒合出血／脆弱 □肉芽組織 □異味 □潛行	除局部外，尚有： □紅腫增加 □發燒 □膿 □傷口裂開 □蜂窩性組織炎 □全身不適 □白血球升高 □淋巴管炎
記錄組織型態與傷口床肉的組織占傷口的百分比	記錄量的等級和型態		記錄徵象和症狀	
目的為移除壞死組織、保護和促進新的組織生成	目的為針對病因選擇適合治療及控制濕潤度（乾性壞疽除外）		目的為找出感染原因，處理微生物負荷量，以治療感染及控制臭味	

圖 4-12　傷口床評估方法

浸潤	表皮脫落	乾燥	過度角化	硬結	濕疹
□ __ ~ __ 公分	□ __ ~ __ 公分	□ __ ~ __ 公分	□ __ ~ __ 公分	□ __ ~ __ 公分	□ __ ~ __ 公分
評估傷口周圍皮膚，記錄所有問題，如傷口邊緣外1~4公分的皮膚					
目的為保護傷口邊緣及維持完整健康皮膚；證實致病原因並處理，如盡量減少接觸水分、濕潤傷口周圍皮膚			目的為去除過度角化的皮膚塊，並濕潤之	目的為去除皮膚硬結，預防復發	目的為緩解症狀，避免接觸過敏原

圖 4-13　傷口邊緣評估方法

程　序	說　明
(1) 範圍： 大小：___×___ cm^2 深度：___cm	(1)-1. 傷口測量：以有刻度的直尺測量傷口長度及寬度（圖4-14）；以棉棒測量傷口深度（圖4-15）

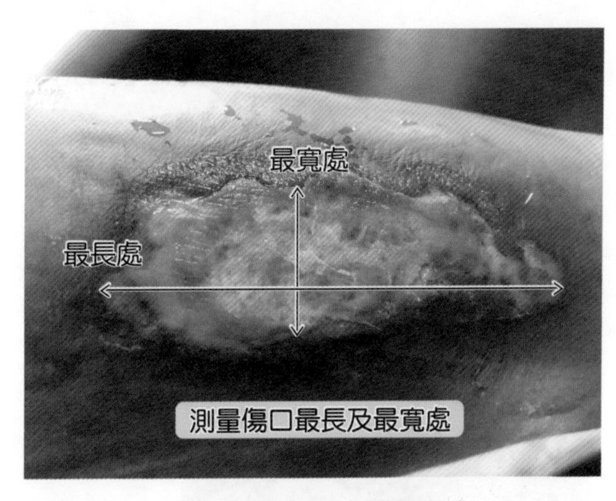

圖 4-14　傷口表面大小之測量方法

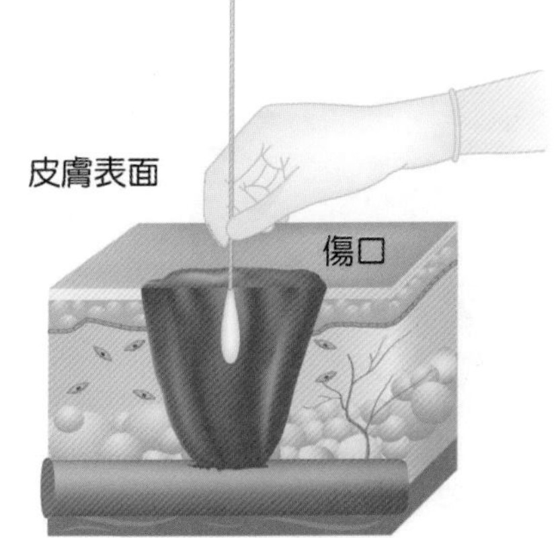

(a) 需以無菌方式操作；將棉棒緩慢探入最深處

(b) 以拇指和食指作為定位點，固定於棉棒和傷口表面平行處

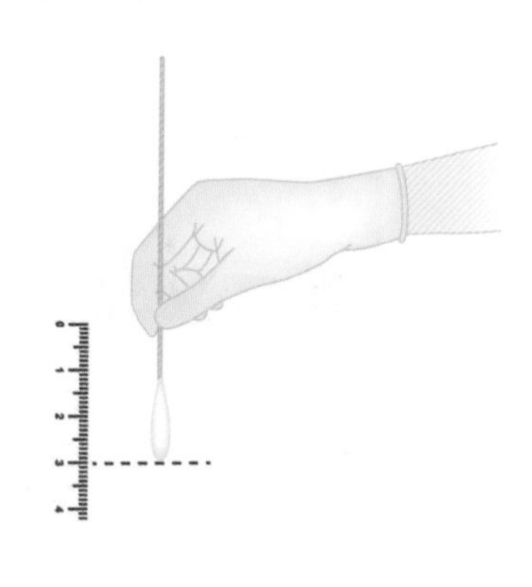

(c) 慢慢取出棉棒後，對比有刻度的尺，讀取數據

圖 4-15　傷口深度之測量方法

程　序	說　明
(2) 型態：邊緣是否平整或不規則，傷口(Wound)是否長肉芽、組織是否壞死、是否有瘻管、孔道或囊狀感染現象	(2)-1. 評估方法可參考圖4-12、4-13

程　　序	說　　明
(3) 顏色	(3)-1. (1)粉色：新生組織；(2)紅色：傷口的血流正常且肉芽組織生長良好；(3)黃色：可能為皮下脂肪露出或腐肉；若見黃色或黃綠色滲液則為感染；(4)黑色：傷口呈現黑色或灰黑色，表示組織因缺乏血流供應已壞死，有結痂(Scab)或焦痂(Escar)（圖4-16）

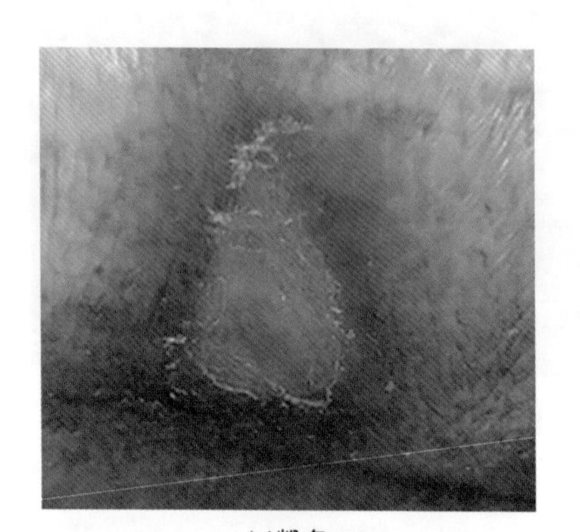

(a)粉色

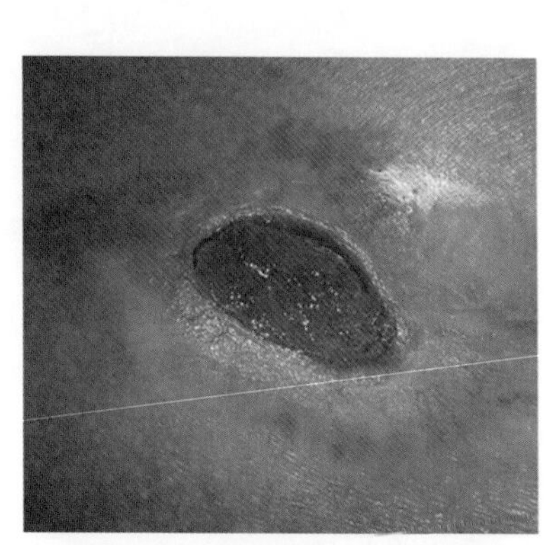

(b)紅色

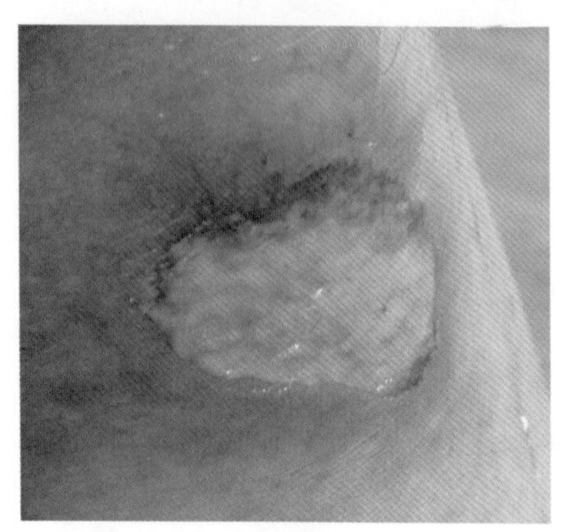

(c)黃色

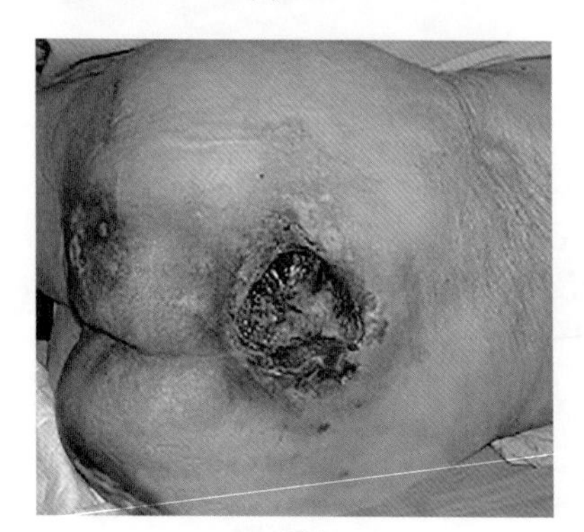

(d)黑色

圖 4-16　傷口顏色

程　序	說　明
(4) 滲出液：評估性質及滲出量	(4)-1. 滲出液性質： (4)-1-1. 漿液：含有血清，外觀清澈，呈現乾稻草的色澤 (4)-1-2. 漿液血液混合性：被血液所染色，外觀呈現紅色或粉紅色，顯微鏡下可見紅血球清澈組織液 (4)-1-3. 膿液：可能有異味產生；膿液外觀會隨不同的微生物感染，出現不同顏色，如綠膿桿菌感染時呈綠色 (4)-2. 滲出液量： (4)-2-1. 乾燥：沒有滲液 (4)-2-2. 小量滲出液：24小時內滲出量小於5 c.c.或紗布敷料每天僅更換1次 (4)-2-3. 中量滲出液：24小時內滲出液量約5~10 c.c.或紗布敷料每天更換2~3次 (4)-2-4. 大量滲出液：24小時內滲出液量大於10 c.c.或紗布敷料每天更換3次以上
3. 引流液 評估引流液的量、顏色及氣味	
4. 壓傷 觀察壓傷部位的情形並辨別其嚴重度	4-1. 壓傷(Pressure Injury)發生過程：表皮發紅→表皮受損、出現水泡→皮膚破損、傷口有滲液→潰瘍或皮膚壞死；詳見4-2節及表4-3
5. 燒傷	
(1) 深度	(1)-1. 燒傷之深度分級請見表4-4
(2) 面積：依「九法則(Rule of Nine)」評估	(2)-1. 不同年齡層計算燒傷面積與嚴重度的方式不同，除了常見的「九法則」（圖4-6），也會使用「蘭得一布諾得法則(Lund and Browder Method)」來勾選總計燒傷面積（表4-11）

▼ **表 4-11　蘭得一布諾得法則的燒傷面積(%)**

部位＼年齡	嬰兒	1~4歲	5~9歲	10~14歲	15歲	成人	2度	3度
頭	19	17	13	11	9	7		
頸	2	2	2	2	2	2		
軀幹前面	13	13	13	13	13	13		
軀幹後面	13	13	13	13	13	13		
右臀	2.5	2.5	2.5	2.5	2.5	2.5		
左臀	2.5	2.5	2.5	2.5	2.5	2.5		
陰部	1	1	1	1	1	1		
右上臂	4	4	4	4	4	4		
左上臂	4	4	4	4	4	4		
右下臂	3	3	3	3	3	3		
左下臂	3	3	3	3	3	3		
右手	2.5	2.5	2.5	2.5	2.5	2.5		
左手	2.5	2.5	2.5	2.5	2.5	2.5		
右大腿	5.5	6.5	8	8.5	9	9.5		
左大腿	5.5	6.5	8	8.5	9	9.5		
右小腿	5	5	5.5	6	6.5	7		
左小腿	5	5	5.5	6	6.5	7		
右足	3.5	3.5	3.5	3.5	3.5	3.5		
左足	3.5	3.5	3.5	3.5	3.5	3.5		
總計								

註：此表用法為直接勾選2度或3度燒燙傷的部位於最末兩欄，再依前面欄位中標示的百分比來加總計算。

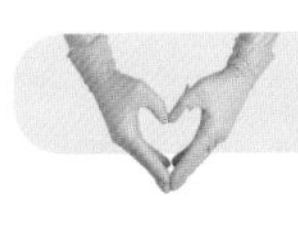

學習評量 Review Activities

(　) 1. 長期缺氧病人的指甲變化，下列何者正確？(A) 灰指甲　(B) 杵狀指　(C) 匙狀指　(D) 指甲凹陷

(　) 2. 陳小姐左上肢、左下肢正面及軀幹正面有二度到三度燒傷，依據九分法則評估其燒傷面積，下列何者正確？(A) 18%　(B) 27%　(C) 30%　(D) 36%

情況題：李太太，40 歲，體重 40 公斤，前胸、腹部呈現深二度及三度燒傷，雙手全部為三度燒傷。依此回答下列二題：

(　) 3. 依九分法則 (rule of nines) 估計李太太之燒傷面積占多少百分比？(A) 18　(B) 27　(C) 36　(D) 54

(　) 4. 承上題，依照巴克斯特公式 (Baxter Formula)，第一個 8 小時需為李太太補充多少液體？(A) 2,060 c.c.　(B) 2,880 c.c.　(C) 4,320 c.c.　(D) 5,760 c.c.

(　) 5. 下列何者不是導致壓傷的可能原因？(A) 小便失禁　(B) 高血壓　(C) 脊髓損傷　(D) 水腫

(　) 6. 下列哪一個部位無法確實觀察到病人發紺的情形？(A) 皮膚　(B) 指甲床　(C) 嘴唇　(D) 鞏膜

(　) 7. 當病患有右心衰竭時，可能會觀察到病患的何種症狀 (symptoms)？(A) 脈搏減弱、次數減少　(B) 下肢水腫　(C) 肺水腫　(D) 肺部聽診呈現囉音

(　) 8. 下列哪一種健康問題會導致體溫過高？(A) 脫水　(B) 大出血　(C) 營養不良　(D) 酒精中毒

(　) 9. 不同體溫測量法所測得的體溫，由高至低排列順序為何？(A) 口溫、腋溫、肛溫　(B) 肛溫、腋溫、口溫　(C) 腋溫、口溫、肛溫　(D) 肛溫、口溫、腋溫

(　) 10. 吳先生診斷為 Buccal Cancer，頰部、耳部及頸部有多處轉移腫塊，不時地流出惡臭分泌物，護理人員依醫囑 q.d.&p.r.n. 換藥，協助吳先生測量體溫時，最適宜採用下列何種方式？(A) 口溫　(B) 耳溫　(C) 腋溫　(D) 額溫

解答：BDCBB　DBADC　欲挑戰完整歷屆考題，請掃描 QR Code

MEMO

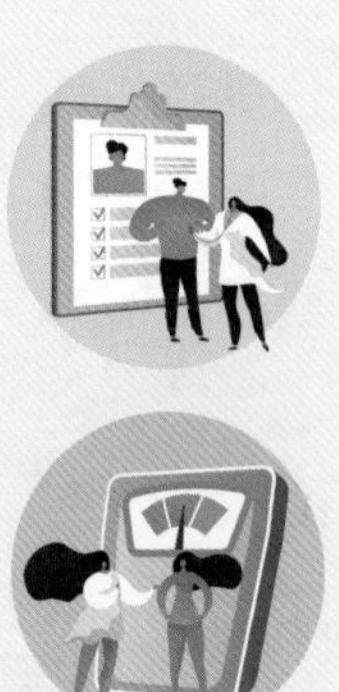

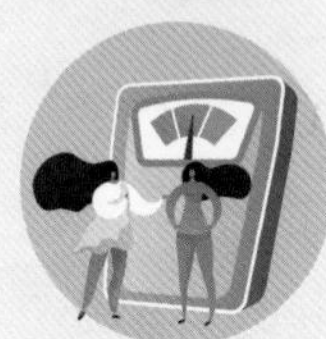

5 臉頭頸評估

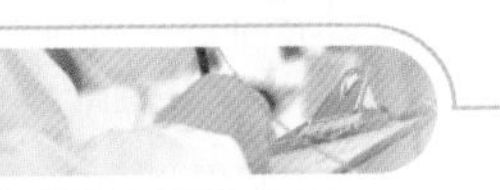

作者／謝春滿 · 修訂者／李筱薇

Assessment of Face, Head and Neck

人體的感覺種類繁多，而臉頭頸包括許多結構與特殊感覺器官（眼、耳、鼻及口咽），負責接收視、聽、嗅、味等感覺，再經由大腦辨識、組織和採取知覺(Perception)；這些感覺讓我們可以察覺環境變化並採取適當的反應，進一步達成自我保護的目的。本章將介紹臉頭頸的一般性評估與特殊感覺器官的評估，包括眼睛、耳朵、鼻部及口咽。

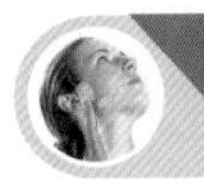

5-1 臉頭頸概論

一、臉部的解剖生理

人類的臉部(Face)有無數種外貌與表情，而這些微妙的表情變化涉及以下臉部結構的功能運作：

1. **臉部肌肉**：包括顏面表情肌和咀嚼肌。顏面表情肌（圖5-1）分布於五官周圍，造就不同的臉部表情；而咀嚼肌（圖5-2）終止於下頜骨，能上提下頜骨，其與咀嚼功能有關。
2. **顳頜關節**：下頜骨的髁突與顳骨的關節窩形成顳頜關節(Temporomandibular Joint)，為**頭顱骨中唯一可動的關節**，其活動與咀嚼功能有關，然而咀嚼功能需要肌肉及神經的功能協調。咀嚼肌包括顳肌、嚼肌、翼內側肌及翼外側肌（圖5-2），均由**三叉神經(CN V)的下頜神經分枝所支配，若下頜神經受損或咀嚼肌無法收縮，則會發生咀嚼困難或下巴歪斜的情形**。
3. **臉部神經**：**臉部感覺由三叉神經(CN V)支配**（如痛及觸覺），其分枝為**眼枝**、**上頜枝及下頜枝**（圖5-3）；**臉部運動則由顏面神經(CN VII)掌控表情肌**，若顏面神經受損或切斷時，顏面表情肌不能收縮，便**無法做出眨眼、皺眉、吸吮、哭或笑等表情**，且會產生**眼角下垂、嘴角下垂、鼻唇摺(Nasolabial Folds)消失**等症狀，稱之為**顏面神經麻痺症候群**，又稱**貝爾氏面癱(Bell's Palsy)**。
4. **臉部動脈**：為外頸動脈的分枝，包括顏面動脈、上頜動脈及顳（淺）動脈等（圖5-4）。

顳動脈(Temporal Artery)的分布為耳前往上經顳骨至額頭，沿著耳屏往上很容易能觸摸到脈動（俗稱太陽穴），是**臉部唯一須評估的淺層動脈**（圖5-5）。

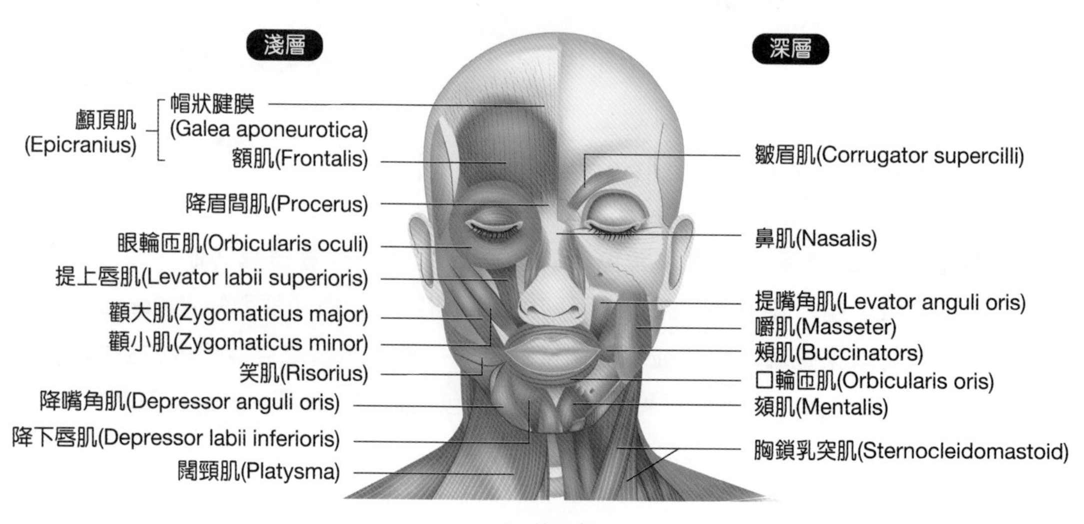

(a) 前面觀

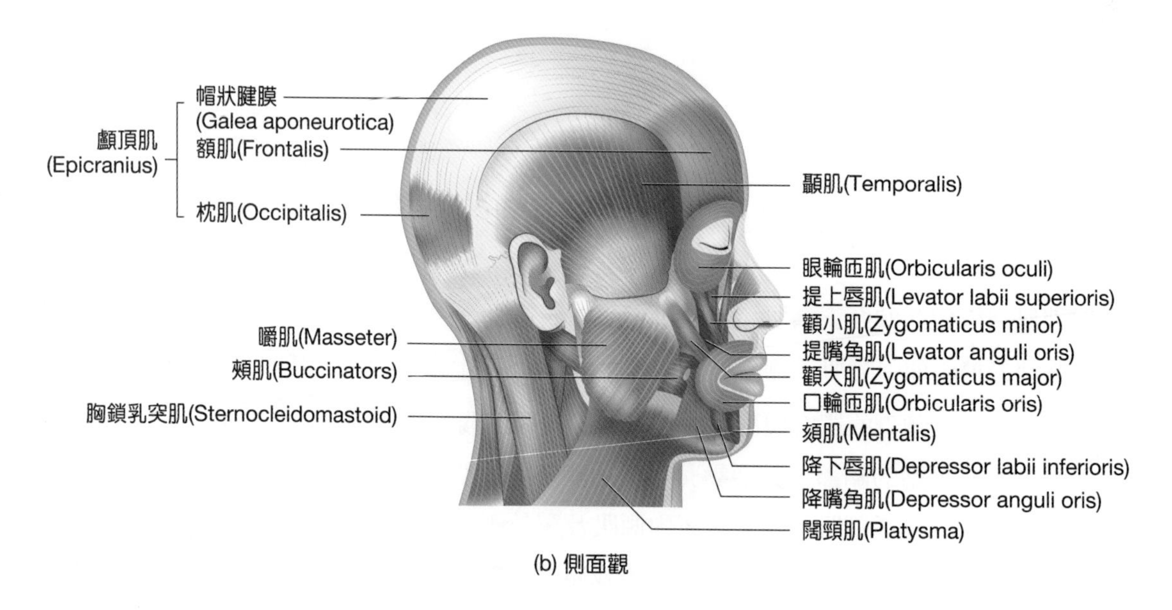

(b) 側面觀

圖 5-1 顏面表情肌

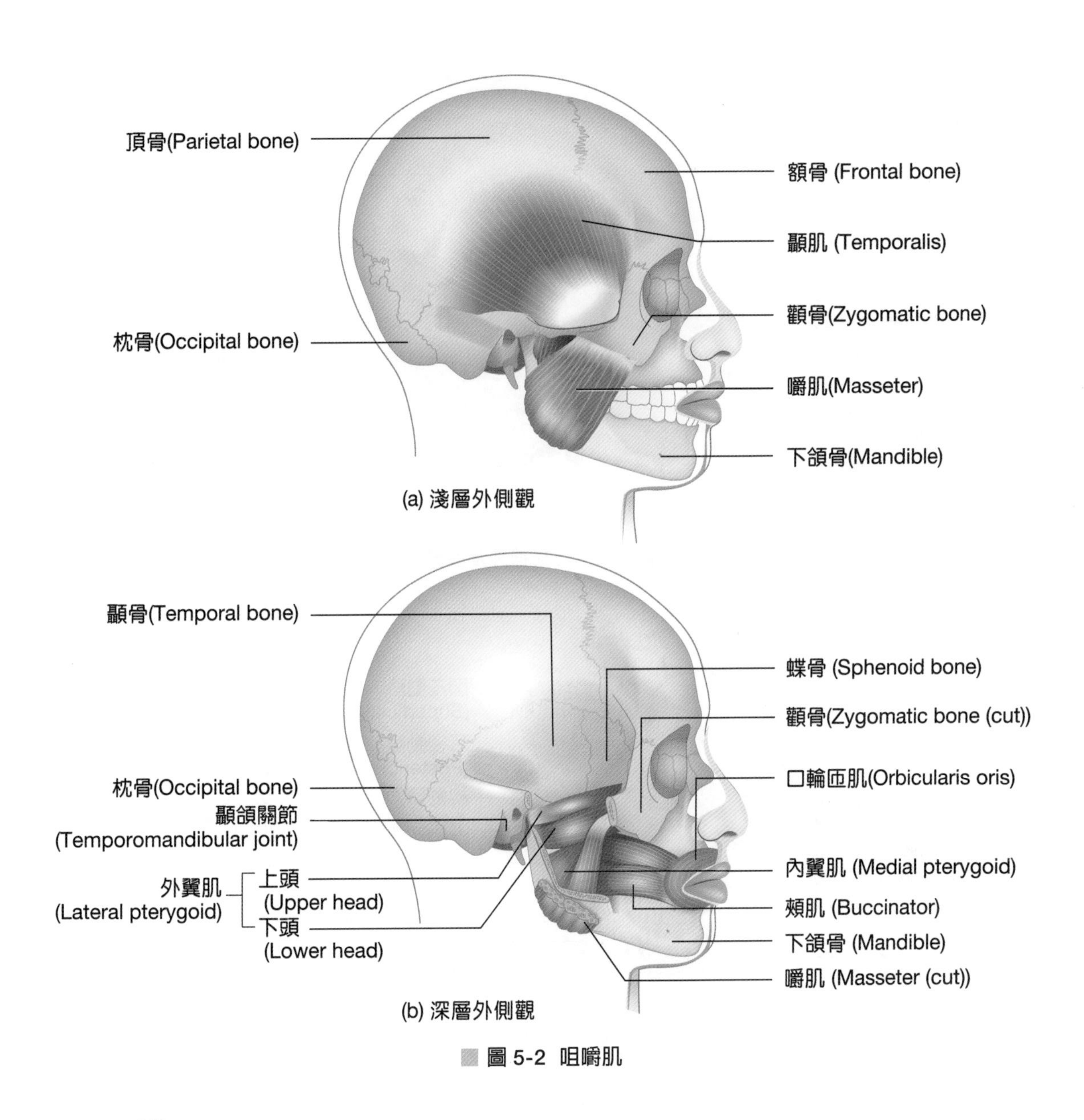

圖 5-2 咀嚼肌

延伸閱讀

顳頜關節脫位（下巴脫臼）

控制下顎活動需透過顳頜關節，該關節屬於球窩關節。張嘴時，球部會脫離窩部處，並且向前擺動；相對的，當嘴巴合上時，球部便會回復到原位，若張口過大導致球部脫離窩部太遠，就會發生顳頜關節脫臼，無法回復原位。此外，若關節韌帶彈性不佳或出現鬆弛狀況，即會出現習慣性脫臼情形，慣性脫臼的個案除了避免張口過大以外，亦可選擇保守性外科治療，甚至考慮關節隆突切除術，避免再次發生。

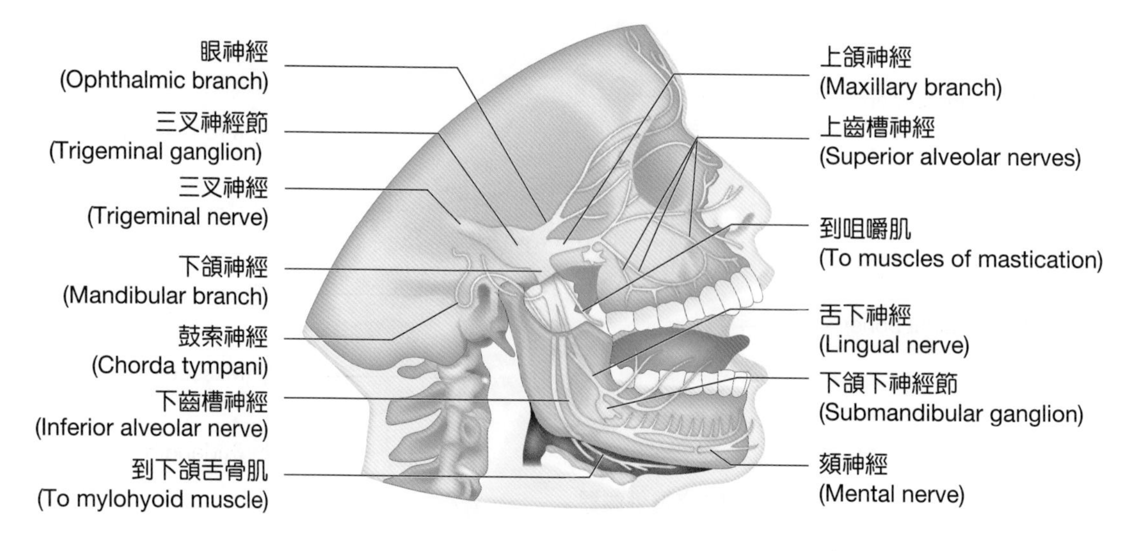

圖 5-3　三叉神經及其分枝

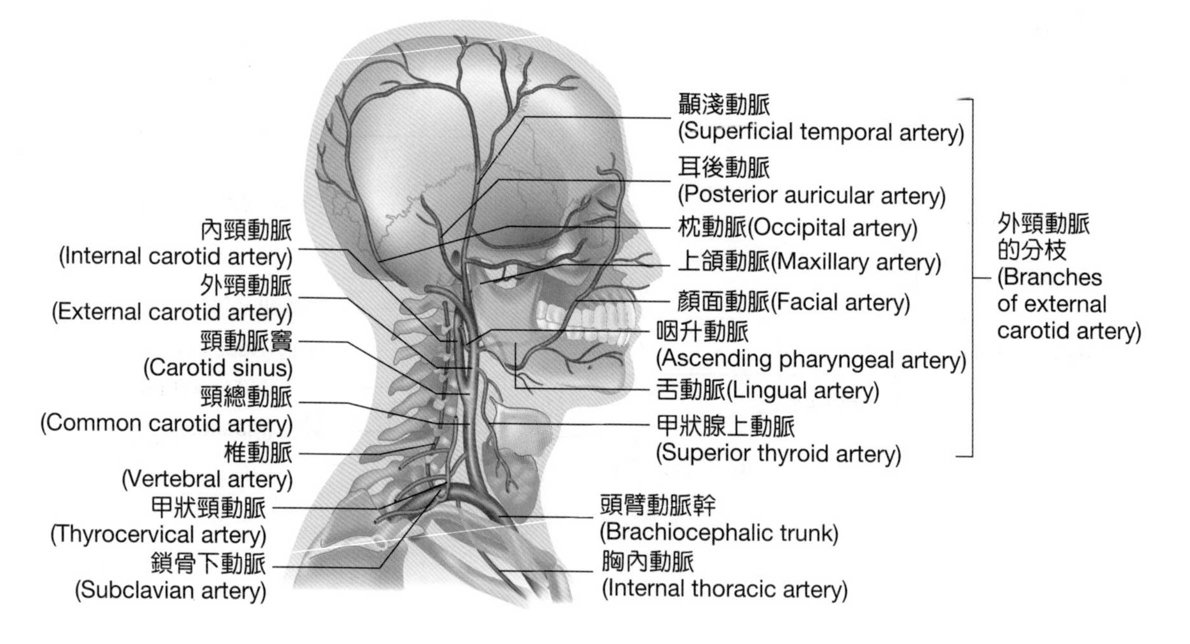

圖 5-4　頭頸部動脈

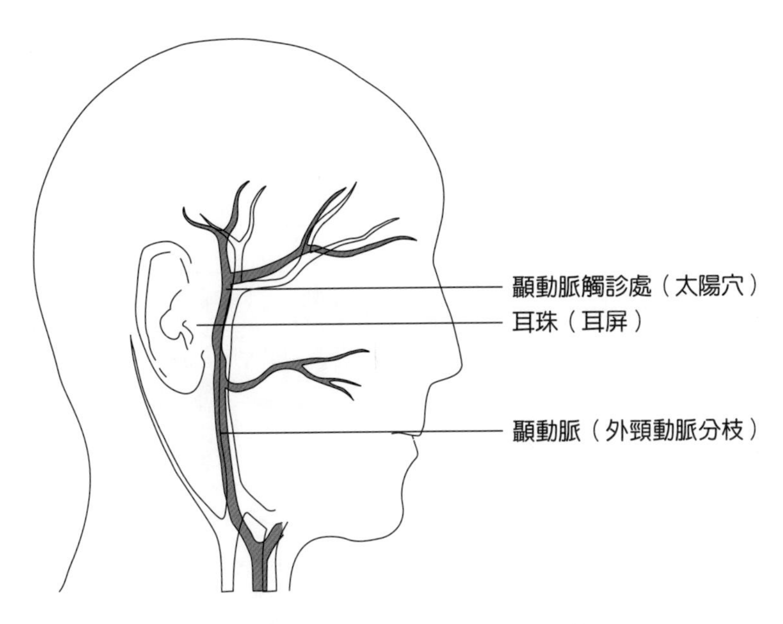

圖 5-5 顳動脈走向及其觸診部位

黑眼圈

黑眼圈分為四類：

1. 血管異常：眼睛周圍血管增生或是過度擴張，導致眼周皮膚暗沉而形成之黑眼圈。常見於過敏性鼻炎或用眼過度者。
2. 色素沉著：過度曝曬陽光、用力搓揉眼睛或先天性黑色素沉澱在眼睛周圍。
3. 眼窩結構問題：包括眼窩處凹陷、顴骨過高或有淚溝、眼袋，使眼睛周圍膚色較為暗沉形成黑眼圈。
4. 混合型：顧名思義為結合上述三種類型而成。

二、頭部的解剖生理

6歲時頭顱大小已為成年的90%左右，故從整體的比例來看，幼兒時期的頭顱較臉部為大。頭部(Head)的外在結構包括：

1. **頭骨**：可保護腦組織避免受傷害，包括顱骨(Cranial Bone)及顏面骨(Facial Bone)兩部分（圖5-6）。

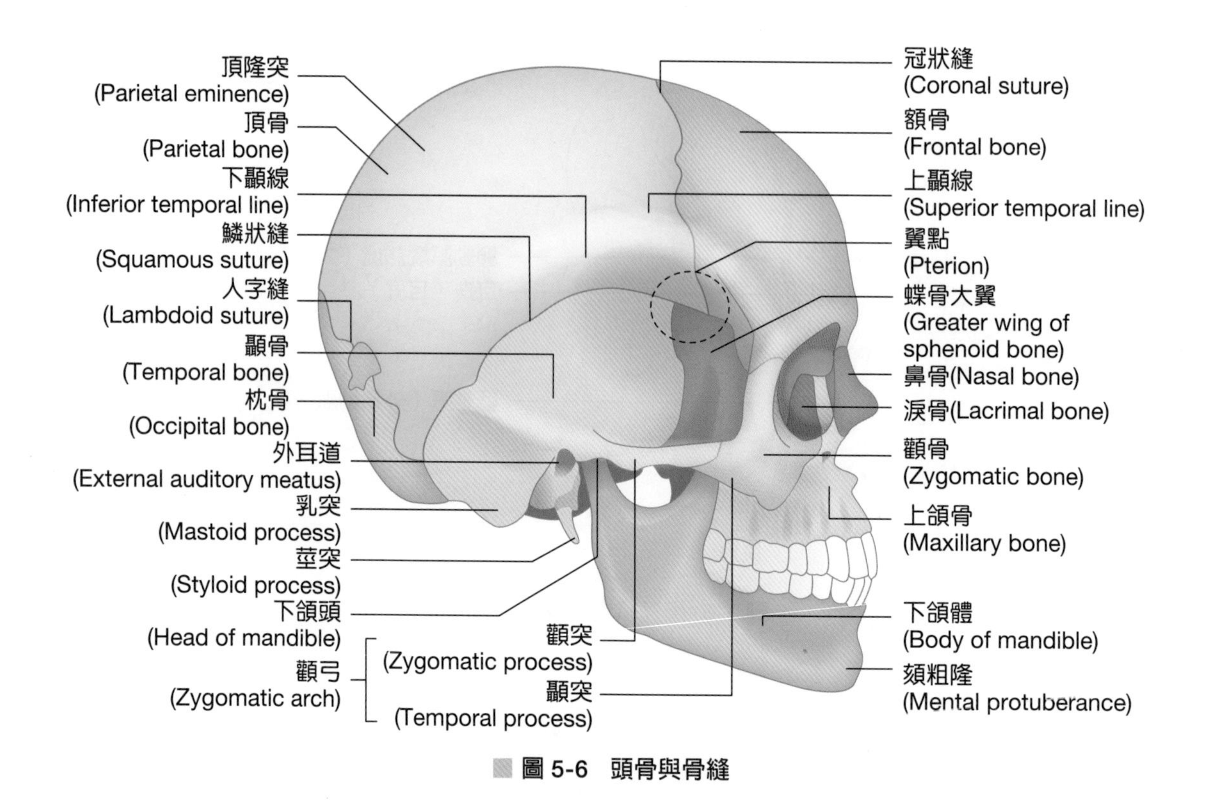

圖 5-6　頭骨與骨縫

(1) 顱骨：由8塊骨頭組成，包括成對的頂骨(Parietal Bone)、顳骨(Temporal Bone)及單一的額骨(Frontal Bone)、枕骨(Occipital Bone)、蝶骨(Sphenoid Bone)及篩骨(Ethmoide)。

(2) 顏面骨：由14塊骨頭構成，包括成對的鼻骨(Nasal Bone)、顴骨(Zygomatic Bone)、上頷骨(Maxilla)、顎骨(Palate)、淚骨(Lacrimal Bone)、下鼻甲(Inferior Conchae)及單一的下頷骨(Mandible)、犁骨(Vomer)。

2. **骨縫**：8塊顱骨間的嵌合屬於不動關節，稱為骨縫(Suture)（圖5-6），包括額、頂骨間的**冠狀縫**、兩頂骨間的**矢狀縫**、頂、枕骨間的**人字縫**以及顳、頂骨間的**鱗狀縫**。骨縫交會處之空隙稱為囟門(Fontanel)，**最大的囟門**位於前頂稱為**前囟**(Anterior Fontanel)，**呈菱形，出生後約9個月～2歲骨化閉合**；位於人字縫中點的**後囟**(Posterior Fontanel)**呈三角形，出生後1~2個月閉合**，最晚於出生後6個月內完成閉合（與其他小囟門相同），如此可使腦部繼續生長。

三、頸部的解剖生理

(一) 基本結構

1. **頸椎**：頭顱由頸椎支撐，自第一頸椎（寰椎；C_1）、第二頸椎（軸椎；C_2）至第七頸椎(C_7)。C_7**有較長的脊椎突起**，當頭屈曲時**可於後頸觸摸到，又稱隆椎**（圖5-7）。
2. **頸部肌肉**：主要為胸鎖乳突肌(Sternomastoid Muscle)與斜方肌(Trapezius Muscle)，這些肌肉左右對稱且支持頸部與協助活動，皆由副神經(Accessory Nerve; CN XI)支配。
   (1) **胸鎖乳突肌**：起於胸骨上與鎖骨內側端，止於顳骨的乳突，可**使頸部轉動及彎曲**。而胸鎖乳突肌將同側頸部分成兩個三角形，在其前方稱為前三角(Anterior Triangle)，其後面則稱為後三角(Posterior Triangle)，此為描述位置時相當有用的參考地標（圖5-8(a)）。
   (2) **斜方肌**：起於枕骨、頸背韌帶、第七頸椎及所有胸椎，止於鎖骨外側1/3、肩峰、肩胛棘內側（圖5-8(b)），可**使肩膀上舉、肩胛骨往下或往脊柱方向移動、頭頸部轉動及伸展**。

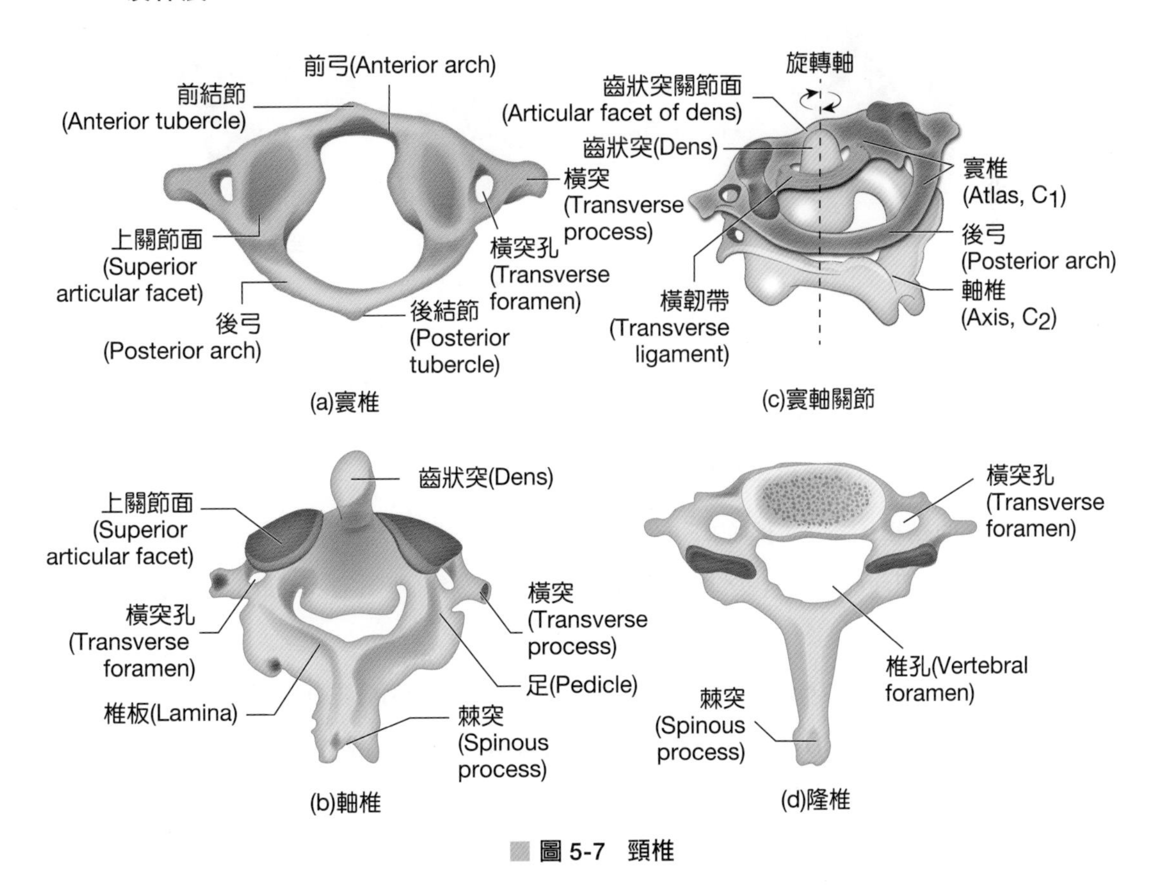

圖 5-7 頸椎

延伸閱讀

胸鎖乳突肌麻痺

由於睡眠時姿勢不良或枕頭太高、太硬，使脊副神經受到壓迫，造成胸鎖乳突肌麻痺，進而使個案有頸部僵硬感或轉動困難情形。

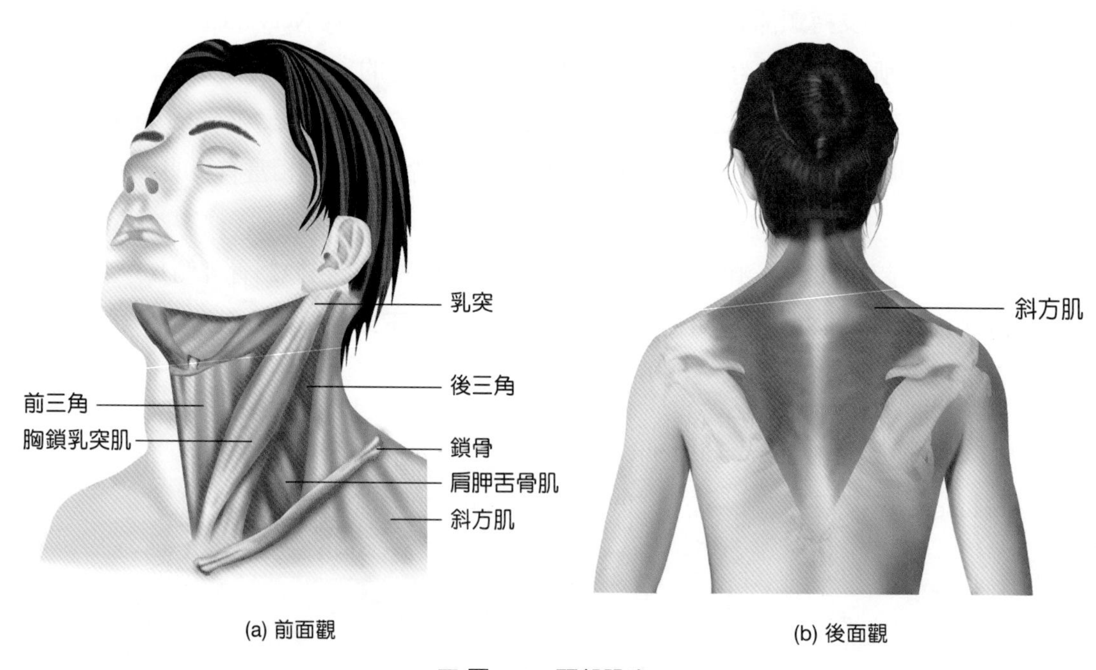

(a) 前面觀　　(b) 後面觀

圖 5-8　頸部肌肉

3. **頸部血管**：頸總動脈分枝成內、外頸動脈的位置，位於**甲狀軟骨上緣切迹外側**，上有**頸動脈竇**(Carotid Sinus)（圖5-9），**若過度刺激會造成心跳減慢、血壓下降**，因此**觸診頸動脈**時宜**將觸摸位置往下移至喉結外側**。
4. **前頸部中央的結構**：自下頷骨的下方開始；頸中央結構包括舌骨(Hyoid Bone)、甲狀軟骨(Thyroid Cartilage)、環狀軟骨(Cricoid Cartilage)、氣管環(Tracheal Ring)及甲狀腺峽部。
5. **頸部淋巴結**：頭頸部有豐富的淋巴及淋巴結(Lymph Node)分布，並有最大量的淋巴引流，可過濾淋巴液、偵測有無外來物和吞噬病原體，防止有害物質進入循環系統中（詳見第11章第一節淋巴系統概論）。

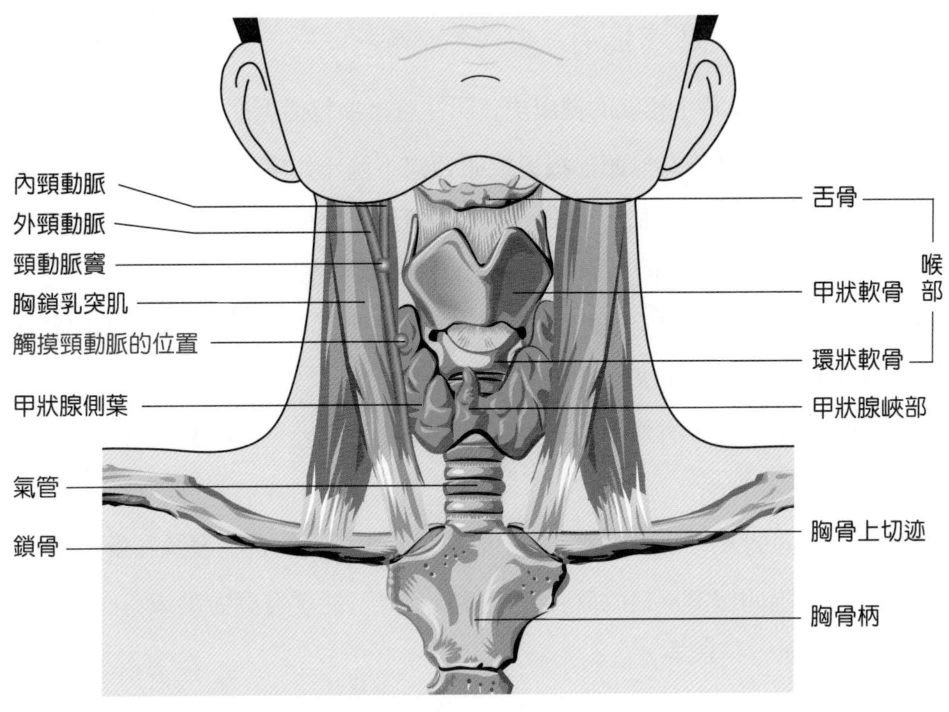

圖 5-9　頸部的結構（正面觀）

（二）甲狀腺腺體

甲狀腺(Thyroid Gland)是內分泌系統的重要標的器官，可製造甲狀腺素與三碘甲狀腺素，**負責體內的新陳代謝、生長發育與神經系統活性的調節**。

1. **結構**：甲狀腺由**峽部**(Isthmus)及兩個**側葉**(Lateral Lobe)**組成**。
2. **位置**：甲狀腺位於頸部中央，亦即頸前、下部氣管的兩側，其**峽部位於環狀軟骨下方約 1 cm，橫跨在氣管上**，而**側葉像蝴蝶**形狀，微向後彎，位於**氣管兩側**，但大部分的**側葉被胸鎖乳突肌覆蓋**（圖5-9），頸部最上方有舌骨，沿著往下可以找到**甲狀軟骨（俗稱喉結）**與環狀軟骨，再稍微往下約1 cm處是觸摸甲狀腺峽部的位置。
3. **大小**：正常甲狀腺重約15~25公克，大小約5×3×2 cm^3，**兩側對稱，表面光滑，質地柔軟，正常情況看不到且摸不到**，除非是甲狀腺腫大。而**甲狀腺腫大**(Thyromegaly)的分級為：
   (1) **I度：看不到但能觸及。**
   (2) **II度：能看到也能觸及，但在胸鎖乳突肌以內。**
   (3) **III度：可看到也能觸及，且大小超出胸鎖乳突肌的範圍。**

四、臉頭頸的健康史評估

評估臉頭頸一般結構時，相關的健康史資訊注意事項包括：

1. **現在病史**：詢問個案最近有無頭部損傷或頭頸部不適（如疼痛、腫脹感等），可利用第一章提及的PQRST要點來評估，並進一步收集資料。頸部僵硬、扭傷（俗稱落枕）是頸部疼痛最常見的疾病，頸椎的疼痛常伴有頭昏與上肢麻木感。
2. **過去病史**：詢問個案出生時有無相關之產傷或頸部外傷、有無高血壓、淋巴結或甲狀腺腫等疾病及是否曾因頭頸部疾病住院或手術等。
3. **家族史**：詢問個案家族中有無罹患高血壓、偏頭痛、禿髮、動脈粥狀硬化或靜脈曲張等疾病史。
4. **心理社會史**：詢問個案的職業；因工作壓力或過於焦慮可能會引發頸部痠痛。
5. **日常生活型態**：詢問個案平日的飲食狀況以及有無可能誘發高血壓或心血管疾病等不良生活習慣，如吸菸、飲酒等。

頭痛

可分為原發性及續發性：

1. 原發性：無法確定原因，包括：
   (1) 偏頭痛：會週期性復發，發作多於青春期，具有家族傾向。多半無症狀，有預兆者會歷經前驅症狀、預兆期、頭痛期、結束期。相關因素有工時過長、壓力、睡眠不足、情緒緊張、長時間處於高噪音高溫環境下等。
   (2) 緊縮型：最普遍的類型。發作時顳葉及後頸部肌肉會有緊縮感，情緒及生理壓力會誘發。
   (3) 叢發型：屬嚴重血管性頭痛，病理機轉尚不明瞭，多為單側發作。疼痛會伴隨眼睛及眼窩穿透性疼痛，甚至輻射至臉部及顳葉。
   (4) 三叉自律神經性頭痛。
2. 續發性：與疾病有關的頭痛；相關因素包含腦腫瘤、感染、物質濫用及精神疾患等。

甲狀腺疾病常見症狀

年輕個案多半以神經症狀為主，長者則是心血管及神經肌肉症狀，常見症狀如下：

1. 因新陳代謝率增加常有體重減輕情形。
2. 容易緊張不安、注意力無法集中。
3. 情緒不穩定、不合乎場合的興奮感或哭泣行為，繼而影響人際關係。
4. 對熱耐受力不佳，容易流汗。
5. 甲狀腺細胞增生肥厚導致甲狀腺腫徵象，多為對稱性腫大。
6. 眼球突出（通常為雙側性）、眼瞼遲滯、瞪視及瞼裂變寬。

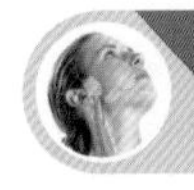

5-2 臉頭頸評估程序

程　序	說　明
評估前準備	
1. 洗手	1-1. 接觸個案前後均需洗手
2. 用物：聽診器、杜卜勒超音波(Doppler)、溫開水一杯	
3. 核對個案	3-1. 核對床頭卡及手圈以詢問個案或家屬
4. 自我介紹	
5. 詢問健康史	5-1. 包括現在病史、過去病史、家族史、心理社會史及日常生活型態
6. 解釋檢查目的及操作過程	6-1. 主要目的在瞭解頸部的健康狀況，期望能早期發現早期治療，過程中檢查者會使用眼睛觀察並以手觸摸有無異常現象
7. 環境安排	7-1. 選擇合宜室溫(22~25℃)、光線充足且安靜的室內
8. 準備個案 (1) 請個案採舒適的坐姿 (2) 請個案移除髮夾並穿著適合頸部檢查的寬鬆衣服	8-1. 告知個案若有任何不適可隨時告知檢查者

程　序	說　明

檢查步驟

（一）視　診

1. 臉部(Face)

(1) 皮膚：顏色與質地

(1)-1. 正常：**膚色均勻，質地光滑**；沒有發紅或色素沉著、脫皮、乾裂及水腫等異常情形

異常 (1)痤瘡：俗稱青春痘，好發青春期階段。由於皮脂分泌旺盛，造成痤瘡桿菌繁殖過剩，分解皮脂腺內脂肪產生脂肪酸，造成毛囊組織發炎或阻塞。常見臨床表徵有粉刺、紅色丘疹、膿疱及疤痕

(2)庫欣氏症候群：皮膚表徵呈現多毛、皮膚變薄、容易瘀血

(3)紅斑性狼瘡：若為典型盤狀紅斑性狼瘡，會侵犯光線暴露的區域，出現鱗屑、紅色斑塊及毛囊塞子構成的單一病灶，主要集中在臉部及頸部，也可能發生在手背及手臂；系統性紅斑性狼瘡則會在臉部出現蝴蝶狀的紅斑

(2) 面部表情與對稱性：觀察面部表情是否自然、結構是否對稱（由CN VII掌控）（圖5-10）

(2)-1. 正常說話時，面部表情自然且合宜，無歪斜、不自主臉部運動或抽搐情形

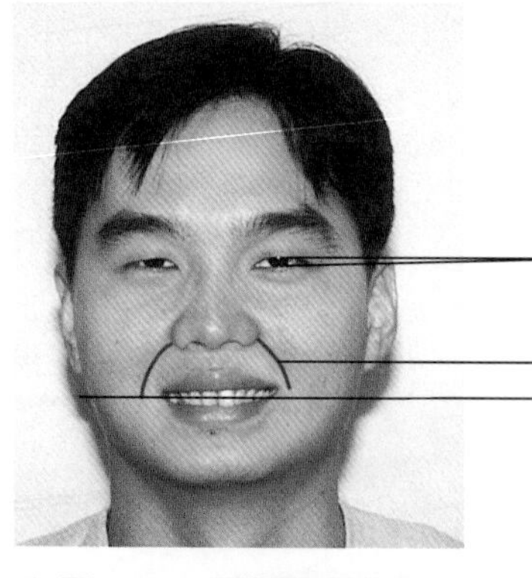

圖 5-10　評估臉部的對稱性

A. 眼瞼裂(Palpebral Fissure)：觀察上下眼皮間的開縫寬度

A-1. 正常：兩眼的眼瞼裂間是一致且對稱的

程 序	說 明
B. 鼻唇摺	B-1. 鼻唇摺是由鼻翼側延伸至嘴角的褶線，正常應為兩側對稱
C. 左右唇連線	C-1. 正常：兩側嘴角連線呈水平或等高的 異常 臉部肌肉或顏面神經(CN VII)有問題者，麻痺側的嘴角會下垂，其半邊的面部皆會受影響（詳見第6章神經系統評估）
2. 頭部(Head)	
(1) 皮膚、毛髮分布：將頭髮分開，觀察頭皮(Scalp)有無禿髮、頭皮屑、頭蝨、紅腫或疤痕（圖5-11）	(1)-1. 正常頭皮顏色會較身體膚色為白 異常 甲狀腺機能亢進者毛髮較纖細；甲狀腺機能低下者毛髮較粗糙 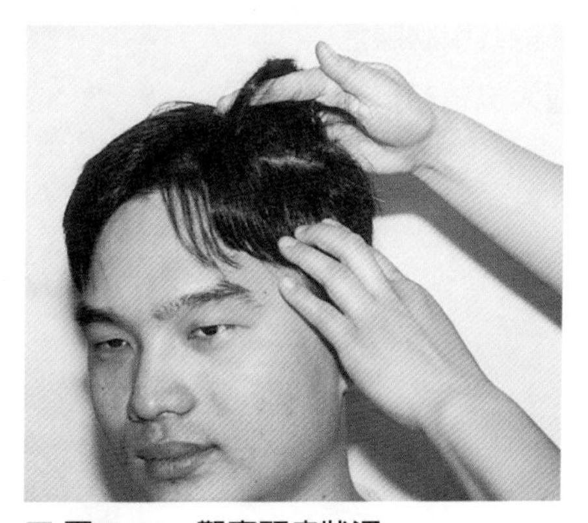 **圖 5-11　觀察頭皮狀況**
(2) 頭顱大小	(2)-1. 成人頭顱與身長比例為1：8；6歲以下孩童的頭顱大小評估目的在腦部發展 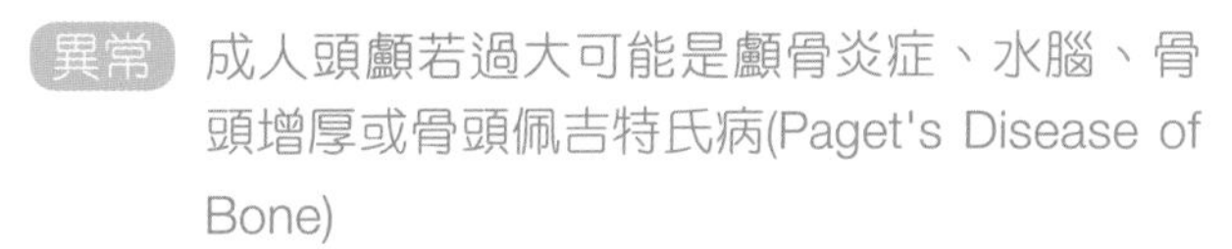 異常 成人頭顱若過大可能是顱骨炎症、水腦、骨頭增厚或骨頭佩吉特氏病(Paget's Disease of Bone)
(3) 形狀：請個案頭部微俯，自顱頂觀察其頭形	(3)-1. 正常頭顱形狀呈圓形且外側對稱，無異常凸出或凹陷
3. 頸部(Neck)	
(1) 外形、對稱性：觀察有無斜頸、短頸、疤痕、腫塊或發炎徵象	(1)-1. 正常是**直立穩定**的（位在身體中線上） 異常 若頸部不對稱可能因頸肌攣縮、斜頸或副神經(CN XI)受損造成；短頸或蹼狀頸（鬆而呈扇形皺摺）則可能有先天性的異常問題，如唐氏症，但也有可能是單獨出現的頸部異常

程　序	說　明
(2) 視診前頸部中央結構：觀察結構之對稱性。（頸部血管的對稱性詳見第7章心臟血管系統評估）	(2)-1. 正常：舌骨、甲狀軟骨、環狀軟骨及氣管皆為對稱；頸部較突出處為甲狀軟骨（俗稱喉結），一般男性較女性突出
(3) 視診甲狀腺(Thyroid Gland)	
A. 請個案採**坐姿**，**含少量開水**在口中	
B. 頭稍**後仰**，然後**吞下**開水	B-1. 正常人在吞開水時，前頸部中央結構會對稱上提，但看不到甲狀腺組織有任何明顯的突起，唯頸部細長的青春發育期女性，可能隱約看到甲狀腺
C. 於個案吞咽時觀察甲狀腺活動性及有無腫大或結節情形（圖5-12）	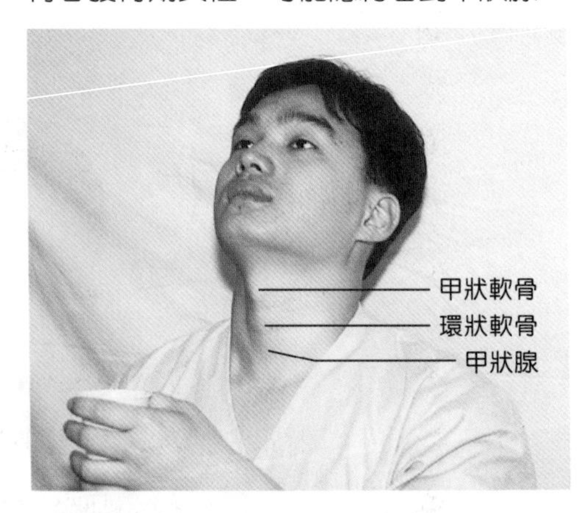 **圖 5-12 視診甲狀腺的活動情形（吞嚥時中央結構上提）**

（二）觸診

程　序	說　明
1. 動脈觸診	
(1) 顳動脈：以食指和中指指腹輕輕觸摸左、右側耳屏上方，感覺其彈性、搏動的速率、強度及節律性（圖5-13）	(1)-1. 正常：可觸及有彈性的顳動脈，搏動規律且左右對稱 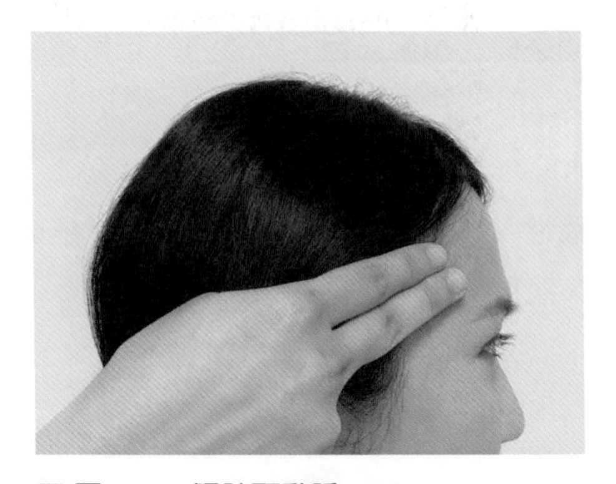 **圖 5-13 觸診顳動脈**

程　序	說　明
(2) 頸動脈：位於頸部下段的胸鎖乳突肌內側或環狀軟骨旁的甲狀腺側葉邊緣，以食指及中指輕輕觸診其上	(2)-1. 注意不可兩邊同時測量，以避免同時壓迫造成腦部血流灌注量減少 (2)-2. 頸動脈竇若受刺激（如過度按摩），會造成血壓降低、心跳減慢，除特殊狀況想刻意減緩心跳，否則測量頸動脈不宜使用此部位。若想找到頸動脈竇，必須先定位頸動脈脈動處，再確認頸內、外動脈分叉位置（甲狀軟骨上方），頸動脈竇即位於此處
2. 頭部皮膚 以食指及中指或連同無名指的指腹環形觸摸，觸摸時詢問有無壓痛情形	2-1. 注意有無任何疼痛、畸形、凹陷或腫塊等病灶 異常 若頭皮有圓形凸起且伴隨疼痛感，可能為皮脂腺阻塞；頭骨若凹凸不平，則可能有骨折情形，但正常頭骨仍有可能觸摸到頭骨間縫合線的脊，如矢狀縫的縫合線，需注意辨別
3. 關節活動 **(1) 頸部關節** A. 詢問個案有無頸部僵硬、不自主的運動或無力現象	
B. 檢查者雙手捧住頭部作被動頸部關節運動（圖5-14） 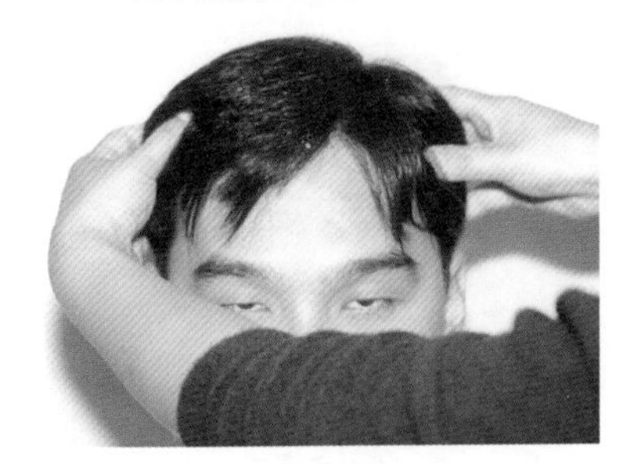 **圖 5-14 頸部關節活動之雙手捧頭法**	B-1. 正常：活動中沒有不舒服或眩暈情形，頭部可自由轉動，通常可向左或右側屈40度，耳朵可以碰觸肩；前屈45度下巴可觸及胸（圖5-15），頭部過度伸展可至50度觸及背（圖5-16） 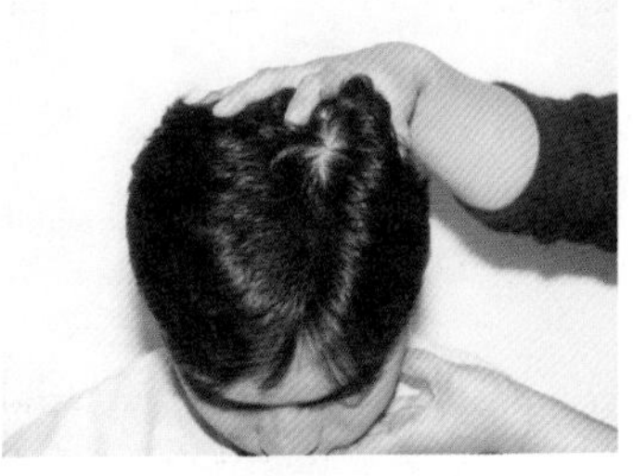 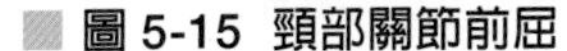 **圖 5-15 頸部關節前屈** 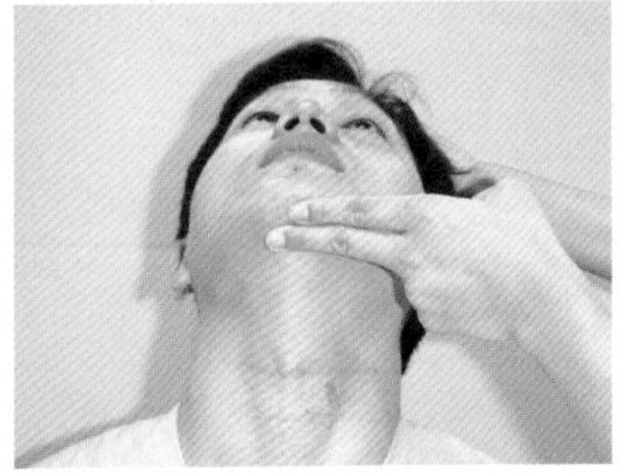 **圖 5-16 頸部關節過度伸展**
C. 執行以上動作時，感受個案的頸部關節有無活動受限或僵硬情形	異常 頸部轉動受限或頸部僵硬可能是頸椎病變或組織發炎，若伴有頭痛一般為腦膜炎、不自主的運動可能為巴金森氏症；若為重症肌無力、進行性肌肉失養症，則頸部無力向前傾，甚至抬不起來

程序	說明
(2) 顳頷關節	(2)-1. 正常：可平順下滑，且無輾軋聲(Crepitation)、卡擦聲、活動範圍變小、腫脹、壓痛等主訴
A. 以兩手食指及中指置於個案兩側耳珠（耳屏）前方，請個案張口再閉口（圖5-17），以感受下頷骨移動情形	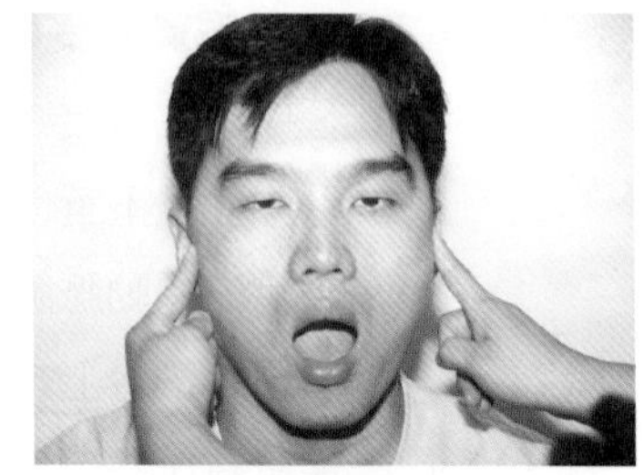 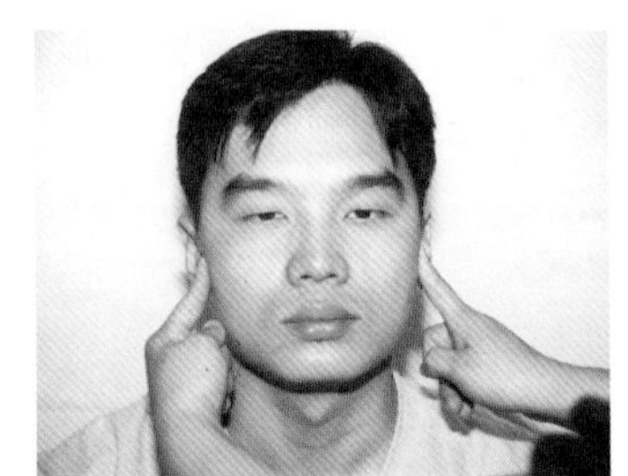 (a) 張口 (b) 閉口 圖 5-17 顳頷關節之活動情形
B. 詢問個案有無不適（如疼痛、腫脹）	
4. 觸診氣管：下列方法擇一：	4-1. 氣管(Trachea)位於兩側胸鎖乳突肌正中央，排列成一直線
(1) 方法一：將食指置於氣管與胸鎖乳突肌間（圖5-18(a)），感受其間的距離並與另一側作比較	4-2. 正常：兩邊距離相同，即氣管位於正中央 異常 距離不同表示氣管偏移，如肺擴張不全或肺纖維化之氣管會偏向患側；若為淋巴結腫大、頸部腫瘤、單側性肺氣腫或張力性氣胸，氣管則會偏向健側
(2) 方法二：以食指與中指同時觸診（圖5-18(b)），比較兩側氣管與胸鎖乳突肌間距離	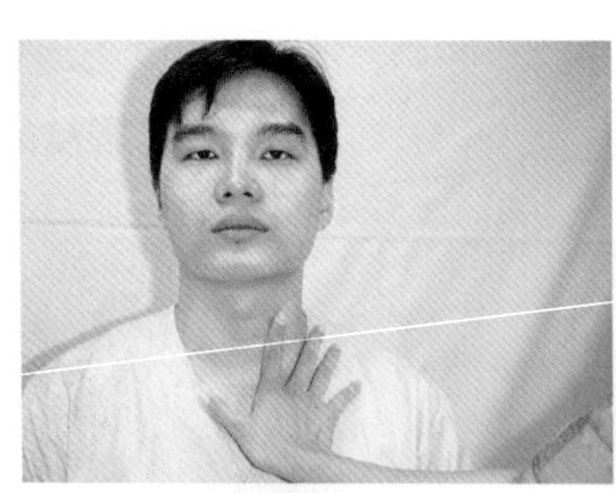 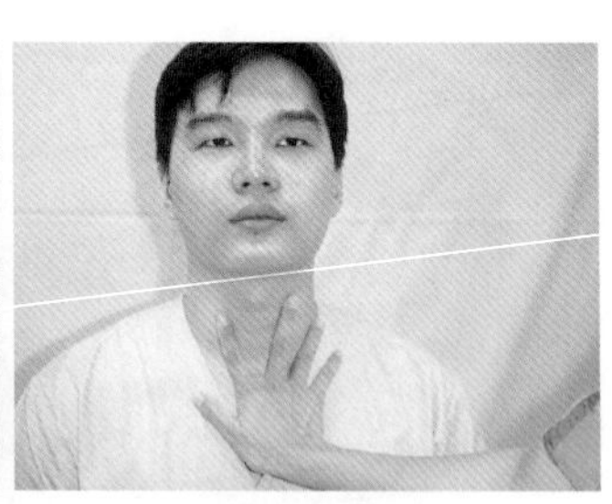 (a) 方法一 (b) 方法二 圖 5-18 氣管之觸診
5. 觸診甲狀腺(Thyroid Gland) 下列方法擇一：	5-1. 當視診不能確定甲狀腺輪廓或質地時，可藉助觸診進一步評估 異常 頸前下方有腫塊，伴有突眼、多汗、消瘦或脈搏加快，可能是甲狀腺功能亢進

程　序	說　明
(1) 前方觸診法 A. 檢查者坐於**個案對面** B. **檢查峽部**時，**食指及中指置於環狀軟骨下觸診** C. 請個案**吞口水**或**喝少量開水** D. 觸診過程中以指標感受峽部的質地，注意有無腫塊、結節或震顫（圖5-19）	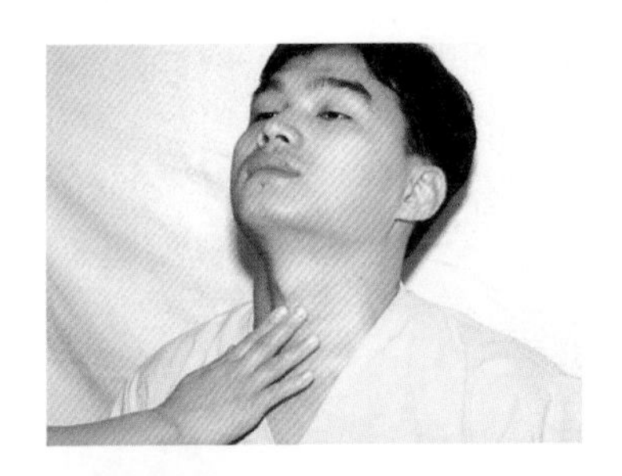 圖 5-19 由前方觸診甲狀腺峽部
E. **檢查右側葉**時（圖5-20），請個案**頭略向右側屈**，檢查者將右手拇指往內橫放於環狀軟骨下氣管的左側	E-1. 略向右側屈之姿勢可放鬆右側頸部肌肉以利觸診 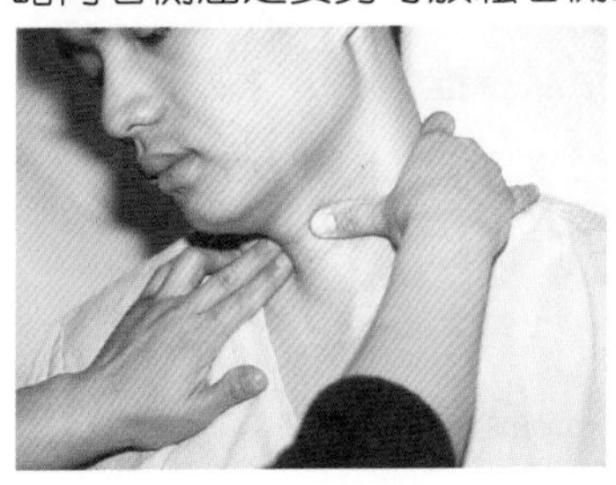 圖 5-20 由前方觸診甲狀腺右側葉
F. **將甲狀腺推向右側，請個案吞口水同時以左手二指指腹感覺**其大小、邊緣、質地，注意有無結節、腫塊、壓痛及震顫	F-1. 正常：摸不到甲狀腺側葉；而峽部會隨吞嚥動作上下移動。脖子纖細者可觸及之，有如一層薄膜或橡皮般的觸感 異常 甲狀腺有腫塊或側葉不對稱（須再檢查其他系統，如皮膚、心臟血管、胃腸及神經系統）
G. 當觸及腫塊時，請個案喝口水，若**腫塊隨吞嚥上下移動，則證實為甲狀腺腫塊** H. 以同樣方法檢查左側葉	
(2) 後方觸診法 A. 檢查者**站於個案身後**，請個案**頭微前傾**	(2)-1. 檢查結果之說明同前方觸診法

程序	說明
B. 檢查峽部時，將雙手拇指置於個案頸後，**食指、中指及無名指往前放於頸前中央**（食指位置在環狀軟骨下方） C. 請個案吞口水或**喝少量的開水**，以指腹感受峽部的質地，注意有無腫塊、結節或震顫（圖5-21） D. **檢查右側葉時**（圖5-22），請個案**頭略向右側屈**，檢查者的**兩手各放於兩側葉上**（約氣管與胸鎖乳突肌間） E. 以**左手三指指腹**將甲狀腺**推向右側**，請個案吞口水，同時以**右手指腹感覺**甲狀腺的大小、邊緣、質地，注意有無結節、腫塊、壓痛及震顫 F. 以同樣方法檢查左側葉	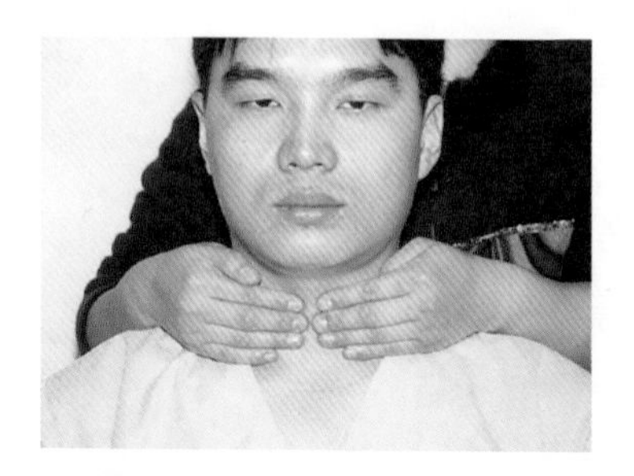 圖 5-21 由後方觸診甲狀腺峽部 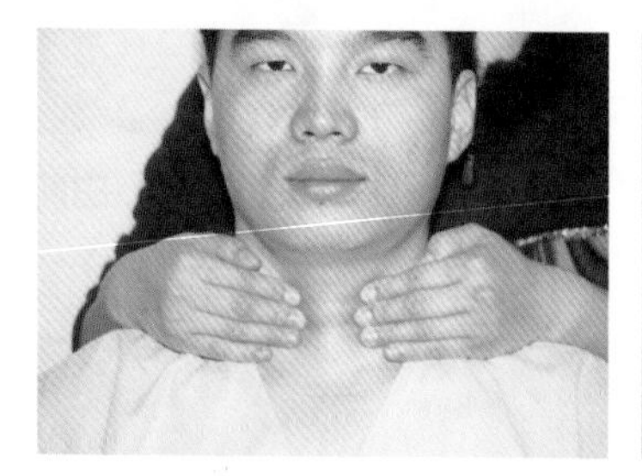 (a) 站在個案背後 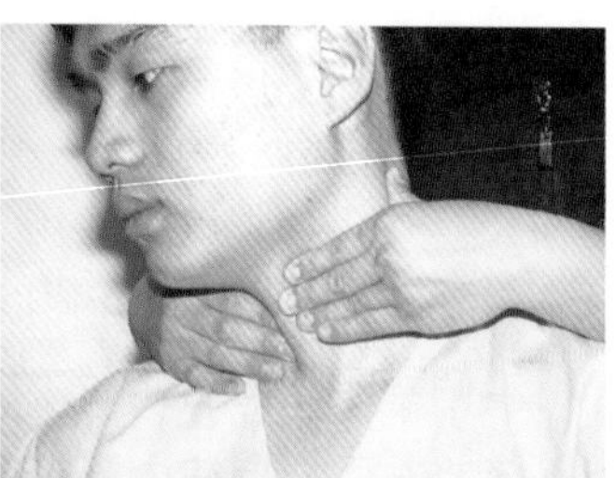 (b) 個案頭向右側屈，檢查者左手推，並由右手感覺 圖 5-22 由後方觸診甲狀腺右側葉
6. 淋巴結(Lymph Node)	
(1) 健康史：詳見第11章第二節健康史評估	
(2) 頭頸部淋巴結檢查：請個案頭放輕鬆並稍向前傾，檢查者以食指、中指或連同無名指的指腹依序以環形按摩方式觸摸淋巴結	(2)-1. 檢查有無淋巴結腫大或結節，若有則須評估其位置、大小、形狀、性質、界線、軟硬度、對稱性、活動性及有無發炎徵象等（詳細的評估方式與結果見第11章第三節評估程序） (2)-2. 頭頸部淋巴結包括：耳前淋巴結、耳後淋巴結、枕部淋巴結、扁桃腺、下頷淋巴結、頦下（舌下）淋巴結、淺頸鏈淋巴結、深頸鏈淋巴結、後頸鏈淋巴結、鎖骨上淋巴結、鎖骨下淋巴結（詳細評估方法與結果見第11章第三節評估程序）

程　序	說　明
7. **評估頸部肌肉強度** 檢測胸鎖乳突肌與斜方肌的肌肉力量與強度	7-1. 目的在評估副神經(CN XI)的功能，詳見第6章神經系統評估
（三）聽 診	
1. **顳動脈(Temporal Artery)**	
(1) 將**聽診器鐘面**輕輕放置在耳屏上方太陽穴處聽診之	(1)-1. 正常：聽不到任何聲音或不會聽到雜音 異常 若出現嘈音(Bruit)，表示可能有顳動脈狹窄情形
(2) 使用杜卜勒超音波(Doppler)聽診之	(2)-1. Doppler之評估重點詳見第8章周邊循環系統
2. **頸動脈** 將**聽診器鐘面**輕輕放置在頸部下段，胸鎖乳突肌內側或環狀軟骨旁的甲狀腺側葉邊緣聽診之	2-1. 正常：聽不到任何聲音或不會聽到雜音 異常 若出現嘈音，表示可能有頸動脈狹窄情形
3. **甲狀腺(Thyroid Gland)** 將**聽診器鐘面**置於甲狀腺側葉上聽診，避免壓迫到頸動脈	3-1. 正常：聽不到任何聲音或不會聽到任何雜音 3-2. 甲狀腺腫大或組織增生（如甲狀腺功能亢進）時，因腫大的腺體血流會增加，導致振動或亂流發生，此時聽診會出現嘈音。最好以鐘面聽取，輕輕放置即可，勿施力以避免壓迫到頸動脈

5-3 眼耳鼻與口咽概論

一、眼睛

眼睛(Eye)為圓球狀的隨意感覺器官，直徑約2.5 cm，會對外界光線刺激產生反應，並經一連串複雜的傳導路徑而產生視覺功能。由外而內的結構包括：(1)附屬器官：如眉毛、睫毛、眼瞼、結膜、淚器；(2)眼球壁：分為外膜、中膜與內膜；(3)眼球內容物：如眼房、水晶體、玻璃體；(4)神經肌肉組織：控制眼部活動與視覺傳導（圖5-23~5-25）。

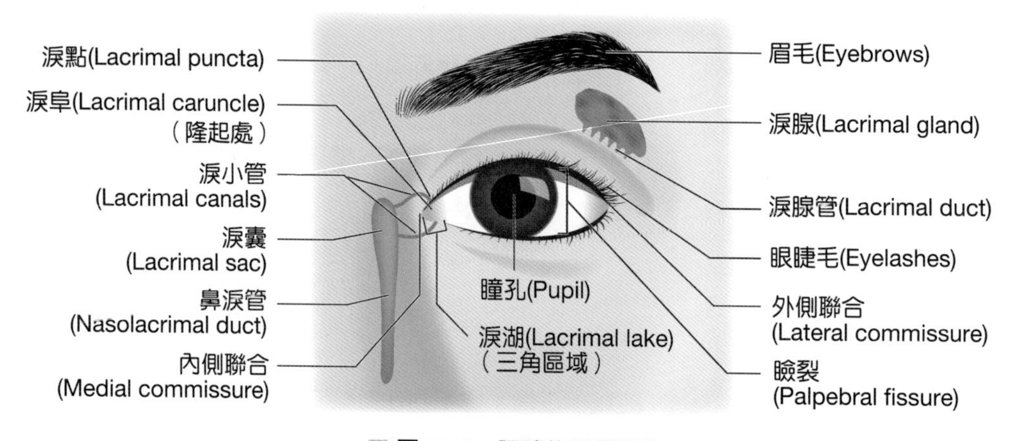

圖 5-23 眼睛的附屬構造

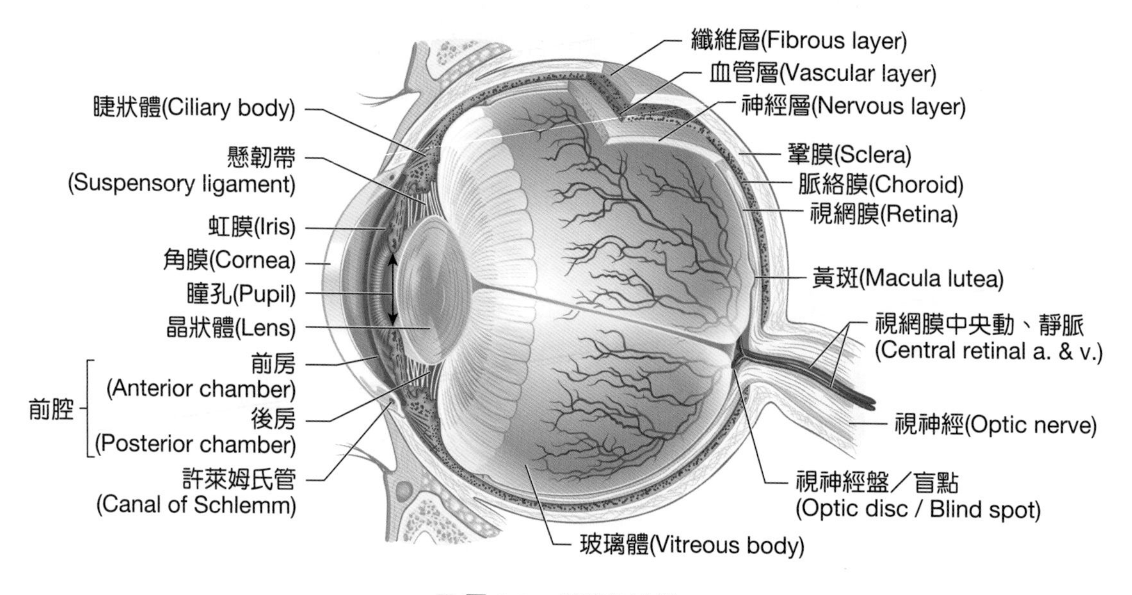

圖 5-24 眼球的結構

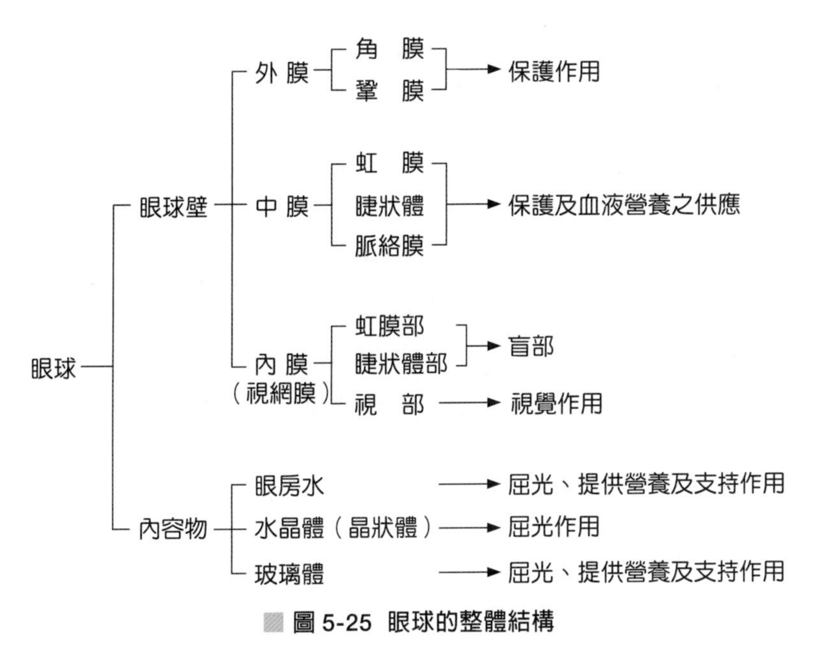

圖 5-25 眼球的整體結構

◎ 參考資料：沈清良(2011)．*實用解剖學*（四版）．華杏。

(一) 結構與功能

◎ 眼球壁

眼球的外殼維持眼球的形狀，由**三層細胞組成**。

1. **外膜（纖維層）**：由**角膜**(Cornea)及**鞏膜**(Sclera)構成，眼球前面1/6由角膜覆蓋，剩餘的5/6則由鞏膜覆蓋。
   (1) 角膜：為黑眼珠上一層薄而透明的上皮組織，無血管分布，但周圍有許多痛覺神經突觸，是眼球最敏感之處。角膜可藉大氣壓力與眼房水進行營養和氧合作用，其結構稍微外凸，可將光線折射至視網膜（為光線進入眼球時碰到的第一道構造），故若其表面不平整，可能會造成視力模糊或散光。
   (2) 鞏膜：呈不透明的白色（即眼白），由緻密彈性膠原纖維組成，能維持眼球形狀和保護內部結構，亦可用來**評估有無黃疸。角膜與鞏膜交接處稱為角膜緣**(Limbus)。
2. **中膜（葡萄膜層或血管層）**：包含脈絡膜(Choroid)、睫狀體(Ciliary Body)及虹膜(Iris)。
   (1) 脈絡膜：提供眼球（睫狀體、虹膜及視網膜）營養的部位，位在鞏膜內且與其緊密相連。
   (2) 睫狀體：睫狀體上的**睫狀肌**(Ciliary Muscle)**收縮**時，**水晶體**(Lens)會**變厚呈球狀**，具有**凝視（看近物）**的效果。

(3) 虹膜：為彩色的環狀簾，因人種不同而有不同顏色，如藍、灰、棕、黑等色，尚有深淺之分。**黃種人的虹膜多呈棕色**，其收縮程度（由動眼神經控制）**可決定瞳孔(Pupil)的大小**（瞳孔放鬆由三叉神經控制）。

3. **內膜**：眼球壁的最內層為視網膜(Retina)（圖5-26），為一層**薄的、敏感的且有神經血管分布的結構**，可分成色素層（外層）與神經層（內層），兩者若分開則會造成視網膜剝離。視網膜組織細微、易受傷害，且新陳代謝率高，一旦產生**缺血壞死，對視力會有不可逆的影響**。視網膜由錐細胞(Cones)、桿細胞(Rods)、雙極元細胞、水平細胞、無軸突細胞、神經節細胞及其突起所組成。**錐細胞和桿細胞為光感受細胞**，分別**負責彩色視覺與黑白（夜）視覺**，內含有視紫質(Rhodopsin)，強光下會快速用盡，而視紫質的再生與**維生素**A有關，因此缺乏維生素A會導致**夜盲**(Night Blindness)。這些光感受神經元、雙極元細胞及神經節細胞，依序形成突觸而傳遞視覺訊息，最後形成視神經(Optic Nerve; CN II)，經由視網膜的低凹處－視神經盤(Optic Disc)，通過眼球。眼底鏡下可觀察到動脈顏色淺（因較厚且不透光），而靜脈顏色較深且較粗（圖5-26）。光線經由眼球內多種不同密度的構造來造成不同程度的折射後，讓人產生更清楚的視覺。當外界影像投射在視網膜上，會在眼底呈**上下顛倒**、**左右相反**，正好與實體相反的影像（圖5-27）。

延伸閱讀

視神經盤與黃斑的中央小凹

- **視神經盤**(Optic Disc)：不含光感受神經元，無法形成影像，故稱為**盲點**(Blind Spot)。
- **黃斑**(Macula Lutea)：位於視神經盤的側邊及顳部，其內的**中央小凹**(Central Forvea)**為視覺最靈敏之處**，因**錐細胞密集**且對顏色具有接收能力，若失去對某種顏色具接受力的錐細胞，將造成**色盲**(Color Blindness)。

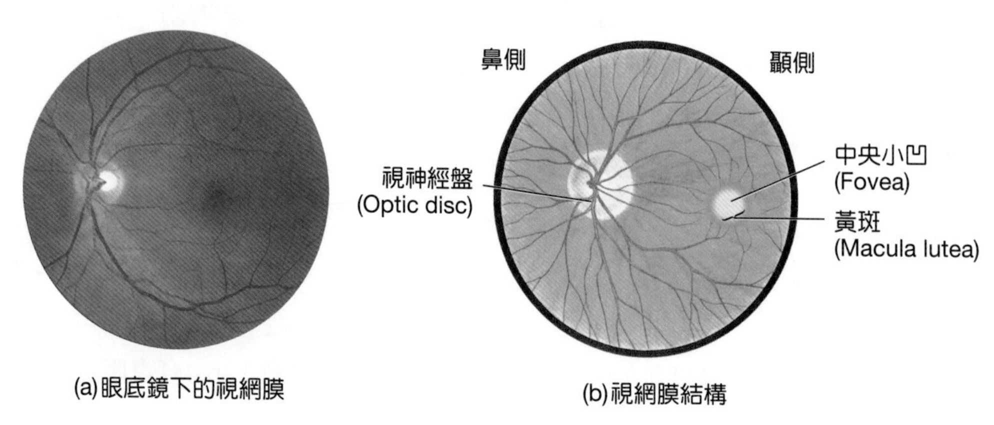

圖 5-26 視網膜

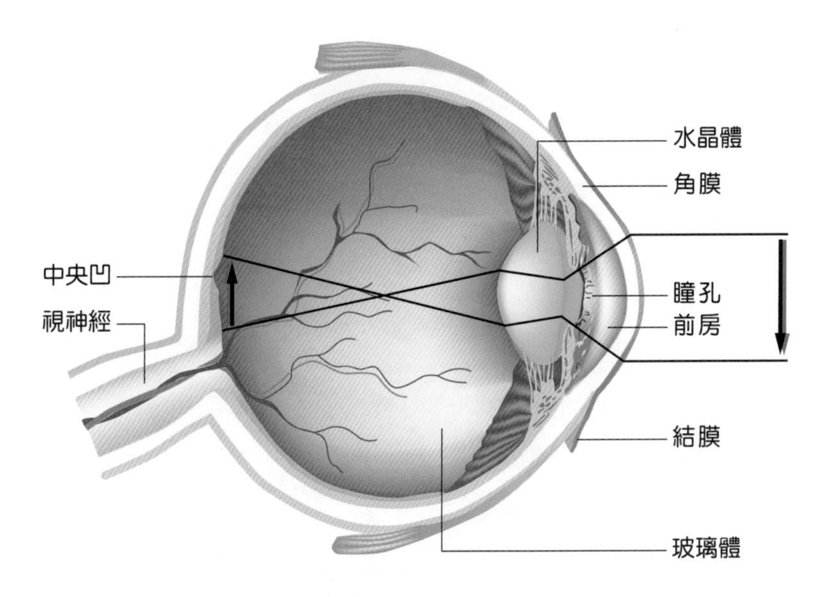

圖 5-27 正常眼球的折射

◎ 眼球內容物

1. **眼房水**(Aqueous Humor)：介於角膜和水晶體間的空間稱為**眼房**(Eye Chamber)，其中充滿清澈如水樣般的眼房水（又稱水樣液），前房位於角膜和虹膜間，後房位於虹膜和水晶體間，具**屈光、提供眼球營養及維持眼部形狀**等功能。睫狀體內表面有**睫狀突**(Ciliary Process)，**能分泌眼房水至後房，再經瞳孔進入前房**，然後經虹膜角膜的小樑間隙**終至許萊姆氏管**(Canal of Schlemm's)進入鞏膜，最後流入眼靜脈，進入體循環（圖5-28）。**房水會不斷分泌、循環及流出**，一旦流通的管道受阻或分泌過多，會造成**眼內壓增加**，導致**青光眼**(Glaucoma)（正常眼壓為10~20 mmHg）；若因增大的眼內壓壓迫到視神經纖維，將使視力受損。
2. **水晶體**(Lens)：是一**圓形雙凸且透明**的結構，負責**將光線聚焦**在視網膜上。若眼球太長或水晶體太厚，會使得影像落在視網膜之前，造成近視，反之則導致遠視。當眼睛過度使用時，例如長時間看手機或閱讀等，會導致睫狀肌痙攣、水晶體增厚，使光線聚焦於視網膜前產生調節性近視，即「假性近視」；而老化過程會使水晶體彈性變差，看近時無法聚焦，即「老花眼」。
3. **玻璃體**(Vitreous Body)：為眼球最大的部分，約占眼球的2/3，位於水晶體和視網膜之間；由**無色透明**的膠狀物質所組成，負責光的**折射**、**營養**水晶體及後眼部的**形狀維持**。

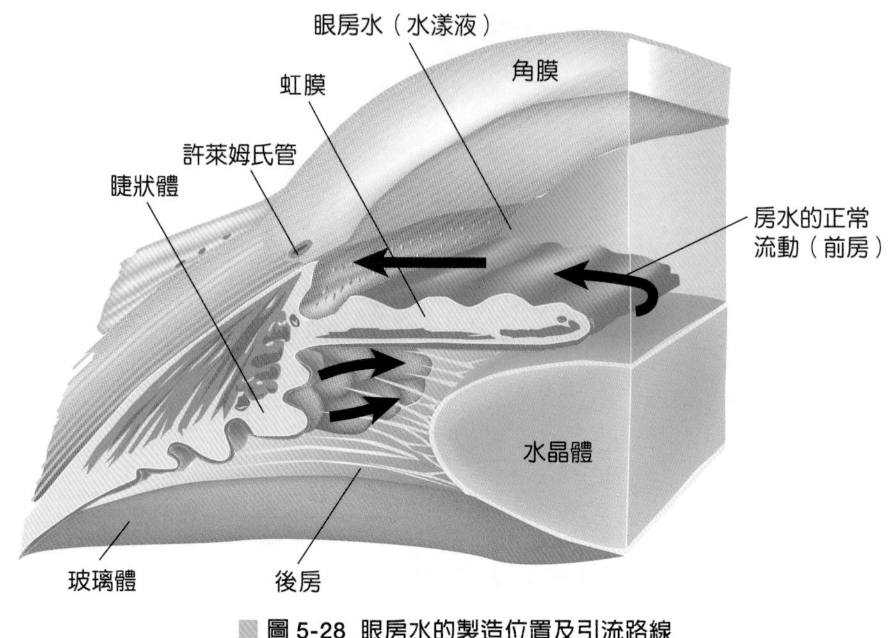

圖 5-28 眼房水的製造位置及引流路線

◎ 附屬器官

包括**眼瞼**(Eyelid)、**睫毛**(Eyelash)、**眉毛**(Eyebrow)、**結膜**(Conjunctiva)及**淚器**(Lacrimal Apparatus)。

1. **眼瞼、睫毛和眉毛：**為**眼睛的保護器官**，免於異物、汗水及光線的刺激。眼瞼負責眼睛的開合與潤滑作用，其內的結締組織有皮脂腺，分泌腺液潤濕角膜。提上眼瞼肌受動眼神經(CN III)及交感神經支配，收縮時，上眼瞼上提使得眼睛張開，功能不良會出現**眼瞼下垂**(Ptosis)情形。當興奮或緊張時，會使眼睛睜得更大；而眼輪匝肌收縮時可以閉合眼瞼（由顏面神經(CN VII)支配）。
2. **結膜：**是一層**薄且透明**的黏膜，負責**保護**眼睛避免受外物入侵及**潤濕**眼睛，正常情形下可見少許血管，當發炎或過敏時，血管數目會增加，使得整體眼睛發紅。內襯於上下眼瞼的內面稱為**瞼結膜**，可依瞼結膜黏膜顏色的粉紅程度，初步**評估有無貧血**；另有一小部分延伸至眼球表面，上面有許多血管，稱為**球結膜**。
3. **淚器：**位於眼眶周圍(Orbital Area)，可製造及引流淚液，包括淚腺(Lacrimal Gland)、排泄管、淚囊(Lacrimal Sac)及鼻淚管(Nasolacrimal Duct)（圖5-23）。淚腺位於顳側上眼瞼處（眼眶外側上方），由動眼神經(CN III)支配，其分泌的淚液**具有清潔及潤滑的作用，**且內含溶解酶有**殺菌功效**。淚液可藉由眨眼分泌以潤濕眼球表面，若有多餘的眼淚，則會流向眼內側，經內眥的上、下淚點至淚小管，再流入淚囊，最後自鼻淚管進入鼻腔，故當眼淚分泌較多或鼻淚管不通暢時，會出現淚眼汪汪的情形；但**出生滿3個月前，因淚器尚未發揮功能，哭時並不會有眼淚**。若**懷疑鼻淚管阻塞，則可進一步觸診淚囊**。

◎ 肌 肉

眼球轉動與眼球肌肉和三對腦神經運作相關。

1. **內在肌**(Intrinsic Muscle)：屬不隨意肌，包括**睫狀肌**(Ciliary Muscle)**及瞳孔括約肌**(Sphincter Pupillae Muscle)、**瞳孔擴張肌**(Dilater Pupillae Muscle)，前者可**控制水晶體的形狀**，後者可**控制瞳孔的大小**。
2. **外在肌**(Extrinsic Muscle)：控制眼球運動的隨意肌。**每眼眼眶內有七條隨意肌、一條瞼肌**和**六條**（三對）**眼外肌肉**；上、下直肌能使眼球向內上、內下移動、**內、外直肌**能**使眼球向內、外側移動、上斜肌**使眼球**往外下移動、下斜肌**使眼球**往外上移動**，如此可見視野角落的物體（圖5-29）。

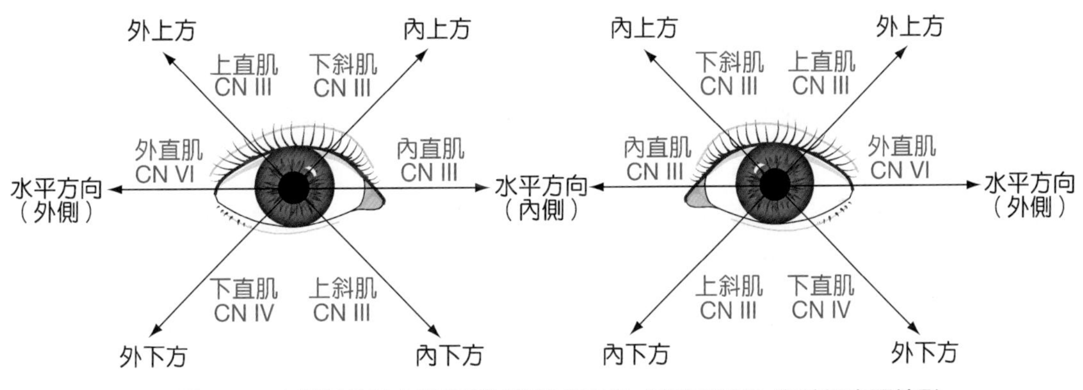

圖 5-29 六對眼外肌肉控制眼球運動的方向（箭頭標示）與神經支配情形

◎ 神 經

兩眼的**眼外肌肉**共有六對，分別**受三對腦神經掌控**(CN III, IV, VI)，影響眼睛六大主要視向與眼外肌運動(Extraocular Movement; EOM)，支配情形見圖5-29。眼外肌受腦神經支配，若**受控的腦神經或眼外肌有問題時，將引起眼球往正常的反方向偏移**。

◎ 血 管

眼動脈是眼睛最主要的血流供應來源，為內頸動脈的分枝，而眼動脈分枝如睫狀動脈，為供給眼球最外層及中間的血流，最內層則由視網膜上中央動脈負責；最小但最為重要的是眼動脈分枝，供應視網膜的血流灌注，最後經由兩條眼靜脈回流至體循環中。

（二）視覺與視野

◎ 視覺功能調節

眼睛是視覺器官，**中央視覺**(Central Vision)負責主要視覺區的辨識，而**周邊視覺**(Peripheral Vision)可警覺主要視覺區以外的危險情境（俗稱餘光），而正常視覺的形成須依賴下述各項的協調：

1. **折射作用**(Refraction)**與調節（焦）作用**(Accommodation)：**最主要的折射介質為角膜和水晶體**。空氣與角膜的折射係數相差很大，兩者界面的光線會發生明顯的偏斜，使影像呈上下顛倒、左右相反，再經過折射介質，其間的界面折射係數相差較少，光線偏斜不多，最後由水晶體負責將光線聚集在視網膜上。而控制**睫狀肌**(Ciliary Muscle)的收縮可使不同距離的影像聚焦在視網膜上（圖5-27）。
2. **亮適應與暗適應**：眼睛經由亮適應與暗適應使物體清晰投影在視網膜上。在光線較亮的環境下瞳孔收縮，調節光線進入眼底的量，此時桿細胞和錐細胞的感光物質濃度降低、眼睛對光線的靈敏度降低，可適時保護視網膜避免受強光傷害，此稱為亮適應；在黑暗環境下瞳孔放大用以吸收更多光線，桿細胞會生成視紫質(Rhodopsin)，增加視覺靈敏度，使眼睛在極弱光線下仍可看見物體，此稱為暗適應，但視紫質並不會吸收彩色波長的光線，故在黑暗環境下是看不見色彩的。
3. **瞳孔光反射**：瞳孔照光後會引起瞳孔收縮(Pupil Constriction)，稱為**瞳孔光反射**(Pupillary Light Reflex)；直接受光線刺激的眼睛，瞳孔呈反射性的收縮，稱為**直接光反應**(Direct Light Reaction)或**直接光反射**(Direct Light Reflex)。而另一眼（未照光）亦有瞳孔收縮情形，稱為**交感性光反應**(Consensual Light Reaction)或**間接光反射**(Indirect Light Reflex)。
4. **色彩視覺**(Color Vision)：眼底有三種不同的錐細胞，分別感應**紅**、**綠**、**藍**三色的原色光，將三種原色光依不同比例混合，便可感受到不同顏色，而三種錐細胞被興奮的程度如相同，則產生白光。若**視網膜上某一種感色錐細胞缺損，則對該顏色無法分辨，稱為色盲**(Color Blindness)。

影響瞳孔收縮程度之因素

- 光線強度
- 視網膜適應狀態
- 腦神經功能（CN III）
- 情緒狀態
- 自主神經系統（交感神經使瞳孔擴張，副交感神經則相反）

◎ 視覺傳導與視野

人之所以可以看見物體，是因為視覺(Vision)傳導的作用；當物體經光線折射而將影像投影在視網膜上，經錐細胞與桿細胞的電位興奮，將視覺訊息自鼻側及顳側視神經上傳，使之最終能傳送到大腦枕葉的視覺皮質區，此時人可以得見的影像範圍即稱為視野(Visual Field)。完整的視覺傳導路徑為：**光線→角膜→前眼房→水晶體→玻璃體→網膜內層→網膜外層→錐細胞和桿細胞受激發→雙極神經元細胞→神經節細胞→視神經→視交叉（鼻側神經路徑交叉，顳側神經路徑不交叉）→視束→視丘的外側膝狀體→視放射→大腦枕葉視覺皮質（第17區）**（圖5-30）。

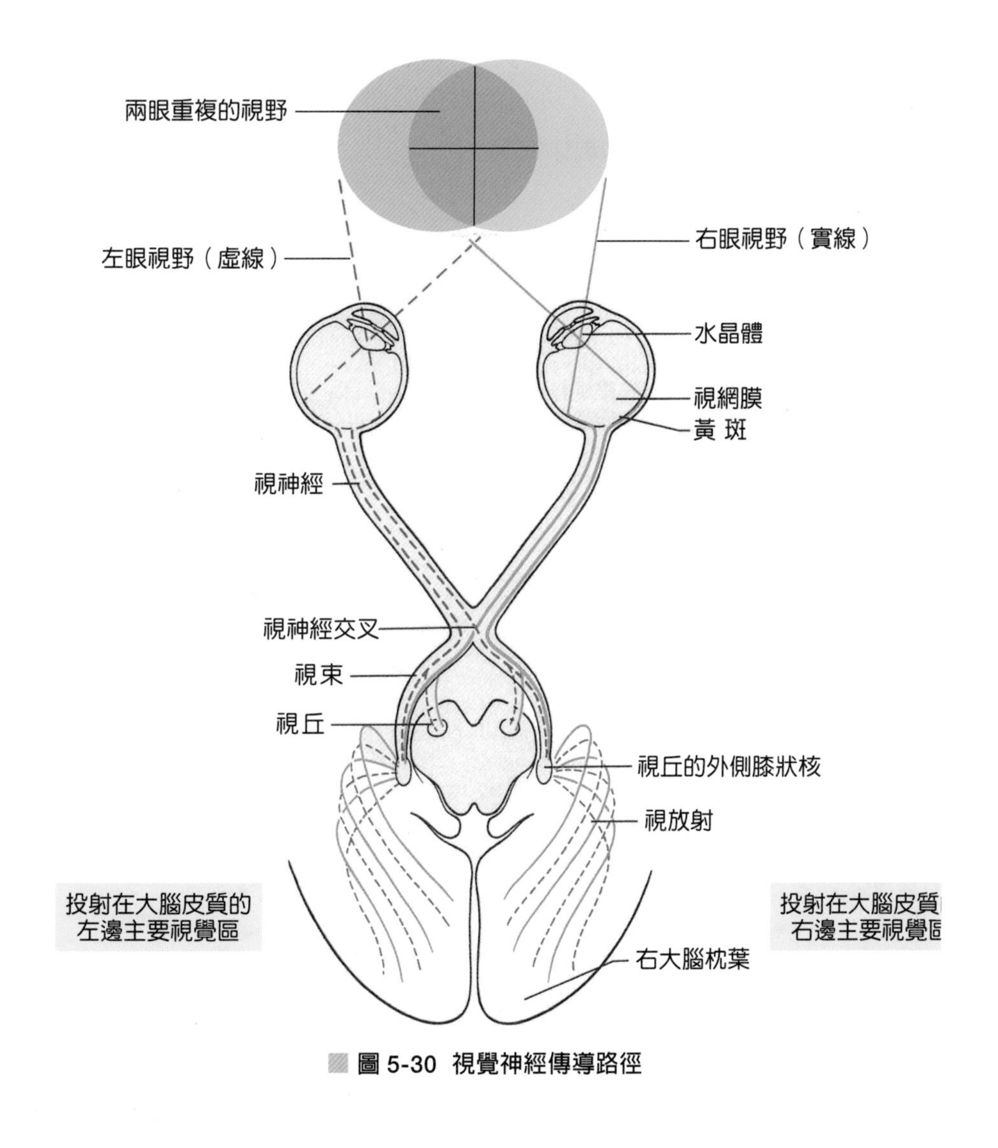

圖 5-30 視覺神經傳導路徑

視覺訊息自視神經向上傳導時，鼻側（內側視野）神經路徑會經視交叉傳達至對側大腦枕葉，但顳側（外側視野）神經路徑則是直接傳達至同側大腦枕葉，因此正常的兩眼視野是重疊的（圖5-31）；左視束負責傳導兩眼右邊視野的視覺，右視束負責傳導兩眼左邊視野的視覺。若傳導路徑在不同的位置上遭到阻斷，也會產生不同的視野缺損情形（圖5-32）。

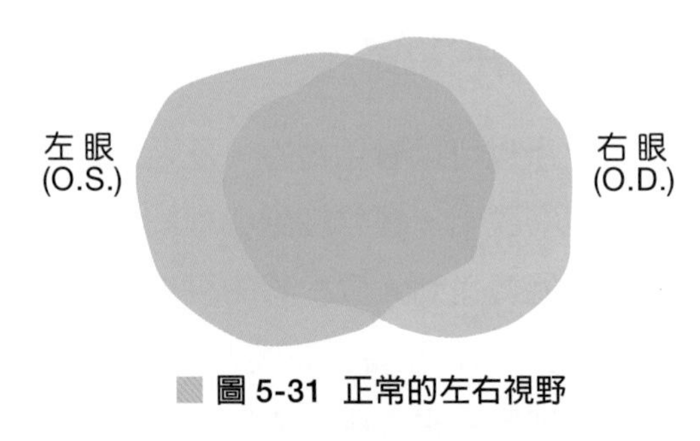

圖 5-31 正常的左右視野

（三）視力發展

人類的視覺於出生後3~6個月逐漸發展，隨著發展階段不同，發展重點亦不同，若眼睛早期發展出現障礙，除了影響視力外，亦可能影響腦部，甚至影響個案的心理社會層面健康，因此視力評估應從新生兒期開始規律進行。

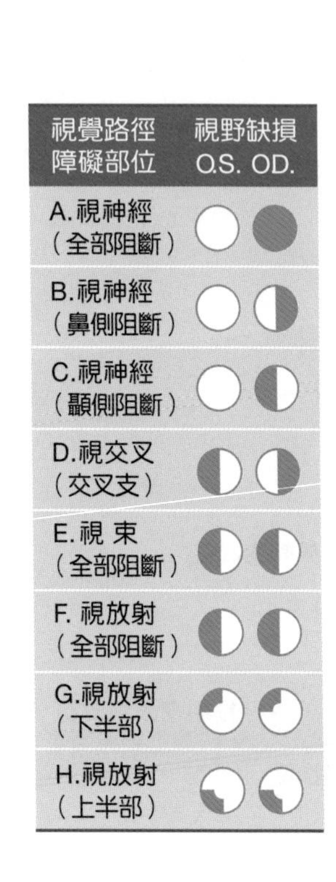

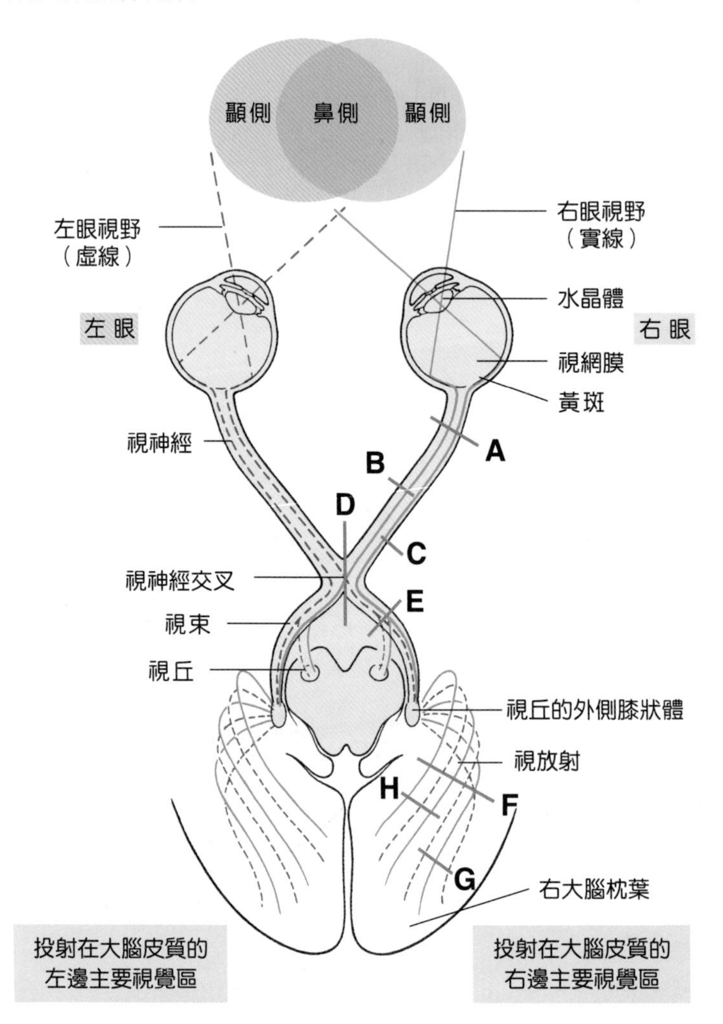

圖 5-32 視覺傳導路徑障礙與視野缺損的關係

二、耳朵

(一) 結構與功能

耳朵(Ear)分為外耳、中耳、內耳三部分(圖5-33)。

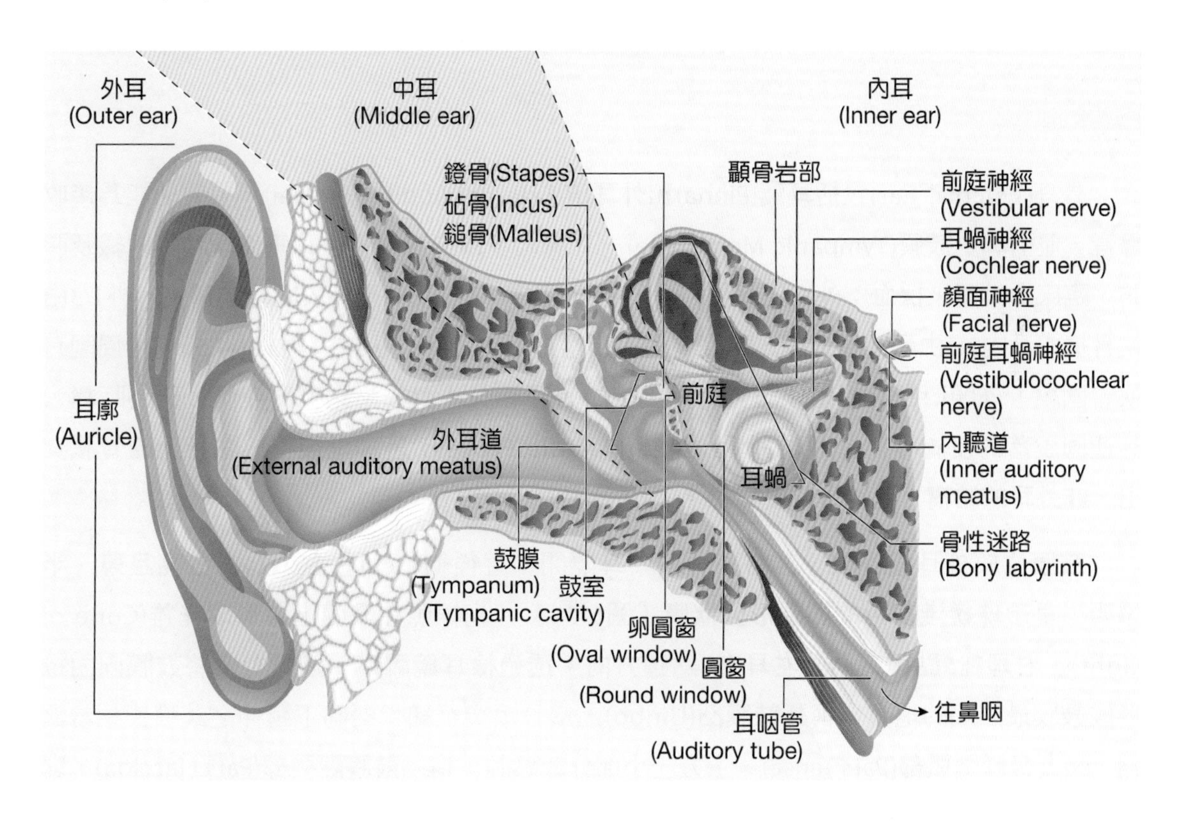

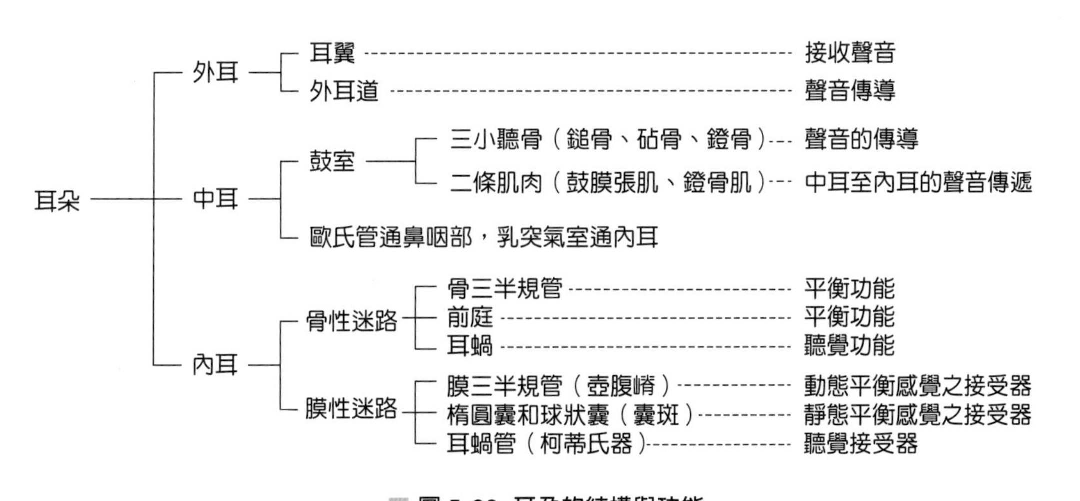

圖 5-33 耳朵的結構與功能

延伸閱讀

耳前瘻管

即耳前小孔，是耳輪前上方的一個小洞，乃因胚胎發育時鰓弓融合不完全所形成之裂縫。一般無症狀或分泌物，部分個案會流出少量微臭的乳白色分泌物。若無症狀不需處理，但若出現發炎症狀，則需手術切除瘻管。

◎ 外耳

外耳(External Ear)包括**耳翼**(Pinna)和**外耳道**(External Auditory Canal)，主要功能為接收聲音，並引導至**鼓膜**(Tympanic Membrane)。耳翼大多為彈性軟骨，耳垂僅含結締組織及脂肪，臨床上常用來**採血**；外耳道略呈S形，依序向內、向前及向下深入顳骨之通道，外1/3由軟骨構成，內2/3由顳骨所構成，長度會隨年齡增長而有所不同，成人約2.5~4.5 cm，周圍有軟管圍繞，外開口處有毛髮保護，管壁上皮膚有盯聹腺，會分泌黏稠的液體，稱為盯聹，其連同脫落的皮膚等物質形成耳垢；**乳突**(Mastoid Process)是耳垂後位於顳骨上的骨狀突出，**非外耳的結構，但卻是重要界標**。

鼓膜位於外耳道終端，其將外耳與中耳隔開，直徑約1 cm左右，為一**發亮且薄、半透明、呈珍珠樣淺灰色的卵圓形盤狀膜**（圖5-34）。光線照在鼓膜上會形成**光錐**(Cone of Light)，**右耳在5點鐘方向，左耳在7點鐘方向**。透過檢耳鏡觀察，鎚骨短突將鼓膜向內拉形成鼓膜最凹陷的地方，稱為**鼓膜凸**(Umbo)，鎚骨短突至鎚骨柄向下延伸之鼓膜皆相當緊繃，稱為**鼓膜緊張部**(Pars Tensa)，上方一小部分較鬆弛，稱為**鼓膜鬆弛部**(Pars Flaccida)，緊張部周圍有緻密的纖維環，稱為**鼓膜環或紋**(Annlus)，**此處為鼓膜最易發生穿孔的位置**。

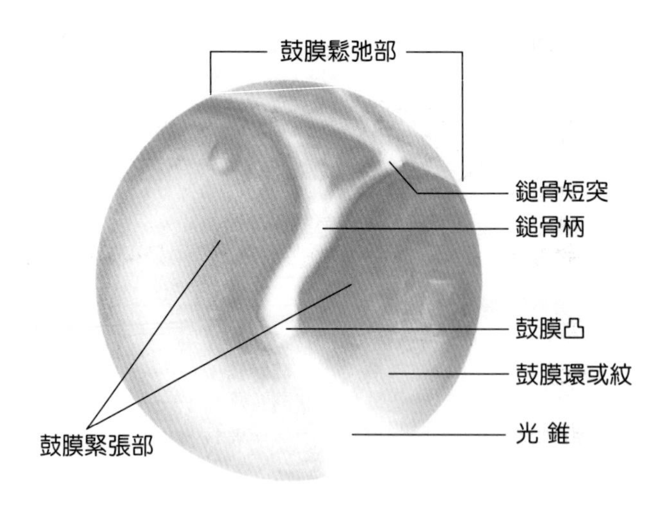

圖 5-34 檢耳鏡下的右耳鼓膜

◎ 中耳

中耳(Middle Ear)為顳骨內一個小的、橢圓形且充滿氣體的腔室，主要由**三小聽骨一鎚骨**(Malleus)、**砧骨**(Incus)及**鐙骨**(Stapes)組成，鎚骨與鼓室相連；鐙骨連接於耳蝸前庭的卵圓窗；砧骨則連接這兩塊骨頭。

中耳向後通到乳突氣室，其連接內耳處有兩個開口，一個是鐙骨附著的卵圓窗，另一個是圓窗；此外，中耳也經**耳咽管或稱歐氏管**(Eustachian Tube)**與鼻咽相通**，氣體由此進出，如此可以**平衡鼓膜兩邊的壓力**，因此上呼吸道感染時，若細菌逆行性感染中耳，將造成中耳炎，甚至經中耳感染乳突氣室，而造成乳突炎。

◎ 內耳

內耳(Inner Ear)負責**聽覺和平衡**，位於卵圓窗的另一端，是迷路互相連接成的腔室，分有**骨性迷路**(Bony Labyrinth)及**膜性迷路**(Membranous Labyrinth)兩結構（圖5-35）。

1. **骨性迷路**：包含前庭系統（前庭、三半規管）及耳蝸(Cochlea)。**前庭系統與平衡有關**，耳蝸內含有內淋巴及**聽覺接受器－柯蒂氏器**(Organ of Corti)，主要**與聽覺有關**。

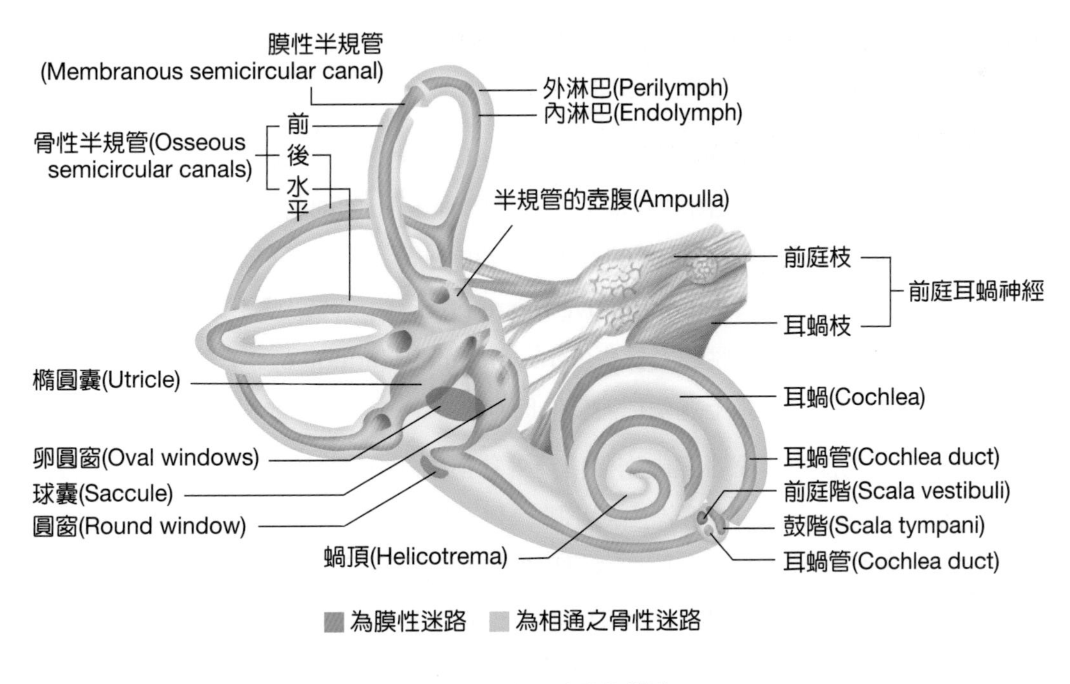

圖 5-35 內耳迷路的構造

2. **膜性迷路**：位於骨性迷路內，包括橢圓囊、球狀囊、膜性半規管及耳蝸管。**橢圓囊及球狀囊**位於前庭系統內，是**靜態平衡**的接受器，當垂直（重力改變）或直線加、減速時，會使接受器敏感興奮聽神經(CN VIII)往上傳至大腦皮質，讓人感知頭部位置變化。而膜性半規管基部與橢圓囊交會形成**壺腹嵴**，內含毛細胞，與**動態平衡**有關，當身體轉動時引發神經衝動，會有頭部位置感或空間位置感（圖5-36）。

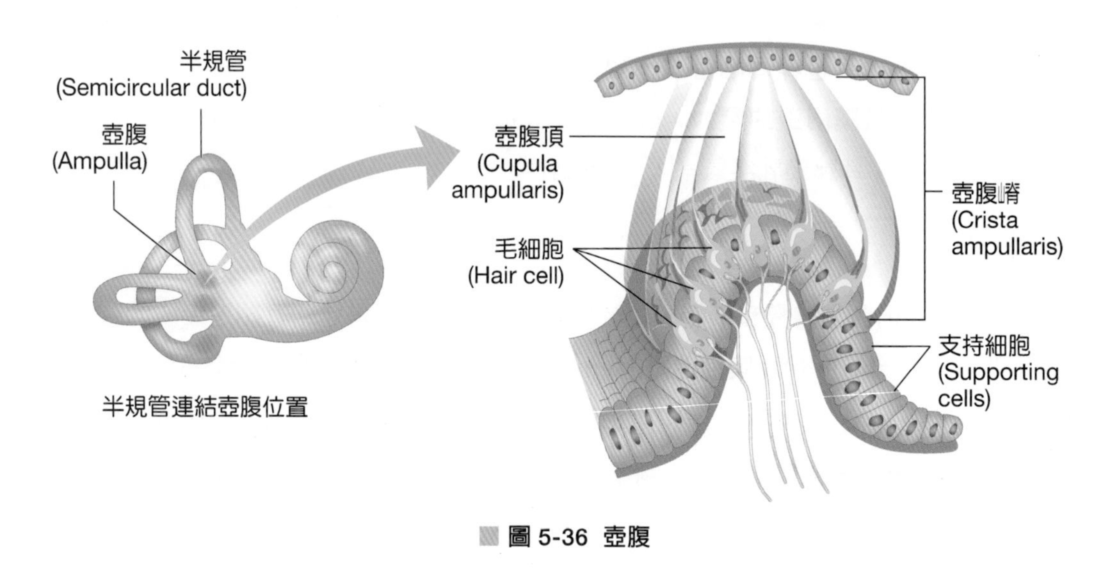

圖 5-36 壺腹

（二）聽覺與平衡

1. **聲音的傳導**：分為**空氣傳導**(Air Conduction; AC)**與骨性傳導**(Bone Conduction; BC)兩種途徑，AC是藉空氣將聲波由外耳傳至中耳及內耳，而BC則將聲波由顱骨傳至內耳，一般**AC較BC靈敏，其傳導時間是BC的2~3倍**。若由外耳或中耳（鼓膜或三小聽骨）引起的聽障，屬於**傳導性聽力喪失**(Conductive Hearing Loss)；若為內耳聽神經或中樞聯絡系統病變引起則屬於**感覺神經性聽力喪失**(Sensorineural Hearing Loss)；至於混合型聽力喪失(Mixed Hearing Loss)是指上述兩種病變同時存在。

2. **聽覺**(Hearing)**的產生**：聲音經由空氣傳至外耳道(External Auditory Canal)，聲波振動鼓膜(Tympanic Membrane)，再經由三小聽骨傳至卵圓窗，卵圓窗的振動使前庭階的外淋巴液產生波動，向鼓階推進，同時外淋巴的壓力傳至前庭膜，耳蝸的內淋巴壓力增加，使基底膜的聽覺接受細胞（毛細胞）振動，柯蒂氏器內的毛細胞受牽動而產生動作電位，神經衝動傳向聽神經的耳蝸分枝，最後傳至大腦皮質顳葉的聽覺區，產生聽覺（圖5-37）。**粗略的聽力評估**是測驗個案**聽耳語、講話聲或錶的滴答聲**，而**精密的聽力評估**是利用**聽力計等特殊儀器**進行。

3. **平衡功能：前庭系統**（前庭及三半規管）與**身體平衡**的維持有關，另外與**小腦、視覺及本體感受器**（肌肉與末梢神經）**三大系統有關**。

骨性傳導：聲波振動頭骨

空氣傳導：聲波 → 外耳道 → 振動鼓膜 → 鎚骨 → 砧骨 → 鐙骨 → 卵圓窗的鐙骨板振動 → 引起

前庭階內的外淋巴振動
鼓階內的外淋巴振動 → 耳蝸管內的內淋巴振動 → 柯蒂氏器內的毛細胞感應 → 耳蝸神經

→ 延髓內耳蝸神經核 → 外丘系 → 中腦的下丘 → 丘腦的內側膝狀體 → 大腦皮質顳葉的第42區聽覺區

圖 5-37 聽覺的傳導路徑

延伸閱讀

噪音對聽覺的影響

長期處於高分貝噪音的環境，對人體身心都會帶來許多層面的損害；如紀錄電影「撼動生命」中失去聽覺的DJ—法蘭奇爾德，即是因長期處在高分貝電音的環境下工作，而造成永久性的失聰；下表簡述不同分貝對人體身心健康狀態的影響。

聲音分貝(dB)	身心影響
＜50分貝	舒適
50~60分貝	心跳加速，影響思考及聽力，長時間下會有身心危害
60~70分貝	感到頭暈頭痛、食慾不振及呼吸急促
70~90分貝	**漸近或永久性聽力受損**
90~120分貝	耳痛、感到厭惡與不耐煩、易怒等
120~140分貝	使耳膜破裂造成失聰

三、鼻部

(一) 結構與功能

◎ 鼻子

鼻子(Nose)的主要功能為嗅覺(Smell)及空氣傳送，分成外鼻部及內鼻部兩大部分，外鼻部上1/3由額骨及下頜骨構成，下2/3由軟骨組成，構成鼻子最堅硬的部分為鼻骨，**上、中、下鼻甲構成鼻腔的側壁，每一鼻甲下方均形成一個凹槽**，根據其上的鼻甲名稱而分別命名為**上鼻道、中鼻道及下鼻道**。**鼻甲的功用為增加鼻腔的表面積**，上面覆蓋的黏膜含有豐富的血管，可潤濕、調節和清潔吸入的空氣。

位於鼻腔後下方的犁骨(Vomer)與篩骨(Ethmoide)的垂直板形成**鼻中隔**(Nasal Septum)，鼻中隔將內鼻腔分為左右二個腔室，其**前上側處**有許多小動脈及小靜脈聚集，稱為**基爾巴赫氏區**(Kiesselbach's Area)，常為流鼻血的出血點。外鼻腔範圍較小，有二個鼻孔，是空氣進出的開口，內有許多鼻毛，可過濾空氣中的灰塵等雜質，而鼻孔後面為前庭及鼻腔通道，再往內則為鼻咽的開口，鼻淚管(Nasolacrimal Duct)則通向下鼻道，也可經副鼻竇通向中鼻道（圖5-38）。

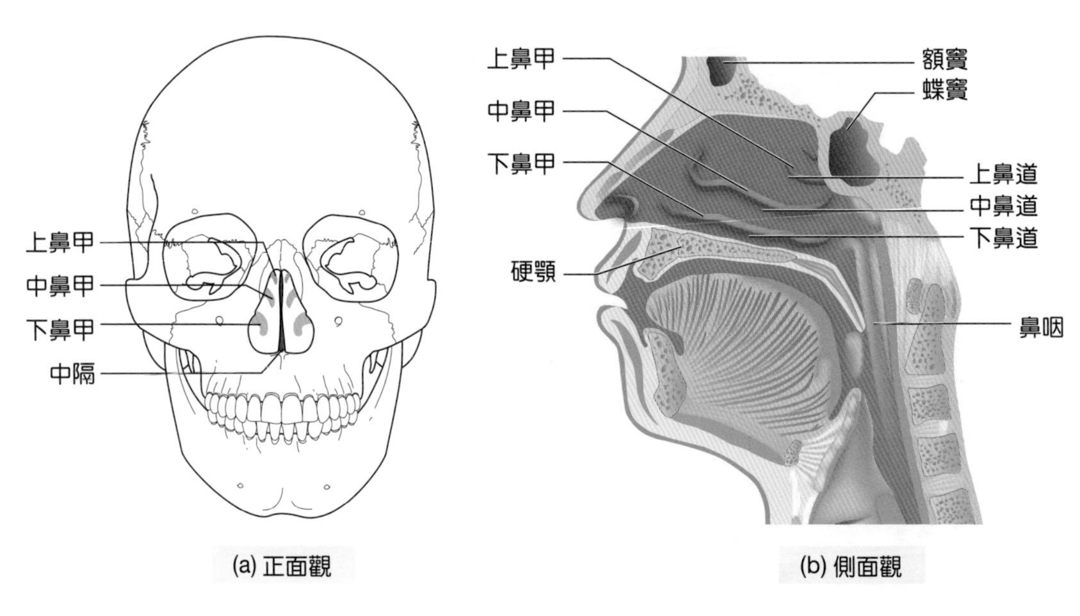

圖 5-38 鼻部結構

◎ 副鼻竇

副鼻竇(Paranasal Sinus)位於頭顱上，為充滿空氣的腔室，其作用是**聲音共鳴及減輕頭顱重量**，依照其所在的結構位置命名，共有**上頜竇**(Maxillary Sinus)、**額竇**(Frontal Sinus)、**蝶竇**(Sphenoidal Sinus)及**篩竇**(Ethmoidal Sinus)四對（圖5-39），其中上頜竇最大，而蝶竇及篩竇因位置較深，較不易被評估。大部分的副鼻竇開口都在中鼻道，其上有黏膜覆蓋，分泌物會送至鼻腔排出；當鼻部感染時會影響引流，且造成副鼻竇腫大、竇內壓上升，引起疼痛，此稱為竇性疼痛。

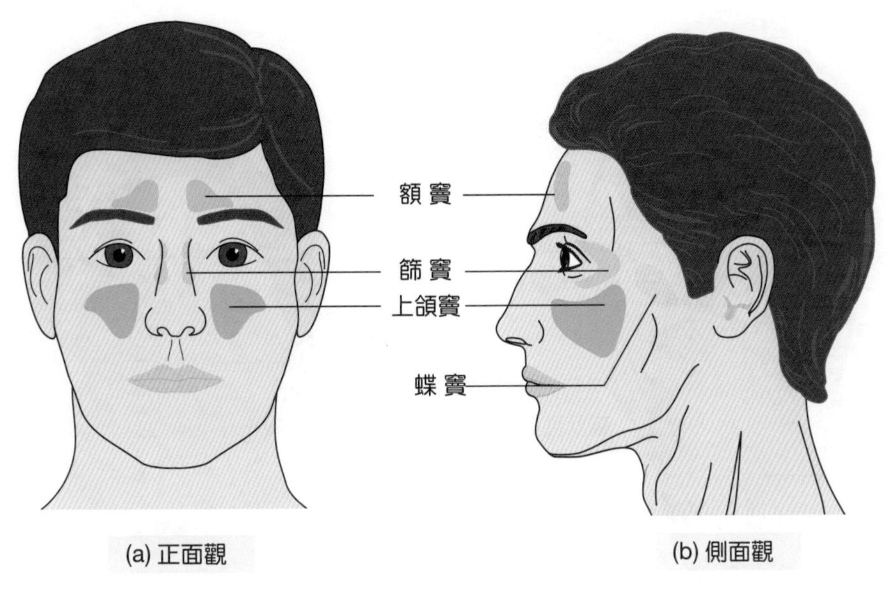

圖 5-39 副鼻竇之分布情形

(二) 嗅覺功能

嗅覺的產生非常快，約刺激後一秒即可感受且為**低閾值**，極少的量就能引發嗅覺。嗅覺接受器位於鼻內黏膜，**具有嗅覺作用的黏膜僅位於鼻腔頂及鼻中隔的頂端**，稱為**嗅覺上皮**，此處的上皮顏色為淡黃色。嗅覺上皮由雙極性嗅覺細胞和支持細胞所組成，與嗅神經相接，經篩骨的**篩板**(Cribriform Plate)進入顱腔，並和嗅球上的神經細胞形成突觸，將嗅覺直接傳遞至顳葉的嗅覺皮質。因嗅神經穿過前腦窩的篩板，若前腦窩骨折，則可能壓迫或拉斷嗅神經，造成嗅覺異常。

四、口咽部

(一) 口腔的結構與功能

口腔為消化道起始的器官，由上下唇(Lip)、左右面頰(Cheek)、顎(Palate)及口膈(Oral Diaphragm)所圍成。上下唇內各有繫帶(Frenulum)連接到上、下頜骨的黏膜上；顎構成口腔的頂部（圖5-40）；口膈則位於口腔的底部，由下頜舌肌和頦舌肌組成；口腔內有牙齒(Teeth)、舌頭(Tongue)及唾液腺(Salivary Gland)或唾液腺導管的開口。

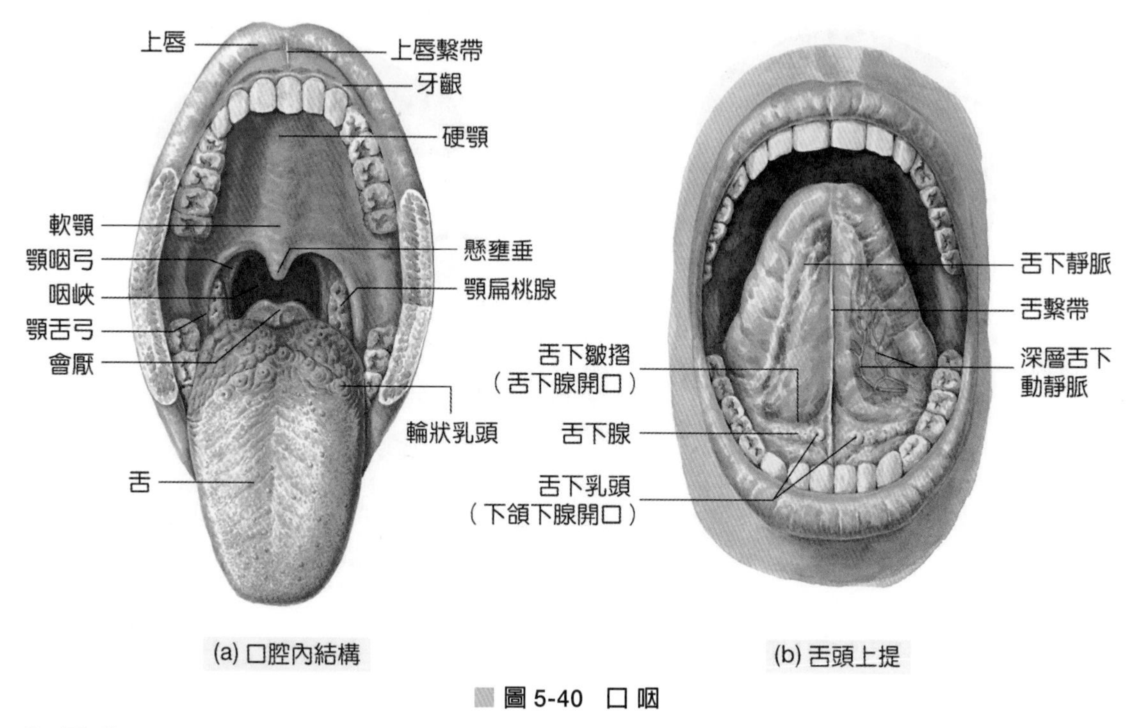

(a) 口腔內結構　(b) 舌頭上提

圖 5-40　口咽

◎ 牙齒

牙齒(Teeth)為人體中最硬的器官，外形上可區分成**牙冠、牙齦(Gum)及牙頸三部分**。**牙冠露出齒槽**，牙根則埋於齒槽內，牙頸則為牙齒較峽窄的部位。牙根上有孔稱為頂孔，可通齒髓腔，內有神經血管分布；牙齦由結締組織覆以黏膜組織所構成，若**齲齒或牙周病會影響牙齒健康**。

出生後6個月開始長牙，3歲左右約長出**20顆乳牙**，6~7歲開始更換成永久齒，13~14歲左右除智齒外皆已換長好，故加上智齒的**永久齒共有32顆**（圖5-41）。依牙齒排列位置不同換牙時間亦不一。

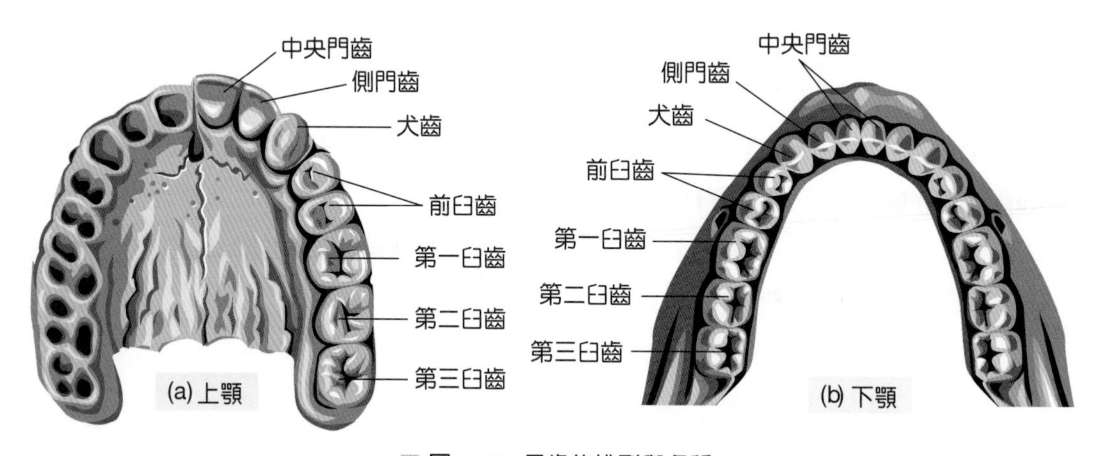

圖 5-41　牙齒的排列與名稱

◎ 舌頭

舌頭(Tongue)由橫紋肌構成，其主要功能為**味覺**(Taste)及**構音**，內部有許多的脂肪及腺體組織，舌背面為較厚的黏膜層，分布舌乳頭，故其表面較粗糙；舌腹面較平滑，可見數條小靜脈，其黏膜層較薄。

舌頭的運動主要受舌下神經(CN XII)支配，口腔底中線有一黏膜皺襞連到舌底下，稱為**舌繫帶**(Lingual Frenulum)，若連接到太前端的舌尖處（即太長）會影響舌頭運動，造成說話速度或構音發生問題。

味覺的接收器官為**味蕾**(Taste Bud)，味蕾位於輪狀乳頭、蕈狀乳頭及葉狀乳頭上，分布於**舌頭、顎和會厭等處**，以舌頭處為主。**舌前2/3的味覺，由顏面神經(CN VII)及其分枝傳回腦幹；舌後1/3的味覺，則由舌咽神經(CN IX)傳回；會厭處的味覺由迷走神經(CN X)的分枝傳回**。味覺的刺激主要有酸、甜、苦、鹹四種，甜的敏感區在舌尖，苦的敏感區在舌後方，而舌的兩側則對酸和鹹味較敏感（圖5-42）。

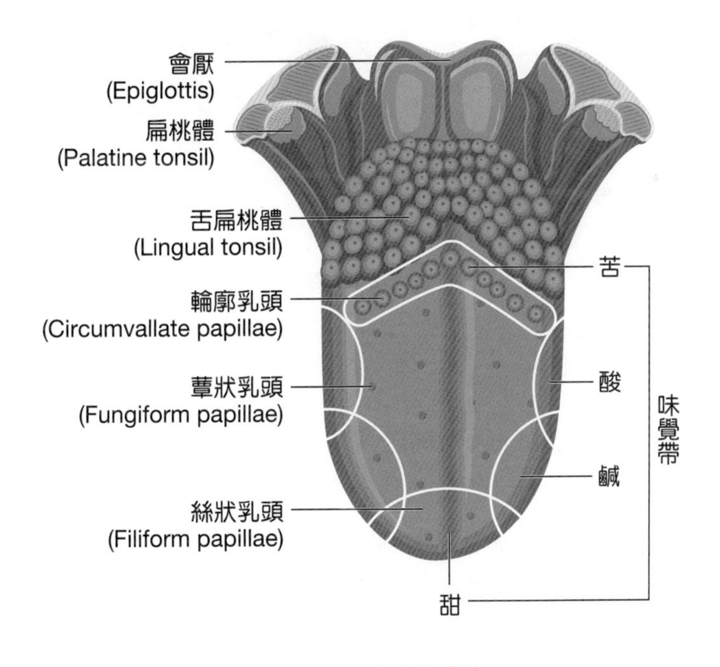

圖 5-42　味覺的分布

◎ 唾液腺

唾液腺(Salivary Gland)可以分泌唾液潤濕口腔；口腔內最主要的唾液腺有耳下腺、下頜下腺及舌下腺三對（圖5-43）。

1. **耳下腺**(Parotid Gland)：是**三對唾液腺中最大的**，又稱**腮腺**，位於第二大臼齒旁面頰與嚼肌之間，即臉頰內、下頜骨之上靠近耳朵的下前方，一般摸不到；其開口位於上頜第二大臼齒牙冠對面的頰黏膜上，開口處常形成小型乳頭狀突起。
2. **下頜下腺**(Submandibular Gland)：位於下頜內、口腔底部、舌繫帶根部的兩旁（下頜骨下方靠近下巴轉折處），**開口於舌下乳頭處、舌繫帶根部兩旁**。
3. **舌下腺**(Sublingual Gland)：是**三對唾液腺中最小的**，位於口腔底部、舌頭下方，**開口於舌下皺摺**，不易由肉眼觀察到。

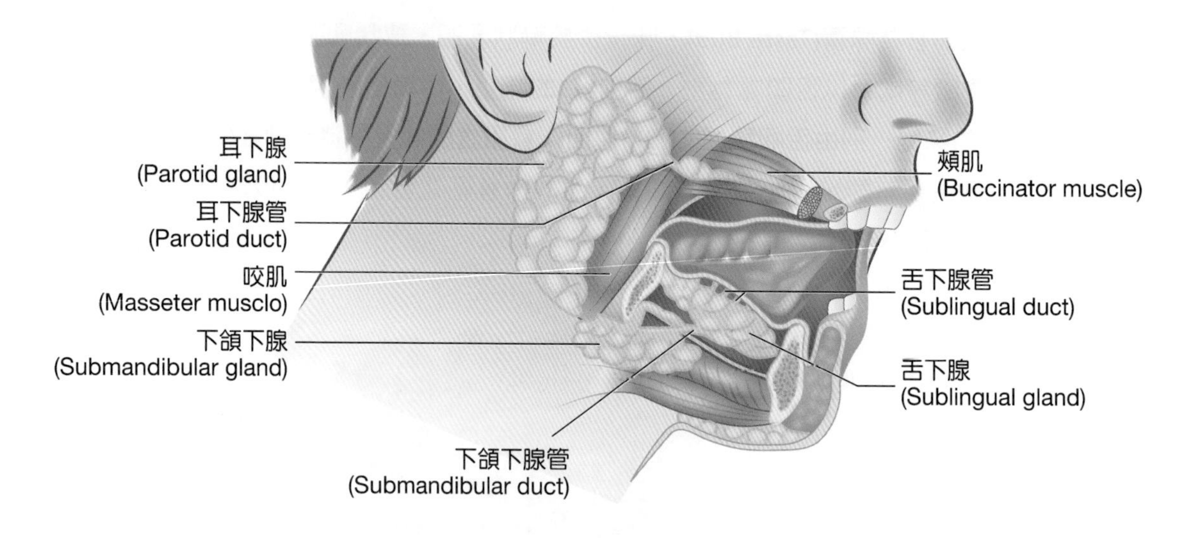

圖 5-43　唾液腺

（二）咽部的結構與功能

咽部(Throat)為消化系統和呼吸系統之共同通道，分有鼻咽部、口咽部及喉咽部，口腔後側壁形成左右兩個顎弓，顎弓的前後柱間有扁桃腺，顏色較粉紅，與周圍組織顏色相近，**青春期扁桃腺稍明顯**，成年後會回縮到顎弓，後方經咽峽與口咽部相通，上方有**軟顎**(Soft Palate)和**硬顎**(Hard Palate)，硬顎位於前方，占口腔頂部的前2/3，顏色為白色；軟顎位於後方，顏色為粉紅色，軟顎後方的游離端突出為**懸壅垂**(Uvula)（圖5-40）。顎上的肌肉全為**迷走神經(CN X)的分枝所支配**，吞嚥時會關閉鼻咽部使食物由口咽進入食道，此外，此處的肌肉對發音和呼吸均有協助作用。

五、眼耳鼻與口咽的健康史評估

評估個案眼、耳、鼻與口咽時，相關的健康史資訊於各層面的注意事項包括：

1. **現在病史**：若有任何現存問題，可以第1章介紹的PQRST評估要點進一步收集相關資訊。
   (1) 眼睛：詢問有無現存的眼睛健康問題，如近視、遠視、散光或老花眼等；有無使用任何藥水或藥膏；是否有眼睛乾澀、疼痛、畏光(Photophobia)、發癢、異物感或不自主流淚；視覺上是否出現複視、飛蚊症、視力模糊、眼前有閃光感等情形。
   (2) 耳鼻喉：是否有出現耳鳴(Tinnitus)、聽力障礙或聽力喪失(Hearing Loss)、頭暈(Dizziness)、暈眩(Vertigo)（可詢問個案是否常感到頭暈目眩、天旋地轉等感受）；有無鼻炎、鼻出血或疼痛等問題。
2. **過去病史**：
   (1) 眼睛：詢問是否曾罹患砂眼、睫毛倒插、青光眼、白內障或任何視覺障礙等；是否曾住院開刀；有無罹患如糖尿病或高血壓等慢性疾病。
   (2) 耳鼻喉：詢問是否曾罹患高血壓；耳部有無創傷或發炎等情形、有無過敏性鼻炎；是否曾因耳部問題住院或開刀；是否曾使用具耳毒性的物質或藥物（具耳毒性的藥物會影響耳蝸及前庭功能，造成聽力損傷，詳見表5-1）。
3. **家族史**：詢問家族中是否有人罹患先天性聽障疾病（如先天性梅毒併發耳疾、梅尼爾氏症(Meniere's Disease)）；是否有其他如高血脂、高血壓等慢性疾病家族史。
4. **心理社會史**：詢問個案的職業；工作時是否處於長期用眼、煙塵污染、高壓、空氣品質不良或需長期說話等環境。
5. **日常生活型態**：詢問平日飲食狀況以及有無任何不良生活習慣，如吸菸、飲酒、高脂飲食、喜好吃辛辣食物等；是否有使用助聽器、眼鏡或隱形眼鏡；是否有畫眼妝的習慣；睡覺是否會打鼾等。

表5-1 具耳毒性的物質與藥物

抗生素		化學物質	利尿劑	其他藥物
Aminoglycosides	其他類抗生素			
• Streptomycin • Neomycin • Gentamicin(G. M.) • Amikacin • Kanamycin(K. M.) • Tobramycin • Netilmicin	• Vancomycin • Erythromycin • Capreomycin • Colistin(Colimycin) • Minocycline • Polymyxin B (Aerosporin) • Viomycin	• Alcohol • 金屬物質：砷、鉛、汞、金	• Furosemide (Lasix) • Edecrin • Acetazolamide (Diamox)	• Cisplatin • Bleomycin • Nitrogen Mustard • Quinidine • Quinine • Salicylates • Indomethacin

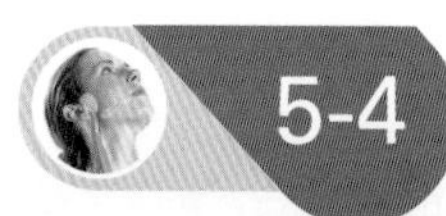

5-4 眼耳鼻與口咽評估程序

程序	說明

評估前準備

1. 洗手

1-1. 接觸個案前後均需洗手

2. 用物

2-1. 若個案眼睛有分泌物或傷口，為保護檢查者視情況戴上檢查手套

2-2. 音叉有512 Hz及1,024 Hz兩種（每秒振動512次或1,024次），皆於人類說話的音頻範圍內(300~3,000 Hz)

(1) 眼睛的評估：棉棒、筆、瞳孔尺、聚光手電筒、眼底鏡、遮眼罩或硬紙片、口袋型視力檢查表、遠距視力檢查表、彩色視力檢查表、捲尺（圖5-44(a)）

(2) 耳朵、鼻及口咽的評估：滴答錶、音叉(Tuning Fork)、檢耳鏡(Ear Speculum)、鼻窺鏡(Nasal Speculum)、手電筒、壓舌板、紗布、檢查手套（視情形）（圖5-44(b)）

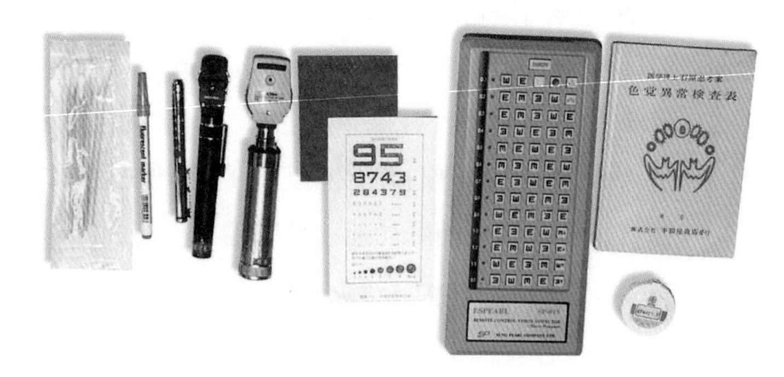

(a) 眼睛評估

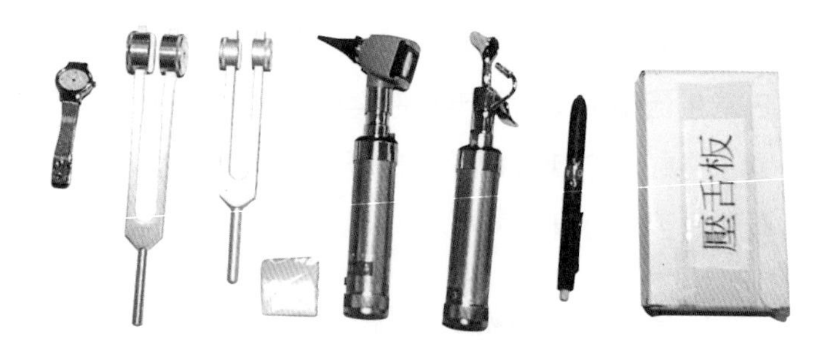

(b)耳朵、鼻及口咽評估

圖 5-44 所需用物

3. 核對個案

3-1. 核對床頭卡及手圈並詢問個案或家屬

4. 自我介紹

5. 詢問健康史

5-1. 包括現在與過去病史、家族史、心理社會史以及日常生活型態

程　序	說　明
6. 解釋檢查目的及操作過程	6-1. 主要目的在瞭解眼耳鼻及口咽的健康狀況，期望能早期發現早期治療。過程中檢查者會使用非侵入性設備檢查，不會造成疼痛
7. 環境安排	7-1. 安排隱密性、安靜、採光良好且合宜室溫(22~25℃)的環境
8. 準備個案	
(1) 請個案穿著寬鬆的衣服	(1)-1. 無法合作者可予以適當約束，以免傷害個案 (1)-2. 配戴助聽器或眼鏡者，檢查過程需暫時取下
(2) 協助個案採舒適坐姿（圖5-45）	(2)-1. 告知個案若有任何不適可隨時向檢查者反應

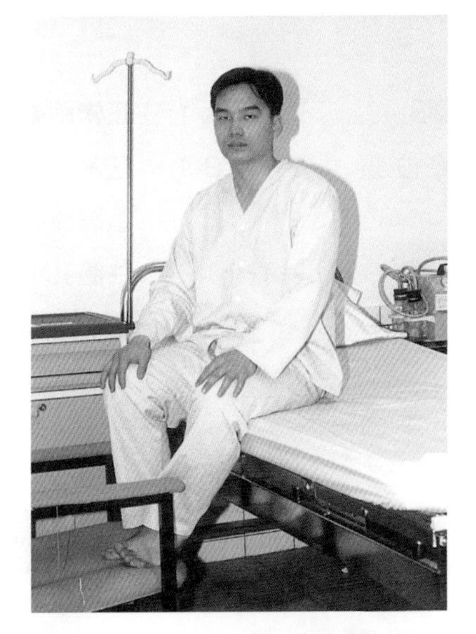

圖 5-45　協助個案採舒適坐姿

檢查步驟

(一)眼睛評估

程　序	說　明
1. 視診	1-1. 視診雙眼及眼睛結構時，應比較兩眼結構大小有無一致，依序由內而外或外而內檢查**眼睛外部結構大致上有無異常**（如發紅、潰瘍、疤痕、結節、色素沉著或水腫）
(1) 兩眼位置：耳輪上部與眼內外眥的連線（圖5-46 (a)）	(1)-1. 正常：兩眼平行位於臉的上半部，**眼內外眥與耳輪上端呈水平**或耳朵端較高 異常　無呈水平連線，常見於先天性畸形或唐氏症個案（圖5-46(b)）

程序	說明
	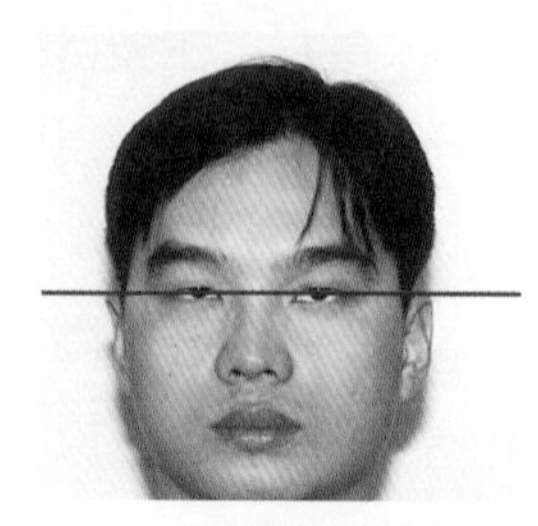 (a)正常情形呈水平 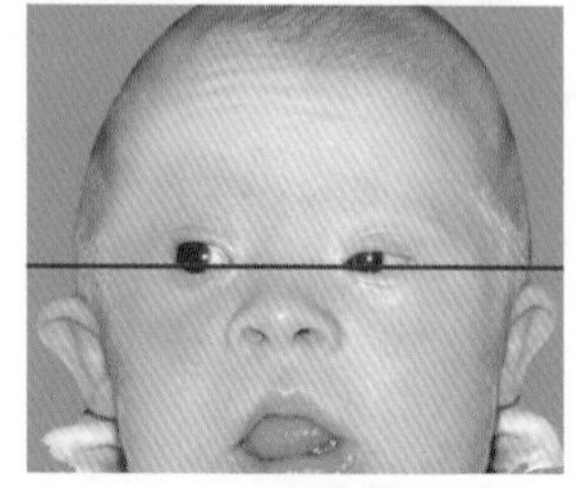 (b) 唐氏症 圖 5-46 耳輪上部與眼內外眥的連線
(2) 眼距：兩眼內眥之距離	(2)-1. 正常距離約3 cm 異常 如唐氏症，可能超過3 cm
(3) 眼部活動	
A. 請個案閉眼再張眼	A-1. **正常兩眼可完全閉合、對稱移動，不會有眼球震顫**
B. 觀察上下眼瞼位置（圖 5-47）	B-1. 正常：閉眼時，上下眼瞼能完全的密合；張眼時，**上眼瞼沒有下垂，只覆蓋部分的虹膜或角膜，但不會遮住瞳孔**；下眼瞼位於角膜緣附近或其下方，虹膜上下方的鞏膜很少露出來 B-2. 正常成人每分鐘會不自主自然眨眼20次以上 異常 眼瞼下垂可能是動眼神經損傷
	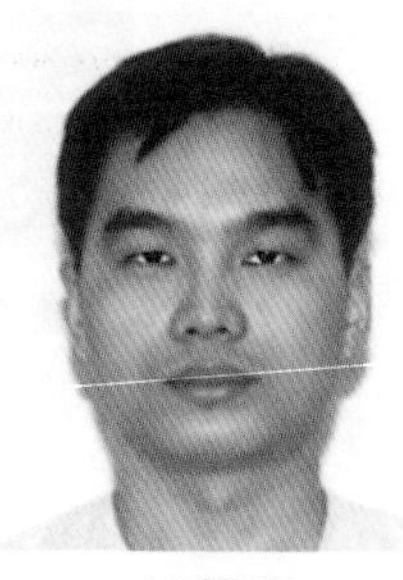 (a) 張 眼 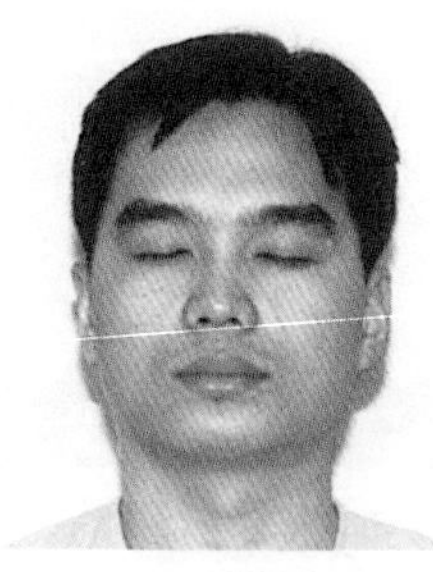 (b) 閉 眼 圖 5-47 眼部活動（觀察上下眼瞼位置）
(4) 兩眼大小	(4)-1. 正常眼球在8歲時達到成人大小，眼睛無凸出或凹陷 異常 雙側凸眼可能是甲狀腺功能亢進造成的凸眼症；單側凸眼須懷疑可能為腫瘤壓迫或發炎
(5) 眉毛(Eyebrow)：顏色、分布情形並注意有無脫落	(5)-1. **正常可能濃密、稀疏或適中**；一般眉尾較眉頭稀疏

程　序	說　明
(6) 睫毛(Eyelash)：生長方向	(6)-1. **正常睫毛往外翹**，無睫毛倒生 異常 睫毛根部若有黃色或紅腫的結節，稱為麥粒腫或瞼腺炎，此為皮脂腺發炎腫大
(7) 鞏膜(Sclera)（眼白處）：顏色	(7)-1. 一般為白色，少部分會稍呈淡藍色 異常 若為黃疸則有病態性泛黃情形
(8) 結膜(Conjunctiva)：顏色、結構	
A. 請個案**眼睛向下看**	A-1. 此時可請個案深呼吸並放輕鬆
B. 檢查者以慣用手的食指輕壓上眼瞼，連同拇指往下再往上翻開（圖5-48(a)）	B-1. 亦可使用棉棒固定於上眼瞼處協助翻開（圖5-48(b)）

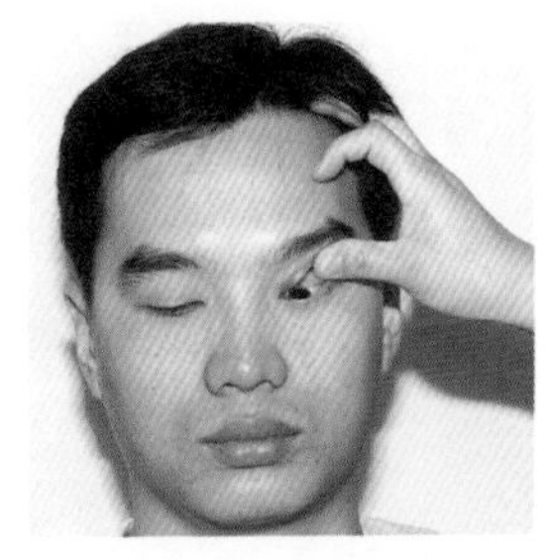

(a) 以手指翻開

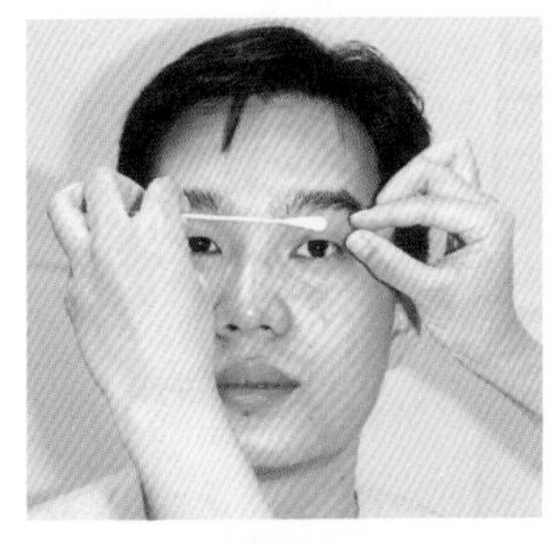

(b) 以棉籤協助翻開

圖 5-48　上眼瞼視診

程　序	說　明
C. 觀察瞼結膜與球結膜之顏色、有無紅腫或異狀及血絲分布是否均勻	C-1. 正常：瞼結膜紅潤，無紅腫或顆粒性結節；球結膜清澈且可見少許血管 異常 貧血會使結膜顯得蒼白；發炎或過敏時血管數目增加且眼睛整體發紅
D. 請個案**眼睛向上看**，檢查者以拇指扣住其下眼瞼下方（圖5-49），觀察重點同上眼瞼	

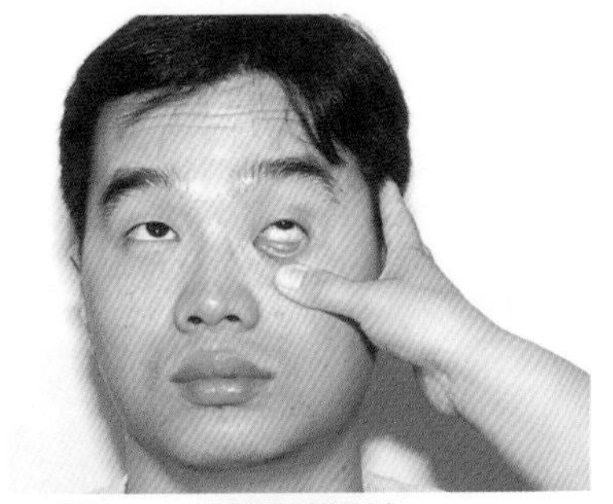

圖 5-49　下眼瞼視診

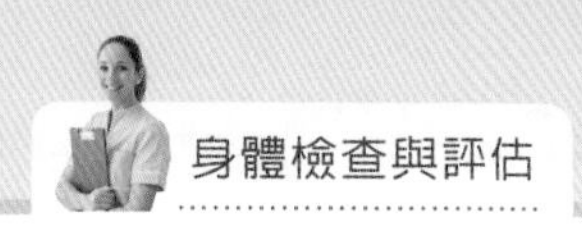

程 序	說 明
(9) 角膜：觀察顏色與結構 A. 使用斜照光線照射瞳孔（圖5-50） B. 視情況以左手拇指及食指協助個案張眼	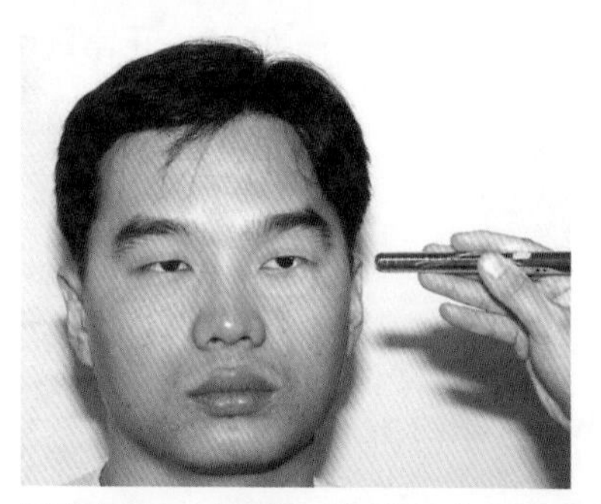 圖 5-50　角膜、虹膜及水晶體之視診
C. 觀察角膜組織的透光性、邊緣完整性及顏色	C-1. 正常：角膜應可透光、顏色一致且清澈透明，無變白或混濁；邊緣完整無缺損 C-2. 老年人角膜外圍有一圈白色環，稱為角膜弓(Corneal Arcus)，為正常老化現象 異常 角膜弓見於年輕人，需懷疑與脂肪代謝異常有關
D. 觀察角膜表面及形狀	D-1. 正常：表面平滑呈圓形，無遮蓋物 異常 角膜周圍有放射狀血管及發紅，伴有角膜混濁、視力減退、疼痛、畏光等，可能有角膜發炎情形；若出現不透明的黃白色部分，表示可能有角膜潰瘍情形
(10) 虹膜：檢查法同角膜	(10)-1. 正常應可透光且顏色一致，清澈無混濁；顏色則因種族與遺傳的差異而略有不同；黃種人一般呈現棕色 (10)-2. 青光眼術後虹膜可能會有一小段的缺損 異常 鼻側的虹膜若出現勾狀或新月形的陰影，表示虹膜向前突出，會因此阻塞許萊姆氏管的房水，造成眼壓上升，此稱為窄角性青光眼
(11) 水晶體：檢查法同角膜	(11)-1. 正常為白色、透光性佳且清澈無混濁 異常 若為黃疸，水晶體會呈現泛黃情形

程 序	說 明
2. 觸診	
(1) 涙囊(Lacrimal Sac)	
A. 請**個案往上看**，檢查者以食**指指腹按壓內眥下方的淚囊**（圖5-51）	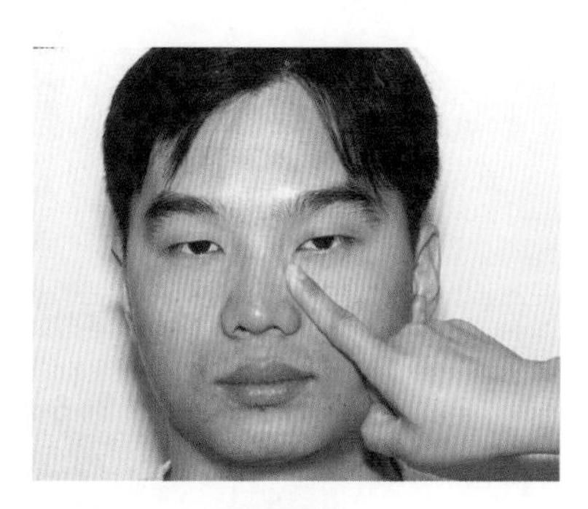 **圖 5-51 淚囊觸診**
B. 觀察是否有淚液由淚點逆流至眼睛	B-1. 正常：觸診淚囊時無淚液或膿汁逆流情形，且無嚴重腫脹感 異常 若出現上述情形則可能為鼻淚管阻塞或淚囊炎；且鼻淚管阻塞會有淚眼汪汪的情形
(2) 上、下眼瞼	
A. 請個案頭不動，眼睛看下方，檢查者以食指指腹壓放的方式觸摸上眼瞼（圖5-52）	A-1. 觸摸時注意有無水腫、結節、硬塊等情形，並詢問是否有壓痛感，若有異物刺痛感則暫不觸診，先尋找異物 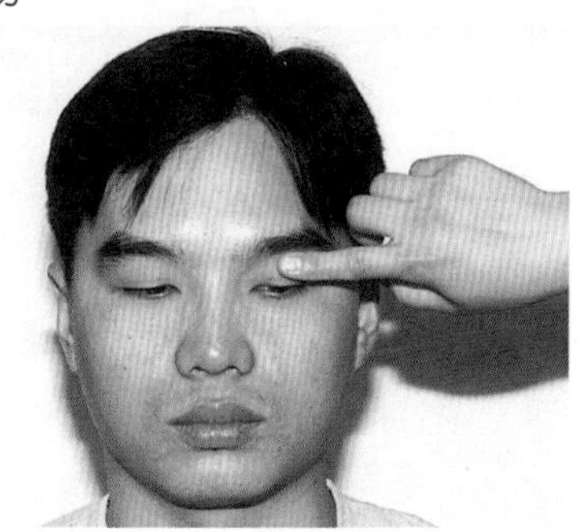 **圖 5-52 上眼瞼之觸診**

程　序	說　明
B. 請個案眼睛看上方，以相同方法檢查下眼瞼（圖5-53）	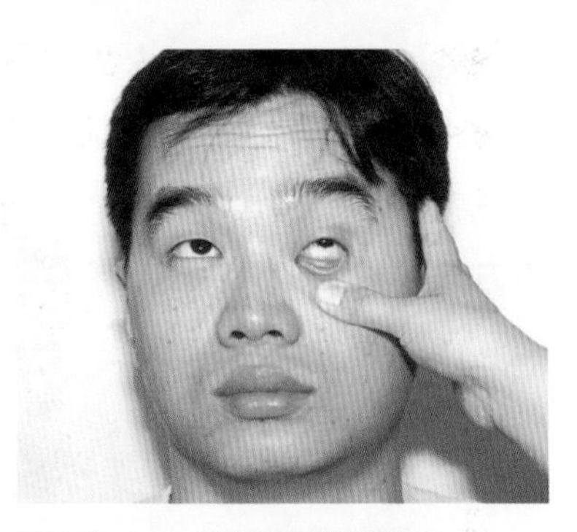 圖 5-53　下眼瞼之觸診
3. 眼球外肌肉功能評估	3-1.　評估眼球外肌肉的協調與平衡功能
(1) 眼外肌運動(EOM)	(1)-1.　詳見第6章神經系統之評估(CN III, IV, VI)
A. 與個案面對面，相隔約70 cm	
B. 請個案**頭不動**，**眼睛隨著檢查者手中的目標物作H形的移動**	B-1.　H形移動：移至個案的最右側→右上方→右下方→最左側→左上方→左下方；檢查者應在每個方向稍做停頓
C. 注意雙眼球移動的一致性	C-1.　正常：每一方向的雙眼移動皆平行一致，無眼球震顫及運動遲滯現象
(2) 角膜亮點檢查：角膜光反射(Corneal Light Reflex)	(2)-1.　正常角膜亮點的位置應**相同且平行，並對稱在黑眼珠上偏鼻側** 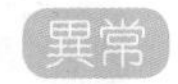 異常　若不相同則表示兩眼有偏斜情形，需進行遮眼掀開眼檢查(Cover-Uncover Test)

程序	說明
A. 請個案兩眼**直視前方** B. 距離兩眼前30~60 cm處以手電筒照射雙眼（圖5-54），觀察兩眼黑眼珠上的光點位置	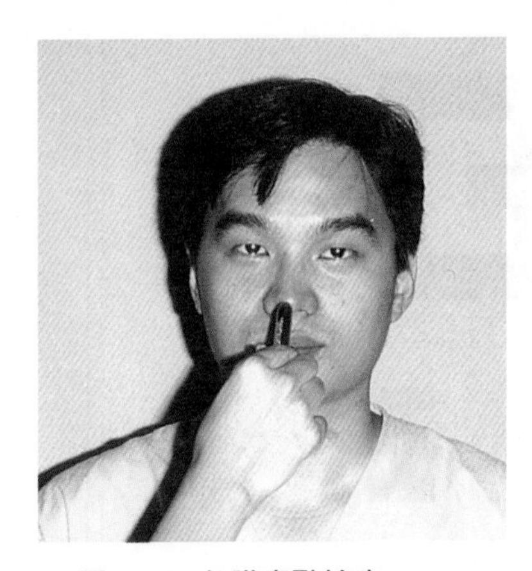 圖 5-54 角膜亮點檢查
(3) 遮眼掀開眼檢查 (Cover-Uncover Test)	(3)-1. 正常：**不論有無遮眼，兩眼應平行直視前方**，無偏移、斜視（非檢查側眼向鼻側偏斜）或震顫現象 異常 不論有無遮眼，斜視者兩眼會出現移動，無法平行直視前方
A. 請個案**注視前方某一點** B. **檢查右眼**，以硬紙片**遮蓋左眼**，同時**觀察右眼**有無移動（圖5-55） C. 將**硬紙片移開**，**觀察左眼**是否因注視物體而移動（圖5-56） D. 以同樣方法檢查左眼	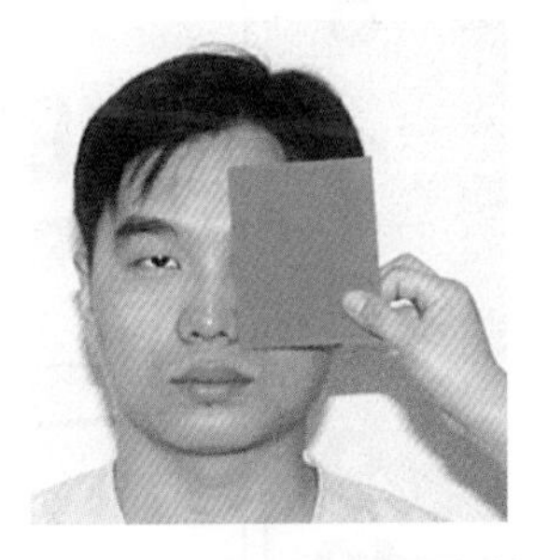 圖 5-55 遮眼掀開眼檢查（遮左眼時，觀察右眼） 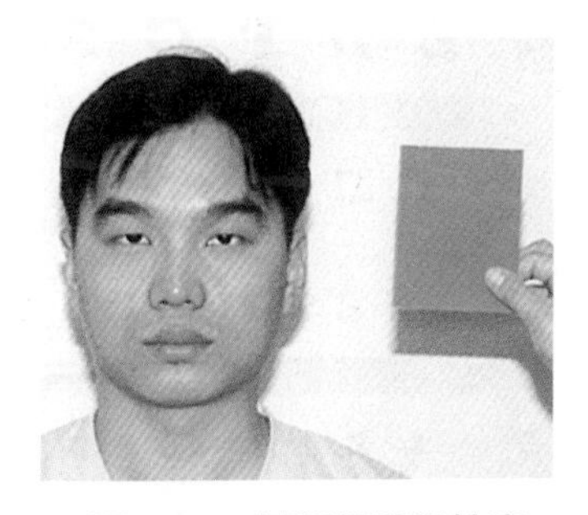 圖 5-56 遮眼掀開眼檢查（掀開時，觀察左眼）
4. 中央視覺：視力評估(Visual Acuity)	4-1. 注意環境採光須充足，且一次只檢查一眼 4-2. 未戴眼鏡測得者為裸視(S.C.)，反之則為矯正視力(C.C.)
(1) 遠距視力檢查(Distant Vision)	(1)-1. 一般以**史乃倫氏視力表(Snellen's Eye Chart)**作檢測，若個案對英文字母不熟悉，則改用C或E字型視力表（圖5-57）

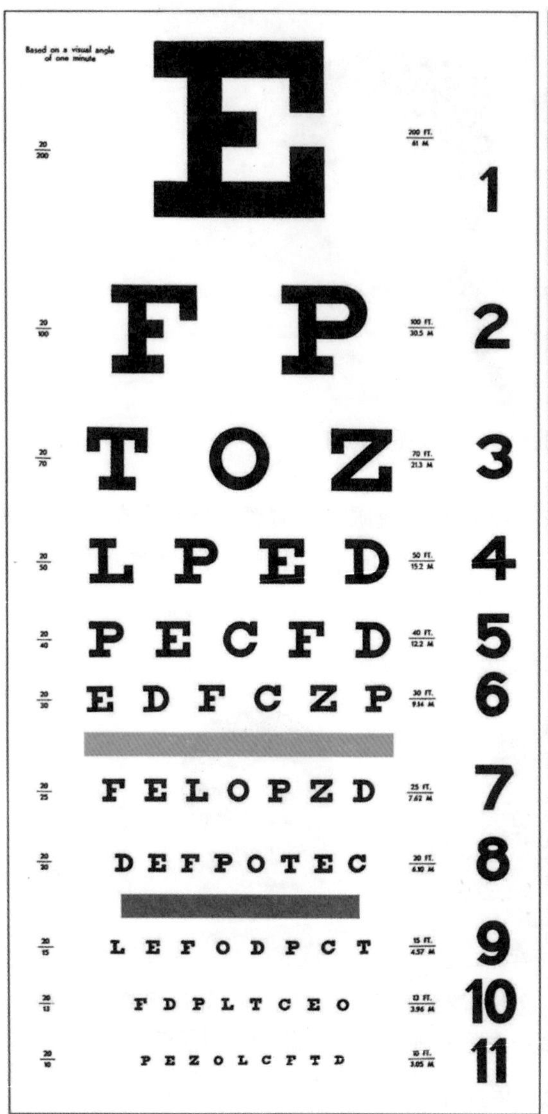

(a) 史乃倫氏視力表 (Snellen's Eye Chart)

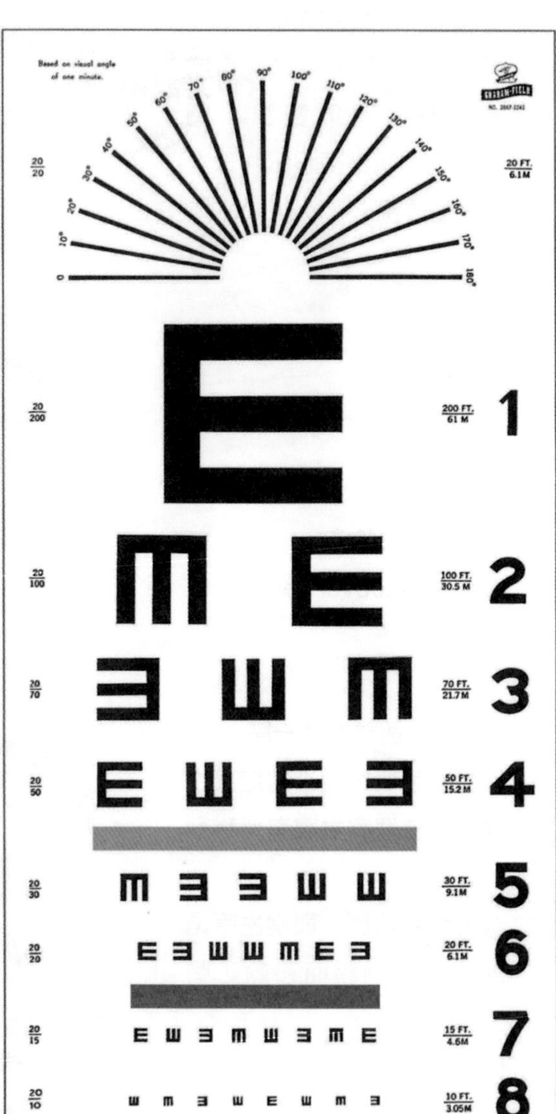

(b) E字形視力表

圖 5-57 視力檢查表

程　序	說　明
A. 個案站**於視力表前20呎**(6.1 m)處，並以硬紙片或手遮住尚未檢查的眼睛	A-1. 遮住眼睛時，注意**不要壓迫眼球**
B. 檢查者指定視力表上的字母，並請個案**用手比出所見字母缺口的方向**	
C. 以個案**能看得見的最小字為其視力，同一排至少可見一半以上**（圖5-58）	

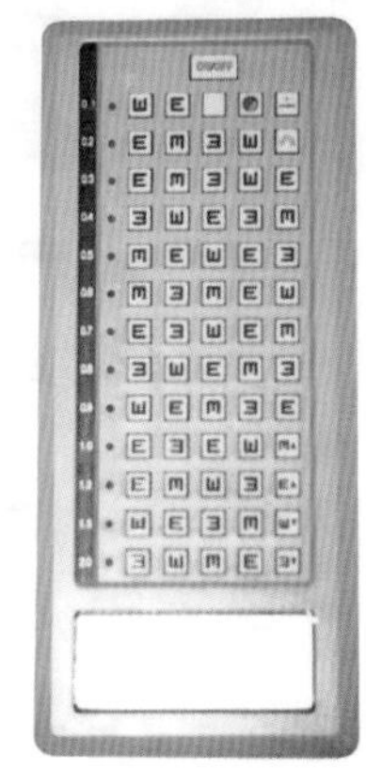

(a) E字型視力檢查遙控器

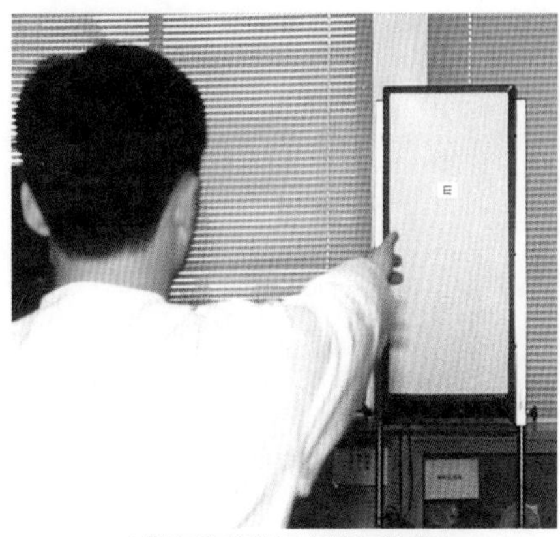

(b) 請個案指出E字缺口的方向

圖 5-58 遠距視力檢查

程　序	說　明
D. 根據個案情況與檢查表比對檢查結果	D-1. 視力(Visual Acuity)以**分數**形式表示，英制單位（呎）為主，**分子為個案能看清楚字的距離**（通常固定在20呎），**分母則為正常人能看到同一字的距離** D-2. 正常：雙眼視力為20/20（亦即1.0）；**若個案視力不及20/200(0.1)時，則改以隨機比手指5次，讓其識別手指的數目並記錄答對次數**，甚至可將手移至個案面前30 cm評估之。若仍看不見，則將光線照進瞳孔，詢問是否看到亮光並記錄之 異常　分母愈大則視力愈差，可能是屈光介質或視網膜、視覺傳導路徑有障礙，宜轉介眼科醫師

程　序	說　明
(2) 近距視力檢查(Near Vision)	(2)-1. 檢查時機：個案40歲以上、抱怨無法閱讀報章雜誌或懷疑有老花眼時 (2)-2. 檢查工具：Rosenbaum近點或口袋型視力表（圖5-59）

			Point	Jaeger	
95					20/800
874					20/400
2843			26	16	20/200
6 3 8	E Ш Ǝ	X O O	14	10	20/100
8 7 4 5	Ǝ m Ш	O X O	10	7	20/70
6 3 9 2 5	m E Ǝ	X O X	8	5	20/50
4 2 8 3 6 5	Ш E m	O X O	6	3	20/40
3 7 4 2 5 8	Ǝ Ш Ǝ	X X O	5	2	20/30
9 3 7 8 2 6	Ш m E	X O O	4	1	20/25
4 2 8 7 3 9	E Ш m	O O X	3	1+	20/20

2 3 4 5 6 7 8 9

圖 5-59 口袋型視力表

程序	說明
A. 將**口袋型視力表置於個案面前14吋（約35 cm）處**（一般看書距離），並以手遮蓋住尚未檢查的眼睛（圖5-60）	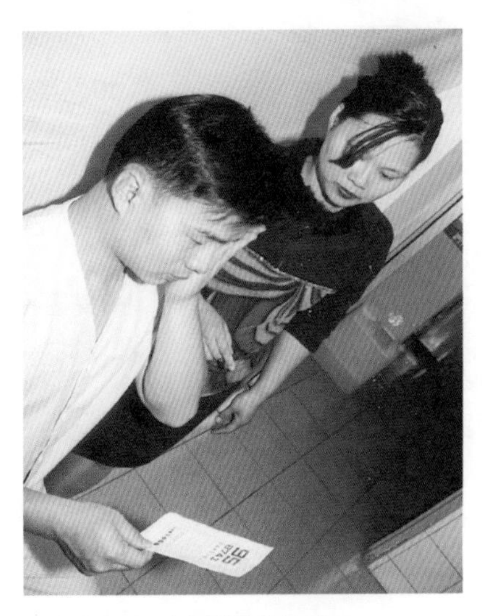 **圖 5-60　近距視力檢查**
B. 以個案能看得見的最小字為其視力，同一排至少可見一半以上	
C. 根據個案情況，與檢查表比對檢查結果（方法同上）	C-1.　正常：個案（含配戴眼鏡者）不用調近或調遠視力表即可正確讀出該字母或數字 異常　若尚可看清遠物而需調整視力表距離者，則可能有老花眼(Presbyopia)
5. 周邊視力：視野評估(Visual Field)	5-1.　為一簡單粗略的視野篩檢法，檢查者本身必須兩眼視野正常
(1) 檢查者與個案面對面坐或站著，**距離約60 cm~1 m**	(1)-1.　**兩人的眼睛在相當的水平位置**，才可與個案比對有無異常
(2) **檢查右眼時**，請**個案**以左手持硬紙片**遮左眼**，**檢查者**則以右手**遮右眼**（圖5-61），並請個案直視前方	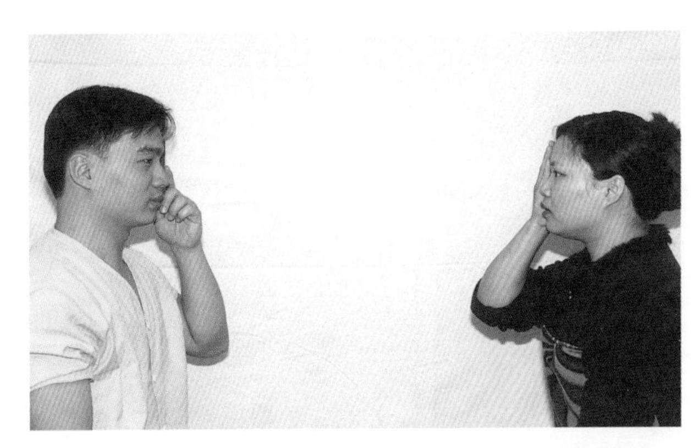 **圖 5-61　右眼視野評估姿勢（檢查者與個案水平相對）**

程序	說明
(3) 檢查者左手臂伸直握筆，**將筆尖置於兩人中間**，請個案於稍後的檢查中看見筆尖時說「看到了」 (4) 檢查者左手以**順時針方式檢查八個主要視野**（圖5-62），每個方向須**由外而內移動直到個案看到筆尖為止**	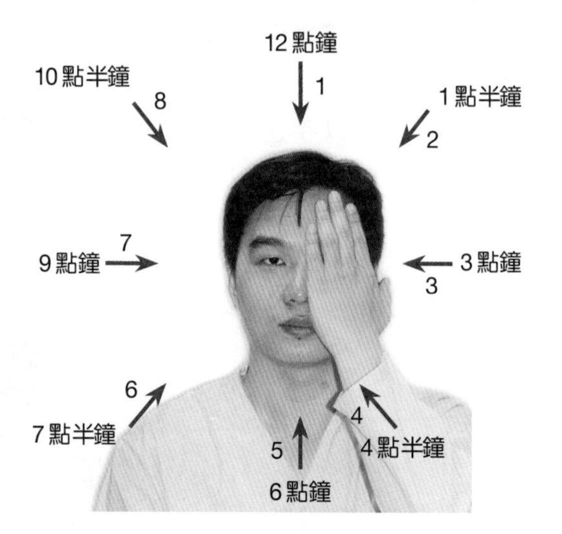 圖 5-62　右眼之八個主要視野評估
(5) 以同樣方法檢查左眼（圖5-63），最後勾劃出其右眼的視野概況（圖5-64）	(5)-1. 正常：兩人幾乎同時看見移近的筆尖 異常 視野缺損包括1/4盲、半盲、全盲或盲點（視野中有一小範圍失明）等，致使檢查者比個案早看到筆尖，可能是視網膜或視覺傳導路徑障礙（圖5-32） 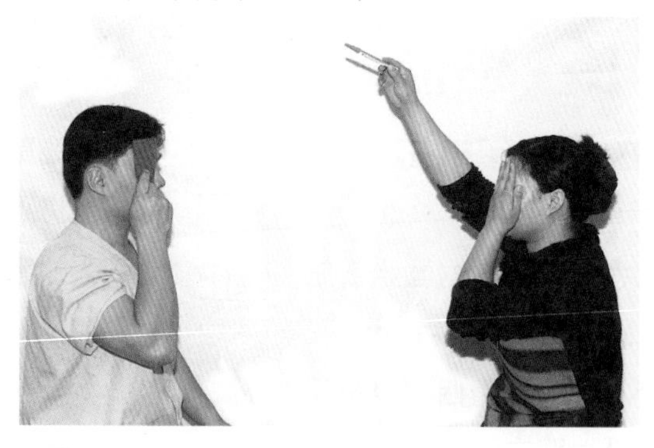 圖 5-63　左眼的視野評估 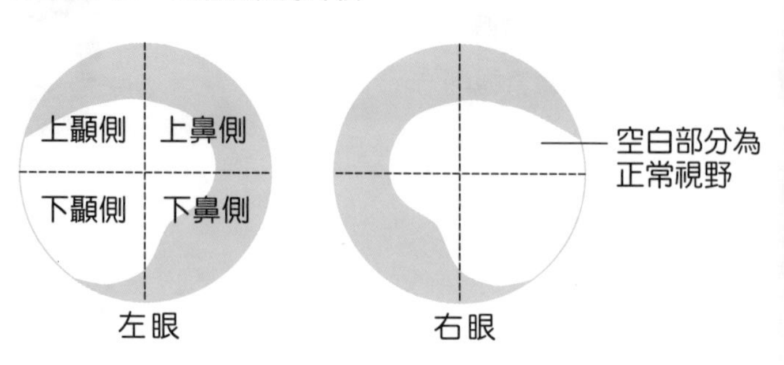 圖 5-64　正常的視野

程　序	說　明
6. 瞳孔的檢查	6-1. 在自然光下視診，瞳孔正常大小應為2~6 mm 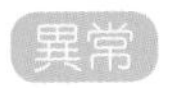 異常 虹膜炎、嗎啡中毒時瞳孔會縮小；昏迷時瞳孔會放大
(1) 瞳孔光反射(Pupillray Light Reflex)	
A. **安排較暗的環境**	A-1. 暗環境可使瞳孔放鬆
B. 檢查右眼，請個案直視前方，檢查者一手直放在鼻樑上遮光，另一手則以手電筒由左眼外角向內照光（圖5-65）	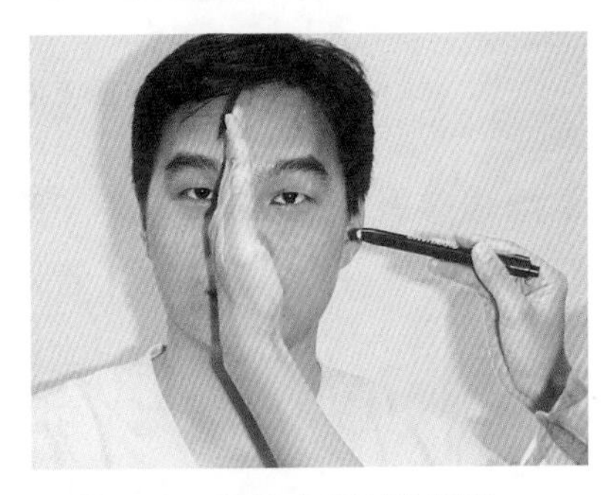 **圖 5-65 瞳孔光反射的評估**
C. 觀察左眼瞳孔（直接光反射）	C-1. 直接、間接光反射請參閱前文 C-2. 光照左眼時，左眼瞳孔對光會立即反應（收縮）
D. 同時觀察右眼瞳孔（間接光反射）	D-1. 正常：光照左眼時，右眼瞳孔亦有收縮情形
E. 等候一分鐘，以同樣的方法檢查右眼	
F. 比較兩眼瞳孔的大小、形狀及對光反應情形	F-1. 正常：**兩眼瞳孔大小、形狀對稱且對光有反應**，記錄為**PERL (Pupils Equal, React to Light)** 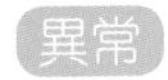 異常 混濁的瞳孔見於白內障；其他瞳孔光反射異常情形見第6章神經系統評估
(2) 瞳孔的調節（焦）作用(Accommodation)	
A. 請個案注視前方約100 cm處的筆尖	

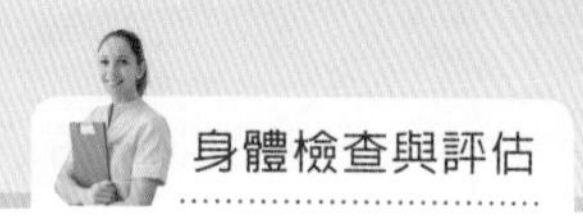

程　序	說　明
B. 檢查者將筆慢慢移近個案鼻前，直到筆與眼睛的距離為5~10 cm（圖5-66）	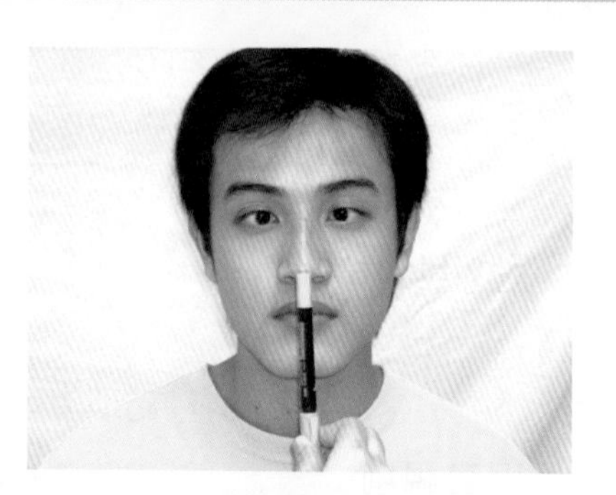 圖 5-66 瞳孔調節作用的評估
C. 觀察瞳孔收縮及兩眼會聚(Convergence)情形	C-1. 正常：**瞳孔有收縮反應，兩眼會聚且有眼瞼下垂情形**，若將近物移出視線，瞳孔大小則會恢復 C-2. 若以上瞳孔光反射與調節作用之檢查結果皆屬正常，可簡單記錄為**PERRLA (Pupils Equal, Round, React to Light and Accommodation)**，意為**瞳孔大小左右相等、形狀呈圓形、對光有反應且調節作用正常**
7. 眼底鏡檢查(Ophthalmoscope)	7-1. 檢查範圍：水晶體、玻璃體及視網膜
(1) 安排**較暗的環境**	(1)-1. 使瞳孔放鬆以利視診，必要時依醫囑使用散瞳劑檢查；但青光眼病人使用散瞳劑有眼壓升高的危險，須謹慎評估 (1)-2. 個案須取下眼鏡以配合檢查（隱形眼鏡除外）
(2) 請個案**注視前方某一定點**，不要移動	
(3) 安裝眼底鏡（圖5-67(a)）並打開開關，將**屈光度調至0**（此時不聚光亦不散光）	(3)-1. 可先將眼底鏡的光線照至手背上測試，**依個案瞳孔大小選擇合適的光束大小，一般選擇白光**，而綠或紅光則用於檢查病灶區，有格子者可用來測量病灶大小 (3)-2. **正常個案屈光度用0即能清楚觀看，但近視者須逆時針方向調至負屈光度鏡片（紅光數字）；遠視者則順時針方向調至正屈光度鏡片（綠光數字）**

程 序	說 明
(4) 以**檢查者**的**右手及右眼檢查**個案的**右眼眼底(Ocular Fundus)** (5) 檢查者左手協助個案張眼（或固定頭部往前），**右手握眼底鏡**（圖5-67(b)） (6) 距離個案25~40 cm，由**視線外15度開始慢慢趨近**，並將光線照進瞳孔（圖5-67(c)）	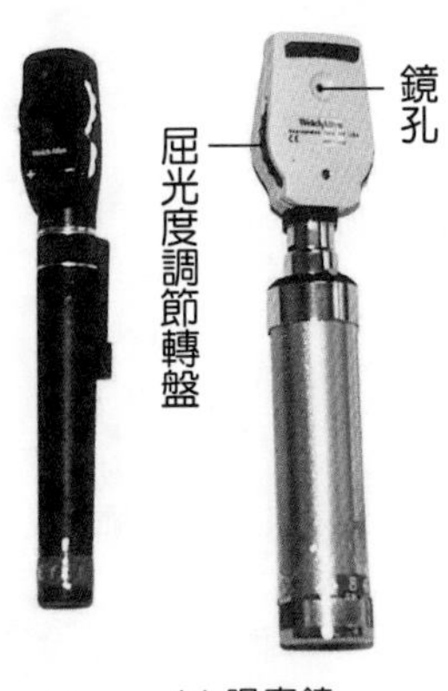 (a) 眼底鏡 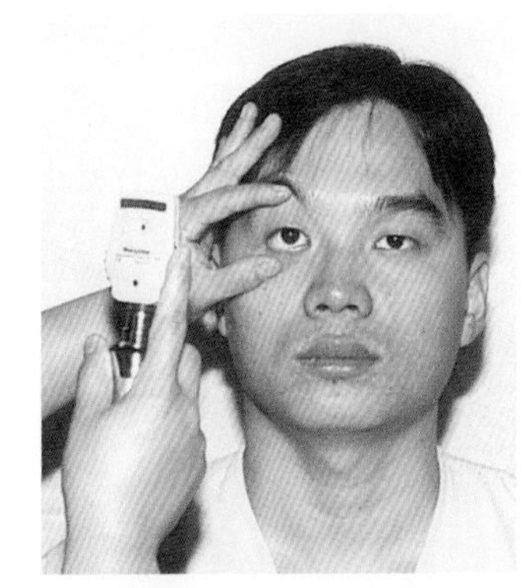 (b) 眼底鏡檢查之準備 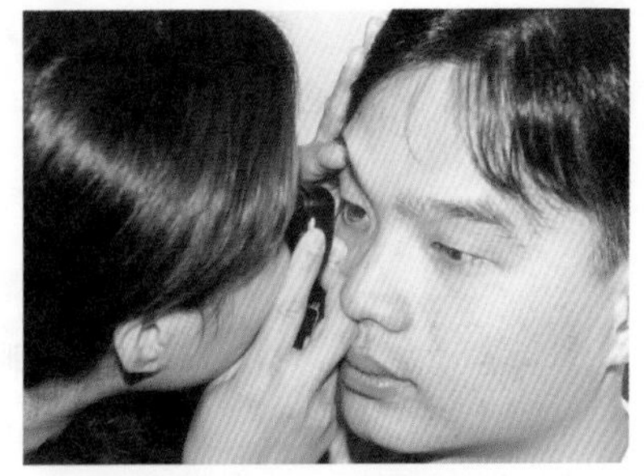 (c) 手持眼底鏡方法（避免與個案鼻尖相碰） **圖 5-67 眼底鏡檢查**
(7) 檢查者右手**食指**固定於屈光度的調節轉盤上，方便檢查過程中隨時**調整焦距**	
(8) 當看到紅光時，順著紅光再觀察眼底情形，並視情況調焦	(8)-1. **當光束照到瞳孔時即出現橘紅色的反光（光圈），稱為紅光反射(Red Reflex)**；若消失，可能使用眼底鏡的方法有誤，可調整角度再檢查一次 異常 紅光反射消失可能為病態性問題，如白內障（紅光反射內有黑色陰影）或折射介質出血
(9) 觀察眼底（視網膜）結構	(9)-1. 正常：在眼底可見視神經盤、生理杯、血管、黃斑（圖5-68） (9)-2. **眼底**顏色大多為**粉紅色**；**視神經盤和黃斑**的顏色顯**橘黃**，黃斑的外緣較**暗紅**；**生理杯**顏色較視神經盤淺，呈**黃白色**。淺色人種的視神經盤偏深粉紅，深色人種偏暗紅色

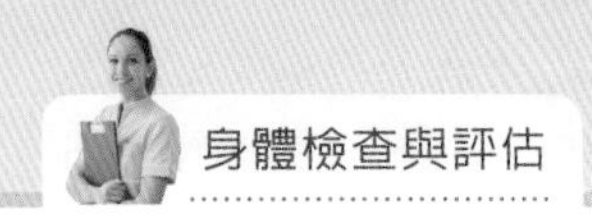

程　序	說　明
	異常 眼底的顏色蒼白或充血。如高血壓引起的視網膜病變，會呈白灰色或黃色斑塊；糖尿病則引起小紅點或黃色棉花狀斑塊

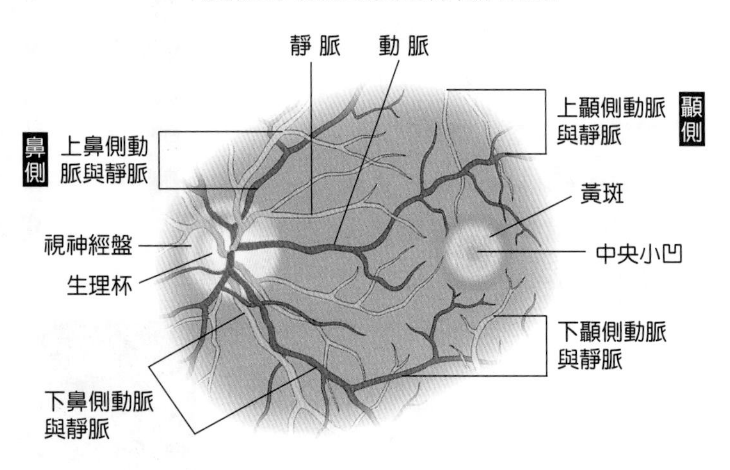

圖 5-68　視網膜結構（左眼）

程　序	說　明
A. 視神經盤(Optic Disc)：大小、形狀、輪廓清晰度	A-1. **偏向鼻側**，可沿著血管的走向找。**視神經盤的直徑（簡稱DD）約1.5 mm**，呈圓形或卵圓形，**輪廓是清楚**的（鼻側可能較不清楚） 異常 顱內高壓會使視神經盤模糊，不易區辨
B. 生理杯(Physiologic Cup)：位置、大小、顏色	B-1. 生理杯**位於視神經盤內靠顳側的小凹**，約占其1/3至1/4大小，但其**大小應小於1/2 DD** 異常 生理杯擴大見於青光眼的個案；視神經乳頭（視神經盤）水腫者無生理杯且血管明顯充血
C. 視網膜(Retina)：血管數目、顏色、動靜脈直徑比	C-1. 視網膜上有四組血管，每組血管為成對的小動脈與靜脈，自視神經盤往外延伸至周邊 C-2. 眼底動脈較靜脈細（A/V約2：3或4：5），且顏色較靜脈鮮紅（亮） 異常 若有出血顏色會變深 C-3. **注意動靜脈交會處，正常如打叉的兩條線**，不會有中斷、變細或變粗情形
D. 黃斑(Macula Lutea)：位置、大小	D-1. 黃斑位於顳側，距離視神經盤約2~3 DD，大小約莫1 DD，**上無血管分布**，色澤均勻

程　序	說　明
(10) 間隔一分鐘，以同樣方法檢查左眼底	(10)-1. 眼底鏡的光線很強，若檢查時間過長會造成個案不適，故視情況讓個案略作休息
(11) 記錄檢查結果	(11)-1. **發現異常現象**時，請**以視神經盤為中心地標描述**，如幾點鐘方向之幾倍的視神經盤直徑處(DD)有一病灶，其大小、顏色、形狀為何
8. 色彩視覺檢查 (Color Vision) 請個案讀出色彩視力圖中的數字（圖5-69）	8-1. 檢查目的：檢定色盲。通常是先天性無法辨識紅、綠或藍色 8-2. 檢查工具：色彩視力表；圖中有隱藏的數字（由彩色的圓點組成且與背景的色點成對比） 8-3. 正常應可正確讀出彩色視力圖中的數字 異常 色盲個案無法正確讀出圖中數字

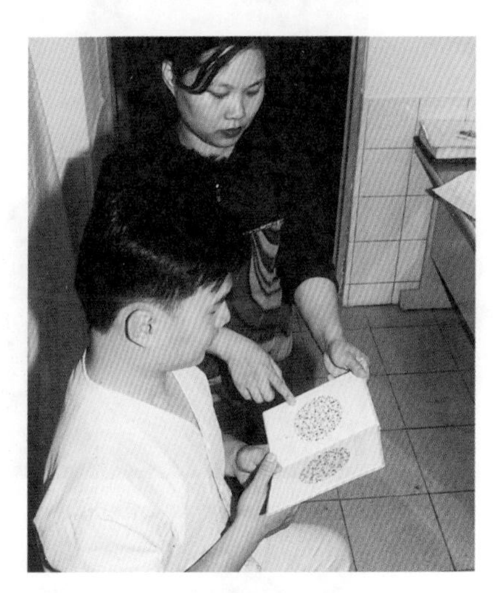

圖 5-69 彩色視力檢查

眼睛常見疾病

疾病名稱	圖示	症狀或成因
眼球突出 (Exophthalmos)	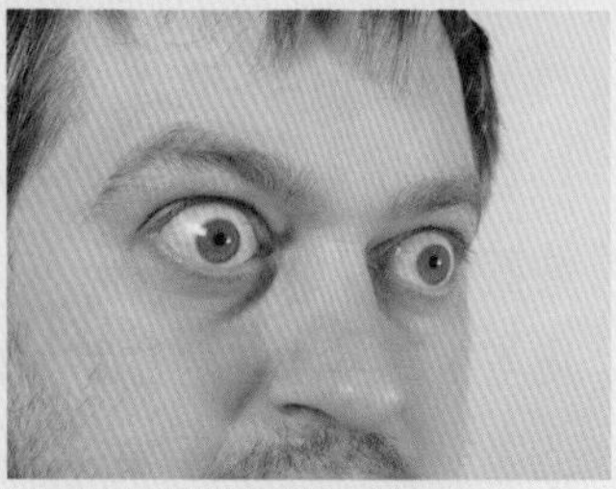	高度近視、先天性青光眼、眼眶炎症或腫瘤都有可能造成眼睛突出
斜視 (Strabismus)	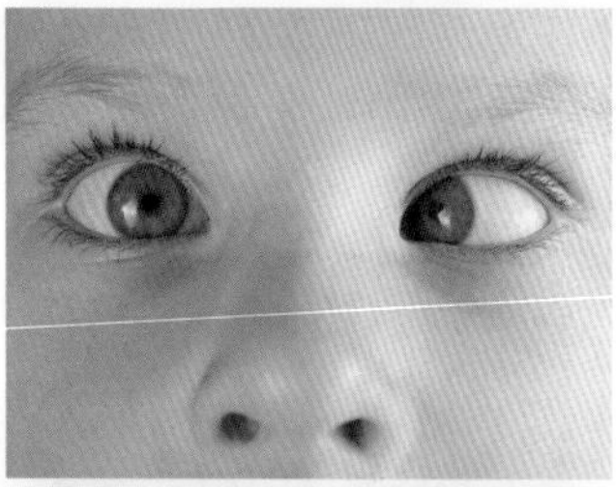	多發生於幼童；兩眼視軸無法對正在同一目標。可能為眼外肌神經受損或是腦部、眼部重大疾病所致
糖尿病視網膜病變 (Diabetic Retinopathy)	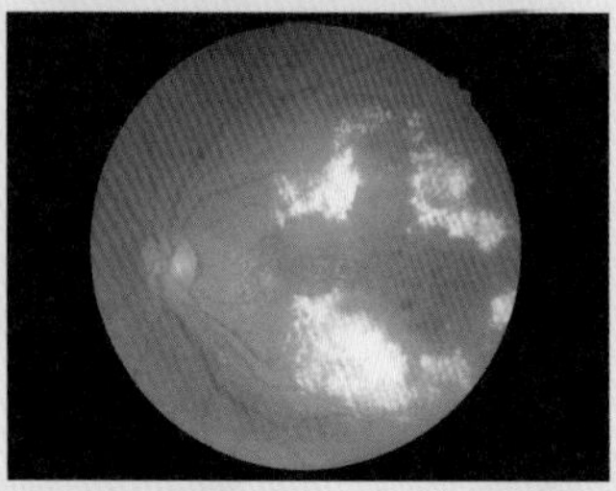	糖尿病導致視網膜病變與組織缺氧、血管壁調節異常。為成年人致盲原因之一
白內障 (Cataract)	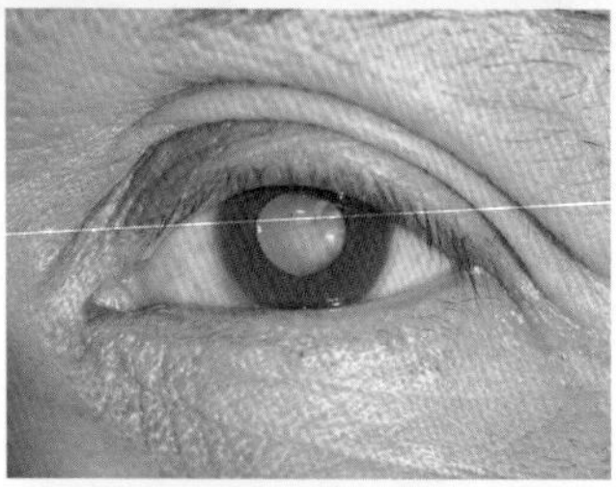	水晶體混濁，呈現白色瞳孔，導致視網膜影像變形。早期輕微視力模糊，晚期症狀為複視、視力減退致失明、辨色能力變差等
青光眼 (Glaucoma)	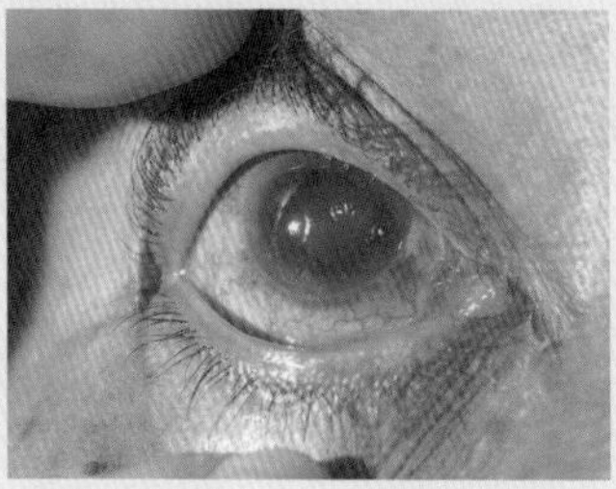	眼壓異常上升。症狀為視野缺損、眼睛疼痛，伴隨噁心嘔吐，甚至影響視力

疾病名稱	圖示	症狀或成因
結膜炎 (Conjunctivitis)	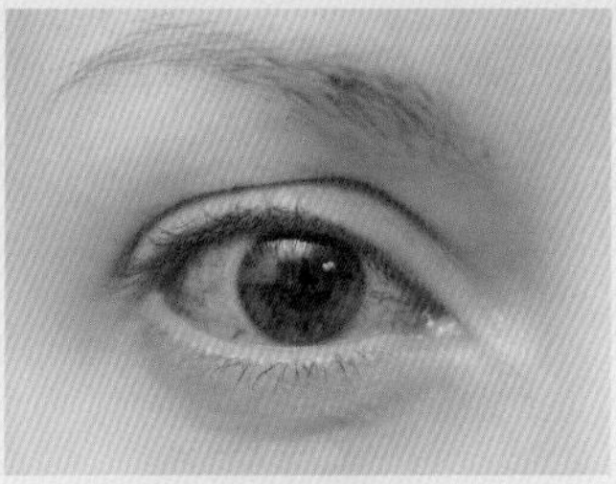	結膜輕度到中度水腫、眼睛出現燒灼感、血管充血、過度流淚或發癢等情形
角膜炎 (Keratitis)	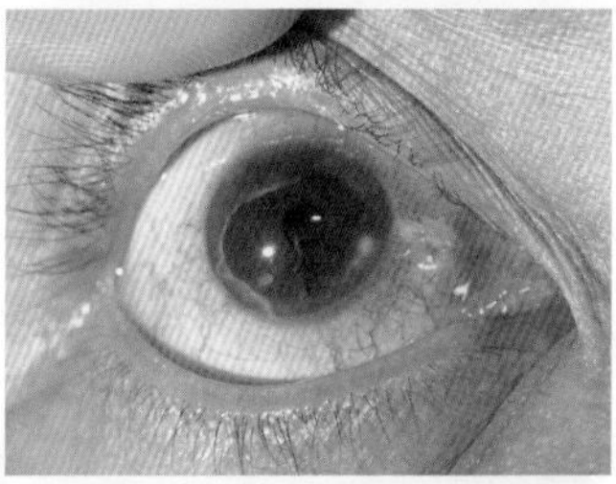	眼睛灼熱、刺痛、視力模糊、有異物感和畏光
黃疸 (Jaundice)	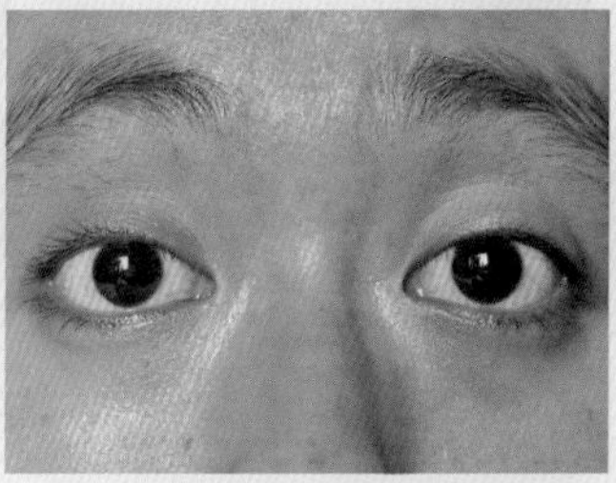	由於血液中堆積過多膽紅素，導致鞏膜、皮膚、舌下黏膜及深層組織變成黃色
麥粒腫（瞼腺炎）(Hordeolum)	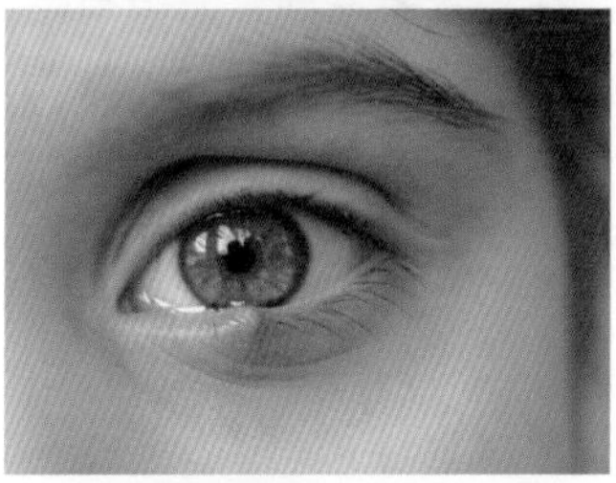	皮膚紅、腫、痛；多半發生在單側
霰粒腫 (Chalazion)	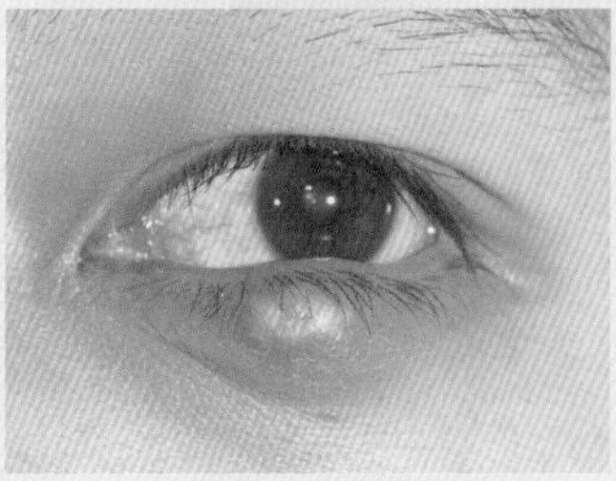	瞼板腺慢性發炎造成的脂肪性肉芽腫，腺體為無痛性腫大，外觀無發炎，常有眼睛疲倦、對光敏感及流淚情形

程　序	說　明

（二）耳部評估

1. 一般視診

(1) 大小、顏色、對稱性

(1)-1. 正常兩耳大小相等且結構對稱，顏色與臉的顏色相近，無任何結節或病灶（如畸形、腫塊、水腫或分泌物流出）

(2) 位置與角度（圖5-71）

(2)-1. 正常耳輪上部與眼外眥的連線呈水平，耳朵軸與垂直線的夾角要在10度以內

異常 先天性畸形、智力發展遲緩或唐氏症的個案耳朵位置較低，使耳輪上部與眼外眥的連線無法呈水平，且排列的角度偏移（>10度）

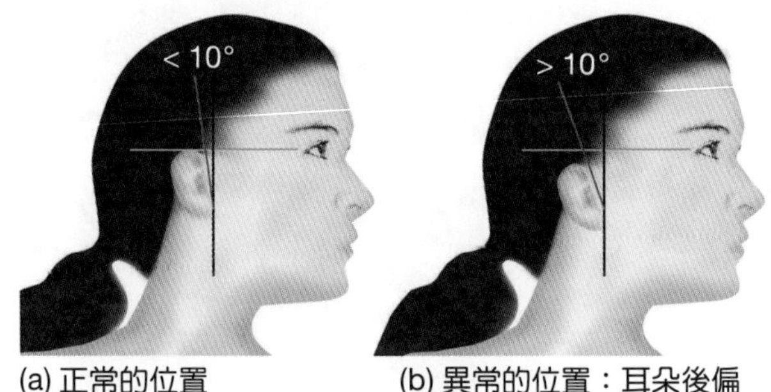

(a) 正常的位置　(b) 異常的位置：耳朵後偏

圖 5-71　耳朵的角度

(3) 視診右外耳道：檢查者左手將**耳翼向上、向後且稍向外拉直**，右手支托頭部，請個案頭稍向左肩傾

(3)-1. **在檢查者左前上方須有燈照來源**或戴頭鏡窺視之

2. 使用檢耳鏡視診

(1) 將檢耳鏡安裝後打開燈光，慣用手持檢耳鏡(Ear Speculum)，**以旋轉的方式稍向下（上）、向前放入**約0.6~1.3 cm，慣用手無名指及小指輕靠在個案的頭部以穩定檢耳鏡（圖5-72）

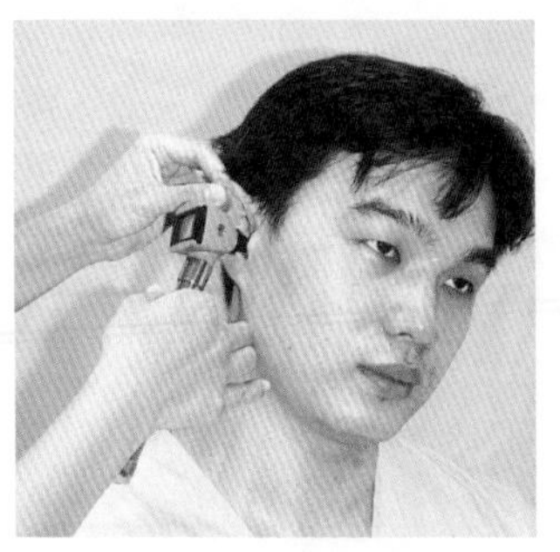

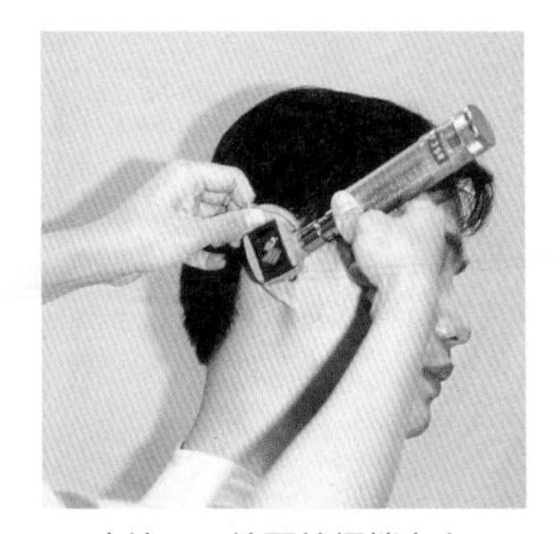

(a) 方法一：檢耳鏡柄端向下　(b) 方法二：檢耳鏡柄端向上

圖 5-72　手持檢耳鏡方法

程　序	說　明
(2) 視診時檢耳鏡應隨著個案移動，以免傷害外耳道	
(3) 觀察耳壁與耳道	(3)-1. 正常耳道暢通，外1/3段有一些毛髮分布，其內會有一些黃色、乾的耳垢，耳壁上無紅腫、異物、息肉(Polyp)、耳垢、分泌物或積水等異常情形 (3)-2. 若耳垢蓋住耳膜妨礙中耳炎的診斷，或是懷疑耳垢阻塞造成聽力障礙，則需清除耳垢
(4) 鼓膜：觀察顏色與形狀	(4)-1. 正常應呈珍珠樣灰白色、半透明狀，形狀完整無破損，稍呈凹陷 (4)-2. 右耳光錐約在5點鐘方向，左耳則在7點鐘方向 異常 鼓膜呈現紅色可能是急性中耳炎，黃色則可能為漿液性中耳炎。若歐氏管阻塞或中耳積水會影響鼓膜活動度與形狀，中耳炎時可能會使鼓膜膨脹
3. 觸 診	
(1) 按壓耳珠及牽拉耳殼	
A. 檢查者與個案相對，以食指指腹按壓耳珠（耳屏），可兩邊一起執行（圖5-73）	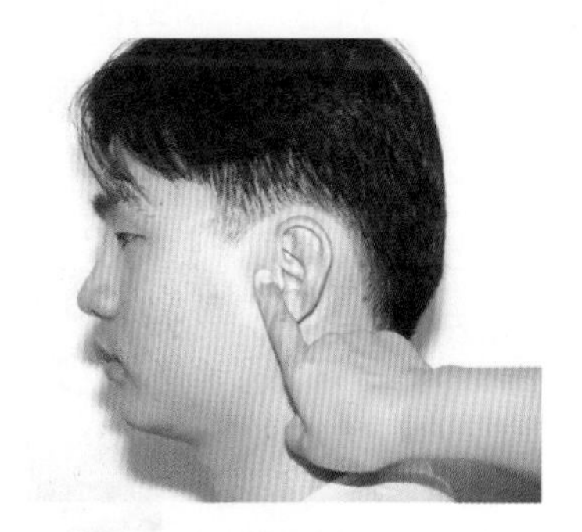 圖 5-73　觸診耳朵（按壓耳珠）
B. 用拇指及食指上下輕拉耳殼（圖5-74）	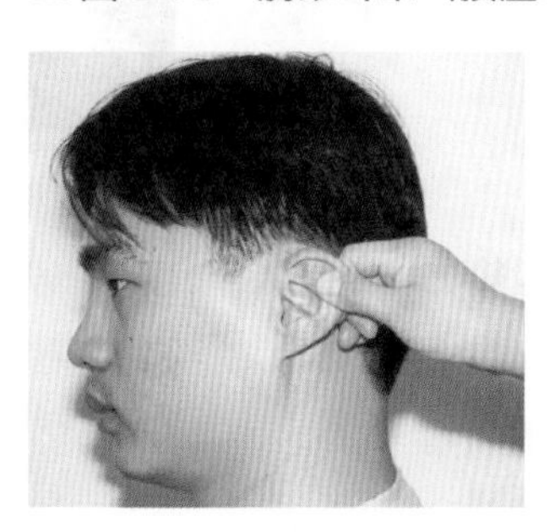 圖 5-74　觸診耳朵（牽拉耳殼）

程　序	說　明
C. 觸診過程中詢問個案感受	C-1. 正常按壓耳珠或牽拉耳殼皆無疼痛主訴 異常 若有疼痛可能是外耳炎(Otitis Externa)的徵象
(2) 觸摸乳突：檢查者以食指和中指的指腹環狀按壓耳後的乳突（圖5-75），並詢問個案感受	(2)-1. 正常按壓乳突(Mastoid Process)無疼痛主訴 異常 若有腫痛情形可能是中耳炎(Otitis Media)的徵象 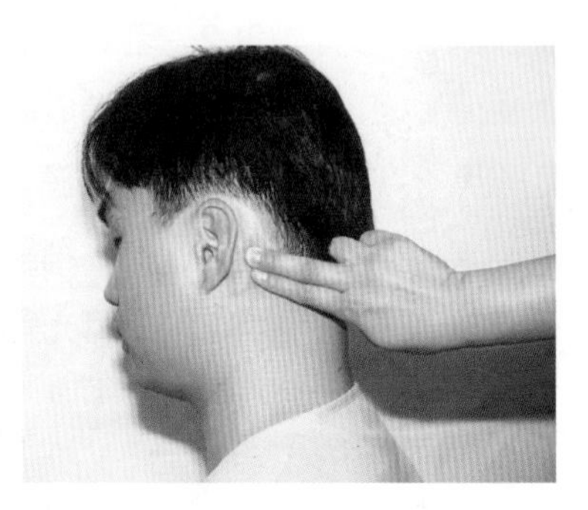 **圖 5-75　觸診乳突**
4. 聽力測試 (Hearing Acuity)	4-1. 以下檢查皆需請個案先移除助聽器 4-2. 在醫院多以聽力計(Audiometer)評估個案是否能聽見各種頻率的聲音，沒有聽力計時，以下檢查只能初步瞭解兩耳之聽力是否喪失，但無法測量喪失的程度
(1) 耳語試驗(Voice Test) A. 檢查右耳，幫個案摀住左耳或請個案以手指塞住左耳（圖5-76）	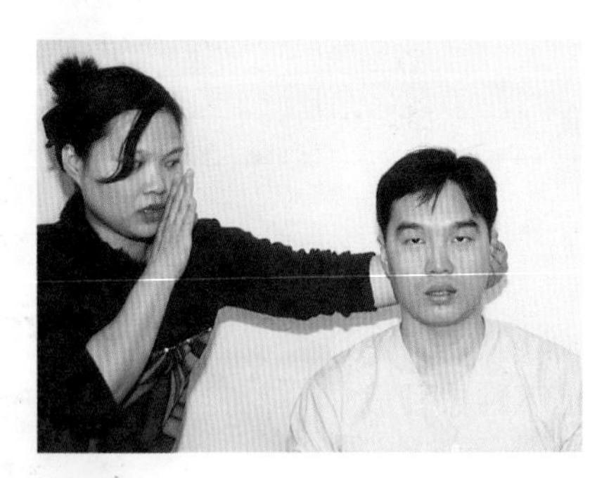 **圖 5-76　聽力測試－耳語試驗（右耳）**
B. 檢查者站於個案**右耳後方1~2呎（約30~60 cm）**，用手遮住唇形（或請個案閉眼），用呼氣低沉的聲音(Whispered)平靜地說一句耳語，再請個案複誦	B-1. 也可以與個案以對話方式進行，過程中注意對答是否合宜，以評估有無聽力障礙

程　序	說　明
C. 聲音由一般至小聲	C-1. 若聽不清楚可以加大音量，直到聽清楚為止
D. 以同樣方法檢查左耳	D-1. 正常兩耳情況一致且能正確複誦所聽到的字句
(2) 錶的滴答聲測試 (Ticking Watch Test)	(2)-1. 利用錶之高頻率聲音測試，**標準距離為5吋(12.7 cm)**
A. 向個案說明，在稍後的檢查中，若是聽到錶的滴答聲時，說「聽到了」	
B. 請個案遮住未檢查側耳朵，**將錶置於檢查耳旁約5吋**(12.7 cm)，詢問有無聽到滴答聲（圖5-77）	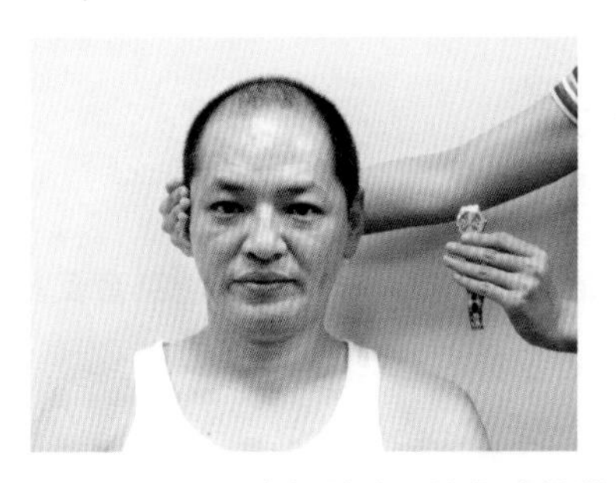 **圖 5-77　聽力測試－錶的滴答聲（左耳）**
C. 若無聽到，則將錶慢慢移近耳朵，詢問聽到的情形，反之則逐漸將錶移開，並記錄聽到滴答聲時的距離	C-1. 若個案聽到的情形與一般人相同則屬正常
D. 檢查情形與另一耳比較，評估有無對稱	
(3) 韋伯氏試驗(Weber's Test)	(3)-1. 為音叉試驗(Tuning Fork Test)之一，又稱為偏向測驗(Test for Lateralization)，目的在**確認有無聽力喪失**，可協助診斷
A. 安排**安靜的房間**	
B. 檢查者一手持音叉底部，**勿碰觸U型區**	
C. 將音叉與另一手拍擊產生振動後，將其底部置於個案前額正中處或頭頂上（圖5-78）	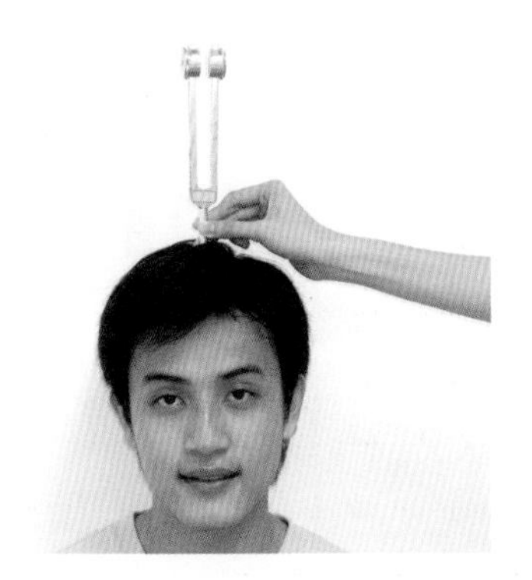 **圖 5-78　韋伯氏試驗（音叉底部置於頭頂）**

程　序	說　明
D. 詢問個案兩耳聽到聲音的狀況，並比較之	D-1. 正常：**韋伯氏試驗(Weber's Test)呈陰性反應(－)**，兩耳聽到的聲音一樣，感覺到聽到的聲音在中央 異常 傳導性聽力喪失(Conductive Hearing Loss)患耳較清楚，因正常的聲音傳導路徑被阻斷，不受外界干擾所致；感覺神經性聽力喪失(Sensorineural Hearing Loss)患耳較不清楚，因耳蝸神經正常，健側耳會聽到聲音或聽到較大聲音，須進一步做鼓膜測量以辨別聽障
(4) 任內氏試驗(Rinne's Test) A. 請個案在稍後的檢查中，若聽到音叉聲時說「有」，沒聽到時則說「沒有」 B. 檢查右耳，檢查者將音叉振動後，其底部置於個案右耳後**乳突處，並開始計時，請個案聽不到聲音時說「沒有」，記錄秒數，以測骨性傳導(BC)**（圖5-79） C. 當個案表示**聽不到聲音時，迅速將音叉前移至耳旁**約5 cm處（圖5-80） D. **詢問個案是否仍聽到聲音**（正常應還可聽到），並再次計時，直到個案說「沒有」聽到聲音，記錄秒數，**以測空氣傳導(AC)** E. 以同樣的方法檢查左耳，再比較兩耳聽到聲音的狀況	**(4)-1. 為音叉試驗之一，目的與韋伯氏試驗相同** 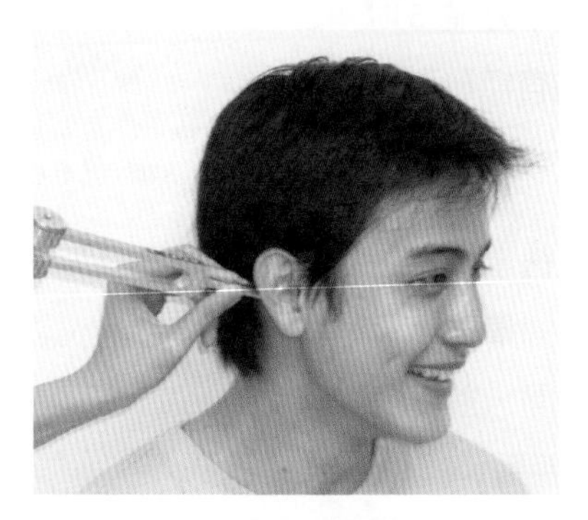 **圖 5-79　任內氏試驗（音叉底部置於乳突）** 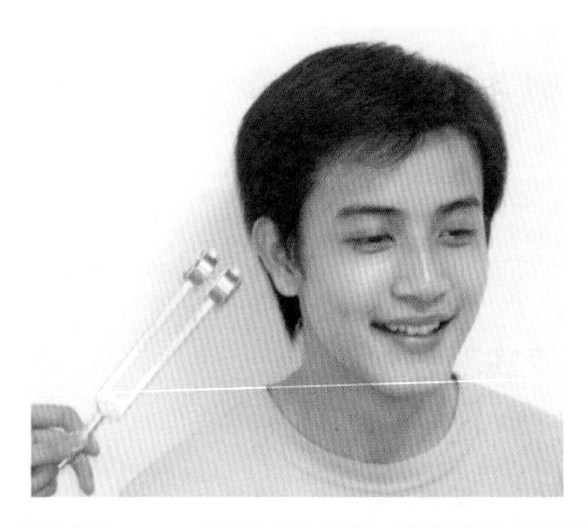 **圖5-80　任內氏試驗（個案聽不到時，再迅速移向耳旁）** 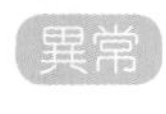 (1) 陰性反應(－)：BC傳導時間較久，可能是傳導性聽力喪失(Conductive Hearing Loss)，因正常的聲音傳導路徑被阻斷，而振動乳突可迴避阻斷 (2) 陽性反應(＋)：AC傳導時間較久，可能是正常(AC≒2~3BC)或感覺神經性聽力喪失(Sensorineural Hearing Loss)，因聽神經接收AC及BC的能力皆降低

程序	說明
(5) 許瓦巴赫氏試驗（耳道）(Schwabach's Test)	(5)-1. **目的在確定個案屬於傳導性或感覺神經性聽力喪失** (5)-2. 檢查者本身聽力須正常才可和個案比對 (5)-3. 請個案在稍後的檢查中聽到音叉聲時說「有」，沒聽到時則說「沒有」
A. 檢查者將**音叉振動後**置於個案耳旁，並詢問有無聽到聲音（圖5-81），且**在彼此的耳旁間來回移動**	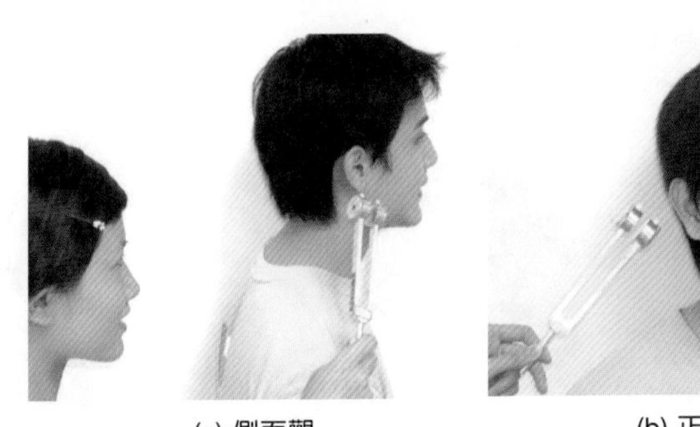 (a) 側面觀 (b) 正面觀 **圖 5-81 許瓦巴赫氏試驗：耳道（音叉在兩人間來回移動）**
B. 當**個案表示聽不到聲音時，檢查者將音叉迅速移向自己（圖5-82），以確定聲音是否真的消失**	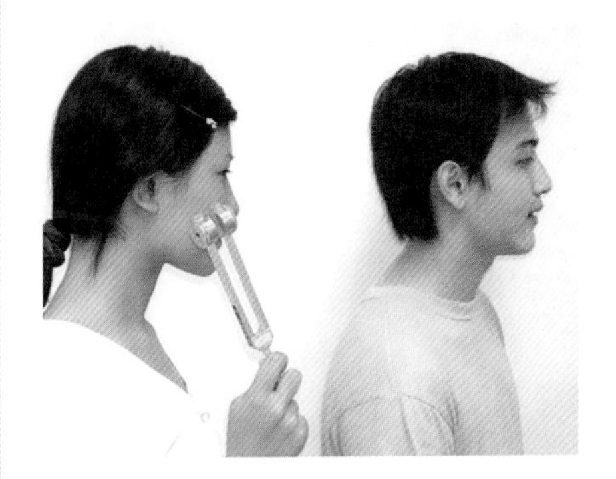 **圖 5-82 許瓦巴赫氏試驗：耳道（個案聽不到時，音叉迅速移向檢查者）**
C. 以同樣方法檢查另一耳，並比較兩耳聽到的狀況	C-1. 正常情形兩人最後同時都聽不到聲音 異常 個案聽不到，但檢查者仍聽得到，可能是感覺神經性聽力喪失(Sensorineural Hearing Loss)

程序	說明
(6) 許瓦巴赫氏試驗（乳突）：檢查方法與上述步驟雷同，但檢查者須**將音叉先放在個案耳後乳突上，再轉移至檢查者的耳後乳突處**（圖5-83）	異常 若個案感覺到聲音的時間較檢查者久時，可能是傳導性聽力喪失(Conductive Hearing Loss)

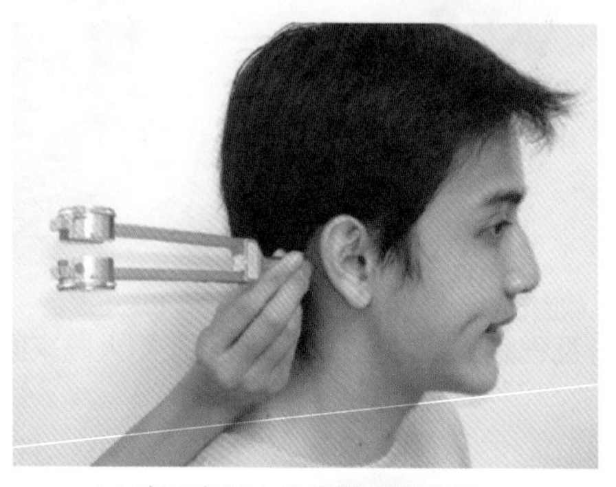

(a) 音叉在兩人乳突間來回移動

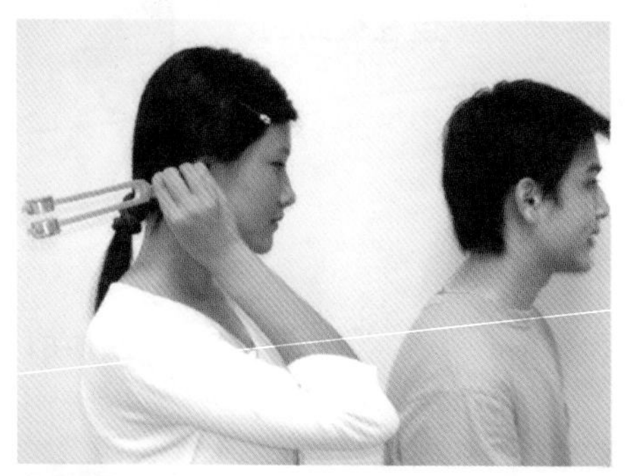

(b))個案聽不到時，音叉迅速轉移至檢查者的乳突

圖 5-83　許瓦巴赫氏試驗：乳突

程序	說明
5. 前庭平衡功能測試：隆伯格試驗(Romberg Test)	5-1.　詳見第6章神經系統評估
(1) 請**個案雙腳併攏站立**	
(2) 請個案**睜開雙眼**，然後再**閉眼**，此時**觀察直立時的姿勢**	(2)-1.　正常：會有一點晃動，記錄為Romberg Test (–) 異常 不論睜眼或閉眼皆無法維持直立姿勢，見於小腦功能受損者；若只在閉眼時無維持直立，則常見於聽神經受損或前庭的疾病，記錄為Romberg Test (+)

（三）鼻部評估

程序	說明
1. 一般視診	
(1) 鼻外觀、形狀、大小、顏色	(1)-1.　正常鼻的外觀無歪曲或畸形，顏色與臉的顏色相近，無紅腫、分泌物或鼻翼呼吸等異常現象，**若有分泌物則要觀察其顏色、量及性質**
(2) 副鼻竇透光試驗	(2)-1.　檢查目的：懷疑個案有鼻竇炎時，可藉此輔助診斷 (2)-2.　正常**副鼻竇(Paranasal Sinus)**可以透出紅色的光 異常 若無法透光，可能是鼻竇炎或黏膜肥厚

程序	說明
A. **將環境的光線調暗，檢查右額竇時**，使用**手電筒置於眼眶骨近眉頭處**，使光線**向上探照**（圖5-84(a)），並用手遮住往上的光線，**觀察有無紅光自上額透出**	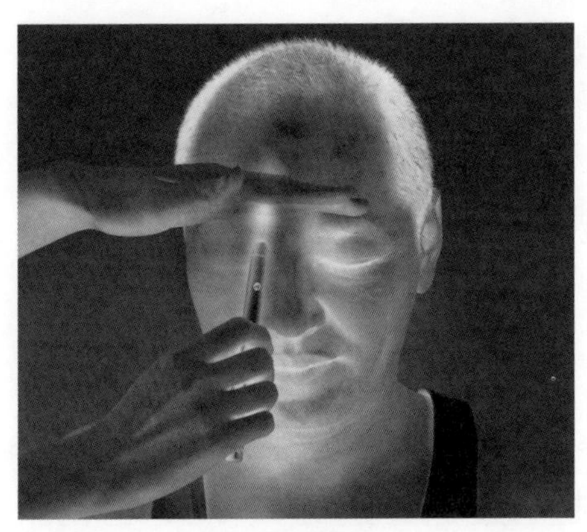 (a) 額 竇
B. 以同樣的方法**檢查上頜竇**，請個案**張口**，將**光線從眼眶下近鼻側往口內照射，觀察有無紅光自硬顎透出**（圖5-84(b)）	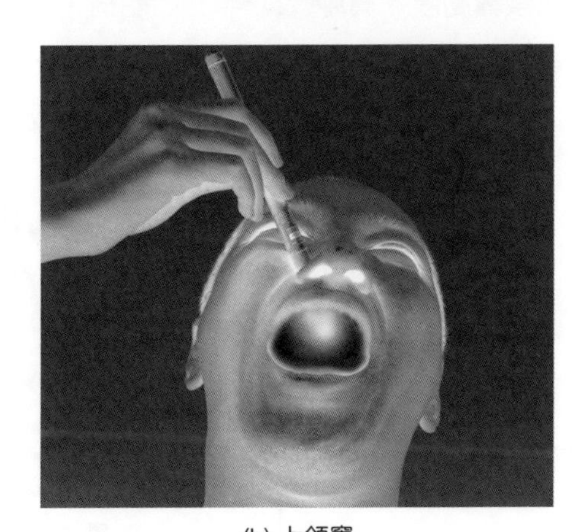 (b) 上頜竇 **圖 5-84　副鼻竇透光試驗**
(3) 鼻孔通氣試驗 A. 檢查右鼻，檢查者以食指壓住個案左鼻 B. 請個案由右鼻呼氣 C. 以同樣方法檢查左鼻	(3)-1. 正常可以呼出氣，表示鼻子通暢 異常　鼻孔阻塞見於嚴重鼻中隔彎曲(Septal Deviation)、鼻息肉或鼻黏膜腫大者
2. 鼻窺鏡視診 (1) 將鼻窺鏡安裝後打開燈光，請個案頭稍向後仰	2-1. 檢查者需以鼻窺鏡(Nasal Speculum)為輔具進行檢查

程序	說明
(2) 一手固定個案額頭，另一手以順時針旋轉的方式將鼻窺鏡前端置入鼻孔內，以持鼻窺鏡手的無名指或小指固定之（圖5-85）	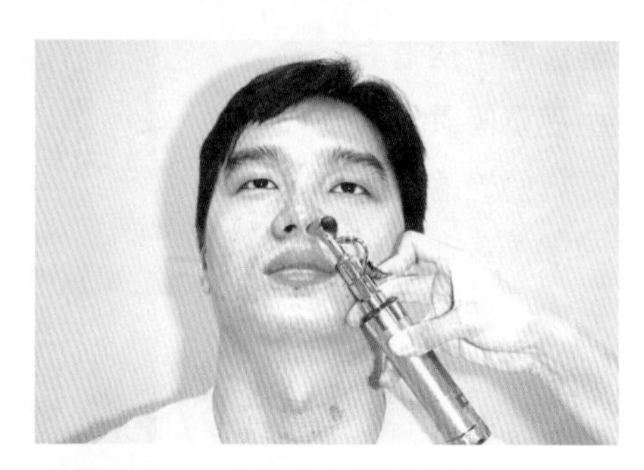 圖 5-85　手持鼻窺鏡的方法
(3) 以食指控制鼻窺鏡前端使鼻翼撐開，觀察鼻黏膜、鼻中隔結構（圖5-86）	(3)-1. 正常鼻內結構有少許鼻毛及澄清的分泌物，但無異常結構（如息肉） (3)-2. 一般鼻黏膜的顏色較口腔黏膜紅一點，平滑、濕潤，無紅腫或潰瘍 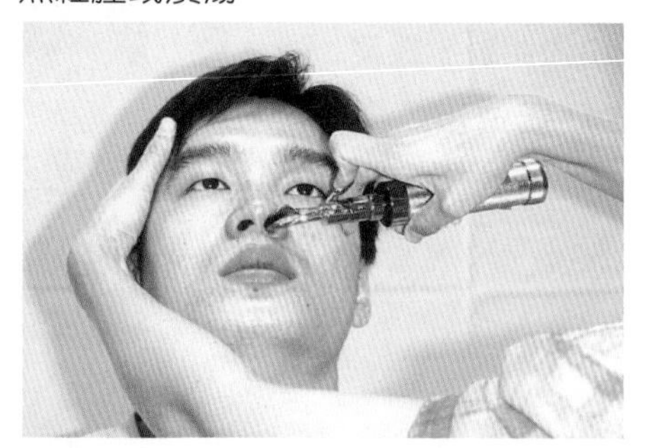 圖 5-86　以鼻窺鏡檢查鼻黏膜、鼻中隔
3. 觸 診 **(1) 外鼻部**：檢查者以拇指及食指由鼻尖至鼻根觸診（圖5-87），並詢問個案有無壓痛感	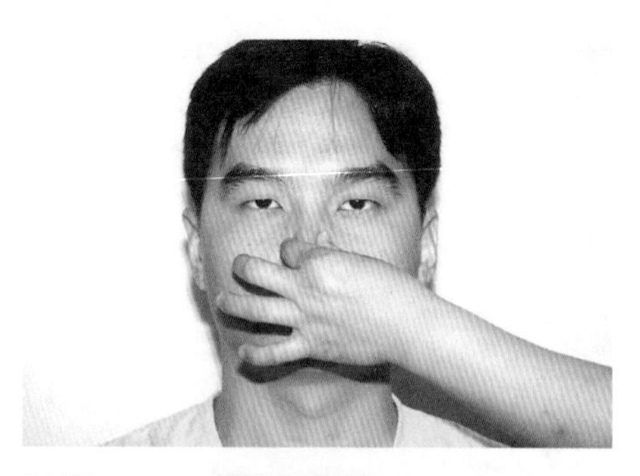 圖 5-87　觸診外鼻部

程　序	說　明
(2) 額竇：檢查者**拇指向內、向上按壓鼻側眉尖眼眶骨周圍皮膚**（圖5-88），並**詢問**個案**有無腫脹或疼痛感**	(2)-1. 檢查者應以拇指輕輕旋轉按壓的方式進行觸診 異常 若額竇觸診有腫脹或疼痛感可能是發炎反應 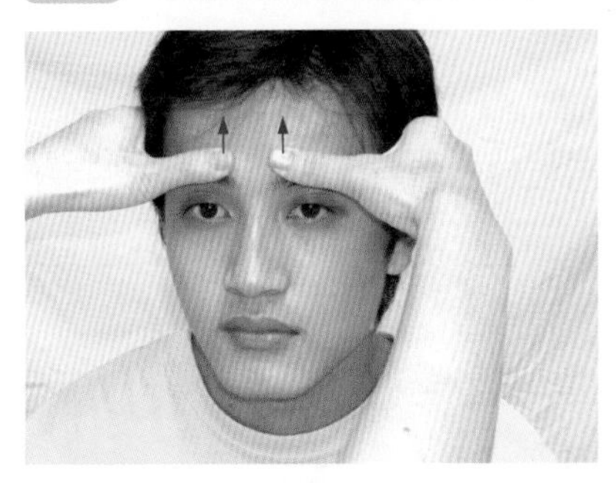 圖 5-88　觸診額竇
(3) 上頜竇：檢查者**拇指向內、向上按壓顴骨內側**，即兩鼻翼外周圍皮膚（圖5-89），並詢問個案感受	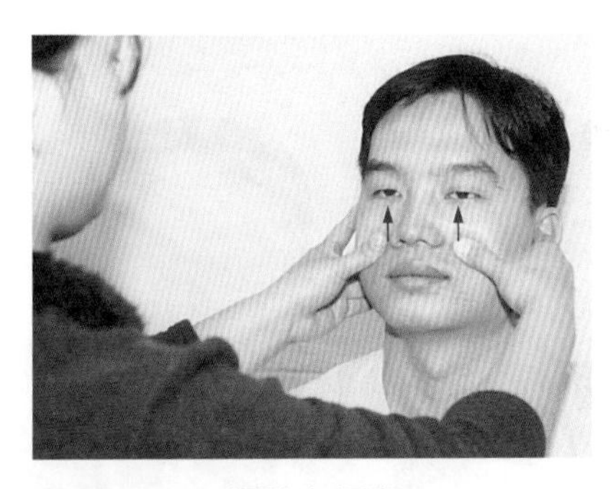 圖 5-89　觸診上頜竇
4. 評估嗅覺功能 (1) 準備具有特殊氣味的物品，如咖啡、香水或優碘等 (2) 請個案閉眼後，以上述物品分別測試其兩側鼻孔對氣味的辨識能力	4-1. 嗅覺由CN I掌控，請見第6章神經系統評估 異常 嗅覺喪失
（四）口咽部評估 1. 視 診 **(1) 口腔內外結構與顏色**	1-1. 為方便檢查，請個案取下活動假牙 (1)-1. 正常人唇色呈**粉紅**，無乾裂情形，舌頭表面、口腔黏膜或頰黏膜呈**粉紅且潮濕**，硬顎的顏色較軟顎淡一些（白至粉紅色）

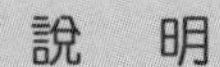

程序	說明
A. 依序**由外而內**視診唇、牙齦、牙齒、舌頭及口咽黏膜等結構	異常 上下唇及附近皮膚若可見一群水疱，且周圍有些紅腫、反覆發作，可能是感染單純疱疹；口角發紅、潮濕、糜爛，甚至出現皸裂，可能是口角炎
B. 使用**筆燈**及**壓舌板**輔助觀察口咽結構（圖5-90），能讓視野較為清楚。有時會以**紗布包住舌頭牽拉**，觀察舌根部附近的皮膚黏膜	B-1. 若個案作嘔反射明顯，可先用溫水濕潤壓舌板 B-2. 注意有無紅腫、發紺、潰瘍、白斑或出血，有無舌苔 異常 白斑可能是癌前期的變化，舌的癌性病變常發生在舌邊緣或舌底；若是猩紅熱個案可能發生草莓樣舌；幼童時期即長期服用四環黴素(Tetracycline)者，牙齒可能變成黃灰色或黃褐色

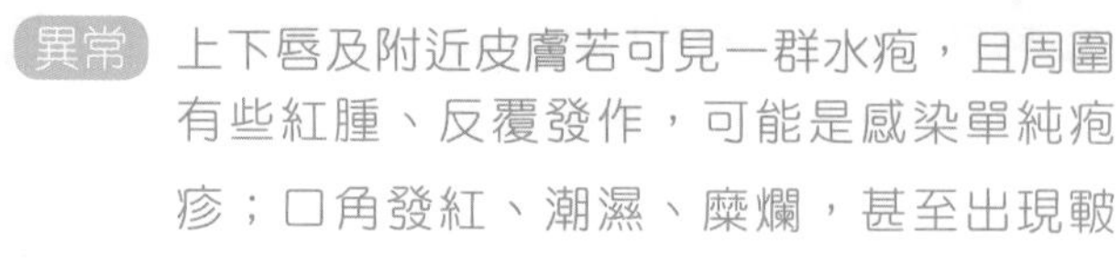

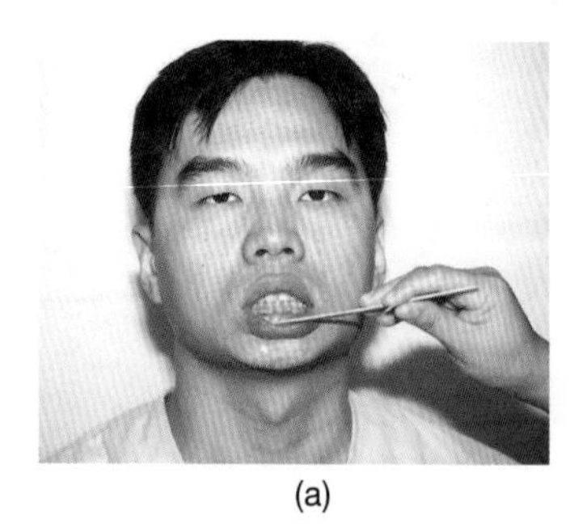
(a)

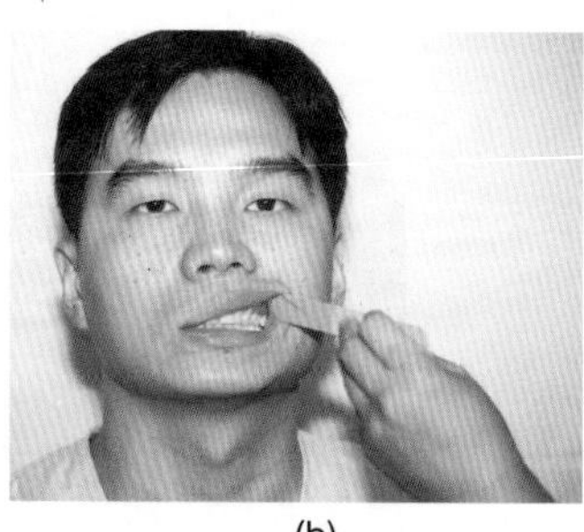
(b)

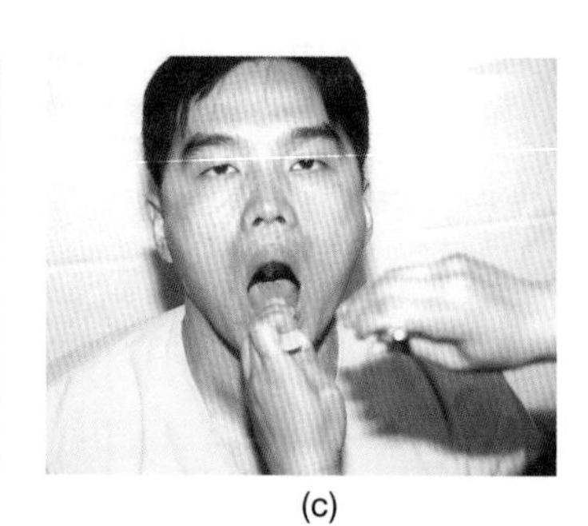
(c)

圖 5-90　以壓舌板及筆燈協助口咽視診

程序	說明
(2) 觀察對稱性	
A. 外觀、形狀	A-1. 注意口腔外觀結構有無畸形或歪斜
B. 左右唇連線	B-1. 詳見圖5-10
(3) 牙齒	
A. 數量及排列	A-1. 注意牙齒(Teeth)的數量，一般永久齒是32顆、牙齒排列是否整齊、有無破損、缺牙或齲齒
B. 咬合情形：請個案露齒上下咬合，觀察有無咬合不良（圖5-91）	

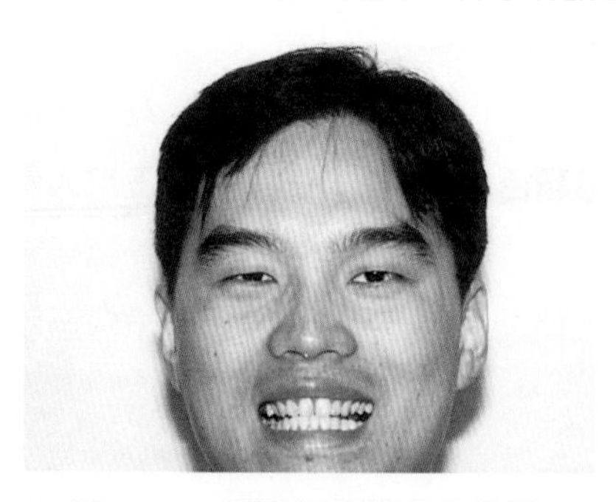

圖 5-91　觀察牙齒的咬合情形

程　序	說　明
(4) 舌頭大小	異常 舌頭肥大見於肢端肥大症或甲狀腺功能低下，舌頭過小可能是舌下神經麻痺
(5) 舌部及懸壅垂活動	(5)-1. 請見第6章神經系統評估
A. 請個案舌頭上舉，觀察舌下及舌繫帶(Lingual Frenulum)	A-1. 舌頭上舉時，觀察舌下有無靜脈曲張；正常在舌繫帶與舌下皺摺間有明顯的靜脈 異常 若有舌繫帶過長則舌尖會鈍如W形
B. 請個案伸舌，觀察個案舌頭能否依指令活動	B-1. 正常人**舌頭**會依指令**靈活活動**，且無偏斜現象，**表示舌下神經(CN XII)**正常 異常 病變時通常會偏向患側
C. 請個案張口說「啊」，仔細觀察軟顎上升與懸壅垂移動情形	C-1. 正常**軟顎會上升、懸壅垂會上提且置中**，無偏斜現象**（由CN X, IX掌控）** 異常 病變時會拉向健側
(6) 唾液腺：請個案張口，觀察個案上頜第二大臼齒牙冠對面頰黏膜的耳下腺開口，以及觀察舌繫帶根部兩側的下頜下腺開口	(6)-1. 正常可觀察到乳突狀的開口
(7) 咽 部	
A. 請個案**頭稍向後仰**	
B. 以壓舌板輕壓舌根，觀察咽部情形	B-1. 正常軟顎、前後柱門、懸壅垂及後咽部皆呈粉紅色，無紅腫或潰瘍，扁桃腺通常是看不到的，青春期的扁桃腺可能稍明顯，成年後會回縮到顎弓中 異常 扁桃腺腫大的程度可分三等級：(1) I度：扁桃腺未超出前後柱；(2) II度：超出前後柱；(3) III度：超出咽後壁中線。因大小本身不能作為疾病的判斷標準，因此腫大的分級只可當作症狀描述
C. 觀察有無嘔吐反應，以評估作嘔（嘔吐）反射(Gag Reflex)	C-1. 此為一種保護機制（由CN IX掌控），**正常人為陽性反應(+)**（詳見第6章神經系統評估）

程序	說明
2. 觸診口腔	
(1) 檢查者戴上檢查手套，觸摸唇、頰部及舌結構	(1)-1. 感覺有無硬塊、結節或其他異常結構，注意頰部的黏膜有無腫塊，特別是**上頷第二臼齒牙冠對面頰的黏膜**（耳下腺開口處）
(2) 請個案伸出舌頭，以紗布抓住舌尖，輕輕拉向一側，另一手則觸診舌底及其兩側	(2)-1. 舌下腺及下頷下腺的位置皆很靠近舌下，如果發生腫塊常被誤認是淋巴結腫大

延伸閱讀

口腔癌檢查

依序檢視口腔黏膜、臉部以及頸部各個部位有無異常，以利即早覺察口腔癌徵象：

1. 視診唇部外觀，邊緣有無異常顏色或贅生物。
2. 請個案吐舌並左右擺動、捲舌，視診舌根、舌緣、口腔底部是否有突起的硬塊或潰瘍。
3. 視診硬顎、牙齦組織、齒槽黏膜及前庭位置。
4. 視診口腔內部，並翻開上下唇，檢視口腔黏模有無突起、硬塊、變色。
5. 觸診喉嚨、頸部及顳部區域。

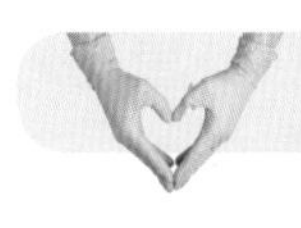

學習評量 Review Activities

( ) 1. 有關聽力測試之敘述，下列何者正確？(A) 韋伯氏試驗 (Weber's test) 主要測試骨傳導 (B) 骨傳導是指聲音經過外耳、中耳及內耳的傳導 (C) 正常骨傳導時間為空氣傳導時間的兩倍 (D) 傳導性聽力喪失患者的空氣傳導時間比骨傳導時間長

( ) 2. 有關聽力喪失之敘述，下列何者正確？(A) 任內氏試驗結果為 AC<BC，屬於傳導性聽覺喪失 (B) 韋伯氏試驗時，患耳聽到較大的聲音強度，屬於感覺神經性聽覺喪失 (C) 藥物毒性會造成傳導性聽覺喪失 (D) 使用助聽器可完全改善病人與他人溝通的品質

( ) 3. 蕭小姐因腦下垂體腫瘤預定入院手術，因腫瘤壓到視神經交叉，對其視野的影響，下列敘述何者正確？(A) 雙鼻側視野缺損 (B) 雙顳側偏盲 (C) 單顳側偏盲 (D) 單鼻側視野缺損

( ) 4. 與引起聽力問題有關之疾病，下列何者最不可能？(A) 甲狀腺功能亢進 (B) 高血壓 (C) 糖尿病 (D) 頭部外傷

( ) 5. 有關白內障之敘述，下列何者錯誤？(A) 眼睛水晶體發生混濁 (B) 瞳孔呈乳白色 (C) 好發於兩側 (D) 約 95% 發生於高度近視者

( ) 6. 有關急性中耳炎之敘述，下列何者正確？(A) 外耳道會有過多的耳垢 (B) 鼓膜可能出現發亮的珍珠灰色 (C) 嚴重時，將導致傳導性聽力喪失 (D) 持續服用抗生素至發燒症狀緩解

( ) 7. 有關使用音叉評估聽力喪失之敘述，下列何者錯誤？(A) 目的在區別傳導性聽力或感覺神經性聽力喪失 (B) 避免強烈敲擊音叉 (C) 韋伯氏試驗 (Weber's test) 結果：有感覺神經性聽覺喪失的患耳聽到的聲音會比較大 (D) 任內氏試驗 (Rinne's Test) 結果：有傳導性聽覺喪失的患耳為陰性反應

( ) 8. 有關口腔癌之敘述，下列何者錯誤？(A) 鱗狀細胞癌最常見 (B) 好發舌頭前端 1/3 (C) 會有黏膜白斑症之病灶 (D) 早期最常見的症狀是口腔出現紅斑 (erythroplakia)

( ) 9. 有關聽力喪失可聽見的音量敘述，下列何者錯誤？(A) 可聽見在 25 分貝內的音量，聽力正常 (B) 只能聽見 30 分貝以上的音量，聽力為輕度受損 (C) 只能聽見 60 分貝以上的音量，聽力為重度受損 (D) 只能聽見 90 分貝以上的音量，聽力為極重度受損

(　) 10. 有關白內障症狀之敘述，下列何者錯誤？ (A) 視力減退　(B) 眼睛疼痛　(C) 畏光　(D) 單眼複視

解答：AABAD　CCBCB

欲挑戰完整歷屆考題，請掃描 QR Code

6 神經系統評估

作者／蔡家梅 · 修訂者／李書芬

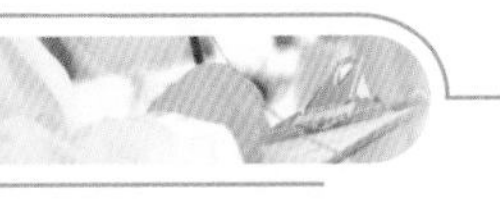

Assessment of Neurologic System

神經學評估方法為護理人員必修習的診察判別個案問題之重要依據。神經學評估的結果，可提供許多相關的現存或隱藏訊息，亦惕勵醫療成員在面對個案出現有意義之神經症狀與意識改變時，能立即提供妥善的治療與照護。希望藉由身體評估技巧的建立，能清楚且正確分辨出異常問題，並及時覺察可能潛在的病症。

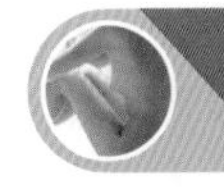

6-1 神經系統概論

本節將神經系統相關之解剖生理做簡單的概述並製成圖表，以供讀者瞭解與複習，有助於後續各項神經學的檢查結果，幫助明快判別可能的異常問題。

一、腦部

腦部(Brain)依其解剖構造分為**大腦、腦幹及小腦**三部分。腦幹底端連接脊髓，由枕骨大孔向第一腰椎下緣延伸至最遠而分化為終絲(Filum Terminale)。值得注意的是，終絲為脊髓的非神經纖維組織，且大部分為軟腦膜所組成。

(一) 大腦

大腦(Cerebrum)主要由二個大腦半球所構成，亦是整個腦組織中最大的質塊，約占7/8左右。其外層披覆2~4 mm厚度的灰質，稱為大腦皮質層，具整合感覺與運動的功能。**大腦皮質層**(Cerebral Cortex)是人體最高級功能的中樞，掌管情緒、學習、語言、思考、行為、記憶、判斷、感覺及隨意運動。**邊緣系統**(Limbic System)位於大腦半球與間腦，除控制大部分不隨意行動（運動）外，亦執行情緒方面的行為（邊緣葉與杏仁核）及近期記憶的功能（海馬迴）。左右大腦半球由中央縱裂所分隔，每一大腦半球各被腦溝分為4種腦葉，左大腦主責分析，右大腦負責創造力（表6-1）。

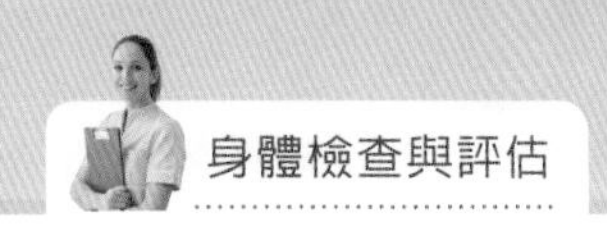

表6-1 腦部的解剖構造

名稱	組成	功能
大腦 (Cerebrum)	額葉 (Frontal Lobe)	• 為情感中樞，杏仁核是控制情緒的「理性中心」 • 最前端之區域主管活動，如思考、道德觀、判斷、智力表現 • 中央前腦回為運動皮質、控制身體對側的運動功能 • 布洛卡區(Broca's Area)為調節語言表達、書寫及隨意運動
	頂葉 (Parietal Lobe)	• 為感覺中樞，可辨識由身體傳來之痛、觸、溫度等感覺 • 認知身體心像、理解物體之大小、結構及外形
	顳葉 (Temporal Lobe)	• 渥尼克氏區(Wernick's Area)為聽覺感受中樞，可以理解他人說話內容、字句意義及提出之問題 • 為嗅覺及聽覺中樞
	枕葉 (Occipital Lobe)	• 為視覺中樞
間腦 (Diencephalon)	視丘 (Thalamus)	• 為感覺及運動傳導之轉運站，上行感覺須通過視丘才會到達大腦皮質；腦部發送下行運動訊息也須經過視丘 • 將嗅覺以外的感覺傳送到大腦皮質
	下視丘 (Hypothalamus)	• 控制及整合自主神經系統 • 負責調節人體荷爾蒙分泌、控制腦下垂體功能、內分泌腺體分泌 • 為生命中樞，控制體溫、血壓、血糖、睡眠、飲食習慣、性行為及情緒等反應及自主神經系統
腦幹 (Brain Stem)	中腦 (Midbrain)	• 傳送或轉送大腦皮質與脊髓間的感覺及運動衝動 • 聽覺轉換 • 影響視覺反射
	橋腦 (Pons)	• 為呼吸調節中樞，含長吸區 • 網狀致活系統(Reticular Activating System; RAS)：使人保持覺醒狀態之網狀構造，散布在橋腦和中腦深部區域
	延腦 (Medulla)	• 為腦與脊髓間的感覺與運動之衝動轉播站 • 為生命中樞（心跳、呼吸及血管收縮中樞）、嘔吐、打噴嚏、打嗝、咳嗽及吞嚥等功能
小腦 (Cerebellum)	–	• 為平衡中樞，協調肢體活動、調節肌肉張力及維持平衡 • 接受由肌肉及肌腱來的本體感覺
脊髓 (Spinal Cord)	由灰質與白質組成，灰質呈H型，位於中央部位，並分為前角和後角	1. 上行徑路（感覺徑） • 前角：主司粗觸覺之傳導 • 側角：主司痛覺及溫度覺之傳導 • 後角：主司精密觸覺如輕觸覺、位置感、振動感、大小分辨及數字辨識 2. 下行徑路（運動徑） • 錐體徑（皮質脊髓徑）：負責自主性動作的傳導 • 錐體外徑：負責統合高層次運動神經衝動 3. 反射中樞

人類的意識狀態取決於完整的左右大腦半球及腦幹的相互作用，如果大腦皮質區不幸出現廣泛性病理變化或是遭受嚴重意外，導致頭部外傷，引發腦幹機能損傷，都會影響個案的意識狀態，並且出現明顯的負向改變，甚至引起昏迷或死亡（表6-2）。

語言中樞位於大腦兩區域（圖6-1），一區位在額葉側腦溝上的**布洛卡區**(Broca's Area)，與語言理解有關，若該區發生病變會出現不同程度的**感覺性（接受性）失語症**(Receptive Aphasia)，症狀為聽得到聲音但聽不懂其意涵，而出現答非所問的對話，建議與個案溝通時，以紙筆文字或手語方式進行。另一區位在顳葉側腦溝上的**渥尼克氏區**(Wernick's Area)，其與語言表達有關，若該區發生病變會出現均有不同程度的**運動性（表達性）失語症**(Expressive Aphasia)，症狀為能理解及聽懂其意涵，但無法說清楚想表達的話而出現含糊不清的語音，建議個案積極參與語言復健訓練，恢復說話的能力。

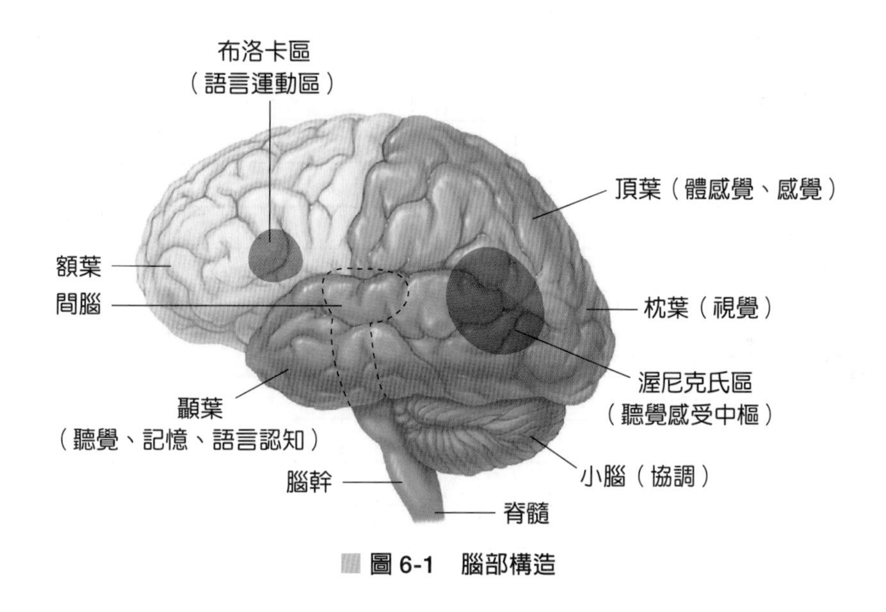

圖 6-1　腦部構造

（二）腦幹

腦幹(Brain Stem)由上而下可分為中腦、橋腦、延腦三部分。

1. **中腦**(Midbrain)：位於腦幹最上方，與聽覺轉換、視覺反射、傳送或轉送大腦皮質與脊髓間的感覺或運動衝動有關。
2. **橋腦**(Pons)：位於延腦上方、小腦前方，內含呼吸調節中樞、長吸區及**網狀致活系統**(Reticular Activating System; RAS)。
3. **延腦**(Medulla)：位於腦幹最下方，為腦與脊髓間的感覺或運動衝動之傳播站，有「**生命中樞**」之稱，可調節心跳速率、呼吸速率、血管收縮等，亦可調節吞嚥、嘔吐、咳嗽、打嗝等作用。

表6-2 神經檢查及昏迷評估表單

姓名________________ 男/女 年齡 ______________

日期																						
時間																						
血壓																						
脈搏																						
呼吸 R：規則 I：不規則 C：控制	速率																					
	節律																					
瞳孔	大小	左																				
		右																				
	光反射	左																				
		右																				
昏迷等級	眼睛睜開（E）	自動	4																			
		對言語指揮	3																			
		對痛刺激	2																			
		無反應	1																			
	最佳運動反應（M）	聽從指揮	6																			
		去除疼痛源	5																			
		收縮反應	4																			
		異常收縮（去皮質僵直）	3																			
		異常伸張（去大腦僵直）	2																			
		無反應	1																			
	最佳言辭反應（V）	清晰	5																			
		語言模糊	4																			
		混淆	3																			
		答非所問	2																			
		無反應	1																			
總分																						
顱內壓																						
肌肉力量	上肢	左																				
		右																				
	下肢	左																				
		右																				

瞳孔標準度量 (mm)	● 1 ● 2 ● 3 ● 4 ● 5 ● 6 ● 7 ● 8	C：眼皮浮腫無法睜眼 E：氣管內管 T：氣管切開

（三）小腦

小腦(Cerebellum)位於顱腔後下部分、橋腦及延腦後方，是腦部第二大部分，接收由肌肉及肌腱來的本體感覺。其分為左右半球及中間的**蚓狀部**(Vermis)，依其結構又可細分為三區：**前葉**(Anterior Lobe)及**後葉**(Posterior Lobe)負責協調肢體活動、絨球小結葉(Flocculondular Lobe)負責平衡。

另外，小腦依賴三對小腦腳(Cerebellar Peduncle)與腦幹聯繫，其功能分別為：

1. **下小腦腳**：將脊髓中有關肌肉張力的訊息傳至小腦。
2. **中小腦腳**：將錐體外系統的訊息傳至小腦。
3. **上小腦腳**：將小腦內部整合的訊息傳至錐體外系統與脊髓。

（四）腦神經

腦部有**12對腦神經**(Cranial Nerve)，除了嗅神經與視神經是由大腦及間腦發出之外，其餘10對均經腦幹延伸出去（表6-3）。**通常腦神經以數字表示時，可得知其解剖位置之先後順序**；若用名字標示，可知其主要功能或分布狀態，如聽神經與三叉神經。

大部分的腦神經屬於含運動與感覺的混合型神經，主要由**運動神經**組成，提供肌肉與腺體活動；感覺功能較少，且偏向特殊感覺，例如嗅覺。嗅覺接受器雙極神經元位於鼻腔，為柱狀上皮細胞包覆，是神經系統中唯一和外界環境直接接觸的細胞，但因其長期暴露、易受損且無法被取代，使得嗅覺接受體會隨著年齡增長，而以每年10%的比率喪失，造成嗅覺逐漸遲鈍或不靈敏。

二、脊椎

（一）脊髓

由腦部枕骨大孔開始向下延伸進入脊髓管，外觀上為一條細長的神經柱。脊髓(Spinal Cord)前面有一深溝，稱為前正中裂(Anterior Median Fissure)，後面較淺的溝稱為後正中溝(Posterior Median Sulcus)。此兩條溝裂延伸整個脊髓，並將其劃分為左右各半。

根據圖6-2脊髓的橫切面圖示，可知其以灰質為中心，周圍則由白質環繞而成。脊髓灰質中心的一條橫帶連接左右二翼，稱為灰質連合(Gray Commissure)。此橫帶包圍著與腦室相接的中央管(Central Canal)，管內含腦脊髓液。一般來說，中央管於胚胎發育階段較為明顯，通常於成人後消失。

表6-3 腦神經系統的組成及功能

腦神經	起源或附著點	類型	分布及功能
CN I 嗅神經 (Olfactory Nerve)	大腦、鼻黏膜延伸至嗅球	感覺	• 嗅覺
CN II 視神經 (Optic Nerve)	間腦、視網膜延伸至視神經交叉	感覺	• 視力：睫狀肌（水晶體調節焦距） • 視野：接受光源之感覺刺激
CN III 動眼神經 (Oculomotor Nerve)	中腦	運動	• 運動：提上眼瞼肌、眼外肌（上、下、內直肌與下斜肌，行眼球運動） • 副交感神經：瞳孔括約肌（調整瞳孔大小）之光反射
CN IV 滑車神經 (Trochlear Nerve)	中腦	運動	• 運動：眼外肌之上斜肌（眼球運動）
CN V三叉神經 (Trigeminal Nerve)	橋腦	混合	• 感覺：最粗大的混合神經，分眼枝、上頜枝及下頜枝 • 感覺：輕觸覺、溫覺及痛覺 • 運動：顳肌、咀嚼肌、翼肌之肌肉運動
CN VI 外旋神經 (Abducens Nerve)	橋腦	運動	• 運動：眼外肌之外直肌（眼球運動）
CN VII 顏面神經 (Facial Nerve)	橋腦	混合	• 運動：顏面表情肌運動、閉眼 • 感覺：舌前2/3味覺（甜、鹹、酸） • 副交感神經：淚腺及唾液腺（舌下及頜下腺）
CN VIII 聽神經 (Acoustic Nerve)	橋腦	感覺	• 前庭分枝：平衡感 • 耳蝸分枝：聽覺
CN IX 舌咽神經 (Glossopharyngeal Nerve)	延腦	混合	• 運動：莖突咽肌（吞嚥及發聲）、軟顎、懸壅垂運動 • 感覺：舌後1/3味覺（苦）、頸動脈體與頸動脈竇、咽（作嘔／嘔吐反射） • 副交感神經：唾液腺（耳下腺）
CN X 迷走神經 (Vagus Nerve)	延腦	混合	• 運動：咽肌、軟顎肌（吞嚥動作）、喉肌（發音） • 感覺：咽喉的感覺傳遞 • 副交感神經：胸腹腔內臟、頸動脈反射
CN XI 副神經 (Accessory Nerve)	延腦與脊髓	運動	• 運動：斜方肌、胸鎖乳突肌的肌肉運動與張力
CN XII 舌下神經 (Subglossal Nerve)	延腦	運動	• 運動：主司舌頭的運動與說話

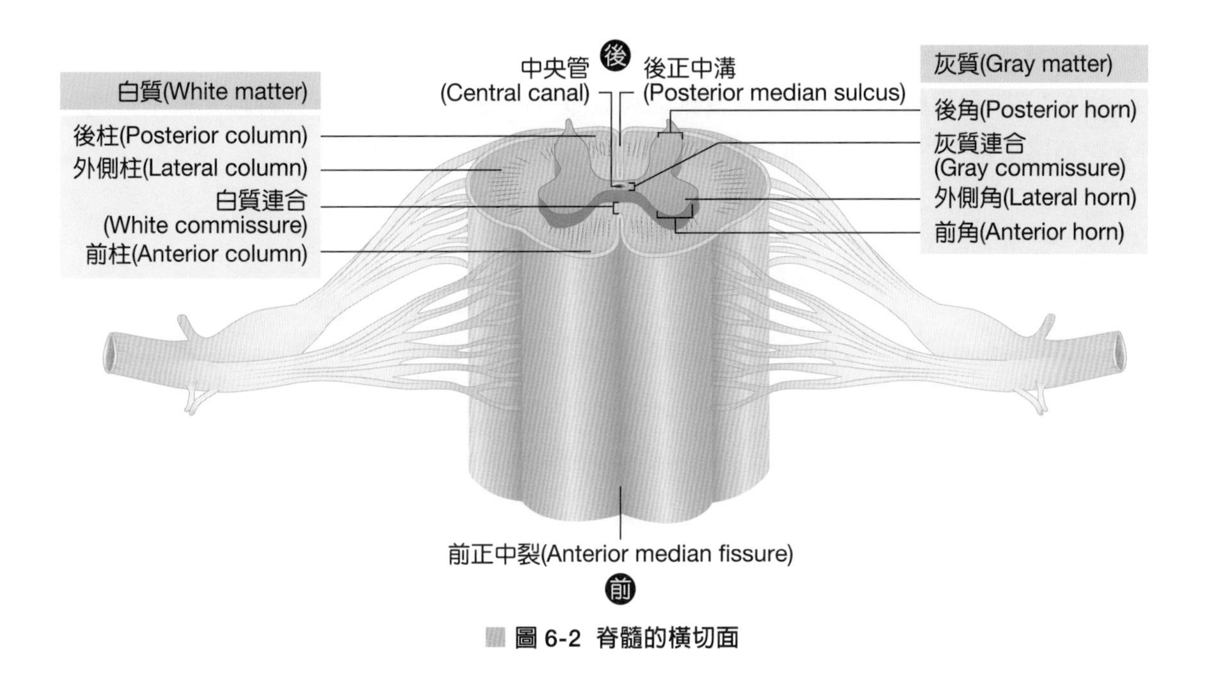

圖 6-2 脊髓的橫切面

（二）脊神經

31對脊神經(Spinal Nerve)乃根據其所在脊髓位置與區域進行命名及編號，分為**8對頸神經**(Cervical Nerve)、**12對胸神經**(Thoracic Nerve)、**5對腰神經**(Lumbar Nerve)、**5對薦神經**(Sacral Nerve)及**1對尾骨神經**(Cocygeal Nerve)。脊髓神經除了第一對頸神經位於寰椎與枕骨之間，其餘的脊神經均由相鄰脊椎之椎間孔分布出去，而神經在皮膚上的感覺區域則稱為「皮節」（圖6-3）。脊椎外觀有兩處明顯之膨大部，即頸膨大部（其分布上肢神經範圍為C_4~T_1）與腰膨大部（其分布下肢神經範圍為T_9~T_{12}）。

脊髓休克

當脊髓受傷時，該受損脊髓以下的脊神經完全失去功能，此稱為脊髓休克(Spinal Shock)，包含下列特徵：

1. 受損處以下的感覺、運動、自主神經及反射功能皆完全消失。
2. 生命徵象改變：因交感神經功能不良，造成血壓與體溫下降、肺擴張不全及心搏過緩。
3. 因神經傳導受阻造成麻痺性腸阻塞、尿失禁等問題。

這些特徵會出現2~6週左右，在此期間難以評估脊髓受損嚴重度與預後狀況；**當肢體可能出現痙攣現象，反射出現時（肛門與膀胱反射收縮），表示自主性功能已進入恢復狀態**，此時方能評估受損嚴重度。而其他無法恢復的功能通常皆為永久性的。

位於脊髓中央呈現如蝴蝶狀的部位為**灰質**(Gray Matter)，脊髓的灰質部分構成前角與後角（圖6-2），**負責輸入上行各項刺激訊息到腦部**。**脊髓**主要提供上行性神經元與下行性神經元之傳導纖維徑路，即**掌管感覺與運動訊息的傳輸**。

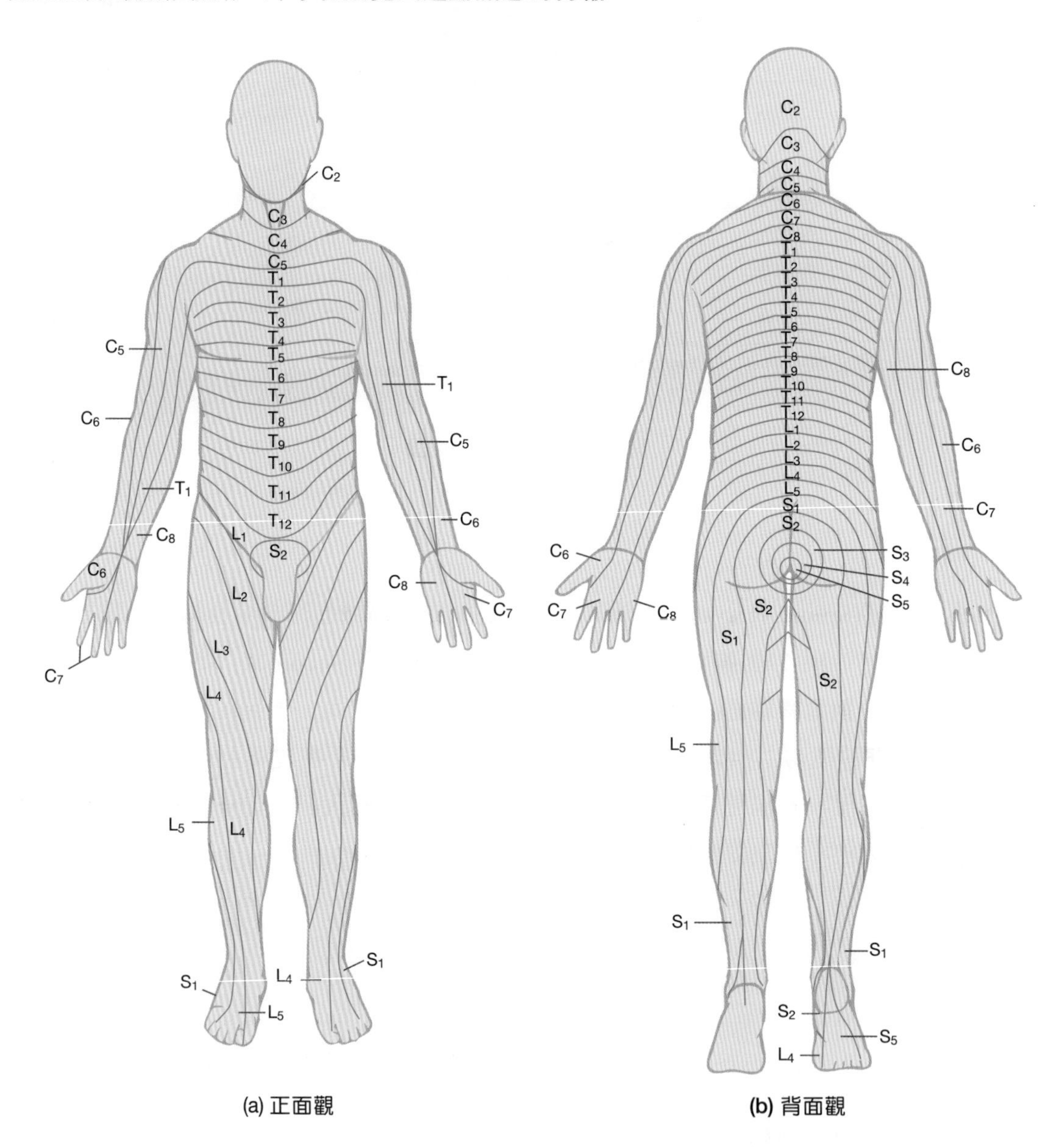

圖 6-3 皮節分布圖：每一個脊神經根都分布一個皮節（除了 C_1 以外）

三、感覺徑路（上行徑）

感覺徑路(Sensory Pathway)可分為脊髓視丘徑(Spinothalamic Tract)與後柱徑(Posterior Column Tract)。

1. **脊髓視丘徑：**包括前側脊髓視丘徑與外側脊髓視丘徑。兩者皆起源於脊髓灰質後腳，交叉至對側傳回視丘，最後至大腦皮質。前者負責傳送粗觸覺（圖6-4），而後者則是負責傳送痛覺與溫度覺（圖6-5）。
2. **後柱徑：**包括薄束和楔狀束。起源於周邊傳入神經元，上行於同側脊髓，在延腦處交叉，傳至薄核和楔狀核，最後回到視丘和大腦皮質。可傳送辨識感覺如輕觸覺、振動覺、數字覺、本體位置覺、兩點辨識與數字辨識（圖6-6）。

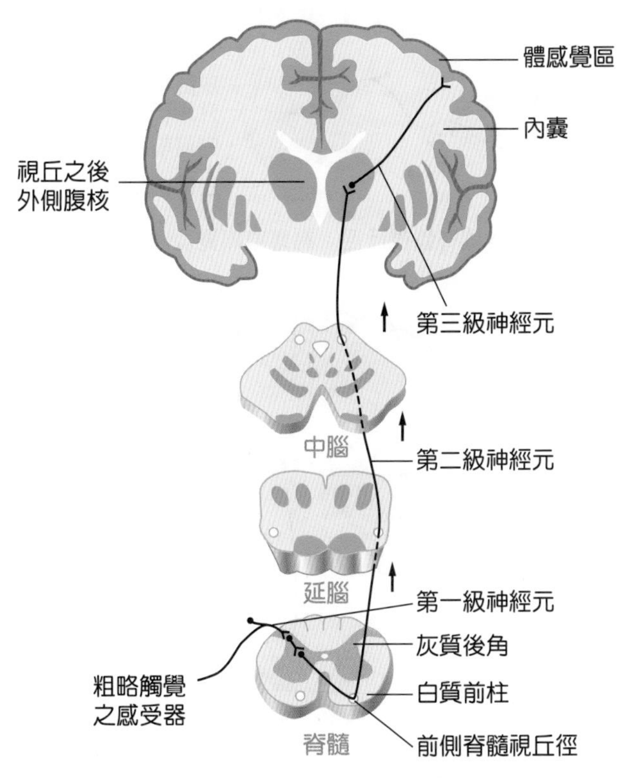

圖 6-4　前側脊髓視丘徑：為傳導粗觸覺之感覺徑

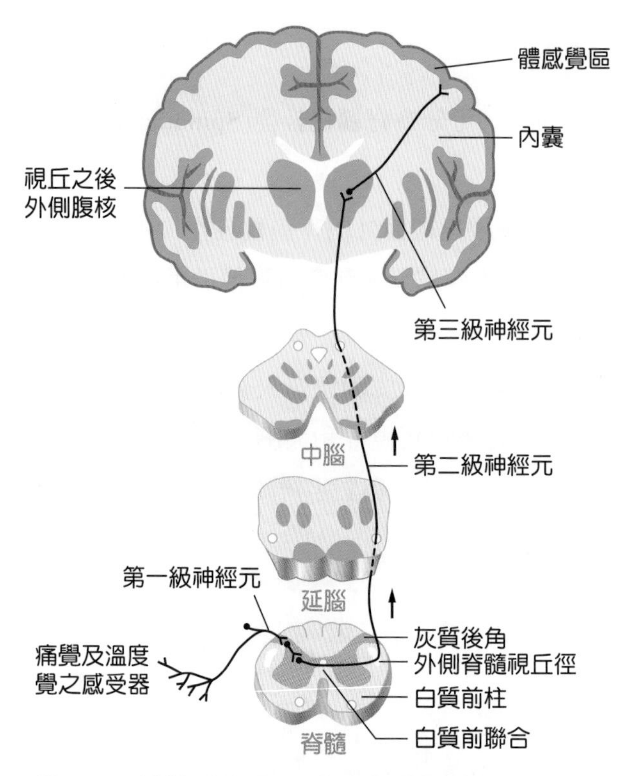

圖 6-5　外側脊髓視丘徑：為傳導痛覺及溫度覺之感覺徑

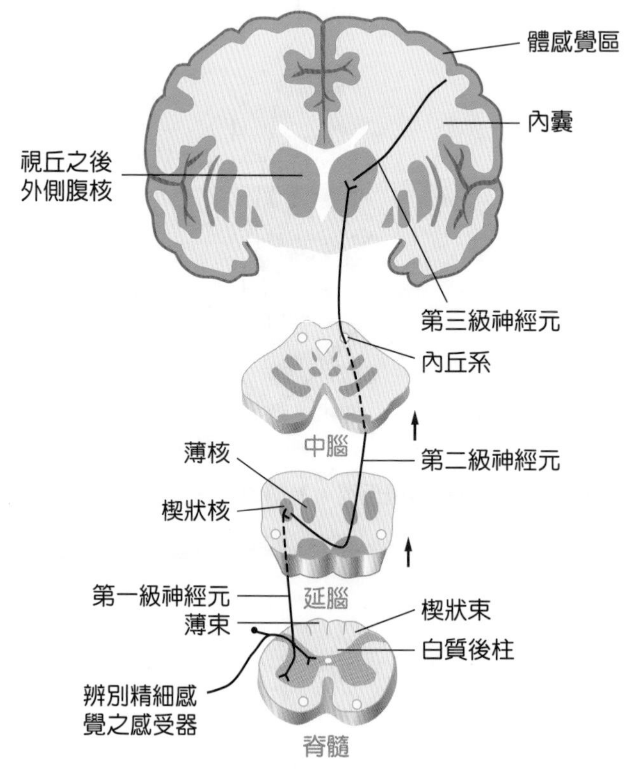

圖 6-6　後柱徑：為傳導辨別精細感覺之感覺徑

四、運動徑路（下行徑）

運動徑路(Motor Pathway)可分為錐體徑(Pyramidal Tract)與錐體外徑(Extrapyramidal Tract)。

1. **錐體徑**：又稱**皮質脊髓徑**(Corticospinal Tract)，位於延髓腹面上方有兩個呈三角形的構造稱為錐體(Pyramid)，由大腦皮質發出的運動神經纖維，其中約有75%的運動纖維至腦幹，於延髓腹面上方之錐體部位交叉至對側後，沿脊髓外側柱繼續往下傳至脊髓的灰質前角。其主要功能為**控制所有自主隨意動作，如寫字**（圖6-7）。

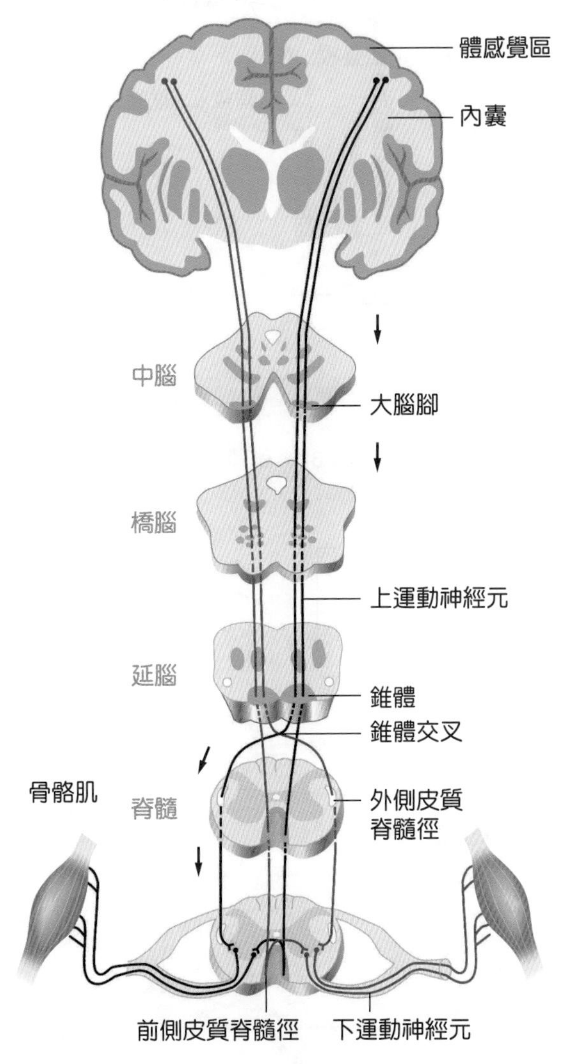

圖 6-7 錐體徑：控制所有自主隨意動作

2. **錐體外徑**：指神經纖維傳導輸出由大腦皮質、基底核、腦幹及脊髓之間的運動指令。其主要功能在於負責**統合高層次傳入之運動相關的神經衝動，並維持正常的肌肉緊張度與身體粗略動作的執行**。基底核在此負責整合隨意動作、相關活動與姿勢的調整，並維持正常的肌肉張力（如走路）和反射動作（圖6-8、6-9）。

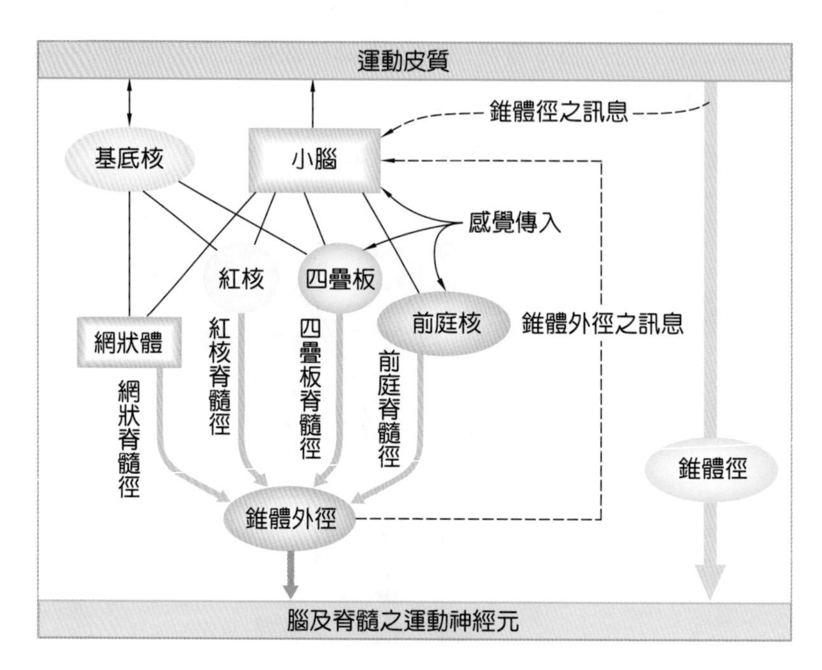

圖 6-8 錐體外徑

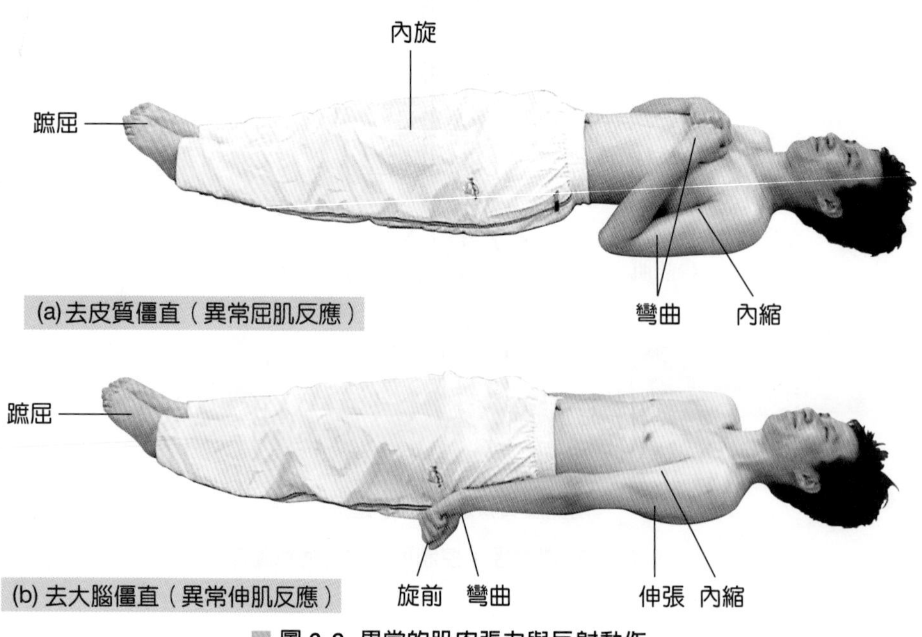

圖 6-9 異常的肌肉張力與反射動作

五、反射弧

一個**反射弧**(Reflex Arc)通常包含**接受器**(Receptor)、**感覺神經元**(Sensory Neuron)、**中間神經元** (Interneuron)、**運動神經元**(Motor Neuron)及**作用器**(Effector)（圖6-10）。

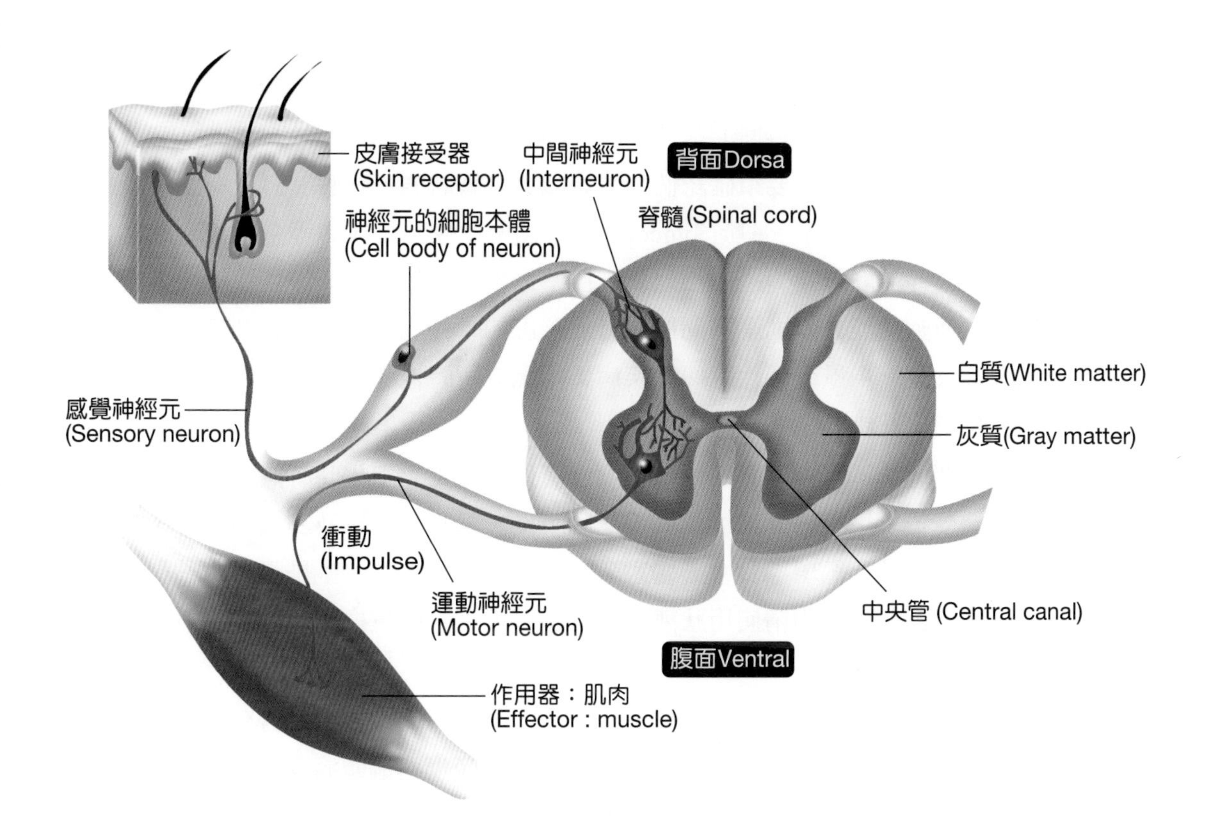

圖 6-10　反射弧的組成：接受器、感覺神經元、中間神經元、運動神經元及作用器

反射弧通常始於感覺神經纖維樹突末端接受器或感覺器官之特化接受器細胞受到刺激時，感覺神經元便將神經衝動傳至腦或脊髓中樞神經之反射中樞進行釐清與處理，與之相接的中間神經元神經纖維，傳送神經衝動至運動纖維，再將衝動(Impulse)傳遞至作用器產生反射(Reflex)或行為反應。

反射是指個體面對其身體內部或外部變化所產生的無意識且自動的一種反應，同時亦提供自主的保護動作，例如咳嗽、嘔吐、吞嚥、打噴嚏等。

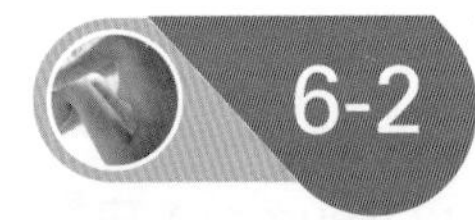

6-2 健康史評估

評估神經系統的健康史資訊時，需注意應包含可能會影響感覺及運動功能上的相關疾病與生活型態等，各層面的注意事項包括：

1. **年齡**：某些特定疾病的發生時間，可作為在該年齡層族群評估時參考的線索或追蹤方向；如多發性硬化症常見於20~30歲年輕人、腦血管意外與巴金森氏症等則多見於40歲以上的成人；65歲以上的老年人，其運動與感覺也會隨著年齡有更易被觀察到的退化現象。
2. **現在病史**：感覺功能方面主要須確認個案的意識與心智狀態，瞭解其有無偏頭痛、頭暈(Dizziness)、眩暈(Vertigo)、暈厥(Syncope)、肢體麻刺感或是無力等主訴。眩暈常見於內耳前庭器或腦幹前庭核病變，如梅尼爾氏症；暈厥常見於大腦血流量缺乏如低血壓或梗塞型中風。運動功能方面則應詢問個案有無罹患如骨性關節炎、十字韌帶受損、小兒麻痺、巴金森氏症、中風或腦性麻痺等疾病；中風或暫時性腦缺血的病人可能會出現複視、構音困難或感覺缺損等情形。
3. **過去病史**：詢問個案是否曾有頭部外傷、癲癇發作等病史；出生時有無因產鉗不當使用而使臂神經叢受損；是否曾受嚴重感染（如腦膜炎、腦炎等）以及其他心血管、呼吸道與代謝性疾病（因氧合循環不良會影響意識、感覺與運動功能）；是否有精神科疾病。此外，也應了解其藥物與酒精使用狀態、曾否進行人工關節置換術或截肢，並查閱過去神經學的檢查資料與記錄。
4. **家族史**：許多先天性的神經疾患為遺傳性疾病，因此需詢問家族中是否有成員罹患如亨汀頓舞蹈症、自發性癲癇、僵直性脊椎炎、痛風性關節炎與偏頭痛等疾病，若有，則詢問該患病成員的治療與服藥情形、疾病控制與改善的現況，以及存活年齡等資訊。
5. **日常生活型態**：詢問個案包括睡眠、活動、工作與娛樂等日常生活型態、是否有嗜睡或失眠、有無說話或吞嚥困難、動作不協調、肌肉震顫等情形；詢問個案的工作環境與安全、評估是否有職業危害因子（如有機溶劑等）；亦須瞭解平日是否有適當之運動習慣、休閒與娛樂以靜態或動態為主等。

延伸閱讀

頭暈與眩暈的區別

頭暈(Dizziness)不是疾病，為一種感覺的描述，常見的有「頭昏眼花」和「糊里糊塗」等；而眩暈(Vertigo)則是由疾病所引發，發作時會有「天旋地轉」、「前後左右搖晃」的感覺，甚至會伴隨「眼震」或運動失調。其又可分為周邊和中樞性眩暈，前者成因為前庭失調，後者是因中樞前庭系統（腦幹或小腦）病變所致。

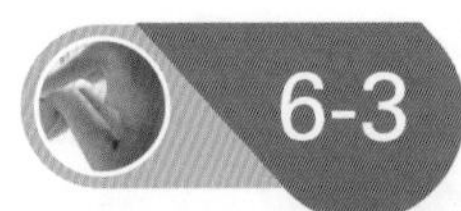

6-3 評估程序

程序	說明
評估前準備	
1. 洗手	1-1. 接觸個案前後均需洗手
2. 準備用物	2-1. 根據檢查內容準備相關用物
3. 核對個案並自我介紹	
4. 詢問健康史	
5. 解釋檢查目的及過程	
6. 環境安排與準備個案	
腦神經功能評估	
(一)嗅神經 (CN I)	
1. 用物:多種不同氣味的精油瓶(如檸檬、薑、檀香等)	
2. 測嗅覺	
(1) 準備個案:先確定個案沒有鼻孔不通暢或上呼吸道感染情形	
(2) 請個案**閉上雙眼**,檢查者以手壓住個案一側鼻孔	
(3) 以一些熟悉、具揮發性的氣味分別測試兩側鼻孔對氣味的辨別;若無法說出氣味名稱,亦可描述氣味特性,可詢問個案聞到了嗎?是什麼?兩邊聞到的是否不同?(圖6-11)	(3)-1. 若發現有猶疑、說不出氣味時,建議改用其他常見或常用物件取代,如咖啡 異常 嗅覺遲鈍或喪失;可能原因有上呼吸道感染(暫時性)、吸菸或使用古柯鹼、篩狀板或篩骨骨折、嗅球或嗅覺傳導路徑的腫瘤、老化、鼻竇疾病

程序	說明

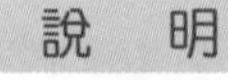

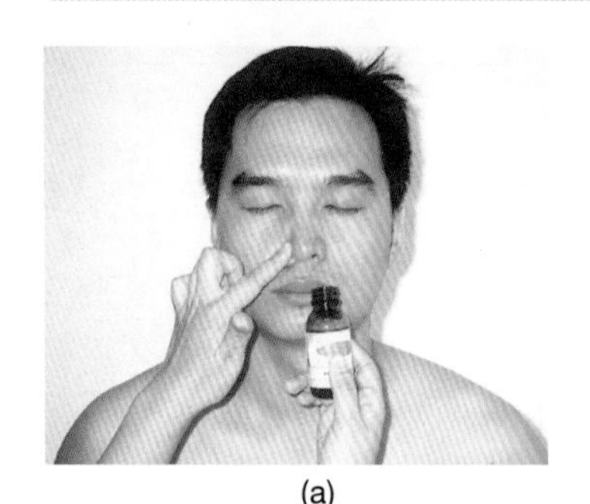

(a)

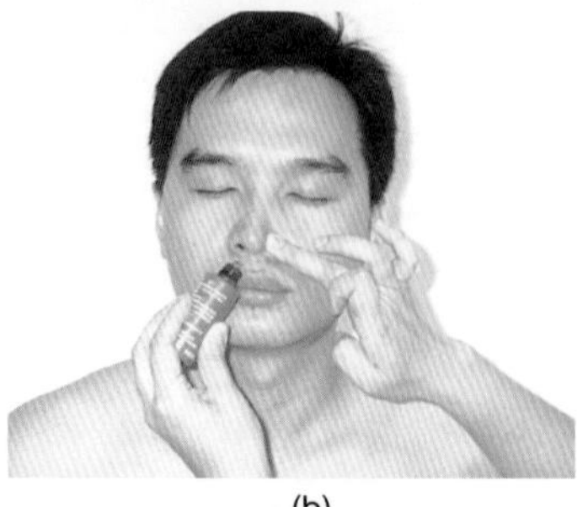

(b)

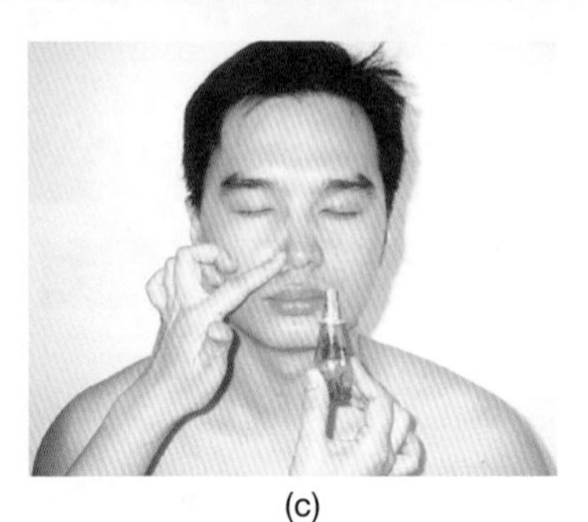

(c)

圖 6-11 嗅神經之評估：檢查者一手壓住受測者單側鼻孔，一手持受試物品

（二）視神經 (CN II)

1. 用物：筆、印刷資料、史乃倫氏視力表(Snellen's Eye Chart)
2. 測視力

異常 中央視覺缺陷或消失、周邊視覺缺陷、半盲、光反射消失、視乳頭水腫、視神經萎縮、視網膜病變；可能原因有先天性眼盲、屈光異常，後天原因造成的視覺喪失（腦中風），眼球或眼窩外傷、顱內壓增高、青光眼、糖尿病

(1) 以史乃倫氏視力表檢測（圖6-12），詳見第5章臉頭頸評估
(2) 說出檢查者所比的手指數目（圖6-13）
(3) 讀出印刷資料標題（圖6-14）

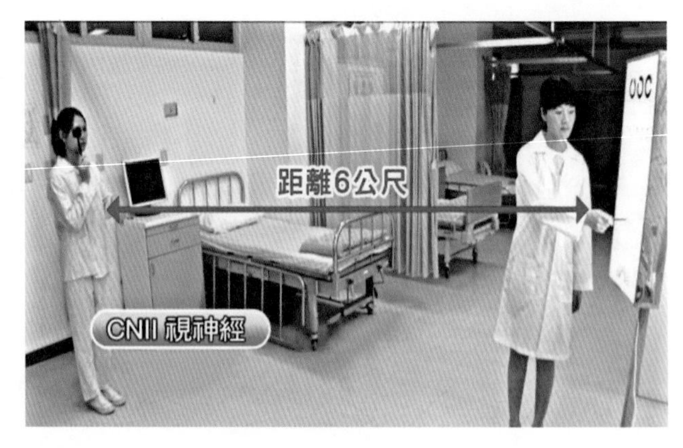

圖 6-12 史乃倫氏視力表檢測

程　序	說　明

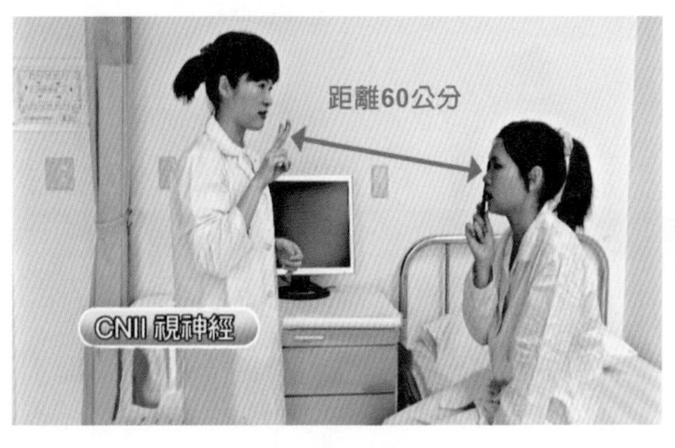

圖 6-13　請個案說出手指數目

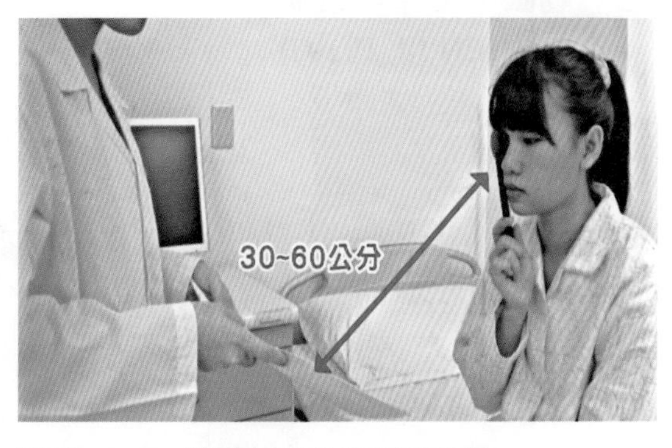

圖 6-14　請個案讀出印刷資料標題

程　序	說　明
3. 測視野 (1) 視野評估詳見第5章臉頭頸評估 (2) 二人距離60 cm，均在同高的距離對望，請個案盯住一點看（圖6-15） (3) 測8個主要視野，以順時針且緩慢移動的方式進行，如顳側則由後方緩緩移出	3-1. 檢查者將物件拉在一旁，觀察個案的視野範圍、眼球運轉情形 3-2. 正常：上側50度、下側70度、鼻側60度、顳側90度

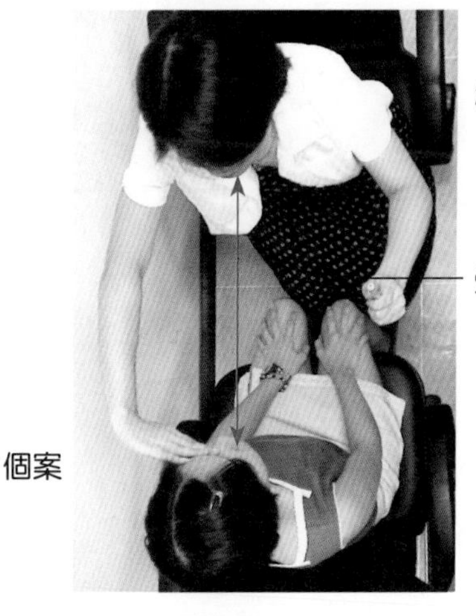

圖 6-15　測視野

程　序	說　明

（三）動眼、滑車與外旋神經(CN III, IV, VI)

1. 用物：手電筒
2. 視診

(1) 兩側眼瞼位置(CN III)

(2) 兩側瞳孔大小(CN III)

(3) 瞳孔光反射（直接／間接光反射）(CN III)（圖6-17）

異常

症狀	可能原因
眼瞼下垂 圖 6-16　眼瞼下垂	動眼神經麻痺、重症肌無力、Horner's 症候群
瞳孔擴大固定	昏迷、嚴重缺氧、抗膽鹼性藥物中毒、顱內壓升高(IICP)及使用散瞳劑（單側瞳孔擴大且無光反射，則因動眼神經麻痺所致）
瞳孔縮小固定	嗎啡或有機磷農藥中毒、虹膜炎、使用縮瞳劑、昏迷而橋腦出血者
瞳孔變小且不規則	若光反射亦消失者，則多見於中樞神經系統梅毒感染
Horner's 症候群	瞳孔變小且規則、光反射正常、患側眼瞼下垂、前額不出汗

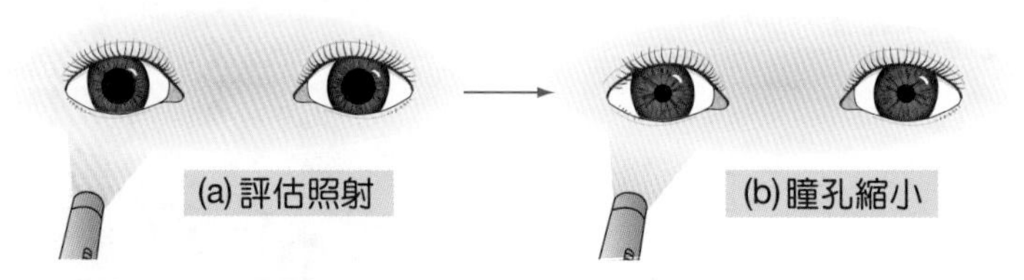

圖 6-17　瞳孔光反射：斜照光照射瞳孔後，瞳孔會縮小

3. 眼外肌運動(Extraocular Movement; EOM)：CN III, IV, VI

3-1.　詳見第5章臉頭頸評估及圖6-18

程　序	說　明

程　序

(1) 檢測眼外肌六大主要視向（圖6-19(a)），有無出現不正常的震顫情形（圖6-19(b)）

A. 檢查者手拿一標的物，如手電筒，站於個案面前，距離約70 cm

B. 請個案頭部固定不動，檢查者持手電筒之手於前方畫「H」形，請個案眼睛隨標的物移動。注意移動速度需緩慢，並稍作停留

C. H形方向：個案的最右側→右上方→右下方→最左側→左上方→左下方

(2) 注意眼球會聚情形(CN VI)

說　明

(1)-1. 正常人在注視快速移動的物體時（如賽車）會出現眼球震顫

異常

症狀	可能原因
眼睛向外轉並稍向下轉、眼睛無法向上、向內或向外運動(CN III)	內頸動脈瘤、腫瘤或發炎性病灶
眼睛無法向下或向外轉(CN IV)	眼窩骨折或腦幹腫瘤
無法轉向側邊；向側邊凝視時出現複視(CN VI)	腦幹腫瘤或外傷、眼窩骨折
眼球震顫	早發性視力障礙、迷路或小腦疾病、藥物中毒

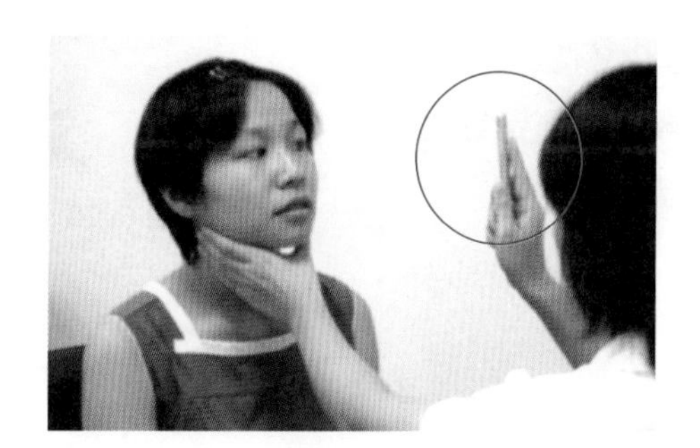

圖 6-18　以手電筒為標的物，測試眼外肌運動

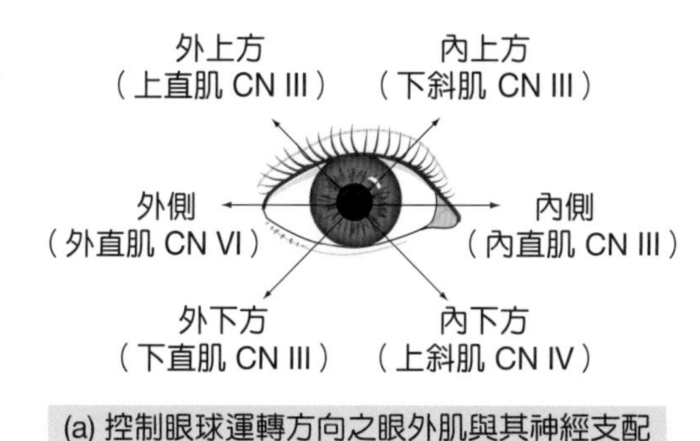

(a) 控制眼球運轉方向之眼外肌與其神經支配

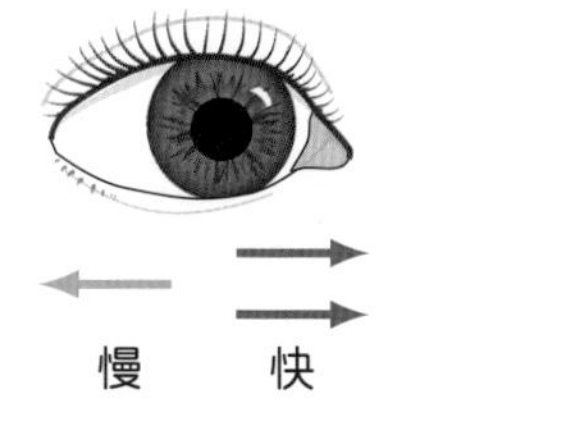

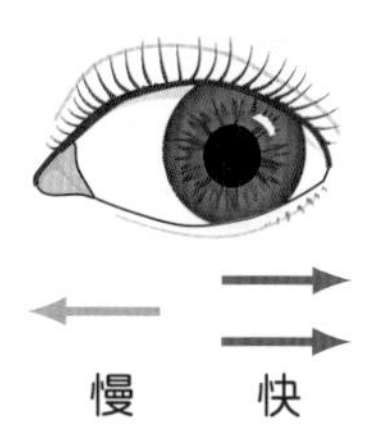

(b) 眼球震顫（左向）

圖 6-19　眼外肌運動

程序	說明

（四）三叉神經(CNV)

1. 用物：

(1) 棉花及安全別針：測試輕觸覺與痛覺

(2) 試管2支：分別裝入冷、熱水，測試溫覺

2. 感覺（輕觸覺、痛覺、溫覺及角膜反射）

(1) 請個案先見欲測試的物品，如棉花、安全別針、試管

(2) 請個案**閉眼**，分別於兩側臉的額（眼枝）、頰（上頷枝）及下巴（下頷枝）測試輕觸覺（棉花）、痛覺（迴紋針尖或鈍端）和溫覺（冷、熱試管）（圖6-20）

(2)-1. 檢查過程中，痛覺正常則不需測試溫覺

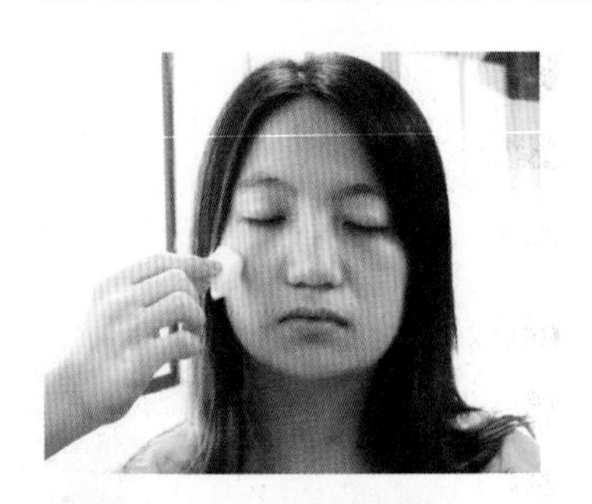

圖 6-20　測試輕觸覺

(3) 比較兩側輕觸覺、痛覺或溫覺是否有辨識異常

異常　觸覺及痛覺消失、皮膚感覺異常（無法正確說出受刺激的位置與性質；可能原因有外傷、腫瘤、動脈瘤造成壓迫、發炎、酒精注射治療三叉神經痛之後遺症

(4) 角膜反射：請個案眼睛向上向旁看，檢查者由側面接近，以棉絮輕觸角膜，避免碰及眼瞼與睫毛，觀察眨眼反應（圖6-21）

(4)-1. 正常：三叉神經把感覺傳入，顏面神經執行眨眼動作

異常　長期配戴隱形眼鏡者，因CN V感覺傳導較不敏感，眨眼反應可能會減弱或消失；無眨眼反射，但有異物觸碰之感覺，表示CN V正常，CN VII異常；無感覺及眨眼，表示CN V感覺異常

程　序	說　明
	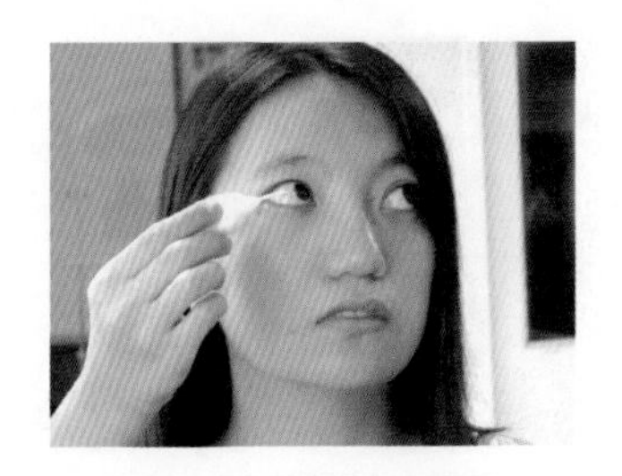 圖 6-21　測試角膜反射
3. 運動 請個案咬緊牙關，檢查者分別觸診顳肌（眼枝）及咀嚼肌（上頷枝），並以手感覺其肌肉收縮的力量（圖6-22）	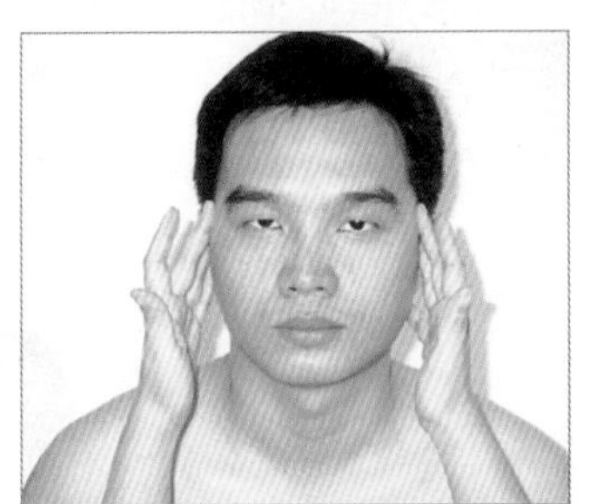 (a) 觸診顳肌；請個案咬緊牙關 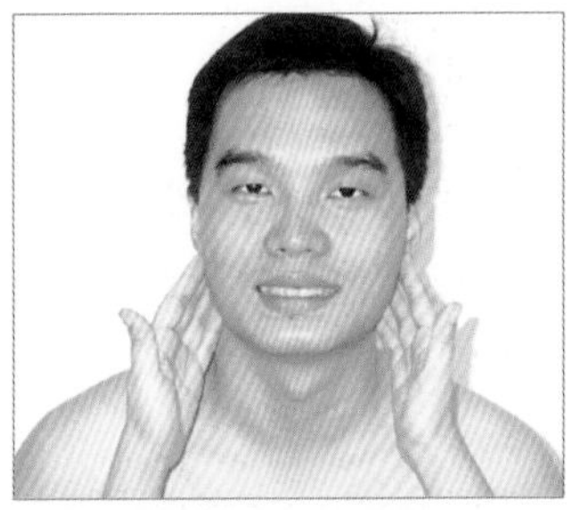 (b) 觸診咀嚼肌；請個案放鬆 圖 6-22　三叉神經之運動評估 異常 咀嚼肌或顳肌無力；單側者與CN V病變有關，雙側者則為上或下運動神經元損傷
（五）顏面神經(CN VII) 1. 用物：棉花、棉棒 2. 運動（臉部表情） (1) 在休息或詢問健康史時，即可觀察個案臉部表情的活動對稱情形及有無抽搐或異常動作	
(2) 請個案作揚眉、皺眉、緊閉兩眼（測試閉眼力量）、露齒微笑、鼓頰等，注意不對稱或無力現象（圖6-23）	異常 臉部運動消失或不對稱，稱為貝爾氏面癱(Bell's Palsy)，為下運動神經元病變之一，會導致半側臉部麻痺；若為上運動神經元病變（腦中風、腫瘤、發炎等），則造成下半部臉麻痺，而前額正常

程序	說明

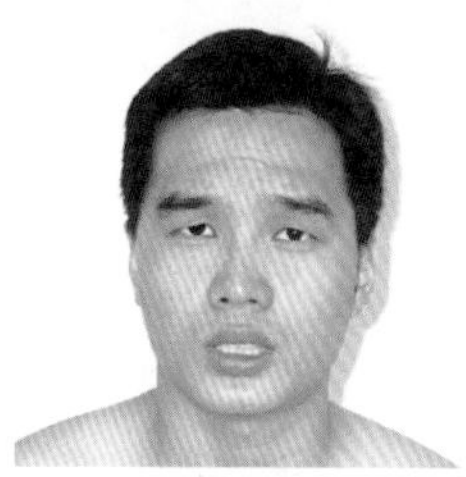
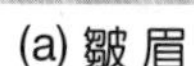
(a) 皺 眉

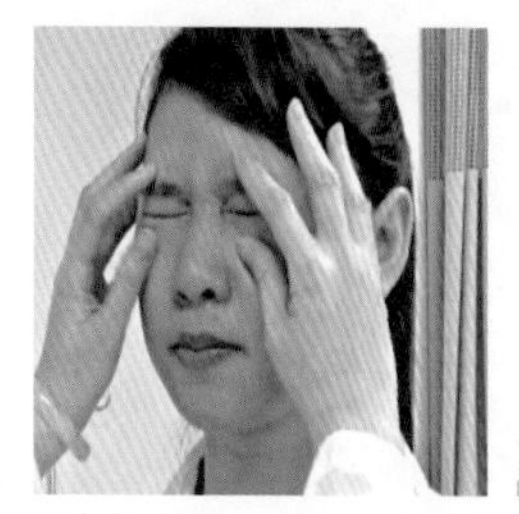
(b) 閉眼，抵抗扳開

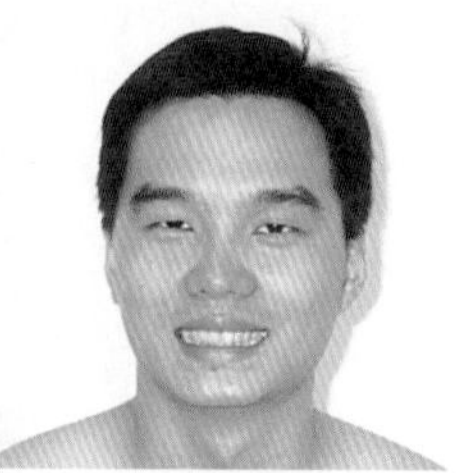
(c) 露齒微笑

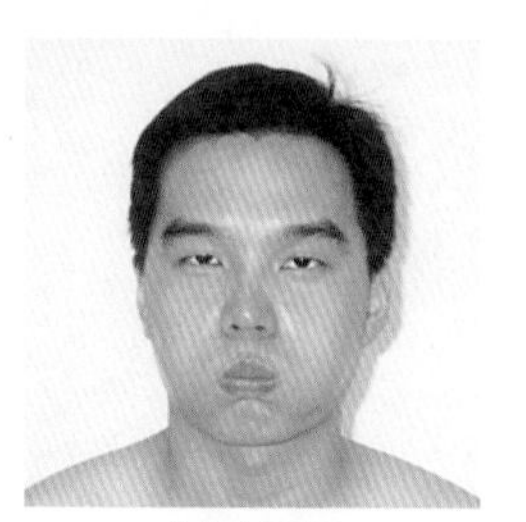
(d) 鼓 頰

圖 6-23　顏面神經之運動評估

3. 感覺（味覺）：以棉棒沾取不同味道的液體，測試個案舌前2/3味覺（甜、鹹、酸）（圖6-24）

3-1. 測試各種味道間需以水漱口，避免味覺混淆

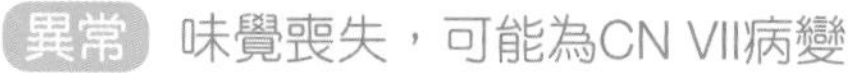
異常　味覺喪失，可能為CN VII病變

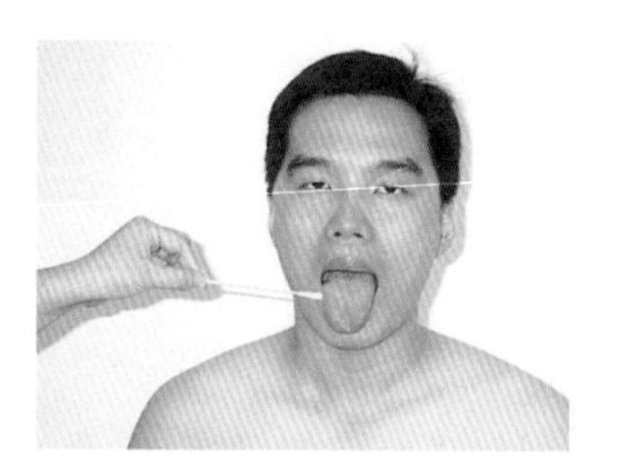
圖 6-24　測試味覺

（六）聽神經 (CN VIII)

1. 用物：音叉
2. 韋伯氏試驗(Weber's Test)將音叉振動後置於個案頭頂處並詢問感覺，哪一隻耳聽的聲音較大或是否一樣大聲

2-1. 主要是評估聽力（耳蝸分枝）。評估方法見圖6-25；檢查步驟詳見第5章臉頭頸評估

2-2. 正常應兩耳一樣大聲

2-3. 若正常，則為韋伯氏試驗陰性(−)，異常則為陽性(+)

異常　傳導性聽覺障礙時，患側較大聲；感覺（神經）性聽覺障礙時，健側較大聲（圖6-26）

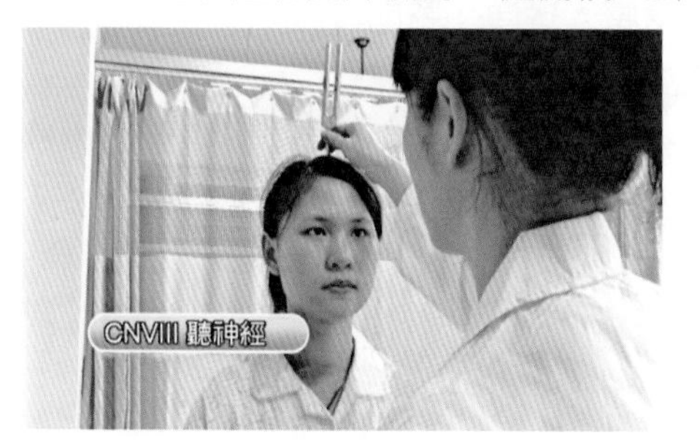

圖 6-25　韋伯氏試驗

程序	說明

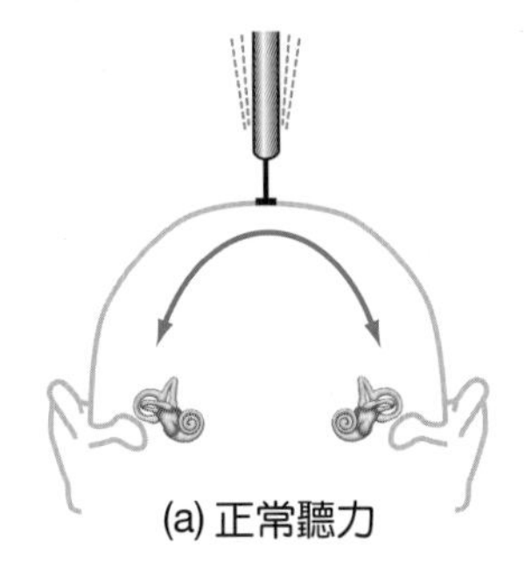

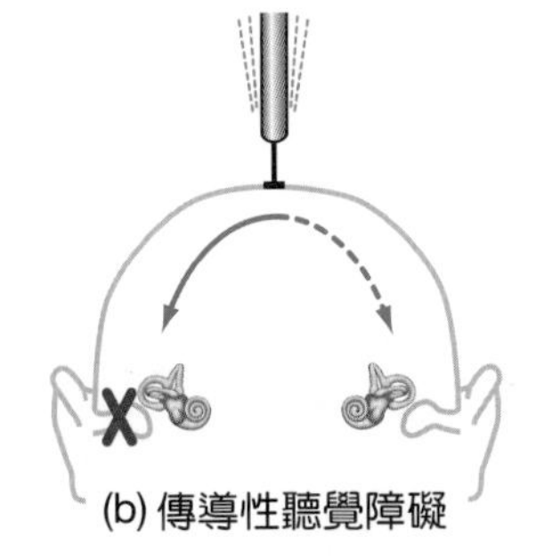

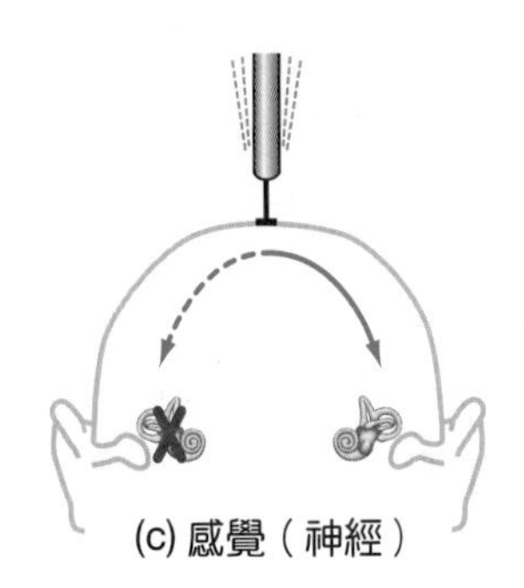

圖 6-26　韋伯氏試驗之結果

程序	說明
3. 任內氏試驗(Rinne's Test) (1) 將音叉振動後置於個案耳後乳突，並詢問是否聽到聲音（骨性傳導，BC） (2) 待個案表示已聽不到聲音後，移至耳旁並詢問是否仍聽到聲音（空氣傳導，AC）	3-1. 藉由空氣傳導與骨性傳導比例來評估聽覺功能。評估方法見圖6-27；檢查步驟詳見第5章臉頭頸評估 3-2. 正常為AC>BC 異常 聽覺減弱或喪失，可能與發炎、耳道阻塞、耳硬化、老化、藥物毒性、腫瘤相關。若為傳導性聽力障礙，則骨性傳導較空氣傳導效果好(BC>AC)，記做Rinne Test(-)；而感覺（神經）性聽力障礙則是骨性與空氣傳導的效果皆不佳

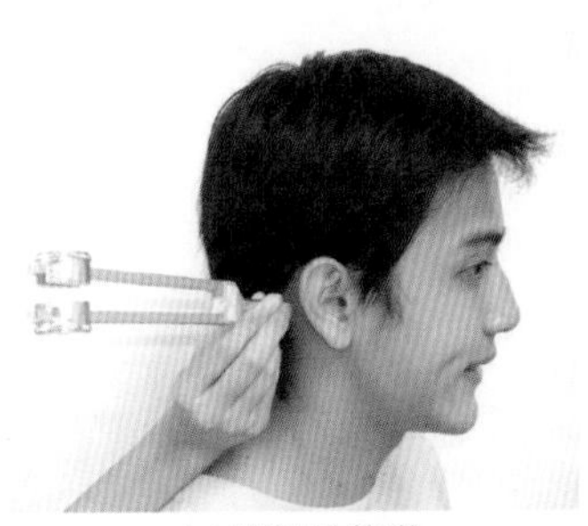
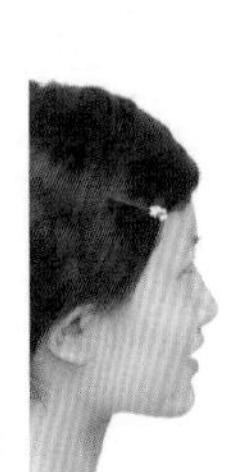
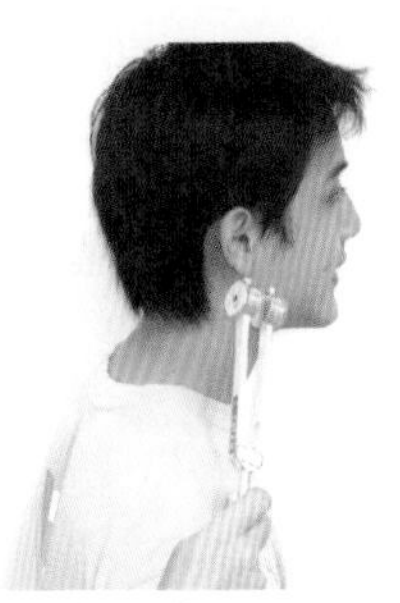

(a) 測骨性傳導　(b) 測空氣傳導

圖 6-27　任內氏試驗

程　序	說　明
（七）舌咽與迷走神經 (CN IX,X)	
1. 用物：壓舌板、棉花棒	
2. 感覺(CN IX)	
(1) 舌後1/3味覺（苦味）	(1)-1. 評估方法與測試甜、鹹、酸之味覺相同 異常 無作嘔反射
(2) 作嘔（嘔吐）反射(Gag Reflex)：以壓舌板刺激喉後方或舌後根觀察之（圖6-28）	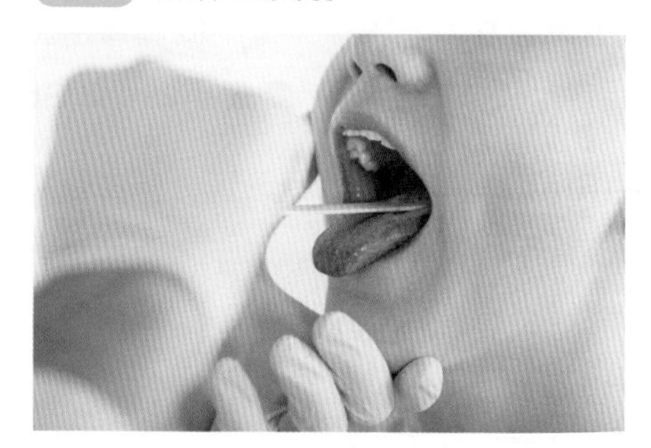 圖 6-28　作嘔（嘔吐）反射之評估
3. 運動(CN IX、X)	
(1) 觀察有無鼻音、聲音沙啞或吞嚥困難情形	異常 有鼻音可能是顎麻痺；聲音沙啞可能是聲帶麻痺；吞嚥困難可能是軟顎或咽部無力
(2) 請個案說「啊」，注意音質，並觀察軟顎有無上提與懸壅垂是否位於正中央	異常 懸壅垂偏向健側（圖6-29(b)）、聲音沙啞、低沉無力或刺耳鼻音；可能原因有腦幹腫瘤、頸部損傷、舌咽及迷走神經病變、軟顎無力

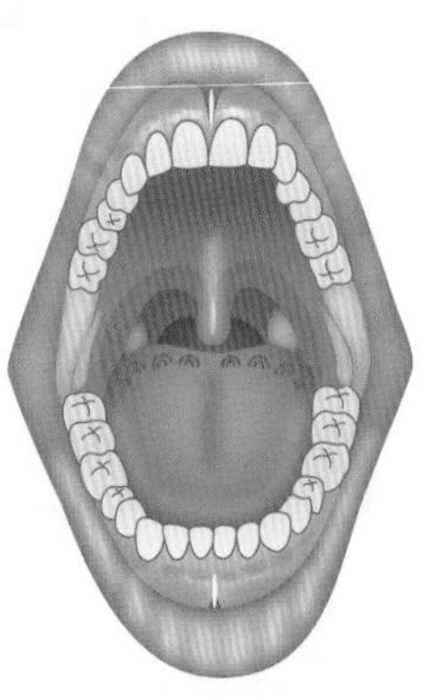

(a) 正常：位於正中央

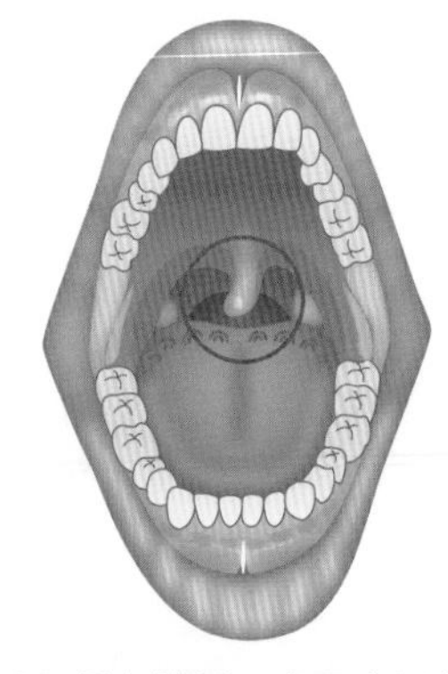

(b) 偏向健側：表示左側無力

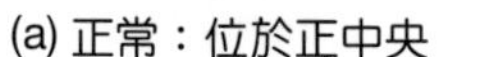

圖 6-29　懸壅垂位置

程　序	說　明

（八）副神經(CN XI)

1. 評估斜方肌：請個案聳肩，由後方檢視有無肩部的不對稱，以兩手觸壓兩側聳斜方肌，觀察聳肩之高度、對稱性及斜方肌抗阻力（圖6-30(a)）

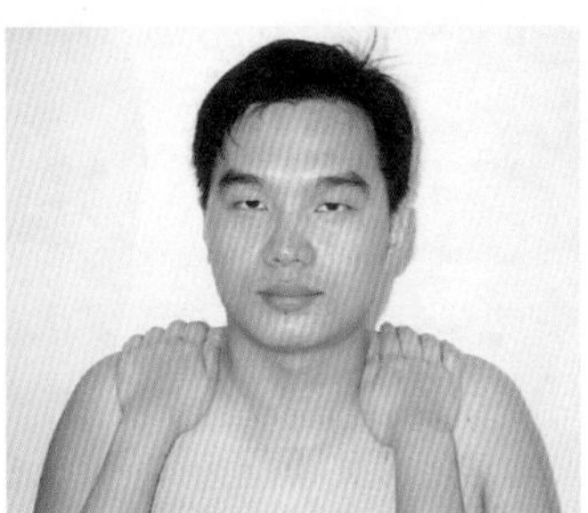

(a) 斜方肌之評估：請個案聳肩

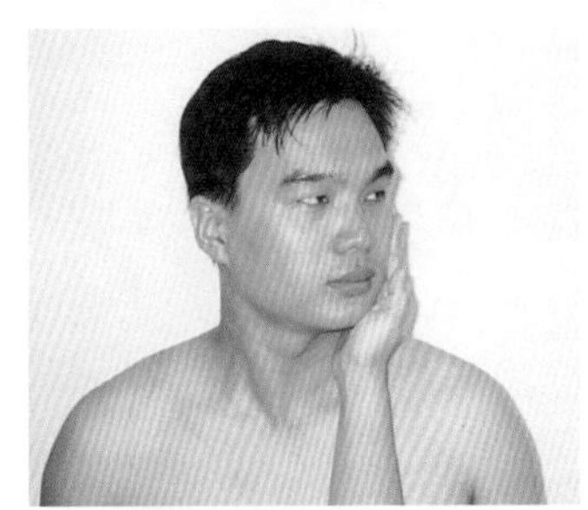

(b) 胸鎖乳突肌之評估：以手抵擋個案轉頭

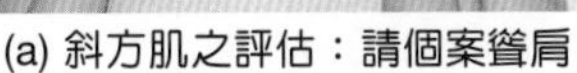

圖 6-30　副神經之評估

2. 評估胸鎖乳突肌：請個案轉頭，以手分別抵擋個案轉回，觀察對側胸鎖乳突肌收縮及肌肉張力（圖6-30(b)）

異常 無法抗阻力、肌肉軟弱或兩肩不對稱，即胸鎖乳突肌或斜方肌的運動消失；可能原因有頸部損傷、斜頸及CN XI病變

（九）舌下神經(CN XII)

1. 視診察看舌頭於口腔內時，有無萎縮或束狀收縮

1-1. 正常舌頭形狀大小適中

2. 請個案伸舌及縮回、舌頭上捲靠近鼻子、下伸靠近下巴，觀察有無不對稱、萎縮或偏離中線（圖6-31(a)）

2-1. 正常活動自如，對稱、無萎縮且位於中線

異常 舌頭萎縮者會出現吞嚥或構音困難

3. 請個案伸舌並向兩側移動（圖6-31(b)(c)），**注意動作的對稱性**。此外，檢查者可用食指壓住個案臉頰作為阻力，請個案舌頭施力對抗，以檢查舌頭肌力（圖6-32）

3-1. 正常可活動自如且能對抗阻力

異常 偏向患側、舌頭運動不靈活或無力；可能原因有下運動神經元或CN XII病變、肌肉萎縮、小兒麻痺、肌肉萎縮性側索硬化症

程　序	說　明

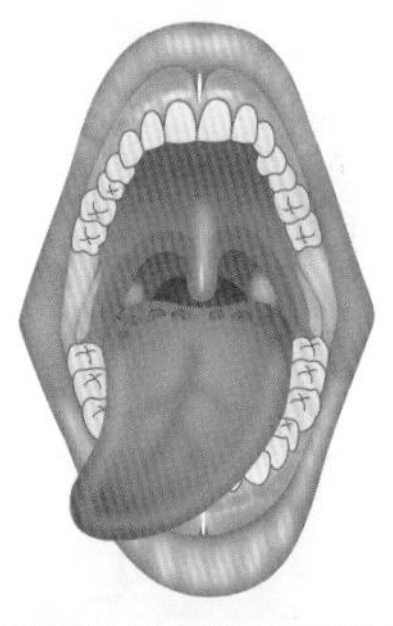

(a) 舌頭萎縮伸舌後會偏離中線，向患側歪斜；此圖舌頭偏向右側，表示右側舌下神經癱瘓

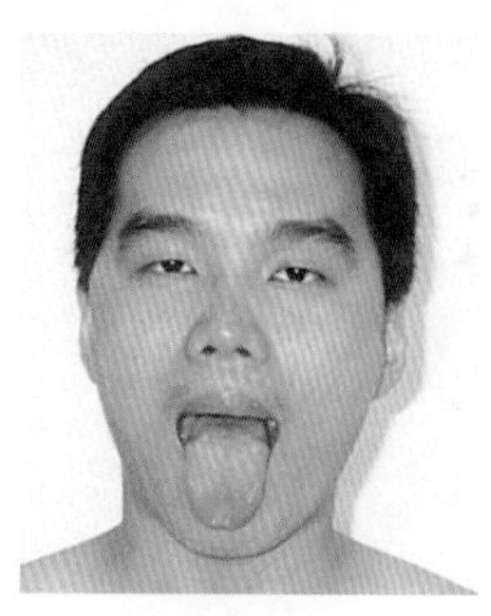

(b) 伸出舌頭

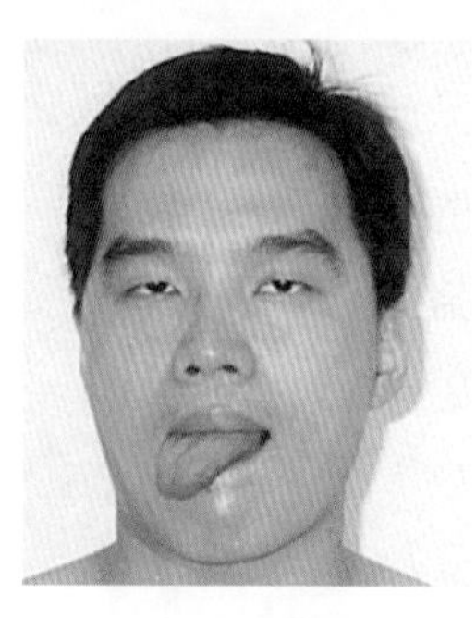

(c) 左右擺動舌頭

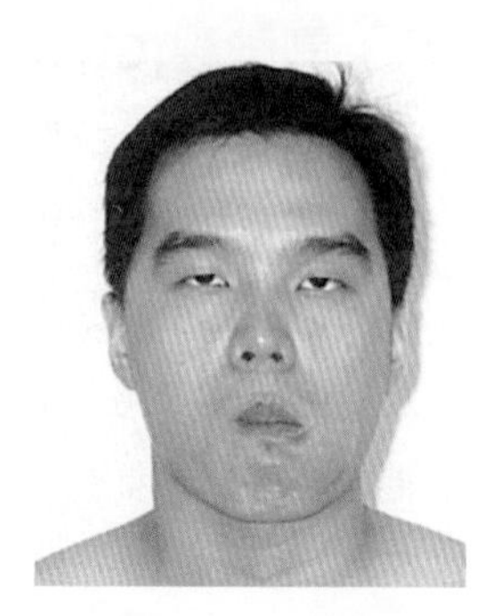

圖 6-32　舌頭肌力之評估

圖 6-31　舌下神經之評估

感覺功能評估

（一）評估前準備

程　序	說　明
1. 用物：迴紋針、安全別針、棉棒、棉球、音叉、銅板或鈕扣、鑰匙、試管2支（分別裝冷水和熱水）	
2. 核對個案	
3. 自我介紹	
4. 詢問健康史	4-1. 問診時可以PQRST方式進一步收集個案資料，掌握個案狀況 4-2. 健康史主要針對年齡、現在病史、過去病史、家族史及日常生活型態來評估（詳見6-2節）
5. 解釋檢查目的及操作過程	5-1. 進行評估前需說明解釋以取得個案合作。告知檢查中必須閉眼或轉頭，以避免在看到操作物件的狀態下作答，影響檢測結果正確性
6. 環境安排與準備個案	

程　序	說　明

（二）檢查步驟

1. 痛覺（側脊髓視丘徑）

(1) 淺痛覺：檢查者以安全別針或迴紋針之尖端與鈍端，交互輕輕刺激個案表皮，並詢問個案，使其說出感覺到「尖」或者「鈍」（圖6-33）

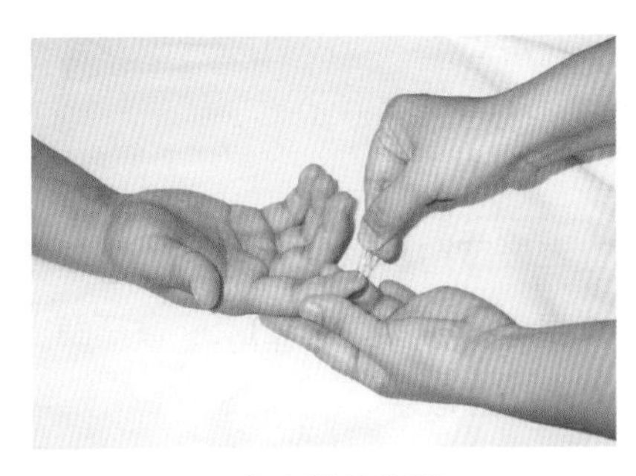

圖 6-33　淺痛覺的評估

(2) 深痛覺：輕輕壓迫個案近鼻側眼窩處或用筆桿輕壓指甲根部

2. 溫覺（側脊髓視丘徑）

以2支試管分別裝冷水和熱水，輕觸個案表皮，並詢問個案，使其說出感覺到「冷」或者「熱」

3. 觸覺

(1) 輕觸覺（後柱徑）：檢查者以棉絮、棉棒輕掃過個案足部，請個案指出被觸碰的部位（圖6-34）

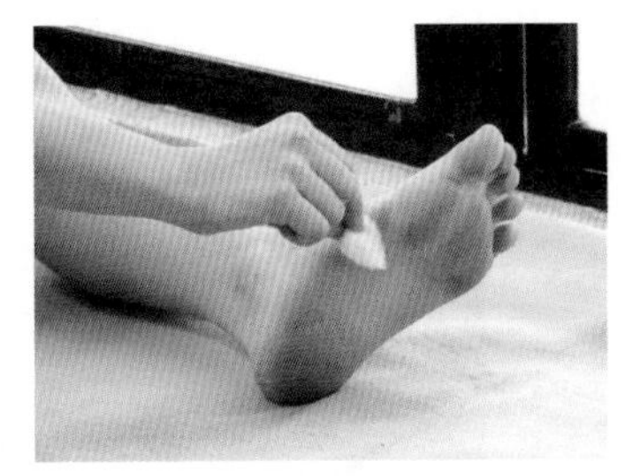

(a) 以棉絮測試

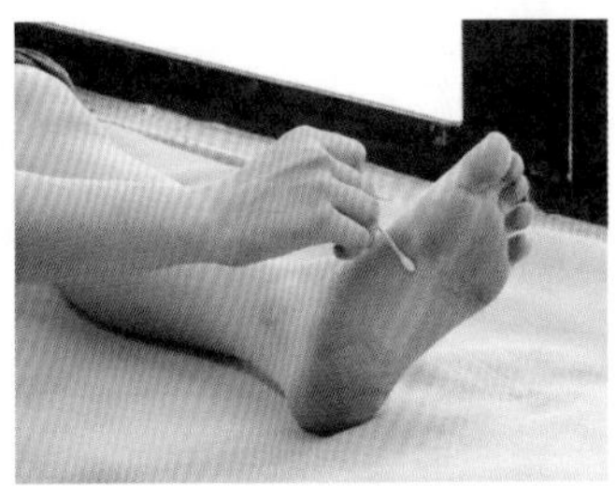

(b) 以棉棒測試

圖 6-34　輕觸覺的評估

(2) 粗觸覺（前脊髓視丘徑）：以筆施力於皮節（參考圖6-3）上，請個案指出被觸碰的皮節位置

程　序	說　明
4. 辨識覺	4-1. 進行辨識覺測試時，皆請個案閉眼
(1) 物品辨識：在個案手心放置平時熟悉的物件並辨識之，例如銅板、鑰匙、鈕扣等（圖6-35(a)）	(1)-1. 物品不可以大於手掌 (1)-2. 測試前不能讓個案先觸摸受測的物品
(2) 數字辨識：檢查者以筆在其掌心書寫簡單數字（只需畫過），並請個案說出數字（圖6-35(b)）	(2)-1. 注意書寫數字時應緩慢，且書寫較大字體 (2)-2. 書寫時，同個案方向書寫

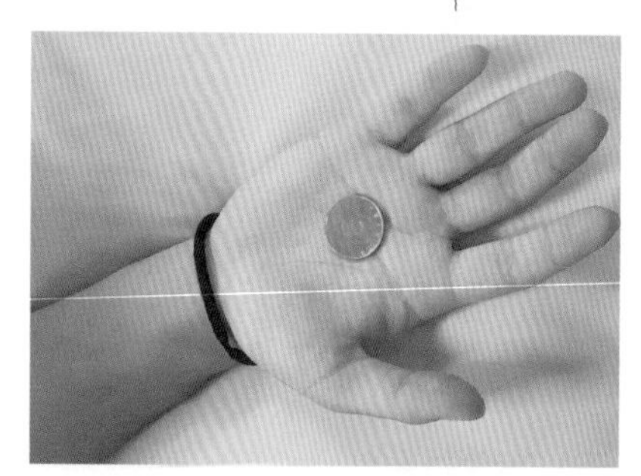

(a) 熟悉物辨識（銅板）

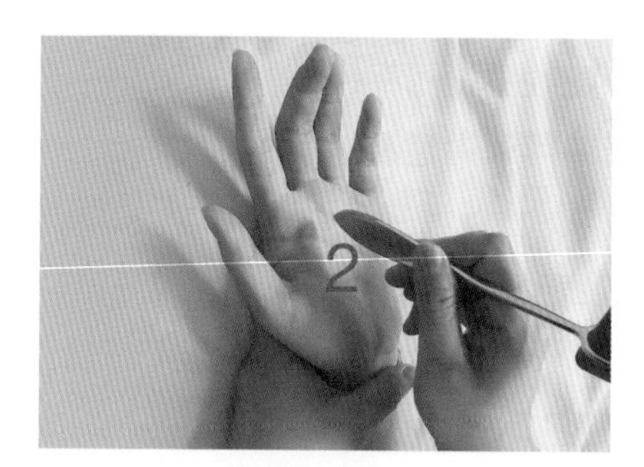

(b) 寫出數字2

圖 6-35　辨識覺的評估（實物與數字）

程　序	說　明
(3) 兩點區辨識 A. 請個案閉眼，以兩安全別針或迴紋針尖端同時刺激一部位皮膚兩端（圖6-36(a)） B. 請個案回答一處或兩處受到刺激，從較遠距離開始測量，並將兩刺激點的距離逐漸縮短 C. 直到個案無法辨識有兩處的刺激時即停止 D. 再以同樣方法測量其他部位	(3)-1. 測量部位包含上臂、前臂、手掌、腳趾、手指及舌頭 (3)-2. 正常：**可感受到兩處刺激的靈敏度依序為：舌頭→手指尖→腳趾尖→手掌→前臂→上臂**（圖6-36(b)）

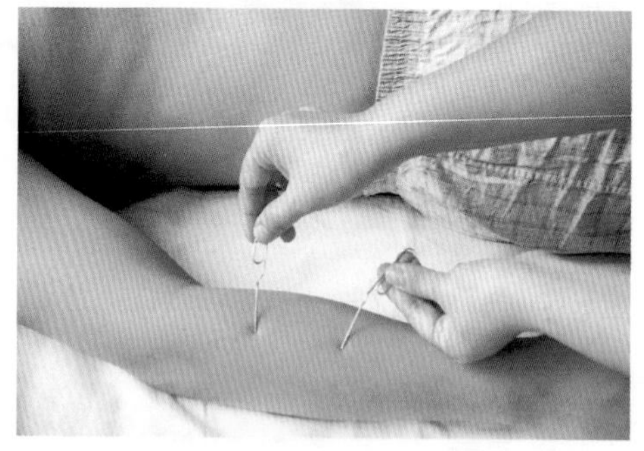

(a)以迴紋針尖端同時刺激兩端

圖 6-36　兩點區辨識

程　序	說　明

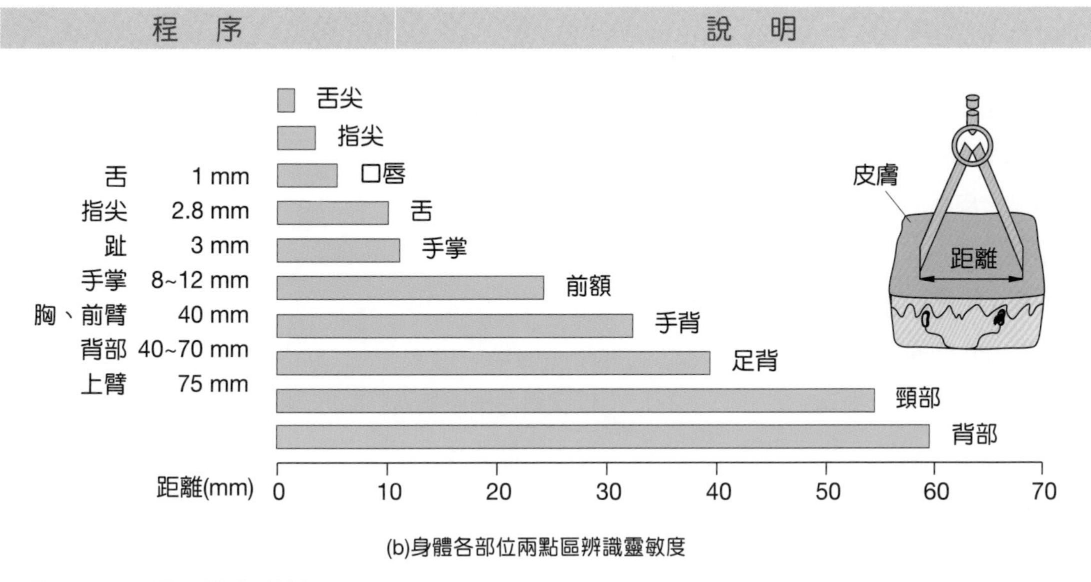

圖 6-36　兩點區辨識（續）

(4) 位置覺（動態覺）辨識

A. 請個案閉眼，檢查者以食指與拇指輕柔**移動**個案的**手指或腳趾**

B. 詢問個案被碰觸的指（趾）頭，移動方向是朝上或朝下

(4)-1. 進行此項評估時只移動一根指（趾）頭，且避免**碰觸其他指（趾）頭**（圖6-37）

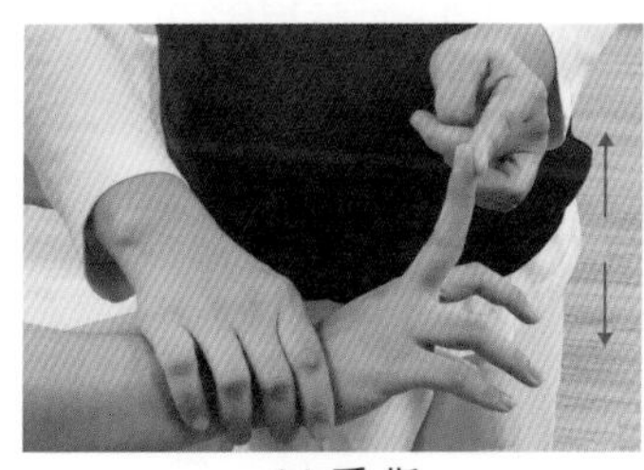

(a) 手 指

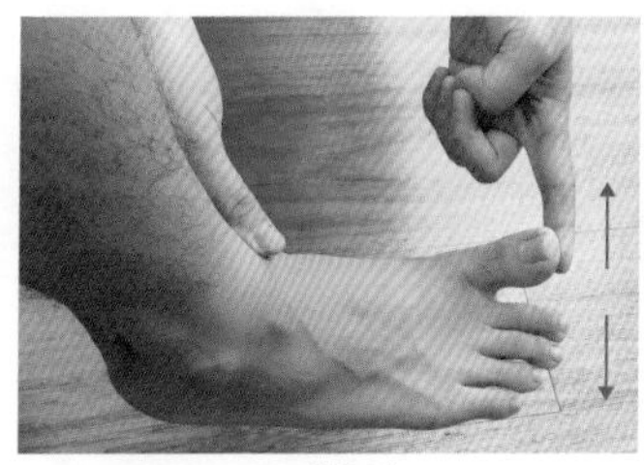

(b) 腳 趾

圖 6-37　位置覺辨識

(5) 振動覺辨識：檢查者以手掌在音叉上輕敲產生振動後，再置放於個案遠端關節或趾關節（圖6-38），並告知個案在感到振動消失時須口頭表示，以瞭解其振動覺功能

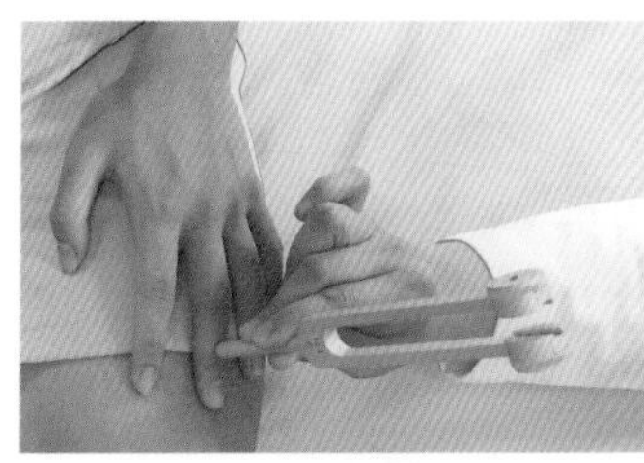

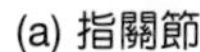

(a) 指關節

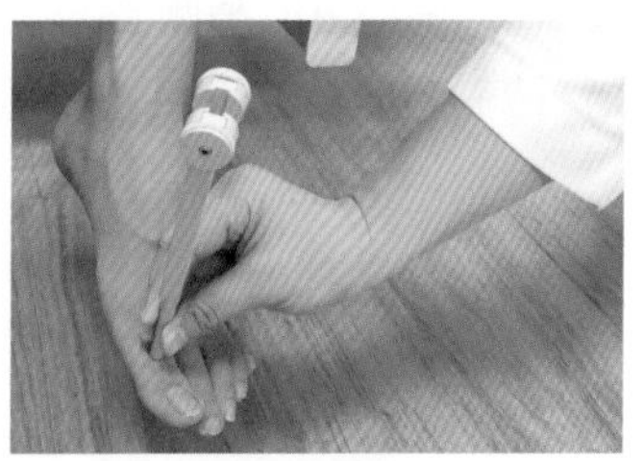

(b) 趾關節

圖 6-38　振動覺辨識

程序	說明
運動功能評估	
(一)評估前準備	
1. 用物:皮尺	
2. 環境安排	
(1) 安靜、明亮的室內	
(2) 無障礙物的通道和地面	
3. 觀察個案步態及姿勢 留意個案在自然走動時的平衡感、雙手擺動是否自然、雙腳交替動作過程是否順暢、轉身動作是否出現困難或失去平衡等	3-1. 檢查者自個案進入診間的同時便開始進行評估 3-2. 行走步態包括直立期與擺腿期;正常兩腳跟的距離約50~70 cm,但會因年齡與個人行走模式不同而有所區別。55歲以上中年人因生理上退行性變化,關節活動度變差,肌肉與韌帶彈性亦降低,可能導致步態改變(移動緩慢、步伐間距變短、步態不穩等) 異常 僵直性脊椎炎者因IgA大量沉積在腰與踝關節,因而出現疼痛,引起異常步態
4. 詢問健康史	4-1. 詳見6-2節健康史評估
(二)檢查步驟	
運動與平衡	
1. 隆伯格試驗(Romberg Test)	1-1. 目的在於瞭解平衡功能是否改變 1-2. 正常:無晃動或輕微搖擺,記錄為隆伯格試驗(−)
(1) 請個案雙腳併攏站立,雙手輕鬆自然置於兩側	
(2) 檢查者站於個案後方,雙手舉起但不碰觸個案,以預防其身體搖晃跌倒	

程　序	說　明
(3) 請個案閉眼，觀察20秒在此姿位的身體維持平衡的狀態（圖6-39）	異常 搖晃現象出現，可能有小腦病變的問題，記錄為隆伯格試驗(+)

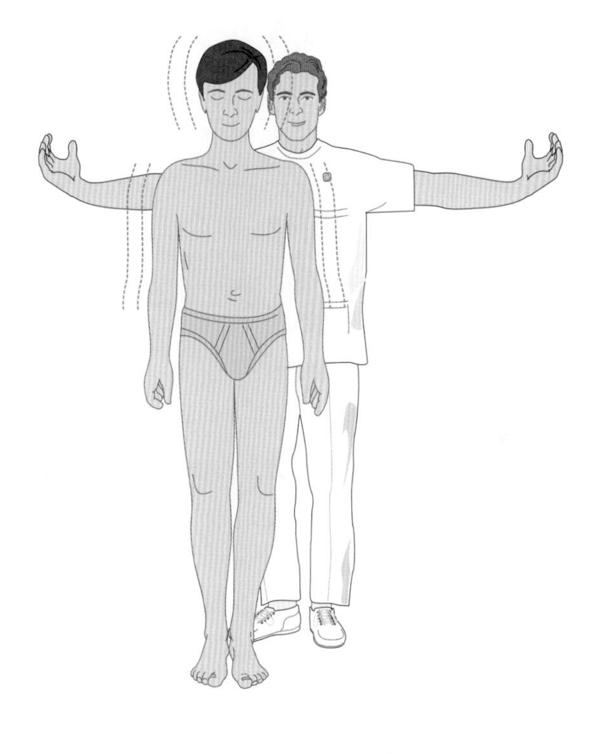

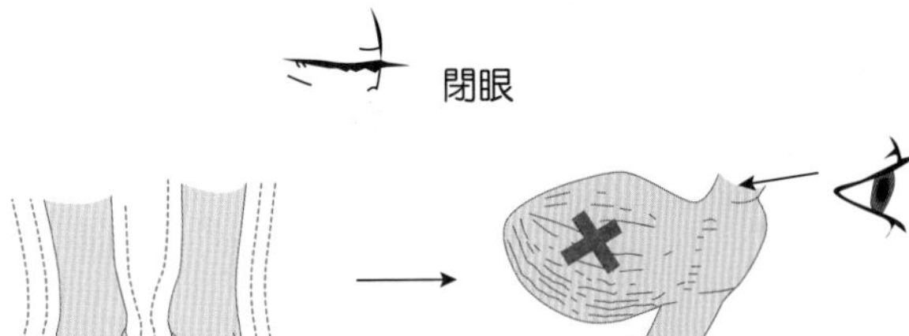

站立不穩（隆伯格試驗－陽性反應）　　小腦病變

圖 6-39　隆伯格試驗

程　序	說　明
2. **腳跟接腳尖走路** 個案沿直線方向，以腳跟接腳尖的方式向前步行（圖6-40(a)），於轉身後以墊腳尖的方式返回	2-1. 可藉地面上擺放皮尺觀察個案是否能步行在一直線上，並評估有無搖晃不穩的動作出現 異常 無法在執行過程中維持平衡狀態；可能為小腦病變或酒精中毒
3. **單腳運動** (1) 請個案以單腳站立，維持5秒鐘以上（圖6-40(b)） (2) 請個案以單腳半蹲後站起，然後以單腳在原地跳躍(Hop in Place)（圖6-40(c)）	異常 執行困難或不能；可能是小腦病變、腿部神經功能損傷或肌肉無力
(3) 請個案彎下雙腿，**雙手向前平舉**（圖6-40(d)），然後不藉外力或外物支撐自行站起，回復雙腳站立姿勢	(3)-1. 檢查者應留意執行此步驟時，可能因姿勢不穩而有跌倒風險，須隨時保護個案的安全，尤其是中老年人
(4) 以同樣方法評估另一腳並記錄，分析是否有不對稱的情形出現	

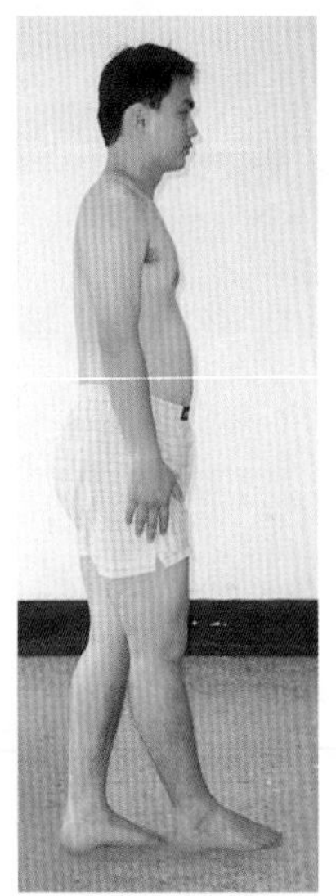
(a) 以腳跟接腳尖步行

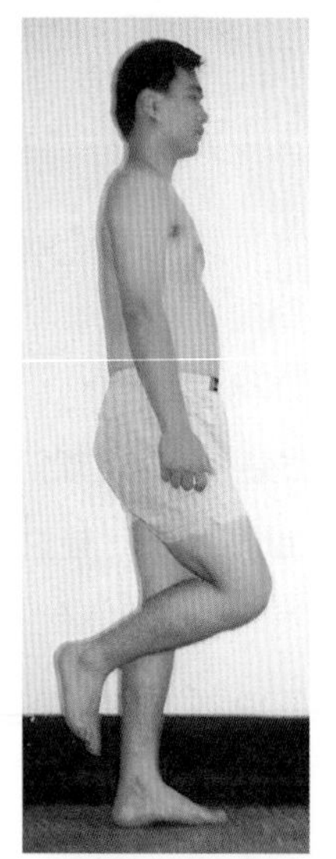
(b) 單腳站立維持5秒鐘以上

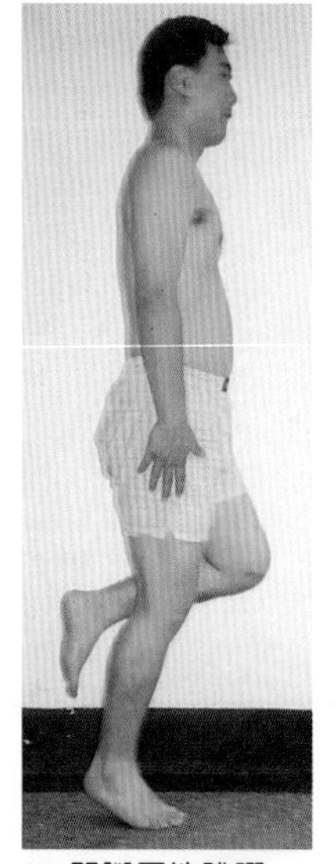
(c) 單腳原地跳躍

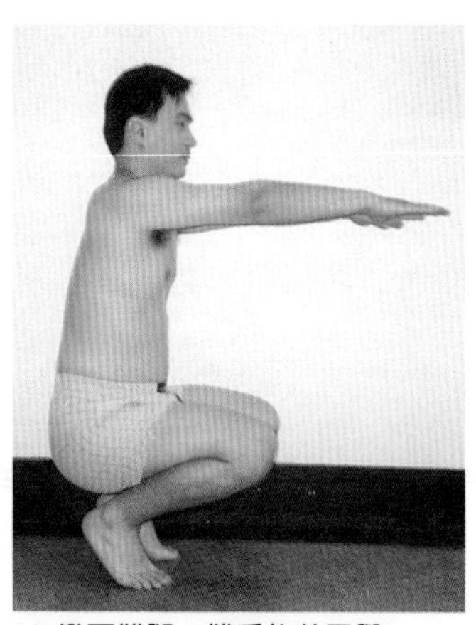
(d) 彎下雙腿，雙手往前平舉

圖 6-40　平衡測試

程　序	說　明
➲ **上肢協同功能**	
1. 快速翻掌動作(Rapid-Alternating Morements; RAM) (1) 個案採坐姿，並告知須將雙手掌面朝下置於膝上 (2) 請個案以手掌快速拍打大腿 (3) 請個案在大腿上方，將雙手手掌朝上與朝下快速翻轉（圖6-41）	異常 無法完成動作或執行時有困難，表示為小腦病變，稱為交替運動錯亂(Dysdiadochokinesis)
2. 對指動作 請個案將雙手舉高至眼前，快速地以拇指分別去碰觸食指、中指、無名指及小指（圖6-42）	異常 無法完成動作或執行時有困難，表示為小腦病變，稱為交替運動錯亂(Dysdiadochokinesis)

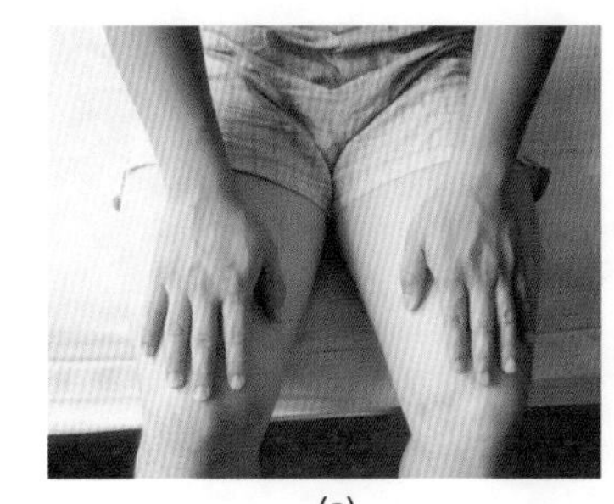

(a)

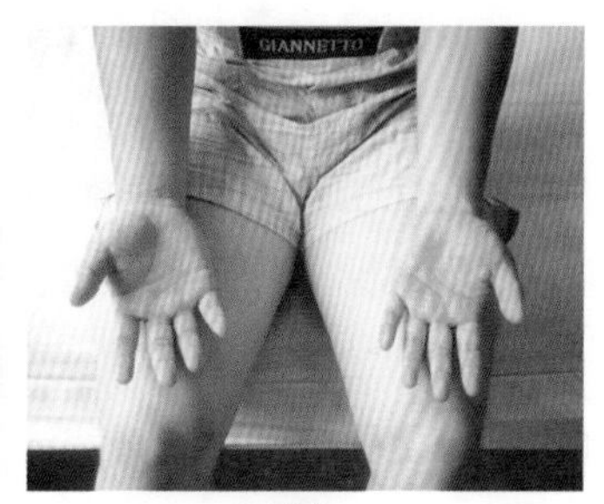

(b)

圖 6-41　手掌朝上及朝下快速翻轉

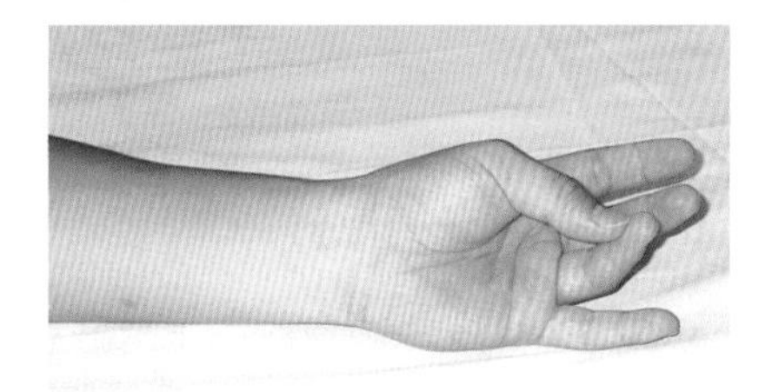

圖 6-42　對指動作

程序	說明
3. 手部點對點準確性測驗(Finger-to-Finger Test; FNF) (1) 請個案張眼，以食指點觸眼前約45 cm距離之檢查者的食指，再碰觸自己的鼻尖（圖6-43(a)） (2) 手指跟隨檢查者的手移動，並重複此動作（圖6-43(b)） (3) 找一定位點重複點對點後，請個案閉上眼睛並繼續執行同樣的動作（圖6-43(c)） (4) 另一隻手重複此測驗	3-1. **須重複進行**，並觀察動作有無困難（笨拙）或是有不連續、甚至中斷情形。目的為評估是否有小腦病變和錐體外徑問題 3-2. 正常：個案即使閉上眼睛，仍然能準確的掌握到鼻子與食指的位置 異常 在張眼時執行良好而閉眼時執行困難或不能，表示其本體位置感喪失；動作無法準確執行，且在快要接近物體時出現意向性震顫則可能為小腦病變

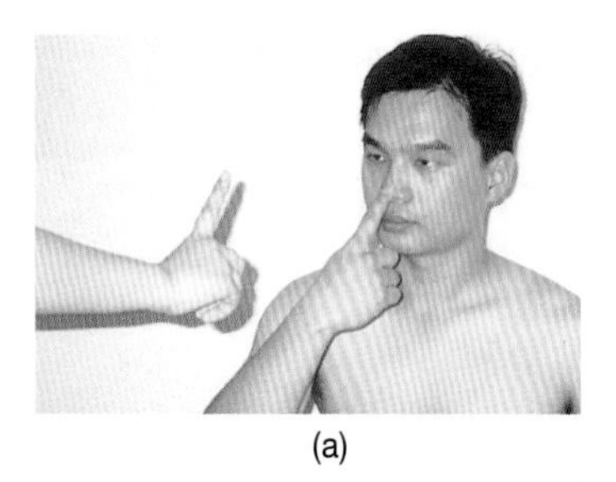
(a)

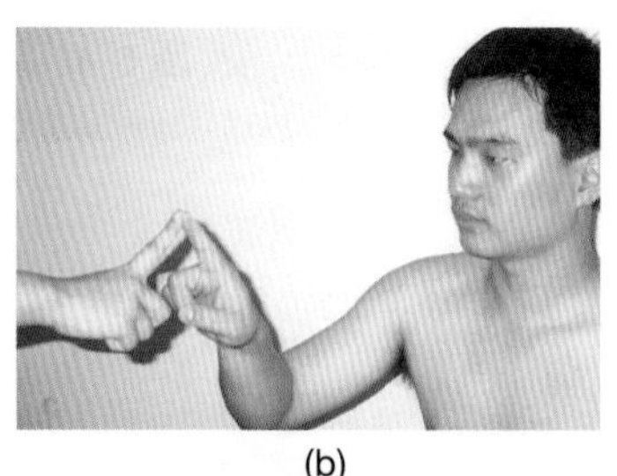
(b)

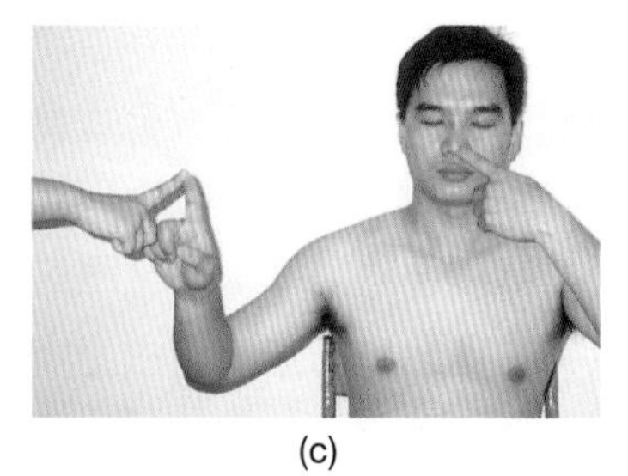
(c)

圖 6-43 手部點對點準確性測驗

程序	說明
下肢協同功能	
1. 足跟至脛骨測驗(Heel-to-Shin Test; HST) (1) 採平躺姿位，請個案抬起一隻腳，接著以足跟去碰觸另一隻腳的膝蓋，循脛骨前線輕滑至足背、大腳趾（圖6-44）	1-1. 正常應呈直線移動，不該偏向一側或以不規則斷續動作出現 異常 小腦病變者，足跟可能會在膝蓋兩側向下擺動；本體感喪失時，閉眼執行動作足跟會過於提高，為了修正動作會有睜眼查看的情形

程　序	說　明
(2) 請個案先執行一腳，而後閉上眼睛再重複同樣動作以測試本體感 (3) 另一隻腳重覆此測驗	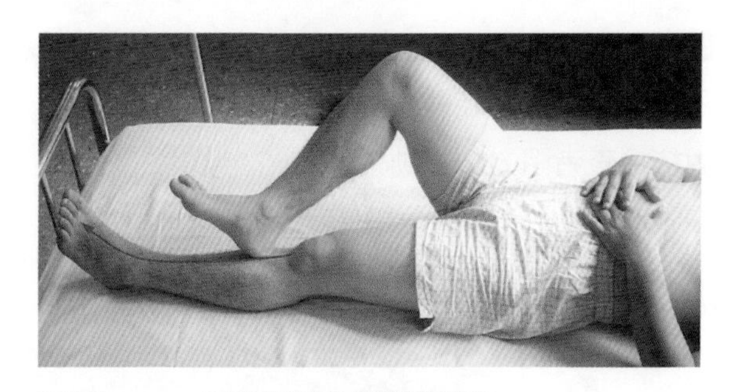 圖 6-44　評估腳部點對點準確性

肌力測試

程　序	說　明
1. 肌肉張力 (1) 視診與觸診：檢查者以手捏拿個案肌肉塊，感覺肌肉質量、彈性，並應觀察肌肉塊的大小、形狀及對稱性 (2) 關節活動：檢查者以一手托住個案關節處，另一手協助個案做肢體屈曲與伸展動作	1-1. 此測驗可分辨出與年齡相關的退行性病變或是其他潛在或現存病因。一般年輕人較少有肌力功能減退的狀況，但根據身體發展，無論男性或女性，在30歲之後肌力皆呈現下滑的趨勢 1-2. 除了神經病變因素外，為了評估石膏固定與長期臥床此類個案下床活動的安全性，可藉此測驗瞭解其肌肉力量的承受範圍，以作為後續活動設計上的重要參考（如床上抬腿運動、訓練肌力等） 1-3. 正常：肌肉塊有彈性且四肢肌肉群對稱；可順利完成關節屈曲與伸展動作，且檢查者會感到稍有阻力 異常　完全無阻力、僵硬或是阻力過大；軀幹、四肢肌肉出現萎縮、不自主運動、移位時步態異常，極有可能與神經病變或損傷有關（表6-4）

▼ **表 6-4　上與下運動神經元病變的特徵**

項 目	上運動神經元病灶	下運動神經元病灶
病 因	出現在錐體徑路損傷的病灶所對應分布的肌肉；通常發生於手掌握緊肌肉、手臂的伸展肌、腿的屈曲肌	出現於受損的脊髓區段、脊髓根或周圍神經所支配之特定肌肉
反 射	反射增強，出現陣攣現象	反射減弱或消失
肌肉張力	張力增加；痙攣性	張力喪失；弛緩無力
肌肉塊	可能因久不使用而逐漸萎縮；多為正常	萎縮（消瘦的）
感 覺	整體感覺喪失	局部感覺喪失

程　序	說　明
2. 肌力強度 藉由個案自主性肢體移動或對抗檢查者阻力的主動運動來界定其肌力強度	2-1. 肌力強度(Muscle Power)可分為6個等級，詳見表6-5及表6-6

表6-5　肌力強度的分級－1

級數	評價	百分比	臨床意義
5	正常(Normal)	100%	在對抗地心引力的狀態下，施予全部阻力，能夠完成全關節運動範圍
4	良好(Good)	75%	在對抗地心引力的狀態下，施予部分阻力，能夠完成全關節運動範圍
3	尚可(Fair)	50%	**在對抗地心引力的狀態下，不施予任何阻力，能夠完成全關節運動範圍**
		40%	在對抗地心引力的狀態下，不施予任何阻力，可完成2/3的全關節運動範圍
		30%	在對抗地心引力的狀態下，不施予任何阻力，僅可完成1/3的全關節運動範圍
2	差(Poor)	25%	在不對抗地心引力的狀態下，能夠完成關節運動範圍
1	微弱(Trace)	10%	在不對抗地心引力的狀態下，僅有肌肉收縮，而沒有關節運動現象
0	無反應(Zero)	0%	在不對抗地心引力的狀態下，沒有肌肉收縮與關節運動現象

表6-6　肌力強度的分級－2

級數	肌力強度描述
5	肢體可無困難地完全對抗阻力，且無明顯疲勞現象
4	肢體可對抗重力與輕微阻力
3	肢體可對抗重力上下移動
2	無重力影響下可移動肢體（如肢體在床上或桌上左右移動）
1	輕微肌肉收縮
0	無肌肉收縮

程　序	說　明
反射功能評估	
（一）表皮反射	
1. 腹部反射(Abdominal Reflex) 以叩診槌柄端或棉棒柄端在個案腹部上輕劃向肚臍（圖6-45）	1-1. 此反射在肥胖者、產後或腹部手術後個案可能不明顯 1-2. 該區的控制神經為T_7 ~ T_{11}、T_{12}；腹部反射上區：T_7 ~ T_9、腹部反射下區：T_{10} ~ T_{12} 1-3. 正常：腹直肌出現收縮動作，且肚臍會朝被刺激的方向偏斜 異常 上或下運動神經元病變，腹部反射均會消失
2. 足底反射(Plantar Reflex) 以棉棒、筆桿或叩診槌柄端自個案足跟沿外側劃到大拇趾根部位置（圖6-46(a)）	2-1. 正常：成人足底趾頭應呈蹠屈動作，為巴賓斯基反射陰性（Babinski's Reflex (-)）（圖6-46(b)） 2-2. 該區控制的神經為L_5、S_1 2-3. **注意學步前期的嬰兒，巴賓斯基反射陽性為正常反應** 異常 若足底趾頭呈扇形伸張動作，為巴賓斯基反射陽性（Babinski Reflex (+)），屬錐體徑或上運動神經元的病變

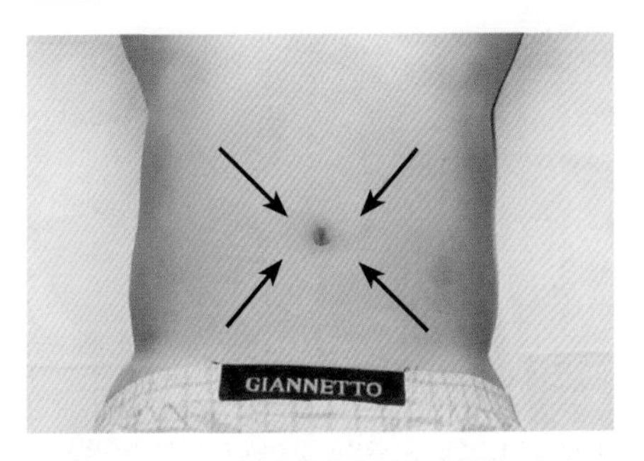

圖 6-45　腹部反射評估之劃記方向

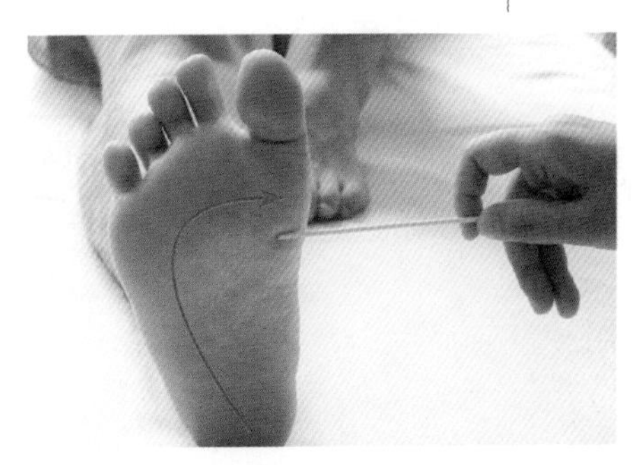

(a) 自足跟劃向大拇趾根部

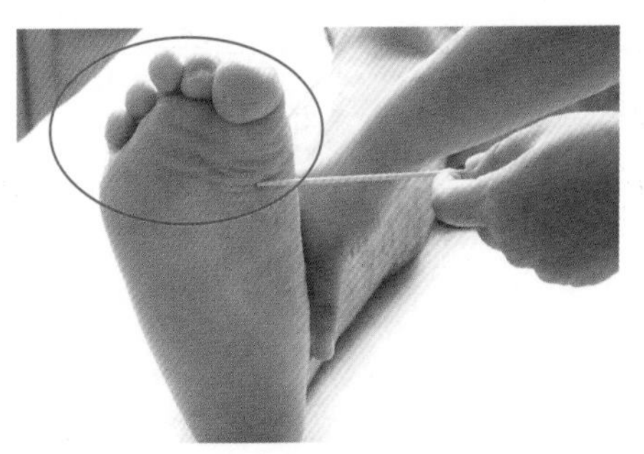

(b) 趾頭呈蹠屈

圖 6-46　足底反射

程　序	說　明
3. 踝陣攣(Ankle Clonus) 檢查者一手托住個案膝窩，使個案膝蓋微屈，另一手握住足底板，將足底板往背側屈曲，並抵住使足底板不往蹠側屈曲	3-1. 正常情況多數不會出現踝陣攣，少數肌肉緊繃或運動後個案有此現象 異常 若踝關節持續性陣攣，可能有中樞神經系統疾病

（二）深腱反射

➲ 評估前注意事項

程　序	說　明
1. 輔助工具 藉由叩診槌橡皮錐兩端之鈍端與尖端，引發深腱反射(Deep Tendon Reflex; DTR)。尖端適用於小面積區域（圖6-47）	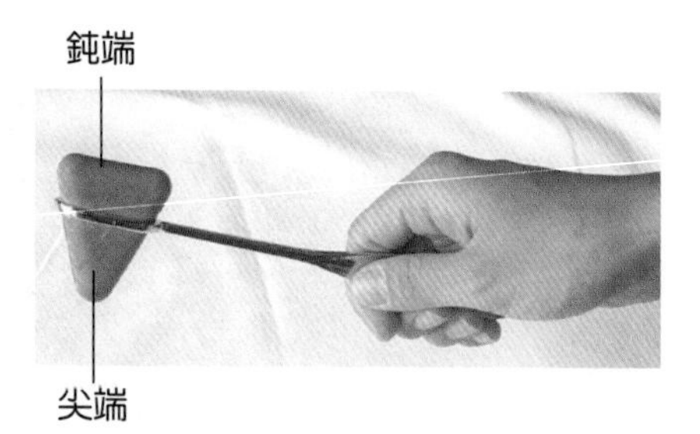 圖 6-47　叩診槌
2. 握姿 使用時，手握在柄體下方，並以食指及拇指固定控制	
3. 評估技巧 檢查者須放鬆腕關節來執行，**敲擊點**應在**肌腱**上而非骨頭或肌肉，如此才能**引發反射**	3-1. **反射強度可分為五個等級：** **4+：非常活躍，過度活動** **3+：較平常活躍（年輕人）** **2+：正常（一般人）** **1+：較正常低、略小（老年人）** **0 ：無反應** 3-2. 若肌腱位置較深部，如肱二頭肌腱，檢查者可將拇指按壓在此處上方，再以叩診槌尖端敲打拇指指尖，以測知其反射情形

程　序	說　明
	3-3. 身體兩側相對位置的反射強弱應相同 異常 若有一側反射過強或減弱，表示有可能出現脊髓神經或周邊神經的病變問題；若反射強度達4+，可能有上運動神經元、肌肉或神經肌肉接合處的病變
4. 增強反射的姿位（圖6-48） (1) **上肢增強方法**：請個案咬緊牙關或以對側手掌壓迫大腿 (2) **下肢增強方法**：請個案兩手手指互相勾住並向外拉	4-1. 適用時機：個案因肌肉緊繃或用力而無法引發出反射時使用，可使未受敲擊的肌肉群減少等長收縮，以增加受測肌肉之反射 4-2. 當運用增強方法進行評估時，其引發強度須在記錄（圖6-49）上加以註明 4-3. 兩側評估後再說明結果

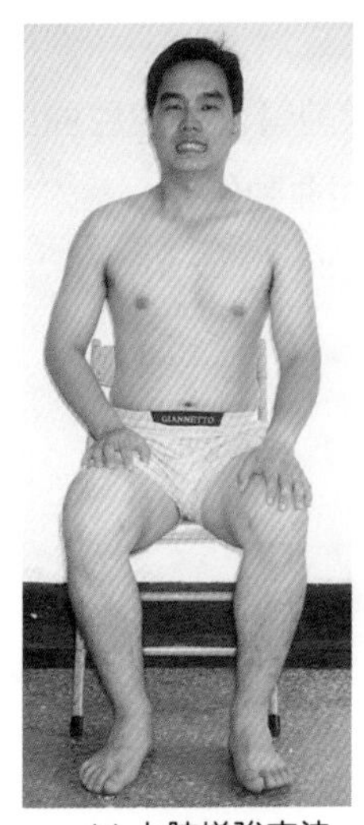

(a) 上肢增強方法

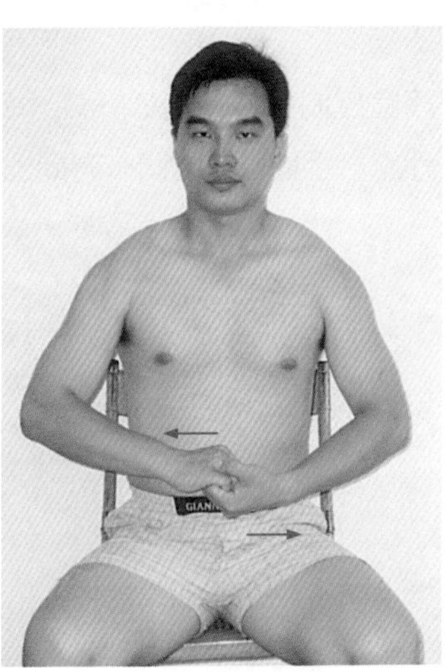

(b) 下肢增強方法

圖 6-48　增強反射的姿位

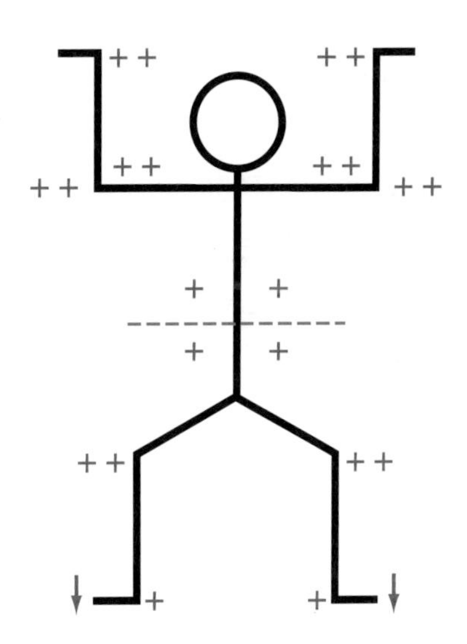

圖 6-49　反射檢查紀錄圖

程　序	說　明
➲ **檢查步驟**	
1. 肱二頭肌反射(Biceps Reflex) (1) 請個案將手肘微屈，手臂放鬆輕置膝部（坐姿）或置放在胸腹部上（臥姿） (2) 檢查者先移動個案的手肘作屈伸動作以找出肌腱位置 (3) 將自己的拇指接應在肱二頭肌腱上，再以叩診槌尖端輕敲拇指尖（圖6-50）	1-1. 該區控制的神經為C_5、C_6；正常手臂會出現迅速屈曲動作，而檢查者置放該部位的食指亦可感覺其收縮 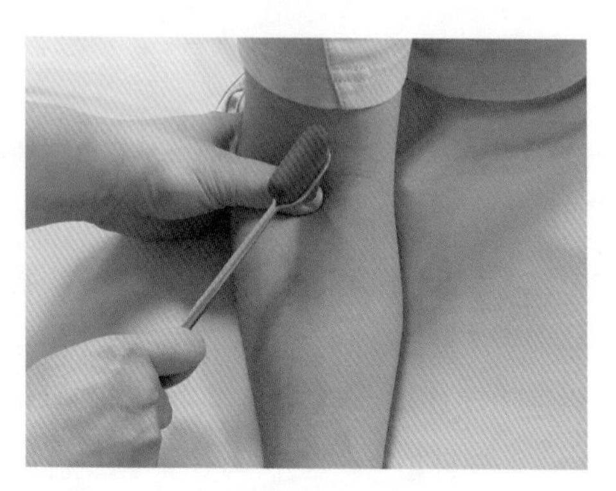 圖 6-50　肱二頭肌反射評估
2. 肱橈肌反射(Brachioradialis Reflex) (1) 請個案將手臂輕置於膝上或桌面上，手肘與手掌微屈 (2) 檢查者在個案腕部橈側上方3~5 cm處，以叩診槌鈍端敲擊肱橈肌腱（圖6-51）	2-1. 該區控制的神經為C_5、C_6；正常前臂會迅速屈曲與外旋，手指也會在同一時間出現屈曲動作 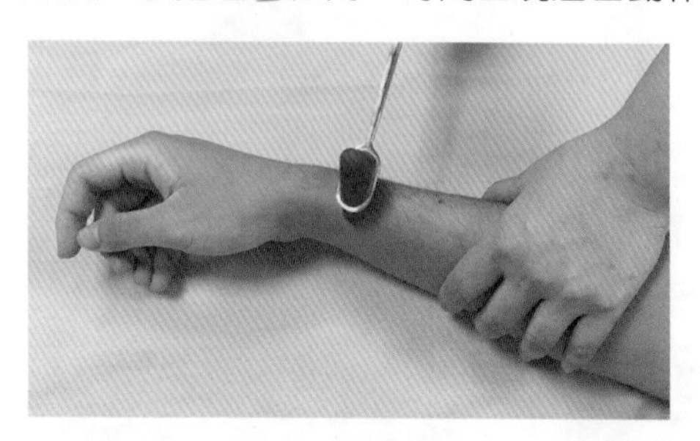 圖 6-51　肱橈肌反射評估

程　序	說　明
3. 肱三頭肌反射(Triceps Reflex) (1) 請個案手肘彎曲，檢查者以一手協助支托其前臂，形成「架空」的情形 (2) 以叩診槌鈍端敲擊肘部外側鷹嘴突上方的位置	3-1. 該區控制的神經為C_7、C_8；若個案的肌肉很難放鬆，檢查者可輕托住上臂，使其手臂自然下垂再敲擊（圖6-52）
4. 膝反射(Knee Reflex) **(1) 坐姿：**保持兩足懸空，檢查者一手輕置於個案受測腿的膝上方，並找出髕骨肌腱位置（凹槽處），以叩診槌鈍端敲擊（圖6-53(a)） **(2) 平臥位：**檢查者以手置於個案的膝膕處支托，並使其膝部微屈，另一手以叩診槌鈍端敲擊髕骨肌腱位置（凹槽處）（圖6-53(b)）	4-1. 該區控制的神經為L_2 ~ L_4；正常小腿會向前踢出，並且迅速回位

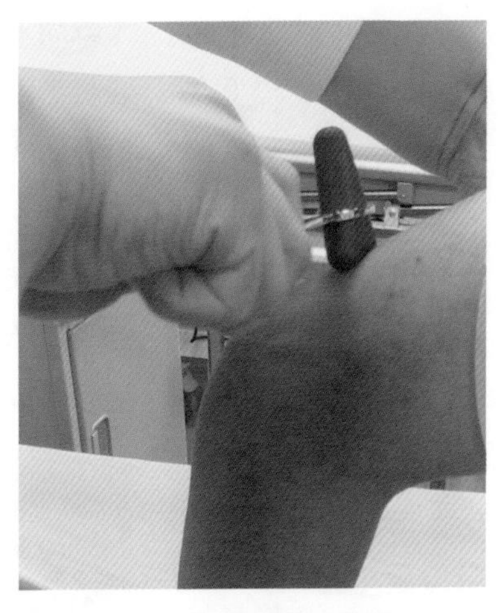

圖 6-52　肱三頭肌反射評估

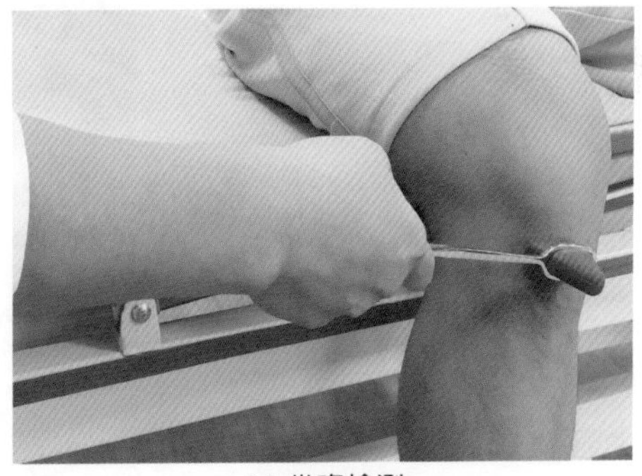

(a) 坐姿檢測

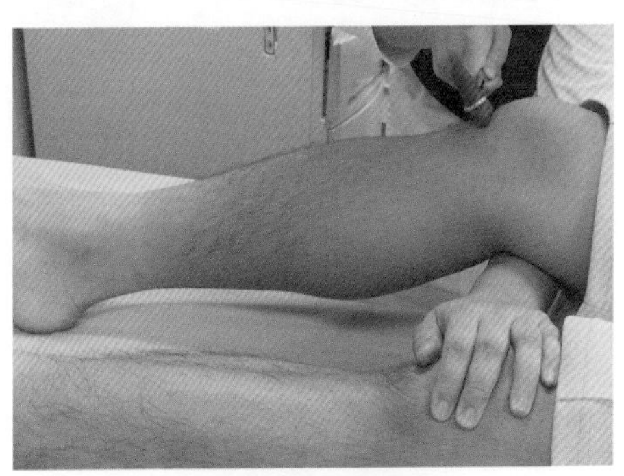

(b) 平臥位檢測

圖 6-53　膝反射評估

程　序	說　明
5. 踝反射(Ankle Reflex)	5-1. 該區控制的神經為L_5、S_1；正常足背會出現蹠屈 5-2. 65歲以上常見腳踝處振動覺喪失並伴隨踝反射降低或消失。而深腱反射也同樣變得不若年輕時的強烈（敏捷） 5-3. 通常老年人上肢反射尚能維持在一定程度，如老化並不會造成大魚際、小魚際肌肉萎縮，故手部握力無太大改變；但下肢則有明顯的降低情形，如膝和踝反射。因此，護理人員在進行相關評估時，不妨採用增強的方法以測得正確反射結果，做為活動設計的參考
(1) 坐姿：檢查者蹲下，以一手輕托個案的足底，並使其微呈背屈，另一手以叩診槌鈍端敲擊跟腱位置（圖6-54(a)）	(1)-1. 臨床多以叩診槌鈍端進行檢測，尤其是體重較重者
(2) 平臥位：協助個案採髖部外展、膝部彎曲的放鬆姿位，將受測腿的踝部交疊於另一腿的脛骨上方。檢查者以一手支托，使其呈背屈狀，另一手以叩診槌鈍端敲擊跟腱（圖6-54(b)）	

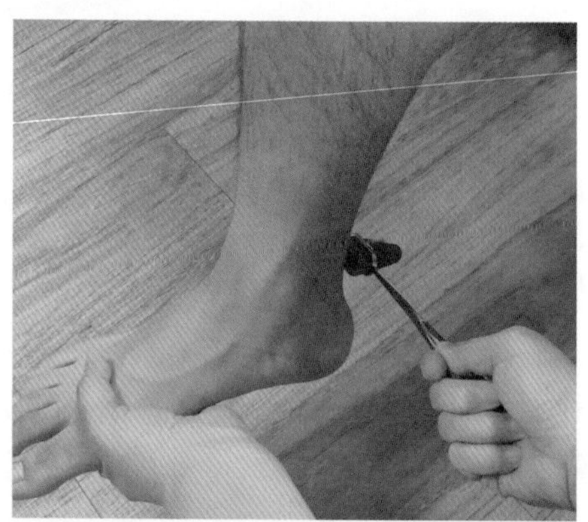

(a) 坐姿檢測

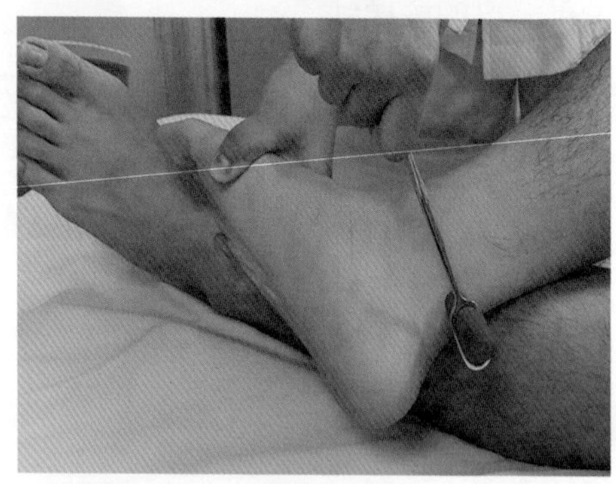

(b)平臥位檢測

圖 6-54　踝反射評估

程　序	說　明
（三）病態反射	
1. 克尼格氏徵象(Kernig's Sign) (1) 請個案平躺放輕鬆，檢查者將個案一側大腿朝腹部上抬，並將膝關節彎曲呈90度 (2) 維持大腿位置不變，將小腿慢慢向上伸展拉直 (3) 評估個案有無腰部疼痛情形、小腿上舉時是否有阻力	1-1. 正常可順利將小腿伸展拉直且沒有阻力，腰部亦無劇烈疼痛情形；記錄為Kernig's Sign (-) 異常 若感覺小腿上舉有阻力且主訴腰部劇烈疼痛，即為陽性反應，可能與腦膜炎或椎間盤突出相關，使脊髓對伸張反射敏感性偏高之故；記錄為Kernig's Sign (+)
2. 布德林斯基徵象(Brudzinski's Sign) (1) 安排個案為臥位（頭下可置一枕），雙腳平放 (2) 檢查者一手協助支托個案頸後，輔助個案抬頭朝向身體中心靠近（圖6-55） (3) 評估個案頸部有無僵硬、疼痛之主訴、髖部與膝部有無屈起情形	2-1. 正常可順利將頸部屈曲且沒有阻力，也無出現劇烈疼痛情形；記錄為Brudzinski's Sign (-) 異常 頸部僵硬或頸部疼痛，並將髖部與膝部屈起，記錄為Brudzinski's Sign (+)；腦膜炎徵象(Menigeal Sign)會出現Brudzinski's Sign (+)或Kernig's Sign (+)

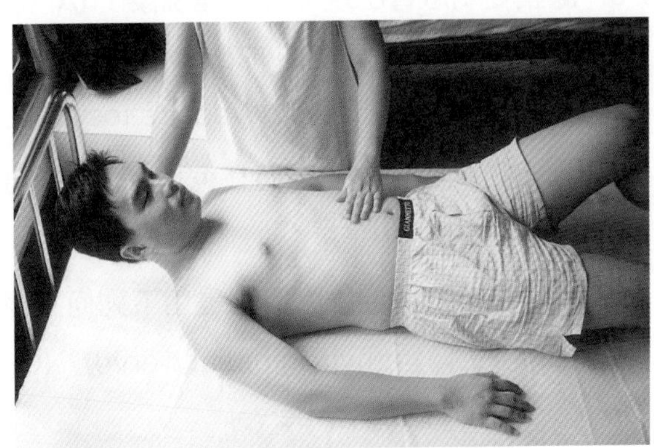

圖 6-55　評估布德林斯基徵象

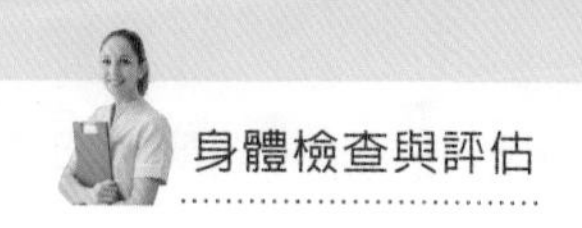

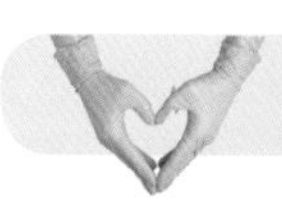

學習評量 Review Activities

(　) 1. 某人出現咀嚼困難、臉頰喪失觸覺等症狀。此人最可能受損的腦神經是： (A) 滑車神經 (B) 三叉神經 (C) 顏面神經 (D) 迷走神經

(　) 2. 下列哪一條腦神經負責傳遞舌前三分之二的一般感覺訊息？ (A) 顏面神經 (facial nerve) (B) 三叉神經 (trigeminal nerve) (C) 迷走神經 (vagus nerve) (D) 舌咽神經 (glossopharyngeal nerve)

(　) 3. 正常情況下，眼球在照光後的瞳孔反應是哪一種構造收縮所導致？ (A) 睫狀肌 (ciliarymuscle) (B) 放射肌 (radial muscle) (C) 懸韌帶 (suspensory ligament) (D) 環狀肌 (circularmuscle)

(　) 4. 有關小腦病變之評估結果，下列何者錯誤？ (A) 隆伯氏測驗 (Romberg's test) 呈陽性反應 (B) 無法完成足跟對腳尖一直線縱走 (C) 無法維持單腳站立 5 秒以上 (D) 布魯辛斯基氏徵象 (Brudzinski's sign) 呈陽性反應。

(　) 5. 姚先生被車子碾過造成 T_{12}、L_1~L_3 脊髓損傷，到達急診後出現脊髓休克，下列敘述何者錯誤？ (A) 無法控制大小便 (B) 無法自行呼吸 (C) 腸道蠕動降低造成腹脹 (D) 肛門反射消失

(　) 6. 腦膜受刺激會出現下列何種現象？ (A) 布魯辛斯基氏徵象 (Brudzinski's sign) 陽性反應 (B) 隆伯氏測驗 (Romberg's test) 陽性反應 (C) 洋娃娃眼 (Doll's eye) 陰性反應 (D) 韋伯氏測驗 (Weber's test) 陰性反應。

(　) 7. 人體的排尿反射中樞位在何處？ (A) 頸椎 C_5~C_6 (B) 胸椎 T_6~T_{12} (C) 腰椎 L_4~L_5 (D) 薦椎 S_2~S_4

(　) 8. 舌後三分之一的味覺衝動是由下列何者傳送到中樞？ (A) 顏面神經 (facial nerve) (B) 舌下神經 (hypoglossal nerve) (C) 迷走神經 (vagus nerve) (D) 舌咽神經 (glossopharyngeal nerve)

(　) 9. 脊髓前角 (anterior horn) 負責下列何種神經訊息的傳遞？ (A) 運動訊息的傳出 (B) 感覺訊息的傳出 (C) 運動訊息的傳入 (D) 感覺訊息的傳入

(　) 10. 會影響吞嚥動作之腦神經，下列何者正確？ (1) CN III (2) CN VII (3) CN IX (4) CN X (5) CN XI。(A) (1)(2)(3) (B) (1)(4)(5) (C) (2)(3)(4) (D) (3)(4)(5)

解答：BBDDB　ADDAC

欲挑戰完整歷屆考題，請掃描 QR Code

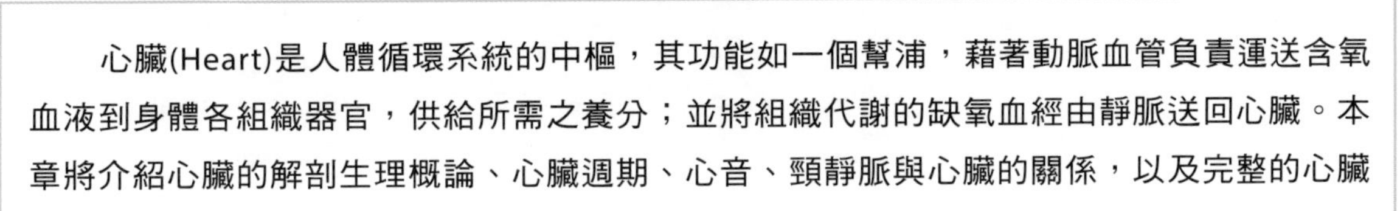

7 心臟血管系統評估

作者／吳書雅．修訂者／李書芬

Assessment of Cardiovascular System

心臟(Heart)是人體循環系統的中樞，其功能如一個幫浦，藉著動脈血管負責運送含氧血液到身體各組織器官，供給所需之養分；並將組織代謝的缺氧血經由靜脈送回心臟。本章將介紹心臟的解剖生理概論、心臟週期、心音、頸靜脈與心臟的關係，以及完整的心臟血管評估方法。

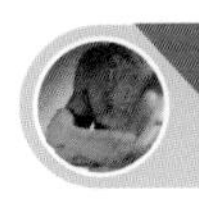

7-1 心血管系統概論

一、基礎構造

（一）位置

心臟位於胸骨及第三至第六肋骨後之縱膈腔(Mediastinum)內，由於形狀類似尖端向下的倒三角形，故較寬廣的上方稱為**心底部**(Base)，左下較狹窄端為**心尖部**(Apex)。成人的心臟約拳頭大小，長12 cm、寬8 cm、厚6 cm，重約250~350公克。

由前面觀，心臟的**右緣**由**右心房**(Right Atrium; RA)構成，而前面大部分是由**右心室**(Right Ventricle; RV)構成。右心室的下緣略低於胸骨與劍突之交界，右心室上方較狹窄，在胸骨左側第三肋間與**肺動脈**(Pulmonary Artery; PA)相接。心臟的**左緣**由心耳(Atrial Appendage)、肺動脈及**左心室**(Left Ventricle; LV)所構成，左心室也構成心尖，正常成人的心尖距胸骨中線約7~9 cm處，且不會超過左鎖骨中線第五肋間，可在此感受到左心室的收縮與搏動形成的**心尖搏動**(Apical Impulse)或稱為**最大搏動點**(Point of Maximum Impulse; PMI)。

心臟上方有多條大血管，**主動脈**由左心室發出上行至**胸骨角**位置，向後彎往下行；肺動脈則分為左右兩支，左肺動脈正好通過**胸骨左緣第二肋間處**；心臟上方右側有上腔靜脈注入右心房（圖7-1）。

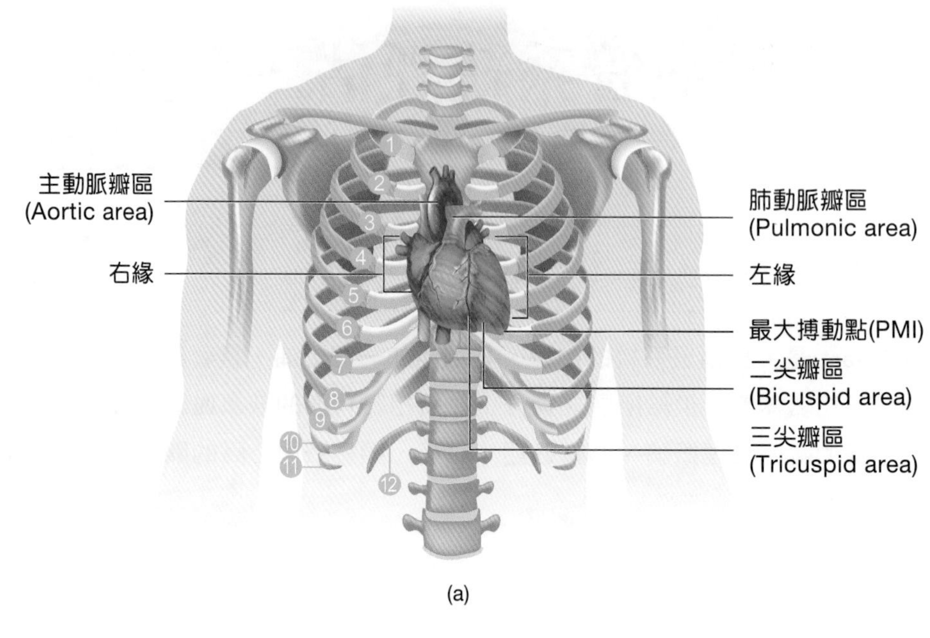

(a)

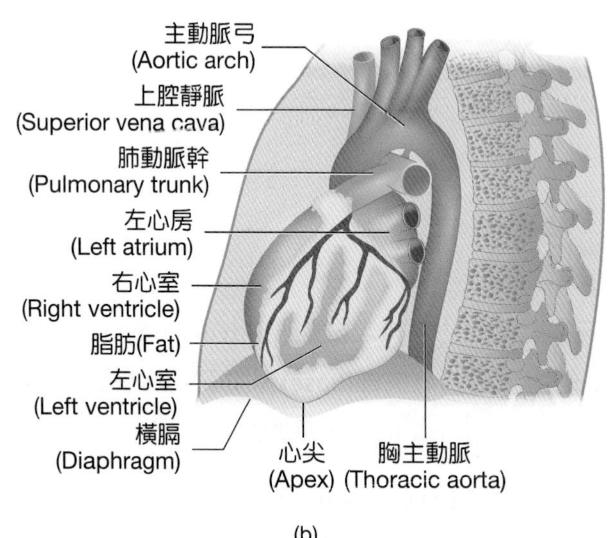

(b)

圖 7-1　心臟的位置

（二）構造

心臟壁由內而外分別由**心內膜**、**心肌**、**心包膜**所構成。心臟包括四個房室（左心房、左心室、右心房及右心室）與兩組瓣膜。心房與心室間有**房室瓣**(Atrioventricular Valve)控制血液的單行流向，包括左心房和心室間的**二尖瓣**(Bicuspid Valve)或稱**僧帽瓣**(Mitral Valve; MV)及右心房和心室間的**三尖瓣**(Tricuspid Valve; TV)，當心房收縮時，房室瓣開啟，使血液由心房流向心室；當心室收縮時，房室瓣關閉，以維持血液單行流向。

另一組為**半月瓣**(Semilunar Valve)，包括**主動脈瓣**(Aortic Valve; AV)及**肺動脈瓣**(Pulmonary Valve; PV)。主動脈瓣分隔左心室與主動脈，肺動脈瓣則分隔右心室與肺動脈。當心室收縮時，半月瓣打開，使心室血流向主動脈、肺動脈；當心室舒張時，半月瓣關閉，以防止血液回流至心室（圖7-2）。

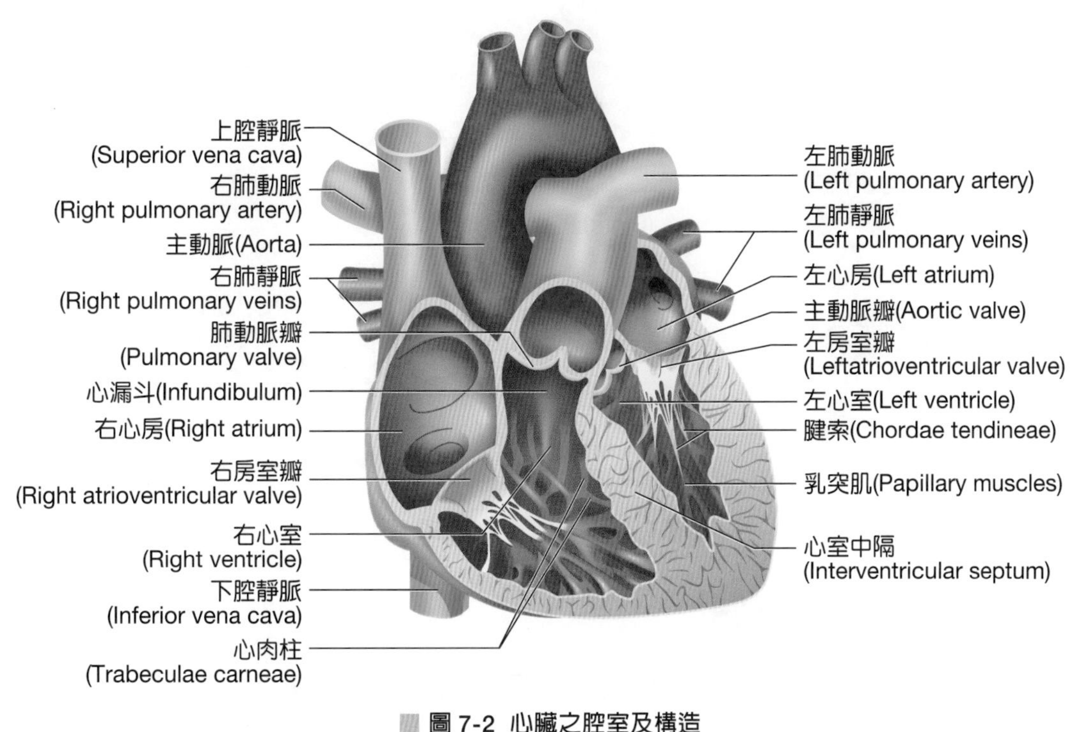

圖 7-2 心臟之腔室及構造

（三）心臟大血管及循環

由心臟進出的動、靜脈統稱為**大血管**(Great Vessel)，包括**上腔靜脈**(Superior Vena Cava)、**下腔靜脈**(Inferior Vena Cava)、**主動脈**(Aorta; Ao)、**肺動脈**(Pulmonary Artery; PA)及**肺靜脈**(Pulmonary Vein; PV)。心臟的血液分別來自身體上、下腔靜脈的低含氧血，從右心房流經三尖瓣至右心室，再經肺動脈瓣、肺動脈至肺，行氧及二氧化碳的交換後形成高含氧血，經左、右肺靜脈分枝回到左心房，經二尖（僧帽）瓣至左心室，再由主動脈瓣、主動脈流至全身（圖7-3）。

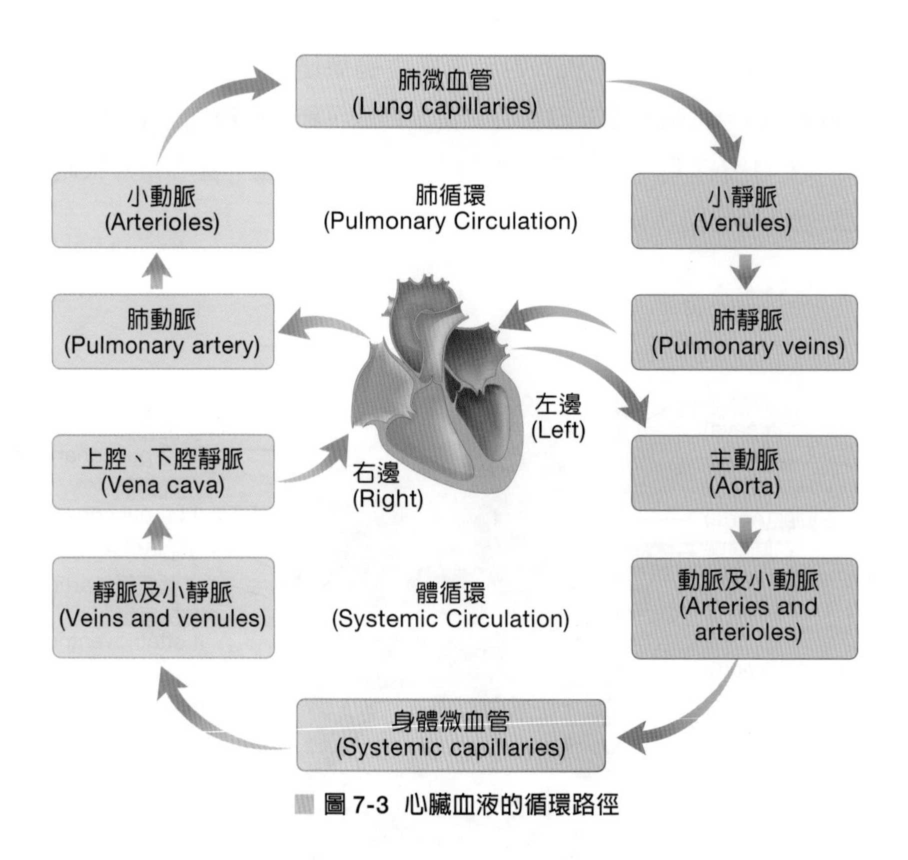

圖 7-3　心臟血液的循環路徑

二、心臟傳導與心電圖

心臟節律性脈動的起始點來自於右心房的**竇房結**(Sinoatrial Node; SA Node)，每分鐘有60~100次的脈動（圖7-4）。此脈動經兩心房至心房中隔底部的**房室結**(Atrioventricular Node; AV Node)，稍作停留後再傳至**希氏束**(Bundle of His)及其分枝**浦金氏纖維**(Purkinje's Fibers)，最後到達心室心肌層，引發心肌收縮，故電衝動比其所引發的心肌收縮早一些。

心電圖(Electrocardiogram; ECG)是利用儀器記錄心臟電傳導的變化（圖7-5）。觀察心電圖心律分析時應注意時間的間隔、波形之形狀、偏向及大小；因此，心電圖可提供作為心臟疾病診斷的參考依據。其簡單概要分析如下：

1. **P波**(P Wave)：由心房將衝動傳出，引起心房去極化。若P波變寬表示心房肥大；P波多個表示心房病變，如心房顫動(Af)或心房撲動(AF)。
2. **P-R間隔**(P-R Interval)：刺激由心房開始至心室開始刺激的時間，其正常間期為0.12~0.2**秒**。如果時間延長，表示刺激傳導變慢，可能是動脈粥樣硬化性心臟病或風濕性心臟病導致的心房與房室結發炎或結疤所致。
3. **QRS綜合波**(QRS Complex)：經由心室將衝動傳出，引起心室去極化，其正常間期為0.04~0.1**秒**。若Q波變寬表示心臟病發作；R波變寬代表心室肥大。

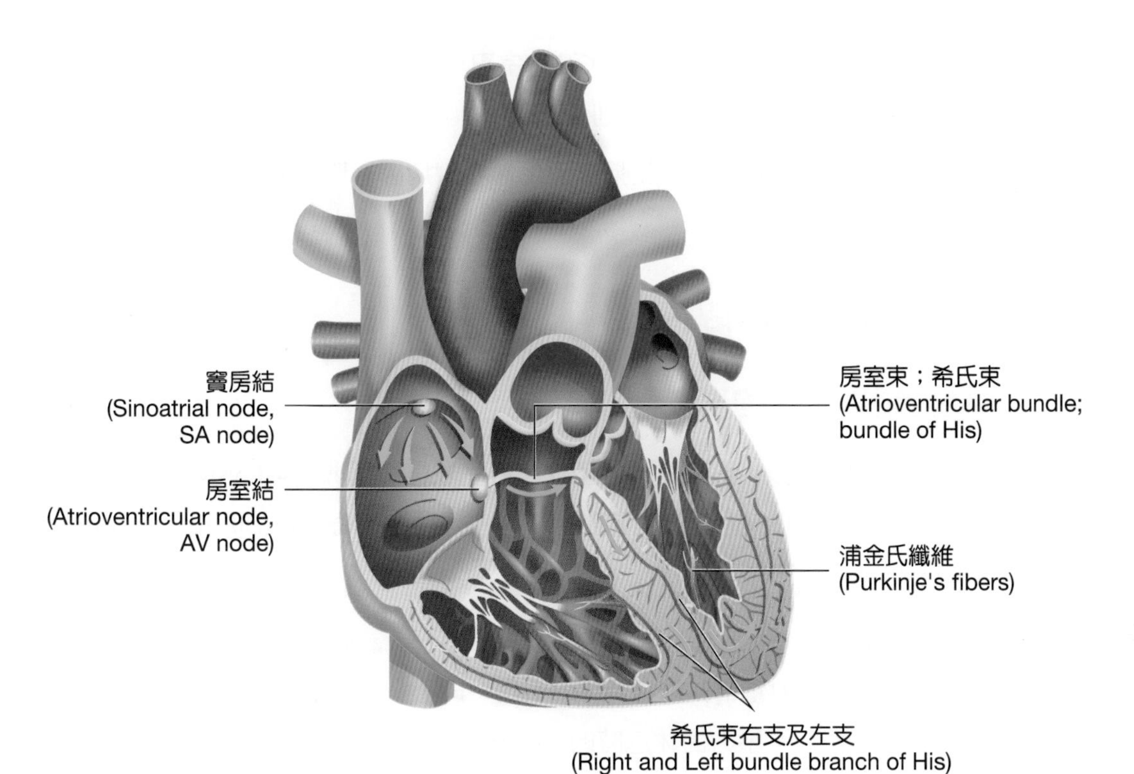

圖 7-4　心臟傳導系統

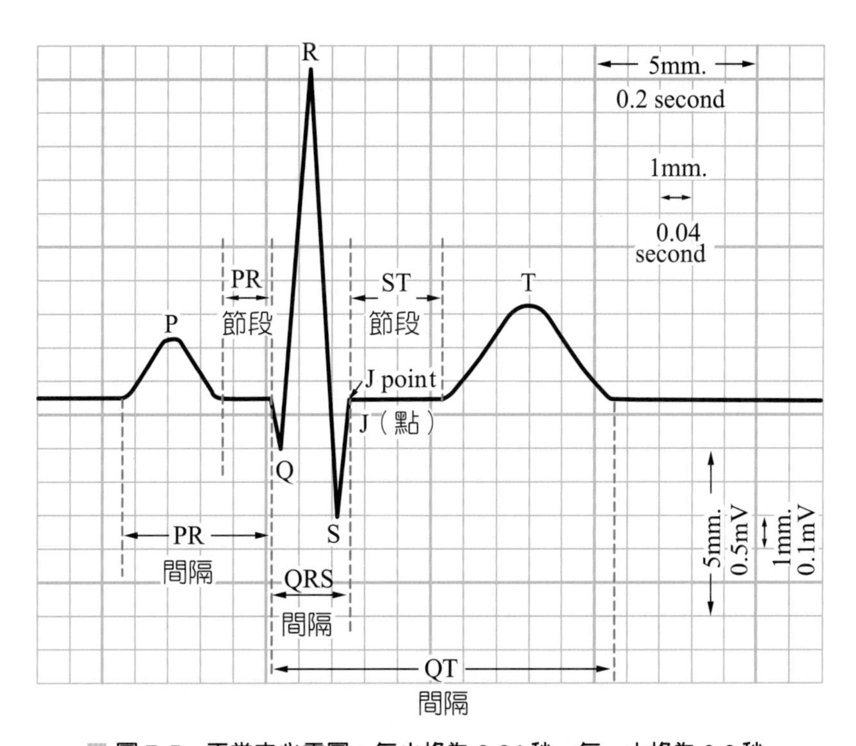

圖 7-5　正常之心電圖：每小格為 0.04 秒，每一大格為 0.2 秒

4. S-T**節段**(S-T Segment)：衝動傳至心室終了及心室再極化的時間。當心臟病急性發作時，可能造成此節段的升高；心肌缺氧時，則會下降。
5. T**波**(T Wave)：代表心室再極化。動脈粥樣硬化性心臟病因心肌缺氧，T波會變窄；當體內鉀含量增加時，T波會升高。

三、心臟週期與心音的關係

（一）心臟的週期與心音的形成

心臟節律性的收縮與舒張，形成了兩個型期，心室收縮時稱**收縮期**(Systolic Phase)，血液由左心室射入主動脈，右心室血射入至肺動脈；心室舒張時稱**舒張期**(Diastolic Phase)，心房收縮，血液由心房進入心室。

回心血的血量和壓力，會因身體活動或狀況而有所不同，當心室填充發生時需因應此力量，這股挑戰心室肌肉的力量稱為**前負荷**(Preload)，即心室收縮前拉長心肌的力量，當收縮期開始時，心室收縮使心室壓力由休息時的5 mmHg以下，上升至正常的120 mmHg，迫使二尖（僧帽）瓣、三尖瓣關閉以避免回流產生**第一心音**(First Heart Sound; S_1)；當壓力上升超過肺動脈、主動脈時，肺動脈瓣及主動脈瓣被迫打開，血液流出心臟，此力量稱為**後負荷**(Afterload)，即心室收縮時所對抗的阻力，當瓣膜打開時，通常是無聲的。

心室內血量幾乎淨空時，壓力會開始下降，直至低於肺動脈、主動脈時，瓣膜關閉產生**第二心音**(Second Heart Sound; S_2)，故S_2為主動脈瓣關閉音(A_2)與肺動脈瓣關閉音(P_2)的組合。當心室壓力持續下降低於心房壓力時，二尖（僧帽）瓣、三尖瓣會再度打開，使血液由心房進入心室再填充（圖7-6）。

心搏周期於兩側心臟幾乎同時發生，但由於右心室／心房和肺動脈的壓力略低於左心，故動作稍有延遲，造成心音有時會出現兩個不同的組成，即第一心音由左側產生，第二次為右側，此為正常心音的分裂，如主動脈瓣關閉音(A_2)與肺動脈瓣關閉音(P_2)的組合，稱為分裂的第二心音(S_2 Split)，呼氣時A_2與P_2會合為一聲，但吸氣時會造成右心室血液射出的時間被延長，而左心室血液射出的時間被縮短，出現A_2與P_2稍為被分開的現象。

S_1雖然也由兩個聲音組成，較早的二尖（僧帽）瓣關閉音及較遲的三尖瓣關閉音，但因二尖（僧帽）瓣關閉音非常大聲，而遮蓋了輕柔的三尖瓣關閉音，所以不一定聽得到，且分裂性第一心音(S_1 Split)不隨呼吸而有所改變。

此外，尚包括收縮期與舒張期時額外的心音。

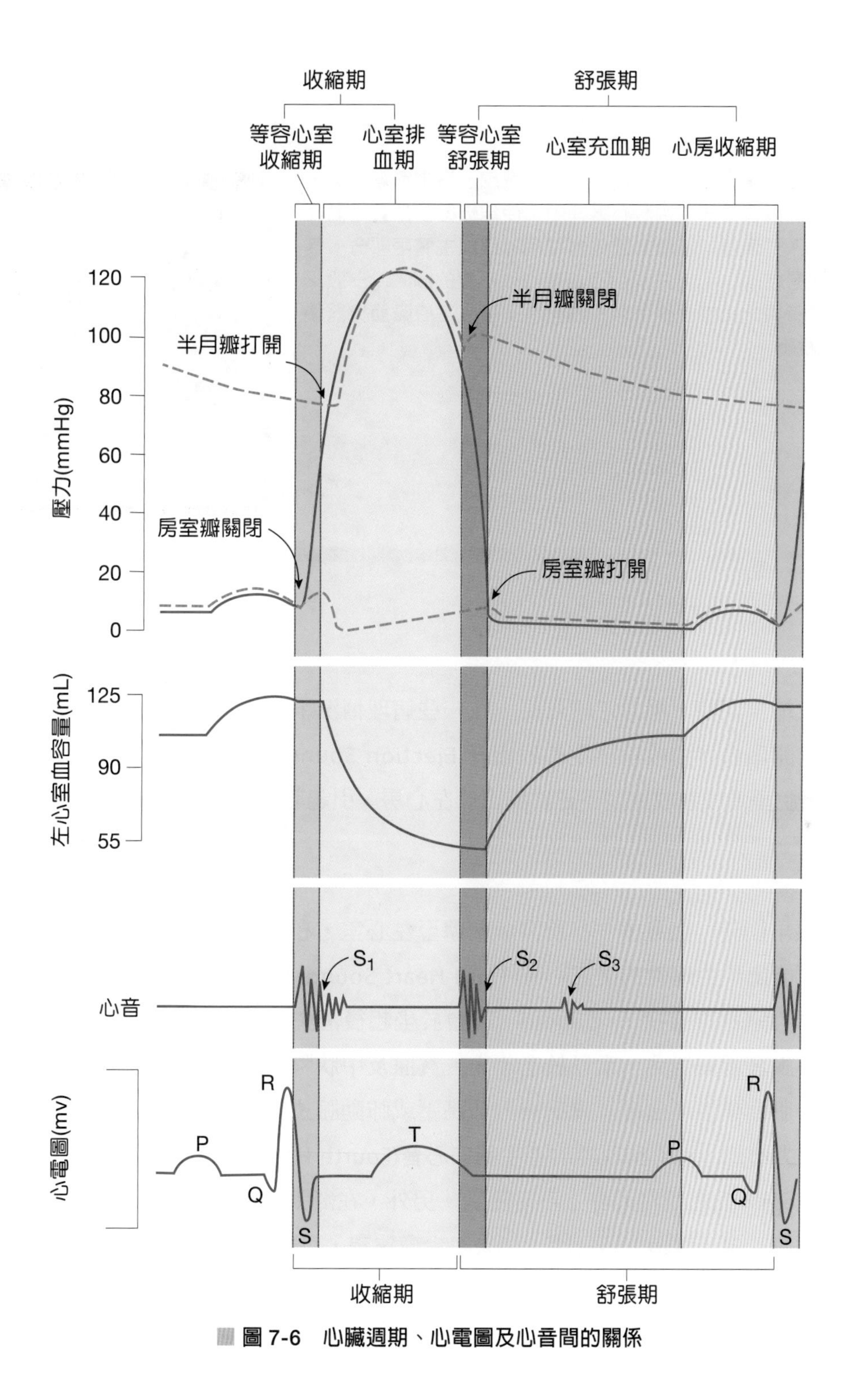

圖 7-6　心臟週期、心電圖及心音間的關係

延伸閱讀

人工心臟節律器

人工心臟節律器(Pacemaker)為一種在感應心臟電氣變化後，可調整電流以適當放電刺激心臟搏動，使能恢復正常竇性節律的人工植入式儀器；儀器本體包含電極導線與主體兩部分。適用於因竇房結(SA Node)失調而致嚴重心律不整的病人，一般又可分為暫時與永久性兩種型態。右圖為安裝人工心臟節律器後的X光透視圖。

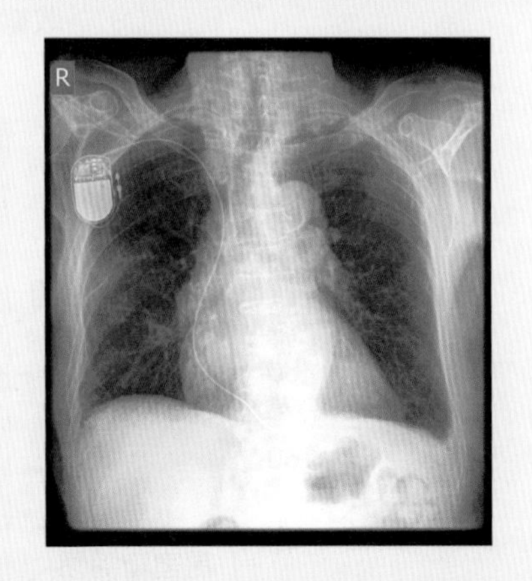

◎ 收縮期

心室收縮早期時，壓力持續升高，在一些病理情況下（如主動脈硬化、彈性消失），主動脈瓣的開啟會伴隨收縮早期的**射出音**(Ejection Sound; Ej)，收縮中期或晚期時，二尖（僧帽）瓣脫垂造成在收縮期不正常膨出於左心房，引起收縮期的**卡搭音**(Clicks)。

◎ 舒張期

在舒張早期時，血液由左心房灌流衝擊至左心室，在兒童、年輕人、運動員及孕婦等人身上，可能出現**生理性的第三心音**(Third Heart Sound; S_3)，常在坐起後消失；病理性第三心音又稱心室性奔馬音(S_3 Gallop)，不會於坐起後消失，其出現表示心室順應性和彈性降低，為心臟衰竭的徵兆，常見於老年人、貧血及甲狀腺亢進病人。而在舒張晚期時，有些個案因心肌病變或高血壓心臟病變、肺高壓或肺動脈狹窄導致心室肌肉彈性下降，造成心室填充阻力增加，使心房收縮而產生**第四心音**(Fourth Heart Sound; S_4)或稱心房性奔馬音(Atrial Gallop)，此在正常人身上不常聽到。另外，在舒張早期，心室壓力持續下降至低於左心房壓力使二尖（僧帽）瓣打開，如果二尖瓣狹窄，可能造成**開瓣音**(Opening Snap; OS)（圖7-7）。

M：二尖（僧帽）瓣 (Mitral Valve)
T：三尖瓣 (Tricuspid Valve)
A：主動脈瓣 (Aortic Valve)
P：肺動脈瓣 (Pulmonary Valve)
C：關閉 (Close)
O：開啟 (Open)
S：狹窄 (Stenosis)
R：回流 (Regurgitation)
VSD：心室中隔缺損 (Ventricular Septal Defect)
OS：開瓣音 (Opening Snap)
Clicks：卡搭音
Ej：射出音 (Ejection Sound)
ASD：心房中隔缺損 (Atrial Septal Defect)

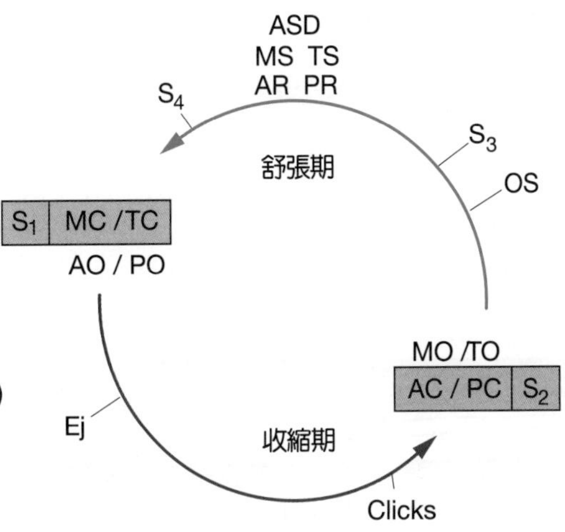

圖 7-7 心臟週期與心音、心雜音關係位置

延伸閱讀

瓣膜性心臟病與人工瓣膜

瓣膜性心臟病患者因瓣膜功能缺損而使血液逆流造成心肺負擔加重；**聽診時二尖瓣狹窄者可聽到二尖瓣張開時的爆裂音(Open Snap)，主動脈瓣狹窄者則可在收縮期聽到明顯的噴射性雜音(Ejection Click)**。

當合併症嚴重且無法以藥物控制時，即可考慮執行人工瓣膜置換術(Valve Replacement)；一般可分為機械性瓣膜及生物性瓣膜兩種。如果**已經執行瓣膜置換術者聽診時有心雜音(Heart Murmurs)，應該懷疑是否發生血栓栓塞合併症**。

(二) 心雜音

心雜音(Heart Murmurs)是發生於收縮期或舒張期不正常的聲音。

◎ 導因

造成心雜音的常見導因如下：

1. **身體血流量增加**：如貧血、懷孕或運動，使得血流量增多，造成主動脈瓣收縮期雜音（圖7-8(a)）。
2. **血液通過狹窄的管道**：如二尖（僧帽）瓣狹窄(Mitral Stenosis; MS)造成舒張期雜音、主動脈狹窄造成收縮期雜音（圖7-8(b)）。

3. **血流通過變寬的管道**：如動脈瘤。
4. **血液因瓣膜閉鎖不全造成回流**：如二尖（僧帽）瓣回流(Mitral Regurgitation; MR)造成收縮期雜音（圖7-8(c)）。
5. **血液通過不正常的管道**：如心室中隔缺損(Ventricular Septal Defect; VSD)或開放性動脈導管(Patent Ductus Arteriosus; PDA)（圖7-8(d)）。

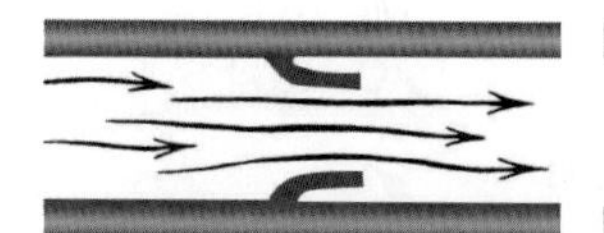
(a) 通過瓣膜的血流量增加

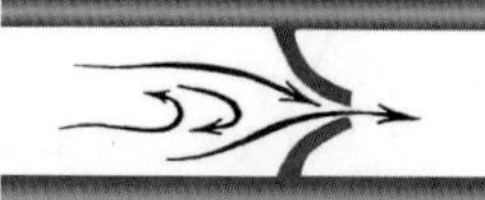
(b) 血流通過狹窄的瓣膜

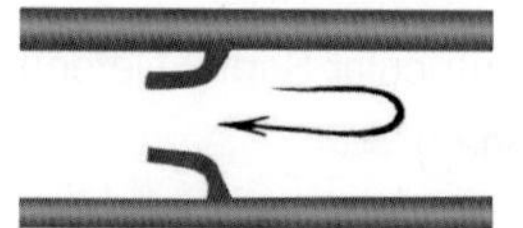
(c) 瓣膜閉鎖不全而造成血液回流

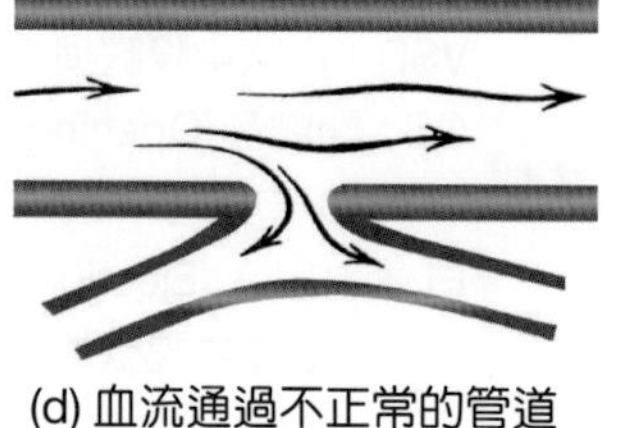
(d) 血流通過不正常的管道

圖 7-8　心雜音的導因

◎ 心雜音的聽診

在聽診心雜音時，除需瞭解其出現的時機（收縮期或舒張期）、持續期間及強度外，也應注意音型（漸強、漸弱）、音調（高音、中音、低音）、音質（粗糙、似吹氣音、似機器音、摩擦音）、最大強度的位置及從此位置的輻射與傳導位置（如腋下）等。依其聲音大小的描述可分為I~VI級：

1. Grade I：很難聽到，須小心仔細的分辨。
2. Grade II：小而清晰。
3. Grade III：中等，容易聽。
4. Grade IV：大且伴有震顫(Thrill)。
5. Grade V：很大聲；部分聽診器置於胸壁上即可聽到，並伴有可觸摸的震顫。
6. Grade VI：非常大聲；即使將聽診器稍離胸壁仍能聽到，並伴有可觸摸及可見的震顫。

◎ 心雜音與心臟週期

依出現時機可分為收縮期雜音、舒張期雜音及持續於收縮期與舒張期的雜音。

1. **收縮期雜音**：發生於S_1與S_2之間。收縮中期的雜音通常與通過半月瓣的血流量有關，如主動脈瓣狹窄(Aortic Valve Stenosis; AS)或肺動脈瓣狹窄(Pulmonary Valve Stenosis; PS)（圖7-9）；收縮晚期的雜音是二尖（僧帽）瓣脫垂的卡搭音，如為全收縮期雜音，通常發生於流經房室瓣的回流（導因為房室瓣的閉鎖不全）或心室中隔缺損（圖7-10）。

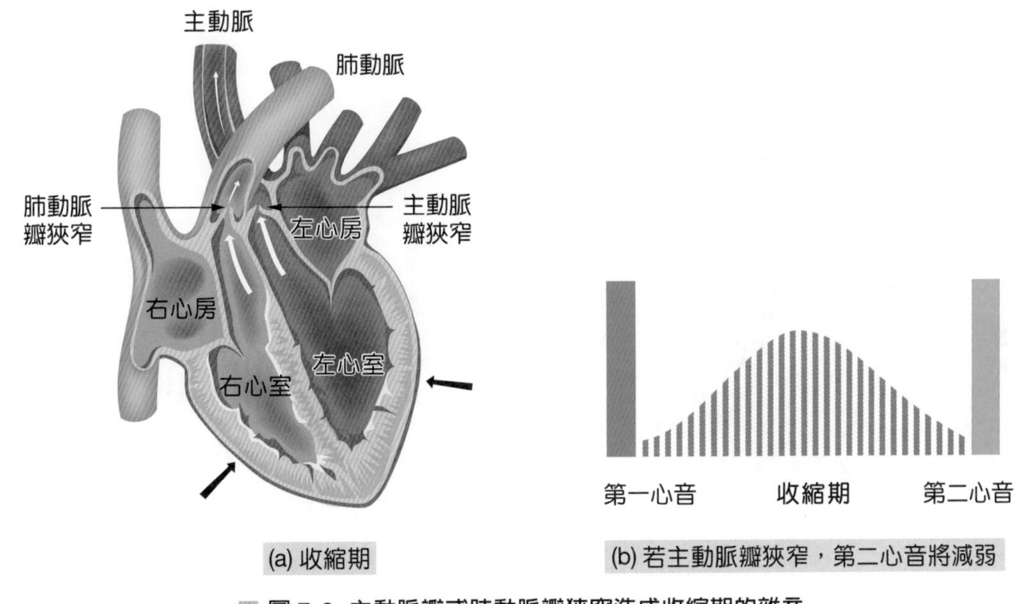

(a) 收縮期　(b) 若主動脈瓣狹窄，第二心音將減弱

圖 7-9 主動脈瓣或肺動脈瓣狹窄造成收縮期的雜音

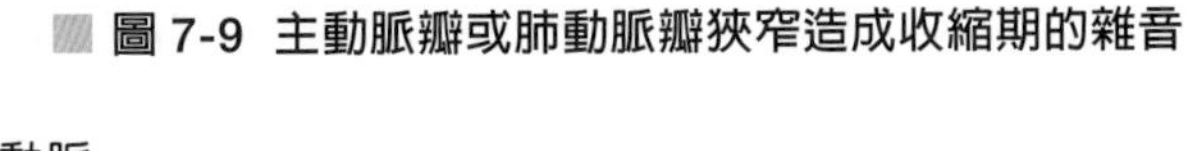

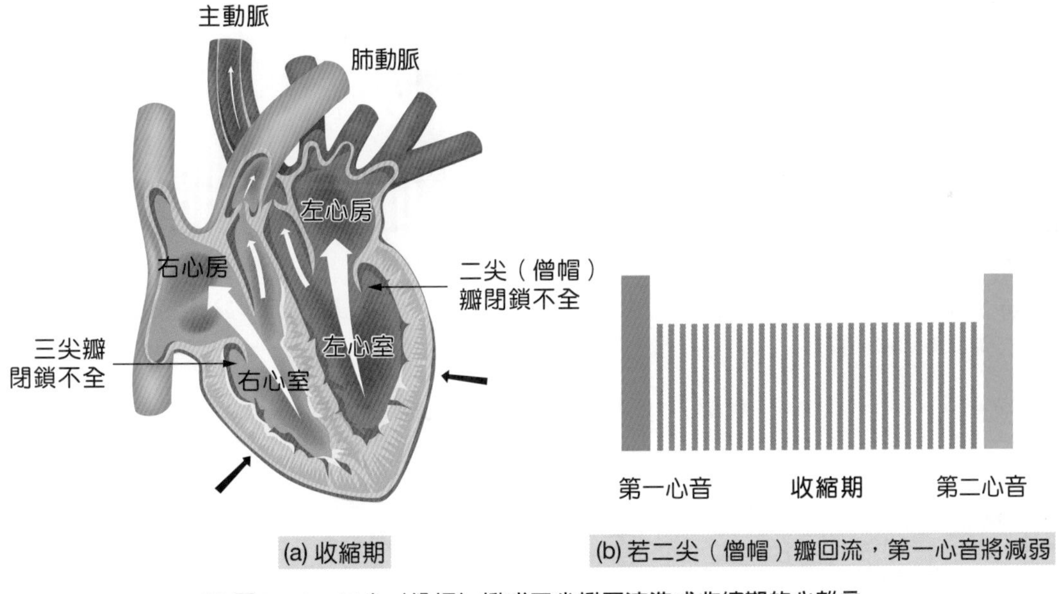

(a) 收縮期　(b) 若二尖（僧帽）瓣回流，第一心音將減弱

圖 7-10 二尖（僧帽）瓣或三尖瓣回流造成收縮期的心雜音

2. **舒張期雜音**：發生於S_2與S_1之間。舒張早期雜音多起因於半月瓣閉鎖不全，造成血液回流（如主動脈瓣的回流）；而舒張中期至前收縮期雜音，則為血液流經狹窄的二尖（僧帽）瓣所造成，合併有開瓣音(Opening Snap; OS)（圖7-11）。
3. **持續於收縮期與舒張期雜音**：如心包膜摩擦音(Peritoneal Friction Sound)、靜脈哼音(Venous Hum)或開放性動脈導管所造成的連續性心雜音（圖7-12）。

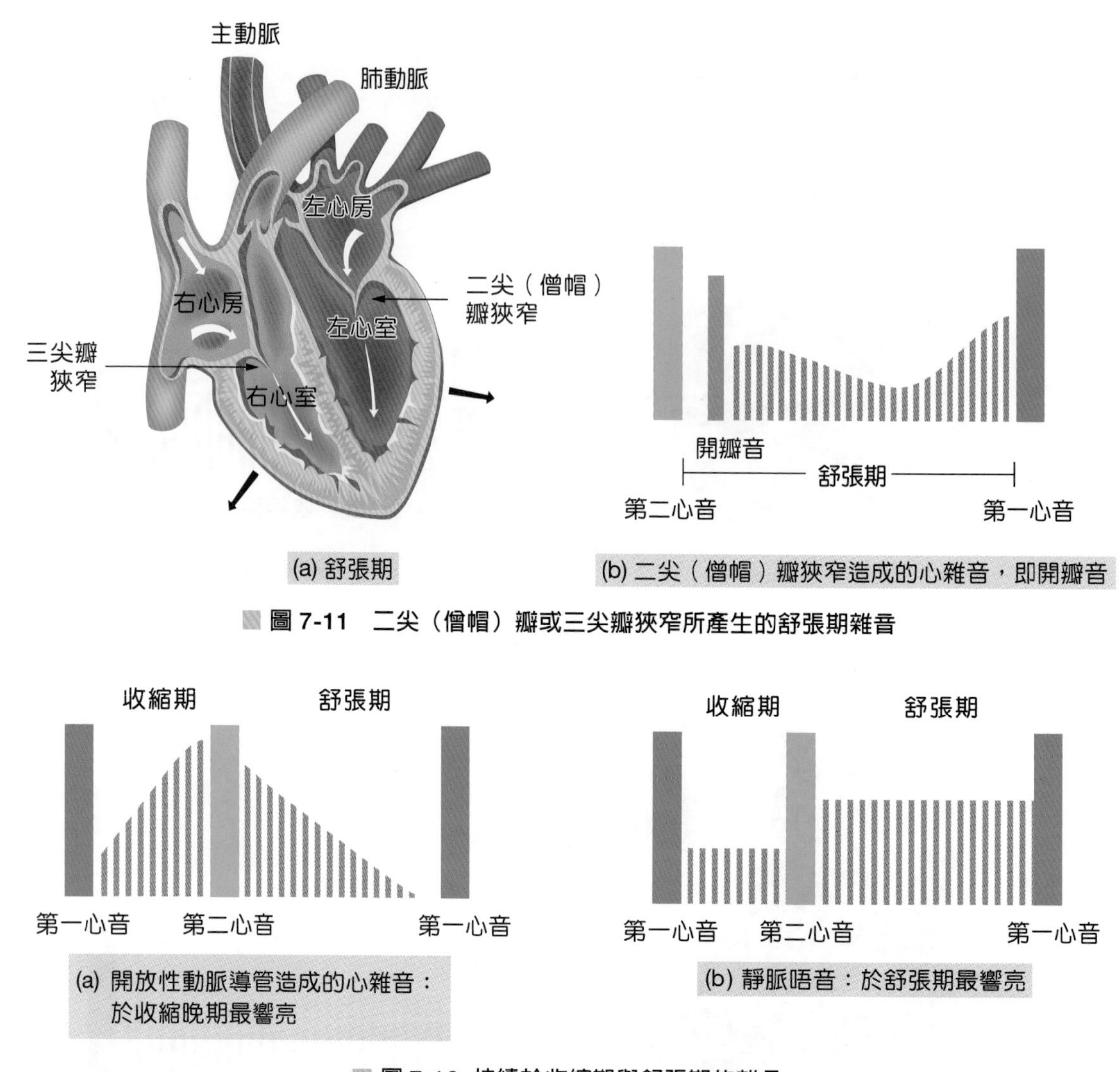

圖 7-11　二尖（僧帽）瓣或三尖瓣狹窄所產生的舒張期雜音

圖 7-12　持續於收縮期與舒張期的雜音

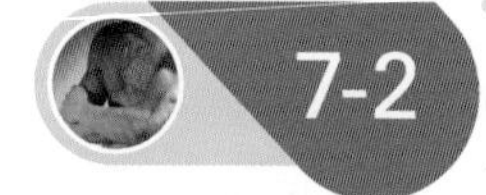

7-2 健康史評估與相關原則

一、健康史

評估心臟血管系統相關健康史之注意事項包括：

1. **基本資料**：詢問個案如年齡、性別等，以確認其在多種不同心血管疾病上是否具高危險性因子，如動脈粥狀硬化好發於40歲以上，且會隨年齡增加而提高罹病率；心臟病發作機率男性高於女性，但若女性服用口服避孕藥或停經後失去雌激素的保護，則心臟病發作機率可能高於男性。

2. **現在病史**：詢問個案是否有現存的心血管問題、是否有心悸、胸痛、胸悶或肢體疼痛。
3. **過去病史**：詢問個案有無高血壓、高血脂、糖尿病或是風濕熱等慢性疾病，因上述慢性疾病皆與誘發心血管疾病相關；另也需瞭解有無行胸腔或心臟相關手術。
4. **家族史**：詢問個案親友中有無家族性的心臟病史、先天性心臟疾病、糖尿病、高血脂、高血壓、中風或猝死等家族史。
5. **藥物史**：詢問個案有無使用如硝化甘油(Nitroglycerin)、毛地黃(Digoxin)等藥物。
6. **日常生活型態**：詢問個案的職業、生活習慣、日常作息、飲食、吸菸、飲酒與運動習慣，以確認生活型態是否有可能增加罹患心血管疾病之危險因子。

二、評估相關原則

(一) 視診

請個案**仰臥**，以斜照光觀察心前區的搏動，尤其注意下列五個區域（圖7-13）：

1. 主動脈區：胸骨右緣第二肋間。
2. 肺動脈區：胸骨左緣第二肋間。
3. 右心室區域：胸骨左緣第三、四、五肋間。
4. 心尖部：左鎖骨中線與第五肋間交接處。
5. 劍突下區。

(二) 觸診

1. **以手掌掌面觸診心前區震顫**（圖7-13）：
   (1) 心底部：胸骨左、右緣第二肋間。
   (2) 胸骨左緣第三、四、五肋間。
   (3) 心尖部。
2. **以指腹測量心前區搏動**（圖7-13）：
   (1) 主動脈區：即胸骨右緣第二肋間，感覺主動脈之搏動。
   (2) 肺動脈區：即胸骨左緣第二肋間，感覺肺動脈之搏動。
   (3) 右心室區域：胸骨左緣第三、四、五肋間，感覺右心室之搏動。
   (4) 心尖部：左鎖骨中線與第五肋間交接處；注意搏動的位置、直徑、幅度及持續時期；正常搏動持續於**收縮期的前2/3時間**（圖7-14）。
   (5) 劍突下區：手平放，食指置於此區，朝左肩方向上壓，感覺右心室之搏動。

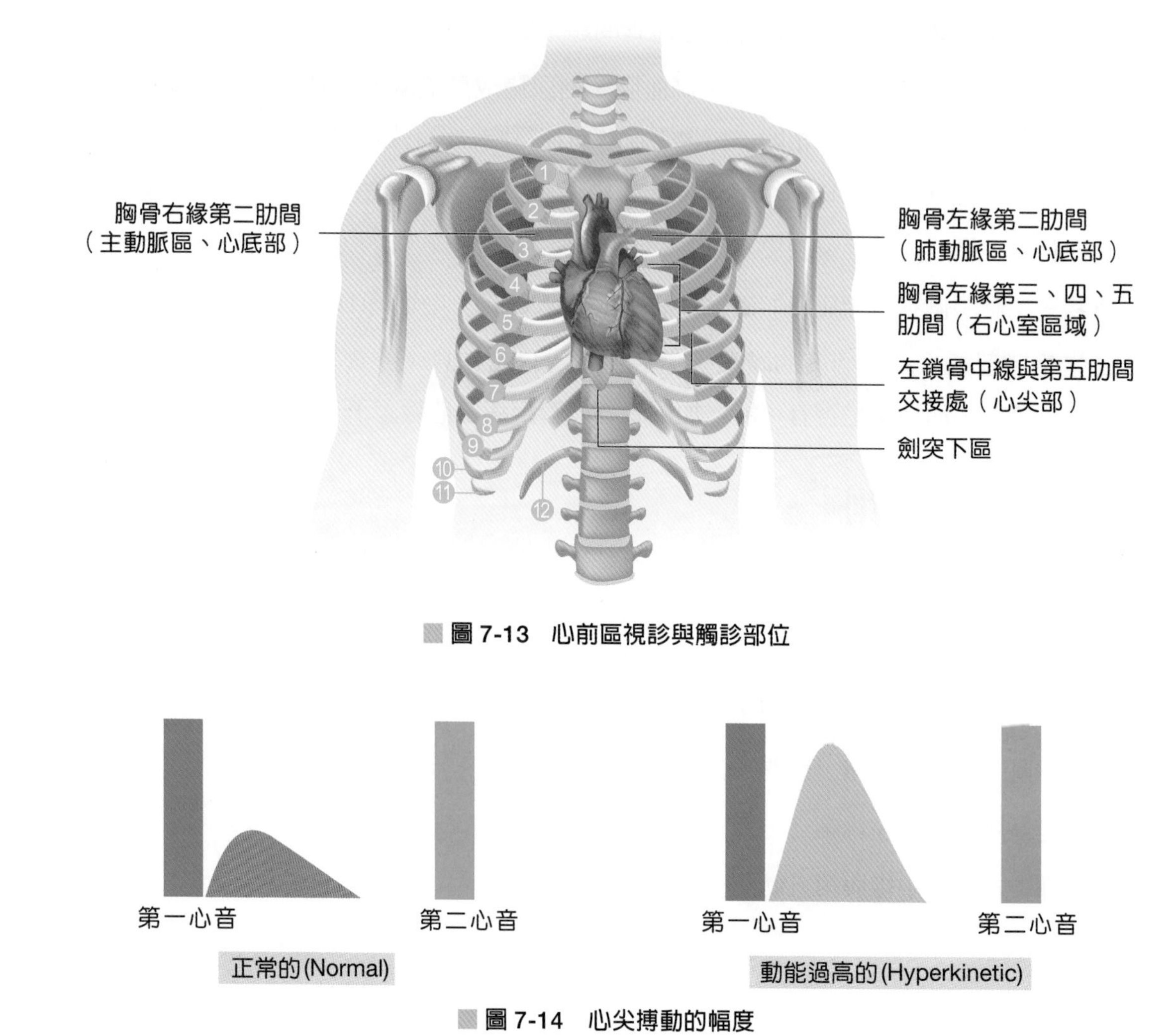

圖 7-13　心前區視診與觸診部位

圖 7-14　心尖搏動的幅度

（三）叩診

界定心臟邊界或大小時叩診效果有限，因其變異性大，故較不具參考價值。若無其他設備可使用，可從腋前線開始，沿左胸肋間朝內側移動至胸骨邊緣，找出肺反響音及心濁音的分界，以估量心臟的大小。

（四）聽診

依照胸壁上心音的分布位置，分別以聽診器膜面與鐘面依序聽診（圖7-15、7-16）：

1. **主動脈瓣區**：胸骨右緣第二肋間。
2. **肺動脈瓣區**：胸骨左緣第二肋間。

3. **優伯氏點**(Erb's Point)：胸骨左緣第三肋間。
4. **三尖瓣區**：胸骨左緣第四、五肋間。
5. **二尖（僧帽）瓣區**：即心尖部，左鎖骨中線第五肋間內側。

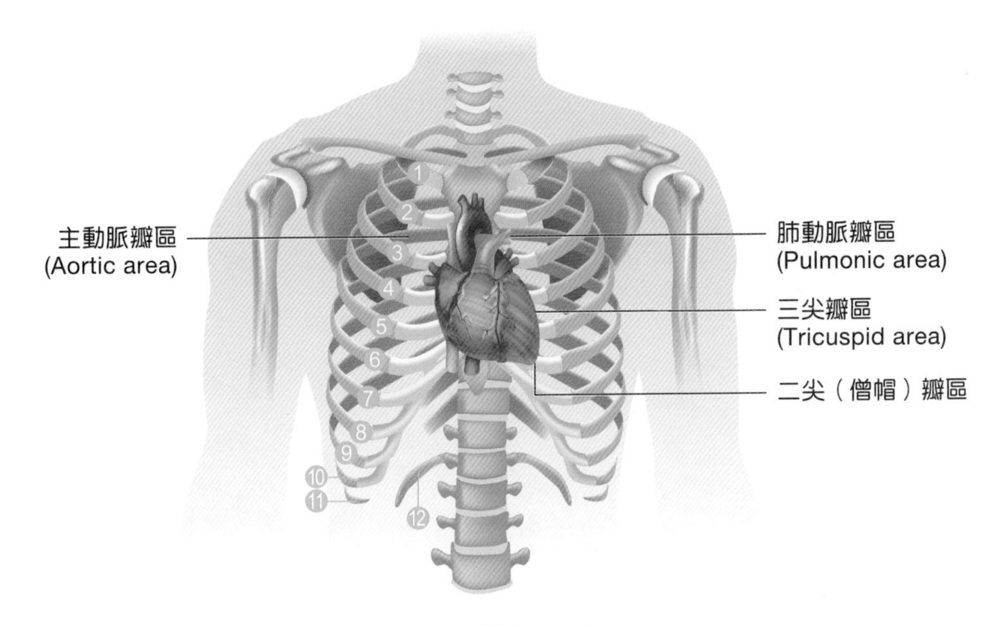

(a) 心音分布位置

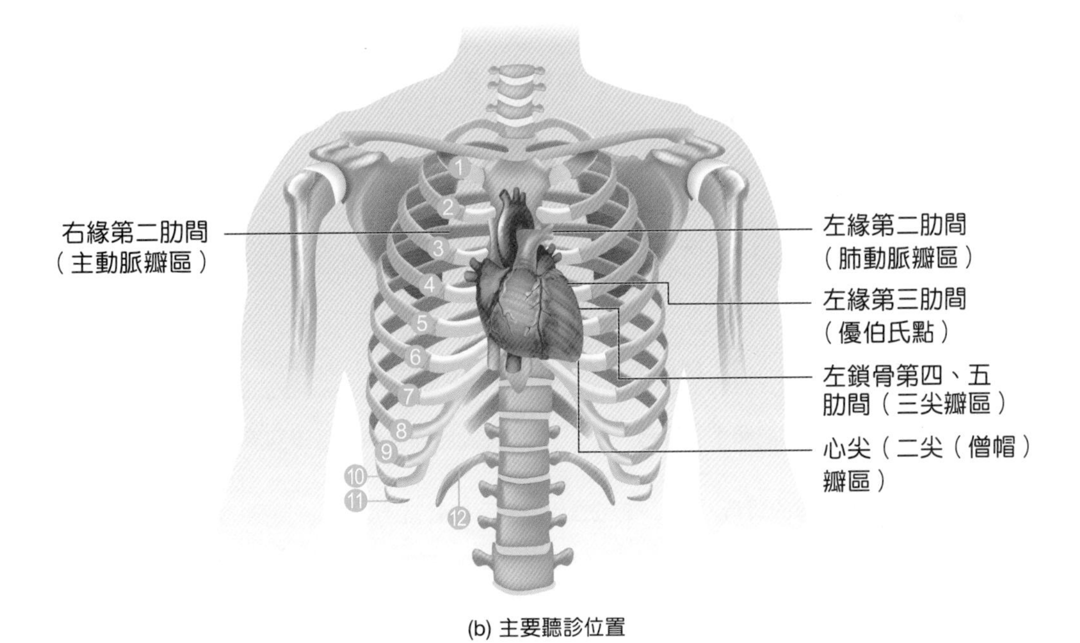

(b) 主要聽診位置

圖 7-15　胸壁上心音分布與主要聽診部位

心音		最佳聽診位置
S_1 S_2	S_1強	心尖部
S_1 M T S_2	分裂的 S_1	三尖瓣區
S_1 S_2	S_2強	心底部
S_1 S_2	呼氣	心底部
S_1 S_2 A_2 P_2	吸氣	
S_1 S_2 S_3	S_3	心尖部
S_4 S_1 S_2	S_4	心尖部
S_1 S_2 S_{3-4}	重疊奔馬音	心尖部

圖 7-16　心音最佳聽診位置

聽診器於心音評估上的應用

1. **膜面(Diaphragm)**：聽診高頻率的聲音，如S_1、S_2、主動脈瓣、肺動脈瓣回流之心雜音及心包膜摩擦音。
2. **鐘面(Bell)**：聽診低頻率的聲音，如S_3、S_4或二尖瓣狹窄的聲音。

（五）血壓測量技巧

◎ 血壓的定義

心臟最重要的功能是藉由心肌的收縮與擴張，來推動全身血液循環；當心臟打出的血液流經動脈管壁時，其對動脈管壁造成的壓力即稱為血壓(Blood Pressure)。因此，血壓值可作為評估心血管及循環功能之參考。一般以下列四項為主要測量值：

1. **收縮壓**(Systolic Blood Pressure; SBP)：在左心室收縮時，血流對主動脈管壁形成的壓力，平均正常值為120 mmHg。
2. **舒張壓**(Diastolic Blood Pressure; DBP)：左心室充血擴張時，血液在動脈管壁形成的壓力，也代表血管彈性狀態（此時為血壓波動最低點）。平均正常值為80 mmHg。
3. **脈搏壓**(Pulse Pressure)：為收縮壓與舒張壓之間的差，表示動脈管壁的張力強度與心輸出量，正常值約為30~50 mmHg，公式為「脈搏壓＝收縮壓－舒張壓」。
4. **平均動脈壓**(Mean Arterial Pressure; MAP)：此為在整個心臟週期中血流對組織產生的平均壓力，可以下列公式計算：
   (1) 平均動脈壓＝舒張壓＋1/3脈搏壓。
   (2) 平均動脈壓＝1/3收縮壓＋2/3舒張壓。

心輸出量

心輸出量(Cardiac Output; CO)是指一分鐘內由心室打出的血液量，為每分鐘的心跳次數（心跳速率，Heart Rate; HR）與心搏量【即每次心跳打出的血量(Stroke Volume; SV)】的乘積，算式如下：

心輸出量(CO)＝心跳速率(HR)×心搏量(SV)

心搏量的影響因素包括前負荷、心肌收縮力及後負荷等。

◎ 血壓的測量

血壓的測量可分為「直接測量法」及「間接測量法」；直接測量法雖較準確，但屬於侵入性檢查，因此臨床上多以測量方便、快速且合併症少的間接測量法為主要的常規測量法，步驟詳見基本護理學。

測量血壓時，會因儀器設備或人為操作問題，如壓脈帶寬度選擇不當、放氣速度不當、測量肢體位置不當等產生誤差，故測量血壓時應注意下列情形：

1. 確認個案測量血壓前15~30分鐘無執行可能影響血壓的活動，如洗澡；若有，則須再休息15~30分鐘才可測量。
2. 第一次兩手皆應測量，並取數值較高的一側為日後每次測量處（通常差距約為5~15 mmHg）。
3. 每次測量應以同部位、同姿勢、同時間測量，才可客觀比較血壓變化。
4. 血壓測量部位之禁忌處：有靜脈注射之肢體、有動靜脈分流或瘻管之肢體、乳房或腋下手術患側、上石膏或綳帶的患側以及半側偏癱者的患側。
5. 預防**聽診隙**(Auscultatory Gap)：即指在聽到第一聲血流敲擊聲後暫時消失成為無聲狀態的此段間隙，可長達30~40 mmHg，測量時若有聽診隙會造成收縮壓偏低、舒張壓偏高的判讀誤差。**造成聽診隙的原因主要是打氣時充氣不足，導致聽不到正常的收縮壓，因此，測量肱動脈處血壓時，充氣同時應觸診橈動脈，以每次10 mmHg的方式充氣至橈動脈消失，之後再往上充氣30 mmHg**，如此才可測得準確的血壓值。
6. 心律不整病人應連測3次血壓並取平均值記錄，較為準確。

（六）頸靜脈壓 (Jugular Venous Pressure; JVP) 與搏動

由於內頸靜脈(Internal Jugular Vein)直接和右心房交通，故測量內頸靜脈及其搏動可以準確估計右心房的壓力，亦即**中心靜脈壓**(Central Venous Pressure; CVP)，藉此評估右心功能。

內頸靜脈最高搏動點之位置約在胸骨上切迹，介於胸鎖乳突肌附在胸骨與鎖骨連接之間（圖7-19）。由於頸靜脈與頸動脈位置相近，常造成混淆，故須仔細分辨。表7-1為簡單的分辨方法。如內頸靜脈無法觀察到，則可嘗試外頸靜脈，但在有些人身上兩者皆無法觀察到。頸靜脈、心音圖及心電圖的關係見圖7-17。

表 7-1　頸靜脈與頸動脈的辨別

頸靜脈搏動	頸動脈搏動
無法觸摸得到	觸摸得到
波動柔和，通常有兩個升波及兩個降波	強烈單一的搏動
輕壓鎖骨端靜脈，搏動會減弱	搏動不因壓力而改變
最高搏動點會因姿勢而改變（如將床頭升高則位置下降）	不隨姿勢改變
吸氣時搏動減弱	不因呼吸而改變

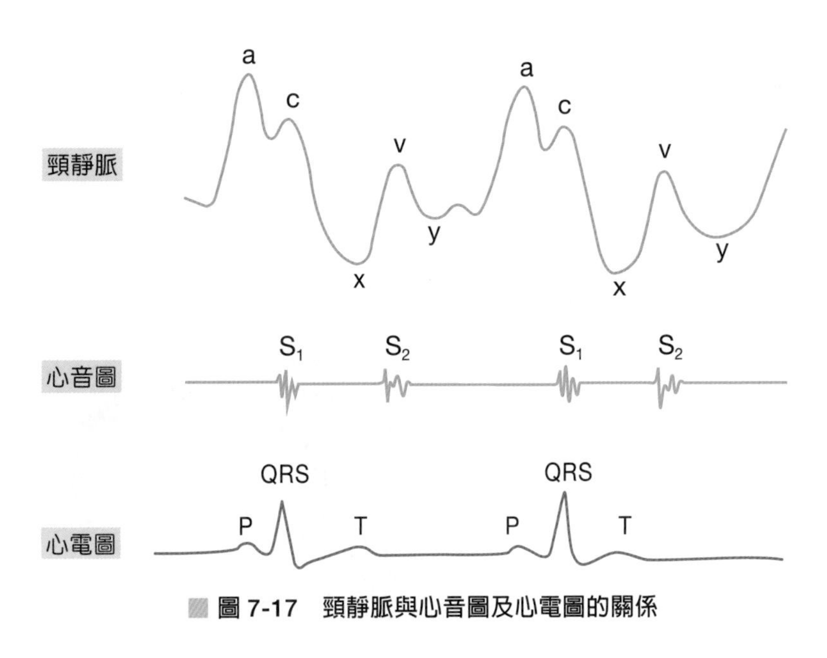

圖 7-17　頸靜脈與心音圖及心電圖的關係

（七）周邊動脈脈搏

較接近體表，容易觸摸到的動脈脈搏如下：

1. **頸動脈**(Carotid Artery)：位於頸部下段、胸鎖乳突肌內側。注意不可同時測量兩側頸動脈，並注意避開頸動脈竇(Carotid Sinus)（位於甲狀軟骨頂部同等高度），否則會引起脈搏速率及血壓下降。
2. **肱動脈**(Brachial Artery)：位於肱二頭肌肌腱內側。
3. **橈動脈**(Radial Artery)：位於腕部腹側、靠拇指側。
4. **尺動脈**(Ulnar Artery)：位於腕部腹側、靠小指側。
5. **股動脈**(Femoral Artery)：位於腹股溝韌帶下，約腸骨前上嵴與恥骨聯合的中點。
6. **膕動脈**(Popliteal Artery)：位於膝膕內側。
7. **脛後動脈**(Posterior Tibial Artery)：位於內踝略下方部位。
8. **足背動脈**(Dorsal Pedal Artery)：位於足背大腳趾伸側肌肌腱外側。

心血管的檢查結果會依個案年齡加以判讀，如心尖搏動在小孩身上較易觸摸感覺到，但在成人則因胸廓前後徑較小孩大而不易觸摸。生理性第三心音較常見於年輕人及孩童，如於40歲以上個案則必須懷疑有心室衰竭或瓣膜方面之心臟疾病。孩童及青少年的胸骨左緣第二至第四肋間，偶爾會聽到無害性的收縮期雜音，若聽診時發現有不尋常的心雜音，則須進一步檢查與求證。

7-3 評估程序

程　序	說　明
評估前準備	
1. 洗手	1-1. 接觸個案前後均需洗手
2. 用物：聽診器（含鐘面及膜面）、小型手電筒、公分尺兩把（圖7-18）	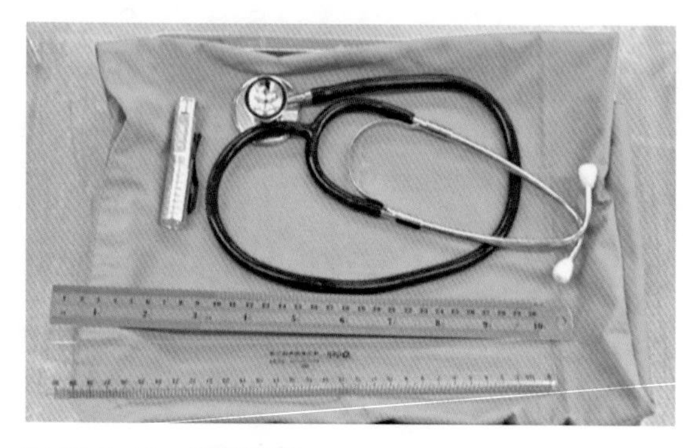 圖 7-18　所需用物
3. 核對個案並自我介紹	
4. 詢問健康史	4-1. 包括基本資料、現在病史、過去病史、家族史、藥物史及日常生活型態，詳見7-2節健康史評估與相關原則
5. 解釋檢查目的及操作過程	
6. 環境安排	
(1) 具溫暖及隱密性的房間	
(2) 適當的光線	(2)-1. 胸部表面的起伏可藉斜照光觀察得更清楚
7. 準備個案	
(1) 穿著合適身體檢查的衣服，並仰臥於床上	
(2) 檢查者站在個案右側進行檢查	(2)-1. 心臟檢查順序：視診→觸診→叩診→聽診
檢查步驟	
（一）頸部血管評估	
➲ 頸靜脈評估	
1. 個案仰臥，將**床頭搖高30度**	1-1. 請個案頭轉向對側，觀察耳後至鎖骨靠近胸骨處，可在頸側發現充盈的外頸靜脈

程　序	說　明
2. 以手電筒**斜照**並觀察兩側頸部（圖7-19(a)）	
3. **辨識內頸靜脈之最高點**（圖7-19(b)），用尺測量此點與胸骨角的垂直距離（圖7-19(c)），以最近的公分數作測量值	3-1. 通常垂直距離不超過3 cm 異常 如在3 cm以上表示靜脈壓增加；可能為右心衰竭或上腔靜脈阻塞
4. 記錄床頭搖高的角度及內頸靜脈高度	

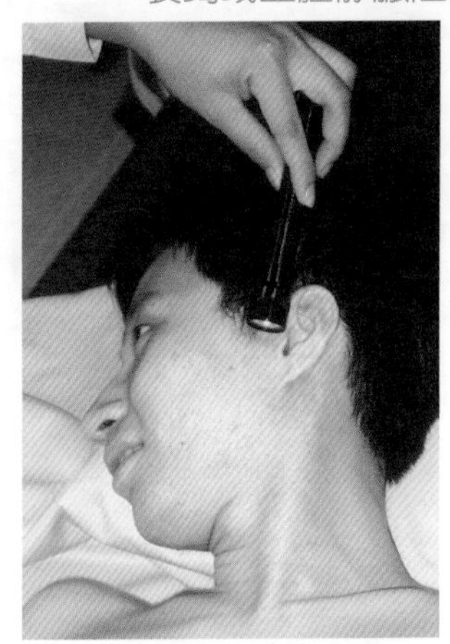

(a) 以手電筒斜照並觀察搏動

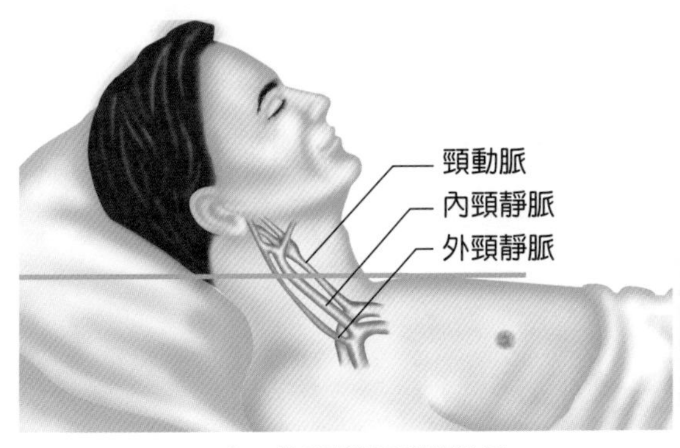

(b) 內、外頸靜脈及動脈位置

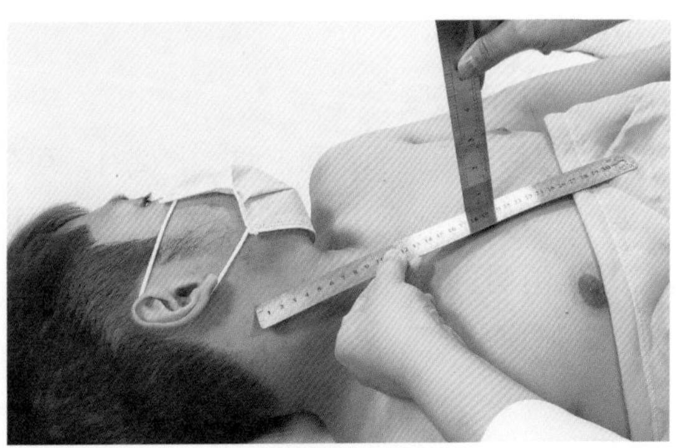

(c) 以尺測量頸靜脈壓

圖 7-19　頸靜脈評估

頸動脈評估

程　序	說　明
1. 聽診 將聽診器鐘面置於頸部下段，胸鎖乳突肌內側或環狀軟骨旁的甲狀腺側葉邊緣	1-1. 正常應聽不到任何聲音或不會聽到雜音 異常 若出現嘈音，表示可能有頸動脈狹窄情形

程　序	說　明
2. 觸診 以食指及中指輕觸上述位置（圖7-20）	2-1. 正常應可觸及有彈性的頸動脈，搏動規律且左右對稱；切忌不可兩邊同時測量，並注意避開頸動脈竇，否則會引起脈搏速率下降和血壓降低 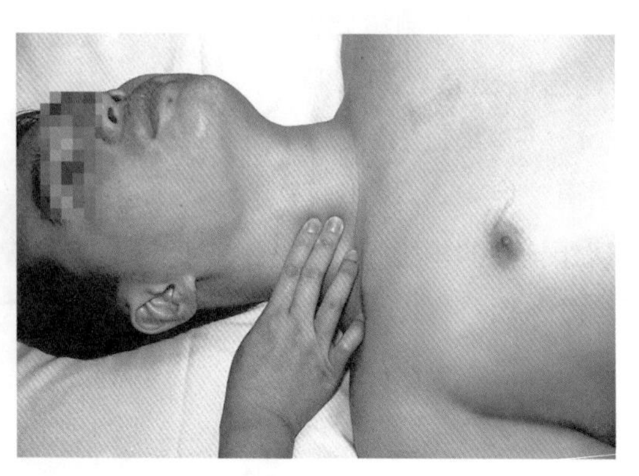 圖 7-20　觸診頸動脈
（二）心臟檢查－心前區（前胸）	
1. 視診	
(1) 將床頭抬高30度	
(2) 以手電筒斜照胸部表面，觀察心尖搏動	(2)-1. 可在**左鎖骨中線第五肋間**看到心尖搏動，如未看到，可稍向左側臥再觀察之
(3) 觀察兩側對稱性、有無疤痕、腫塊、傷口	
2. 觸診	
(1) 以手刀感覺左胸心前區有無震顫（圖7-21）：	
A. 心底部(Base)：主動脈瓣區、肺動脈瓣區	A-1. 分別位於胸骨右及左緣第二肋間
B. 三尖瓣區：胸骨左緣第三、四、五肋間	B-1. 胸骨左緣第三肋間為**優伯氏點**
C. 心尖部(Apex)：二尖瓣區	C-1. 左鎖骨中線第五肋間

程 序	說 明

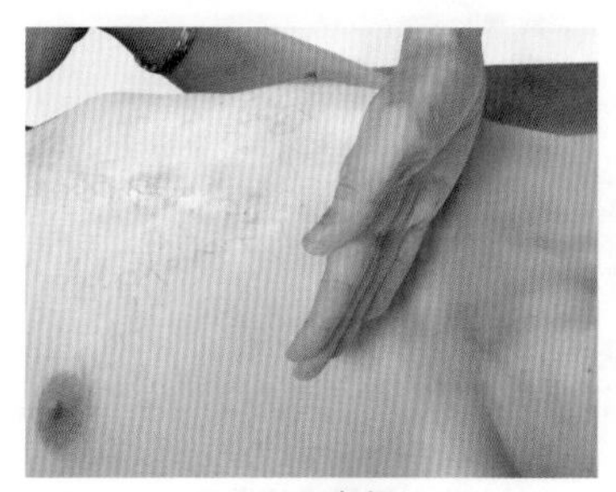
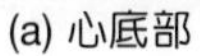
(a) 心底部

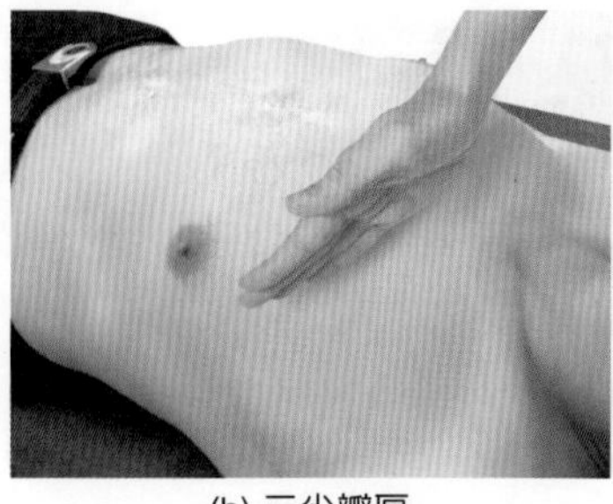
(b) 三尖瓣區

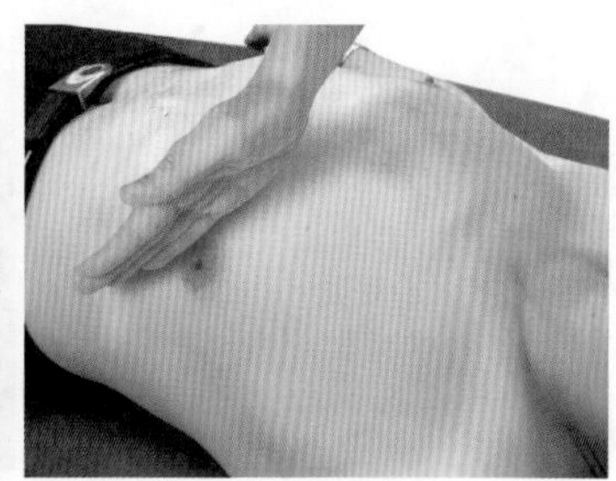
(c) 心尖部

圖 7-21　心前區震顫觸診

程 序	說 明
(2) 以指腹測量心前區搏動：	
A. 三尖瓣區：胸骨左緣第三、四、五肋間（圖7-22(a)）	
B. 心尖部：估量心尖位置、心尖搏動的直徑、幅度、持續期間、範圍、強度（圖7-22(b)）；並以尺量出心尖與胸骨中線距離（圖7-22(c)）	B-1. 請個案左側臥，完全吐氣並摒住呼吸數秒鐘利於尋找。正常心尖位置不超過左鎖骨中線，但可能會因懷孕使心尖搏動向上、向左移位 異常 可能因心臟擴大或胸廓變形而移位 B-2. 直徑：正常平躺時不超過2.5 cm 異常 左側臥時若直徑大於3 cm，則可能為左心室擴大 B-3. 幅度：正常搏動幅度小如輕敲一般 異常 運動或激動、甲狀腺亢進、嚴重貧血者，搏動加強時幅度會加大 B-4. 持續期間：正常搏動持續於收縮期的前2/3時間 B-5. 正常距離約為7~9 cm 異常 若大於10 cm可能為心臟擴大或縱膈腔偏移

程序	說明

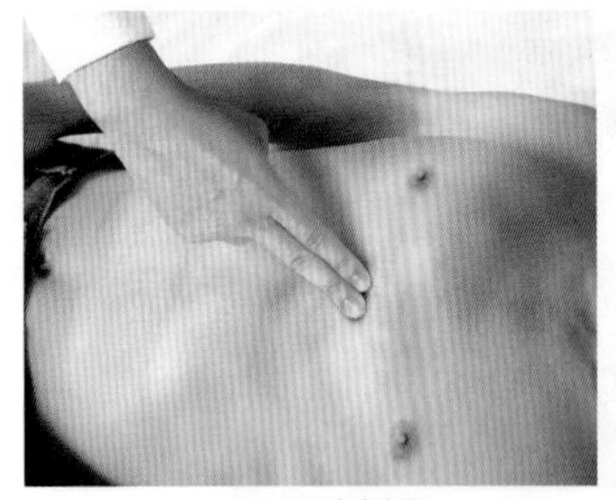
(a) 三尖瓣區

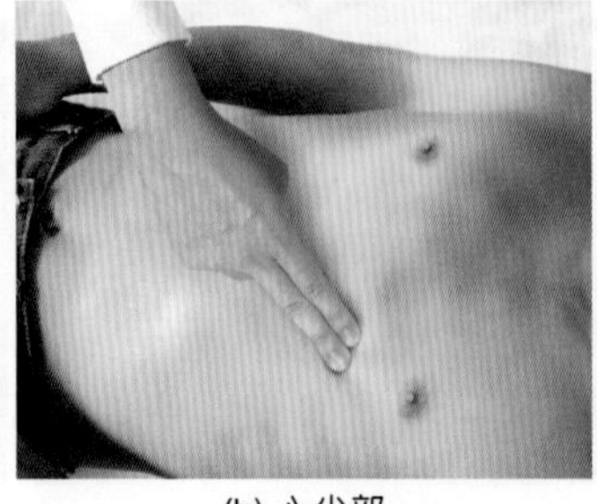
(b) 心尖部

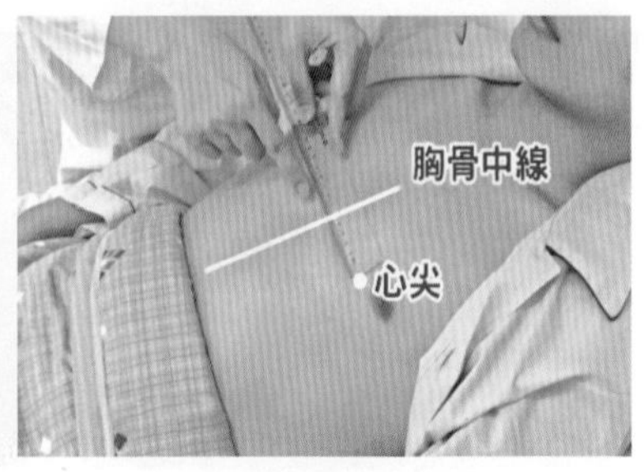

(c) 心尖與胸骨中線距離

圖 7-22　心前區搏動觸診

程序	說明
3. 叩診（選擇性） 心臟通常不執行叩診，若需要則一般叩診於左胸第三、四、五肋間以估量心臟的大小	3-1. 由叩診肺之反響音及心臟濁音的分界以瞭解心臟位置 異常 心臟衰竭時會擴大、心尖搏動減弱及向左偏移
4. 聽診	4-1. 聽診時膜面須緊靠於胸壁上 4-2. 聽診方向由心尖處往心底部或由心底部往心尖處皆可
(1) 以聽診器膜面依序聽診下列部位：	(1)-1. 聽診時注意**心音的速率、節律，比較各部位S_1與S_2的強度，辨識隨呼吸的變化及評估心雜音**
A. 主動脈瓣區	A-1. 胸骨右緣第二肋間（圖7-23(a)）
B. 肺動脈瓣區	B-1. 胸骨左緣第二肋間（圖7-23(b)）
C. 優伯氏點(Erb's Point)	C-1. 胸骨左緣第三肋間（圖7-23(c)）
D. 三尖瓣區	D-1. 胸骨左緣第四、五肋間
E. 二尖瓣區（心尖）	E-1. 左鎖骨中線第五肋間（圖7-23(d)）
(2) 再以鐘面依上述各部位聽診低頻率的聲音	(2)-1. 若有需要可加作下列步驟(3)、(4)的姿勢
(3) 稍微**左側臥**，將聽診器鐘面輕輕置於心尖部聽診	(3)-1. 可使心尖更靠近胸壁，以加強二尖瓣病變形成的心雜音或S_3、S_4（圖7-23(e)）
(4) 協助個案坐起，**微向前傾**，將氣完全吐出並暫時摒住呼吸，將膜面緊靠胸壁，沿著**胸骨左緣**聽診（心底部），注意定時讓個案換氣	(4)-1. 使主動脈更靠近胸壁，以加強主動脈瓣閉鎖不全所造成舒張期高頻率回流之心雜音（圖7-23(f)）

程　序	說　明

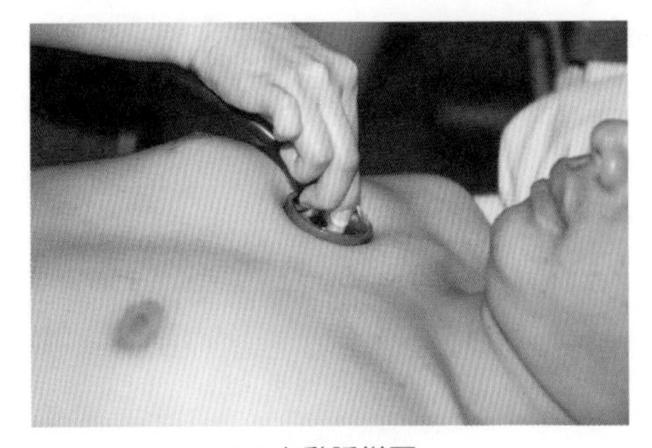

(a) 主動脈辦區

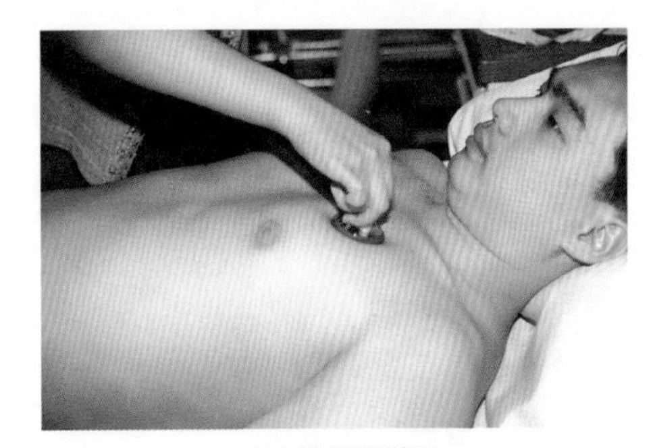

(b) 肺動脈辦區

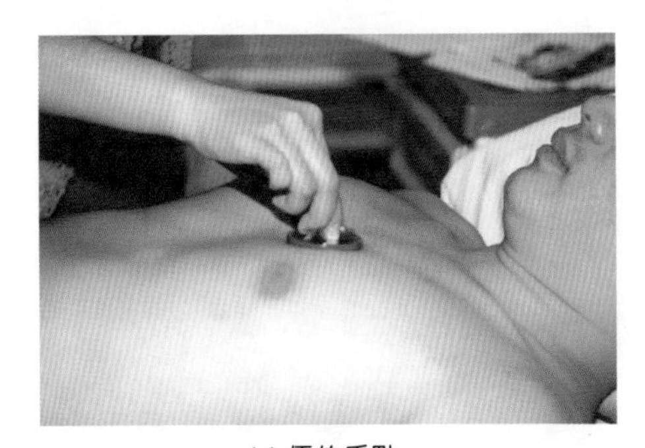

(c) 優伯氏點

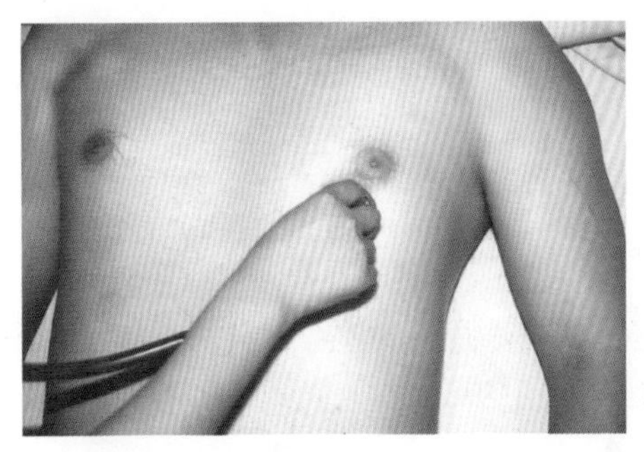

(d) 二尖辦區（心尖）

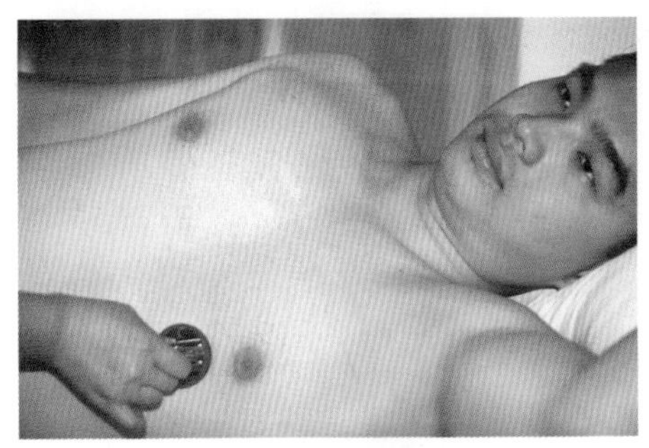

(e) 採左側臥聽診心尖部

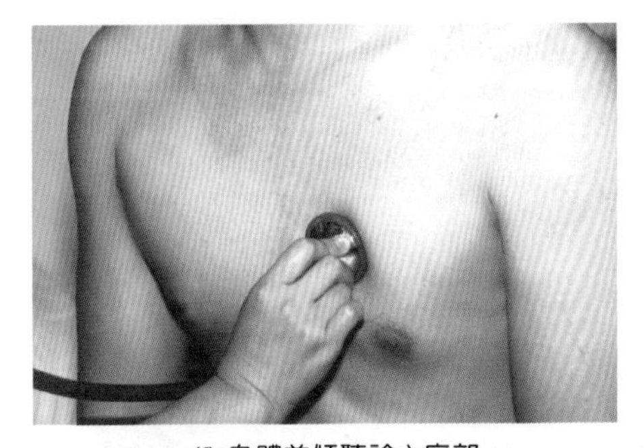

(f) 身體前傾聽診心底部

圖 7-23　心前區聽診

程　序	說　明
（三）周邊動脈檢查	
1. 視診 膚色、指甲床、潰瘍及對稱性	1-1. 觀察四肢動脈是否有灌流不足情形

程序	說明
2. 觸診 周邊血循狀態可作為評估心血管功能的參考，常見的評估點包括：肱動脈、橈動脈、尺動脈、股動脈、膕動脈、脛後動脈以及足背動脈（圖7-24），詳細的檢查步驟與位置見第8章周邊循環系統評估	2-1. 觀察並記錄兩側脈搏強度與性質

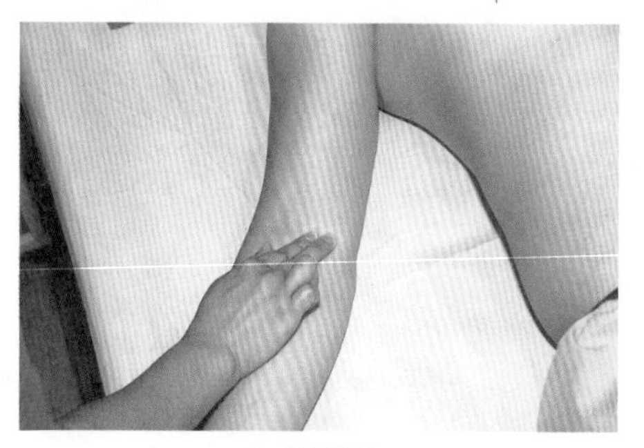

(a) 肱動脈

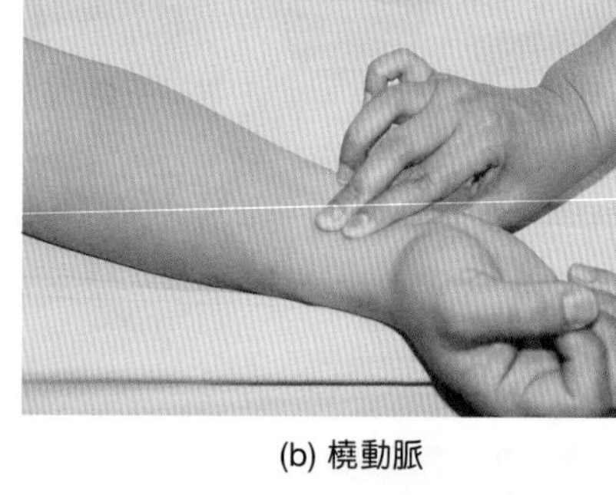

(b) 橈動脈

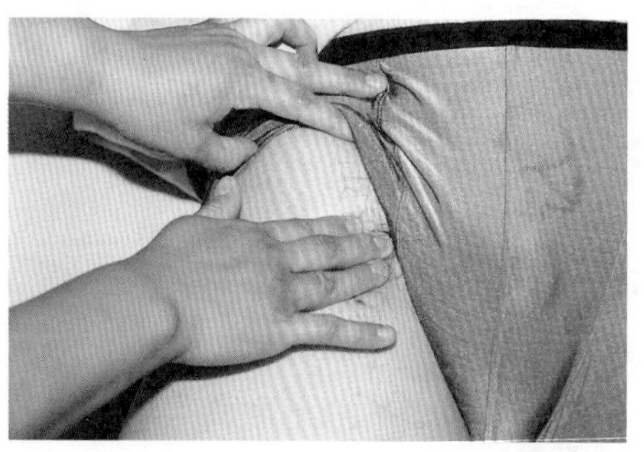

(c) 股動脈

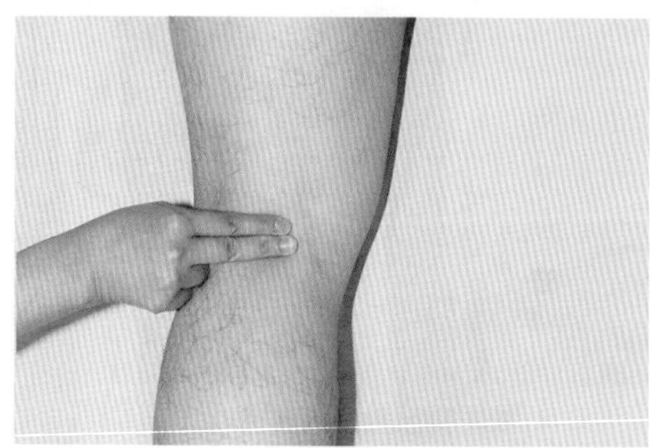

(d) 膕動脈

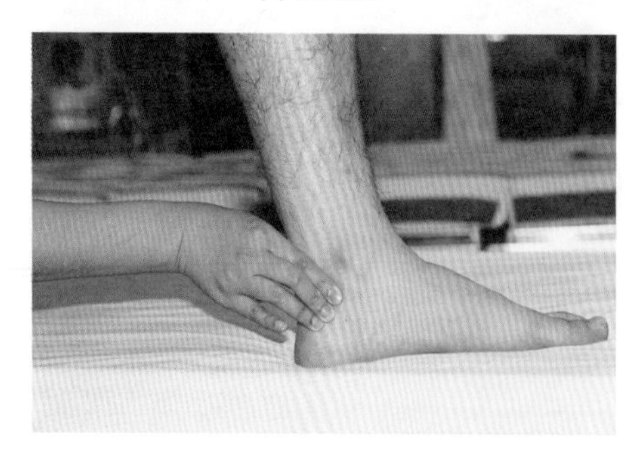

(e) 脛後動脈

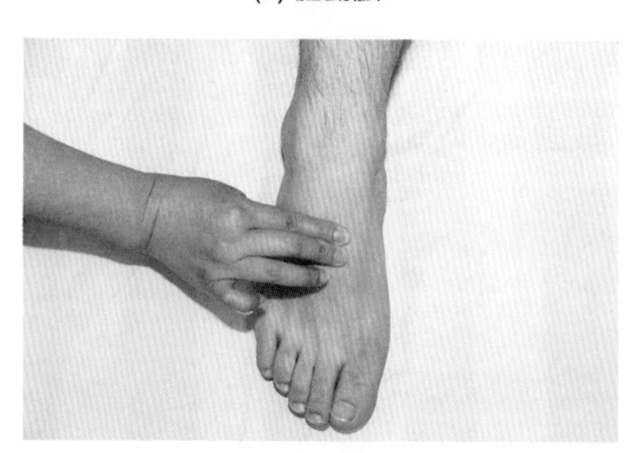

(f) 足背動脈

圖 7-24 常用的周邊動脈搏動評估點

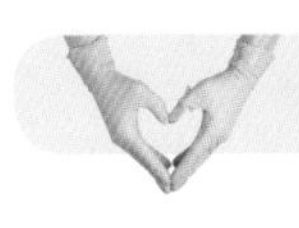

學習評量 Review Activities

(　) 1. 測量心臟血管疾病成年病人之每分鐘心跳次數，下列敘述何者正確？(A) 應測量心尖脈 (B) 常測量橈動脈 (C) 聽診右胸第三肋間心音 (D) 測量 15 秒心跳數再乘以四

(　) 2. 心臟週期的哪一階段會出現第一心音？(A) 房室瓣瓣膜開啟 (B) 半月瓣瓣膜關閉 (C) 心舒張期開始 (D) 心收縮期開始

(　) 3. 正常心尖脈的觸診部位，下列何者正確？(A) 胸骨左緣第三肋間 (B) 胸骨右緣第四肋間 (C) 左鎖骨中線第五肋間 (D) 左腋前線第五肋間

(　) 4. 下列哪一因素會造成血壓下降？(A) 心肌收縮力增強 (B) 血量減少 (C) 動脈血管彈性差 (D) 血流速度減緩

(　) 5. 下列何種情況，較不會出現脈搏次數增加的情形？(A) 禁食 (B) 甲狀腺素增加 (C) 急性疼痛 (D) 低血氧

(　) 6. 下列何者與第一心音的產生有關？(A) 房室瓣關閉 (B) 動脈瓣關閉 (C) 血液流入心室 (D) 心房收縮

(　) 7. 二尖瓣功能在於防止血液逆流至：(A) 左心房 (B) 左心室 (C) 右心房 (D) 右心室

(　) 8. 隨著呼吸狀態而改變的脈搏，吸氣期脈搏減弱，呼氣期增強，此稱為：(A) 柯利干氏脈 (Corrigan's pulse) (B) 竇性心律不整 (sinusarrhythmia) (C) 奇異脈 (paradoxical pulse) (D) 間歇脈 (intermittent pulse)

(　) 9. 第一心音產生於心縮期 (systole) 的開始，其產生原因為何？(A) 房室瓣 (atrioventricular valves) 開啟 (B) 房室瓣 (atrioventricular valves) 關閉 (C) 半月瓣 (semilunar valves) 開啟 (D) 半月瓣 (semilunar valves) 關閉

(　) 10. 第一心音發生在下列何時？(A) 心房收縮時 (B) 早期心室舒張時 (C) 主動脈瓣關閉時 (D) 房室瓣關閉時

解答：ADCBA　AACBD ………… 欲挑戰完整歷屆考題，請掃描 QR Code

MEMO

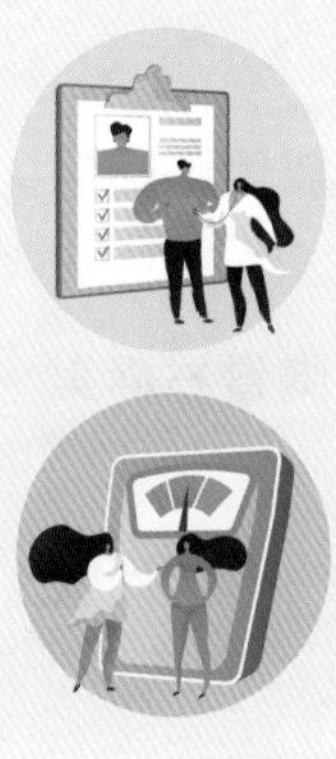

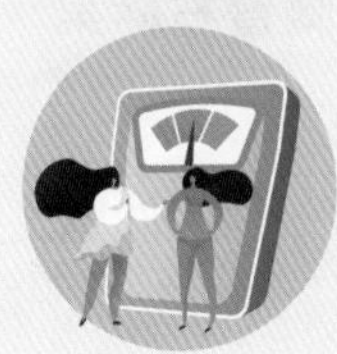

8 周邊循環系統評估

作者／謝春滿

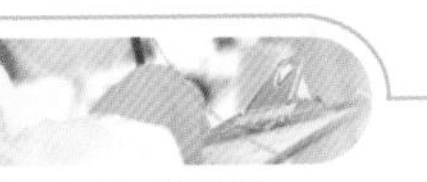

Assessment of Peripheral Circulation System

周邊循環系統包括周邊血管系統及淋巴系統，前者含有動脈、靜脈和微血管，故由動脈、靜脈、微血管及淋巴系統共同維護周邊的循環功能，若任一系統出現功能障礙，將引起上肢或下肢出現異常徵象，例如皮膚膚質改變、疼痛、靜脈曲張或水腫等，因此評估這四部分的功能狀態，就成為周邊循環系統之評估重點。

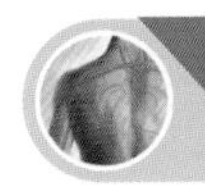

8-1 周邊循環概論

一、周邊動脈

(一) 周邊動脈的分布

周邊動脈(Peripheral Artery)包括上肢動脈（圖8-1）及下肢動脈（圖8-2），**上肢動脈延續鎖骨下動脈而來**，在手掌有尺－橈動脈形成淺掌和深掌動脈弓，**下肢動脈延續髂外動脈**而來，在腳掌有脛後－足背動脈形成足背及足底動脈弓，如此充沛的血管交通支使四肢免於缺血，相對地，若指端出血則不易止血。人體全身的動脈分布圖請見圖8-3。

> **延伸閱讀**
>
> **6P與C.T.M.S.**
>
> 評估病人末梢血循狀態，可以用C.T.M.S.的要點來評估：
>
> C (Color)－**顏色**：正常應為粉紅而無發紫或蒼白。
>
> T (Temperature)－**溫度**：正常應為溫暖，而無冰冷、盜汗等情形。
>
> M (Motor)－**運動**：正常應可完成全關節運動，無輾軋音或疼痛不適。
>
> S (Sensory)－**感覺**：正常應無麻木刺痛感。
>
> 如果出現下列的6P徵象，表示個案可能有周邊循環功能不良之問題：
>
> **Pain（疼痛）**、**Pallor（蒼白）**、**Poikilothermia（皮膚冰冷）**、**Paresthesia（感覺異常）**、**Paralysis（麻痺）**、**Pulselessness（脈搏消失）**。

（二）周邊動脈的功能

周邊動脈的功能為負責運送氧氣和養分，以供給身體組織營養及代謝所需，若**短期動脈功能不足將出現肢體冰冷或蒼白，長期動脈供血不足將出現皮膚變薄或光澤度降低，毛髮和指甲變厚或脫落等臨床徵象，有時會出現因缺氧產生的疼痛現象**。因此在評估周邊動脈功能時須評估包括皮膚的顏色、溫度和彈性、脈搏的次數、強弱及規律情形、指甲床的顏色及紋路等。

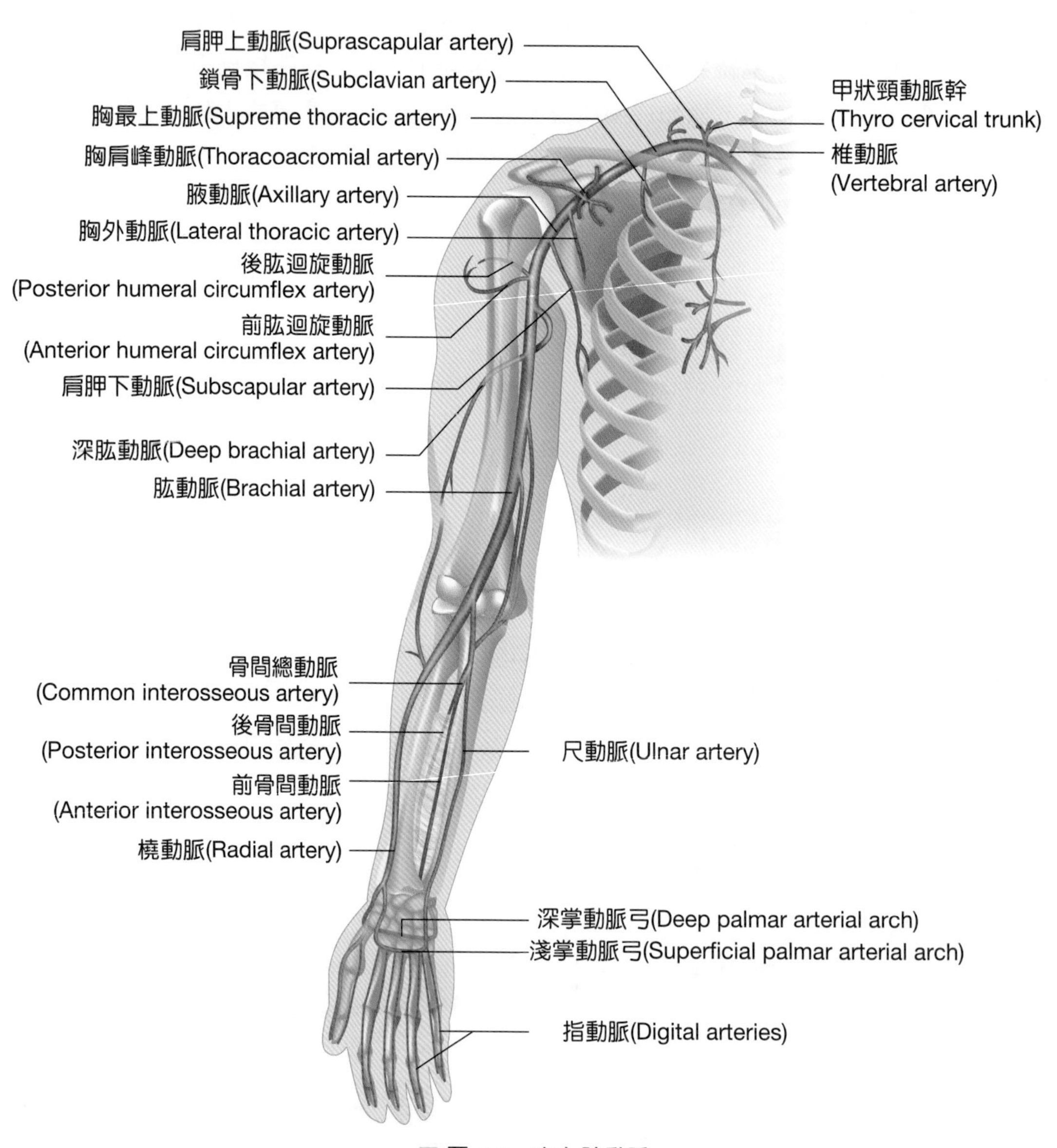

圖 8-1 右上肢動脈

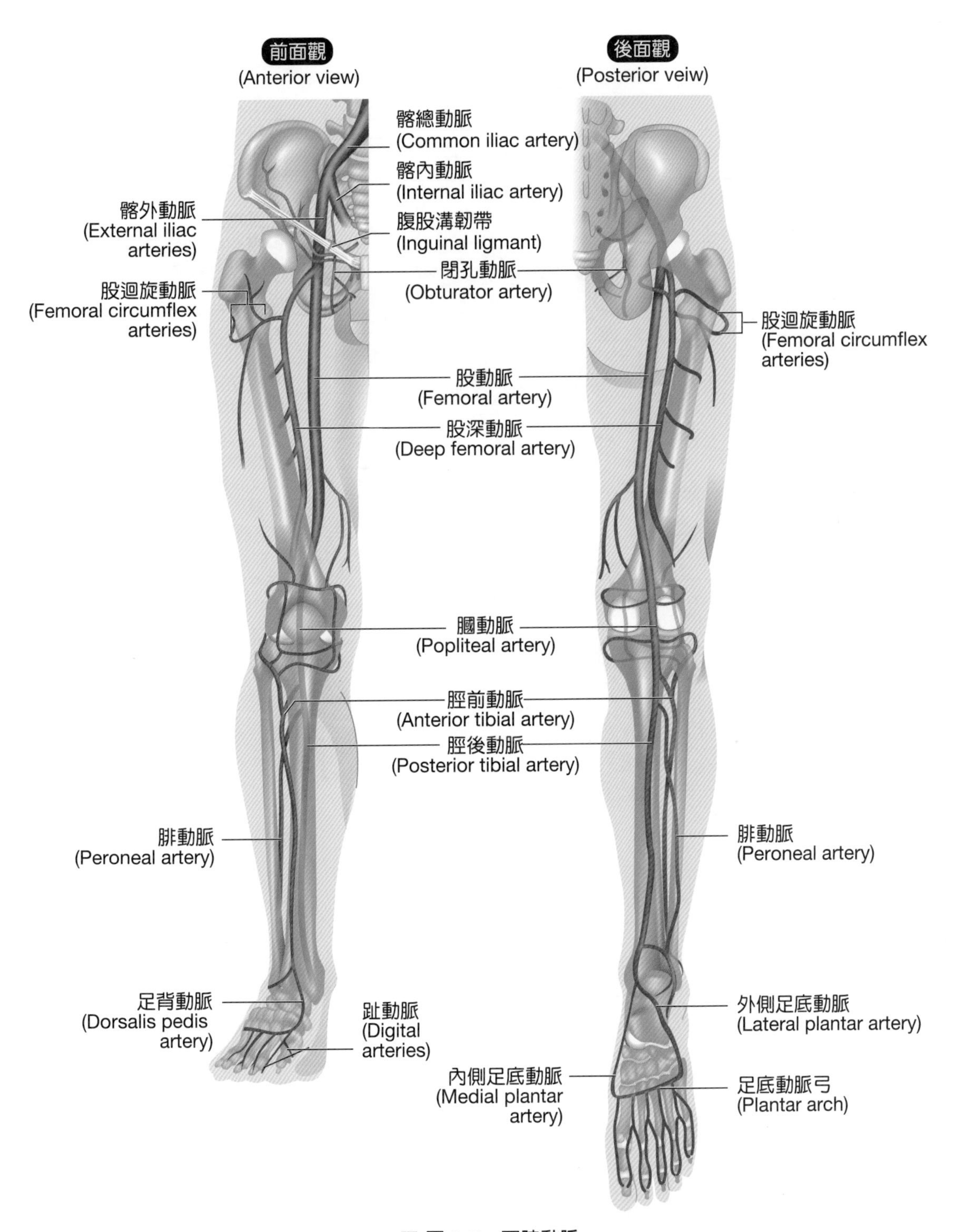
前面觀
(Anterior view)
後面觀
(Posterior veiw)
髂總動脈
(Common iliac artery)
髂內動脈
(Internal iliac artery)
髂外動脈
(External iliac arteries)
腹股溝韌帶
(Inguinal ligmant)
閉孔動脈
(Obturator artery)
股迴旋動脈
(Femoral circumflex arteries)
股迴旋動脈
(Femoral circumflex arteries)
股動脈
(Femoral artery)
股深動脈
(Deep femoral artery)
膕動脈
(Popliteal artery)
脛前動脈
(Anterior tibial artery)
脛後動脈
(Posterior tibial artery)
腓動脈
(Peroneal artery)
腓動脈
(Peroneal artery)
足背動脈
(Dorsalis pedis artery)
趾動脈
(Digital arteries)
外側足底動脈
(Lateral plantar artery)
內側足底動脈
(Medial plantar artery)
足底動脈弓
(Plantar arch)

圖 8-2　下肢動脈

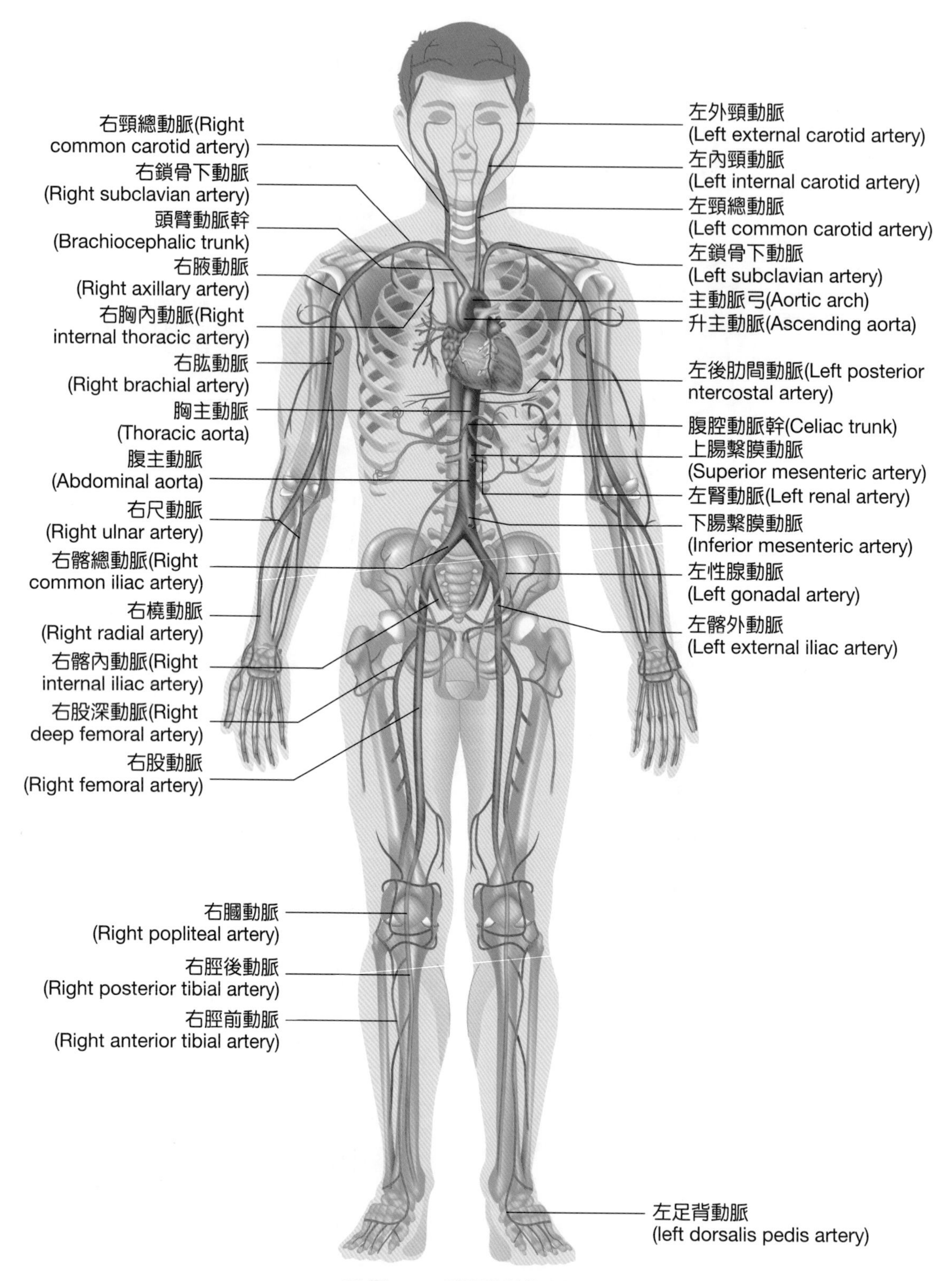

圖 8-3　周邊動脈的血管分布

二、周邊靜脈

(一) 周邊靜脈的分布

◎ 上肢靜脈

上肢靜脈始於手指靜脈，匯流成橈、尺靜脈，上行形成肱靜脈、腋靜脈及鎖骨下靜脈（圖8-4）。淺靜脈則**無同行相對的動脈**，始於手背靜脈網，一分枝在前臂外（橈）側形成頭靜脈，注入腋靜脈，另一分枝在前臂內（尺）側形成貴要靜脈，注入肱靜脈。前臂及手背靜脈因位置較表淺，是靜脈注射最常使用的部位。

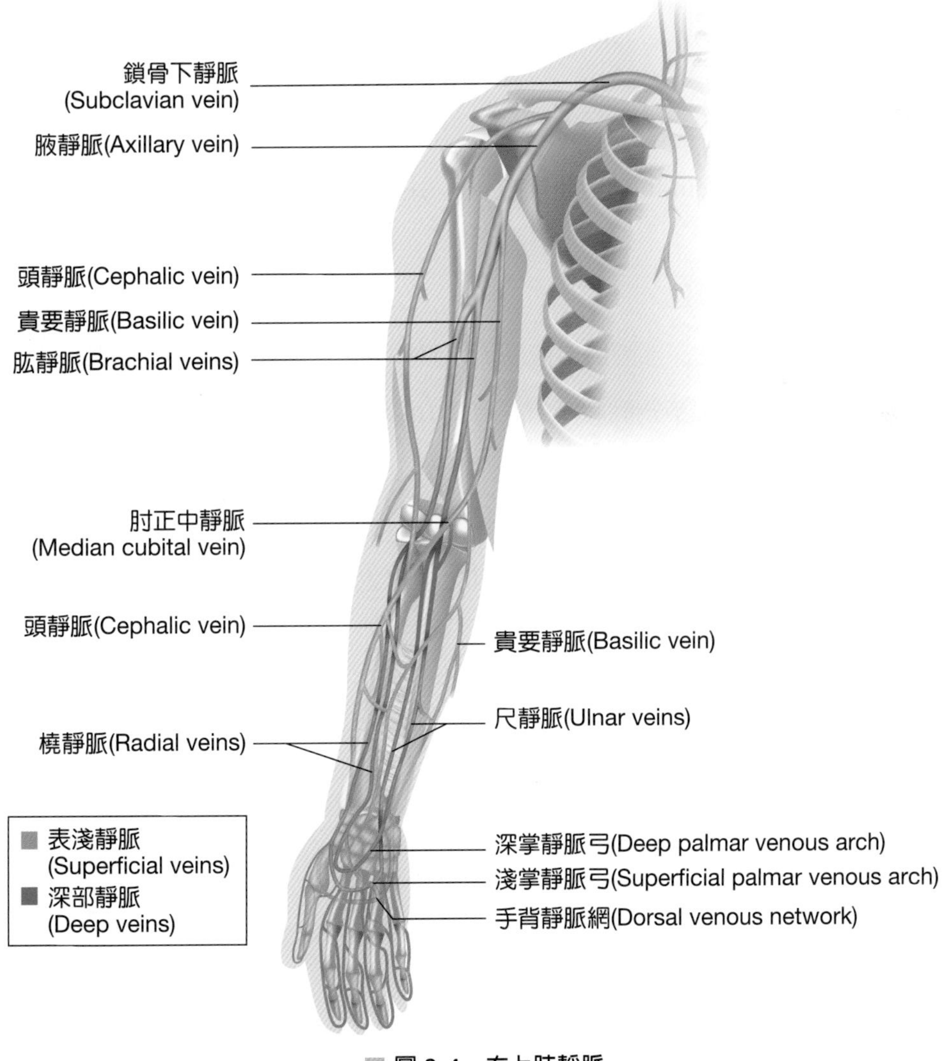

圖 8-4　右上肢靜脈

◎ 下肢靜脈

下肢靜脈包含**深部靜脈**(Deep Vein)及**表淺靜脈**(Superficial Vein)（圖8-5），兩者間由許多的交通靜脈相連接。

1. **深部靜脈**：與動脈平行位於肌肉中間，包括**股靜脈**與**膕靜脈**，**負責下肢90%靜脈血的回流**，因此若切除淺層靜脈並不影響下肢靜脈循環。
2. **表淺靜脈**：位於較表淺的皮下組織，包括**大隱靜脈**(Great Saphenous Vein)及**小隱靜脈**(Small Saphenous Vein)，其間亦有交通支互相溝通。**大隱靜脈是人體內最長的靜脈**，由小腿內踝的前方往上延伸至腹股溝韌帶而進入股靜脈，**臨床上常被截取作為心臟冠狀動脈繞道手術**(Coronary Artery Bypass Graft; CABG)**之用**；小隱靜脈位於小腿外踝之後方，上行至膝窩注入膕靜脈。人體的靜脈分布圖請見圖8-6。

（二）周邊靜脈的功能

周邊靜脈(Peripheral Vein)的功能是對抗地心引力，將代謝過的血液送回心臟。過程中需仰賴以下三部分的協助：

1. **動脈壓**：將靜脈血往前推送。
2. **肌肉力量**：肌肉收縮有助深部靜脈血液回流，且腿部適當活動可增強下肢肌肉力量。
3. **靜脈瓣膜**：位於靜脈內，不為動脈所有，**每隔10~12 cm具有靜脈瓣**，**瓣膜指向心臟**，其功能為防止靜脈血回流。

當周邊靜脈功能出現障礙時，可能會出現皮膚發紅、色素沉著（尤其是下肢）、水腫、靜脈曲張、脹痛等情形，因此其評估項目包括**皮膚的顏色與溫度、靜脈分布及肢體腫脹情形**。

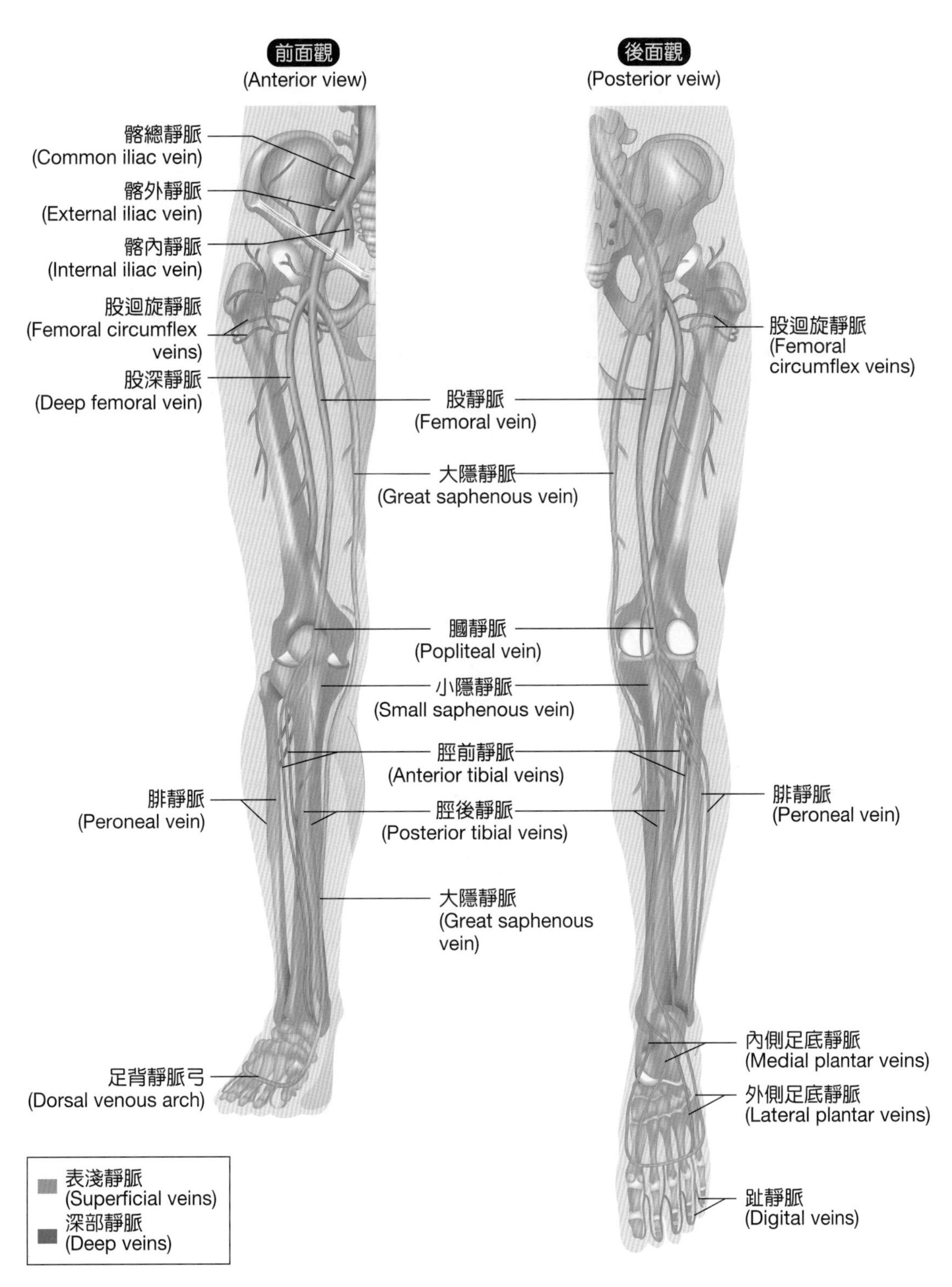
前面觀
(Anterior view)
後面觀
(Posterior veiw)
髂總靜脈
(Common iliac vein)
髂外靜脈
(External iliac vein)
髂內靜脈
(Internal iliac vein)
股迴旋靜脈
(Femoral circumflex veins)
股深靜脈
(Deep femoral vein)
股靜脈
(Femoral vein)
大隱靜脈
(Great saphenous vein)
膕靜脈
(Popliteal vein)
小隱靜脈
(Small saphenous vein)
脛前靜脈
(Anterior tibial veins)
腓靜脈
(Peroneal vein)
脛後靜脈
(Posterior tibial veins)
大隱靜脈
(Great saphenous vein)
足背靜脈弓
(Dorsal venous arch)
股迴旋靜脈
(Femoral circumflex veins)
腓靜脈
(Peroneal vein)
內側足底靜脈
(Medial plantar veins)
外側足底靜脈
(Lateral plantar veins)
趾靜脈
(Digital veins)
表淺靜脈
(Superficial veins)
深部靜脈
(Deep veins)

圖 8-5　下肢靜脈

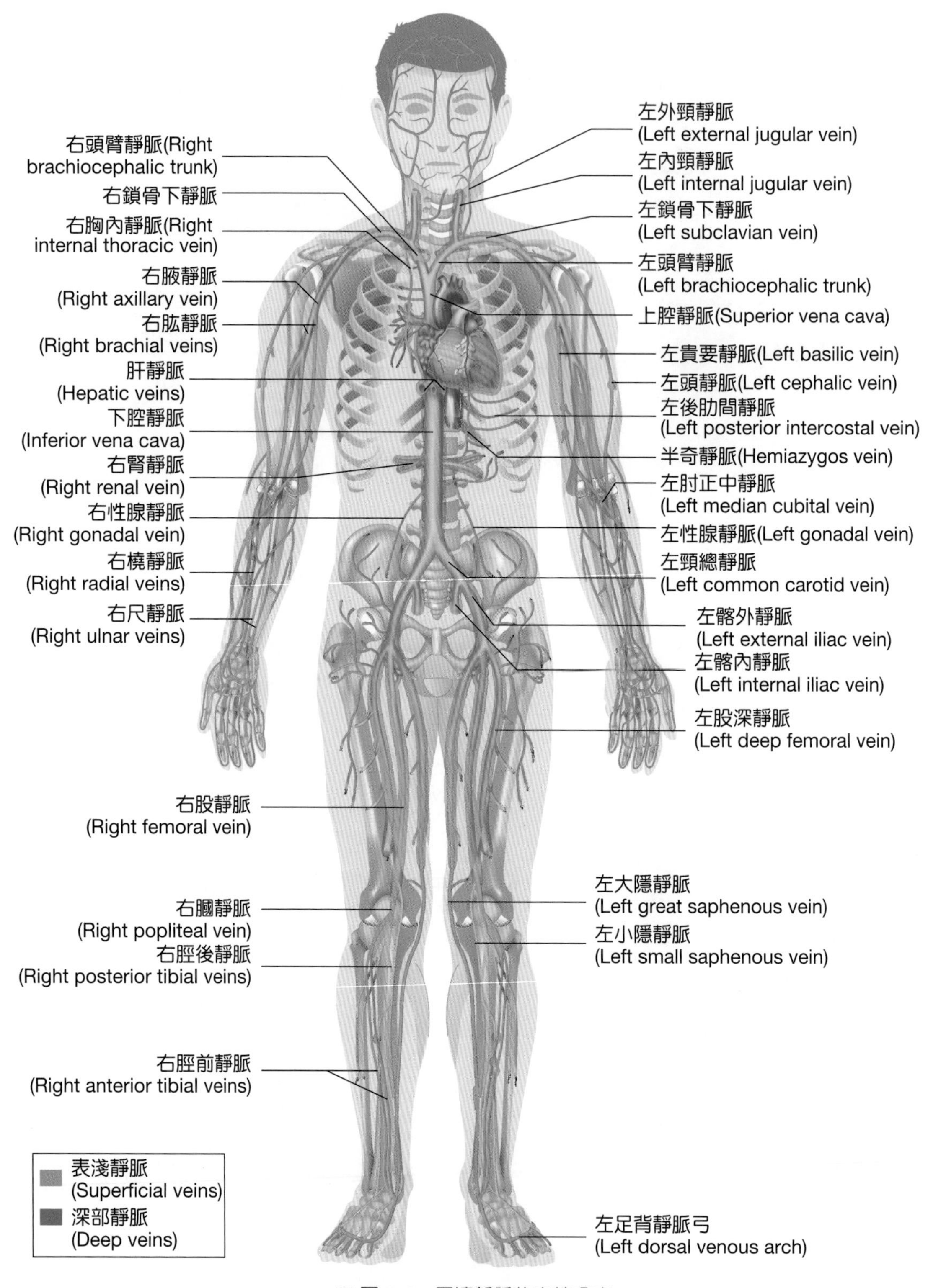

圖 8-6 周邊靜脈的血管分布

三、微血管

（一）微血管的分布及功能

微血管(Capillary)**連接小動脈和小靜脈**，微血管**充血時皮膚黏膜紅潤，反之則呈蒼白或發紺**，其功能為**負責組織的營養及代謝**（圖8-7），並維持血管和組織間的平衡，若功能產生障礙，將影響周邊組織灌流或產生水腫問題。

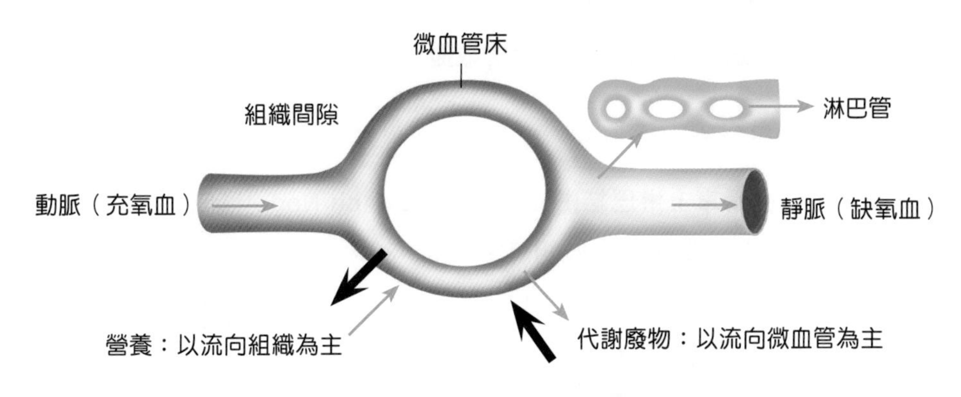

圖 8-7　微血管的循環情形

（二）微血管水腫的導因

1. **微血管的通透性增加**：如外傷、發炎、過敏等因素所致。
2. **微血管的靜液（力）壓增加**：靜液壓是指水分往外衝的力量，若血液容積過多、水或鈉滯留等，就會增高微血管的靜液壓。
3. **微血管的膠質滲透壓降低**：維持膠質滲透壓主要與血中蛋白有關，尤其是白蛋白(Albumin)，其功能是將水分保留在血管內，若肝功能不佳會減少白蛋白的製造，引發低蛋白血症，影響血中膠質滲透壓。
4. **血管外的組織壓下降**：發生於組織鬆脫或彈性纖維較少的部位，如足背、眼眶周圍及陰囊等；當組織間隙壓力下降，血管內靜液壓相對較高，而使液體由高壓處往低壓處移動。
5. **周邊淋巴系統障礙**：淋巴系統可協助將組織間隙多餘的液體與蛋白質送回靜脈循環系統，若淋巴管狹窄或阻塞，將會影響細胞間液的回流，造成水腫（詳見第11章淋巴系統評估）。

四、周邊淋巴系統

(一) 淋巴系統概述

淋巴系統(Lymphatic System)源自於周邊組織間隙，主要功能為免疫功能、避免水腫及協助腸道的脂質吸收等，是由**淋巴液、淋巴管、淋巴結及淋巴器官所組成**（詳見第11章淋巴系統），淋巴管每隔一段距離就會有淋巴結出現，成群地分布在淺層或深層皮膚內，**深層淋巴結較無法摸到，淺層淋巴結較易見且觸摸得到**。與周邊循環系統有關之淺層淋巴結，其**功能為淋巴液進入靜脈系統前之過濾作用，防止病原體的散播**。

(二) 周邊淋巴結的分布

1. **上肢淋巴結**：主要由**滑車上淋巴結(Epitrochlear Lymph Node)構成**，位於肘前窩上臂內側，**負責引流該部位以下鄰近的上肢組織液**（圖8-8）。

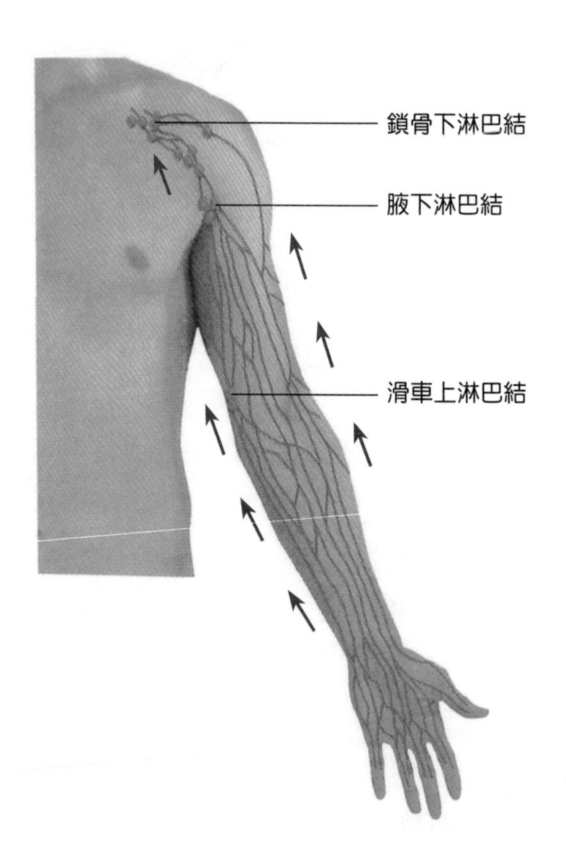

圖 8-8　滑車上淋巴結之分布及其引流走向

2. **下肢淋巴結**：是指**表淺腹股溝淋巴結**(Superficial Inguinal Node)，主要包括垂直及水平分布的淋巴結群（圖8-9）。
   (1) **垂直鏈**(Vertical Group)**淋巴結**：位於腹股溝偏大腿內側，呈垂直分布，**負責引流下肢內側的組織液**。
   (2) **水平鏈**(Horizontal Group)**淋巴結**：位於鼠蹊韌帶下方，沿著腹股溝線呈水平分布，**負責引流下腹部、外生殖器、肛管及臀部的組織液**。

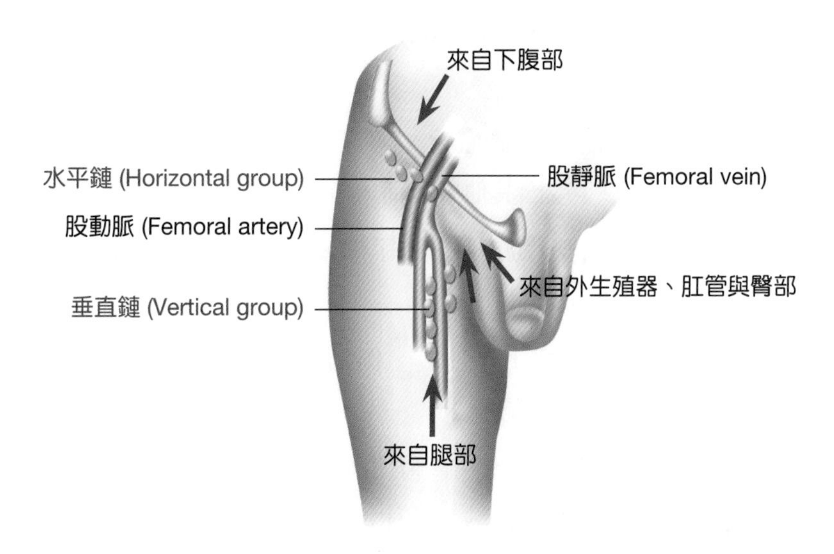

圖 8-9　下肢淋巴結之分布及其引流走向

延伸閱讀

周邊淋巴結之評估

周邊淋巴結**一般是無法觸摸到**，呈圓形、橢圓、較長形、扁形或柱形，小如豆，青春發育前期鼠蹊部淋巴結可能大如橄欖（約1 cm），其大小與數量因人及部位而有差異，當抵抗傳染時，淋巴結會腫大或有觸痛感，如**發現腫大的淋巴結，亦要懷疑是否嚴重感染、結締組織病變或癌症**。

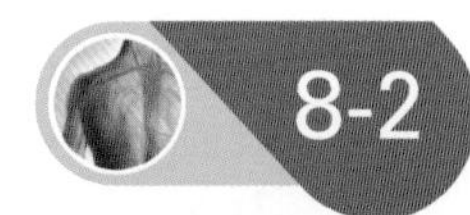

8-2 健康史評估與脈搏測量

一、健康史

評估個案周邊循環系統相關的健康史資訊，各層面的注意事項包括：

1. **現在病史**：詢問個案是否有現存的周邊循環問題，如是否有冰冷、潰瘍、疼痛、水腫、麻木或間歇性跛行(Intermittent Claudication)等，若有，可進一步以第一章提過的PQRST要點來加以評估收集資料。
2. **過去病史**：詢問個案有無糖尿病、高血壓、高血脂、血栓、創傷發炎等慢性疾病，是否有因這些疾病而住院或開刀？或因其他原因而入院？
3. **家族史**：詢問個案親友中有無家族性的糖尿病、高血壓、動脈粥狀硬化或靜脈曲張(Varicose Vein)等疾病。
4. **心理社會史**：詢問個案的職業與工作性質，例如從事壓力大或長期站立、久坐的工作者，易導致靜脈栓塞等周邊循環問題。
5. **日常生活型態**：詢問個案有無不良的飲食習慣（如高脂飲食、酗酒等）；有無抽菸、每日運動量如何等。常需固定不動或是缺乏規律運動習慣者較容易罹患周邊血管疾病。

二、脈搏測量技巧

◎ 脈搏特性

當心臟由竇房結開始產生電氣衝動，並進一步傳送使心肌規律收縮；在心臟間歇將血液注入動脈血管的同時，極富彈性的動脈也因著血流波動，引發一陣陣在體表動脈可觸及的輕微跳動感，此即為脈搏(Pulse)。脈搏的特性如下所述，常見的異常脈搏詳見表8-1和圖8-10：

1. **脈搏速率**：簡稱脈率，即每分鐘脈搏跳動的次數，成年人一般約為每分鐘跳動60~100次，依年齡、活動、體溫等諸多因素影響而有差異，超出或低於正常範圍即屬於異常的脈率。
2. **脈搏節律**：簡稱脈律，即是指脈搏跳動的節律；正常情況為每次節律的間隔時間都應相等，脈壓幅度約在30~40 mmHg。

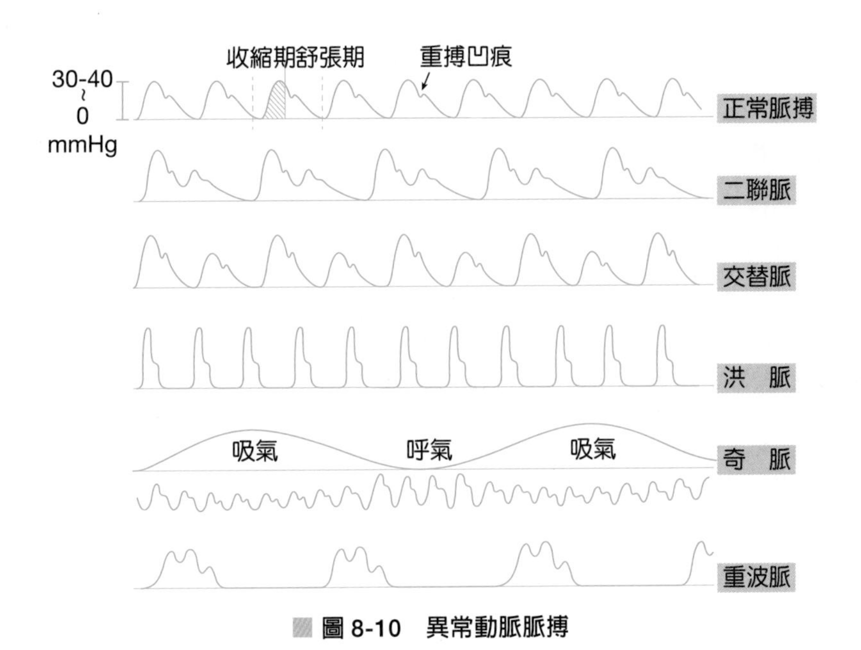

圖 8-10　異常動脈脈搏

表 8-1　常見異常脈搏種類

名　稱	說　明
脈搏過快(Tachycardia)	脈率＞100次／分；可能因素有發燒、甲狀腺功能亢進、休克、焦慮、心臟疾病
脈搏過慢(Bradycardia)	脈率＜60次／分；可能因素有低體溫、甲狀腺功能低下、心臟疾病、身體機能優異者（運動員）
二聯脈(Bigeminal Pulse)	兩次快速搏動後緊接著一個較長間隔，通常見於節律異常者
交替脈(Alternating Pulse)	速率規則，但脈搏一強一弱交替出現，通常表示有左心室衰竭
洪脈(Bounding Pulse)	脈搏壓增加、波幅變窄且脈律增加；可能因素有高血壓、動脈粥狀硬化、主動脈狹窄、發燒、甲狀腺功能亢進、焦慮
奇脈(Pulsus Paradoxus)	特性為脈搏幅度會隨呼吸而改變，吸氣時脈壓下降10 mmHg以上，呼氣時增加；常出現於慢性阻塞性肺疾病、心包積液者
重波脈(Pulsus Bisferiens)	觸診頸動脈較容易查出，有兩個主要高峰，機轉尚不清楚，可能與主動脈狹窄合併閉鎖不全有關
弦脈(Wiry Pulse)	心臟收縮力不良使心搏出量減少、脈壓下降而不易觸診，常見於低血容積性休克者
絲脈(Thready Pulse)	心臟收縮力相當弱，脈壓極低，脈搏呈細絲狀搏動，很難觸診或容易突然摸不到脈搏，常見於大出血或臨終病人

3. **脈搏強度**：一般以下列五個等級來描述：
   (1) 0：消失。
   (2) 1＋：不易摸到，跳動減弱。
   (3) 2＋：容易摸到，正常的脈搏跳動。
   (4) 3＋：搏動有力且增加。
   (5) 4＋：搏動強烈且快速。

◎ 脈搏測量注意事項

檢查動脈脈搏通常會利用橈動脈脈搏來計算心跳速率、節律、強弱及波形，檢查者利用自己的食指與中指或連同無名指按壓在個案腕部上的橈動脈處以感覺其搏動，詳細的測量法於基本護理學已有陳述；在此簡述注意事項如下：

1. 應記錄包括脈搏的速率、節律、強度、脈量及兩側是否對稱。
2. 測量前應先確認有無影響因素的干擾，如服用毛地黃藥物個案會使心跳速率減慢。
3. 測量肢體宜有適當支托，不可懸空。
4. 可用食指、合併中指或無名指來測量脈動，但切忌使用拇指，因拇指含有淺層脈動，檢查者若以拇指測量易造成混淆，無法確認脈動是受測者或是檢查者的脈動。
5. 若節律規則、正常，則可測足1分鐘或測30秒後乘以2來求得每分鐘的心跳速率(Heart Rate; HR)。
6. 若心跳速率不正常者（如心律不整），必須量滿1分鐘或直接改測心尖脈。
7. 如發現節律不規則時，則須進一步以聽診器評估，或是同時測量橈動脈及心尖脈來比對參照，以利早期發現某些嚴重的心血管疾病，如心房纖維顫動。

測量不易觸得脈搏的小技巧

1. 執行檢測的手放鬆，並採取適當姿勢，以免影響觸診時指腹的敏感度。
2. 將指腹放在適當的部位，以不同的壓力將動脈壓向較堅實的面，感受脈搏傳到指腹的感覺；若仍無法觸得，則更仔細的探索此一區域。

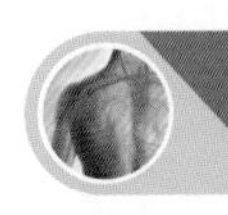

8-3 評估程序

程序	說明
評估前準備	
1. 洗手	1-1. 接觸個案前後均須洗手
2. 用物：止血帶、杜卜勒超音波(Doppler)、水溶膠(Jelly)、聽診器	
3. 核對個案	3-1. 核對床頭卡及詢問個案或家屬
4. 自我介紹	
5. 詢問健康史	5-1. 現在與過去病史、家族史、心理社會史以及日常生活型態（詳見8-2節之健康史評估）
6. 解釋檢查目的及操作過程	6-1. 主要目的為瞭解上肢與下肢循環狀況及評估動靜脈功能，期望能早期發現早期治療。過程中檢查者會使用眼睛觀察、以手觸摸有無異常現象或在大腿綁上止血帶以評估血管功能
7. 環境安排	
(1) 合宜室溫	(1)-1. 合宜的室溫(22~25℃)可以避免因過冷或過熱而造成血管收縮或擴張的情形
(2) 具隱密性	
8. 準備個案	
(1) 協助更衣	
(2) 採適宜姿勢	
A. 上肢檢查：採舒適坐姿（圖8-11)	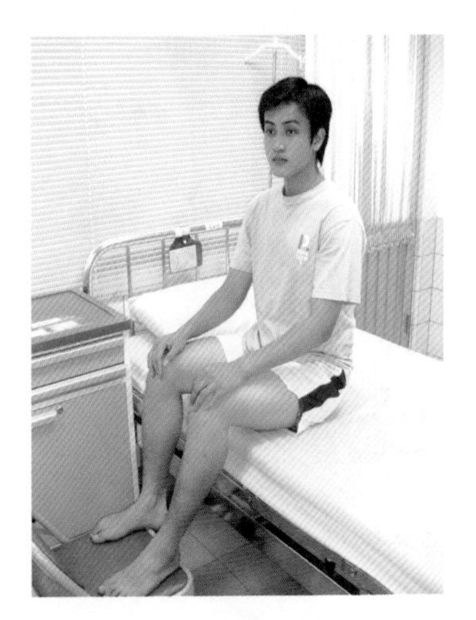 圖 8-11 舒適坐姿
B. 下肢檢查：視情況採平躺或站姿	

程序	說明
檢查步驟	
（一）上肢檢查	
1. 視診兩手皮膚 觀察皮膚和指甲顏色、質地及毛髮分布，比較兩手的大小、對稱情形	1-1. 評估有無發紺、潰瘍、色素沉著、靜脈曲張(Varicose Vein)、毛髮分布不均或水腫情形 1-2. 正常：指甲床呈粉紅色且無發紺，沒有皮膚增厚或變薄、無靜脈怒張、兩手大小對稱且無水腫 異常 靜脈周圍皮膚若有發紅、腫脹、發熱疼痛感，則可能有表淺血栓靜脈炎，臨床上多為靜脈注射不當，如化療藥物刺激或長期使用同一條血管所致；手臂水腫且靜脈顯而易見可能為靜脈阻塞
2. 觸診兩手溫度 (1) 檢查者以兩手手背對稱觸診，由個案的遠心指端開始至近心端（圖8-12、8-13），檢查個案兩手的溫度	

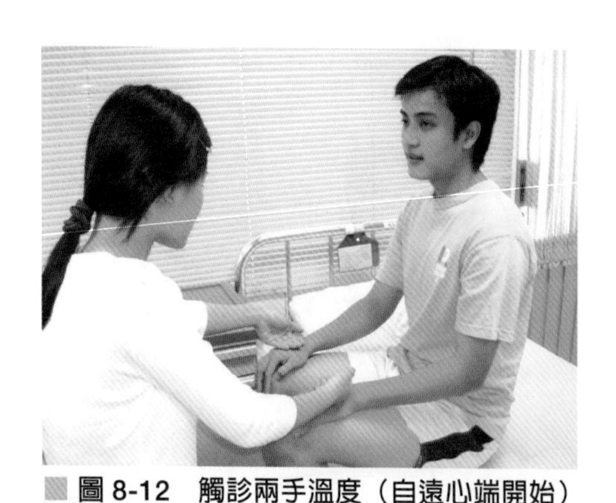

圖 8-12　觸診兩手溫度（自遠心端開始）

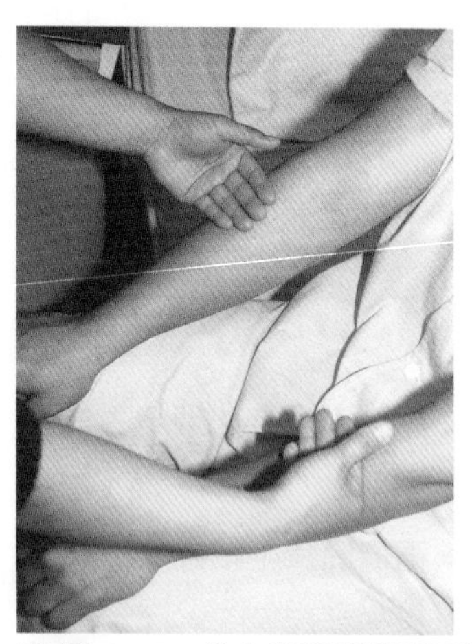

圖 8-13　往上對稱觸診兩手溫度

程序	說明
(2) 比較兩手溫度有無左右對稱或一致	(2)-1. 正常：兩手溫度對稱，無發炎徵象 異常 靜脈分布處溫熱、壓痛或見到紅紅一條，有時摸起來會有一顆一顆的結節，可能有表淺血栓靜脈炎(Thrombophlebitis)

程　序	說　明
3. 觸診橈動脈	3-1. 橈動脈(Radial Artery)供應上臂及手臂內側的血流 3-2. 觸診時應避開有肌肉覆蓋、骨頭襯墊的位置，較容易觸診到 3-3. 注意動脈有無變硬、壓痛及震顫等異常現象
(1) 尋找橈動脈位置	(1)-1. 橈動脈位於橈骨與腕關節交接處，約在腕部腹側鄰近拇指處
(2) 使用兩手的食指和中指（亦可連同無名指）指腹觸摸（圖8-14）	圖 8-14　雙手觸診橈動脈
(3) 檢查脈搏跳動強度、速率、節律及血管彈性	(3)-1. 依前述五等級法描述脈搏強度，以評估周邊循環情形 (3)-2. 正常人脈搏速率約60~100次／分，受年齡、性別及運動量等因素影響
(4) 雙手同時觸診，以比較兩手脈搏跳動有無對稱	(4)-1. 正常：兩側橈動脈搏動強度為2＋、規律、左右對稱，且與心尖脈跳動一致 異常 動脈搏動強度消失(0)、微弱(1＋)、強(3＋)或過強(4＋)、跳動不規律、兩手脈動不一致或與心尖脈不一致（常見於心臟早期收縮或心房顫動）、出現壓痛或震顫等

程　序	說　明
4. 觸診尺動脈（圖8-15）	4-1. 尺動脈(Ulnar Artery)位於手腕內側面，即尺骨與腕關節交接之處，約在腕部腹側鄰近小指處，較不易觸摸且搏動較微弱，檢查方法及評估重點同前述

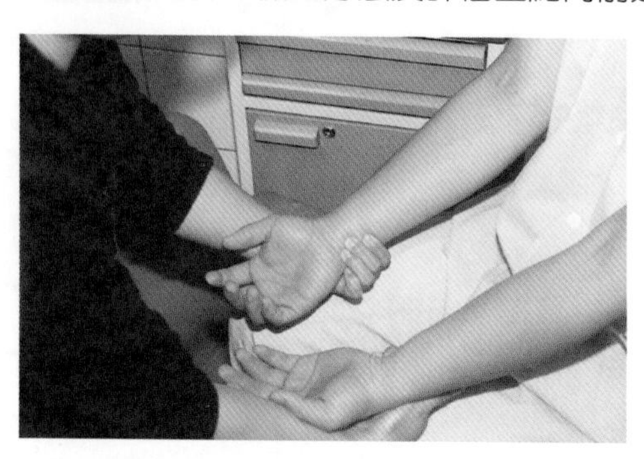

圖 8-15　雙手觸診尺動脈

程　序	說　明
5. 觸診肱動脈（圖8-16）	5-1. 肱動脈(Brachial Artery)位於肘窩與肱二頭肌肌腱的內側交接處，檢查方法及評估重點同上

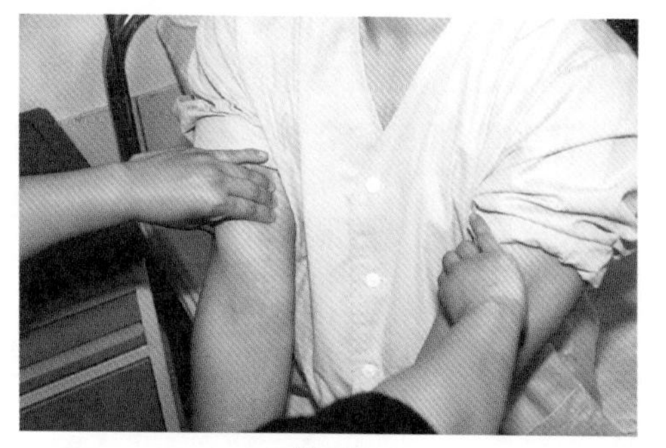

(a) 雙手觸診

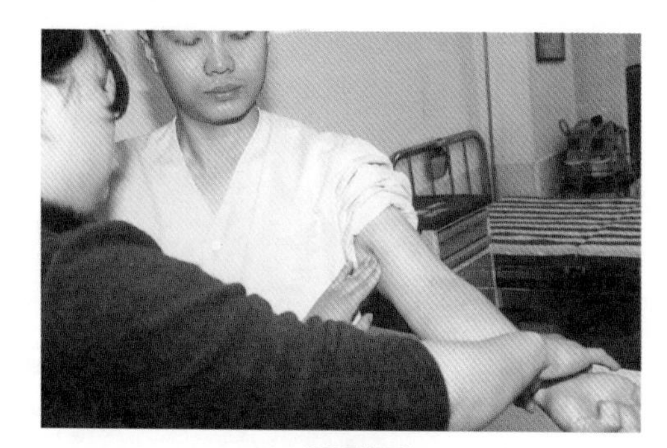

(b) 單手觸診

圖 8-16　觸診肱動脈

程　序	說　明
6. 觸診上肢淋巴結（滑車上淋巴結）	
(1) 請個案左手手肘彎曲	
(2) 尋找滑車上淋巴結位置	(2)-1. 滑車上淋巴結(Epitrochlear Lymph Node)位於肘前窩上臂內側，在**肘內上髁上3 cm**之肱二頭肌和肱三頭肌的交接處，負責引流手部及下臂等部位

程　序	說　明
(3) 檢查者**一手支托**個案手臂，另一手使用**食指**和**中指**或連同無名指的**指腹**觸診（圖 8-17）	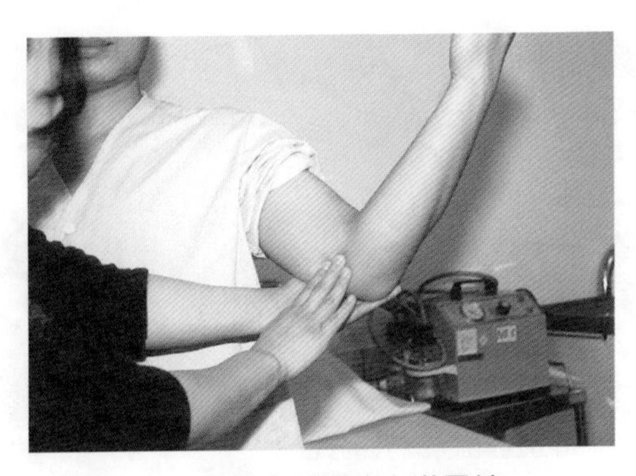 圖 8-17　觸診左手滑車上淋巴結
(4) 採**環狀按摩**或**前後壓放**的方式觸摸，評估有無淋巴結腫大	(4)-1. 如發現硬塊或結節等，評估其大小、軟硬度、可動性及有無發炎徵象如紅、腫、熱或壓痛（檢查重點及結果判讀請見第11章淋巴系統評估） (4)-2. 正常：淋巴結呈圓形或橢圓形，小如豆，通常摸不到 異常 淋巴結腫大可能引流區有感染或淋巴結病變
(5) 以同樣方法觸診右手滑車上淋巴結	
（二）上肢特殊檢查 1. 艾倫氏試驗(Allen's Test)	1-1. 常用於動脈穿刺或放置導管之前，主要目的為**檢測尺動脈及橈動脈是否通暢**，藉此評估上肢末梢血循
(1) 請個案雙手**手心朝上**，舒適地放在大腿或床上 (2) 檢查右手，請個案**握拳**（圖 8-18(a)）	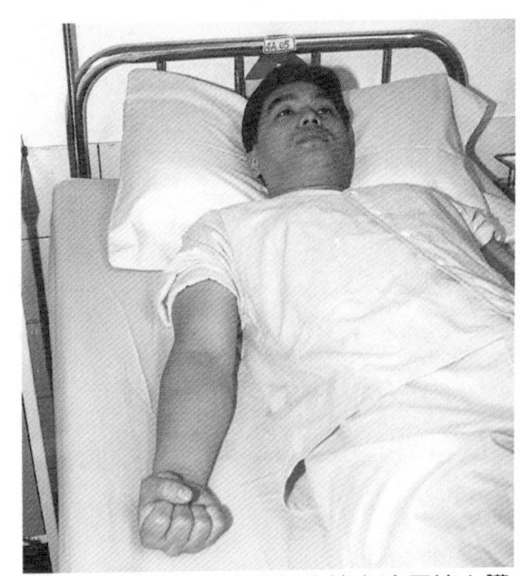 (a) 請個案握拳，使手指末端血液回流心臟 圖 8-18　艾倫氏試驗

程　序	說　明

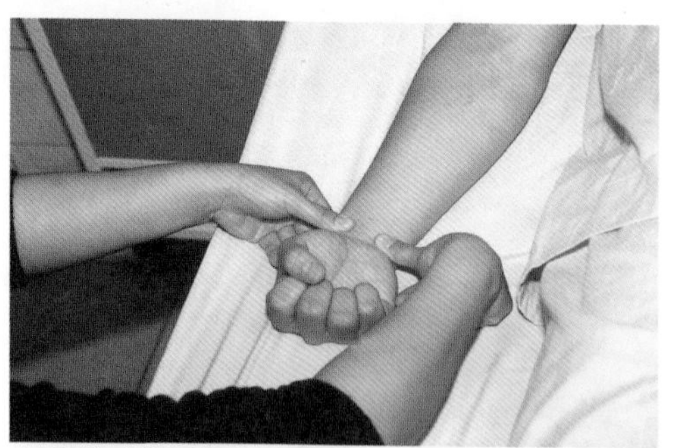
(b) 檢查者雙手拇指分別置於橈、尺動脈上

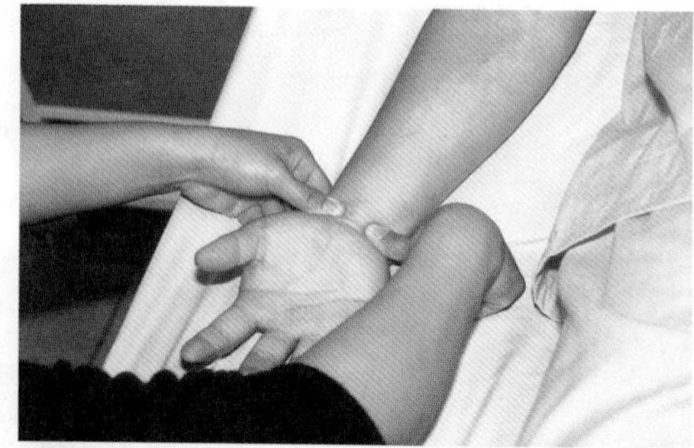
(c) 重壓兩處動脈後，請個案打開拳頭，此時手掌呈現蒼白

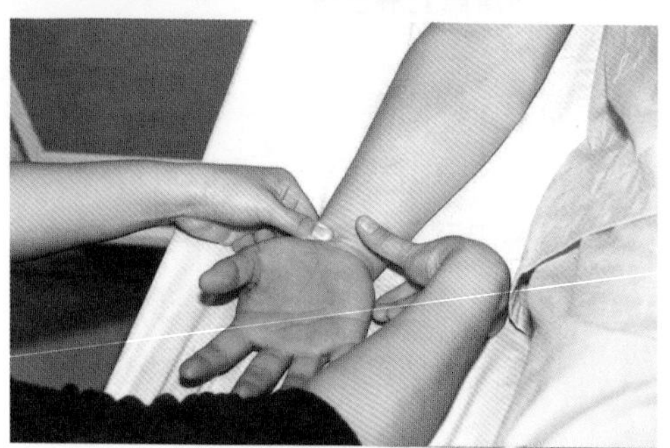
(d) 檢查尺動脈是否通暢

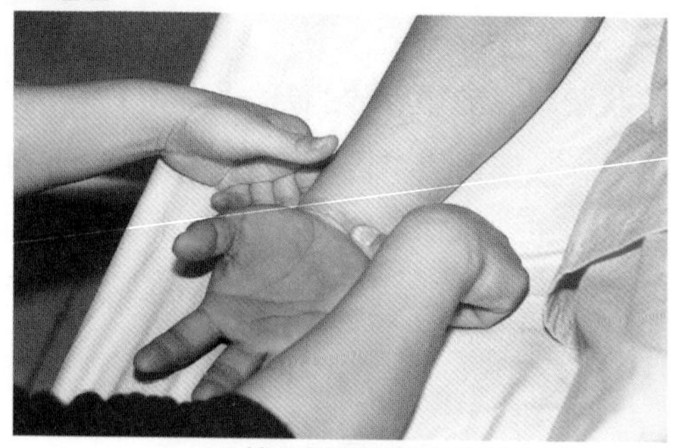
(e) 檢查橈動脈是否通暢

圖 8-18　艾倫氏試驗（續）

程　序	說　明
(3) 檢查者兩手**拇指各放在橈動脈及尺動脈上**（圖8-18(b)）	
(4) 重壓橈尺兩處動脈後，請個案鬆開拳頭，可見手掌呈蒼白狀（圖8-18(c)）	
(5) **放開尺動脈**上的重壓（圖8-18(d)），觀察尺動脈是否通暢	(5)-1. 正常：**手掌膚色在3~5秒內回復紅潤現象**，表示尺動脈通暢 異常　若放開尺動脈上的重壓後，持續呈蒼白或延遲回復紅潤狀，則表示尺動脈或其分枝有阻塞情形
(6) 重複步驟(1)~(4)，再放開橈動脈上的重壓（圖8-18(e)）以觀察之	(6)-1. 正常：**手掌膚色在3~5秒內回復紅潤現象**，表示橈動脈通暢 異常　若放開橈動脈上的重壓後，持續呈蒼白或延遲回復紅潤狀，則表示橈動脈可能有阻塞情形

程　序	說　明
(7) 以同樣方法檢查左手	(7)-1. 正常：左右手的尺動脈和橈動脈皆通暢，記錄為 Allen's Test (-)
2. 動脈聽診	
(1) 杜卜勒超音波(Doppler) A. 將水溶膠(Jelly)塗在受測部位的皮膚上，增加敏感度（圖8-19(a)） B. 將杜卜勒超音波的轉換器(Transducer)置於動脈搏動處（圖8-19(b)）	(1)-1. 此為非侵入性檢查，置於微弱的周邊動脈搏動處（尤其是下肢），以評估動脈位置及其通暢情形

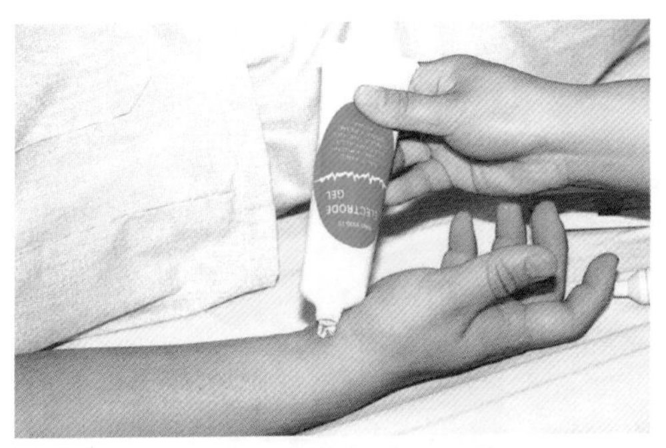

(a) 塗抹水溶膠於受測部位皮膚

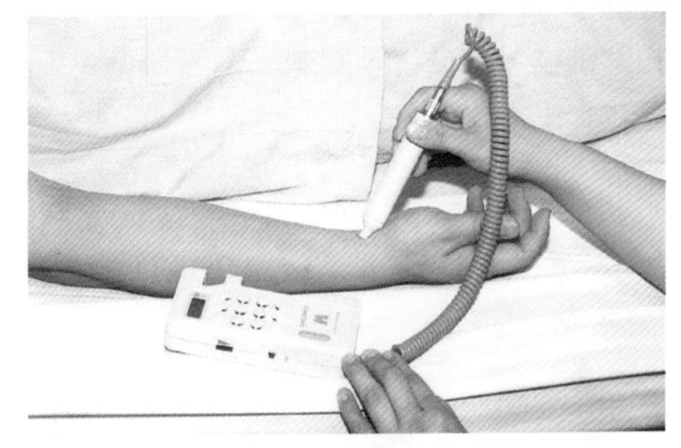

(b) 將轉換器置於動脈搏動處

圖 8-19　杜卜勒超音波操作方式

程　序	說　明
C. 以**45度**轉動尋找較清楚的「呼呼聲」確認動脈位置，並從儀表板上讀取血流情形	C-1. 依機器種類有不同的**通暢度表示法**，如以**箭頭的多寡**或以**百分比**表示 C-2. 一般若血流通暢減少70%以上或血管阻塞2/3以上，則為血管阻塞
D. 注意有無嘈音(Bruits)或其他異常聲音	D-1. 正常血流是近100%通暢且無嘈音 異常 動脈瘤會有明顯嘈音
(2) 以聽診器鐘面聽診	(2)-1. 使用聽診器鐘面較能靈敏截取血管有無異常聲音，如檢測搏動性嘈音

程　序	說　明
（三）下肢檢查	
1. 視診	
(1) 兩腳皮膚：觀察皮膚和指甲顏色、質地及毛髮分布，比較兩腳的大小、對稱情形	(1)-1. 評估有無發紺、潰瘍、色素沉著、靜脈曲張或水腫等異常情形
(2) 下肢靜脈	
A. 請個案**站立**	
B. 觀察**下肢內側面之大隱靜脈**分布情形（圖8-20）	B-1. 大隱靜脈(Great Saphenous Vein)的分布是由**內踝往上延伸至大腿內側**，上行至腹股溝韌帶入股靜脈
C. 觀察**小腿外後側面之小隱靜脈**分布情形（圖8-21）	C-1. 小隱靜脈(Small Saphenous Vein)由足背外側沿外踝後側上行至膝關節處注入膕動脈
D. 若有**靜脈曲張(Varicose Vein)**，則進一步進行**手壓測定法**	D-1. 手壓測定法詳見下肢特殊檢查之靜脈評估

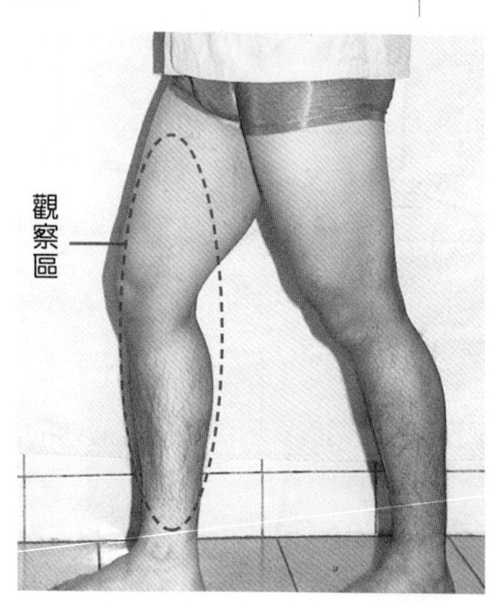

圖 8-20　大隱靜脈位置（右腿）

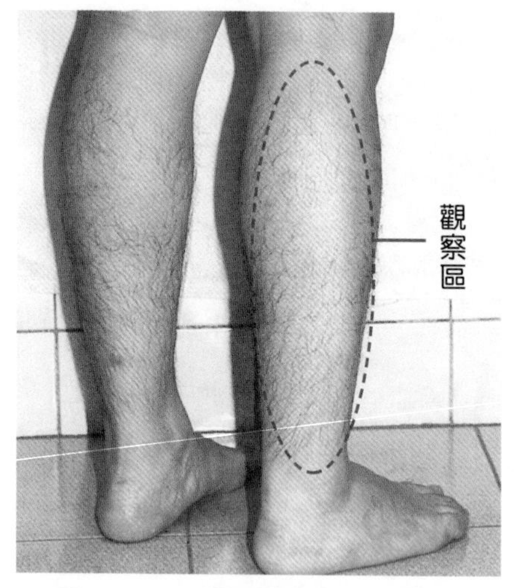

圖 8-21　小隱靜脈位置（右腿）

程　序	說　明
2. 觸診 (1) 觸診**兩腳溫度** A. 請個案**平躺** B. 檢查者以兩手手背由下肢末端對稱往上移動（圖8-22），檢查個案兩腳溫度 C. 比較兩腳溫度有無左右對稱一致	2-1. 觸診下肢動脈時，需評估脈博強度、速率、節律及血管彈性

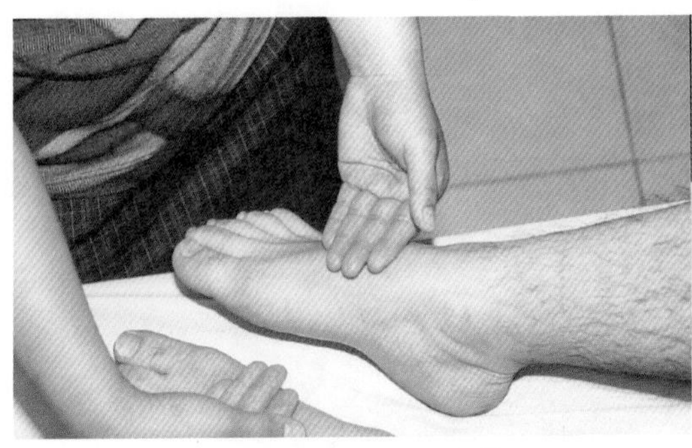
(a) 由下肢末端開始觸診

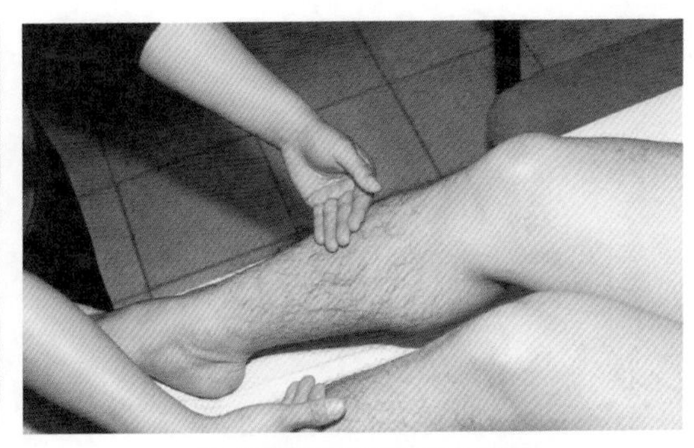
(b) 檢查者雙手對稱往上移動

圖 8-22　觸診下肢皮膚溫度

程　序	說　明
(2) 觸診股動脈	
A. 尋找股動脈位置	A-1. 股動脈(Femoral Artery)位於鼠蹊韌帶下方，約腹股溝線的中點處；主要供給大腿肌肉、股骨頭及附近結構的血液
B. 以食指、中指及無名指指腹觸摸（圖8-23）	B-1. 為方便檢查肥胖個案，可使用雙手或將檢查位置稍往上移至腸骨前上嵴和恥骨聯合的中點處 異常　股動脈脈搏減弱或消失，可能為主動脈或腸動脈病變，如栓塞

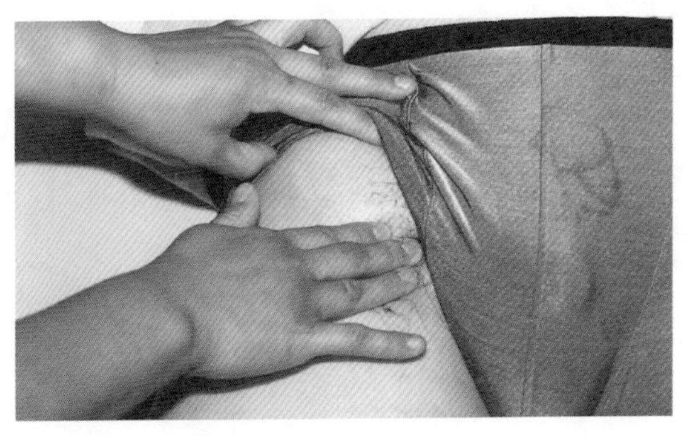
圖 8-23　觸診股動脈

程　序	說　明
(3) 觸診膕動脈	(3)-1. 膕動脈(Popliteal Artery)位於膝後軟組織內，行經膝膕窩，下行至比目魚肌的起始處，負責供應膝關節血液
A. 尋找膕動脈的位置	A-1. 觸診部位於**膕窩中線處**，稍微深觸診，用手指指腹感覺動脈搏動情形 異常 若膕動脈脈搏減弱或消失，但股動脈脈搏正常，可能為大腿的阻塞性動脈粥狀硬化
B. 個案平躺時，檢查者以兩手扣住膝後窩處（圖8-24）	
C. 若個案**俯臥**時，以**兩手交疊**稍微**深觸診**（圖8-25）	

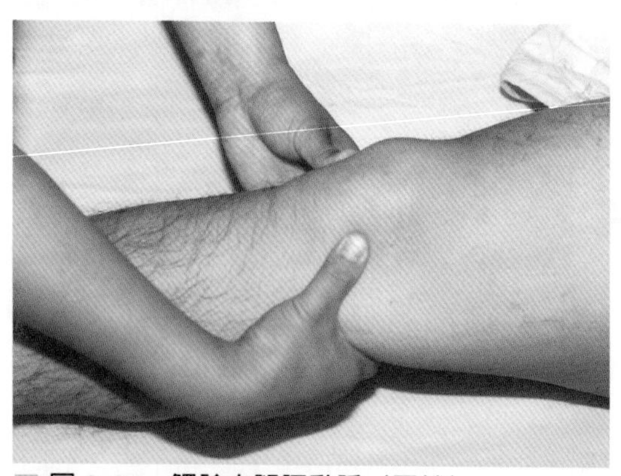

圖 8-24　觸診右腿膕動脈（平躺）

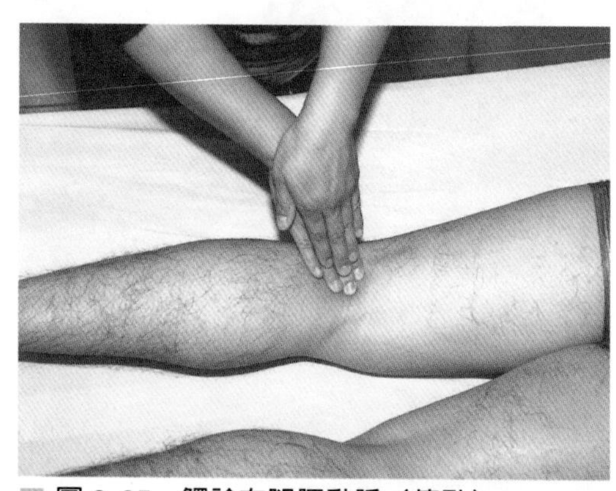

圖 8-25　觸診左腿膕動脈（俯臥）

程　序	說　明
(4) 觸診足背動脈	(4)-1 檢查前先確認個案的**腳處於放鬆狀態**
A. 尋找足背動脈的位置	A-1. 足背動脈(Dorsal Pedal Artery)乃脛前動脈的分枝，可沿著**第一及第二腳趾間中線往上移動至足背進行觸診**
B. 以單手或雙手的手指指腹觸摸（圖8-26）	

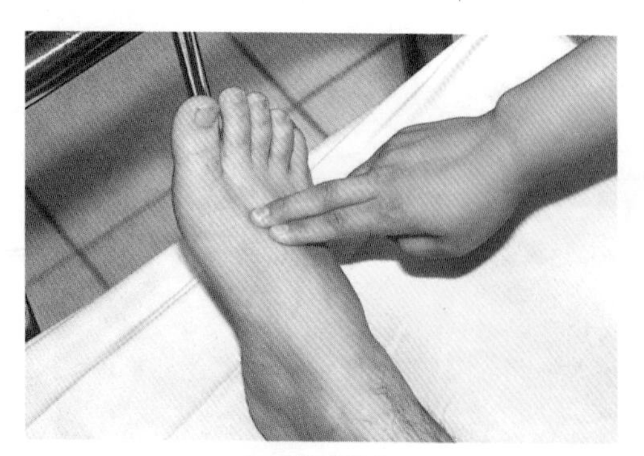

(a) 單手操作

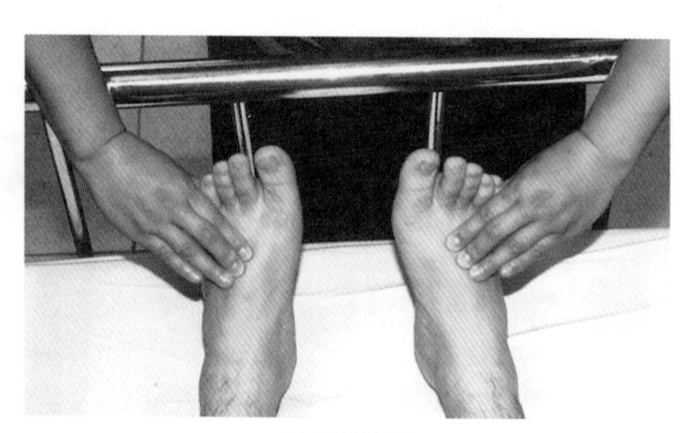

(b) 雙手操作

圖 8-26　觸診足背動脈

程　序	說　明 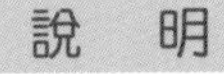
(5) 觸診脛後動脈	
A. 尋找脛後動脈位置	A-1. 脛後動脈(Posterior Tibial Artery)行於比目魚肌和脛骨後肌之間，經內踝的後面（即脛骨內髁後凹陷處）轉入腳底，主要供給小腿後方、腳底肌肉及附近的結構組織營養
B. 觸診時由內踝後面向脛骨內髁方向觸摸，檢查方法及評估重點同上（圖8-27）	

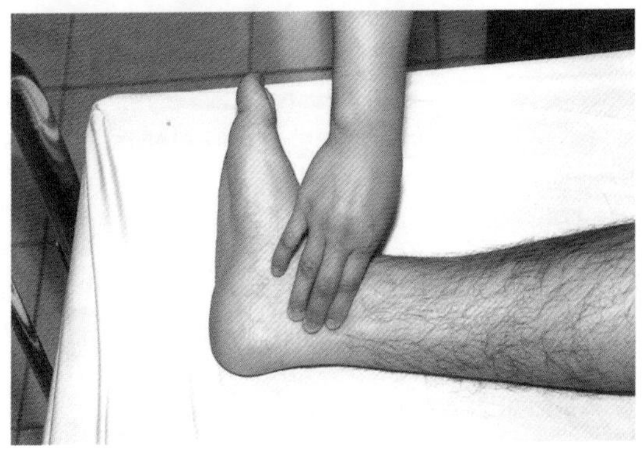

(a) 單手操作

(b) 雙手操作

圖 8-27　觸診脛後動脈

程　序	說　明
(6) 評估凹陷性水腫(Pitting Edema)	(6)-1. 觸診部位應包括雙腳足背、內踝及脛前區
A. 以拇指分別壓迫足背、內踝及脛前部位約5秒後鬆手	
B. 觀察皮膚回復情形，評估有無凹陷（圖8-28~8-30）	

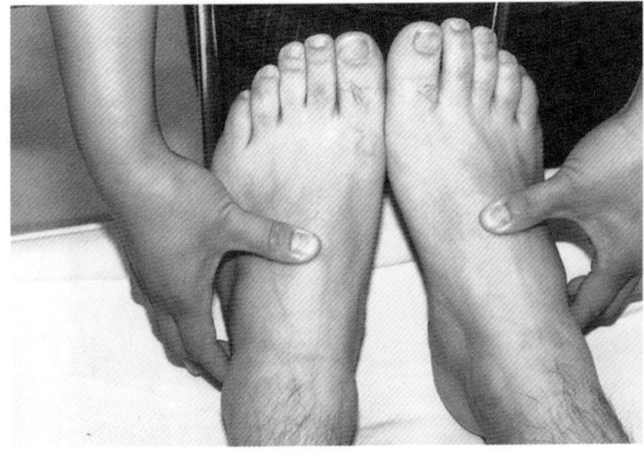

(a) 壓迫5秒

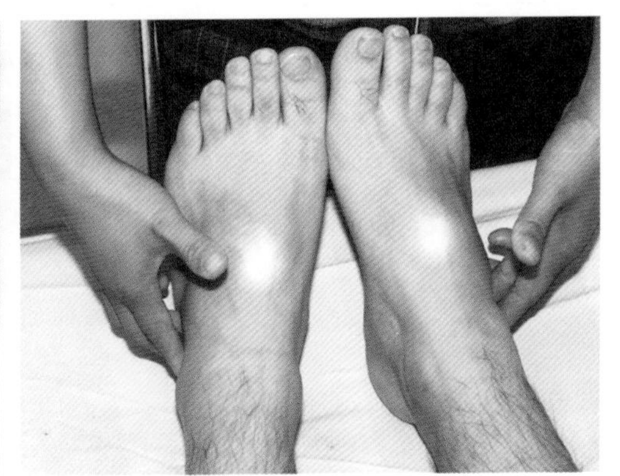

(b) 觀察凹陷回復時間及深度

圖 8-28　凹陷性水腫評估（足背）

程序	說明

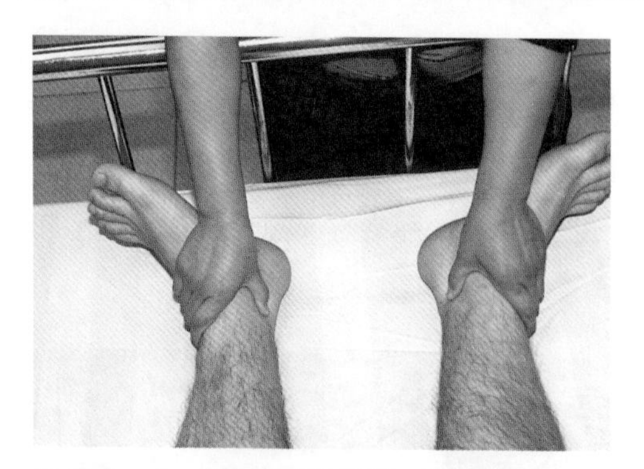
圖 8-29 凹陷性水腫評估（內踝）

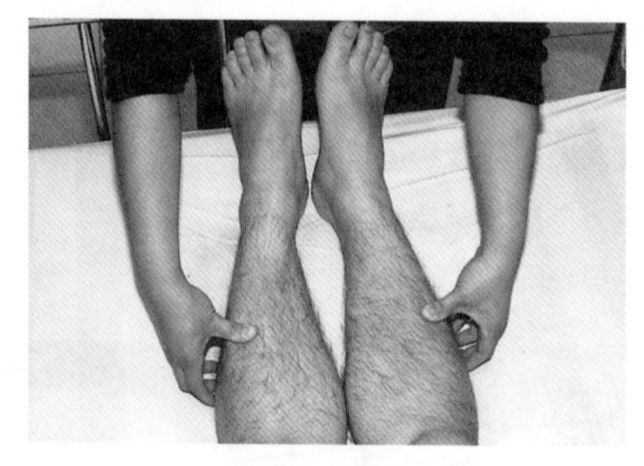
圖 8-30 凹陷性水腫評估（脛前）

C. 評估兩腳有無對稱出現水腫

C-1. 正常：放開壓迫後，皮膚會有短暫蒼白情形，但很快便可恢復原來膚色，且不會出現凹陷狀況

異常 出現凹陷性水腫，其嚴重程度可分四級：

1＋：皮膚輕微凹陷2 mm，恢復很快，下肢無水腫

2＋：皮膚中度凹陷4 mm，10~15秒後恢復

3＋：皮膚深度凹陷6 mm，持續較久時間才恢復，下肢可見腫脹

4＋：皮膚嚴重凹陷8 mm，持續凹陷一段時間，且下肢非常腫脹

(7) 觸診腓腸肌壓痛情形

A. 檢查者以慣用手的指腹按摩小腿處（即腓腸肌），詢問有無壓痛情形（圖8-31）

B. 若有發炎徵象則進一步執行霍曼氏徵象(Homan's Sign)檢查

A-1. 若**主訴觸痛感則不可持續按摩**，因**可能會增加栓子形成**的危險性

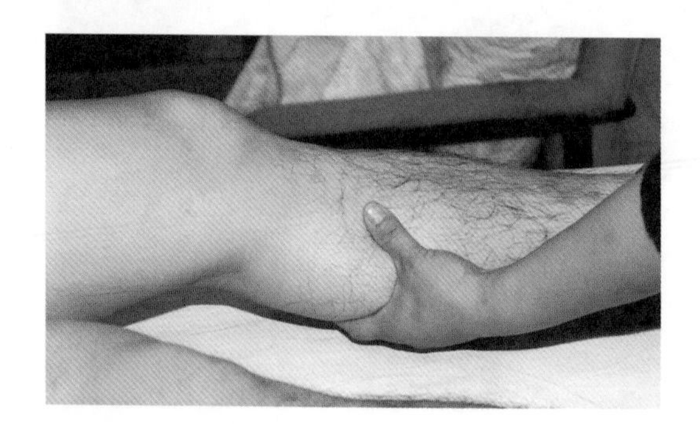
圖 8-31 觸診腓腸肌壓痛情形

程　序	說　明
(8) 霍曼氏徵象(Homan's Sign)	(8)-1. **主要目的為檢測下肢有無深部靜脈栓塞** 異常 觸診周邊靜脈時，有溫熱感、有壓痛，且摸起來如珍珠鍊般硬化，但有彈性，且見到紅紅一條，表示該處有表淺血栓靜脈炎，可能是靜脈注射、感染或注射藥物的濃度過高，刺激血管組織所致
A. 請個案平躺，膝蓋盡量放平 B. 將腳底板往足背方向推，作背側屈曲以伸展腓腸肌（圖8-32）	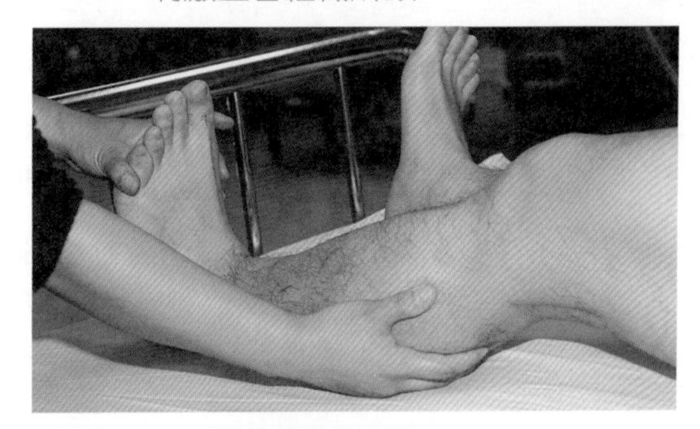 圖 8-32　霍曼氏徵象評估
C. 詢問個案有無疼痛感	C-1. 正常：腓腸肌無疼痛感，記錄為Homan's Sign (-) 異常 小腿有疼痛現象，記錄為Homan's Sign(+)，可能是深部靜脈血栓症(Deep Vein Thrombosis; DVT)
(9) 觸診下肢淋巴結 A. 請個案平躺，並予適當覆蓋	(9)-1. 下肢表淺腹股溝淋巴結負責引流下肢及外生殖系統，包括垂直鏈及水平鏈
B. 尋找垂直鏈及水平鏈淋巴結位置（圖8-33）	B-1. 垂直鏈位於**腹股溝偏大腿內側**，呈垂直分布 B-2. 水平鏈位於**鼠蹊韌帶**，沿著腹股溝呈水平分布
C. 請個案閉氣如解便狀，再次觸摸	C-1. 檢查的重點同上肢淋巴結檢查，結果的判讀詳見第11章淋巴系統評估

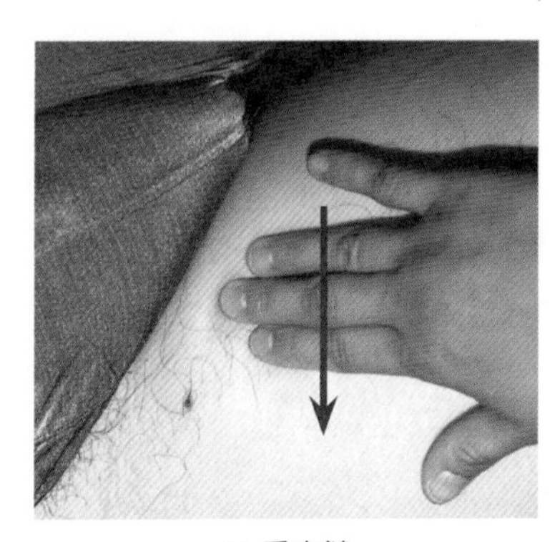
(a) 垂直鏈

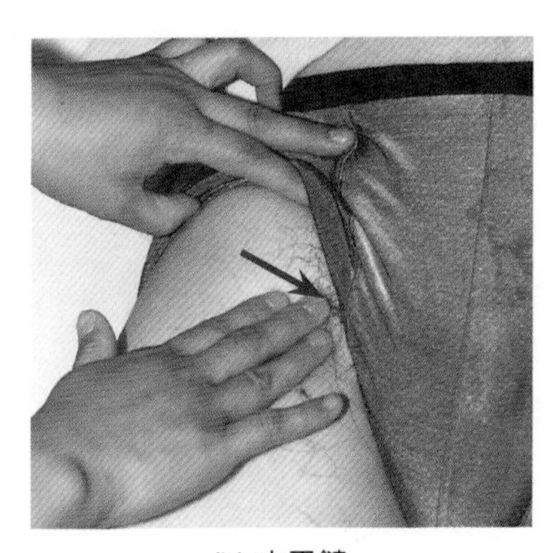
(b) 水平鏈

圖 8-33 觸診下肢淋巴結

程　序	說　明
(四)下肢特殊檢查	
1. 動脈評估:灌注測定法 (Perfusion Test)	1-1. 檢查時機:個案主訴下肢疼痛或發現其有脈搏減弱情形;即懷疑可能有動脈功能不良時 1-2. 亦可使用杜卜勒超音波檢測下肢動脈血流通暢情況(同上肢動脈檢查法)
(1) 請個案平躺,雙腿抬高60度約一分鐘(圖8-34(a))	(1)-1. 此時腳底板會呈現蒼白狀
(2) 請個案坐在床沿,兩腿下垂,比較腳底板回復紅潤所需的時間(圖8-34(b)),並以手背觸診兩側肢端溫度是否相同	(2)-1. 正常:10秒內腳底板回復紅潤(粉紅),且兩側肢端溫度相同 異常 腳抬高時明顯蒼白或回復時間延長及肢端冰冷,表示慢性動脈功能不全,如動脈缺血或阻塞

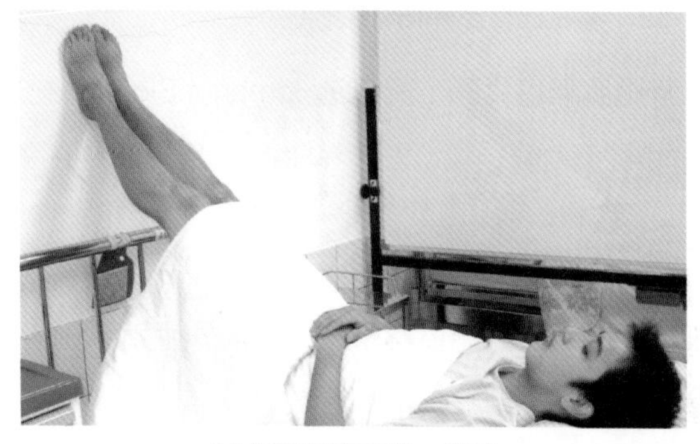
(a) 下肢抬高60度一分鐘

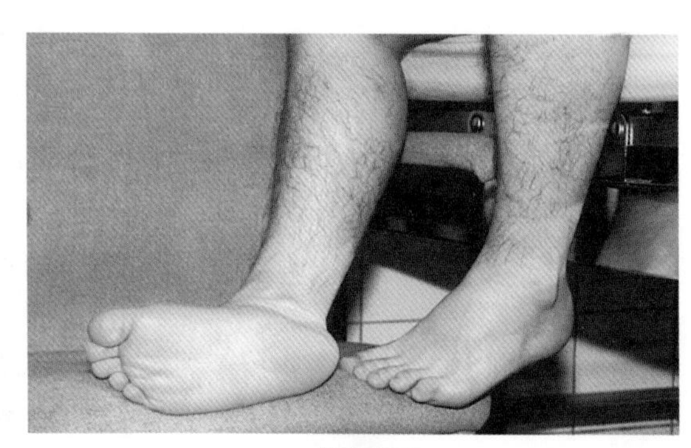
(b) 觀察腳底

圖 8-34　灌注測定法

程　序	說　明
2. 靜脈評估	2-1. 主要目的為針對明顯靜脈怒張或靜脈曲張的部位,進一步檢測靜脈瓣功能
(1) 手壓測定法 (Manual Compression Test) A. 請個案站立 B. 檢查者以一手食指壓住一條靜脈曲張的上方,另一手放在下方20 cm處的靜脈,感覺有無搏動(圖8-35)	(1)-1. 評估檢查段的靜脈瓣功能

程序	說明

(a)

近心端手壓迫靜脈阻礙其回心血流

靜脈曲張

遠心端手感覺有無搏動

(b)

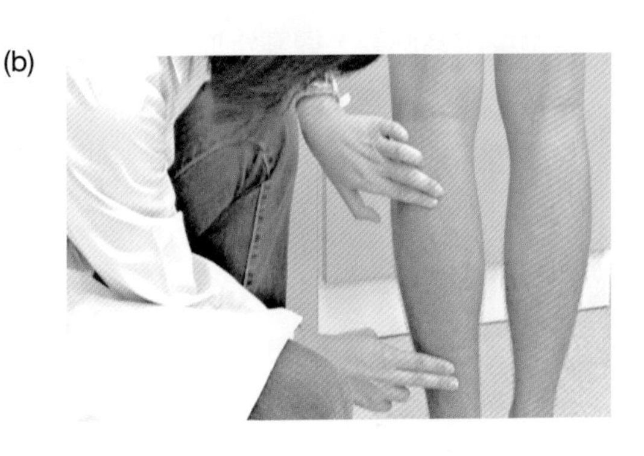

圖 8-35　手壓測定法

程序	說明
C. 以同樣方法檢查其他靜脈曲張部位	C-1.　感覺不到任何搏動表示靜脈瓣功能正常，血液無逆流現象 異常　如有任何搏動，表示檢查段的靜脈血由上往下逆回，可能是靜脈瓣功能不全所致
(2) 反向充血試驗 (Trendelenburg Test; Retrograde Filling Test)	(2)-1.　主要目的為**評估下肢靜脈瓣的功能**（尤其是大、小隱靜脈及交通支）
A. 請個案平躺並抬高下肢90度至蒼白狀（圖8-36(a)）	
B. 於**檢查側大腿綁止血帶**（圖8-36(b)）	B-1.　阻斷表淺大隱靜脈血流

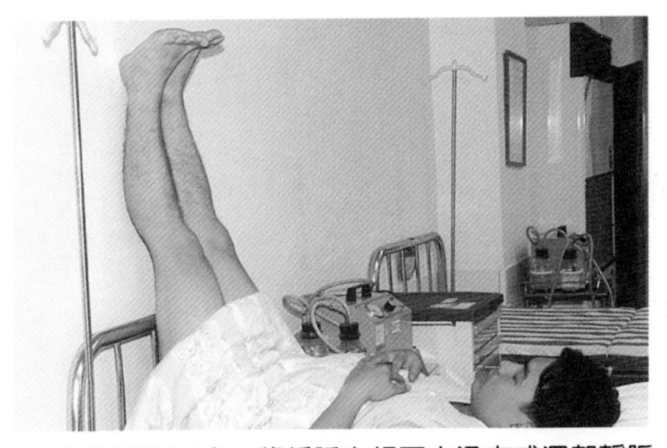

(a) 抬高下肢90度，將靜脈血趕至交通支或深部靜脈

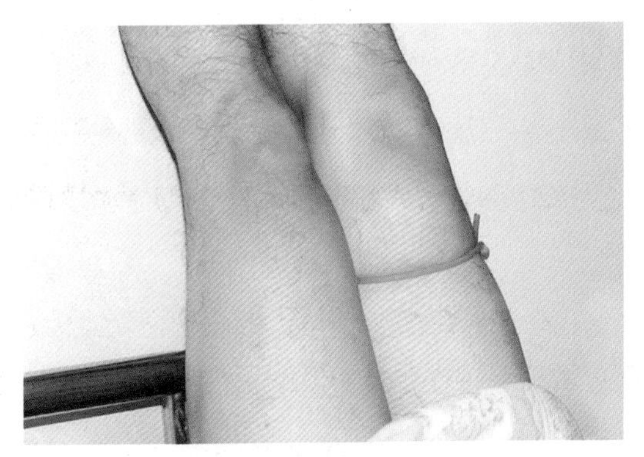

(b) 於檢查側大腿綁上止血帶

圖 8-36　反向充血試驗

程　序	說　明
C. 請個案改為站姿，觀察止血帶下之靜脈血充填方向及速度（圖8-36(c)）	C-1. 正常可見隱靜脈由下方開始往上慢慢充填，時間約30秒 異常 隱靜脈由上往下方快速充填，可能是交通靜脈瓣功能不全，導致流至深部靜脈的血逆流至表淺靜脈
D. 站立20~30秒後解開止血帶，繼續觀察（圖8-36(d)）	D-1. 正常情況下隱靜脈仍是由下方開始往上慢慢充填 異常 隱靜脈由上往下方快速充填，可能是大隱靜脈瓣功能不全

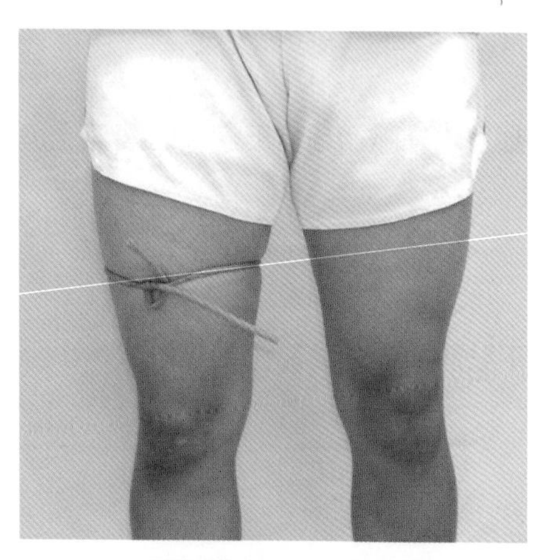

(c) 觀察靜脈血充填方向及速度

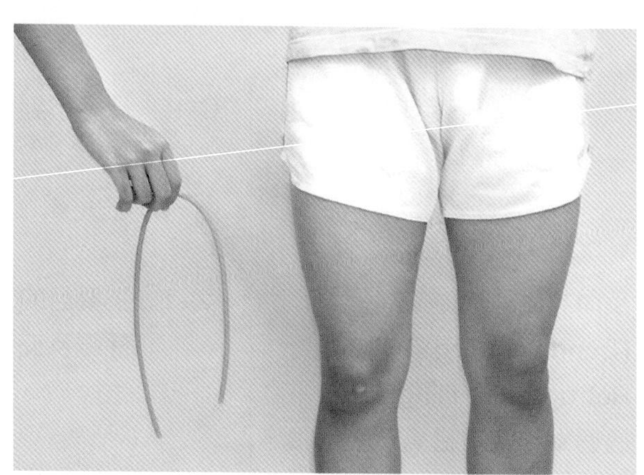

(d) 解開止血帶繼續觀察

圖 8-36　反向充血試驗（續）

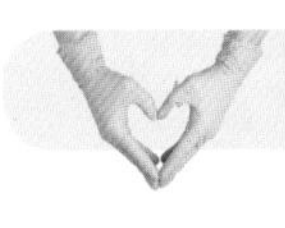

學習評量 Review Activities

(　) 1. 下列何者經常作為測量血壓時聽診的動脈？(A) 肱動脈　(B) 橈動脈　(C) 尺動脈　(D) 股動脈

(　) 2. 有關脈搏測量部位的敘述，下列何者正確？(A) 嬰幼兒較容易觸摸到搏動，且較常測量的部位為頸動脈　(B) 位在足內踝後方的測量部位為足背動脈　(C) 肱動脈位在手肘彎偏外側處　(D) 稍微彎曲膝蓋較容易測得膕動脈

(　) 3. 針對下肢深部靜脈血栓炎病人出現紅、腫、熱、痛的徵象與症狀之護理措施，下列何者不適宜？(A) 適度抬高下肢減輕腫脹　(B) 按摩患處，以促進血液循環　(C) 患肢應避免注射或其他侵入性治療　(D) 每日評估並記錄患肢的腫脹情形

(　) 4. 病人下肢出現腫脹、發紅、溫熱感且霍曼氏徵象 (Homan's Sign) 呈陽性反應，下列何者為其最有可能的診斷？(A) 靜脈曲張　(B) 周邊動脈阻塞　(C) 深部靜脈栓塞　(D) 右心衰竭

(　) 5. 約束病人時，需注意肢體血液循環，有關評估方式：C.T.M.S. 的敘述，下列何者錯誤？(A) C 代表顏色　(B) T 代表溫度　(C) M 代表活動能力　(D) S 代表心理的感受

(　) 6. 有關深部血栓靜脈炎病人之護理措施，下列何者不適當？(A) 協助抬高患肢臥床休息　(B) 教導穿彈性襪　(C) 注意是否有肺栓塞徵候　(D) 提供患肢按摩以緩解不適

(　) 7. 上臂觸摸肱動脈脈搏的位置為下列何處？(A) 肱二頭肌的外側　(B) 肱二頭肌的內側　(C) 肱三頭肌的外側　(D) 肱三頭肌的內側

(　) 8. 以 C.T.M.S. 原則評估病人肢體約束時，下列敘述何者正確？(A)「C」代表血液循環　(B)「T」代表時間　(C)「M」代表活動能力　(D)「S」代表敏感度

(　) 9. 評估脈搏強度時，發現「很難摸得到，脈搏明顯的減弱」，下列記錄何者正確？(A) 0　(B) 1＋　(C) 2＋　(D) 3＋

(　) 10. 林空服員近日覺得小腿不適，護理師採取下列何項評估其深部靜脈栓塞？(A) 艾倫試驗 (Allen test)　(B) 霍曼氏徵象 (Homan's sign)　(C) 抬腿試驗 (leg raising test)　(D) 克尼格氏徵象 (Kernig's sign)

解答： ADBCD　DBCBB …… 欲挑戰完整歷屆考題，請掃描 QR Code

MEMO

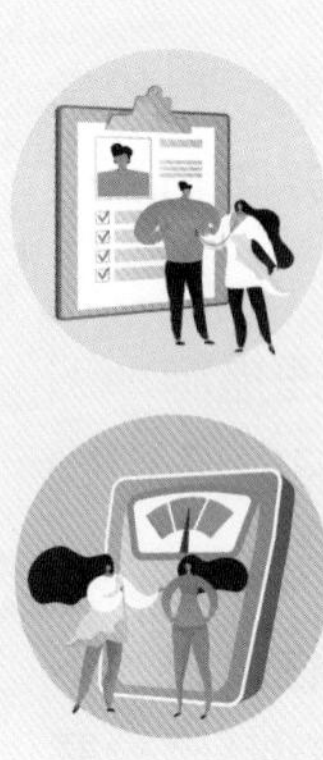

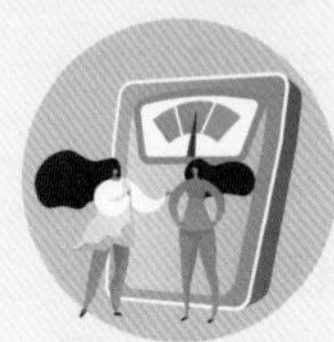

9 呼吸系統評估

作者／李婉萍

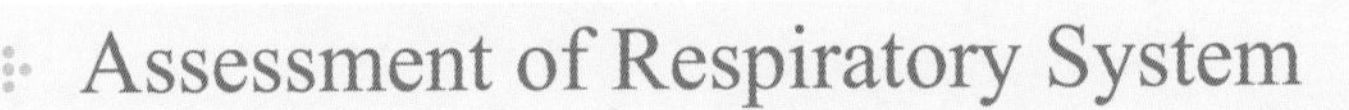

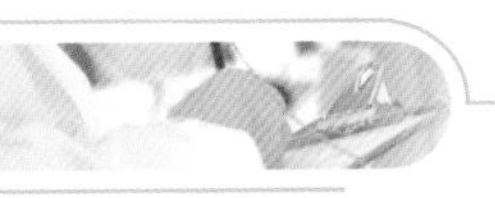

Assessment of Respiratory System

呼吸系統主要功能是藉由執行體內氣體交換，使人體可從大氣中獲得足夠的氧氣及排出體內代謝後所產生的二氧化碳。此系統若發生障礙會影響身體其他各系統的功能，使個案喪失活動能力，進而影響其生活品質。正確的呼吸系統評估，可及早發現和處理個案的問題，以防止合併症的產生。

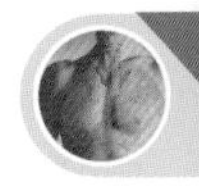

9-1 呼吸系統概論

一、胸廓

胸廓(Thoracic Cage)是一個上端較狹窄的圓椎狀骨架（圖9-1），由前胸的胸骨和12對肋骨及後胸的12個胸椎所組成，底部是由肌肉和韌帶所構成的橫膈(Diaphragm)，以隔開胸腔和腹腔。

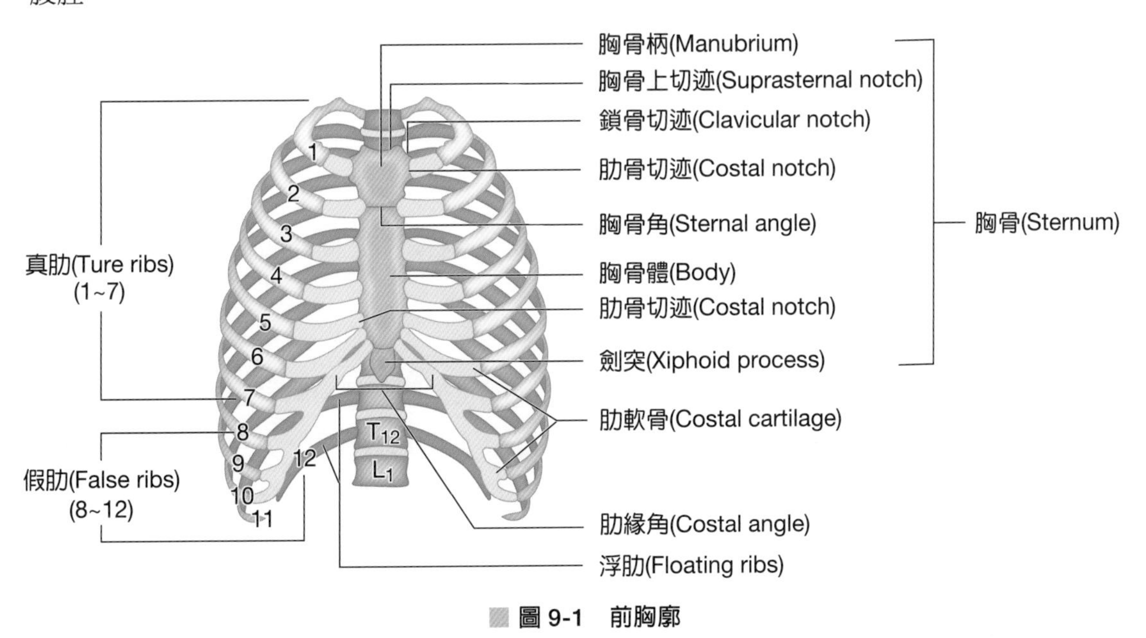

圖 9-1　前胸廓

胸骨(Sternum)分為胸骨柄與胸骨體，兩者以胸骨角(Sternal Angle)相連接（圖9-2）。所有肋骨(Rib)後面與相對應的胸椎連接，第一至第七肋骨經由肋軟骨直接與胸骨銜接（真肋）；第八、九及十對肋骨與前一對的肋軟骨銜接，並間接的與胸骨銜接（假肋）；第十一及十二對肋骨呈游離狀態，因不與胸骨銜接，故稱為浮肋。因第一至第七對肋骨逐漸增長，而第七至第十二對肋骨又逐漸變短，使得胸廓呈現上部較狹小而下部較寬大的圓椎狀。

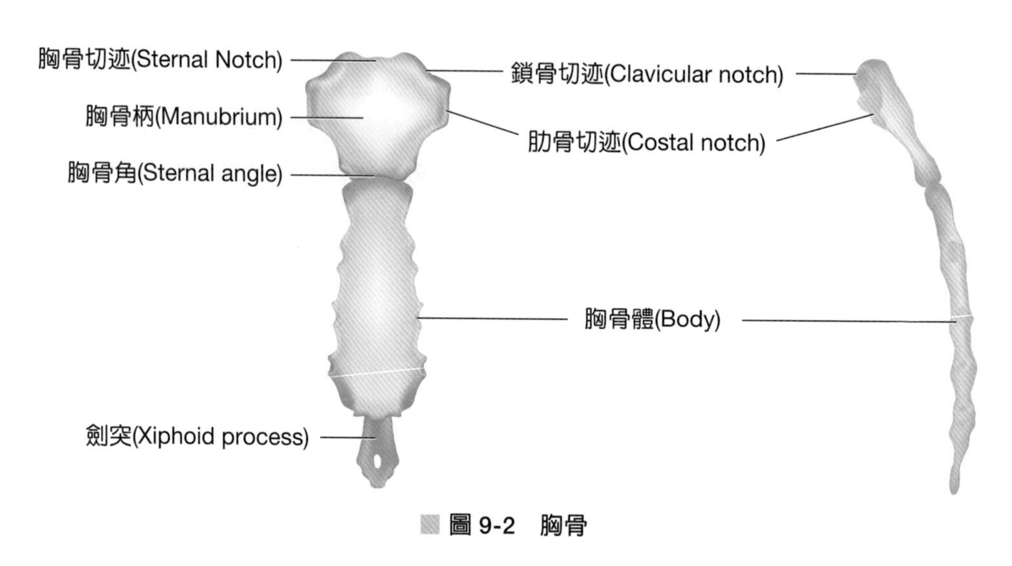

圖 9-2　胸骨

二、體表指標

胸腔外的體表指標(Surface Landmark)為胸廓內呼吸構造的地標，有助於檢查者分辨胸廓內的組織構造，並確認呼吸器官發生病變的正確部位。

◎ 胸骨上切迹

胸骨上切迹(Suprasternal Notch)位於胸骨之上與左、右鎖骨之間的凹下部位。

◎ 胸骨角（陸易士角）

胸骨角（陸易士角）(Sternal Angle; Louis Angle)位於胸骨柄與胸骨體相接處，手指由胸骨上切迹往下移動約5 cm即可觸及一個明顯的骨脊，此即為胸骨角，其位置相當於後胸第四胸椎的高度，同時標示了左、右支氣管分叉的地方。第二對肋骨在胸骨角處與胸骨相連接，此有助於肋骨和肋間的計算。因為胸骨邊緣的肋軟骨非常靠近，不易分辨，故計算肋骨時應沿著鎖骨中線計算。

◎ 肋緣角

肋緣角(Costal Angle)是由兩側肋骨邊緣銜接所形成的角度（圖9-1），通常不會大於90度。

◎ 脊椎隆起

當個案彎下頭時，在頸背部有兩個明顯的脊椎隆起(Vertebra Prominen)，第一個為第七頸椎，第二個則為第一胸椎。如果有似乎一樣明顯的兩塊骨突出，則上面的為第七頸椎，下面的為第一胸椎。

◎ 脊椎棘突

為脊椎上的突起，脊椎疊在一起形成脊柱。第一至第四胸椎的脊椎棘突(Spinous Process)和肋骨排在一起，第四胸椎以下的棘突不是覆蓋在相對的椎體上，而是與下一對的肋骨相鄰，例如：第五胸椎棘突覆蓋在第六胸椎的椎體上，並與第六對肋骨相鄰，故由後胸不易計算肋骨。

◎ 肩胛骨下緣

肩胛骨對稱的位於兩側半胸上，其下緣尖端通常位於第七或第八肋骨附近。

三、假想線

為了能清楚描述胸腔評估時的狀況，以便正確判讀內臟器官可能異常的部位，在前胸與後胸除前述可見的體表標界之外，下列這些「假想線(Reference Line)」也是相當重要且應用廣泛的評估基準。

1. **胸骨中線**：為一垂直貫穿胸骨中間部位的假想線（圖9-3）。
2. **鎖骨中線**：為垂直貫穿左、右鎖骨中點的假想線，並與胸骨中線平行（圖9-3）。
3. **腋前線**：為沿著兩前側胸壁垂直通過腋前皺摺之假想線，並與胸骨中線平行（圖9-3）。

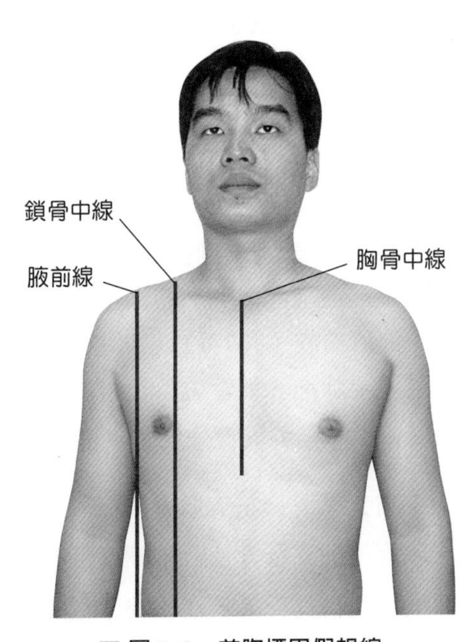

圖 9-3　前胸標界假想線

4. **腋後線**：為沿著兩後胸壁往下通過腋後皺摺之假想線，並與腋前線平行（圖9-4）。
5. **腋中線**：為沿著兩側腋尖往下沿伸的假想線，介於腋前線與腋後線之間，並與兩者平行（圖9-4）。
6. **脊椎線**：為一垂直通過後胸脊椎椎突的假想線，並與胸骨中線平行（圖9-5）。
7. **肩胛骨線**：當個案站立且兩臂自然垂下時，垂直通過兩側肩胛骨下緣之假想線即為肩胛骨線（圖9-5）。

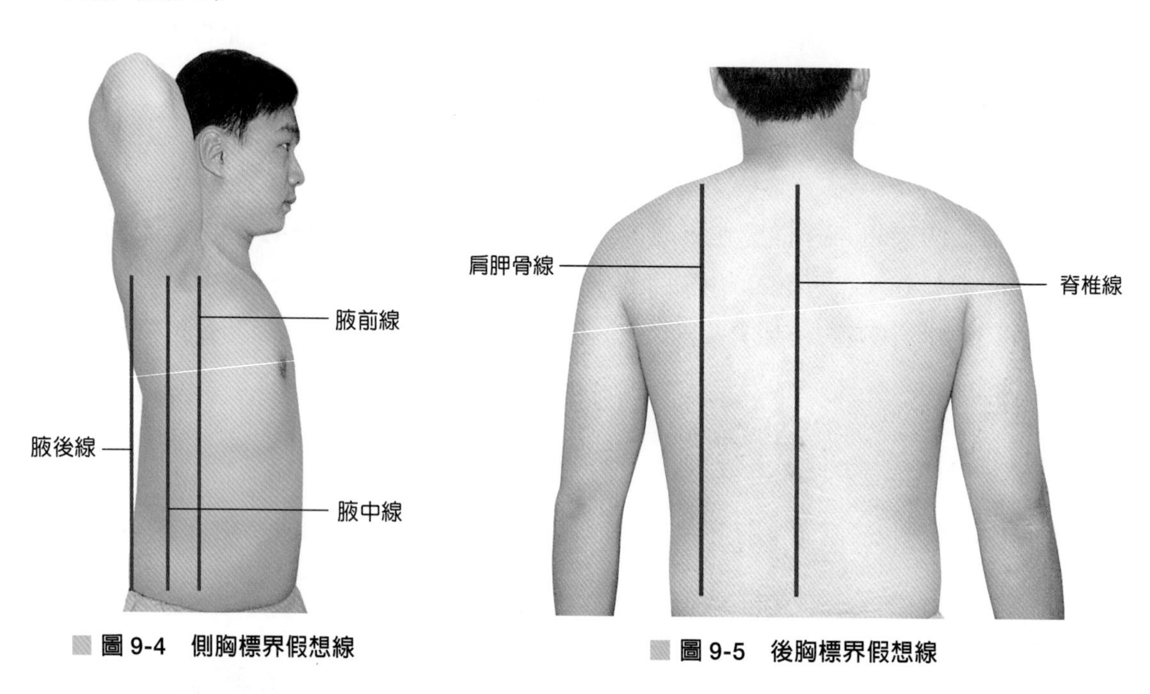

圖 9-4 側胸標界假想線

圖 9-5 後胸標界假想線

四、呼吸單位

（一）呼吸通道

呼吸通道分為上呼吸道與下呼吸道。上呼吸道包括鼻、咽及喉。空氣經由鼻腔或口腔進入後，透過鼻與咽部的潮濕及過濾後由喉部進入下呼吸道；下呼吸道由傳導性的呼吸道及腺泡所構成（圖9-6）。傳導性呼吸道由氣管(Trachea)和支氣管樹組成，可將氣體由上呼吸道送至肺泡。氣管位於食道前，始於頸部的環狀軟骨，在前胸胸骨角處分成左右支氣管(Bronchi)，後胸氣管分叉處在第四或第五胸椎。

右支氣管比左支氣管較粗、短且垂直，故較易吸入異物。由左右支氣管再依次分為肺支氣管、細支氣管及終末細支氣管；越至深部的支氣管管徑越小，分支越多，造成更大的面積，此稱為支氣管樹。終末細支氣管再依次分為更細的呼吸性支氣管及腺泡。腺泡包含呼吸性細支氣管、肺泡管、肺泡囊及肺泡，並構成了功能性的呼吸單位。氣體交換便在肺泡管及數以百萬計的肺泡內進行。支氣管內的腺細胞可分泌黏液捕捉塵粒子，並用纖毛運動將異物清除至體外。

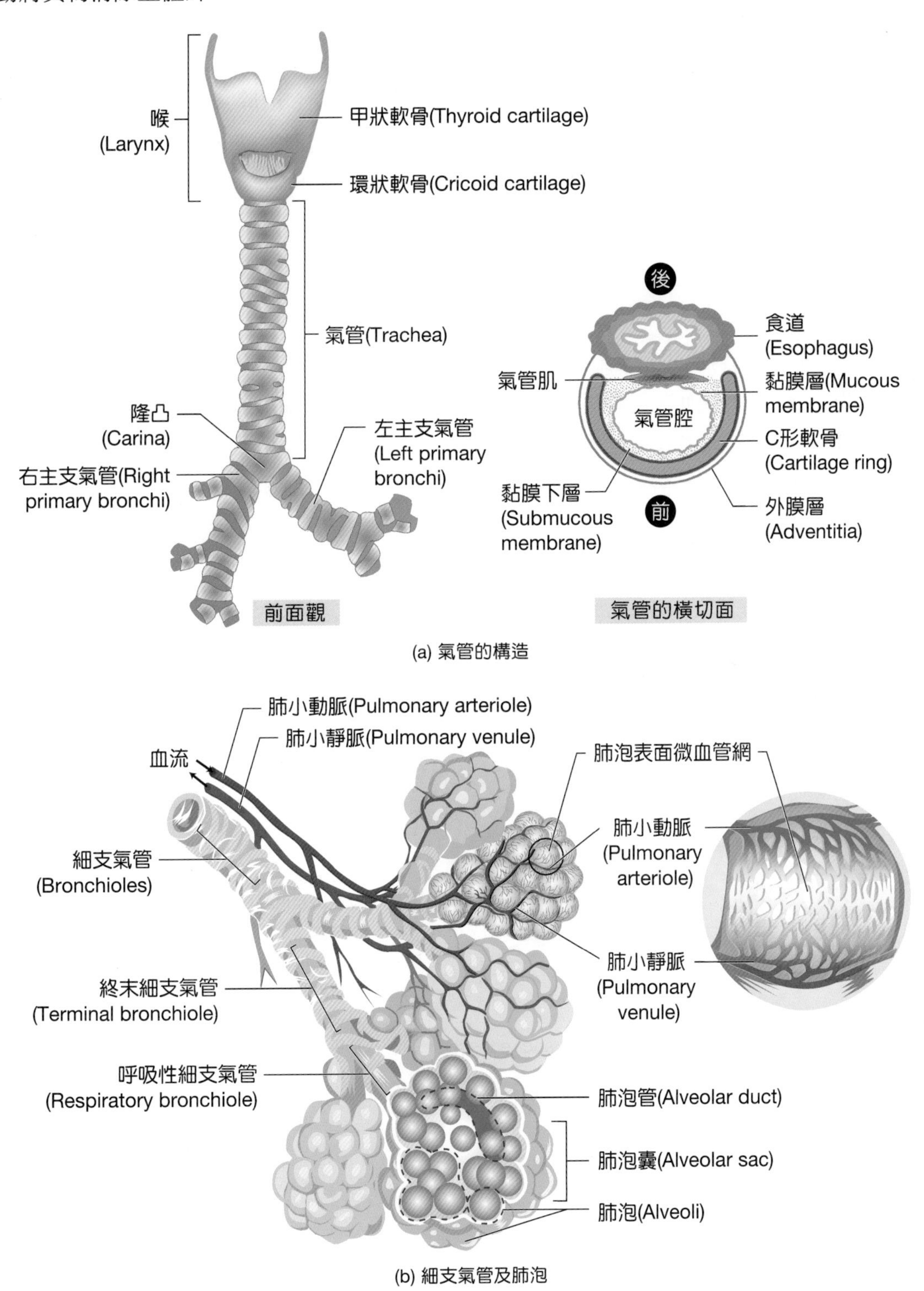

圖 9-6　下呼吸通道之解剖構造

（二）肋膜

胸腔內部由縱膈腔(Mediastinum)及左、右肋膜腔(Pleural Cavity)所構成。縱膈腔是胸腔的中間區域，內含食道、氣管、心臟和大血管；而左、右肺臟位於左、右肋膜腔。左、右兩肺受到漿液性的肋膜(Pleura)所保護，肋膜外層為壁層肋膜，襯於胸腔內壁；肋膜內層為臟層肋膜，覆於肺臟表面。臟層與壁層肋膜之間的空隙為肋膜腔（圖9-7），內含有肋膜所分泌的潤滑液，此潤滑液可防止呼吸時兩層肋膜的摩擦。當肋膜腔異常的充滿了液體或氣體時，便會限制肺臟的擴張。

（三）肺臟

肺臟(Lung)為成對但非完全對稱的圓椎形器官，每一肺臟縱膈面的垂直裂縫稱為肺門，此肺門即為支氣管、肺血管及神經進出肺臟的管道。肺臟頂部狹窄處稱為肺尖，而底部寬廣處稱為肺底。左肺由二葉肺葉構成，而右肺則由三葉肺葉所組成，每一肺葉包含血管、淋巴、神經及肺泡，這些肺葉是由貫穿胸部的裂隙(Fissure)所分隔。

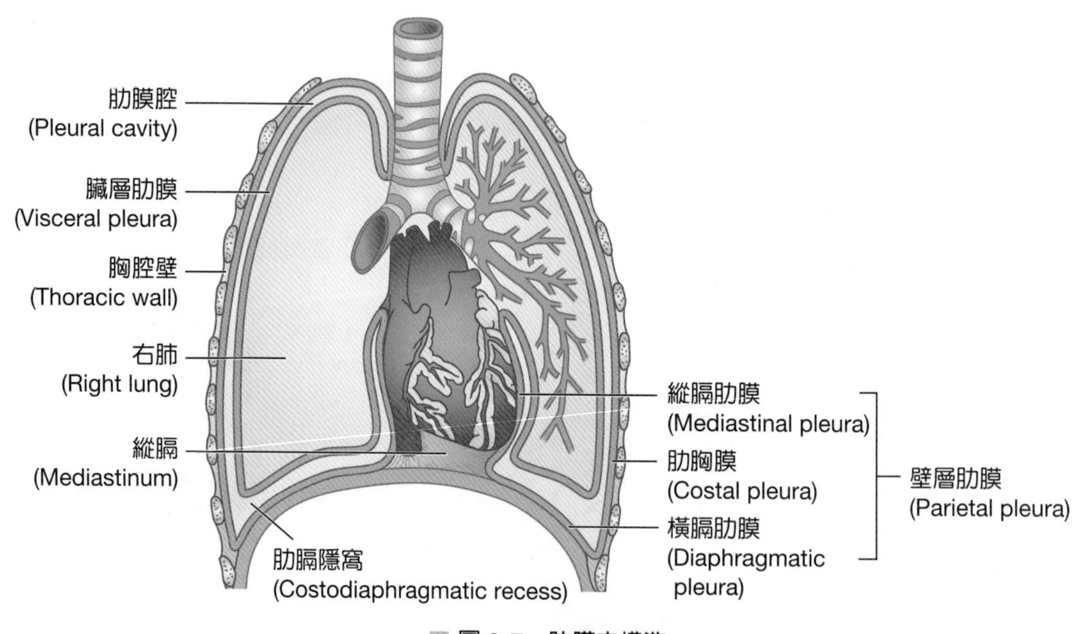

圖 9-7　肋膜之構造

◎ 前胸

在前胸(Anterior Chest)，兩側肺組織從位於兩側鎖骨內側1/3上約2~4 cm處向下延伸至兩側鎖骨中線第六肋骨處（圖9-8）。左肺由在左側鎖骨中線第六肋骨延伸至背後第三胸椎棘突的左斜裂(Oblique Fissure)分成上、下兩葉；右肺除了由右鎖骨中線第六肋骨處延伸至腋中線第五肋骨的右斜裂分成上、下兩葉外，從右側的胸骨旁第四肋骨處延伸至腋中線第五肋骨的水平裂 (Horizontal Fissure)又進一步分為右上葉與右中葉。

◎ 後胸

在後胸(Posterior Chest)，兩側肺尖位於第一胸椎，而肺底往下延伸至第十胸椎棘突處，深吸氣時肺底會下降至第十二胸椎棘突（圖9-9）。左右肺上葉於第一胸椎至第三胸椎或第四胸椎，由此往下皆為左、右肺下葉的區域，而右中葉並沒有延伸到後胸。

◎ 側胸

在側胸(Lateral Chest)，兩側肺組織由肺尖往下延伸至第七或第八肋骨處。左肺葉在腋中線上劃分成左上及左下葉，右上葉由腋尖往下延伸到位於第五肋間的水平裂，右中葉繼續由水平裂往下並往前延伸到鎖骨中線上的第六肋骨，而右下葉則由腋中線上的第五肋骨往下延伸到第八肋骨處（圖9-10）。

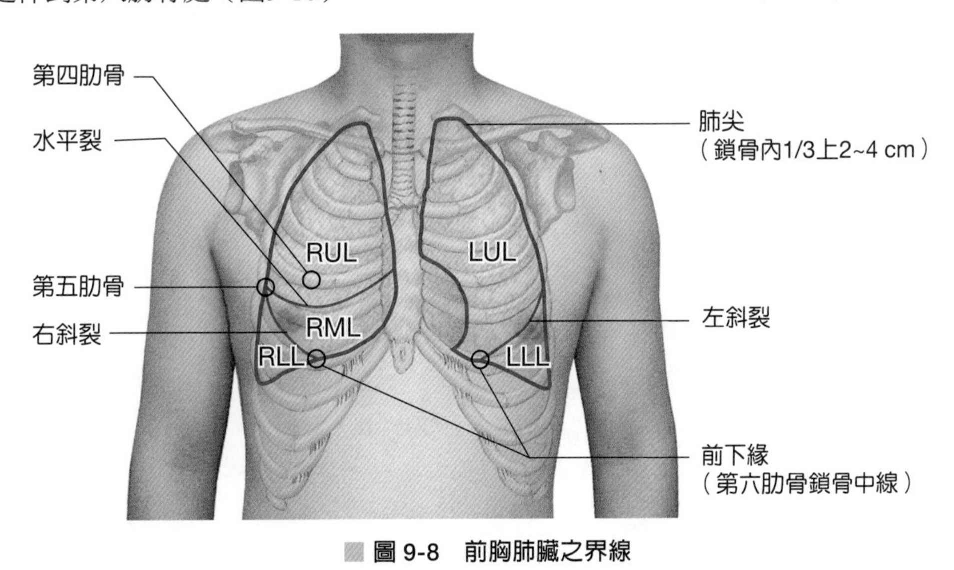

圖 9-8　前胸肺臟之界線

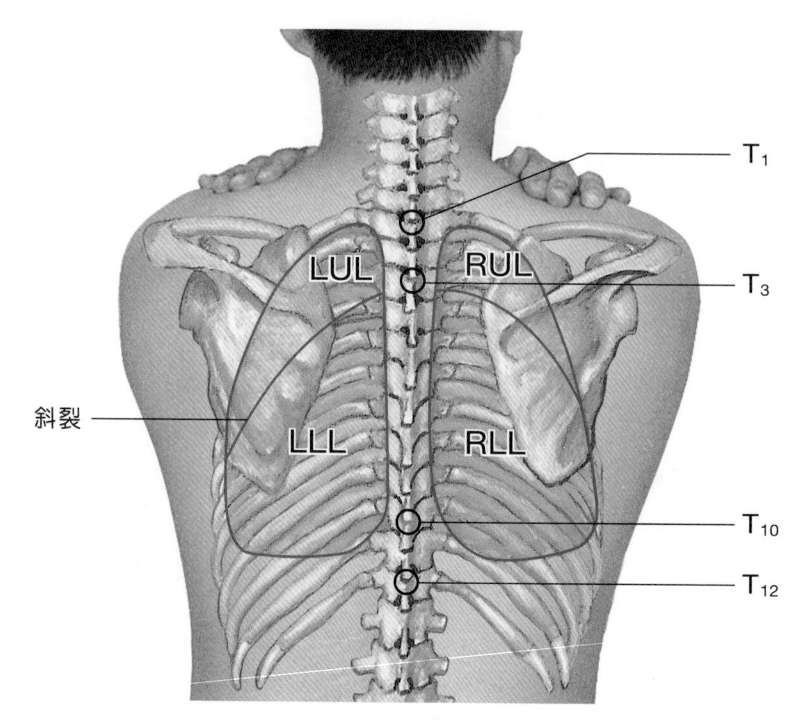

圖 9-9　後胸肺臟之界線

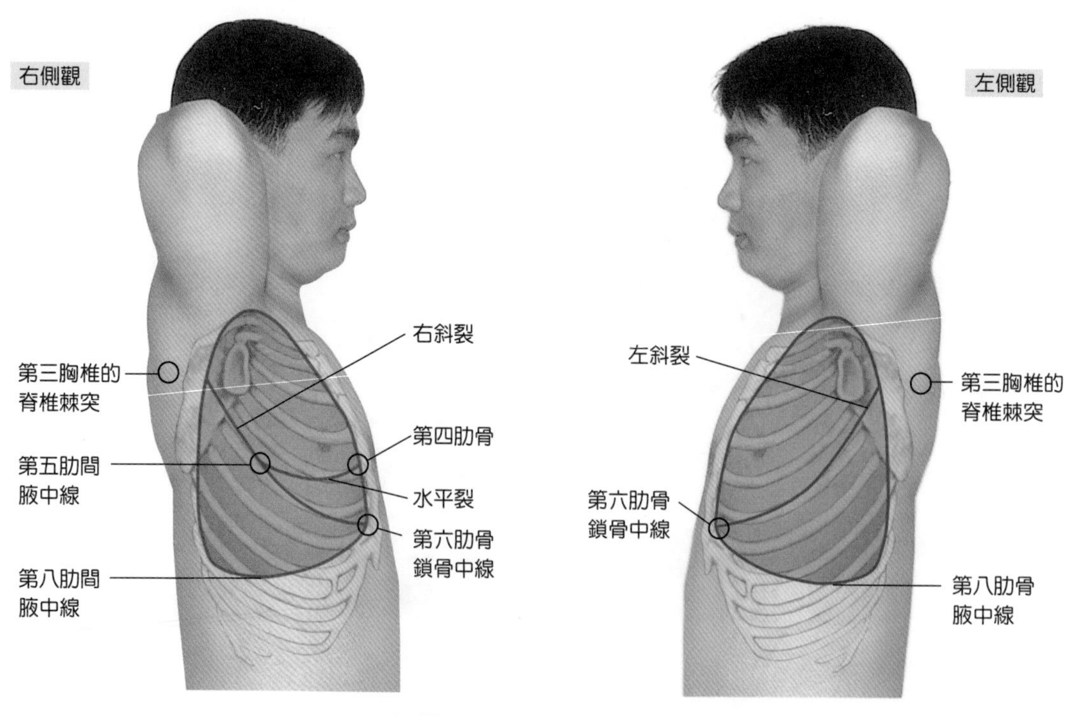

圖 9-10　側胸肺臟之界線

五、呼吸的控制

呼吸是由橋腦和延腦的呼吸中樞所控制，並由呼吸肌來完成。在平常休息狀態下，延腦的節律區會控制呼吸基本節律（吸氣：呼氣＝2：3）。橋腦的呼吸調節區亦會發出抑制性的衝動來抑制吸氣，因而引發呼氣。另外橋腦的長吸氣區傳遞刺激性的衝動至延腦以延長吸氣，因而抑制呼氣，當呼吸調節區活動時，會抑制長吸氣區的作用（圖9-11）。

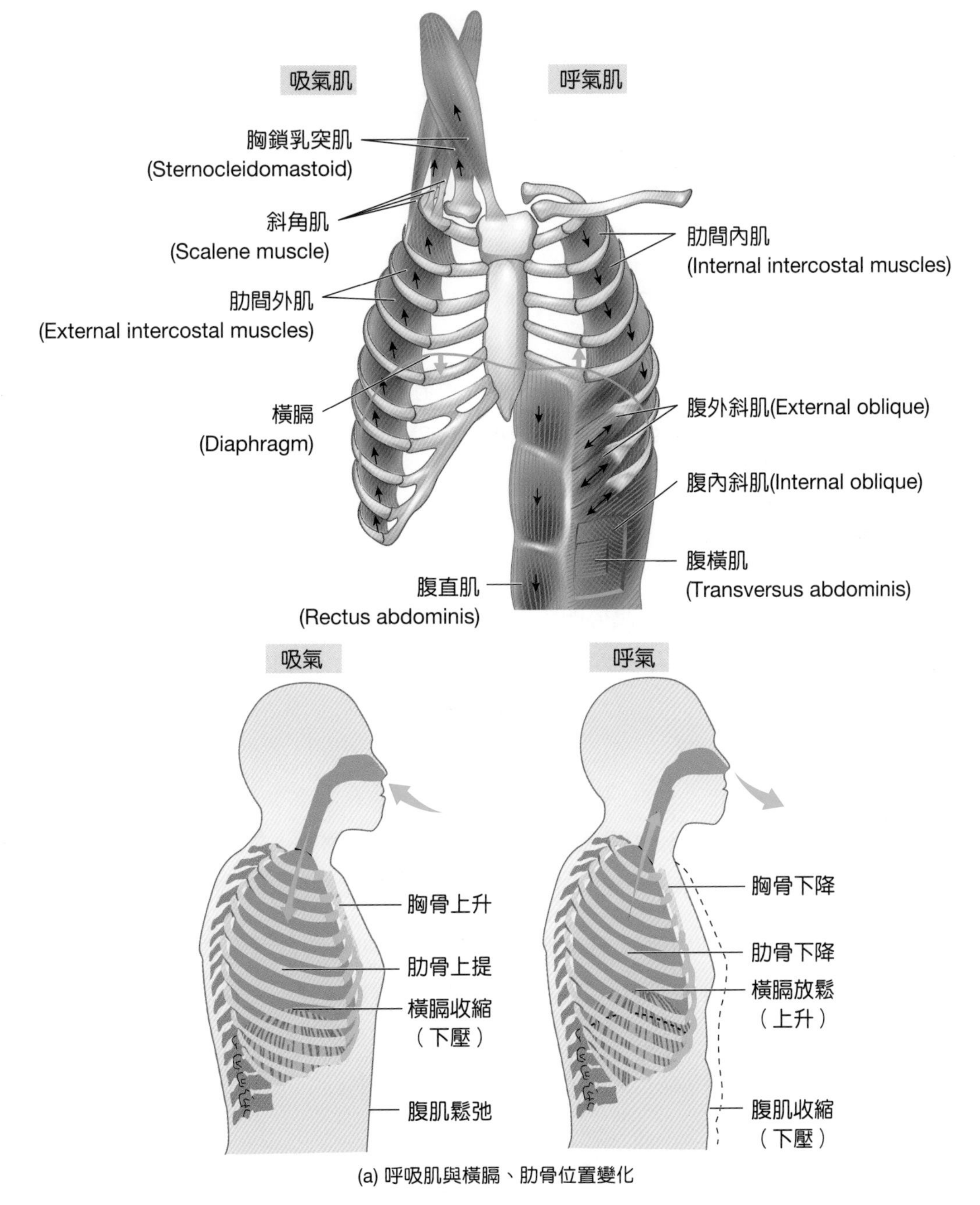

(a) 呼吸肌與橫膈、肋骨位置變化

圖 9-11　呼吸動作與胸腔容積的改變

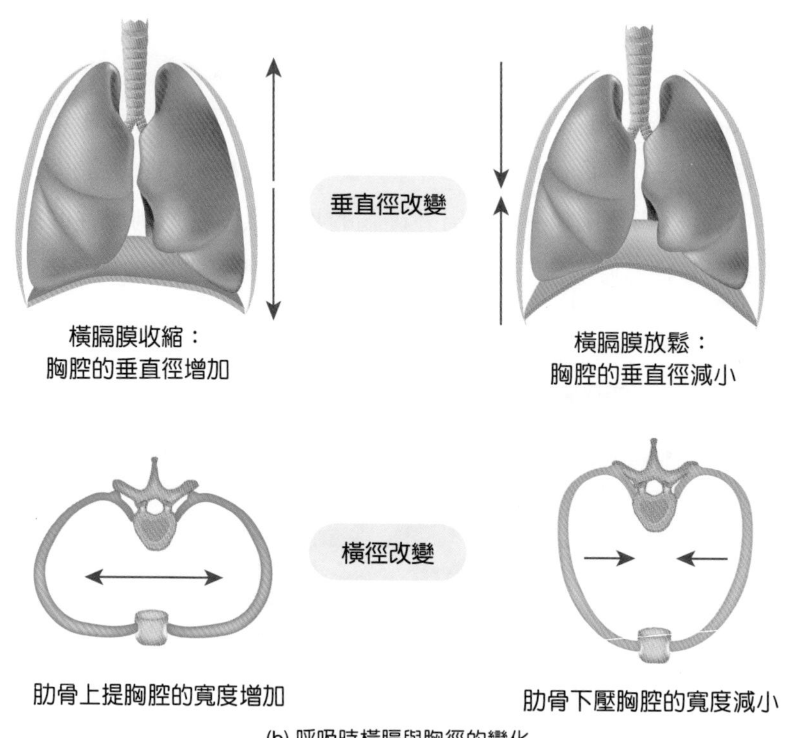

(b) 呼吸時橫膈與胸徑的變化

圖 9-11　呼吸動作與胸腔容積的改變（續）

◎ 吸氣

吸氣動作為一主動的過程。吸氣時，原本鐘形的橫膈收縮，使其變得扁平並向下移動，腹腔內的器官亦向下移動，使得胸腔內的垂直空間變大；加上外肋間肌收縮，使肋骨上提，並將胸骨向前提，使得胸腔內的前後徑和橫徑變大。胸腔容積增加，形成負壓狀態，因此空氣湧入體內。

◎ 呼氣

呼氣動作為一被動的過程，當**橫膈放鬆**致使其圓頂往上移動，**外肋間肌放鬆致使肋骨及胸骨向下移動，造成胸腔變小**，肺臟回彈，引發呼氣，而空氣被迫排出體外。

當呼吸困難時，即會使用呼吸輔助肌來改善。用力吸氣時會藉胸鎖乳突肌和斜方肌來提升肋骨和胸骨，用力呼氣時，腹肌收縮而使橫膈往上推舉。

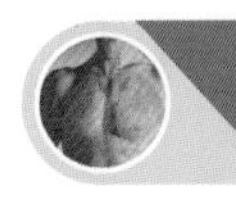

9-2 健康史評估與呼吸測量

一、健康史

評估個案呼吸系統相關的健康史資訊，各層面的注意事項包括：

1. **基本資料**：詢問個案的性別和年齡，一般男性胸廓擴張度高於女性，而且隨著年齡增長，胸廓結構會有所改變。
2. **現在病史**：詢問個案有無現存呼吸系統問題：
   (1) 咳嗽：詢問咳嗽的性質（如乾咳、有痰或類似吠聲、嘶嘶聲）、時間以及是否與抽菸或其他刺激物有關、有無使用止咳藥物等。
   (2) 痰液(Sputum)：若個案主訴咳嗽有痰，應詢問痰液性質（如較稀或濃痰）、顏色、痰液量等（表9-1）。
   (3) 呼吸困難(Dyspnea)：詢問個案是否有呼吸困難情形，若有，則應進一步評估發生症狀之時間、型態、促發因素與減緩或惡化因素。
   (4) 胸痛(Chest Pain)：詢問個案有無胸痛情形，若有，則進一步確認個案胸痛的性質、誘發與減輕因素、有無伴隨其他症狀或不適，例如肋膜痛者會主訴在深呼吸時感到疼痛；大葉性肺炎、肺栓塞或氣胸者也會有胸痛之主訴。
3. **過去病史**：詢問個案過去是否曾罹患呼吸道系統相關之疾病，若有，是否曾接受治療或手術？治療效果如何？有無過敏史或罹患其他系統疾病（如心血管系統或是上腸胃道相關疾病）。
4. **家族史**：詢問個案親友中有無家族性的呼吸系統疾病（如過敏、氣喘、肺氣腫、肺癌）、肺部感染（如肺結核）以及心血管系統疾病（如高血壓、心臟病史）等問題。

▼ 表 9-1 常見痰液性質之臨床意義

痰液性質	臨床意義
痰液量大增	炎症反應與感染
大量黃綠色痰液	支氣管擴張
黏稠鐵銹色痰	大葉性肺炎
暗色有臭味的痰	厭氧桿菌引發的肺膿瘍
泡沫狀帶血絲痰液	肺水腫
白色轉為黃色或綠色	感染

5. **心理社會史**：詢問個案包括居住環境、工作環境等，是否常須處於容易誘發呼吸道疾病之場所（如家庭主婦在廚房長期吸入烹調時油煙等）。
6. **日常生活型態**：詢問個案是否有抽菸習慣及其細節（如通常一天抽幾包或幾支）、是否有規律之運動習慣、是否常須在車輛排放廢氣密集的街道走動等。

二、呼吸測量技巧

（一）呼吸型態

正常的呼吸型態可分為胸式呼吸(Costal Breathing)、腹式呼吸(Abdominal Breathing)以及合併這兩者的混合式呼吸(Breathing of Mixed Types)；異常呼吸型態詳見表9-2。正常的三種呼吸型態都具有下列特性：

1. 為一種自發性動作，過程平穩、規律，深淺與速度皆屬適中，不會感到費力或痛苦；沒有呼吸雜音也不須使用呼吸輔助肌。
2. 呼吸速率：不論一次呼吸的時間長短如何，吸氣與呼氣的比例應為2:3。正常成年人呼吸的速率約為每分鐘完整呼吸12~20次，且呼吸速率與心跳速率相比值應為1:4~1:5。
3. 呼吸節律：呼吸節律規則，即每次呼吸的間隔時間均勻，沒有忽快忽慢的情形。
4. 呼吸深度：在肺量計測試下，每次呼吸時吸入的空氣量約為500~700 mL，且胸廓會呈對稱性擴張，每次的呼吸深度相同。

（二）測量呼吸的注意事項

1. 評估呼吸時應注意呼吸速率、深度、節律、身體姿勢、胸廓外型及對稱狀態、有無異常呼吸音、有無使用呼吸輔助肌、皮膚與嘴唇黏膜等顏色變化。
2. 測量前應注意避免影響呼吸的因素干擾，如情緒壓力、抽菸、用冷或用熱、疼痛等。
3. **不可提醒個案現在要執行呼吸之測量，以避免蓄意控制呼吸速率與次數**而影響測量準確性。
4. 計算呼吸時以「一呼一吸」為完整呼吸週期，記錄為呼吸一次，可測量30秒再將數值乘以2。但**若發現個案有呼吸速率、節律或深度上的異常，應測足1分鐘**。
5. 若測量結果為異常，應詳細記錄並通知醫師。

▼ 表 9-2 正常及異常的呼吸型態

名稱 / 圖解	特徵
正常呼吸	• 特性：不費力的呼吸，女性常使用胸式呼吸；男性則以腹式呼吸為主 • 對象：正常成年人
呼吸過速 (Tachypnea)	• 特性：成人呼吸速率＞每分鐘24次，呼吸節律與深度不變，但速度增快 • 對象：害怕、發燒、心肺系統疾病者
呼吸過度 (Hyperpnea)	• 特性：深度增加，速率不變或稍快 • 對象：焦慮
呼吸過緩 (Bradypnea)	• 特性：成人呼吸速率＜每分鐘10次，呼吸節律規則，但深度增加且速度變慢 • 對象：體溫偏低者、顱內壓上升者(IICP)、呼吸中樞抑制（如腦腫瘤）、使用鴉片類藥物（如Morphine）過量者
換氣過度 (Hyperventilation)	• 特性：呼吸速率與深度增加，使氧分壓上升而二氧化碳分壓下降，產生暈眩、手指或嘴唇發麻等呼吸性鹼中毒症狀 • 對象：運動者、缺氧、焦慮、代謝性酸中毒、過度換氣症候群
陳施氏呼吸 / 潮式呼吸 (Chyene-Strokes Respiration)	• 特性：開始時呼吸淺慢，之後呼吸速率與深度會逐漸增加直到呼吸困難而停止，再轉為淺慢的呼吸型態。每次呼吸時間會持續30~40秒，其中會有10~20秒的呼吸暫停 • 對象：瀕死者、尿毒症、顱內出血或心臟衰竭者
畢歐氏呼吸 (Biot's Respiration)	• 特性：呼吸速率與深度皆不規則而無法預期，也可能出現呼吸暫停情形，屬於痙攣性的呼吸失調 • 對象：延腦損傷等中樞神經系統障礙者
庫斯摩耳氏呼吸 (Kussmaul's Respiration)	• 特性：呼吸節律規則，但深度增加且速率變快，主要目的在增加換氣代償以降低血液中二氧化碳濃度 • 對象：代謝性酸中毒、糖尿病酮酸中毒、腎衰竭
慢性阻塞性呼吸 (Chronic Obstructive Breathing)	• 特性：深度逐漸變淺，但呼氣延長 • 對象：阻塞性肺部疾病患者

9-3 評估程序

程 序	說 明
評估前準備	
1. 洗手	1-1. 接觸個案前後均需洗手
2. 用物：聽診器、刻度尺、標示筆	
3. 核對個案並自我介紹	
4. 詢問健康史	4-1. 基本資料、現在病史、過去病史、家族史、心理社會史及日常生活型態等（詳見9-2節健康史評估）
5. 解釋檢查目的及操作過程	
6. 環境安排	6-1. 保持環境隱密、安靜、明亮、溫暖
7. 準備個案	7-1. 暴露個案腰部以上的身體，注意隱私及保暖
(1) 評估後胸與側胸：坐姿或側臥姿	(1)-1. 請個案採坐姿，將手臂交叉在胸前，呈休息狀態；此姿勢可使肩胛骨向外側移開，使可評估的肺部面積增加 (1)-2. 若個案無法坐起，可採側臥的姿勢進行檢查
(2) 評估前胸：平躺姿	(2)-1. 請個案平躺，女性可減少乳房的干擾；有喘鳴音時此姿勢也較易聽診到
8. 評估原則	
(1) 技巧順序：視→觸→叩→聽	(1)-1. 聽診不易辨識故最後執行
(2) 評估方向：後胸→側胸→前胸	
(3) 應將身體左右兩側結果，互相比較參照	
檢查步驟	
（一）胸廓與呼吸的檢查	
1. 胸廓的形狀及其對稱性	1-1. **正常成年人胸廓微凸**，前後徑與左右徑比例為1:2~5:7，**肋緣角小於90度，脊柱直立且位於身體正中央** 1-2. 正常及異常的胸廓形狀請參考表9-3

▼ 表 9-3　正常及異常的胸廓形狀

胸廓特徵描述	胸廓特徵描述
▼ 正常成年人 胸廓呈橢圓形，其左右徑大於前後徑（2:1~7:5）	**▼ 雞胸 (Pigeon Chest)** 胸骨向前突出，造成前後徑增加
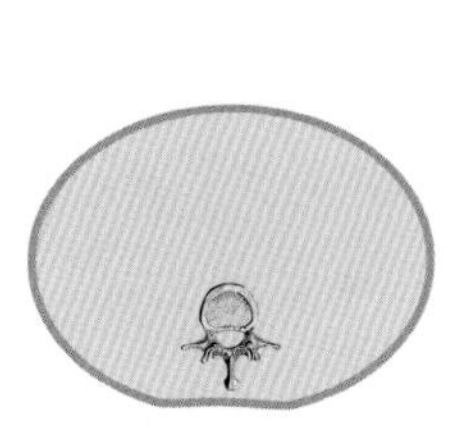 胸廓的橫切面 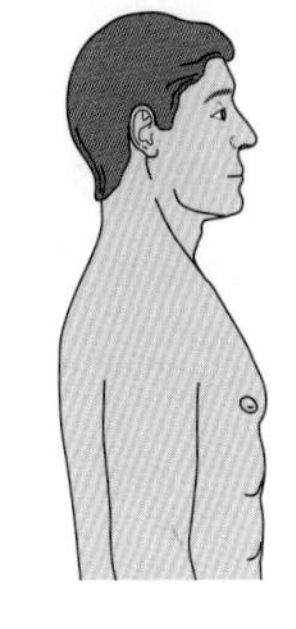	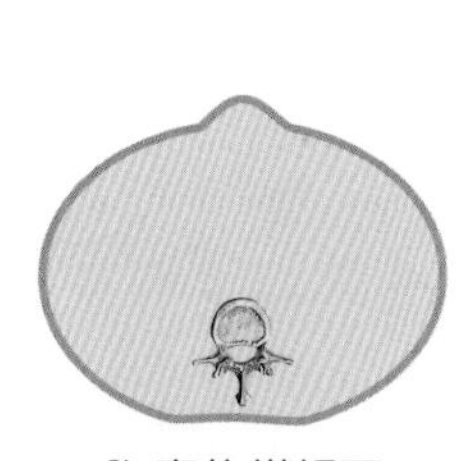 胸廓的橫切面 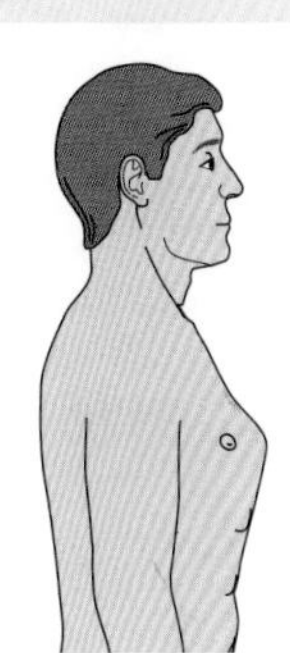
▼ 桶狀胸 (Barrel Chest) 胸廓前後徑增加，為肺部通氣過度的緣故，常見於正常的老化及慢性阻塞性肺部疾病(Chronic Obstructive Pulmonary Disease; COPD)	**▼ 脊柱側彎 (Scoliosis)** 因脊柱側彎而造成胸廓畸形，嚴重時亦會改變肺臟的結構，常好發於青少年
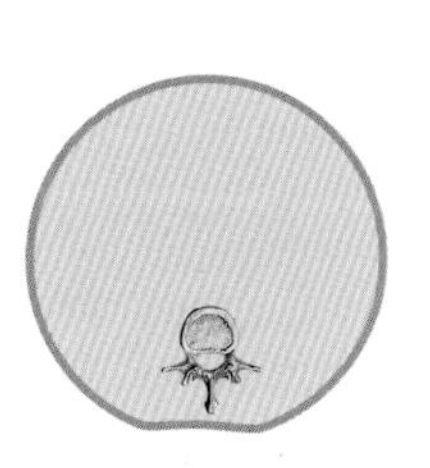 胸廓的橫切面	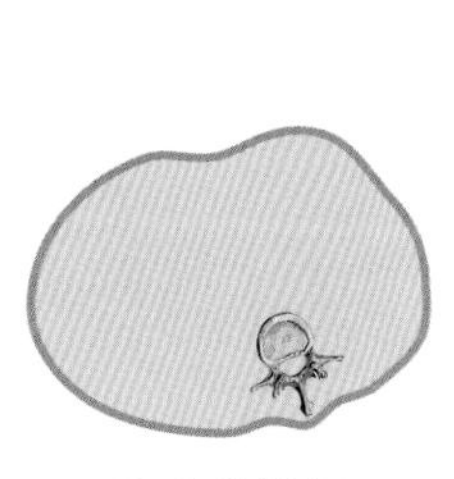 胸廓的橫切面 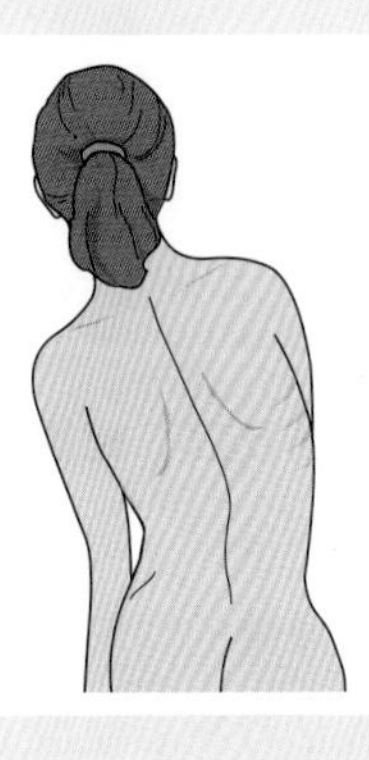
▼ 漏斗胸 (Funnel Chest) 胸骨下部凹陷，此情形可能會壓迫心臟及大血管而造成心雜音	**▼ 駝背 (Kyphosis)** 胸椎誇大的後彎導致個案行動受限，嚴重時會造成心肺功能障礙，常見於正常的老化及骨質疏鬆症(Osteoporosis)
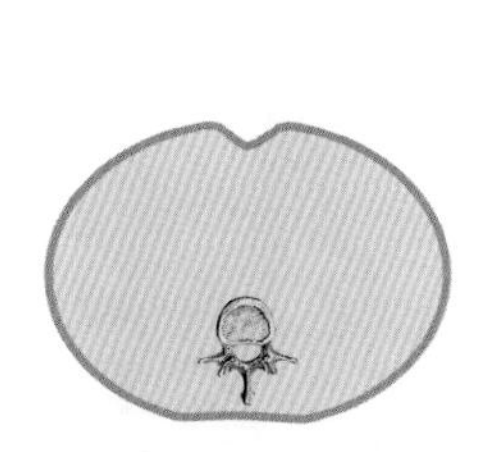 胸廓的橫切面 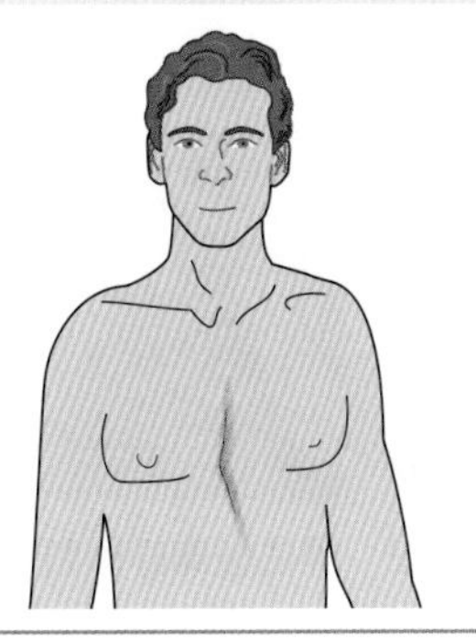	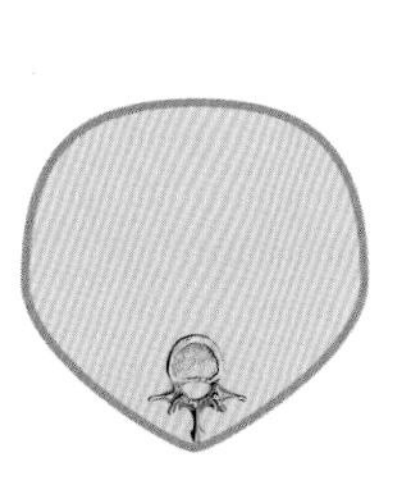 胸廓的橫切面 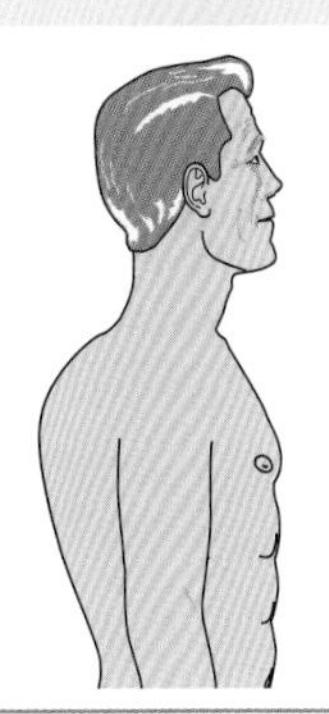

程序	說明
2. **評估呼吸的型態** 包括速率、節律、深度及費力程度	2-1. 正常成年人呼吸速率為每分鐘12~20次，安靜且規則、無使用呼吸輔助肌、無鼻翼搧動、發紺及異常呼吸音等呼吸窘迫的徵兆出現 2-2. 正常及異常的呼吸型態請參考表9-2
3. **氣管位置**	3-1. 氣管位於頸部正中央，無移位情形
4. **膚色**	異常 皮膚有發紺情形，表示有缺氧現象
5. **指甲的形狀**	異常 慢性缺氧時會出現杵狀指(Clubbing Finger)，詳見第四章皮膚評估
（二）檢查後胸及側胸	
1. **視診**	1-1. 主要觀察呼吸時胸廓的運動方式，吸氣時胸廓向外擴張；呼氣時則回縮 1-2. 正常呼吸時，兩側胸廓活動一致 異常 若呼吸時胸廓運動不對稱，常為肺臟或肋膜疾病所致
2. **觸診**	
(1) 皮膚及皮下組織 有無疼痛、腫塊、瘻管及皮下氣腫的情形	異常 發炎的肋間會造成肋間壓痛；瘻管表示肋膜和肺臟有感染的情形；皮下氣腫則會出現輾軋音
(2) 評估呼吸離軌度 (Respiratory Excursion) A. 雙手拇指置於**第十胸椎棘突處**，其餘手指緊貼胸壁的兩側，並往脊柱方向擠出一塊皮摺（圖9-12）	(2)-1. 目的為評估呼吸運動時胸廓擴張的情形 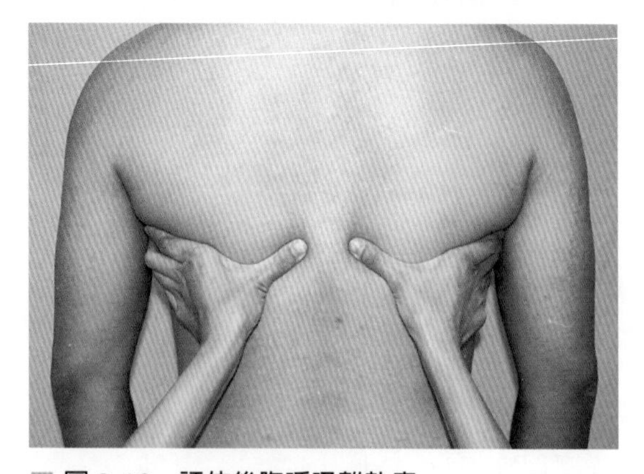 **圖 9-12　評估後胸呼吸離軌度**

程　序	說　明
B. 請個案**深呼吸**，並注意呼吸動作的程度及呼吸時雙側拇指分開的程度和對稱性	B-1. 正常雙手拇指會對稱性的離開脊柱約3~5 cm，其餘手指向胸壁兩側移動，拇指間皺摺在吸氣時會因胸廓擴張而消失，吐氣時則會因胸廓回縮而再出現 異常 單側的胸廓擴張遲緩，表示局部肋膜或肺纖維化、肋膜或肺積水、氣胸、單側肺炎或肋骨骨折等；而兩側胸廓擴張遲緩，表示瀰漫性病變，如慢性阻塞性肺部疾病(Chronic Obstructive Pulmonary Disease; COPD)
(3) 評估觸覺震顫 **(Tactile Fremitus)**（圖9-13） A. 將兩手掌球部或尺側置於兩側肺尖處，以感受聲音由喉頭到胸壁表面傳導所引起的震顫	(3)-1. 目的為評估胸腔是否有實質性病變

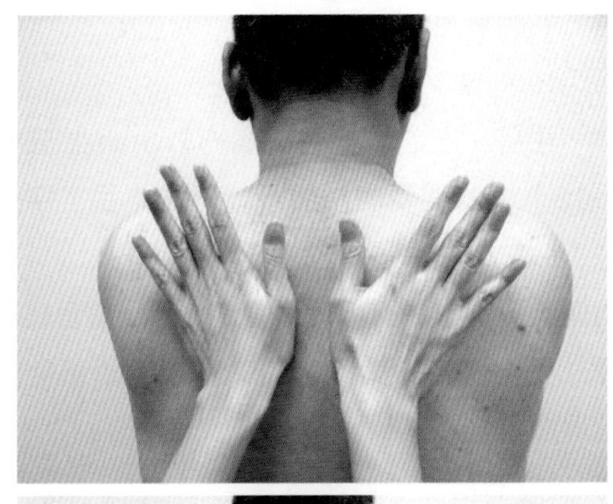

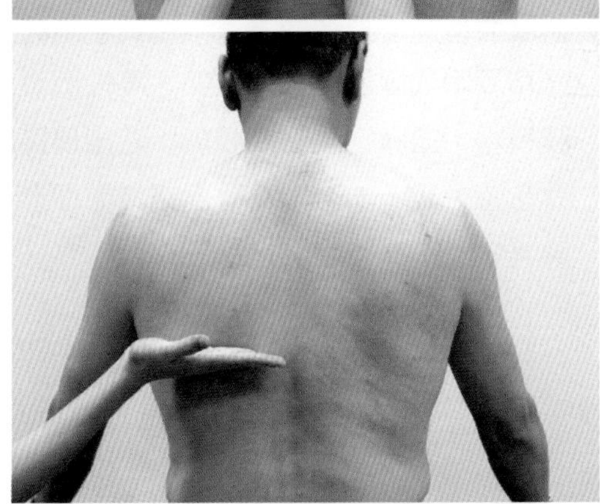

(a) 觸診姿勢

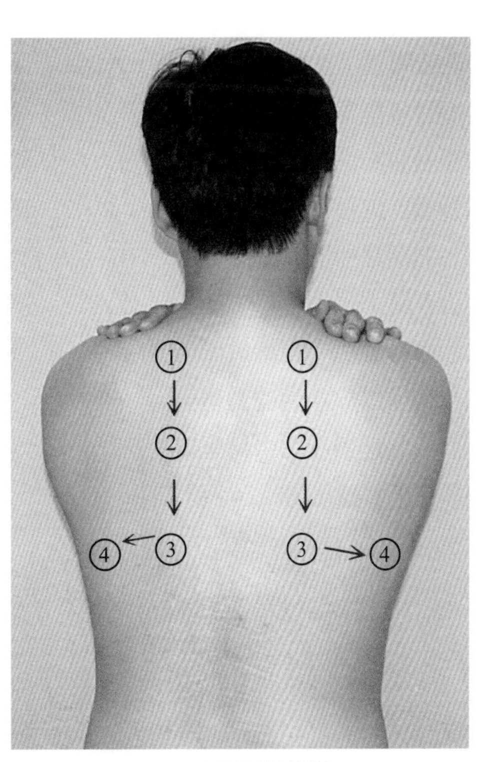

(b) 評估位置

圖 9-13　評估後胸觸覺震顫

程　序	說　明
B. 請個案說「啊、啊、啊」，同時並將雙手由肺尖處往肺底處移動，並避開兩側肩胛骨區，感覺兩側胸壁震顫的強度	B-1. 正常兩側胸壁所感覺到的震顫強度是一致的，震顫強度會由上至下逐漸增強，至氣管分叉處（第四胸椎）時最強，之後開始逐漸減弱，直至**橫膈處**（第十胸椎棘突）**震顫消失** 異常 震顫減少或消失，表示有支氣管阻塞、慢性阻塞性肺部疾病、肋膜積水、肺纖維化、氣胸或腫瘤等情形；而震顫強度增加，表示有大葉性肺炎
C. 待測至橫膈處（震顫消失處），檢查者再改以手掌尺側來評估	
3. 叩診 藉由叩音來評估該部位組織或器官的大小、形狀、位置及密度	3-1. 叩診只能穿透胸部約5~7 cm，無法評估更深層的病變 3-2. 叩音因人體部位不同可分為： (1)實音(Flatness)：如肌肉 (2)濁音；鈍音(Dullness)：如肝臟 (3)反響音(Resonance)：如肺臟 (4)**過度反響音(Hyperresonance)**：肺臟空氣含量增加時，如**肺氣腫** (5)鼓音(Tympany)：如胃
(1) 叩診後胸 A. 個案雙臂交叉於前胸，慣用右手者將左手中指（相當於叩診板）之指間關節緊壓胸壁，並避免手的其餘部分碰到該表面	(1)-1. 叩診時，由肺尖左右對稱且間隔約5 cm向肺底移動（圖9-15），避開兩側肩胛骨，形成「ㄢ」字型的叩診法（即左、右、右、左……） (1)-2. **正常兩側肺臟為左右對稱的反響音**，此反響音終止於肺底處（第十胸椎棘突）（圖9-16），以下會因臟器而呈現濁音 異常 當反響音區出現濁音，表示充滿空氣的肺臟已被液體或固體所取代，如大葉性肺炎、肋膜積水、血胸、膿胸或腫瘤；若出現過度反響音時，表示胸腔內有過度充氣的情形，如肺氣腫、氣胸
B. 左手中指彎曲（相當於叩診槌），並以該手腕的力量迅速而輕鬆地與左手中指呈直角的往下叩診（圖9-14）	

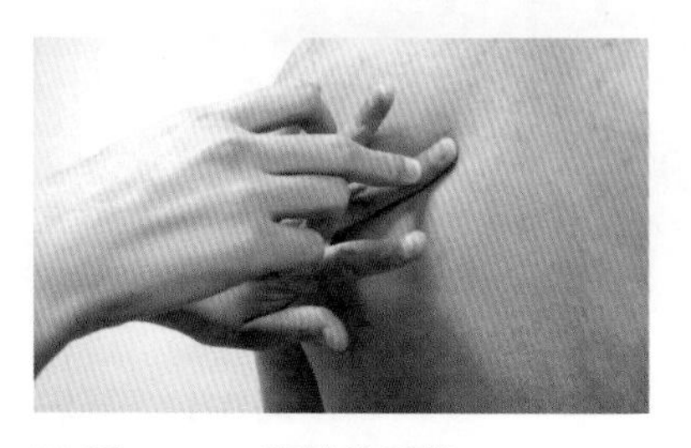

圖 9-14　叩診的手勢

程　序	說　明

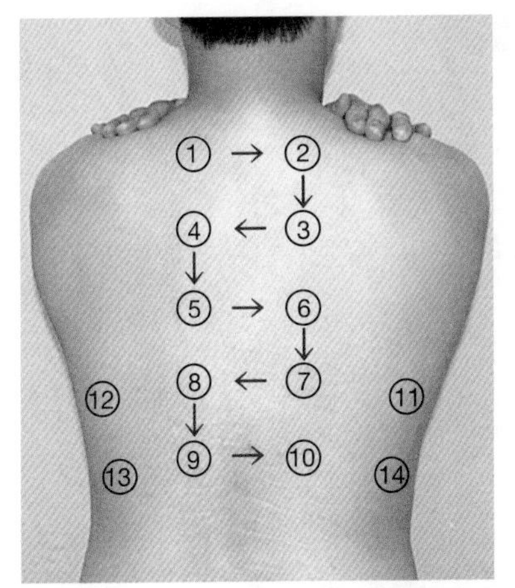

圖 9-15　叩診及聽診後胸的位置

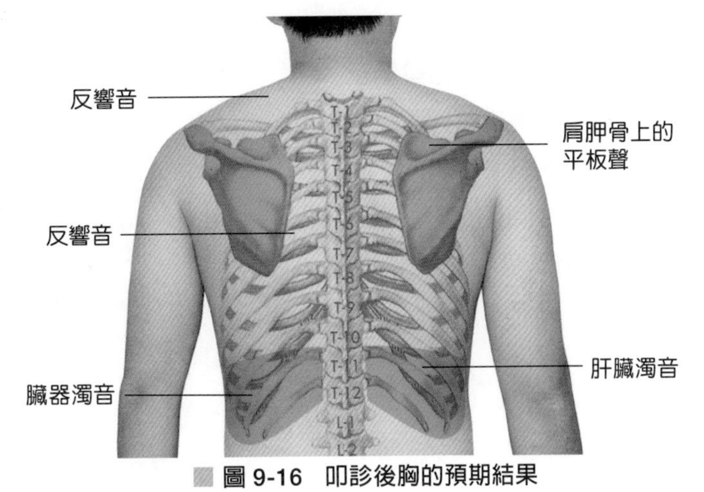

圖 9-16　叩診後胸的預期結果

(2) 叩診側胸
個案雙臂高舉，執行叩診方式與叩診前胸相同

(2)-1. 叩診時，分別於腋前線、腋中線、腋後線由腋下往肺底移動（圖9-17）

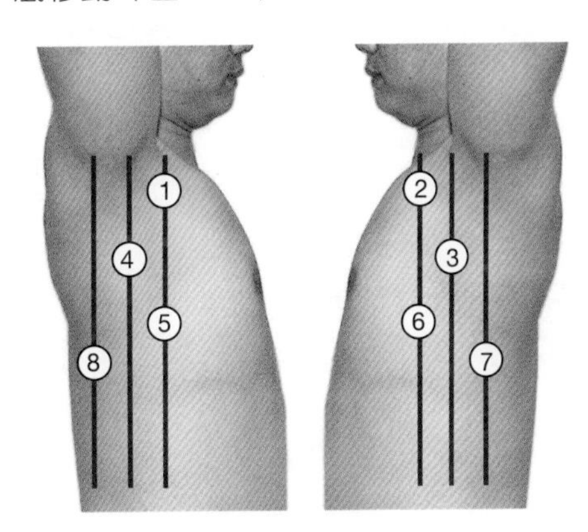

圖 9-17　側胸叩診位置

(3) 評估**橫膈膜離軌度**
(Diaphragmatic Excursion)

A. 請個案**吐氣後閉氣**，檢查者由一側肩胛骨下緣沿肩胛骨線往下**叩診至反響音轉為濁音處**，此為橫膈膜的位置並在此處**做一標記**

(3)-1. 目的是在評估呼吸運動時橫膈膜的移動範圍

(3)-2. 正常橫膈膜離軌度約3~6 cm，右側標記較左側標記高些（因為有肝臟緊鄰橫膈而使之上提）

異常　橫膈膜濁音在不正常的高度或者橫膈膜缺乏移動，可能是肋膜積水、肺膨脹不全或橫膈麻痺等所引起

程　序	說　明
B. 請個案再深吸氣後閉氣，**由先前標記處再往下叩診至反響音轉變為濁音處**，再**作一標記**（圖9-18），兩標記間的距離即為橫膈膜離軌度 C. 以同樣方式測量另一側	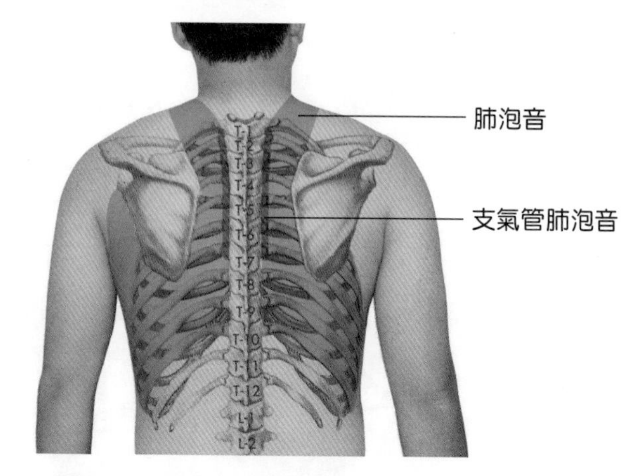 圖 9-18　叩診橫膈膜離軌度
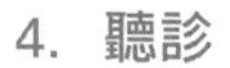 4. 聽診 藉由評估呼吸時空氣通過支氣管樹所產生的呼吸音，來得知呼吸道是否有阻塞的情形	4-1. 正常呼吸音(Breath Sound)分為三類：支氣管音(Bronchial Breath Sound)、支氣管肺泡音(Bronchovesicular Breath Sound)及肺泡音(Vesicular Breath Sound)。除此之外，在頸部氣管部位可聽到響亮、高頻率的氣管音(Tracheal Breath Sound)（表9-4）

表 9-4　正常的呼吸音特徵

名稱	圖解	特徵	分布位置
氣管音		音調高、高強度 吸氣：呼氣＝1：2	氣管
支氣管音		音調高、大聲的 吸氣：呼氣＝1：2	胸骨柄
支氣管肺泡音		音調中、中強度 吸氣：呼氣＝1：1	前胸第一、二肋間，後胸兩側肩胛骨
肺泡音		音調低、輕柔 吸氣：呼氣＝5：2	兩側的肺野

程　序	說　明
(1) 聽診後胸：使用聽診器膜面，由肺尖兩側對稱性且間隔約5 cm向肺底處移動（圖9-15），如上述檢查有異常發現，需進一步評估傳導性語音(Vocal Resonance)	(1)-1. 每個聽診位置須聽診一個完整的呼吸音，以分辨呼吸時是否有產生正常或其他異常的聲音 (1)-2. 在後胸正常可聽到肺泡音與支氣管肺泡音（圖9-19） 異常 不連續音－爆裂音(Crackles)或濕囉音(Rales)及連續音－喘鳴音(Wheeze)、乾囉音（鼾音）(Rhonchi)、肋膜摩擦音(Pleural Rub)、哮鳴音(Stridor)（表9-5）；呼吸音增強可能是肺臟有實質性病變

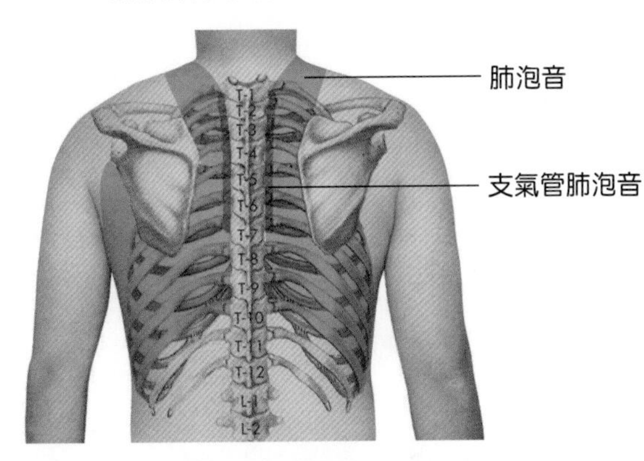

圖 9-19　聽診後胸的預期結果

▼ 表 9-5　異常呼吸音的特徵

名稱	圖解	特徵	原因
爆裂音		不連續的噼啦音，吸氣時比較容易聽到，且不受咳嗽的影響	空氣通過水分較多的小呼吸道及肺泡
乾囉音		在呼氣期間聽到較低音調，大及粗的鼾音，咳嗽時可能會消失	空氣通過縮窄的氣管及支氣管
喘鳴音		在呼氣期或呼吸期間可聽到像音樂聲或是口哨聲的連續聲音，為異常呼吸音中音調最高者	空氣通過因分泌物、腫脹或腫瘤等所造成之狹窄的呼吸通道
肋膜摩擦音		在吸氣期及呼氣期可聽到輾軋聲，且不受咳嗽的影響	發炎且粗糙的肋膜摩擦所引起的聲音
哮鳴音		在吸氣期可聽到高音調長音	空氣通過因腫脹、發炎或異物阻塞所造成之狹窄的呼吸通道

程序	說明
(2) 聽診側胸	(2)-1. 聽診位置與叩診位置相同（圖9-17），分別為腋前線、腋中線、腋後線由腋下往肺底移動
(3) 評估傳導性語音(Vocal Resonance)：使用聽診器膜面在胸壁相對異常處聆聽，並請個案說：	(3)-1. 目的：當先前胸部及肺臟檢查有異常的情形時，進一步評估個案的說話聲或耳語聲傳導至胸壁的聲音
A. 以正常音量說"ninety-nine"或"one, two, three"	A-1. 正常聲音較小且不清楚 異常 較大而清楚的語音，稱為支氣管語音(Bronchophony)
B. "e e"	B-1. 正常可聽到變小的長e聲 異常 "e e"聲變成「啊啊」聲，稱為羊語音(Egophony)
C. 低聲說"ninety-nine"或"one, two, three"	C-1. 正常可聽到模糊難以辨認的聲音 異常 聽到大而清楚的聲音，稱為耳語胸語音(Whispering Pectoriloquy)
（三）檢查前胸	
1. 視診	1-1. 觀察呼吸時個案胸廓的運動方式 異常 當有嚴重的氣喘、慢性阻塞性肺部疾病或上呼吸道阻塞時，會造成吸氣時下部肋間回縮；當有肺臟或肋膜疾病時，會造成呼吸時胸廓局部性運動遲緩
2. 觸診 **(1) 觸診前胸**：有無疼痛、腫塊、瘻管及皮下氣腫的情形 **(2) 評估呼吸離軌度(Respiratory Excursion)** A. 檢查者將雙手拇指置於個案的劍突下，其他手指緊貼胸壁的兩側（圖9-20）	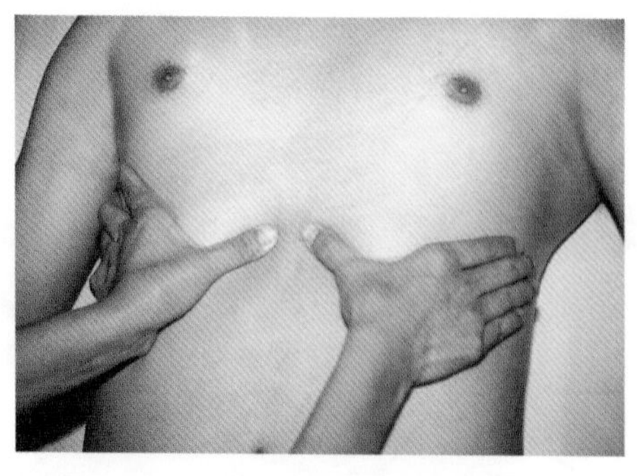 **圖 9-20　評估前胸呼吸離軌度**

程　序	說　明
B. 請個案**深呼吸**，並注意呼吸動作的程度及呼吸時拇指分開的程度和對稱性	B-1. 正常：雙手拇指會對稱性的離開胸骨，其餘手指向胸廓兩側移動 B-2. 異常情形請參閱後胸呼吸離軌度的評估
(3) 評估觸覺震顫(Tactile Fremitus)	(3)-1. 檢查婦女時，因乳房組織會妨礙傳導，故可用手將乳房輕輕的移開
A. 將兩手掌球部或尺側置於個案兩側**上鎖骨區**	A-1. 上鎖骨區內含兩肺葉之肺尖，約在鎖骨內1/3上方2~4 cm處
B. 請個案說「啊啊啊」，雙手**由肺尖處往肺底處移動**（圖9-21），感覺兩側胸壁震顫的強度	B-1. 正常：兩側胸壁所感覺到的震顫強度是一致的，震顫強度會由上至下逐漸增強，至氣管分叉處（胸骨角）最強，之後逐漸減弱，至**橫膈**處（右側第五肋骨、左側第六肋骨）**震顫消失** B-2. 異常情形請參閱後胸觸覺震顫的評估
(4) 觸診氣管	
A. 檢查者以食指（圖9-22(a)）或食指和中指（圖9-22(b)）輕靠氣管兩側	

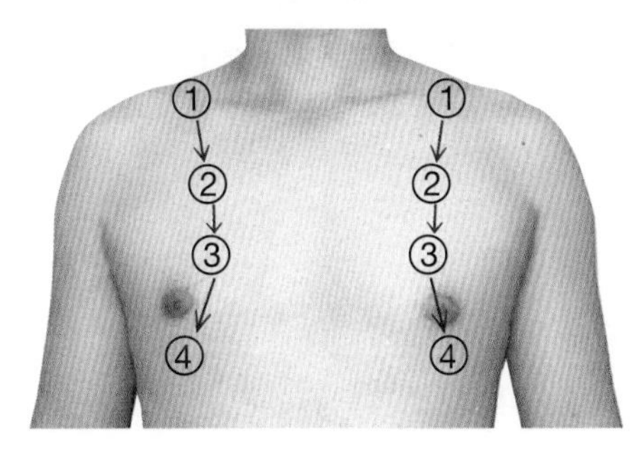

圖 9-21　評估前胸觸覺震顫的位置

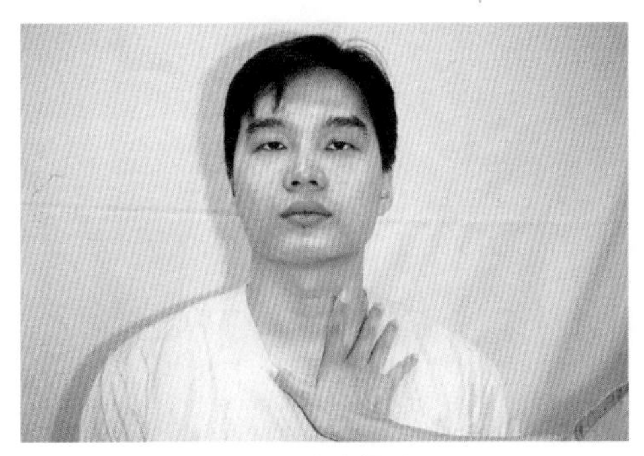

(a) 以食指觸診

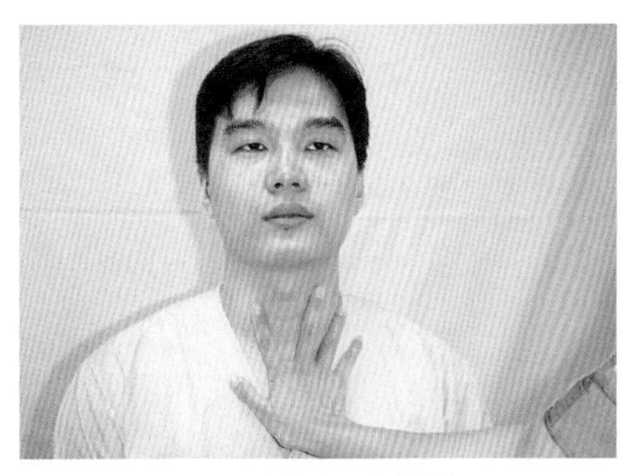

(b) 以食指和中指觸診

圖 9-22　觸診氣管

程　序	說　明
B. 評估氣管與兩側胸鎖乳突肌的距離是否相等	B-1. 正常兩側距離相等且對稱 異常 肺擴張不全或肺纖維化會使氣管偏向患側；而頸部腫瘤、淋巴結腫大、肋膜積水、單側肺氣腫或張力性氣胸會使氣管偏向健側
3. 叩診前胸 個案平躺，檢查者由鎖骨上方的肺尖，沿著前胸對稱性且間距5 cm往肺底叩診（圖9-23）	3-1. 因叩診女性乳房組織會產生濁音，故叩診時可以叩診板該手掌緣將乳房輕輕的推移開 3-2. 正常肺臟分布的區域為反響音；心臟和肝臟位置會產生濁音；胃部區域則是鼓音（圖9-24）

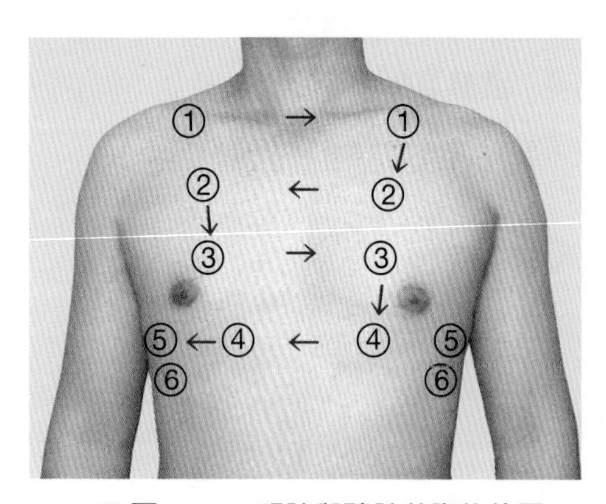

圖 9-23　叩診與聽診前胸的位置

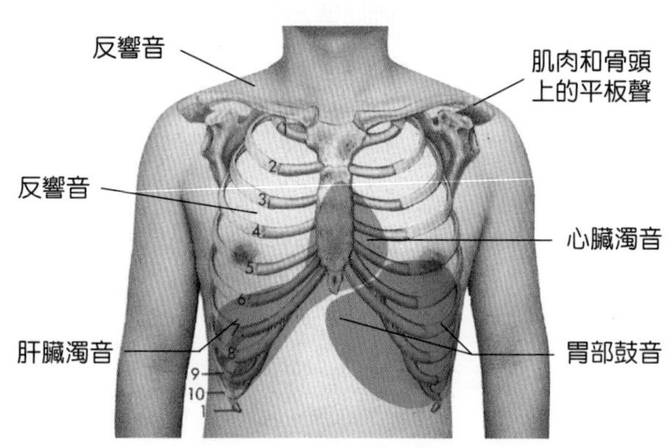

圖 9-24　叩診前胸的預期結果

程　序	說　明
4. 聽診前胸 個案平躺，以前述叩診位置做肺部呼吸音的兩邊比較（圖9-25）	4-1. 呼吸判讀與聽診的預期結果請參考表9-2~9-6

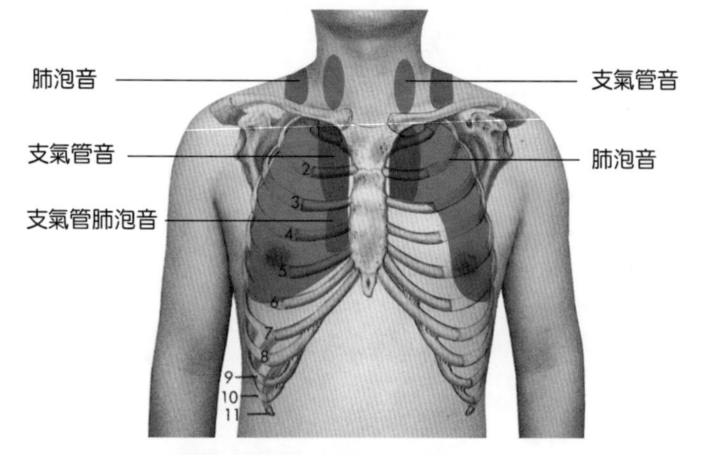

圖 9-25　聽診前胸的預期結果

▼ **表 9-6 常見呼吸狀況的評估情形**

呼吸狀況	視診	觸診	叩診	聽診
氣喘 (Asthma)	呼吸速率增加、發紺、使用呼吸輔助肌，進展為慢性時會出現桶狀胸	觸覺震顫減弱	呈現反響音，進展為慢性後會出現過度反響音	呼吸音變小，出現喘鳴音，伴有呼氣期延長
肺膨脹不全 (Atelectasis)	患側胸部擴張遲緩，咳嗽，呼吸速率增加	患側胸部擴張減少，觸覺震顫減弱或消失，氣管偏向患側	患側出現濁音	患側呼吸音減少或消失，傳導性語音減少或消失
肺氣腫 (Emphysema)	桶狀胸，呼吸窘迫、速率增加、使用呼吸輔助肌	觸覺震顫減弱，胸部擴張減少	出現過度反響音，橫膈膜離軌度變小	呼吸音減少，伴有呼氣期延長
支氣管炎 (Bronchitis)	出現濃稠的痰液，發紺，可能伴隨有杵狀指	觸覺震顫正常	出現反響音	出現爆裂音和喘鳴音，伴有慢性的呼氣延長
支氣管擴張 (Bronchiectasis)	嚴重時呼吸加速，患側胸廓擴張減少	患側胸廓擴張減少，觸覺震顫增加，氣管偏向患側	出現反響音或濁音	傳導性語音減少，出現爆裂音
肋膜積水 (Pleural Effusion)	呼吸急速、呼吸困難	觸覺震顫減少或消失，患側胸廓擴張減少，氣管偏向健側	出現濁音或實音，患側橫膈膜離軌度減少	呼吸音減少或消失，傳導性語音減少或消失
肺炎 (Pneumonia)	呼吸速率增加，患側胸部擴張減少	觸覺震顫增加，患側胸廓擴張減少	出現濁音或實音	呼吸音增加，傳導性語音增加，出現爆裂音
氣胸 (Pneumothorax)	呼吸速率增加、發紺、使用呼吸輔助肌、胸部擴張減少、焦慮	觸覺震顫減少或消失，患側胸廓擴張減少，氣管偏向健側	出現過度反響音，患側橫膈膜離軌度減少	呼吸音減少或消失，傳導性語音減弱或消失

學習評量 Review Activities

( ) 1. 用力吸氣增大胸腔容積時，與下列何者的收縮無關？ (A) 腹肌 (B) 橫膈 (C) 外肋間肌 (D) 斜角肌

( ) 2. 有關陳施氏呼吸 (Cheyne-Stokes respiration) 特徵之敘述，下列何者正確？ (A) 淺而慢呼吸，速率與深淺漸增至呼吸困難，隨即下降至呼吸暫停 (B) 規則性、深而快的呼吸，且伴隨使用呼吸輔助肌 (C) 呼吸速率及深度都不規則，且會伴隨呼吸暫停 (D) 緩而淺呼吸，呼吸速率及深度逐漸減慢至呼吸暫停

( ) 3. 李女士為糖尿病患者，當她發生酮酸中毒的健康問題時，會出現下列何種呼吸型態？ (A) 呼吸暫停 (apnea) (B) 呼吸過慢 (bradypnea) (C) 換氣不足 (hypoventilation) (D) 庫斯毛耳氏呼吸 (Kussmaul's respiration)

( ) 4. 有關影響呼吸速率的因素，下列敘述何者正確？ (A) 延腦受損會變快 (B) 在高山上會變慢 (C) 血壓突然上升會變快 (D) 血中 CO_2 濃度升高時會變快

( ) 5. 當進行肺部聽診時，可經由聽診器清楚的聽到病人所說的話，下列何者為此項檢查之結果？ (A) 羊語音 (B) 支氣管語音 (C) 耳語樣的胸語音 (D) 摩擦音

( ) 6. 有關呼吸困難之徵象，下列何者最不常見？ (A) 端坐呼吸 (B) 噘嘴式呼吸 (C) 使用胸鎖乳突肌 (D) 咳血

( ) 7. 下列有關肺部的敘述，何者正確？ (A) 斜裂將右肺區分為上下二葉 (B) 水平裂將左肺區分為上下二葉 (C) 右主支氣管較左主支氣管短、寬且較垂直，因此異物較易掉入右主支氣管 (D) 肺門位於肺的肋面，有支氣管、血管、神經通過

( ) 8. 病人的呼吸開始時短而淺，之後漸漸加深，然後又逐漸下降，直至呼吸暫停或完全停止，呈週期性出現，此種呼吸型態稱為？ (A) 喟嘆氏呼吸 (sighing respiration) (B) 陳施氏呼吸 (Cheyne-stokes respiration) (C) 畢歐氏呼吸 (Biot's respiration) (D) 庫斯毛耳呼吸 (Kussmaul's respiration)

( ) 9. 有關呼吸特性之敘述，下列何者正確？ (A) 內呼吸又稱為肺呼吸 (B) 吸氣時內肋間肌收縮 (C) 呼氣時肋骨下降 (D) 吸氣時橫膈膜放鬆

( ) 10.「換氣過度」病人的動脈氣體分析結果，下列何者最有可能？ (A) 呼吸性酸中毒 (B) 呼吸性鹼中毒 (C) 代謝性酸中毒 (D) 代謝性鹼中毒

解答：AADDB DCBCB

欲挑戰完整歷屆考題，請掃描 QR Code

10 乳房及腋部評估

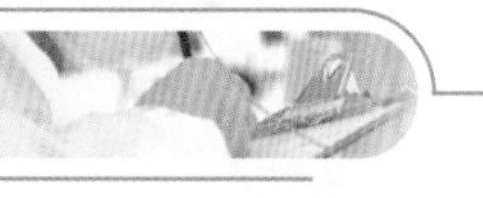

作者／藍菊梅 · 謝春滿

Assessment of Breasts and Axillae

乳癌(Breast Cancer)是婦女常見的癌症之一，根據衛生福利部的報告，2020年乳癌占女性癌症的第四位（衛生福利部，2021）；雖然乳癌不在男性癌症統計報告之列，但乳房疾病也可能發生在男性身上，因此男性乳房的檢查不可省去。有鑑於治療的關鍵為早期發現、早期治療，且大部分的乳房病變是靠自己發現的，因此熟練乳房的檢查及推廣乳房自我檢查(Breast Self-Examination; BSE)，成為醫護專業人員重要的工作任務。

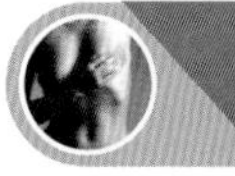

10-1 乳房及腋部概論

乳房(Breast)**即是所謂的乳腺**，兩性皆有，在男性不發達，較屬於退化的器官，而**女性乳房的發展及生理性功能上較複雜**，因此本章將著重於女性乳房。

女性進入青春期後乳房的發育逐漸發達，**乳房同屬於生殖系統，除了哺乳功能與第二性徵外，更可能影響女性心理層面的完整性**。臨床上發現，一旦乳房的結構改變，可能會劇烈影響個體的身體心像、自我概念及自我價值等，因此**評估的範圍更應涉及生理、心理、社會等層面**。檢查前需先瞭解乳房正常功能與解剖位置，尤其是正常的發展過程，依序說明之。

一、乳房的結構

(一) 位置

乳房位於前胸壁上，2/3位於胸大肌(Pectoralis Major)上，1/3則位於前鋸肌(Serratus Anterior)的前面，上下範圍從第二與第三肋間延伸至第六與第七肋軟骨之間，左右範圍則從胸骨緣延伸至腋前線，中央有乳頭(Nipple)。為了描述方便，以乳頭作為中點界標，將乳房分為四個象限（圖10-1）或以一個鐘面來描述，當發現病灶時，則以象限及12點鐘方位予以定位說明之（圖10-2）。

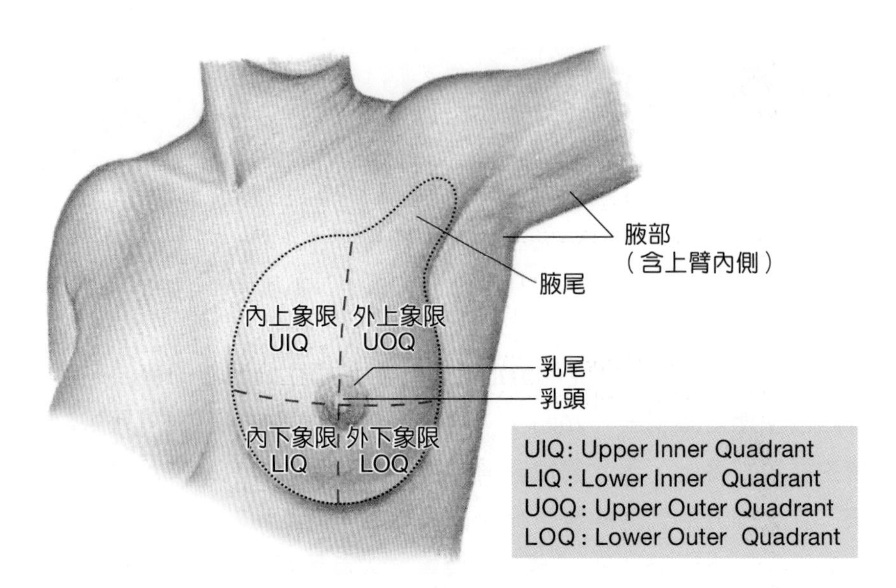

圖 10-1 乳房四象限

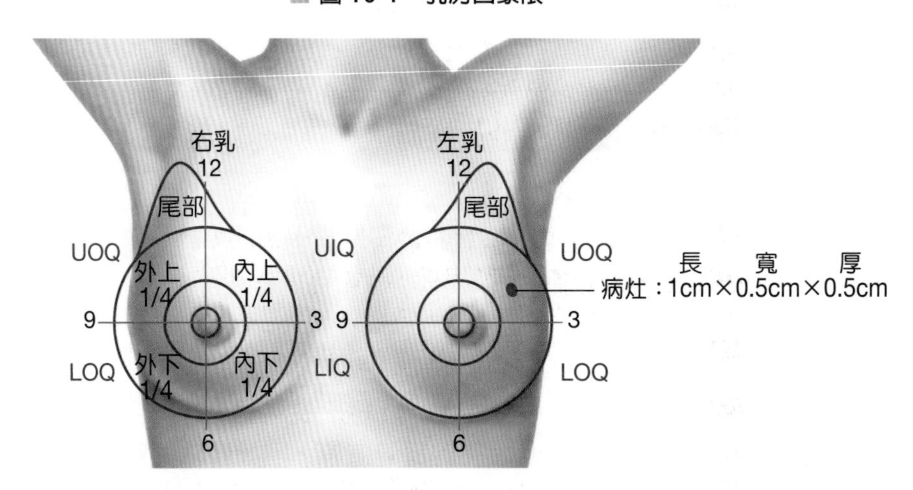

圖 10-2 乳房病變之描述：「左乳外上 1/4，2 點鐘方向，距離乳頭 3 cm 處，有一個橢圓形 1×0.5×0.5 cm^3 的硬塊。」

（二）構造

◎ 外在結構

1. **乳房**(Breast)：外在結構中占最大且最主要的部分。乳房中心下方有**乳暈及乳頭**兩結構（圖10-1），**其顏色受遺傳及荷爾蒙的影響**。

2. **乳暈**(Areola)：包圍著乳頭，為顏色較深的皮膚區域，乳暈的**表面上有少許的毛髮、**汗腺及數個皮脂腺(Sebaceous Gland)，皮脂腺又稱乳暈腺(Areolar Gland)或蒙氏腺(Montgomery's Gland)，呈小的圓形突起，外表粗糙，能分泌油脂以潤滑乳頭。
3. **乳頭**(Nipple)：位於乳房的中央，**呈圓形，無毛髮，顏色較深，其大小形狀因人而異**，具有平滑肌結構。受刺激時，可使乳頭收縮勃起，其表面有粗糙的圓形隆起之皮脂腺，也是乳腺的小乳汁管(Milk Duct)之開口處。
4. **尾部或腋尾**(Tail of Axilla)：位於**乳房的上方外側部**，是乳腺組織向外上側延伸至腋下的椎狀結構，也是**許多乳房腫瘤好發的部位**。
5. **腋下或腋部**(Axilla)：包含整個**腋窩與上臂內側上1/3段**。

◎ 內在結構

乳房是由皮膚(Skin)、**纖維組織**(Fibrous Tissue)、**乳腺**(Mammary Gland)**及脂肪**(Adipose)**等組織所組成**（圖10-3），這些組織**所占的比例，會隨著年齡、月經週期、懷孕、授乳及營養狀況而改變**。

1. **乳腺**：由15~25個的乳葉組成，每乳葉由20~40個的小葉組成，而每小葉由10~100個腺泡(Alveoli; Acini)組成，**腺泡會製造乳汁**，乳葉將乳汁送至輸乳管(Lacriferous Duct)，再匯集成收集管(Collecting Duct)，收集管接近乳頭會膨大形成**壺腹**(Ampullae)**以儲存乳汁，最後終止於乳頭**。

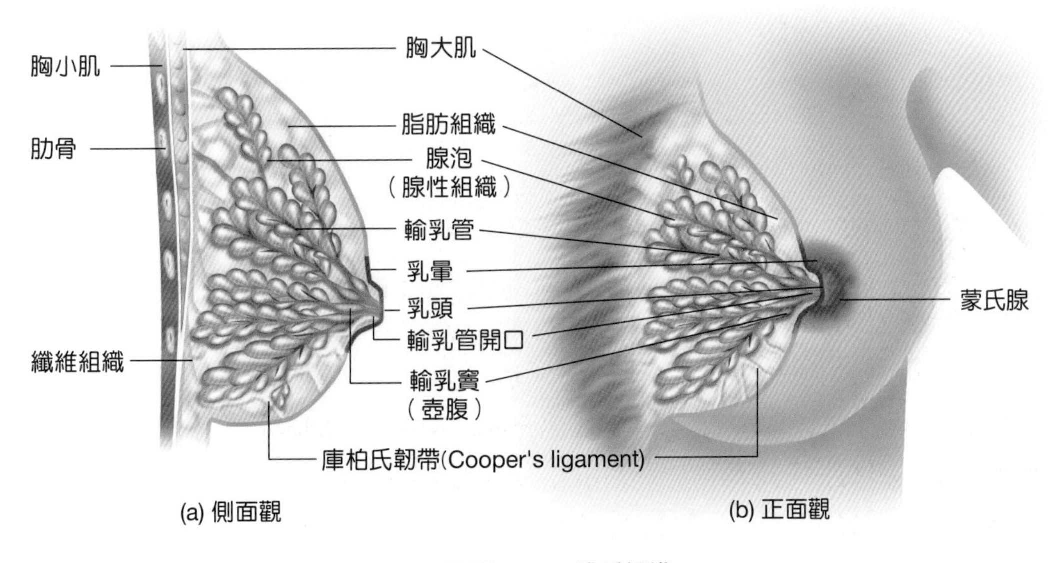

圖 10-3　乳房組織

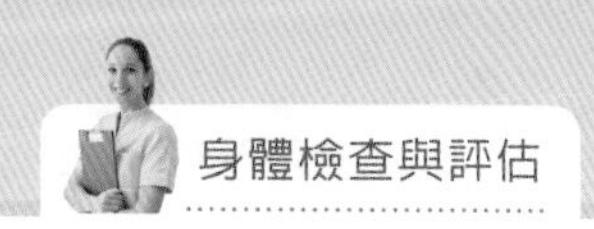

2. **纖維組織**：屬於乳房的**支持結構**，**包在乳腺及脂肪層的外面**，並深入其內，在乳腺表面的淺筋膜最多，可將乳腺懸於皮下，稱為乳房懸韌帶(Suspensory Ligament)又稱**庫柏氏韌帶**(Cooper's Ligament)，起於乳房皮下結締組織層，貫穿乳房且連接胸壁肌肉肌膜上的纖維帶，**可支持乳房組織的形狀，當韌帶受乳癌或病變區侵犯時，常會造成乳房內縮或皮膚的凹陷問題**。
3. **脂肪組織：乳腺之間有脂肪及結締組織充填，具有支持的作用，且可協助乳腺固定在胸大肌**(Pectoralis Major)**的肌膜上**。

◎ 淋巴系統

負責引流上肢與胸部淋巴液的淋巴結主要是滑車上淋巴結與腋下淋巴結，其中又以腋下淋巴結為主。**乳癌**照護上最令人擔心的就是癌細胞**經由淋巴系統轉移到同側乳房或鎖骨上、下淋巴結，甚至是體腔內深層或對側淋巴結**；因此淋巴結的觸診在乳房評估上是**必要的檢查程序**，以下依淋巴引流方向介紹乳房的淋巴引流形式（圖10-4）：

1. **淺層淋巴引流**：引流乳房表皮、乳暈、乳頭等部位的淋巴液，最後注入腋下淋巴結或腹部器官的淋巴系統中。
2. **乳暈淋巴引流**：負責將乳暈及乳頭的淋巴液引流至胸淋巴結。

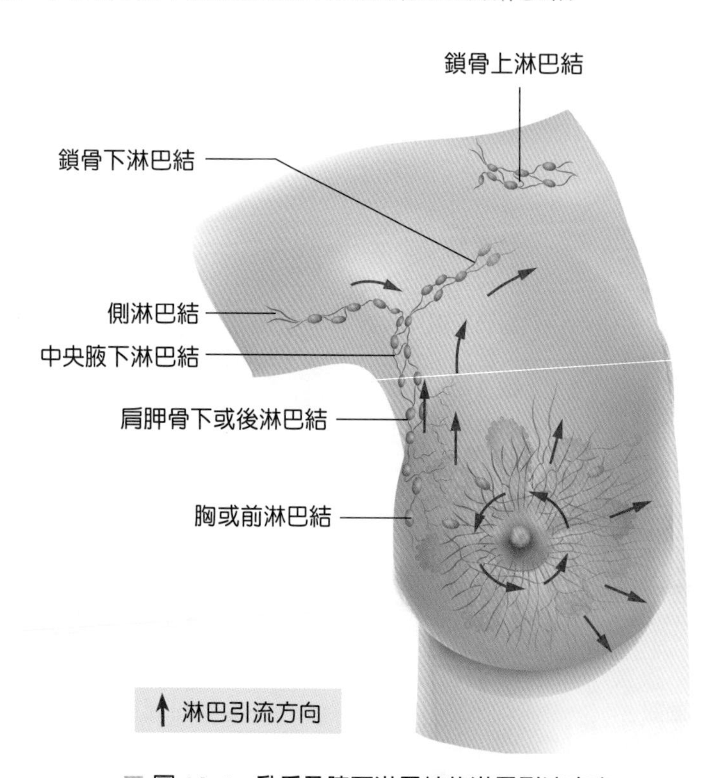

圖 10-4　乳房及腋下淋巴結的淋巴引流走向

3. **深層淋巴引流**：又稱為**腋下淋巴結**(Axillary Lymph Node)，負責引流胸部與上臂（包括乳房及腋下）的淋巴液，最後注入胸腔與腹部，分別有：
   (1) 胸或前淋巴結(Pectoral / Anterior Lymph Node)：胸大肌的側邊，在前腋窩之內（**腋部前皺摺內**），主要引流整個乳房及前胸壁的淋巴液。
   (2) 側淋巴結(Lateral Lymph Node)：位於肱骨上端，在**上臂內側上段**，主要引流大部分手臂及部分乳房的淋巴液。
   (3) 肩胛骨下或後淋巴結(Subscapular / Posterior Lymph Node)：沿著肩胛骨的側邊，在後腋窩的深層（**腋部後皺摺內**），主要引流少部分的手臂及背部的淋巴液。
   (4) 中央腋下淋巴結(Central Axillary Lymph Node)：位於**腋中腺的最上方，沿著肋骨往上靠近前鋸肌，主要接收胸淋巴結、側淋巴結及肩胛下淋巴結之淋巴液**。
   (5) 鎖骨下淋巴結(Subclavicular Lymph Node)：**位於鎖骨下方**，主要引流中央腋下淋巴結及深部乳房組織的淋巴液，匯集中央腋下淋巴結後，最後注入鎖骨上淋巴結。

二、乳房發育過程

(一) 胚胎期的發育

早期胚胎發育時，乳房由乳腺發育而來，原本乳腺在身體前方左右各有數個，**排成由腋下至腹股溝處的縱走隆起的長線，稱為乳線**(Milk Line)（圖10-5），**除胸肌處的乳腺會發育成乳房以外，其餘皆會萎縮，多產生的乳頭稱為副乳頭或多餘乳頭**；若增生的是乳房及乳頭等組織，則稱為**多餘乳房**(Supernumerary Breast)，屬於先天性異常，常見於非洲婦女。

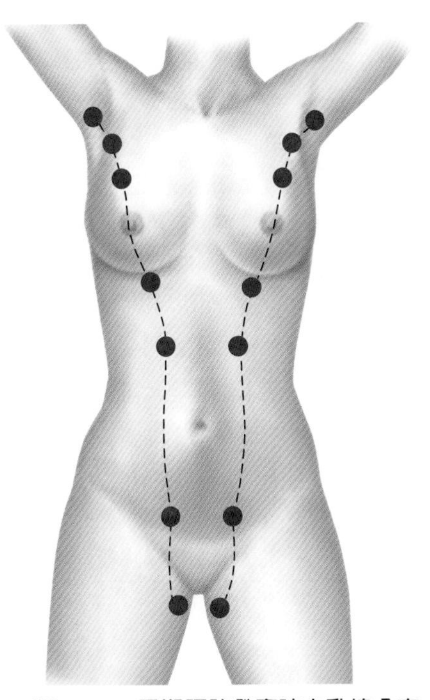

圖 10-5 早期胚胎發育時之乳線分布

(二) 男女乳房的發育

大致上男、女生10歲以前的乳房外觀並無顯著差異，女性乳房發育正常由8~13歲開始，**剛開始發育時兩側乳房可能會不對稱**或有乳房壓迫感；發育時期的青少年男性，可能會有短暫單側或雙側的皮下腫塊，**視為正常狀態**，或是出現乳房膨大現象，尤其是乳暈後可摸到平滑、可動、有壓痛的實質（硬塊）組織，稱為**男性女乳症**(Gynecomastia)，可持續數年，**隨著逐漸成熟而退去**，應無合併炎症反應，可能與動情素增加、雄性激素降低有關（**非青少年期之男性女乳症**，可能是睪丸或腦下垂體腫瘤或接受荷爾蒙、類固醇等藥物治療者，此為**異常情形**）。

（三）女性乳房發育的變化

女性乳房的大小及形狀，受遺傳、營養狀況及個人對荷爾蒙的敏感性等因素影響，將隨不同發展過程而有所改變（表10-1），依據田納氏(Tanner's)的性成熟度分期(Sexual Muturity Ratings; SMR)，將乳房成熟分成五期，見表10-2。

▼ 表10-1　不同年齡層女性之乳房發育情形

年齡層	乳房發育情形
青少年	• 主要特徵為乳房變大 • 月經週期後第4~7天，乳房最小 • **月經前3~4天**：乳房**發脹**、**緊**、**痛**、**壓痛**、**變大** • 肥胖造成的男性女乳症，觸診時較柔軟，無腺體腫大或硬塊情形
生育期	• 乳房溫暖、堅實、平滑、有彈性 • 沒有分泌物、沒有腫塊、無壓痛 • 有些婦女會隨著月經週期的荷爾蒙變化而有大小改變、出現結節及壓痛情形
孕　期	• 整個**乳房變大**、結節變多，可能伴有壓痛感 • **乳頭：更大**、**更黑**、更顯凸出 • **乳暈顏色變深且凸出** • **乳房觸診有許多結節** • 靜脈分布明顯、皮脂腺也變得明顯 • 懷孕第4個月以後，可能有**初乳**(Colostrums)分泌
中年期	• 可摸到小葉的結構 • 許多纖維組織可摸到，**有硬纖維般的觸感** • 乳腺萎縮，乳房**體積和彈性縮小**，乳房下垂、變平、鬆弛（皺）、軟 • 乳頭指向一致向下
老年期	• 乳頭變小而平、內縮，但可拉出 • 乳頭周圍容易觸摸到筋膜組織，有硬纖維般的觸感

表10-2 田納氏性成熟度分期

分 期	乳房外觀
1. **青少年前期（10歲以前）**：只有小**小凸**出的**乳頭**，男女生乳房無顯著差異，無法觸摸到腺性組織或乳暈顏色未變暗沉（8~13歲間第二性徵開始明顯）	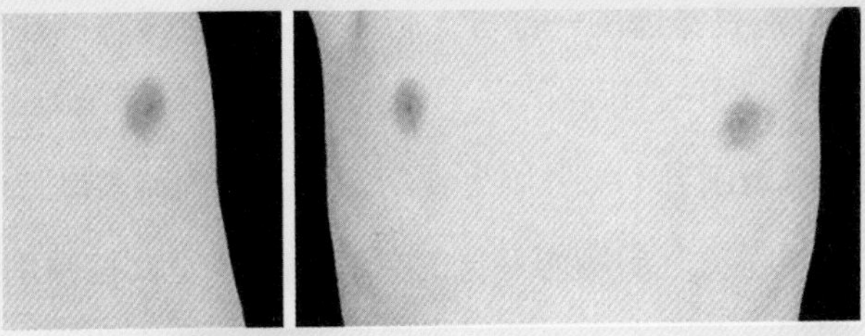
2. **乳房萌芽期（10~14歲）**：乳房和乳頭逐漸發育，**乳暈變大，顏色漸深**（可能有乳房壓痛感及兩側發育大小不一的情形）	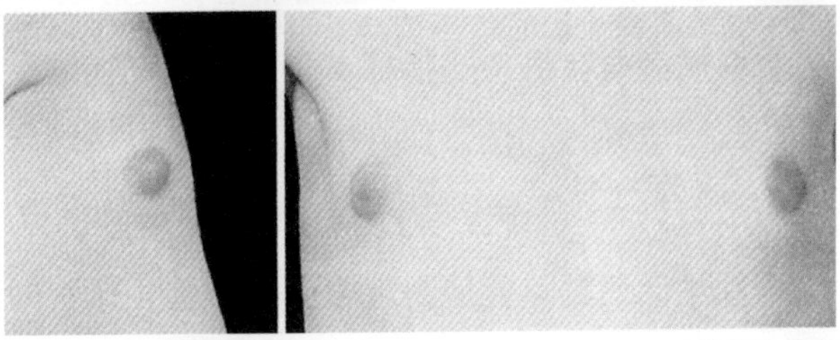
3. **乳房和乳暈變大，但輪廓沒有分界**	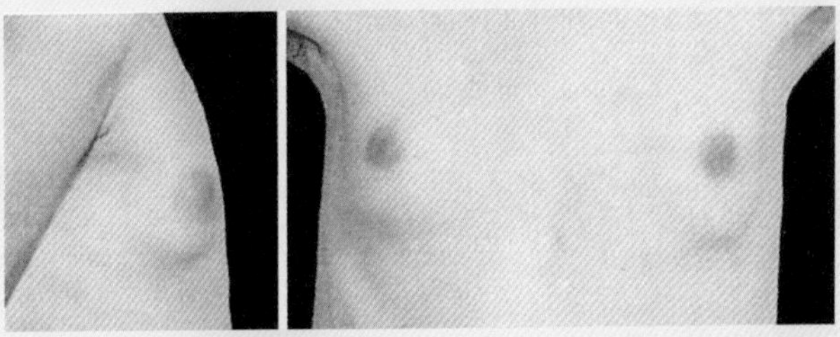
4. 乳暈和乳頭在乳房上**形成兩個凸起**	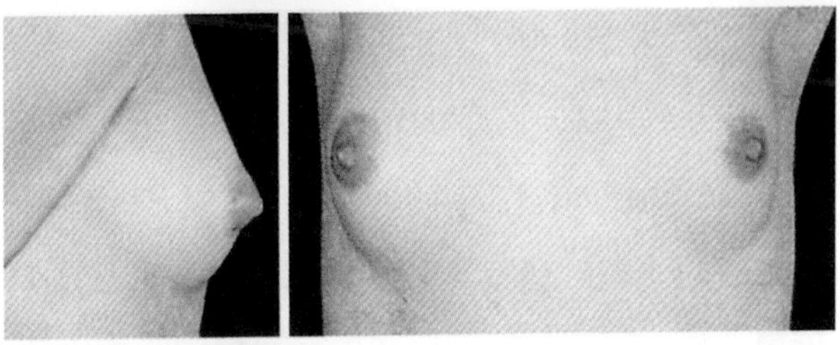
5. **成熟的乳房（14歲以後）**：**僅乳頭凸出**，乳暈會和周圍乳房發育成同一水平面（有些人的乳暈可能會在乳房上形成第二個凸起）	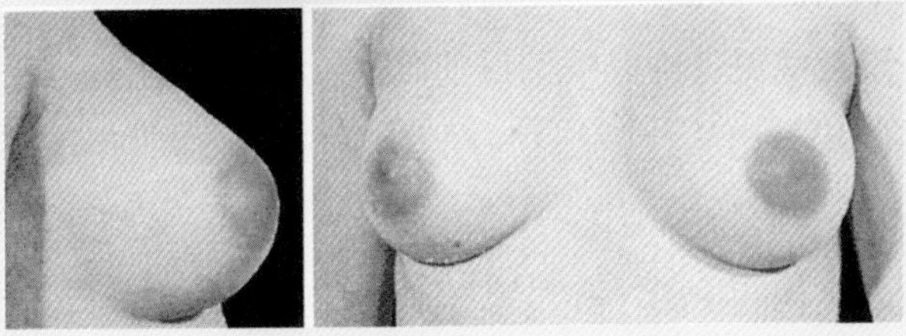

三、乳房的功能

乳房是身體的一部分，但在過去文化深遠的建構下，社會賦予女性乳房價值與意義，其背後可能存有錯誤的乳房迷思，使婦女的健康間接受影響，一般而言乳房的功能如下：

1. **泌乳及哺乳**：泌乳屬生理功能，哺乳（為人母）則屬社會功能。
2. **性特徵**：乳房顯而易見的具體象徵，**是女性性別特徵中很重要的器官**，若對乳房的期望與現實差距太大，則可能影響身體心像之形成、干擾女性形象或魅力。
3. **自我價值與自我概念的指標**：當女性個案被迫失去乳房（如因癌症切除）時，除了身體功能改變以外，心理方面亦受嚴重威脅，可能產生自我概念或自我價值改變，認為不再是完整的女人，甚至影響為人妻、為人母的社會角色功能。
4. **影響性生活活動**：乳房對性生活有如催化劑一般，當失去乳房時，對個案或性伴侶而言都可能干擾正常性活動之進行。

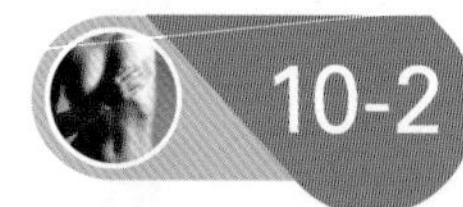

10-2 健康史評估與相關原則

一、健康史

評估個案乳房及腋下的相關健康史資訊，主要目的在於蒐集乳癌相關之危險因子（表10-3）；而各層面的注意事項包括：

1. **基本資料**：詢問個案年齡、性別甚至是種族的基本資訊，如統計上白種人較黑種人容易罹患乳癌；詢問並確認個案生長過程中的體重變化等。
2. **現在病史**：詢問個案目前乳房或腋下有無不適或異樣情形（如腫塊、皮膚狀況改變、壓痛或是自發性分泌物等），詢問此異狀是否隨月經週期而有變化？有無其他的合併症狀，如發燒、起疹子、消瘦、水腫或是感覺異常等。若有，須以PQRST評估要點進一步收集相關主訴（詳見第1章第三節）。
3. **過去病史**：詢問個案其乳房過去是否曾發生異樣情形或是感染相關疾病？如乳腺炎(Mastitis)，有無治療以及治療的結果等。
4. **家族史**：詢問個案家族中（以直系血親為主）有無罹患乳癌或其他乳房相關疾病者。

5. **月經週期與懷孕史**：詢問個案初經年齡及停經年齡在何時，以及上一次月經來時的第一天日期；詢問個案婚姻狀況，是否有固定性伴侶以及是否有生育；若個案曾生育，應詢問生第一個小孩的年齡，以及是否哺餵母乳等。
6. **日常生活型態**：詢問個案平時飲食狀況以及是否常接觸某些化學性物質，例如常攝取高脂飲食者或常染髮者已有統計顯示較易罹患乳癌；而常食用咖啡、茶、巧克力等食物者，則比較容易有乳房腫塊的問題。詢問個案是否定期執行乳房自我檢查(BSE)以及上一次的檢查日期。

▼ **表10-3　乳癌的危險因子 (Risk Factors of Breast Cancer)**

乳癌的危險因子	
• 母親或姊妹中（或二等親內）曾經有罹患乳癌者	• 停經較晚者（50歲以後）
• 乳房曾經有過腫瘤者	• 放射線暴露者
• 乳房切片發現有非典型性增生或規則性增生者	• 年齡增加（40歲以上）
• 初經較早（12歲以前）或很晚	• 曾經罹患卵巢癌、子宮內膜癌或結腸癌等疾病者
• 不曾懷孕或哺乳者	• 肥胖
• 30歲以後才生第一個小孩	• 動物脂肪攝取量較多者

二、評估相關原則

評估乳房時，除上述的健康史資料收集外，也應有系統進行視診與觸診，評估有無皮膚病變、囊腫(Cyst)、壓痛(Tenderness)或其他異常情形，相關注意事項如下：

(一) 評估的最佳時機

（醫護人員因病情需要而檢查者，則不在此限）

1. **無月經或月經不規則的個案**：包括**未成熟女性、男性及停經婦女**，**每個月固定一次**，時間不限，只要方便記憶即可（如月初、月中或月底）。
2. **有月經的個案**：**在月經過後7天內檢查**，因為此時乳腺最不發達（較不受荷爾蒙的影響），容易發現異常之處。
3. **專業人員的觸診**：**20~40歲女性每3年一次，40歲以上的婦女則應每年到醫院檢查乳房一次**，包括乳房X光攝影及專業臨床乳房檢查(Clinical Breast Examination)。美國癌症協會建議，婦女**40歲起每年**接受**一次乳房攝影**；而**臨床上建議40~50歲者每1~2年作一次檢查，50歲以後則改為每年作一次，若有乳癌過去病史或家族史者，每年至少作一次門診檢查與乳房攝影**。

（二）異常發現的處理

1. **發現病灶時**
   (1) **應進一步確認**其位置、數量、大小、形狀、表面特性、界線、軟硬度、對稱性、活動性及發炎徵象，評估的技巧請見第11章淋巴系統。
   (2) 將檢查結果適切告知個案，**避免**個案**作不必要的推測**。
2. **澄清個案之疑問及誤解：一般停經前婦女，通常會有良性乳房纖維囊腫**，且**實際追蹤的結果發現，大部分乳房病變屬於良性的（占70~80%）**，因此乳房有腫塊時不一定是乳癌，有可能是纖維腺瘤或良性乳房疾病，其鑑別方式見表10-4。
3. **適時轉介**：發現有惡性病變之可能時，請個案務必進一步追蹤檢查，**勿過度驚慌而延誤治療，因為若屬惡性病變者，越早期治療，則治癒的機率就越高**。

▼ 表10-4　引起乳房腫塊之常見疾病鑑別

項目	纖維腺瘤	良性乳房疾病	乳癌
形狀	圓形（小葉狀）	圓形（小葉狀）	星狀（不規則）
界線	清楚	清楚	不清楚
質地	堅硬、有彈性	柔軟到堅硬、有彈性	如石頭般堅硬
數目	通常只有一個	通常好幾個	一個
移動性	可動	可動	不可動（固著化）
皮膚回縮	沒有	沒有	通常有
壓痛	通常無壓痛	有壓痛	無壓痛
良性／惡性	良性	良性	惡性
紅斑或發紅	沒有	沒有	可能有

10-3 評估程序

程　序	說　明
評估前準備	
1. 洗手	1-1. 接觸個案前後均需洗手
2. 用物	2-1. 男性不同於女性有豐富的乳腺組織，因此檢查步驟簡略，請參酌詢問部分健康史，只要採坐姿視診與觸診乳房及腋下即可
(1) 小枕頭或摺疊的毛巾	(1)-1. **可支撐背部、擴展胸肌**，促進評估的正確性及順利進行
(2) 量尺、筆	
(3) 鏡子	(3)-1. 為教導個案執行乳房自我檢查(BSE)時所需
(4) 檢查手套	(4)-1. 若接觸傷口需要時可使用
(5) 視情況準備潤滑劑，如Jelly	(5)-1. 可增加手指的潤滑度，使檢查更順利進行
3. 核對個案	3-1. 核對床頭卡及詢問個案或家屬
4. 自我介紹	
5. 詢問健康史	5-1. 包括基本資料、現在與過去病史、家族史、月經與懷孕史以及日常生活型態等（詳見10-2節）
6. 解釋檢查目的及操作過程	6-1. 主要目的在瞭解乳房及腋部有無異樣，期望能早期發現早期治療，過程中檢查者會使用眼睛觀察及用手觸摸
7. 環境安排	
(1) 合宜室溫	(1)-1. 冬天時，注意室溫宜暖和，檢查者的手應溫暖
(2) 具隱密性	(2)-1. 乳房檢查會威脅個案隱私（特別是女性個案），個案易產生焦慮、不安及神經、肌肉緊張等 (2)-2. 檢查者態度應沉著、尊重、不嘻皮笑臉，事先請個案做好身體及心理準備

程序	說明
8. 準備個案	8-1. 告知個案若有任何不適可隨時告知檢查者
(1) 協助更衣	(1)-1. 請個案穿著寬鬆衣物（中間有排釦為佳）以利檢查；進行觸診時非檢查側需適當遮蔽和保暖
(2) 採舒適坐姿或站姿	(2)-1. **視診乳房時須協助個案採舒適坐姿或站姿；觸診時宜平躺** (2)-2. 協助個案將衣服褪至腰際，暴露檢查區
9. 評估順序 依視診→觸診（輕觸診→深觸診）的順序評估	9-1. 為避免干擾檢查結果或造成不適，個案主訴疼痛或腫痛的部位留待最後再做觸診

檢查步驟

（一）視診

➲ 視診時的檢查姿勢

1. 雙手自然垂於身旁（圖10-6(a)）
   觀察兩乳頭的位置，有無在同一水平線上
2. 兩手叉腰、用力壓髖部（圖10-6(b)）
   此時**胸大肌收縮，可使病灶**（凹陷或固定的區域）**突顯**出來，如形成凹陷或乳頭方向偏移

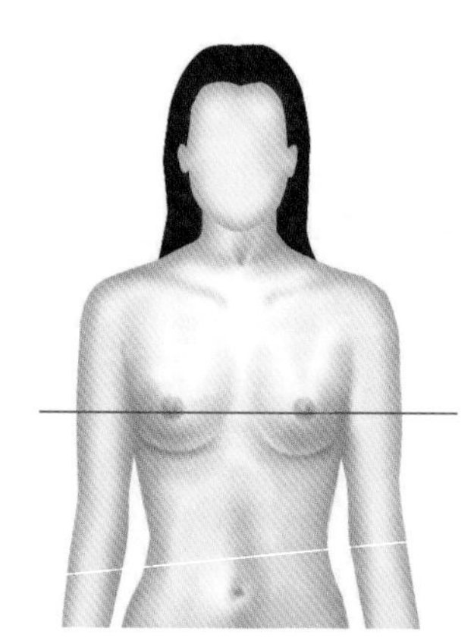
(a) 雙手自然垂於身旁

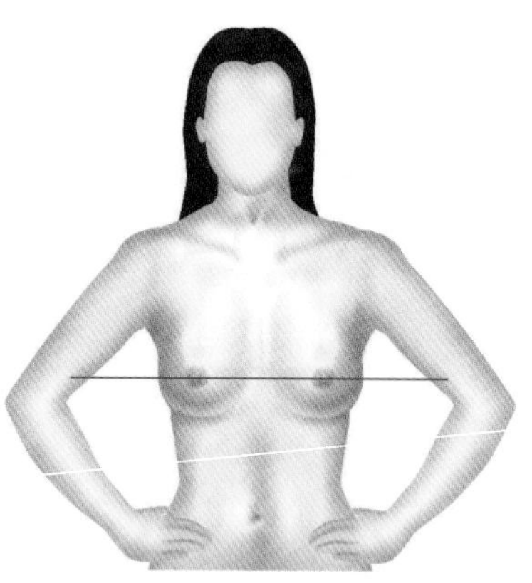
(b) 雙手叉腰、用力壓髖部

圖 10-6　視診時的檢查姿勢

程　序	說　明
3. 雙手高舉至頭枕部（圖10-6(c)） (1) 手舉高可使**支持的韌帶拉緊，使病灶區突顯**出來，觀察皮膚及乳頭有無內縮 (2) **隨著手舉高及放下**的過程中，**觀察有無因固定不動，而造成兩乳大小或形狀的不一致情形等** 4. 雙手平舉向前傾（圖10-6(d)）	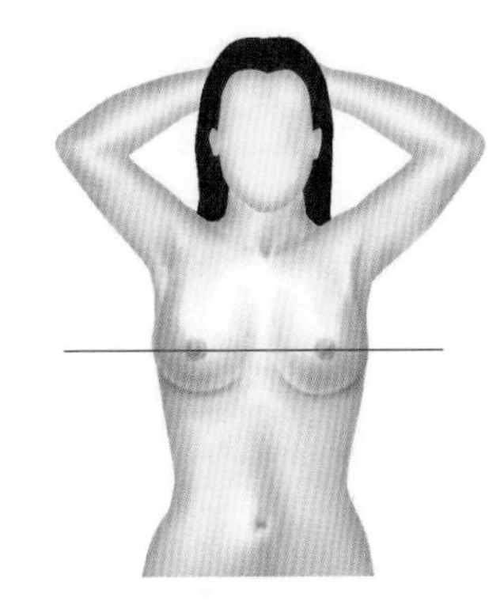 (c) 雙手高舉至頭枕部 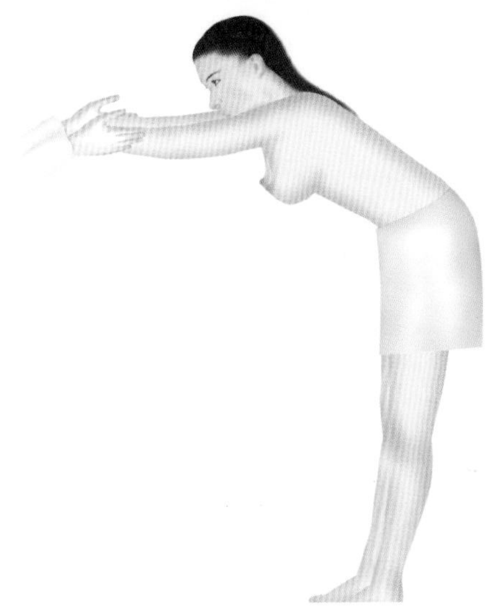 (d) 雙手平舉向前傾 **圖 10-6　視診時的檢查姿勢（續）**

視診乳房與腋部

程　序	說　明
1. 乳房(Breast)	1-1. 乳房檢查範圍應包括腋尾或腋部
(1) 皮膚：顏色、水腫、毛髮、靜脈分布情形	(1)-1. 觀察有無色素沉著、發紅、潰瘍、分泌物、出血、水腫、靜脈曲張
(2) 大小	(2)-1. 若乳房較大呈下垂，可請個案傾身向前作觀察，比較兩側乳房大小有無一致，且翻開乳房檢查下面及側面，檢查有無顏色或質地改變

程　序	說　明
(3) 形狀	
(4) 對稱性	
(5) 異常情形：如腫塊、回縮或內凹	異常 若乳房回縮（呈凹窩），改變姿勢時情況會加重
2. 乳暈(Areola)	2-1. 檢查姿勢與方法與乳房同
3. 乳頭(Nipple)	
(1) 檢查項目同前(1)~(5)	
(2) 視診**乳頭指向**（圖10-7）	(2)-1. 上下或左右觀察兩側乳頭有無在同一水平位置上，且**兩側乳頭指向一致朝外** 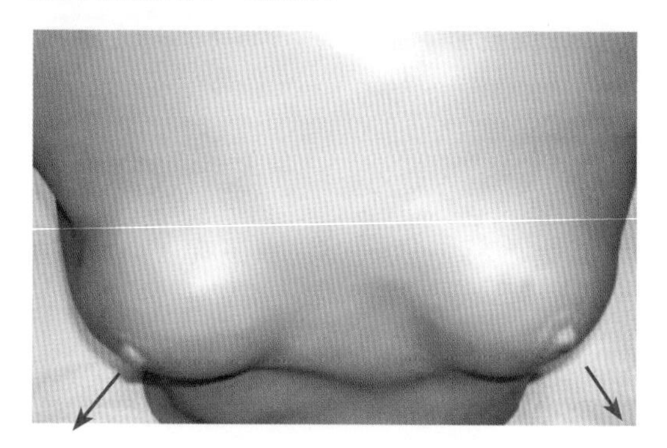 **圖 10-7　視診乳頭指向（俯視觀）**
4. 腋下或腋部(Axilla)	
(1) 範圍：整個腋下與上臂內側上1/3的區域	
(2) 觀察項目：顏色、毛髮分布、水腫	
5. 結果判讀	5-1. 視診結果判讀請見表10-5

表10-5 視診乳房及腋部結果之判讀

部位	正常情形	異常情形
乳房	1. 大小：**左右對稱，有時會有一邊乳房稍大**的情形，但無合併其他不適	1-1. 大小左右明顯不一：常與炎症或腫瘤有關 1-2. 男性女乳症：與肥胖、荷爾蒙不平衡或使用藥物有關
	2. 形狀：可能呈突出、懸垂或圓錐形，無內縮	2-1. 皮膚病變（如出疹、紅斑、水腫、潰瘍等）、壓痛或腫塊 2-2. **內縮**：又稱**回縮或內凹**，可能是韌帶被侵犯 2-3. 水腫：會改變乳房的形狀
	3. 質地：平滑、柔軟	3-1. **橘子皮樣的外表(Peau d'Orange)**：或稱豬皮，指乳房皮膚水腫，但毛細孔處有凹陷情形（可能是淋巴腫脹或晚期乳癌造成）
	4. 柔軟度：兩側一致緻密、堅實、柔軟，有彈性	
	5. **生理性結節**：常為雙側性、**月經前期出現**，此時**乳房變大**，且**可能稍有壓痛情形**	5-1. 纖維囊腫：為對稱或多發性發生、圓形、可移動高、無壓痛、界線清楚 5-2. 乳癌特性：單一、可觸摸到、堅硬的、不規則、界線不清楚、潰瘍性結節、**單側靜脈明顯**（可能是**腫瘤處血流增加**造成）
	6. 靜脈分布：**兩側相同但不明顯**，較瘦或懷孕個案，靜脈會較明顯	
乳暈	1. 大小：約1~2 cm，兩側對稱	1-1. 有結節、腫大、內縮、分泌物 1-2. 皮疹或潰瘍（較屬於惡性的表徵）
	2. 外觀：外表粗糙，但無分泌物（**少數個案會有數根毛髮**）	
	3. 顏色：因**種族差異**由**粉紅至咖啡色，孕婦乳暈顏色會變深且變大**	
	4. 質地：平滑、柔軟	4-1. 注意乳暈後有無硬塊
乳頭	1. 大小：兩側對稱	1-1. **佩吉特氏病(Paget's Disease)**：好發於單側乳頭，早期出現**紅腫或紅斑(Erythema)**，**最後**造成**乳頭或乳暈潰瘍**、流血及產生痂皮的現象，可能是潛藏性乳癌（需立即治療） 佩吉特氏病

▼ 表10-5　視診乳房及腋部結果之判讀（續）

部位	正常情形	異常情形
乳頭（續）	2. 顏色：因種族差異由粉紅色至咖啡色，孕婦乳頭顏色會變深且變大	2-1. 皮疹或潰瘍（較屬於惡性的表徵）
	3. 形狀：圓形、突出、無毛髮	3-1. 乳頭翻轉(Inversion of Nipple)：指乳頭套疊或中央部位下陷，可能是先天因素造成（近期產生者較屬於惡性的表徵）
	4. 回縮：有些人發展成有回縮現象，多為雙側性	4-1. 乳頭回縮、凹陷或變平
	正常乳頭	乳頭變平　乳頭凹陷
	5. 指向：兩側乳頭一致朝外（除非是產後或多產婦女）	5-1. 指向不對稱 5-2. 乳頭方向偏移：指乳頭指向兩側不一
	6. 無乳汁分泌（除非是懷孕或泌乳期）	6-1. 出血或分泌物（可能是腫瘤造成） 6-2. 乳頭分泌鮮血：可能是乳腺管乳頭狀瘤（常摸不到，大多良性，但也與繼發性乳癌有關）、纖維腺病或癌症造成 6-3. 乳頭有黃漿性分泌液：可能是纖維腺病
腋下淋巴結	1. 一般是摸不到的	
	2. 偶爾摸到中央腋下淋巴結有一個或多個小的、軟而無壓痛的結節，一般不具臨床上意義	2-1. 色素沉著或水腫：可能是感染或癌症表徵 2-2. 淋巴結腫大：可能是手臂感染 2-3. 硬而無壓痛性的淋巴結腫大：可能是轉移性乳癌

程　序	說　明
（二）觸診乳房及尾部	
➲ 觸診前準備	
1. 評估重點：**溫度、軟硬度（堅實度）、彈性、有無壓痛、結節、腫塊或囊腫**	1-1. 軟硬度：在指腹按壓乳房時，從一按一放的過程中，感受乳房的軟硬度及彈性
2. 準備個案（圖10-8）	2-1. 於觸診時詢問個案感受，若有任何不適可告知檢查者
(1) 採平躺臥姿，暴露檢查區	(1)-1. 可利用浴巾、床單或衣服減少不必要的暴露
(2) 置一小枕頭於受檢側的上背部	
(3) 將同側手臂高舉	
3. 觸診手勢	
(1) 檢查者之檢查手手指併攏	
(2) 以三指（食指、中指、無名指）或四指（再加上小指）之指腹採輕壓、環形（旋轉）移動的方式進行觸診（圖10-9）	
(3) 先檢查健側乳房	(3)-1. **作為評斷的基準**，且可**減少**個案在檢查過程中的**不適感**（如疼痛）
4. 選擇合適的觸診方式 請依個案情況選擇下列其中一種方法執行之	

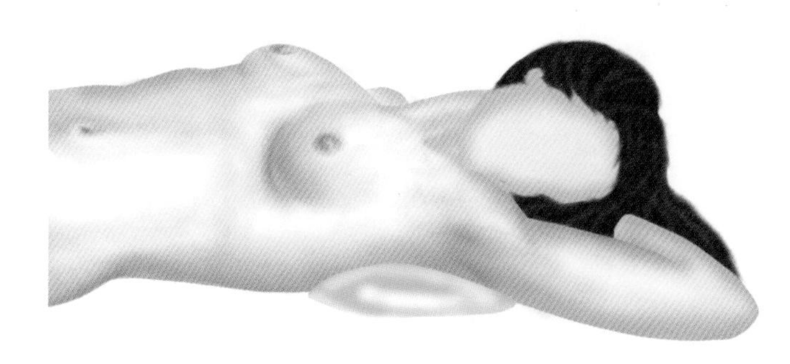

圖 10-8　乳房觸診之檢查姿勢

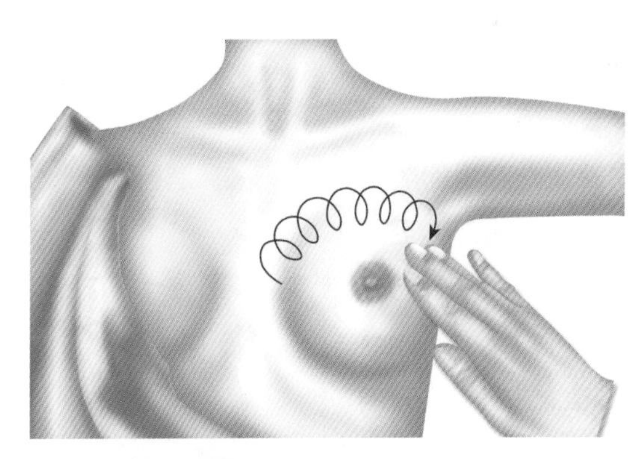

圖 10-9　乳房觸診時檢查手的動作

程　序	說　明
(1) 雙手觸診法 A. 一般乳房觸診：使用兩手指腹將乳房組織往胸壁輕壓（圖10-10） B. 下垂式乳房(Pendulous Breast)觸診：一手支托，另一手檢查，過程中感覺有無硬塊（圖10-11）	(1)-1. **用於較大乳房的觸診，避免遺漏病灶區域**

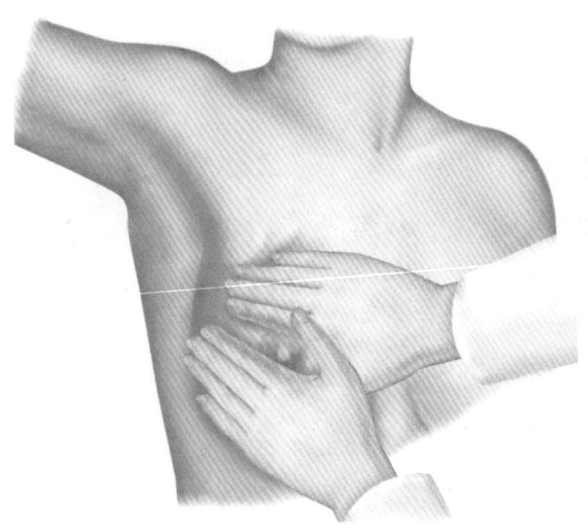

圖 10-10　乳房雙手觸診法

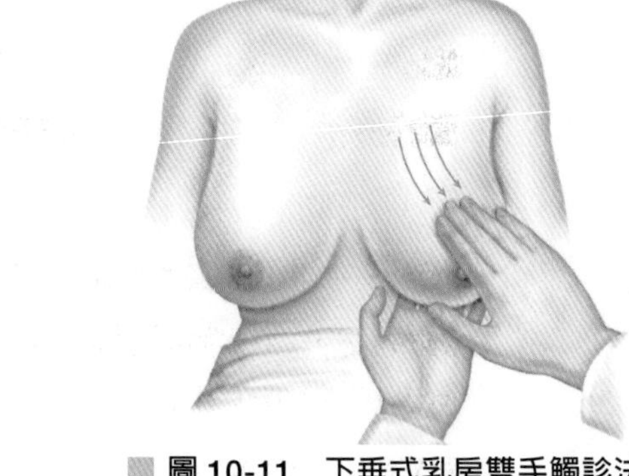

圖 10-11　下垂式乳房雙手觸診法

程　序	說　明
(2) 單手觸診法 **A. 螺旋狀觸診**（為常用的觸診方式）：**由外（尾部）至內或由內至外**，以**順時針**方式進行觸診（圖10-12） **B. 輻射狀**（車輪放射狀）**觸診**：**以乳頭為起始點**，依12點鐘方向順時針或逆時針方式**往外觸摸**（圖10-13）	(2)-1. **適於乳房較小者**，檢查者可用**一手支托乳房，另一手進行觸診**，觸診的手勢同前

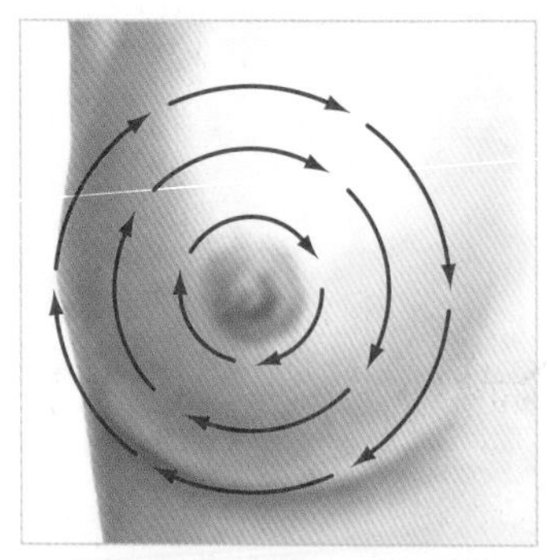

圖 10-12　螺旋式乳房觸診

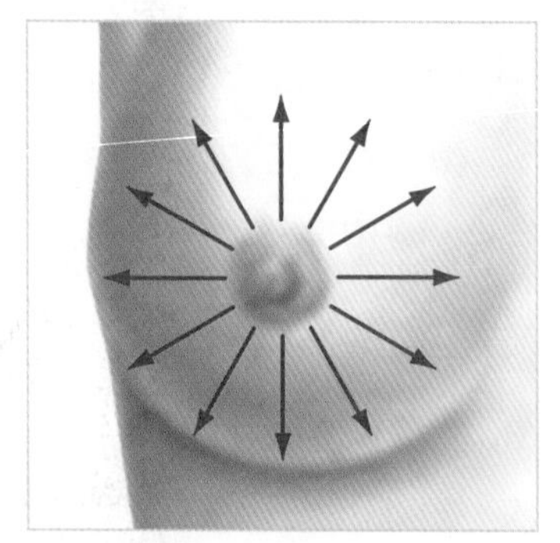

圖 10-13　輻射狀乳房觸診

程　序	說　明
C. 垂直式觸診：把乳房**劃分**成**數排**的檢查區域，**由上至下環形按摩**觸診每一排	C-1. 注意**排與排間應重疊觸診**，以免遺漏病灶區 C-2. 包含兩種檢查方式，見圖10-14(a)(b)

程　序	說　明

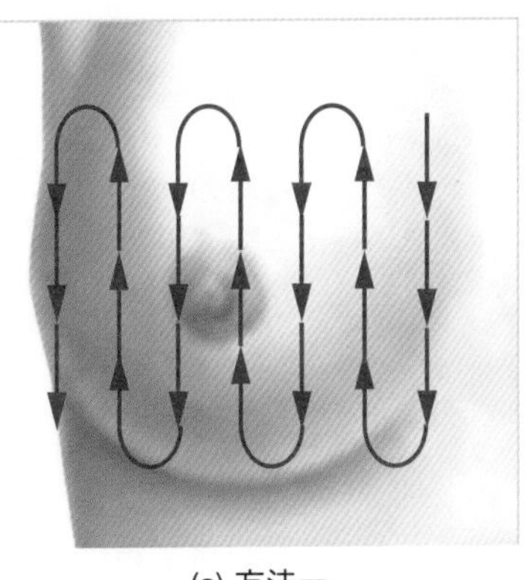
(a) 方法一

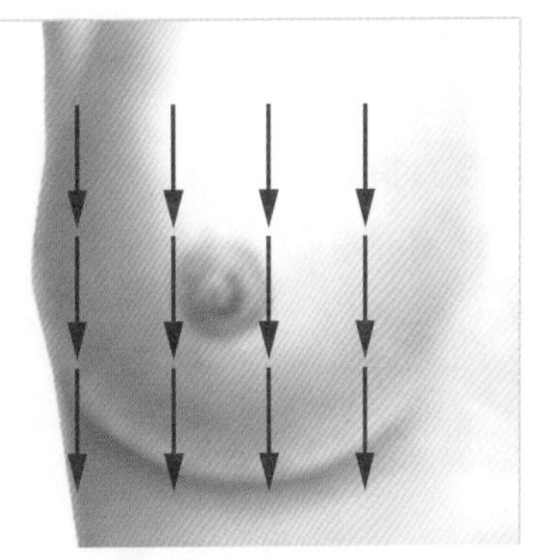
(b) 方法二

圖 10-14　垂直式乳房觸診

程　序	說　明
D. 水平式觸診：把一側乳房**劃分**成**數列**的檢查區域，以**水平**方式**由上至下環形按摩觸診每一列**後，再檢查另一側	D-1. 檢查方式一：由左至右（由右至左）以水平方式觸診每一列（圖10-15(a)） D-2. 檢查方式二：**以乳頭為中點劃**一垂直線，將乳房**分成內外兩部分**後，分別以水平方式朝乳頭方向觸診內側與外側乳房（圖10-15(b)）

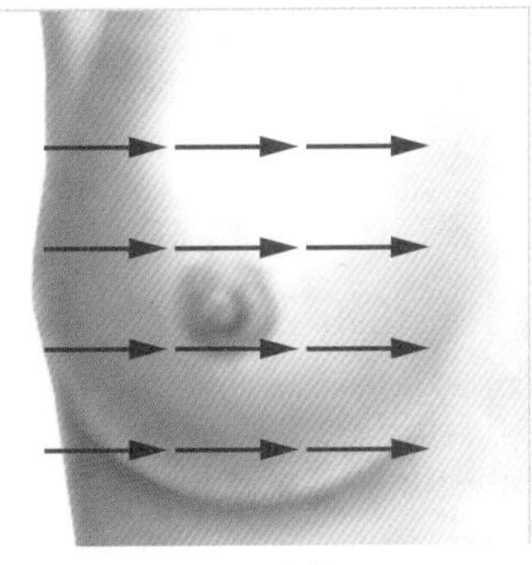
(a) 方法一

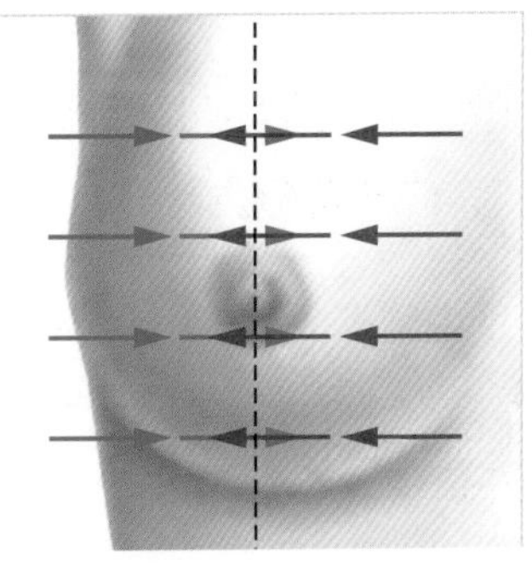
(b) 方法二：需有重疊的動作

圖 10-15　水平式乳房觸診

觸診步驟

程　序	說　明
1. 觸診乳房及尾部各象限	1-1. 檢查結果之判讀見表10-4
(1) 注意有無硬塊、結節、腫塊等異常組織	(1)-1. 若發現可疑病變，則進一步檢查其特徵，如位置、大小、形狀、界線及移動性等（檢查方法見第11章淋巴系統評估）
(2) 詢問個案觸診時的感受（如有無壓痛）	

程　序	說　明
2. 觸診乳暈(Areola) （以下方法擇一） (1) 方法一：以**中指及食指**的指腹上下按壓或環形畫圓方式檢查（圖10-16）	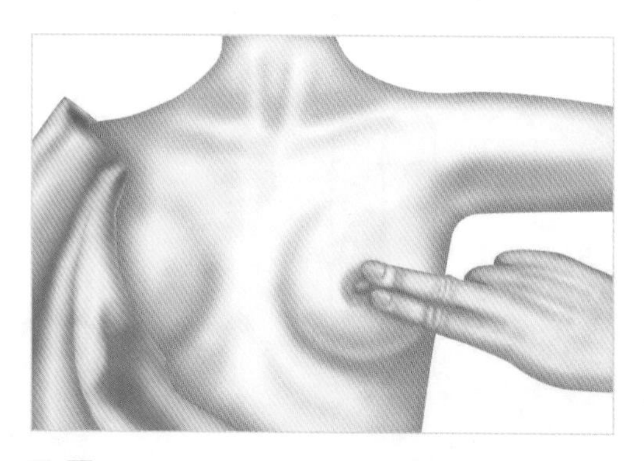 圖 10-16　以中指及食指指腹執行乳暈觸診
(2) 方法二：請個案站立，以**拇指及另外三指**扣住乳暈處，以相反方向左右旋轉，用**指腹感覺**乳頭後面**有無腫塊**（圖10-17）	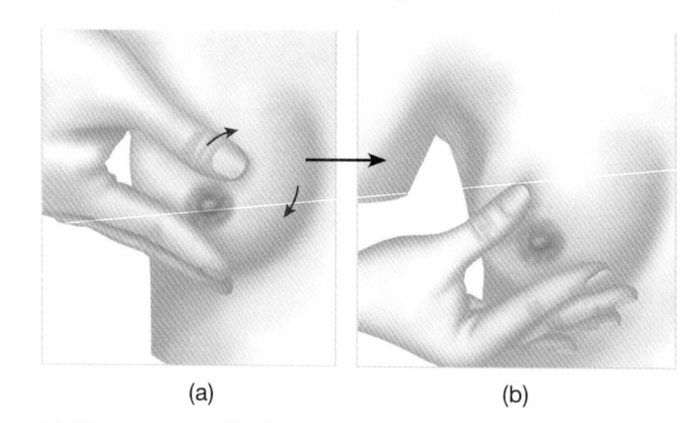 (a)　(b) 圖 10-17　以拇指及另外三指指腹執行乳暈觸診
3. 觸診乳頭(Nipple) **(1) 評估有無分泌物**：以拇指及食指**擠壓壺腹部**，即由乳暈處往乳頭的方向擠壓（圖10-18）	(1)-1. 以擠壓方式評估乳頭有無分泌物的方式，某些國家已不列入例行性乳房檢查的項目，唯有自發性分泌物時才需要執行，因有些非異常情況下擠壓乳頭亦可能產生分泌物（例如曾經母乳哺餵等），但目前國內尚未推廣 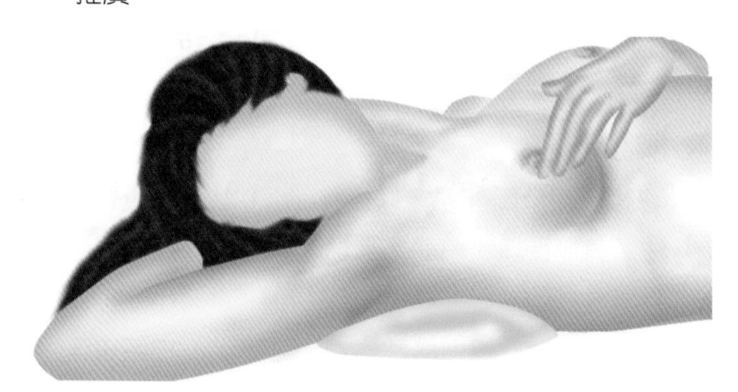 圖 10-18　評估乳頭有無分泌物

程　序	說　明
(2) 觀察是否有分泌物流出：若有則應進一步評估	
A. 觀察分泌物的顏色、性質（濃度）、量及氣味	異常 單側自發性帶血乳汁可能為乳腺管內乳突瘤(Intradluctal Papilloma)，通常位於乳暈下，極少數為乳癌
B. 辨別分泌物的來源	B-1. 以12點鐘方向依序按壓乳房（圖10-13） B-2. 再用食指**由外往乳頭方向**壓迫（圖10-19） 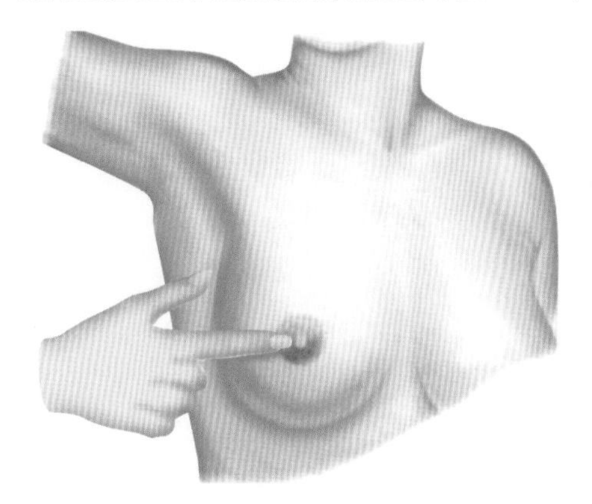 **圖 10-19　評估乳頭分泌物來源**
4. 觸診腋下淋巴結 (Axillary Lymph Node)	4-1. 依淋巴液引流方向依序觸診，且於過程中皆以手指指腹感覺有無結節或硬塊
(1) 注意事項	4-2. 此對男性個案很重要，因其乳腺不發達，一旦有惡性病變，會很快轉移至腋下淋巴
A. 採**坐姿或站姿**皆可	
B. 請個案**手臂放鬆、自然垂下**	
C. 一手支托個案受檢側手肘，另一手做檢查（圖10-20）	C-1. 當個案手部用力或緊張時，檢查者支托的手可感受到重量減輕

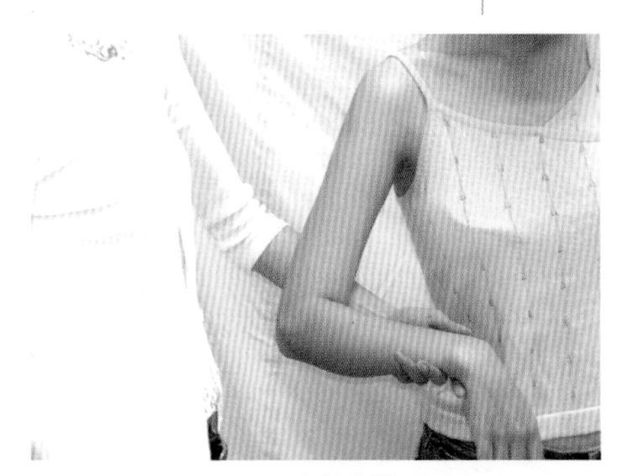

(a) 支托方法一

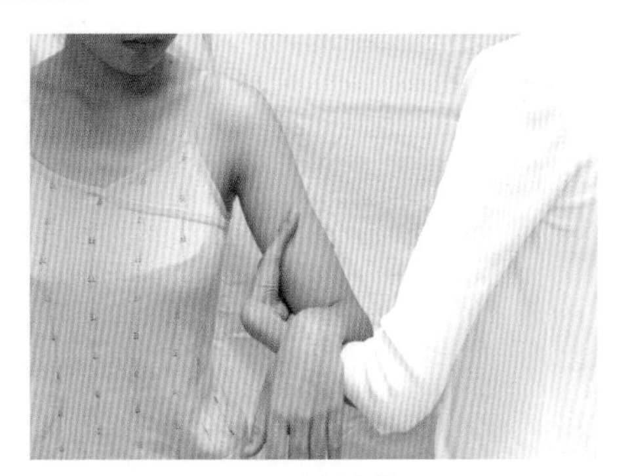

(b) 支托方法二

圖 10-20　觸診腋下淋巴結之檢查姿勢

程　序	說　明

(2) 胸或前淋巴結 (Pectoral / Anterior Lymph Node)

A. 請個案**受檢側手叉腰放鬆**

B. 檢查者一手固定，另一手檢查（亦可雙手同時旋轉）

C. 以食指、中指及無名指指腹環形（旋轉）按摩的方式觸摸腋前**皺摺處內部**（圖10-21）

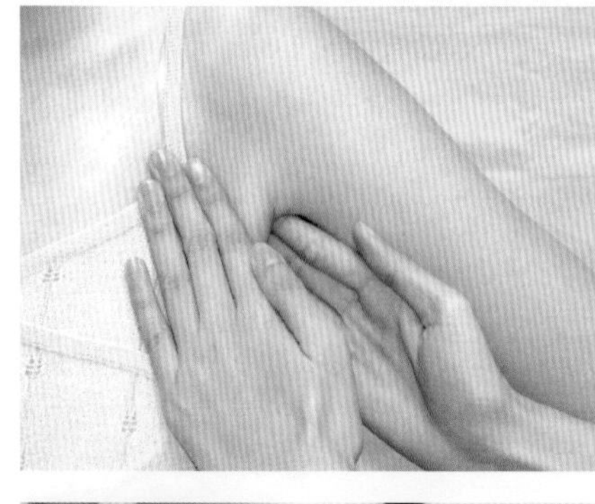

(a) 正面觀

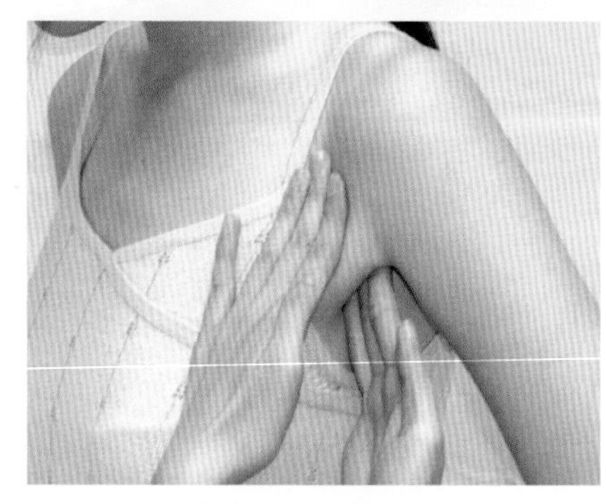

(b) 側面觀

圖 10-21　胸或前淋巴結觸診

(3) 側淋巴結(Lateral Lymph Node)

A. **支托**個案受檢側手臂使其放鬆（方法同前）

B. 以食指、中指及無名指指腹環形（旋轉）按摩的方式觸摸**上臂內側上1/3**（圖10-22）

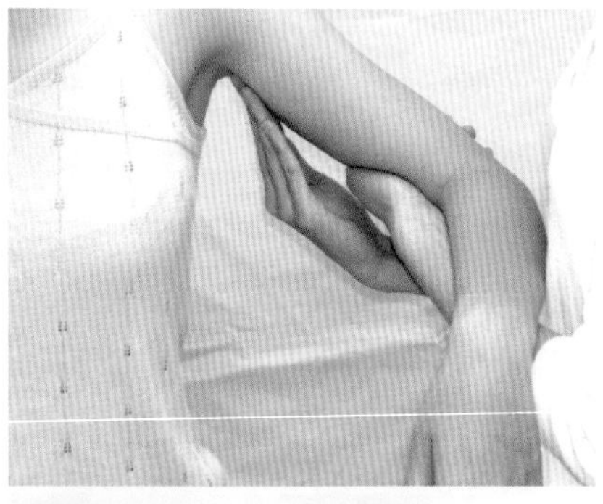

(a) 方法一

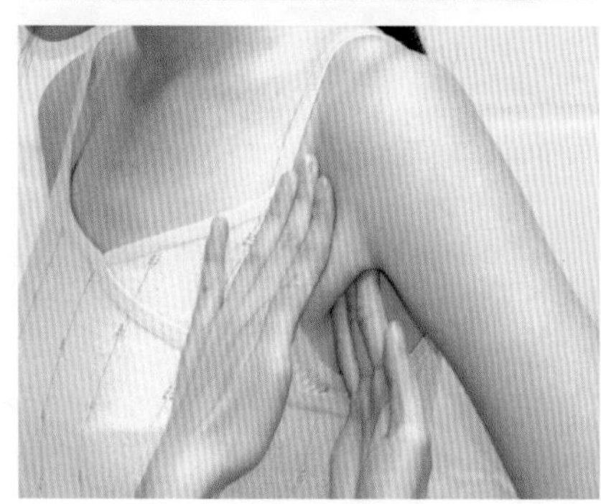

(b) 方法二

圖 10-22　側淋巴結觸診

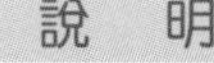

程 序	說 明
(4) 肩胛骨下或後淋巴結 (Subscapular / Posterior Lymph Node) A. 請個案**受檢側手叉腰放鬆** B. 依胸淋巴結的觸診方式觸摸**腋後皺摺處內部**（圖10-23）	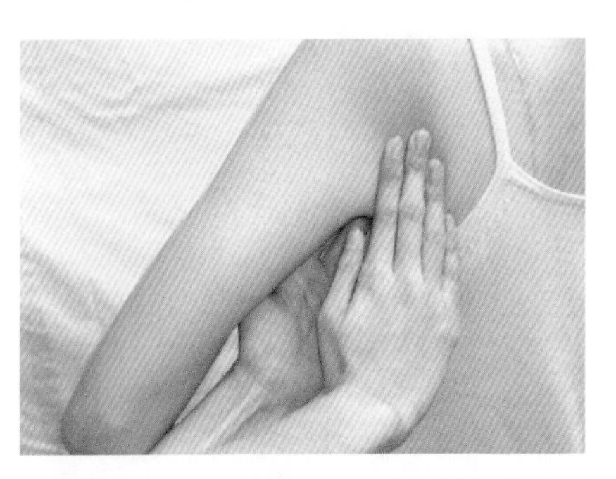 圖 10-23　肩胛骨下或後淋巴結觸診
(5) 中央腋下淋巴結(Central Axillary Lymph Node) A. **支托**個案受檢側手臂使其放鬆（方法同前） B. 另一手**手指合併呈杯狀，沿著肋骨表面往腋窩上方頂觸**（圖10-24） C. 以環狀按摩方式觸診之	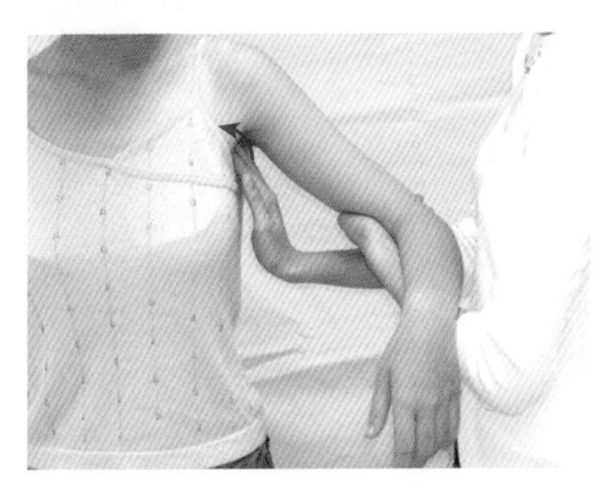 圖 10-24　中央腋下淋巴結觸診
(6) 鎖骨下淋巴結(Subclavicular Lymph Node)：以食指、中指及無名指指腹環形按摩的方式觸摸**兩側鎖骨下方中段處皮層**（圖10-25）	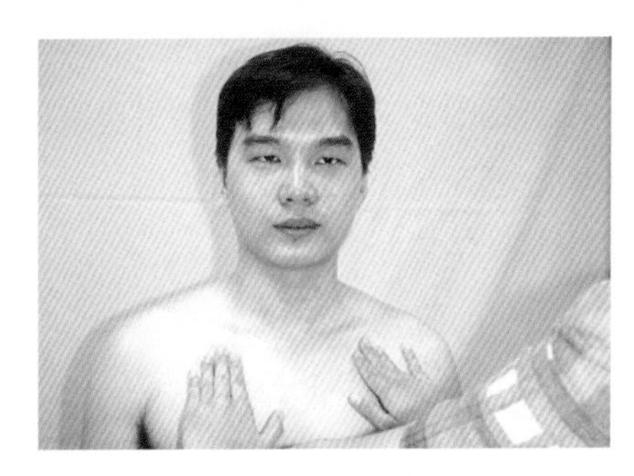 圖 10-25　鎖骨下淋巴結觸診
5. 觸診鎖骨上淋巴結 (Supraclavicular Lymph Node) 請個案頭側屈，依前項觸診方式觸摸胸鎖乳突肌與鎖骨交接之深處（圖10-26）	5-1.　淋巴引流走向請見前文 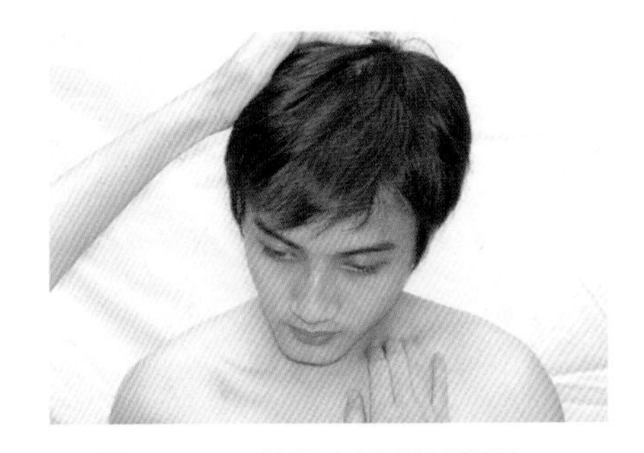 圖 10-26　鎖骨上淋巴結觸診

程　序	說　明
(三)教導個案執行乳房自我檢查(BSE)	
1. 衛教前：向個案說明以下事項	
(1) 定期檢查的目的	(1)-1. 使個案熟悉自己的乳房結構，更易發覺異常
(2) 檢查的**最佳時機**	(2)-1. 見前文敘述，**停經後婦女建議在每月的第一天執行**
(3) 養成自動檢查的好習慣	
2. 視診 請個案站在鏡子前視診乳房、尾部及腋下	
3. 觸診乳房	
(1) 一般狀況：坐姿或站姿皆可	
A. 利用洗澡時抹上肥皂和水之後觸診	A-1. 抹上肥皂後可增加手指潤滑度利於檢查
B. 由乳頭開始，以手指指腹順時針環狀按摩檢查整個乳房(圖10-27(a))	B-1. 將前述之螺旋觸診(圖10-12)與乳暈觸診方式(圖10-16)結合，方便個案記憶且不會遺漏任何一區的檢查
(2) 一般狀況採**平躺**；臥姿的觸診會更突顯出來病灶處，故此步驟不可省略(圖10-27(b))	(2)-1. 檢查**乳房底部**時，不論採站姿或臥姿都須將**檢查側手臂上舉**
(3) 特殊情況	
A. 乳房切除	A-1. 每個月觸診疤痕區域及周圍組織有無異常變化
B. 乳房植入物	B-1. 每個月觸診乳房一次，有異樣則告知醫師

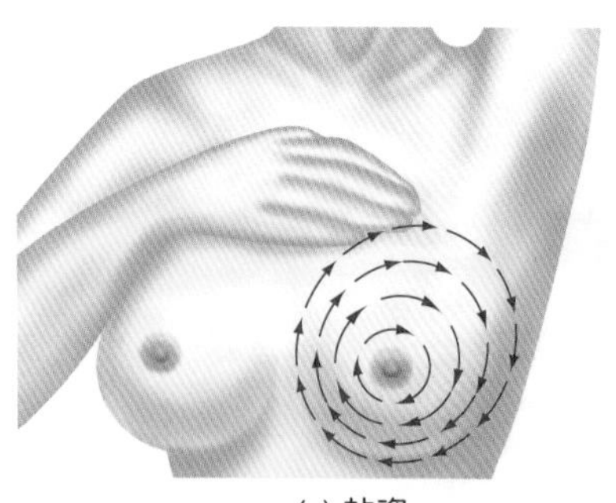
(a) 站姿

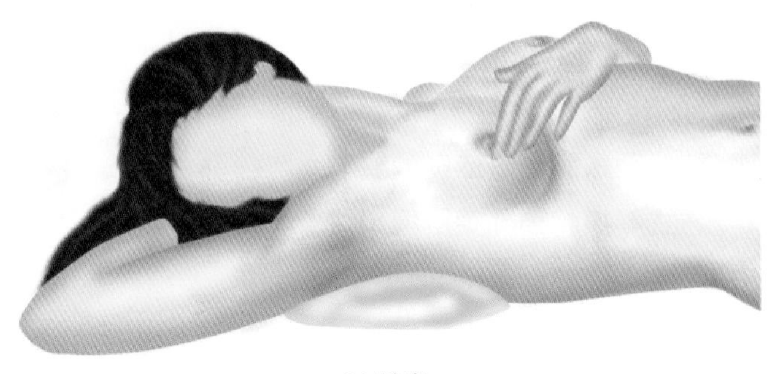
(b) 臥姿

圖 10-27　乳房自我檢查觸診姿勢(受檢側手臂舉高)

程　序	說　明
4. 檢查乳頭有無分泌物 以拇指及食指由乳暈處向乳頭方向擠壓（圖10-28）	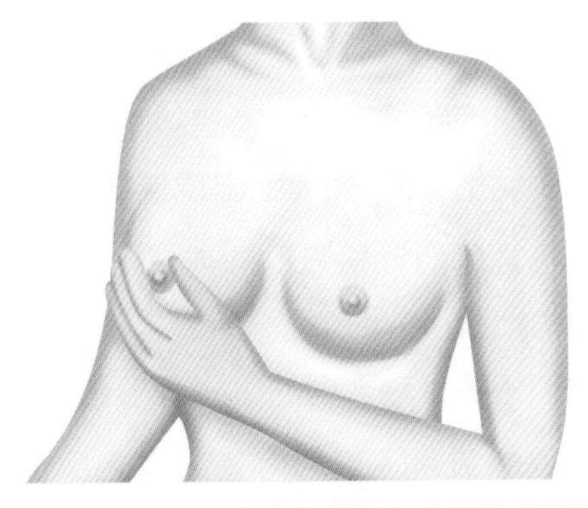 圖 10-28　乳房自我檢查之乳頭分泌物評估
5. 觸診腋下淋巴結 (1) 利用洗澡時進行，受檢側手臂放鬆，或搭在腰臀部支托（方法同前） (2) **觸診腋窩處（含上手臂內側）**，注意有無異樣（圖10-29）	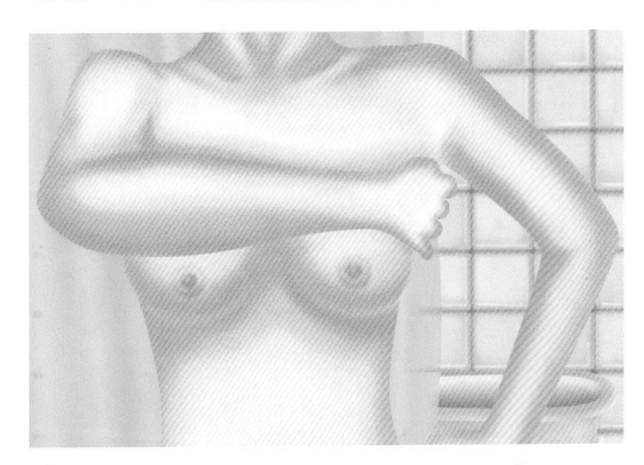 圖 10-29　乳房自我檢查之腋下淋巴結觸診
6. 注意事項 (1) 有異樣時，立即就醫	(1)-1. 指導個案如發現腫塊，切勿過度擔心或胡亂猜疑，因80%屬於良性病變，應盡快就醫，尋求專科醫師協助行進一步檢查（異常發現之處理詳見前文）
(2) 不論結果為何，建議仍需每年定期予專科醫師檢查（參閱前文）	

學習評量 Review Activities

(　) 1. 有關乳癌的症狀，下列何者錯誤？ (A) 乳房下垂　(B) 兩邊乳頭高低不一　(C) 乳房皮膚橘皮變化　(D) 乳房上出現無痛硬塊

(　) 2. 有關執行乳房自我檢查的敘述，下列何者錯誤？ (A) 20 歲以上的婦女需要執行此檢查　(B) 應在每月月經結束後 7 天做檢查　(C) 需用指腹按壓乳房　(D) 以旋轉觸壓方式，仔細檢查乳房的每一個部位

(　) 3. 有關乳癌的敘述，下列何者正確？ (A) 腫塊最常出現於乳房外側上方 1/4 處　(B) 觸診發現多數有界線的硬塊，且有劇痛感　(C) 乳房切除越乾淨，可確保降低再發的機率　(D) 動情激素接受體呈陰性患者，對荷爾蒙治療反應較佳

解答：ABA　欲挑戰完整歷屆考題，請掃描 QR Code

11 淋巴系統評估

作者／藍菊梅．謝春滿

Assessment of Lymphatic System

人體的淋巴(Lymph)與循環系統持續地互動著，以減少身體組織水腫的產生。評估個案淋巴系統功能的重點在於詢問健康史與有系統進行全身淋巴結(Lymph Node)的檢查，評估之前需先瞭解淋巴系統(Lymphatic System)的功能與解剖位置，藉著視診及觸診等技巧，適當評估全身淋巴結有無腫大、壓痛或其他病變。

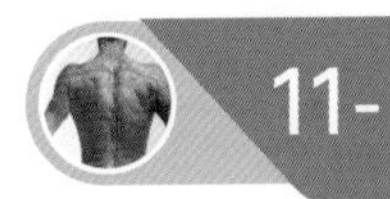

11-1 淋巴系統概論

一、淋巴系統的組成

血液經動脈運送至微血管時，部分液體會滲漏至組織間隙，形成細胞間液(Intracellular Fluid)，進行物質交換後，大多的液體經微血管回靜脈系統，**少部分過多的體液及大分子的物質如蛋白質，則需依賴淋巴系統運送回至血液系統。**

淋巴系統是貫穿身體組織內的網狀管道系統，其源自於周邊組織間隙，和血液循環系統緊連互動著（圖11-1），但由於**無幫浦（動力）裝置**，因此**移動**速度較血液循環系統慢；

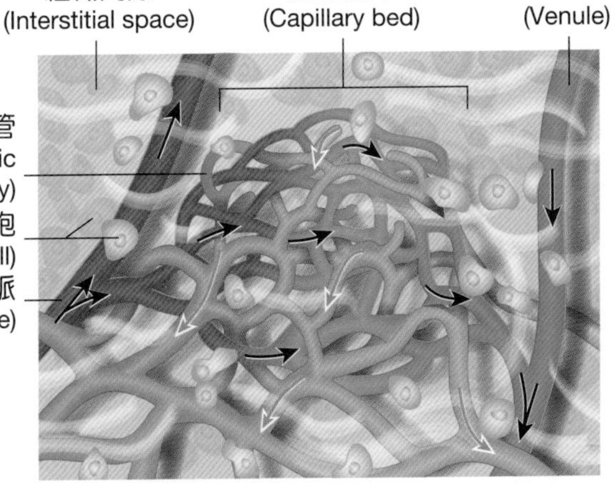

(a) 微血管床及微淋巴管

(b) 微淋巴管

圖 11-1　淋巴系統與微血管間的關係

其可使液體不易堆積於間質腔(Interstitial Space)而造成水腫(Edema)。**淋巴系統由淋巴液、淋巴管、淋巴結及淋巴器官所組成**（表11-1）：

▼ **表11-1　淋巴系統的組成及功能**

組成		功能
淋巴液	—	分布於淋巴系統中
淋巴管（有瓣膜）	• 微淋巴管	• 收集間質液
	• 淋巴管	• 匯集微淋巴管
	• 淋巴幹	• 匯集淋巴管
	• 淋巴導管：胸管、右淋巴總管	• 收集全身淋巴液
淋巴結	• 全身淋巴結	• 過濾淋巴、免疫功能
淋巴器官	• 扁桃腺	• 抗菌
	• 脾臟	• 貯存及破壞紅血球、移除血中異物、免疫功能
	• 胸腺	• 免疫功能

（一）淋巴液

過多的間質液及大分子的物質，進入微淋巴管後形成淋巴液(Lymphatic Fluid)，又可**簡稱淋巴**(Lymph)，**呈無色**，不易被分辨出來，廣泛分布於淋巴系統中。

（二）淋巴管

淋巴管(Lymphatic Vessel)又稱收集管(Collecting Duct)，負責收集淋巴液向心臟方向流動，其內層如靜脈一般也**有瓣膜**結構，主要功能為防止淋巴液逆流，而淋巴流向是由**組織腔至血管的單一方向**，淋巴管的**數目越遠離心臟則越少**（圖11-2），淋巴管上的成串瓣膜，使其外形看似串珠，淋巴管的管徑粗細不等，管徑由小至大的淋巴管依序分為四種：

1. **微淋巴管**(Lymphatic Capillary)：藉著**虹吸原理**收集過多的細胞間液及大分子的物質，最後這些微管聚合成脈管（又稱淋巴管）或注入淋巴結。
2. **淋巴管**(Lymphatic Vessel)：匯集微淋巴管的淋巴液，在淋巴系統中，微淋巴管與淋巴管的分布最密且最廣，淋巴管再聚合成淋巴幹。
3. **淋巴幹**(Lymphatic Trunk)：匯集微淋巴管與淋巴管之淋巴液（圖11-3）。
4. **淋巴導管**(Lymphatic Duct)：全身淋巴液匯集到胸腔，最後形成**胸管**(Thoracic Duct)**與右淋巴總管**(Right Lymphatic Duct)**兩大分枝**（圖11-4），**分別注入左右內頸靜脈**(Internal Jugular Vein)**及鎖骨下靜脈**(Subclavian Vein)**之交匯處的靜脈系統**。

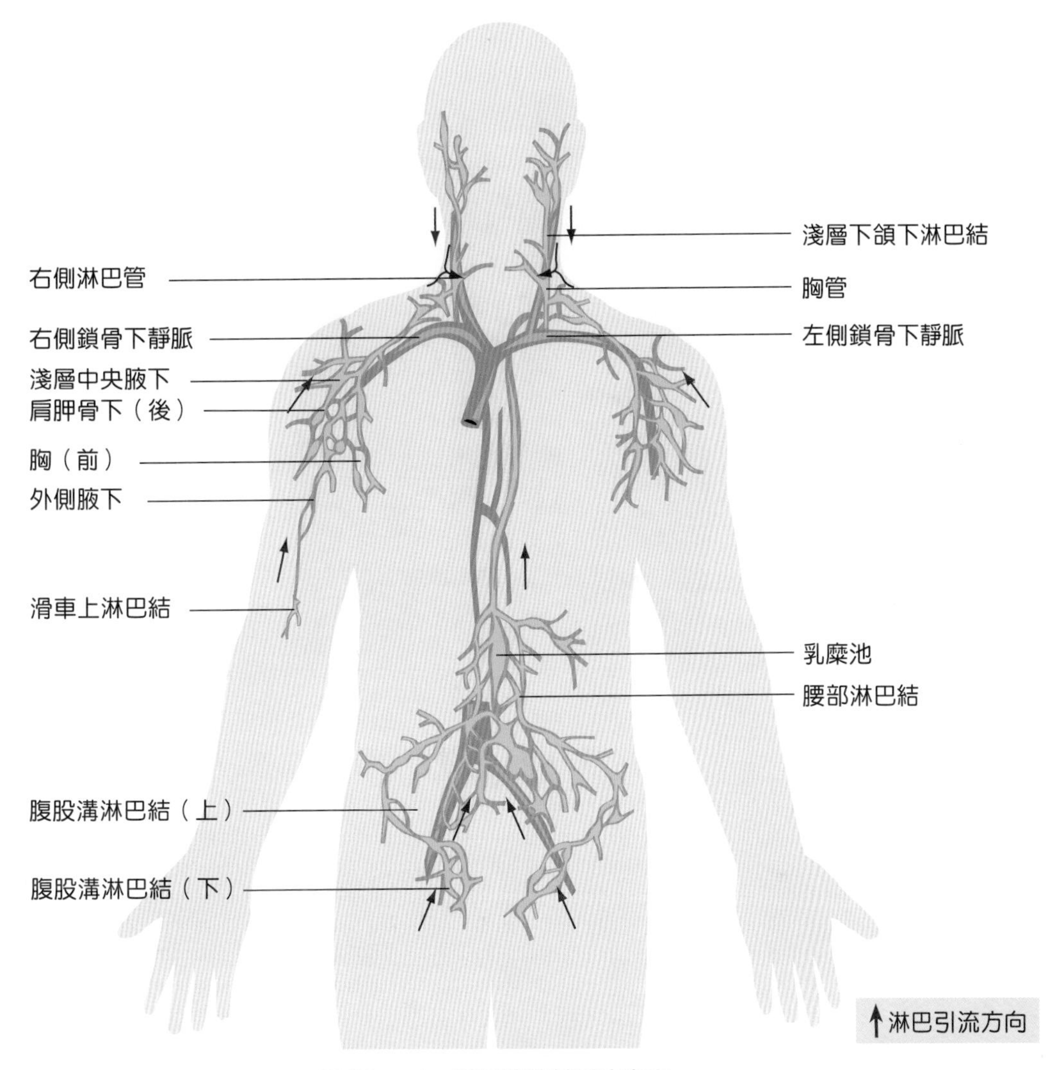

圖 11-2　淋巴管及其引流走向

(1) 胸管(Thoracic Duct)：**身體中最大且最長的淋巴管**，約30~40 cm，是**唯一可被認出**的淋巴管，起自於胸椎前面的乳糜池，上行經胸腔至頸部的基部，再向左方轉下行，**注入左鎖骨下靜脈和左內頸靜脈會合之靜脈角**，引流區域主要負責**引流身體右半邊橫膈以下部位及身體左半邊**（圖11-4），**占全身淋巴回流量的3/4**。

(2) 右淋巴總管(Right Lymphatic Duct)：長度很短，只有1~2 cm，匯集右鎖骨下、右頸及右支氣管縱膈等淋巴幹之淋巴液，**引流右半邊的頭頸部、上肢、胸部及胸腔內臟器官（右肺、右心）等橫膈以上部位**（圖11-4），**最後注入右鎖骨下靜脈，約占全身1/4的淋巴回流量**。

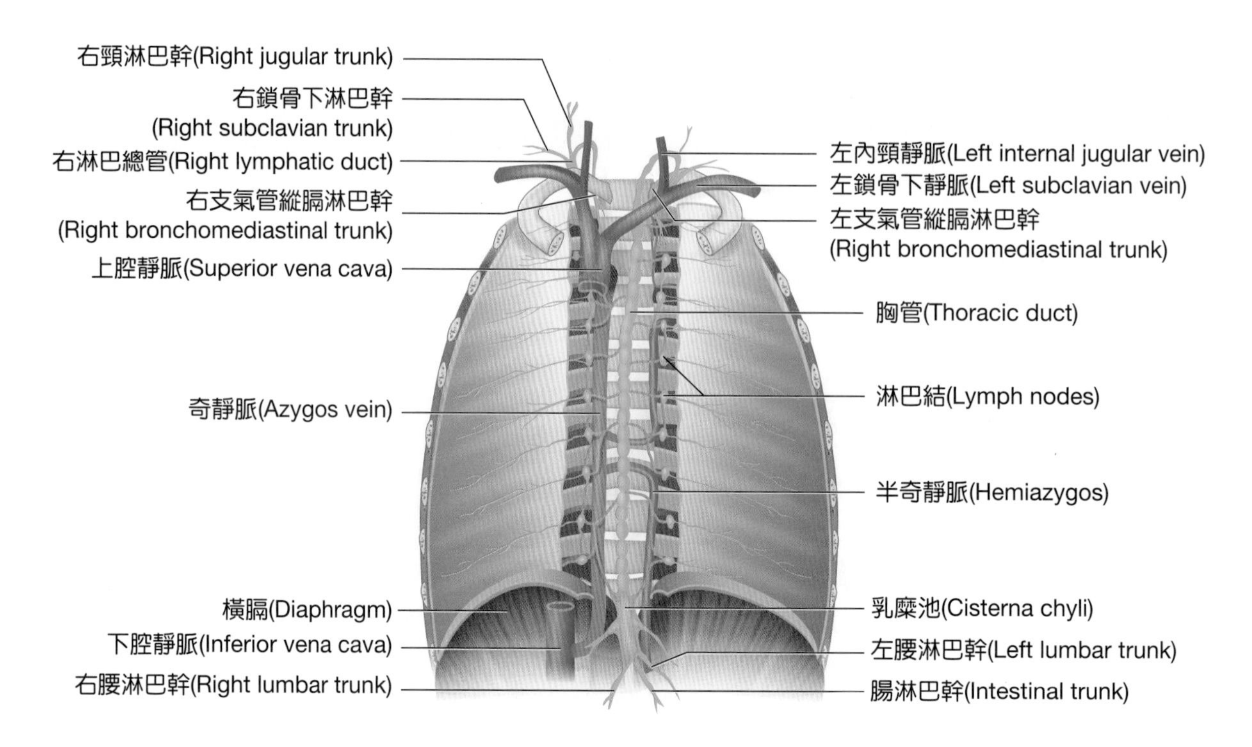

圖 11-3　淋巴幹的分布

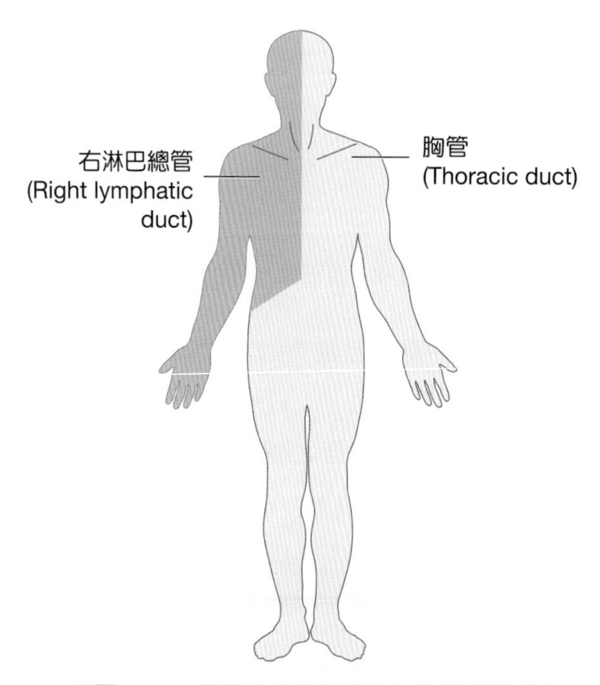

圖 11-4　胸管及右淋巴總管之淋巴引流區域

（三）淋巴結

沿著淋巴管每隔一段距離就會有淋巴結(Lymph Node)間斷式出現，呈卵圓形之結節，主要分布於腹股溝、腋窩及頭頸部，依一定的位置成群地分布在淺層或深層皮膚內，**通常深層淋巴結無法摸到，淺層淋巴結較易見且觸摸得到**。

（四）淋巴器官

淋巴器官(Lymphatic Organ)主要包括扁桃腺、胸腺、脾臟等（圖11-5），具有**協助破壞老舊的紅血球、貯存紅血球細胞、過濾血中的微生物、產生抗體**等四項功能（表11-1），而身體某些部位亦有少數淋巴組織，如骨髓、闌尾及腸壁上的培亞氏腺或培亞氏結(Peyer's Patches)（圖11-6）。

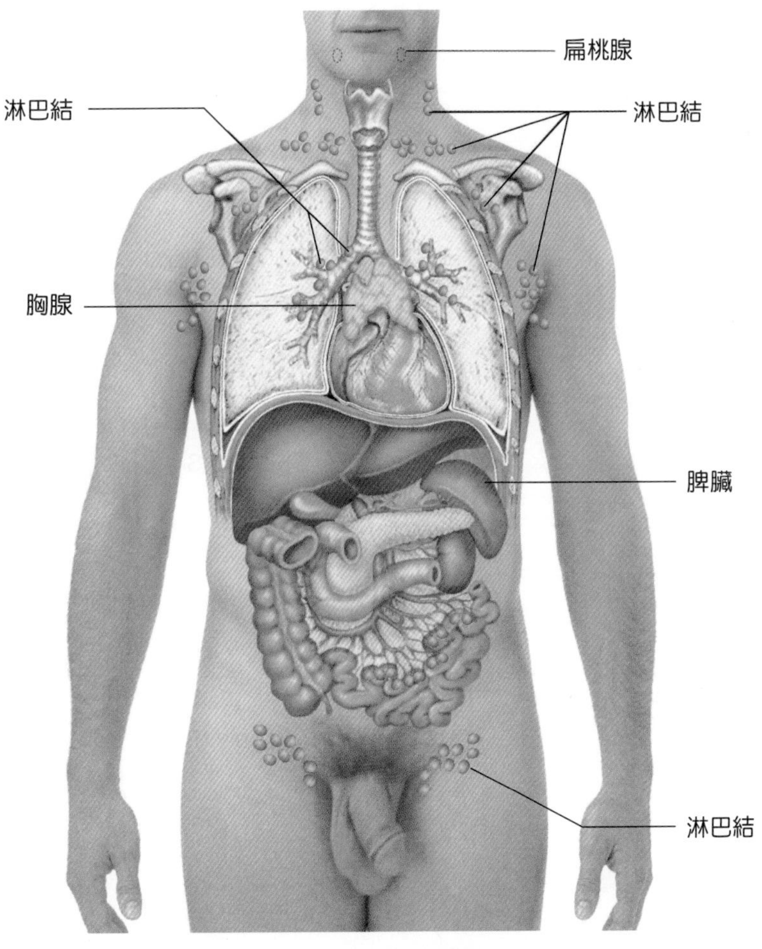

圖 11-5　淋巴系統的相關器官

延伸閱讀

發展上的考量

淋巴組織在10~11歲之前快速成長，6歲時達成人標準，青春發育前期會超越成年期的大小，然後逐漸萎縮。

1. **嬰兒及兒童**：淋巴結大小在孩童期相對較大，經常可在健康兒童的皮膚表面觸摸得到，有**感染時淋巴結**會有**腫脹**及**增生**等過度反應，如呼吸道感染時扁桃腺多會腫大，且可能併有腹痛症狀。
2. **老人**：淋巴結的數目及大小都會**減少**。
3. **孕婦**：變大的子宮將**影響血液及淋巴**的循環狀況，常造成下肢水腫。

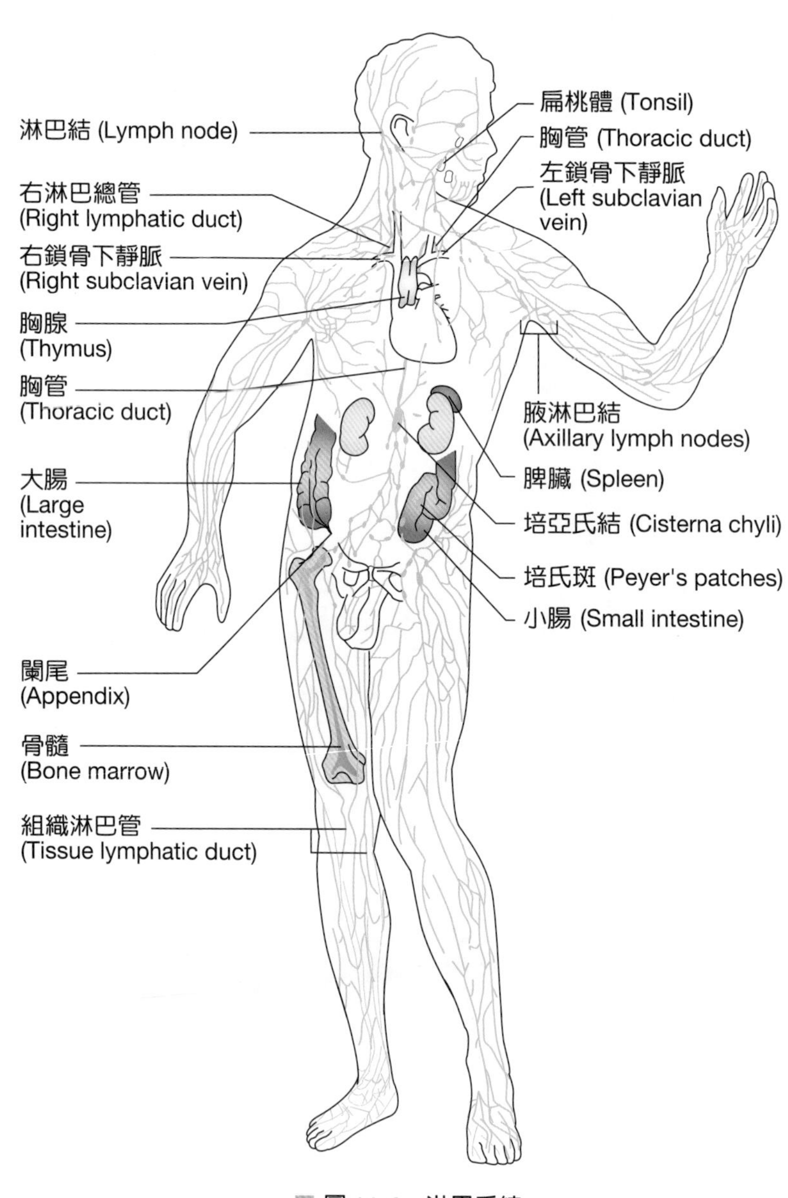

圖 11-6　淋巴系統

1. **扁桃腺**(Tonsil; Tonsilla)：位於呼吸道與胃腸道的入口處，**具抗菌功能**，若口咽處發炎會有紅、腫、熱、痛等反應。
2. **胸腺**(Thymus)：**位於上縱膈腔**，胸骨後及主動脈前的一個**扁平狀灰紅色的腺體**，在**孩童時期以前**，對**T淋巴球的產生**很重要，青春期後會逐漸萎縮，到**成年期時已沒有功能**，因T淋巴球與B淋巴球皆在淋巴組織中成熟。
3. **脾臟**(Spleen)：**是身體最大的淋巴組織，雖無法過濾淋巴**，但具有協助**破壞老舊的紅血球、製造抗體與吞噬細菌**，並視身體需要**適時貯存或釋放紅血球**等功能。

二、淋巴系統的分布

淋巴系統（圖11-6）分布於淺層與深層組織，**深層淋巴結深至肌肉筋膜或體腔內，通常觸摸不到**；而**淺層淋巴結**位於皮下結締組織層，常見部位有**頭頸部、鎖骨上、乳房、腋下、腹股溝及膝後窩處**，身體檢查時可觸摸到，通常是小的結節，有些可大至0.5 cm。淋巴系統依其分布區域可分為六大系統。

(一) 頭頸部淋巴系統

頭頸部淋巴走向是**由上至下流動**，且**由淺層至深層（需依序觸診）**，負責收集頭顱、顏面及頸部的淋巴回流（圖11-7），包括：

1. **耳前淋巴結**(Preauricular Lymph Node)：位於耳珠前面表層。
2. **耳後淋巴結**(Postauricular Lymph Node)：位於乳突上方表層。
3. **枕部或枕下淋巴結**(Occipital / Suboccipital Lymph Node)：位於枕骨下方的基部。
4. **扁桃腺**(Tonsil; Tonsilla)：位於下頷骨轉角往內。
5. **頷下淋巴結**(Submendibular Lymph Node)：位於下頷骨轉角及尖端之間的中點，亦即扁桃腺與頦下淋巴結之中點處。
6. **頦下淋巴結**(Submental Lymph Node)：位於下頷骨尖端中點稍後方。
7. **淺頸鏈淋巴結**(Superficial Cervical Chain Lymph Node)：位於胸鎖乳突肌表面。
8. **後頸鏈淋巴結**(Posterior Cervical Chain Lymph Node)：位於後三角內，沿著斜方肌邊緣。
9. **深頸鏈淋巴結**(Deep Cervical Chain Lymph Node)：位於胸鎖乳突肌之下方深處。
10. **鎖骨上淋巴結**(Supraclavicular Lymph Node)：位於鎖骨正上方及正後方，與胸鎖乳突肌交會的深處。

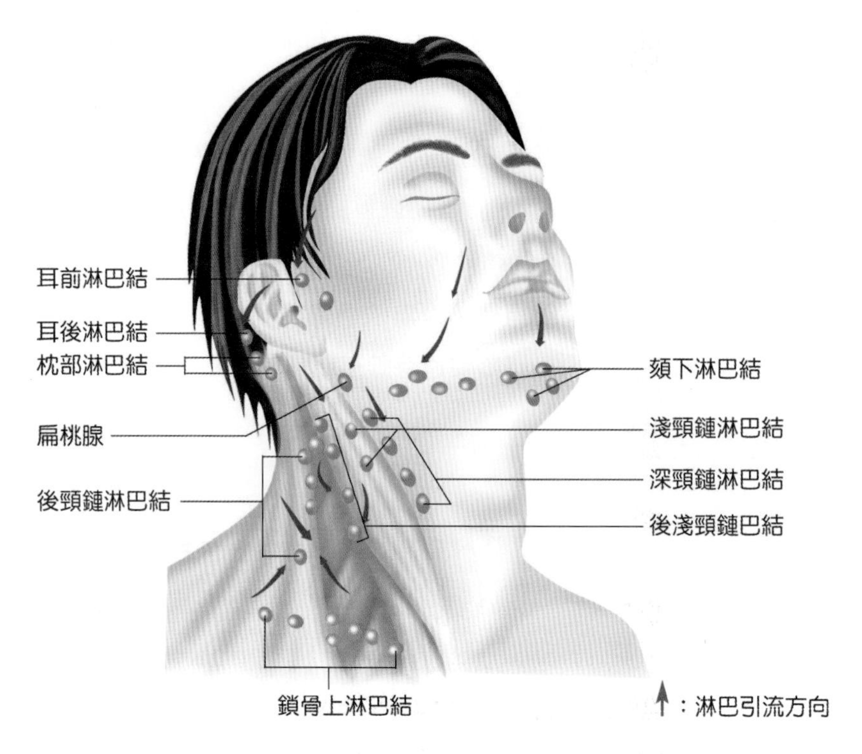

圖 11-7　頭頸部淋巴結及其引流走向

（二）上肢淋巴系統

引流來自上肢、胸部淺外側及乳房的淋巴液，主要分成**滑車上淋巴結**與**腋下淋巴結**兩部分，其中**以腋下淋巴結為主**。

1. **滑車上淋巴結**(Epitrochlear Lymph Node)：位於肘前窩，負責引流手部與下臂之淋巴液（圖11-8）。
2. **腋下淋巴結**(Axillary Lymph Node)：引流胸部與上臂的淋巴液，包括乳房及腋部的淋巴（圖11-9，詳述請見第10章第一節乳房及腋部概論）。
   (1) 胸或前淋巴結(Pectoral / Anterior Lymph Node)：胸大肌的側邊，在前腋窩之內（腋部前皺摺內）。
   (2) 側淋巴結(Lateral Lymph Node)：位於肱骨上端，在上臂的內側上段。

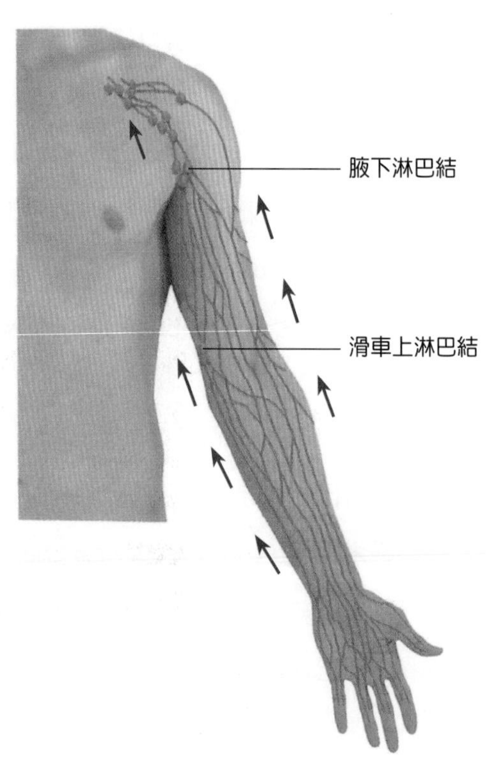

圖 11-8　滑車上淋巴結及其引流走向

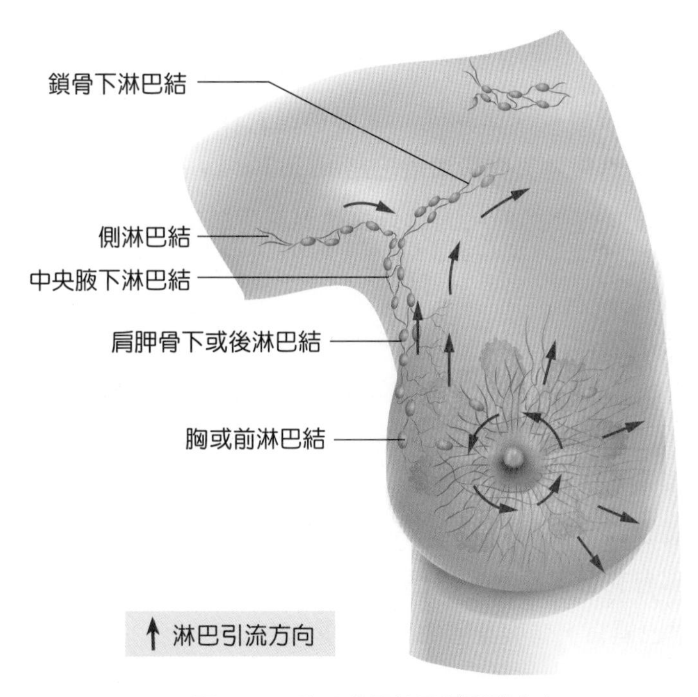

圖 11-9　腋下淋巴結及其引流走向

(3) 肩胛骨下或後淋巴結(Subscapular / Posterior Lymph Node)：沿著肩胛骨的側邊，在後腋窩的深層（腋部後皺摺內）。

(4) 中央腋下淋巴結(Central Axillary Lymph Node)：位於腋中線的上方，沿著肋骨往上靠近前鋸肌，約在腋窩最高點。

(5) 鎖骨下淋巴結(Subclavicular Lymph Node)：位於鎖骨下方。

(三) 胸部淋巴系統

引流來自胸壁、肋間、縱膈及胸腔內器官（心、肺、食道、氣管）之淋巴液。

(四) 腹部淋巴系統

腹腔臟器有相當多的淋巴管及淋巴結，尤其是在消化系統。在消化道上的絨毛中心有一條微淋巴管，吸收消化道內被**吸收**的乳糜樣**脂肪酸**，經乳糜管匯集成微淋巴管，匯集幾條大的淋巴管，最後匯集成主動脈前淋巴結形成腸淋巴幹而**注入乳糜池**。

(五) 骨盆腔淋巴系統

骨盆腔內臟器的淋巴隨血管行走，附近有豐富的淋巴結及淋巴管，經左右腰淋巴幹注入乳糜池。

（六）下肢及會陰淋巴系統

下肢的淋巴管分為淺層及深層兩種，深層淋巴管伴隨深層血管上行，經**膝膕淋巴結**(Popliteal Lymph Node)**最後注入腹股溝淋巴結**(Inguinal Lymph Node)，收集下肢、外生殖器、下腹部及臀部等區域的淋巴液，因此**外生殖器或下肢的細菌感染，會引起腹股溝淋巴結的腫大**。

三、淋巴系統的功能

（一）免疫功能

淋巴系統在免疫系統上占有重要角色，淋巴結能在體液流入血管前**過濾**之，進行**偵測並清除外來物質或病原體**，防止有害物質進一步侵犯血液循環，且避免病原體的散播，故當**抵禦感染時，局部會有發炎反應，淋巴結會有腫痛情形**；另外淋巴結處可製造淋巴球，以及如前文所提之淋巴器官，皆與身體的免疫功能有關。

（二）調節血管與組織間的體液平衡

淋巴系統可協助將組織間隙多餘的液體與蛋白質，送回靜脈循環系統，但**淋巴液的流動速率比血流慢很多**，因此**必須藉由骨骼肌的收縮、呼吸過程壓力的變化及淋巴管壁的收縮造成回流**。尤其是如蛋白質般大顆粒的分子，若淋巴管狹窄、阻塞或淋巴管炎(Lymphangitis)時，皆會影響細胞間液的回流，造成淋巴水腫(Lymphedema)，若細胞間隙堆積蛋白質，將因增加其膠質滲透壓而使水腫更厲害，嚴重甚至可影響體液電解質的平衡。

一般水腫分成全身性及局部性兩種：

1. **全身性水腫：通常發生於重要器官（如心臟、肝臟或腎臟等）的功能障礙**，如充血性心衰竭、低蛋白血症、腎臟疾病，且**水腫部位由組織較鬆弛處或低位的部位開始出現，然後擴至全身**。
2. **局部性水腫**：發生於**靜脈、淋巴滯留或久坐、久站，常引起單側、局部性水腫**。

水腫

造成水腫的原因相當多，除了心血管疾病（如充血性心衰竭）、肝臟疾病（如門靜脈栓塞）和腎臟疾病（腎功能不全）之外，長期久坐或久站導致的深部靜脈血栓、懷孕和甲狀腺功能低下（黏液性水腫）也會造成水腫。眾多因素中，人為造成的則是乳癌手術；為達到良好的局部控制，傳統上對於乳癌病人會進行腋下淋巴結廓清術，減少癌細胞轉移機會，但淋巴循環遭受破壞，便容易形成肢體腫脹，故對於此類個案應特別留意患側手臂之循環情形。

（三）吸收脂質

吸收消化道內被吸收的乳糜樣脂肪酸，經乳糜管匯集成微淋巴管，最後形成腸淋巴幹注入乳糜池，除了可吸收脂質外，**另外可運送脂肪之分解物及溶於其中的維生素**（詳見本章前文腹部淋巴系統之敘述）。

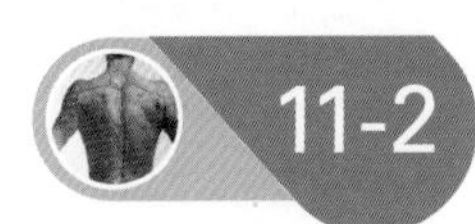

11-2 健康史評估與相關原則

一、健康史

評估個案淋巴結的相關健康史資訊時，各層面的注意事項包括：

1. **現在病史**：詢問個案目前有無淋巴結腫大情形，若有，應進一步評估在何時發生？有無進行性增大等詳細資訊；例如慢性無痛性且進行增大中的腫塊，可能是淋巴結腫大，常見於淋巴瘤的個案。詢問有無合併其他症狀（如發燒、發疹、消瘦或腫痛、行動不便等），若有，可運用第1章介紹的PQRST要點收集資料，且須評估個案是否有長期服用藥物及藥物種類。
2. **過去病史**：詢問個案是否有淋巴結腫大經驗、原因為何；是否動過手術或住院（如扁桃腺、脾臟等問題）、是否常有喉痛、口腔潰瘍、噁心或厭食等情形；是否曾罹患腫瘤疾病等。
3. **家族史**：詢問個案家族中是否有人罹患免疫系統功能障礙或與淋巴結相關疾病（如癌症、貧血、淋巴腫瘤等）。

二、評估相關原則

（一）觸診的注意事項

1. **淺層淋巴結檢查：以食指、中指或無名指的指腹面檢查，採環形（旋轉）、按摩（按壓）並移動的方式**檢查某一淋巴結分布區域，注意手應盡量柔軟。
2. **深層淋巴結檢查**：如**中央腋下淋巴結觸診**，一手**支托**個案的**受檢側手臂，使檢查區域放鬆**，另一手手指合併呈杯狀，沿著肋骨表面往腋窩上方頂觸，同樣是以指腹面去感覺有無淋巴結異常。

3. 觸診時宜左右對稱比較，若發現異常淋巴結腫大，應進一步評估其位置、大小、性狀、表面特性、界線、可移動度、軟硬度等，其檢查重點詳見表11-2。

表11-2　淋巴結的評估重點

評估項目	檢查重點
位置(Location)	• 觀察位於身體的哪個部位，可利用生理的界標清楚說明病灶的方位，例如：「右乳外上1/4，3點鐘方向，距離乳頭3 cm處，有一個1×0.5×0.5 cm^3的橢圓形、固定硬塊」，其中即利用乳頭當作界標
數量(Number)	• 確定病灶的數目，如計算腫塊的顆數
大小 (Size)	• 以長×寬×厚度（單位）來描述
形狀(Shape)	• 如圓形、橢圓形、較長形、扁形或柱形、盤狀、方形或不規則形
表面特性 (Surface Characteristics)	• 平滑、結節樣
界線 (Line)	• 病灶的區域明確或模糊（不確定）
軟硬度(Consistency)	• **用食指及中指指腹，以上下按壓的方式檢查**，評估結果如堅硬、堅實有彈性、柔軟、海綿樣、囊腫
對稱性(Symmetry)	• 身體單側性或雙側性病灶
活動性(Mobility)	• **用拇指及食指掐住腫塊，感覺是否固定(Fixation)在組織上**，若可移動時，則需進一步檢查移動的程度
發炎徵象 (Inflammatory Signs) • 發紅 • 腫脹 • 溫熱感 • 壓痛感	• 何時造成壓痛？ • **評估壓痛的種類有三種**：(1)**加壓**：直接加壓病灶區，有無疼痛感；(2)**牽引**：牽扯附近周圍皮膚；(3)**回縮**：按壓病灶區，詢問壓力解除後的情況

（二）淋巴結正常與異常的判斷原則

1. **正常情形：觸診淋巴結呈圓形或橢圓形，小如豆甚至摸不到，有時可見小的、可動性的、柔軟的、無壓痛性的結節**（表11-3），在頸部及鼠蹊部淋巴結可能會大到1 cm，尤其是青春發育前期之個案。
2. **異常情形**：以淋巴結腫大（**大於1 cm的淋巴結可視為腫大**）最為常見，誘發原因如嚴重淋巴結感染、結締組織病變或癌症等。

(1) 淋巴結感染：淋巴結處皮膚會有發炎反應（如溫度較高），但具彈性。

(2) 淋巴結結核：淋巴結處有腫塊，並伴有疼痛，且併有乾酪樣物質流出。

(3) **惡性腫瘤：通常觸摸到的是形狀不規則、硬而固定的結節。**

▼ 表11-3　淋巴結觸診之結果判讀

部位	正常情形	異常情形
頭頸部淋巴結	1. **通常是摸不到的** 2. 有時會摸到**小、柔軟的、無壓痛、界線清楚及可移動性**的結節，特別是在孩童時期，一般不具臨床意義	2-1. **堅硬、不可動、無明確界線**的結節：常與轉移性癌及淋巴瘤有關 2-2. **雙側性病變**：與全身性疾病有關 2-3. **腫大、軟、壓痛及可移動**的結節：可能與急性感染有關
滑車上淋巴結	**一般是摸不到的**	**腫大**：可能是引流區有病變或全身性淋巴結病變
腋下淋巴結	1. 一般是摸不到的 2. **偶爾摸到中央腋下淋巴結有一個或多個小的、軟而無壓痛的結節**，一般不具臨床意義	2-1. 腫大：可能是手臂感染 2-2. **硬而無壓痛性**的淋巴結腫大：可能為轉移性乳癌
膝膕淋巴結	一般是摸不到的	腫大：可能是引流區有病變或全身性淋巴結病變
腹股溝淋巴結	1. **一般是摸不到的** 2. **偶爾摸到小、無壓痛及可移動性的淋巴結，常見於老年人**，若無合併其他症狀，一般不具臨床意義	2-1. **壓痛**：可能是淋巴腺炎 2-2. **兩側壓痛性**鼠蹊淋巴結病變：可能與淋病有關 2-3. **單側或雙側無壓痛性**鼠蹊淋巴結病變：可能與梅毒有關

淋巴結

關於淋巴結的異常發現須注意以下幾點：

1. 越是堅硬且分散的淋巴結，通常越有可能是惡性腫瘤。
2. 淋巴結壓痛程度越是嚴重，則越有可能是炎症導致。
3. 明顯的左鎖骨上淋巴結腫大，通常與胸、腹部的惡性腫瘤有關。
4. 淋巴結快速腫大但無炎症相關反應，可能是惡性腫瘤。

11-3 評估程序

程序	說明
評估前準備	
1. 洗手	1-1. 接觸個案前後均需洗手
2. 用物：尺（視情況需要）	2-1. 若發現異樣腫塊時，可用於測量其大小
3. 核對個案	3-1. 核對床頭卡及詢問個案或家屬
4. 自我介紹	
5. 詢問健康史	5-1. 包含現在與過去病史以及家族史（詳見11-2節）
6. 解釋檢查目的及操作過程	6-1. 主要目的在瞭解淋巴結有無異樣，使能早期發現早期治療，過程中檢查者會使用眼睛觀察及用手觸摸
7. 環境安排 (1) 合宜室溫 (2) 具隱密性	
8. 準備個案	8-1. 告知個案若有任何不適需隨時告知檢查者
(1) 協助更衣	(1)-1. 請個案穿著寬鬆且中間有排釦的衣服為佳，以利檢查臉頭頸、腋下或肢體的淋巴結
(2) 採舒適的坐姿	(1)-2. 檢查臉頭頸時，需協助個案採舒適的坐姿；觸診腋下或腹股溝淋巴結時宜平躺
檢查步驟	
（一）視診 由頭至腳視診各部位淋巴結處皮膚外觀，其顏色性質、有無發紅、斑疹或其他感染徵象，以及有無明顯腫脹或凸出情形	
（二）觸診 ➲ **頭頸部淋巴結** 請個案**放鬆頭部並稍向前傾**，再有系統依序觸診下列淋巴結（可配合圖11-7及11-10觸診）：	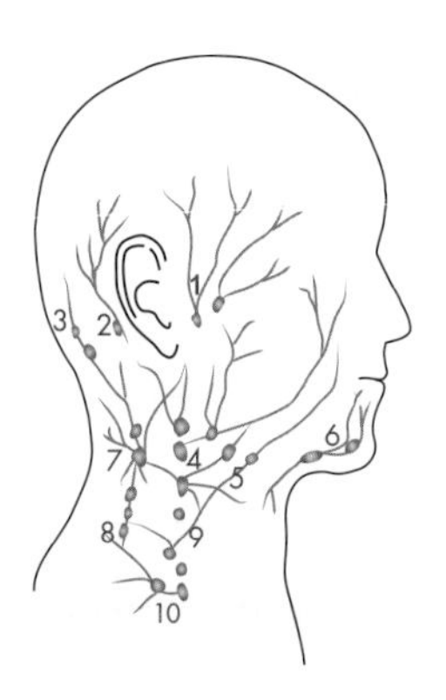 圖 11-10 頭頸部淋巴結檢查之順序

程　序	說　明
1. 耳前淋巴結(Preauricular Lymph Node)：以食指及中指指腹環形（旋轉）按摩的方式觸摸**耳珠前約1 cm處**（圖11-11）	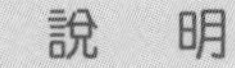 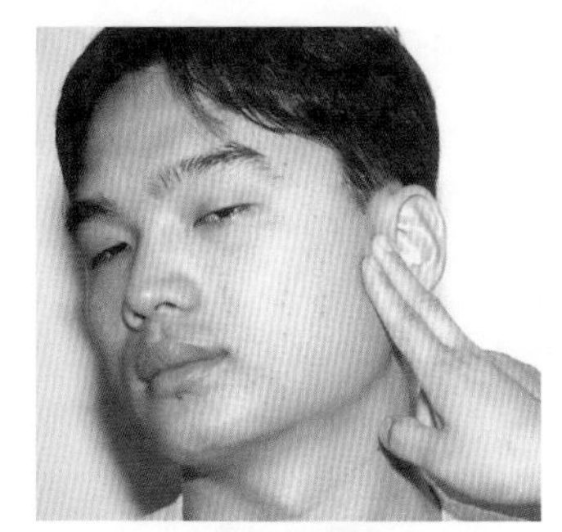 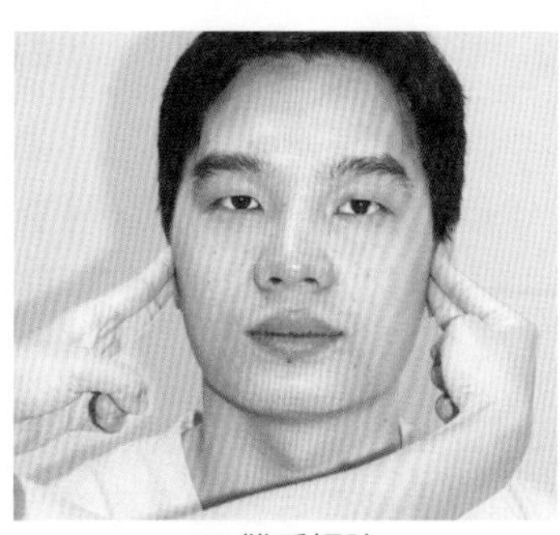 (a) 單手觸診　(b) 雙手觸診 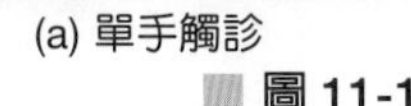 圖 11-11　耳前淋巴結觸診
2. 耳後淋巴結(Postauricular Lymph Node)：同耳前淋巴結檢查方式，觸摸**耳後乳突表層**（圖11-12）	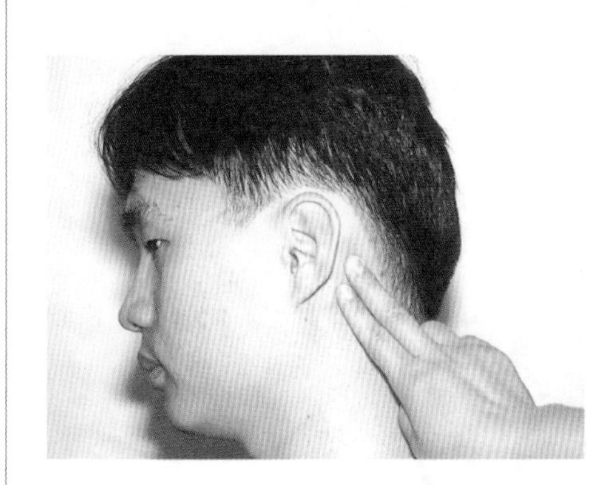 圖 11-12　耳後淋巴結觸診
3. 枕部或枕下淋巴結(Occipital / Suboccipital Lymph Node)：以食指及中指指腹環形（旋轉）按摩的方式觸摸**枕骨粗隆（後腦底部）表層**（圖11-13）	

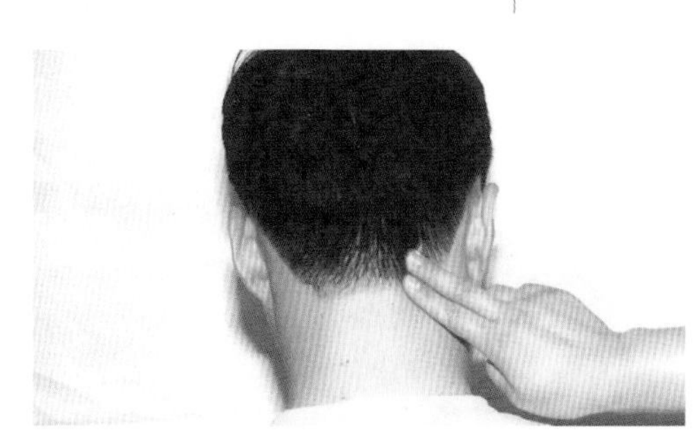

(a) 單手觸診

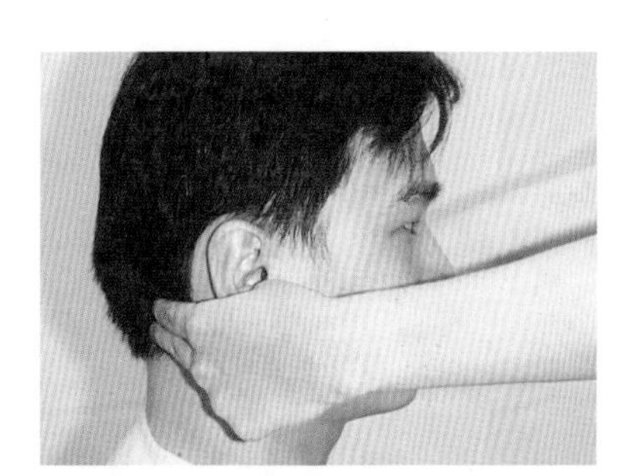

(b) 雙手觸診

圖 11-13　枕部淋巴結觸診

程序	說明
4. 扁桃腺(Tonsil; Tonsilla)	4-1. 扁桃腺可保護身體免受微生物的侵犯 異常 當有細菌感染時可觀察到扁桃腺腫大情形
(1) 請個案頭部微前傾，檢查者一手固定頭部，另一手進行觸診	(1)-1. 可使檢查部位放鬆，以利檢查
(2) 以食指及中指指腹環形（旋轉）按摩方式觸摸**下頜骨的稜角處**（圖11-14）	
5. 頜下淋巴結(Submendibular Lymph Node)：依扁桃腺檢查方式，觸摸下頜骨尖端和稜角的中點處（圖11-15）	

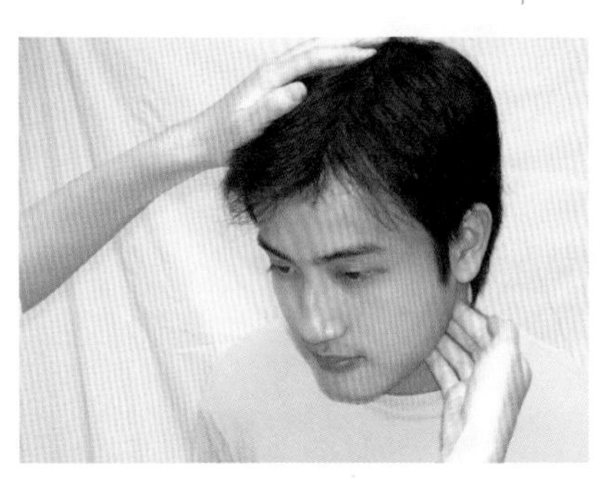

圖 11-14　扁桃腺觸診

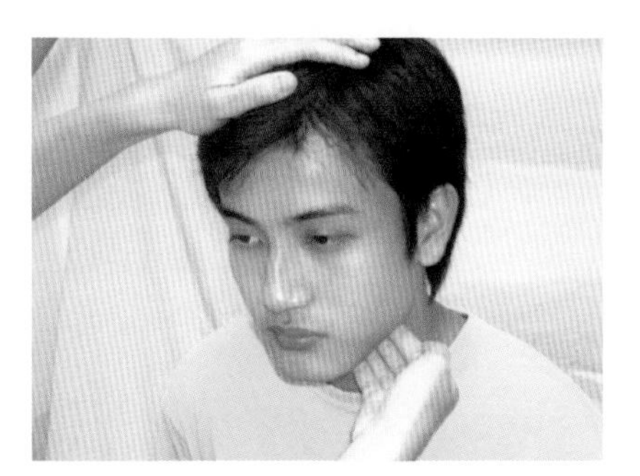

圖 11-15　頜下淋巴結觸診

程序	說明
6. 頦下淋巴結(Submental Lymph Node)：依扁桃腺檢查方式，觸摸**下頜骨尖端中線後面數公分處**（圖11-16）	

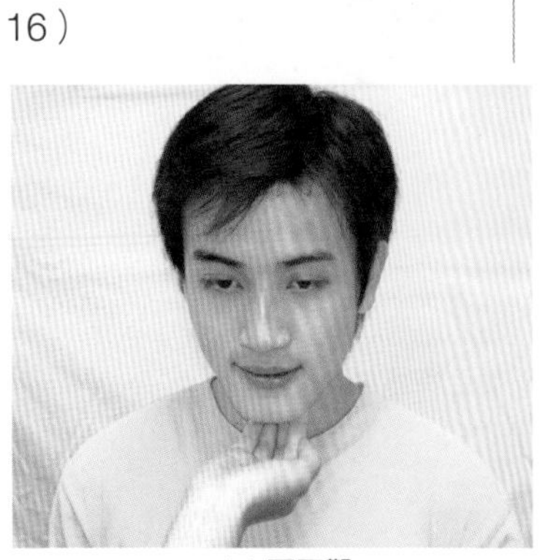

(a) 正面觀

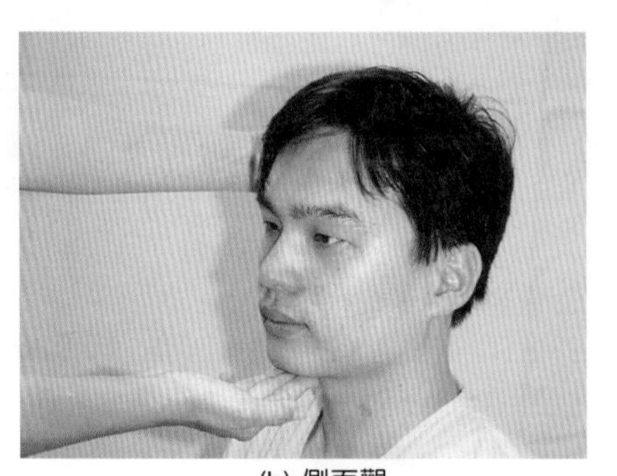

(b) 側面觀

圖 11-16　頦下淋巴結觸診

程　序	說　明
7. 淺頸鏈淋巴結(Superficial Cervical Chain Lymph Node) (1) 請個案頭傾向檢查側，檢查者一手固定其頭部，另一手檢查 (2) 以食指、中指及無名指的指腹環狀觸摸**胸鎖乳突肌的淺層**（圖11-17(a)）或以兩手拇指及食指輕拉位於胸鎖乳突肌上皮膚，作上下或左右搓揉的動作（圖11-17(b)）	7-1. 為**避免過度刺激頸動脈竇**（位於甲狀軟骨上緣兩側、胸鎖乳突肌內緣）造成心跳血壓下降，故採**單側評估**
8. 深頸鏈淋巴結(Deep Cervical Chain Lymph Node) (1) 請個案頭微前傾，檢查者一手固定頭部，另一手拇指和食指勾住胸鎖乳突肌兩側 (2) 以環狀（旋轉）按摩方式觸摸**胸鎖乳突肌下的深處**（圖11-18）	
9. 後頸鏈淋巴結(Posterior Cervical Chain Lymph Node)：以食指、中指及無名指的指腹環形（旋轉）按摩方式，沿著斜方肌前緣觸摸**頸後三角**的區域（圖11-19）	

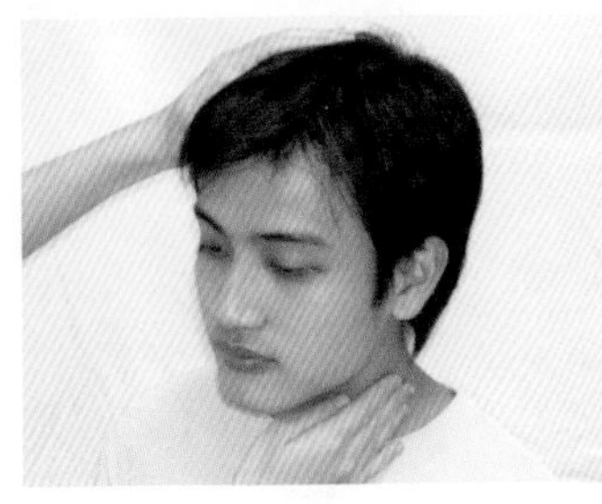
(a) 方法一

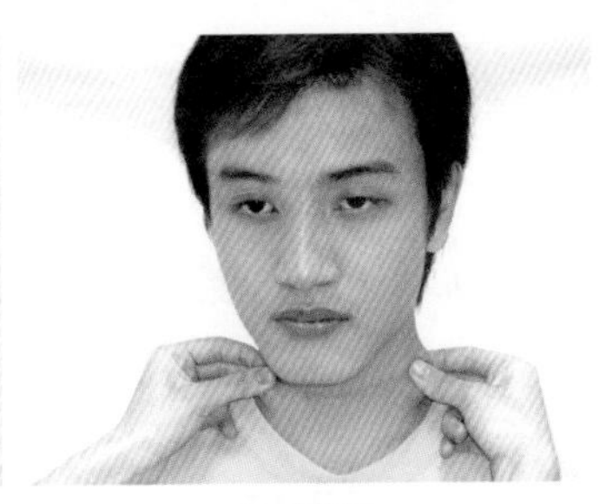
(b) 方法二

圖 11-17　淺頸鏈淋巴結觸診

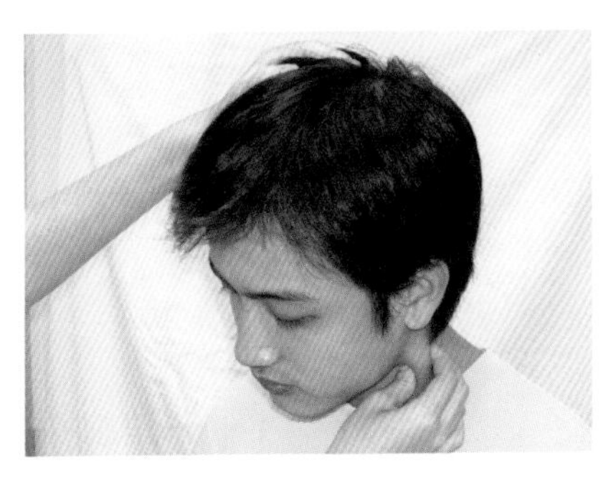
圖 11-18　深頸鏈淋巴結之觸診

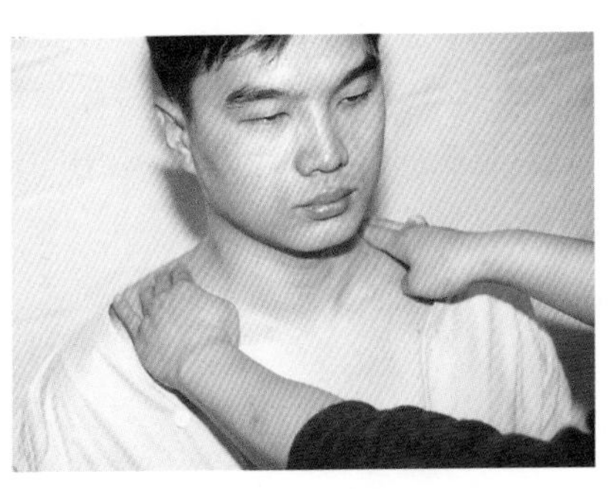
圖 11-19　後頸鏈淋巴結觸診

程序	說明
10. 鎖骨上淋巴結 (Supraclavicular Lymph Node) (1) 請個案頭部放鬆或頭微前屈 (2) 依前項檢查方式觸摸**胸鎖乳突肌和鎖骨交接之深處**（圖11-20）	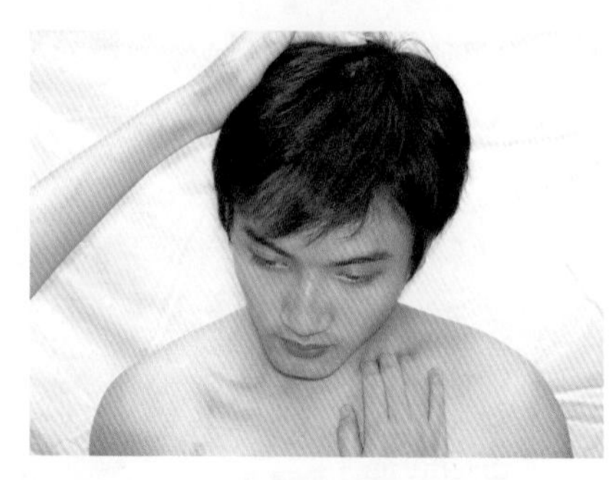 圖 11-20　鎖骨上淋巴結觸診
11. 鎖骨下淋巴結 (Subclavicular Lymph Node)：依後頸鏈淋巴結檢查方式觸摸**兩側鎖骨下方中段處皮層**（圖11-21）	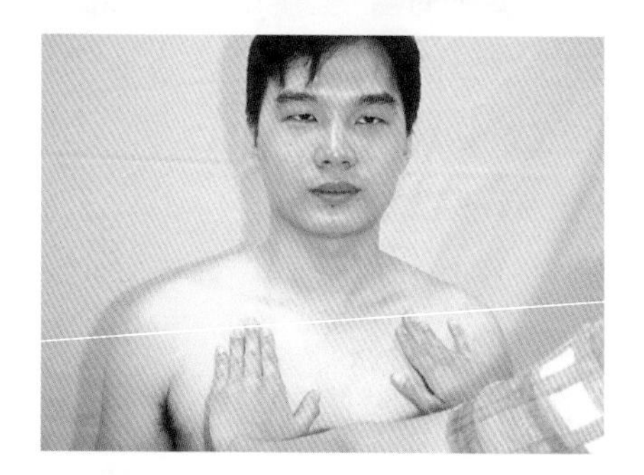 圖 11-21　鎖骨下淋巴結觸診

上肢淋巴結

程序	說明
1. 滑車上淋巴結 (Epitrochlear Lymph Node)	1-1. 詳細檢查方法見第8章周邊循環系統評估（與圖11-8相配合） 1-2. 結果的判讀參見表11-3
2. 腋下淋巴結 (Axillary Lymph Node) 請個案平躺，並有系統的依序觸診下列淋巴結： (1) 胸或前淋巴結 (2) 側淋巴結 (3) 肩胛骨下或後淋巴結 (4) 中央腋下淋巴結 (5) 鎖骨下淋巴結	2-1. 正常應無壓痛、結節或腫塊，通常不易觸摸到 2-2. 詳細檢查方法見第10章乳房及腋部評估 2-3. 結果的判讀參見表11-3

程　序	說　明
➲ **下肢淋巴結**（圖11-22） 結果判讀參見表11-3	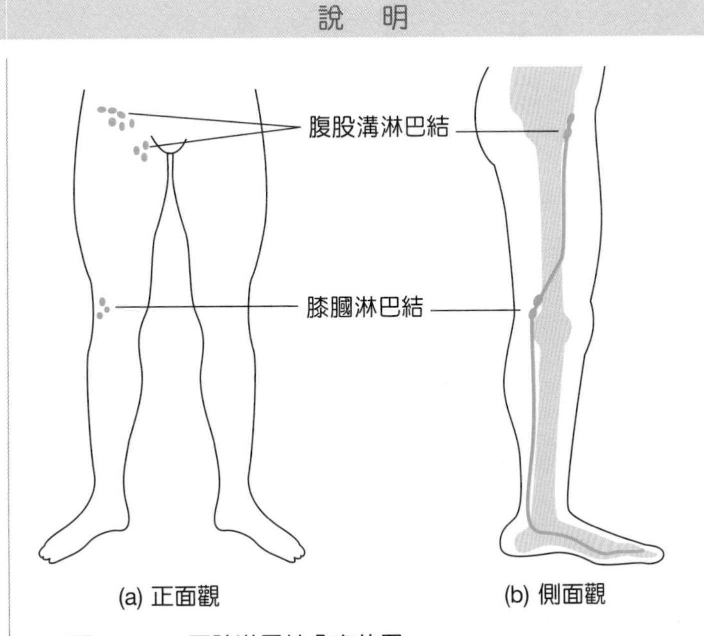 **圖 11-22　下肢淋巴結分布位置**
1. 腹股溝淋巴結 (Inguinal Lymph Node) (1) 垂直鏈(Vertical Group)淋巴結 (2) 水平鏈(Horizontal Group)淋巴結	1-1.　詳細檢查方法見第8章周邊循環系統評估
2. 膝膕淋巴結(Popliteal Lymph Node) 請個案屈膝，以腹股溝淋巴結檢查方式觸摸膝後窩處（圖11-23）	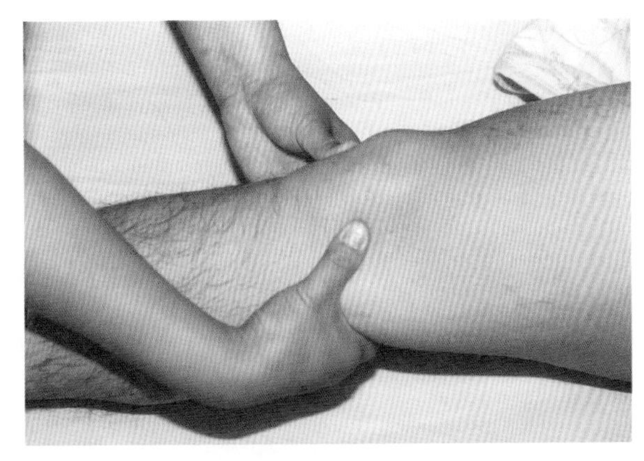 **圖 11-23　膝膕淋巴結觸診**

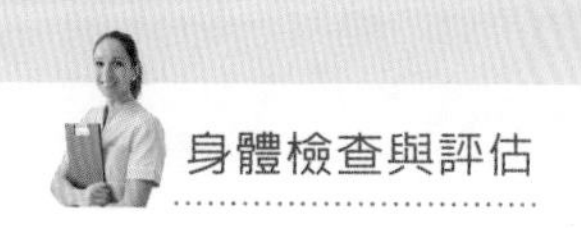

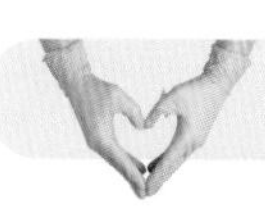

學習評量 Review Activities

(　) 1. 對於淋巴癌的敘述，下列何者為是？ (A) 出現硬而固定的結節　(B) 出現硬且具可動性的結節　(C) 出現軟而固定的結節

(　) 2. 上滑車淋巴結是屬於何處的淋巴結？ (A) 頭頸部　(B) 腋下與手部　(C) 下肢　(D) 骨盆腔

(　) 3. 哪一個淋巴結位於後三角內？ (A) 耳前結　(B) 淺頸鏈　(C) 深頸鏈　(D) 後頸鏈

(　) 4. 舌下結又稱？ (A) 下頜結　(B) 頦下結　(C) 扁桃腺結　(D) 淺頸鏈

(　) 5. 下頜骨彎角處的淋巴結，稱為？ (A) 下頜結　(B) 頦下結　(C) 扁桃腺結　(D) 淺頸鏈

(　) 6. 肱二頭肌與肱三頭肌交接處的淋巴結，稱為？ (A) 中央結　(B) 側結　(C) 胸結　(D) 上滑車淋巴結

(　) 7. 下列何者為誤？ (A) 通常淋巴結是無法觸摸到的　(B) 正常淋巴結若能觸診到，其直徑應小於 1 公分　(C) 淋巴結若能觸診到，正常應為不痛且無法移動　(D) 兒童若有感染，易致淋巴結腫大

(　) 8. 下列何者為深部淋巴結？ (A) 耳前結　(B) 淺頸鏈　(C) 中央結

解答：ABDBC　DCC　欲挑戰完整歷屆考題，請掃描 QR Code

12 骨骼肌肉系統評估

作者／曹英 · 修訂者／高淑允

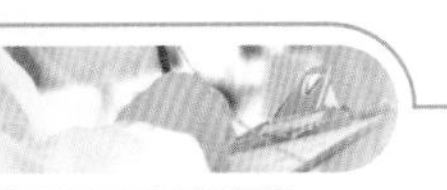

Assessment of Skeletomuscular System

「人活著必須要活動」，當個體發生活動功能障礙以致長期臥床時，陸續會出現壓傷、呼吸道清除功能障礙、泌尿功能障礙等問題。而活動障礙可能與身體的支持性構造（骨骼系統）、關節構造或負責運動的構造（肌肉或神經系統）產生病變有關。本章即是要討論「骨骼、肌肉、關節系統的身體評估與檢查」之重點，以早期發現個案之正常、異常部位，進而提供合宜的醫護處置。

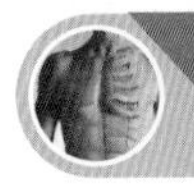

12-1 骨骼、關節與肌肉概論

一、骨 骼

（一）骨骼的種類

人體的骨頭依形狀分為長骨、短骨、扁平骨、不規則骨及種子骨五種。在人體206塊骨頭中，上肢占有64塊、而下肢有62塊（包括骨盆），可分為中軸骨骼與四肢骨骼兩大系統（表12-1、圖12-1）。

▼ **表12-1　人體的骨骼**

中軸骨骼 (80)	
頭顱骨 (23)	• 腦顱骨(8)：額骨(1)、蝶骨(1)、篩骨(1)、顳骨(2)、頂骨(2)、枕骨(1) • 顏面骨(15)：上頷骨(2)、顎骨(2)、顴骨(2)、鼻骨(2)、淚骨(2)、下鼻骨(2)、下頷骨(1)、犁骨(1)、舌骨(1)
軀幹骨 (51)	• 頸椎(7)、胸椎(12)、腰椎(5)、薦椎(1)、尾椎（2~4塊合成1塊）、胸骨(1)、肋骨(24)
聽小骨(6)	• 鎚骨(2)、砧骨(2)、鐙骨(2)
四肢骨骼 (126)	
上肢骨(64)	• 上肢帶骨(4)：鎖骨(2)、肩胛骨(2) • 自由上肢骨(60)：肱骨(2)、橈骨(2)、尺骨(2)、腕骨(16)、掌骨(10)、指骨(28)
下肢骨(62)	• 下肢帶骨(2)：髖骨(2)（由腸骨、坐骨及恥骨合成） • 自由下肢骨(60)：股骨(2)、髕骨(2)、脛骨(2)、腓骨(2)、跗骨(14)、蹠骨(10)、趾骨(28)

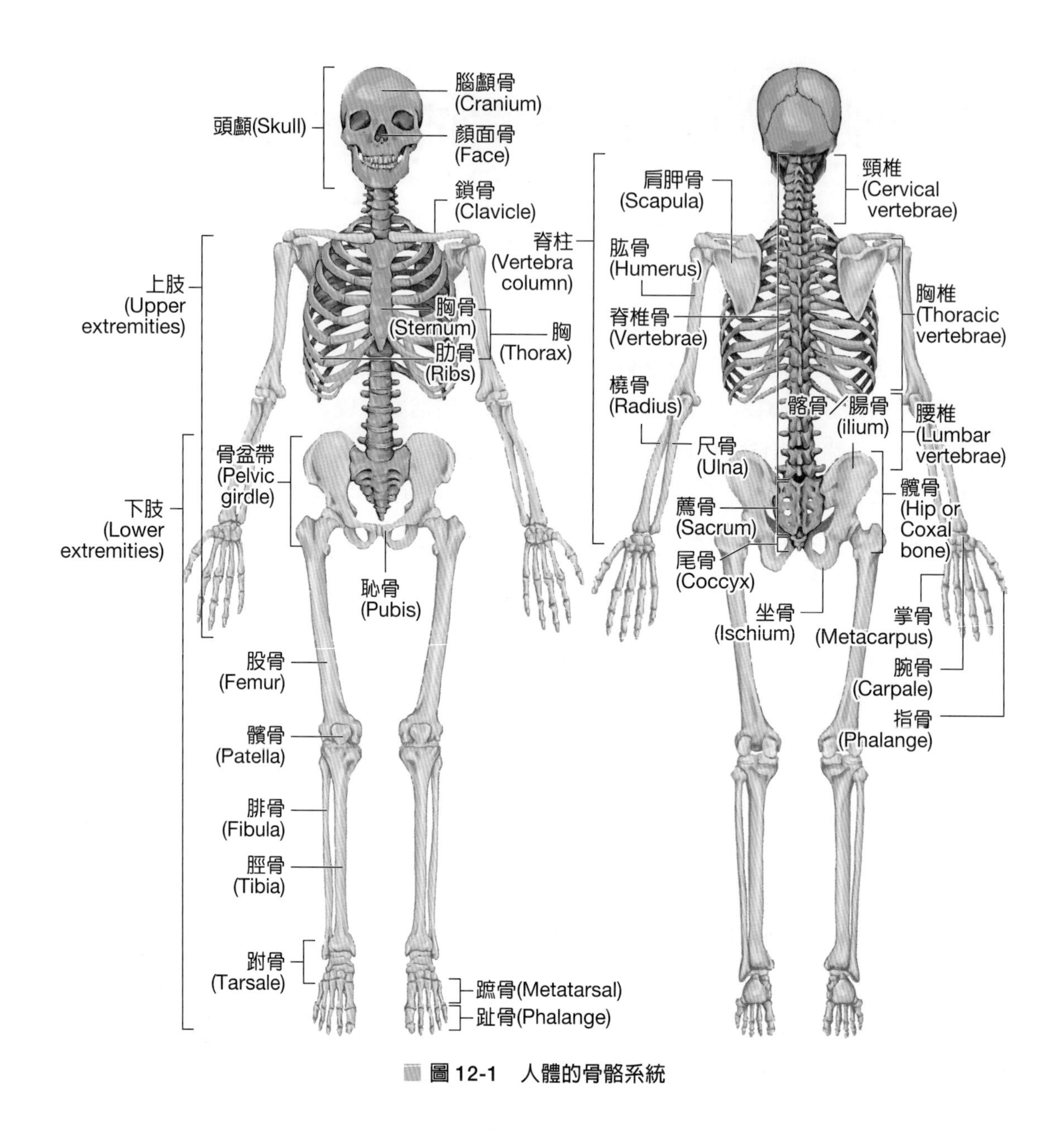

圖 12-1　人體的骨骼系統

骨骼(Skeleton)表面上有骨骼肌和韌帶附著，在其附著處所或經過處形成粗糙之構造包括：

1. **結節**(Tubercle)：骨頭與肌肉韌帶相接處，小而圓形的突起，如肱骨的大結節（圖12-2）。
2. **窩**(Fossa)：骨頭的凹陷處，如鷹嘴窩（圖12-2）。

3. **粗隆**(Tuberosity)：骨頭與肌肉韌帶相接處，大、寬且粗糙的突起，如坐骨粗隆（圖12-3）。
4. **嵴**(Crest)：骨頭與肌肉相接處的脊形隆起，如髂骨嵴（圖12-3）。
5. **轉子或大粗隆**(Trochanter)：位於股骨頸下方與肌肉相連，大而鈍的突起，如大轉子（圖12-4）。
6. **髁**(Condyle)：骨頭末端的圓形突起，如股骨髁（圖12-4）。
7. **棘突**(Spinous Process)：骨頭與肌肉韌帶相接處的尖銳突起，如脊椎骨的棘突（圖12-5）。
8. **踝**(Malleous)：如內踝、外踝（圖12-6），分別為脛骨、腓骨遠端的骨性隆起。兩端的踝部都有韌帶與足部相連接，在腳跟之後側為強韌的跟腱（阿基尼氏腱，Achilles Tendon）附著處。

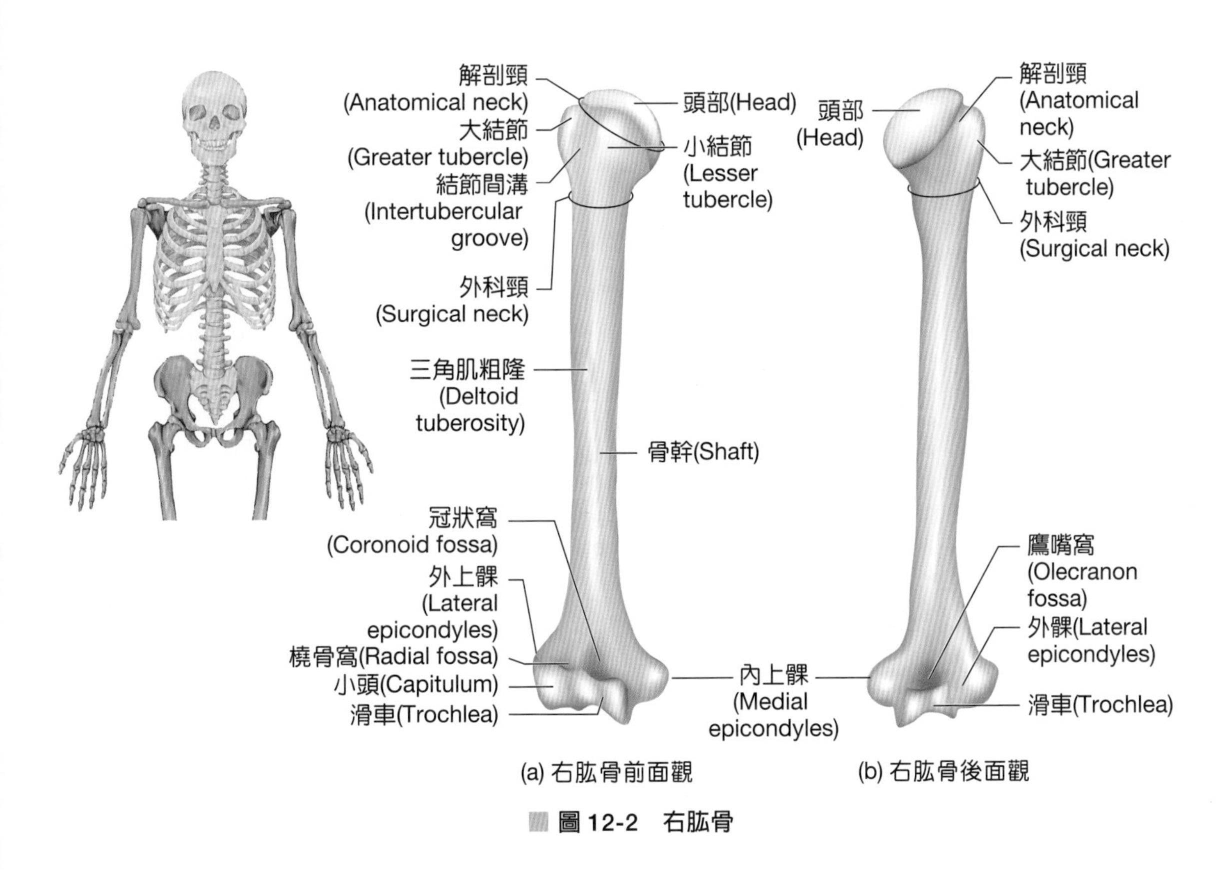

圖 12-2　右肱骨

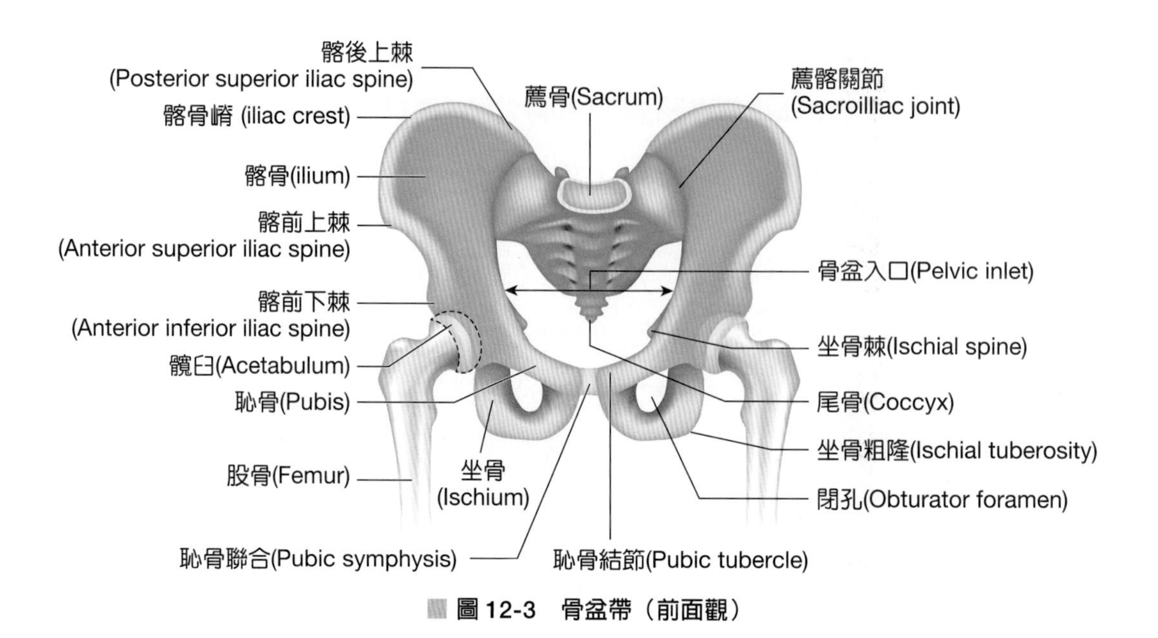

圖 12-3　骨盆帶（前面觀）

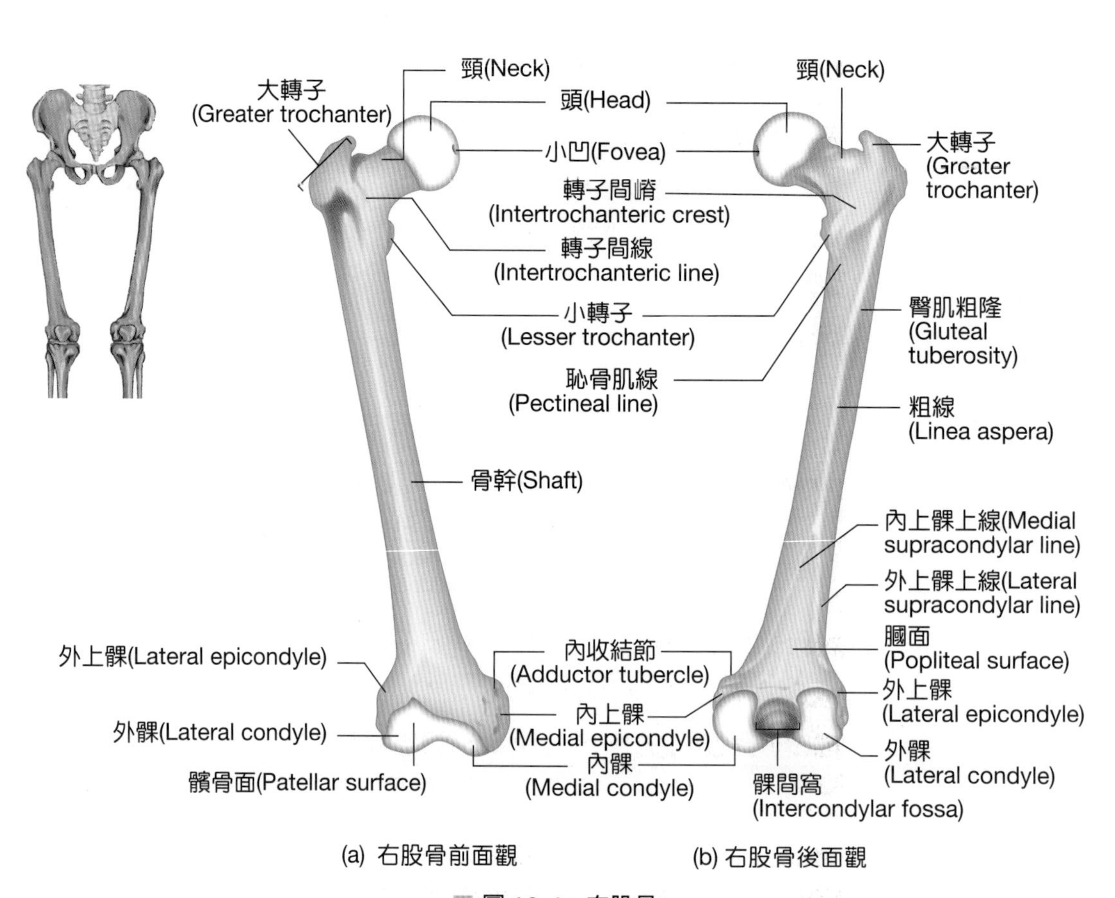

(a) 右股骨前面觀　(b) 右股骨後面觀

圖 12-4　右股骨

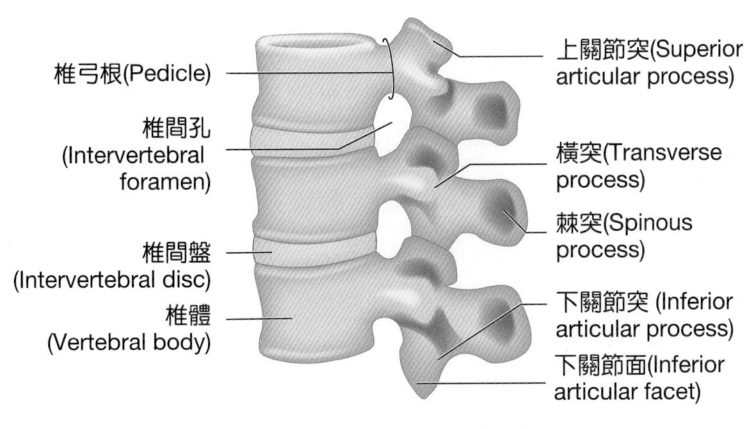

圖 12-5 脊椎骨（側面觀）

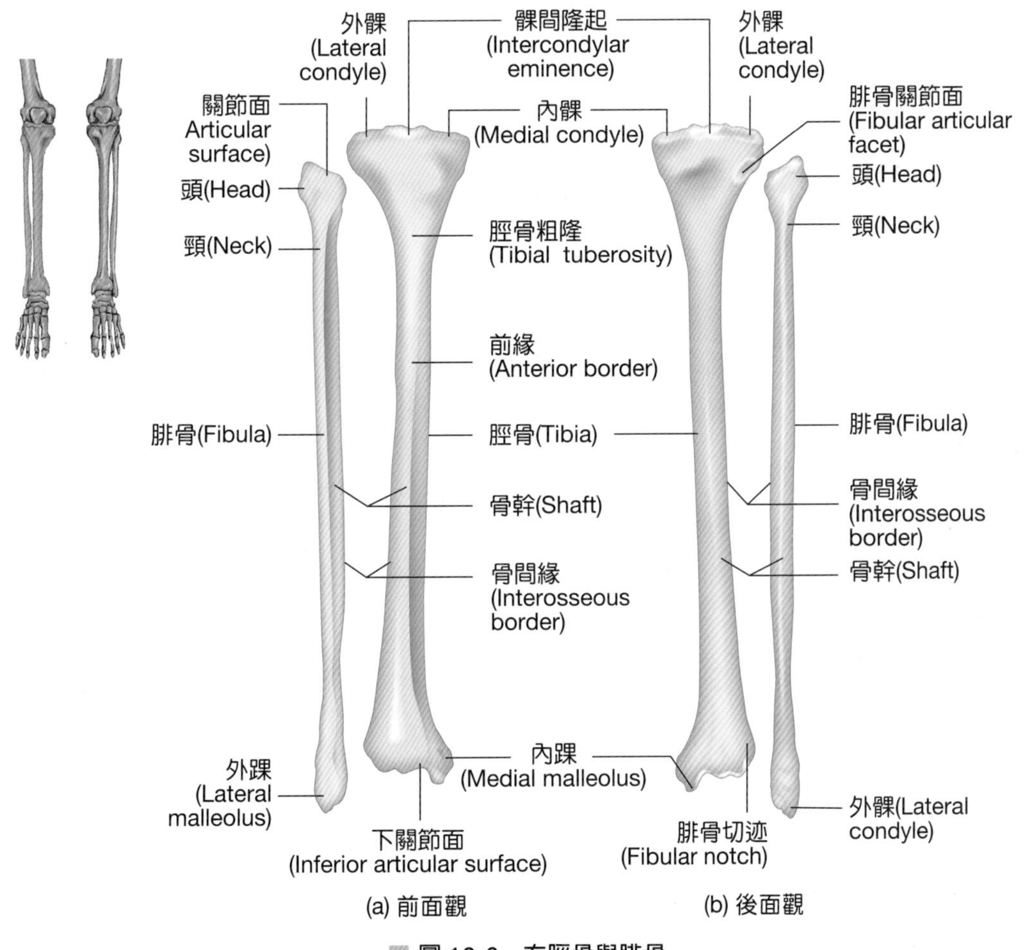

圖 12-6 右脛骨與腓骨

（二）骨骼的功能

骨骼最主要的功能，即提供人體支持，並使肌肉、肌腱等組織可附著其上，使人體得以維持穩定的外形和姿勢，也藉由骨骼與肌肉的協調使人體可完成移動與運動的目標。此外，由於骨骼的組成堅固，因此可保護如頭顱、胸腔與骨盆腔內的重要器官，骨質本身亦可作為貯存鈣質與脂肪的場所，而海綿骨更具有造血的功能。

二、關節

（一）關節的類型

關節(Joint)依構造形態可分為纖維性、軟骨性及滑液性關節（圖12-7）。依關節的活動度，可分為三類：

◎ 不動關節

乃指骨頭間是由薄層的纖維結締性組織所串連，這種關節是無法移動的，如顱骨骨縫（圖12-7(a)-1）。

◎ 微動關節

乃指骨頭間是由軟骨來接合，這種關節可做少許挪動，如恥骨聯合（圖12-7(b)-2）。

◎ 可動關節

又稱滑液關節(Synovial Joint)。骨頭與骨頭間有關節腔形成，關節腔內襯有滑液膜，骨頭兩端有關節軟骨，關節腔內存有潤滑的滑液。纖維性的關節囊環繞關節腔，而韌帶、肌腱與肌肉有穩定關節的功能。

1. **基本構造**：滑液關節（圖12-8）之關節面有透明軟骨覆蓋，關節的外面有關節囊(Articular Capsule)包圍。關節囊有兩層：外層為纖維層，內層為黏液性的**滑液膜**（亦稱滑液囊，**可減少摩擦**）。關節囊之內為關節腔，即滑液腔，有水樣滑液在其間。
2. **可動關節的種類**（表12-2）：
   (1) 滑動關節(Arthrodia)：如腕間骨與跗骨間的關節。
   (2) 屈戌關節(Ginglymus)：如肘、膝、踝關節。
   (3) 車軸關節(Trochoid Joint)：如橈尺關節。

(4) 橢圓關節(Ellipsoidal Joint)：如橈腕關節。

(5) 鞍關節(Saddle Joint)：如拇指的腕掌關節。

(6) 杵臼關節(Ball and Socket Joint)：如肩、髖關節。

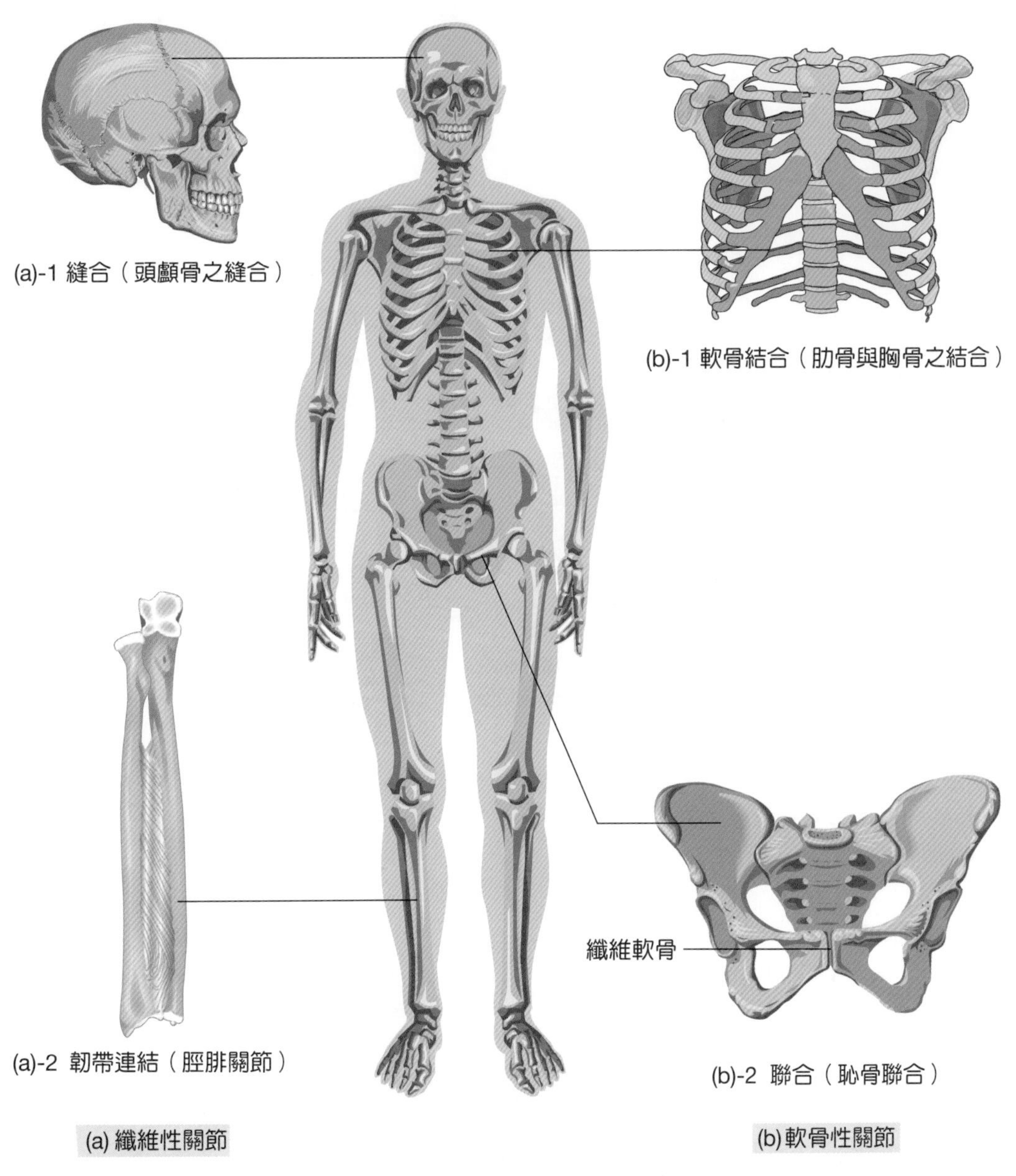

圖 12-7 纖維性和軟骨性關節

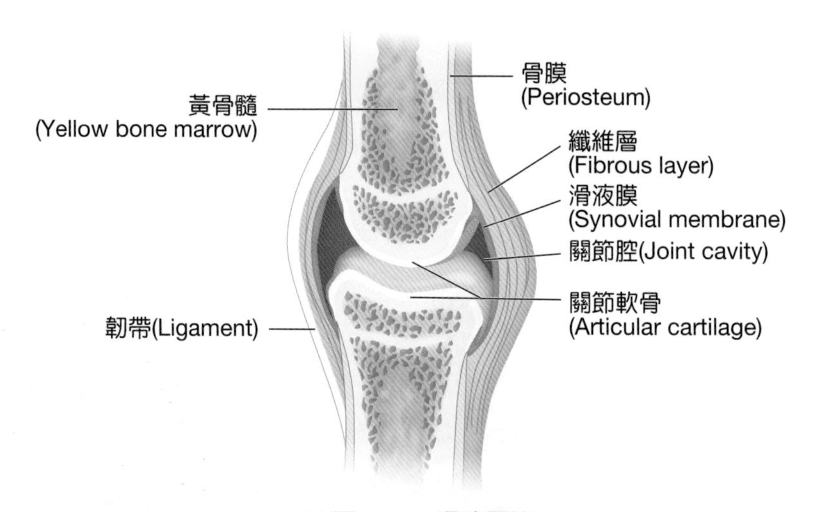

圖 12-8　滑液關節

▼ 表12-2　可動關節的種類

名稱與所在位置	圖示	特性
滑動關節（滑動型） (Arthrodia / Gliding Joint) 位於腕間骨、跗骨間的關節，胸骨與鎖骨間的關節		其關節面呈平坦，只能做往兩側與前後的移動
屈戍關節（絞鏈型） (Ginglymus / Hinge Joint) 位於肘、膝、踝關節		一骨凸表面裝入另一骨凹表面的關節，可能做屈曲或伸直的移動
車軸關節（旋軸型） (Trochoid / Pivot Joint) 位於橈尺關節、寰椎		一骨的圓形、點形、圓錐形等表面上與骨與韌帶所形成的環內形成的關節，主要是做旋轉的移動
橢圓關節（髁狀型） (Ellipsoidal / Condyloid Joint) 位於橈腕關節		一骨的卵髁裝入另一骨的橢圓腔，主要在做兩側與前後的來回移動
鞍關節（馬鞍型） (Saddle Joint) 位於拇指的腕掌關節		兩個骨的關節面皆為鞍形，凹面在一個方向，凸面在另一個方向，主要在做兩側與前後的移動
杵臼關節（球嵌入凹型） (Ball and Socket / Spheroid Joint) 位於肩、髖關節		由一骨的球形表面裝入另一骨的杯狀凹陷所組成，可以進行屈曲／伸直、外展／內收及旋轉的移動

（二）關節的功能

關節可藉由下列運動的方向，達到促進人體自由活動的功能（圖12-9）：

1. 屈曲(Flexion)：彎曲關節使關節活動角度縮小。
2. 伸展(Extension)：由屈曲回復伸直，使關節角度變大。
3. 外展(Abduction)：移動肢體離開身體中線。
4. 內收(Adduction)：將肢體移向身體中線。
5. 旋轉(Rotation)：沿著中軸移動骨頭（運動的平面垂直於中軸）。
6. 迴轉(Circumduction)：以身體某部位為圓心畫一個大圓圈的動作。
7. 旋後(Supination)：轉動身體某部位使其腹面朝上。
8. 旋前(Pronation)：轉動身體某部位使其腹面朝下。
9. 外翻(Eversion)：肢體轉向外側。
10. 內翻(Inversion)：肢體轉向內側。

拇指與手指的運動

手之主要功能為**對向**（拇指與其他手指相捏）與**握物**。拇指運動範圍最大，可作伸展、彎曲、外展、內收及旋轉運動。各手指伸直時，可作旋轉、內收、外展（分開）運動，但手指彎曲時，僅有輕微之側行性運動。

（三）人體中重要的關節

◎ 顳頷關節

顳頷關節(Temporomandibular Joint; TMJ)由下頷骨的下頷骨髁突(Mandibular Condyle)、顳骨的下頷窩(Mandibular Fossa)與關節結節(Articular Tubercle)組成（圖12-10），**是顱骨間唯一的可動關節**，屬於滑液關節，並兼具屈戍關節和滑動關節的特性。

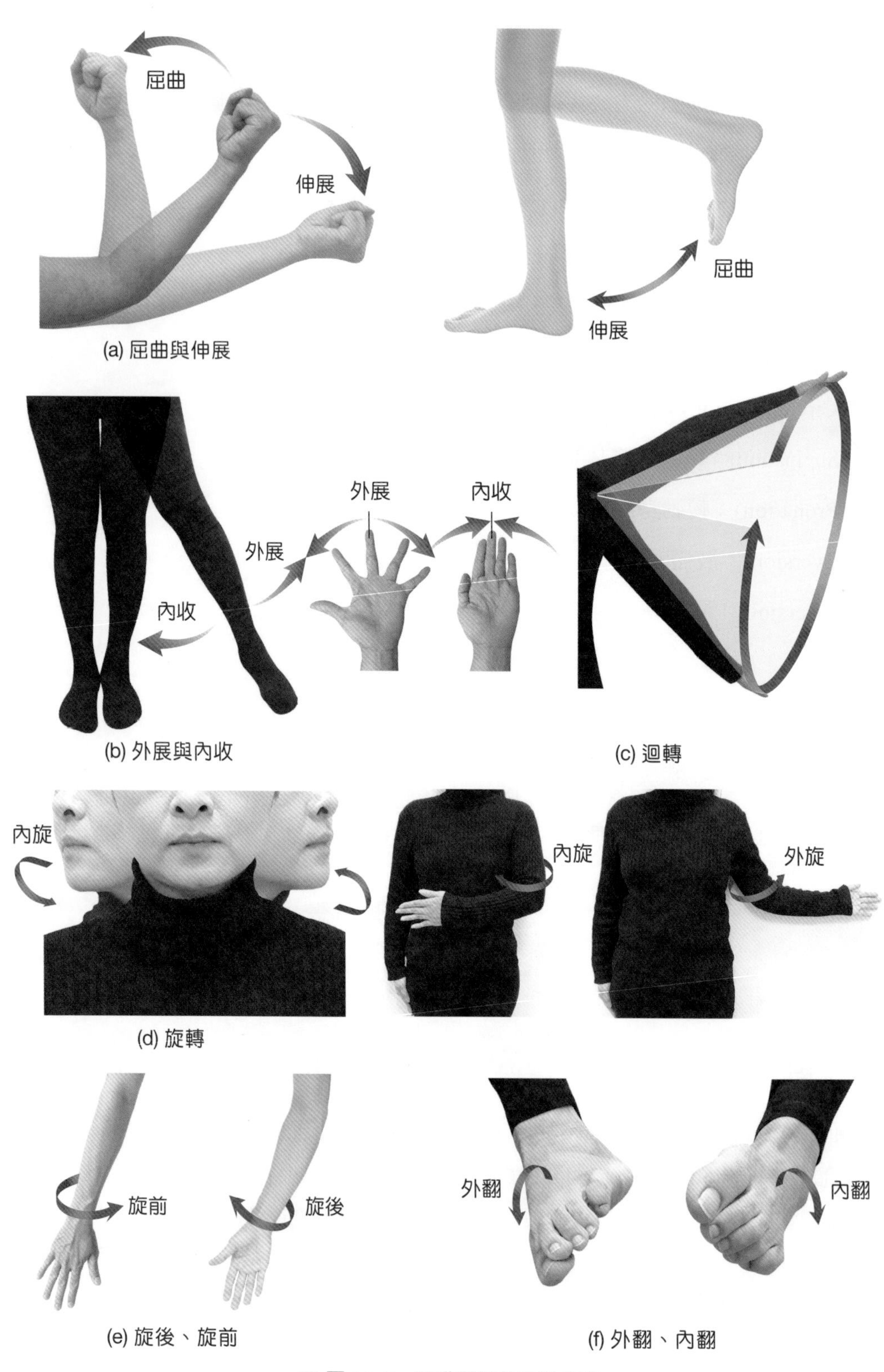

(a) 屈曲與伸展

(b) 外展與內收

(c) 迴轉

(d) 旋轉

(e) 旋後、旋前

(f) 外翻、內翻

圖 12-9　可動關節的運動方向

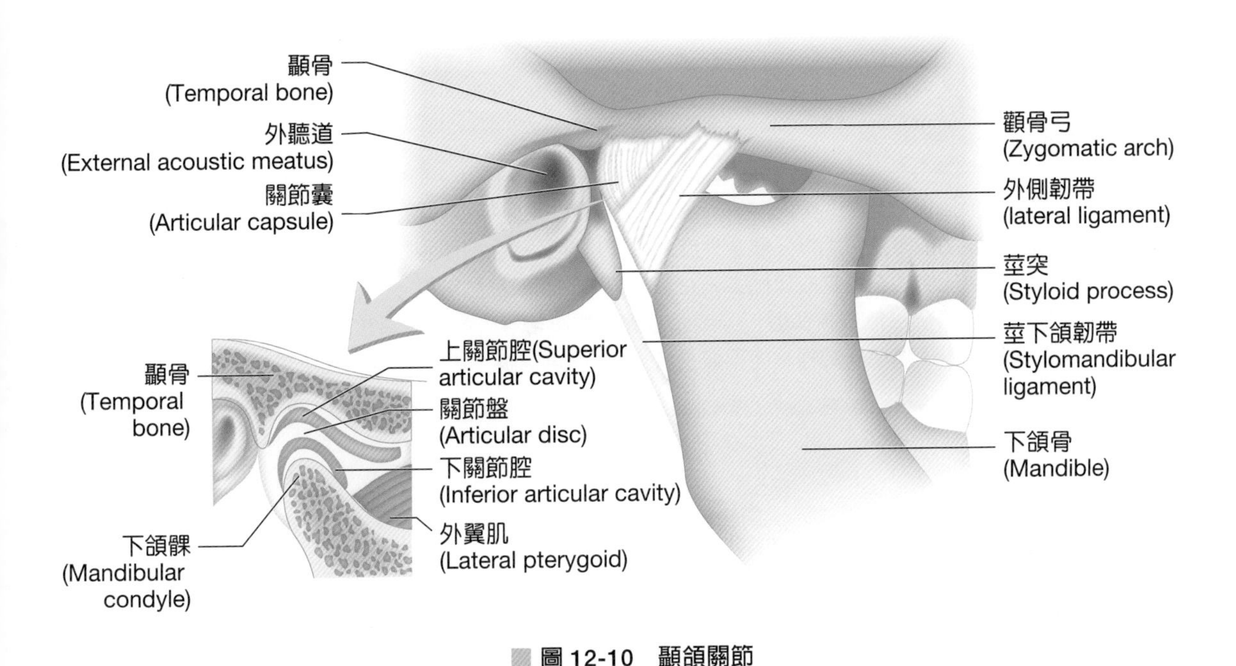

圖 12-10　顳頜關節

顳頜關節是下頜的樞紐，當下頜移動時，肌肉、骨頭及關節會一起運作，具有**咀嚼、語言、吞嚥與表情等功能**。當個案**常磨牙**或**因咬緊牙關**而**使下頜肌負擔過重時，就會產生TMJ症候群**(Temporomandibular Joint Syndrome)，其主要臨床表徵是**疼痛、顳頜關節區酸脹不適**，少數個案還有耳悶、耳鳴、耳痛或眩暈等症狀。為避免此症候群的發生，平時應盡量避免張口過大、打哈欠，咀嚼食物亦應當心；若有夜間磨牙與咀嚼食物採單側進行習慣的人，應盡量糾正。

◎ 肩關節

肩關節(Shoulder Joint)由肱骨頭和肩胛骨的關節盂(Glenoid Clavity)組成（圖12-11），亦稱肱肩胛關節(Humeroscapular Joint)，屬於滑液關節中的杵臼關節（球嵌入凹型）。

肩關節之關節面很淺，有相當大的活動度，因此，穩定度不足。因此肩關節的強度和穩定度與關節骨骼的形狀或其上的韌帶無關，而穩固肩關節乃是由肩部的深層肌肉及其肌腱組成，如：

1. **喙肱韌帶**：防止其過度外旋。
2. **喙肩峰韌帶**：為肩關節上部屏障。
3. **盂肱韌帶**：限制肩關節外旋。

延伸閱讀

冰凍肩（五十肩）

1. **學理**：是肩關節周圍軟組織的病變之一，屬於肩部慢性損傷或退化性炎症，使肩關節內外粘連，造成肩關節活動功能障礙，尤以外展、外旋、後伸功能及背手動作困難。
2. **好發族群**：多見於50歲左右之成年個案，女多於男，右側較左側常見。
3. **臨床症狀**：肩部疼痛，無法梳頭髮、穿或脫衣服、繫腰帶等，影響生活起居。早晨起床肩關節疼痛，輕度活動後，疼痛反而減輕。病程較長者，可見肩部肌肉萎縮，尤以**三角肌**最為明顯。

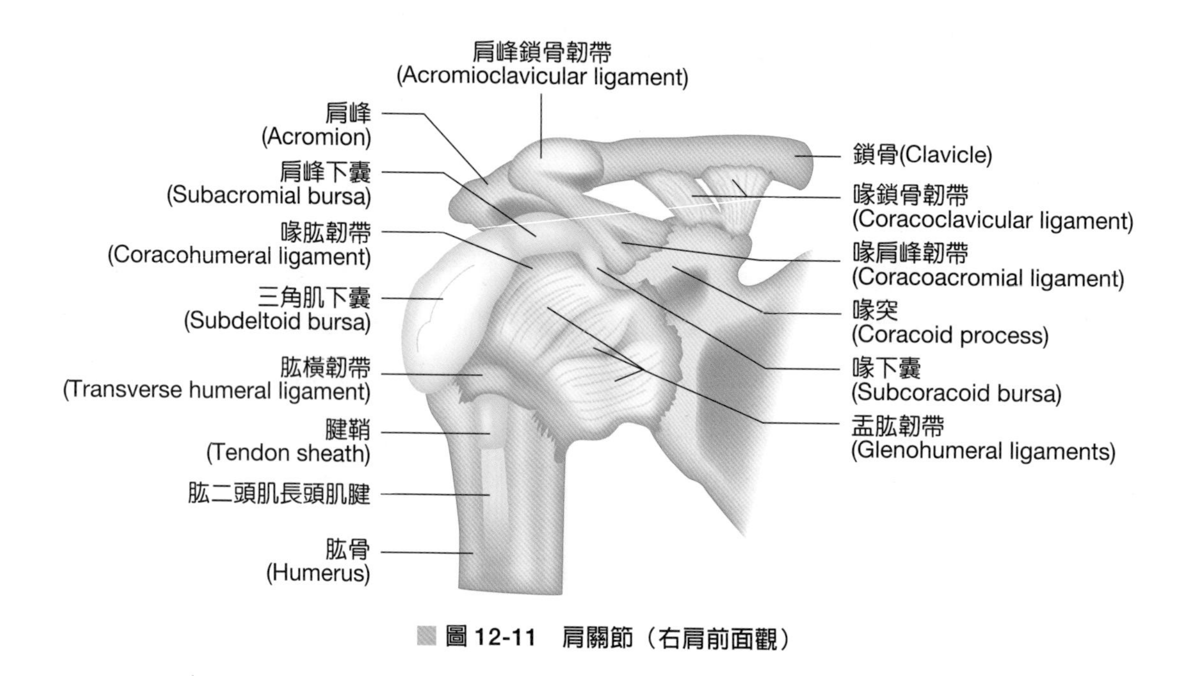

圖 12-11　肩關節（右肩前面觀）

◎ 肘關節

肘關節(Elbow Joint)由肱骨滑車(Trochlea)、尺骨滑車切迹(Trochlear Notch)、肱骨小頭(Capitulum)及橈骨頭組成（圖12-12），屬於滑液關節中的屈戍關節，較常見的疾病為肱骨外上髁炎。

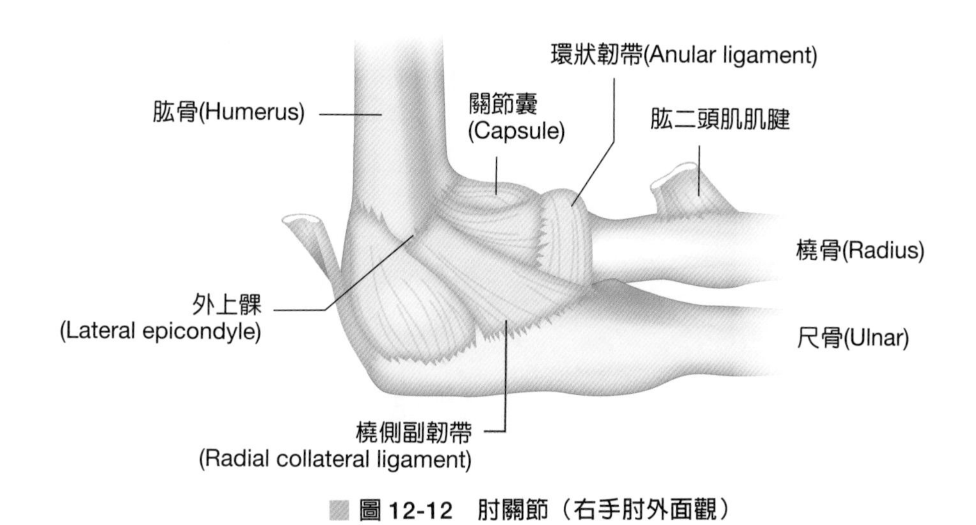

圖 12-12　肘關節（右手肘外面觀）

延伸閱讀

肱骨外上髁炎（網球肘或四十肘）

1. **學理**：因手部長時間錯誤或過度使力，使得手指頭和手腕關節背屈，引起手肘肌肉緊張，導致肘部的**肱上髁**（亦即肘關節外側的突出骨）發炎、疼痛，亦是常見的運動傷害之一。依其受傷部位不同又可分為外上髁炎（占85%）與內上髁炎（比例較少）。
2. **好發族群**：40歲的中年人，因此又名為「四十肘」。
3. **誘發因子**：因手肘突然用力不當而誘發，如個案在拿取重物、搓洗衣物、扭轉毛巾、提茶壺倒水、掃地及睡時拉被子等動作，導致手肘部位疼痛或劇痛。

◎ 橈腕關節

橈腕關節(Radiocarpal Joint)亦稱腕關節，由腕關節由橈骨遠端之關節盤(Articular Disc)的遠側面與腕骨中的腕舟狀骨(Scaphoid)、月狀骨(Lunate)、三角骨(Triquetrum)組成（圖12-13），屬於滑動關節中的橢圓關節（髁狀型）。

◎ 髖關節

髖關節(Coxal Joint)是由一個球體（股骨頭）與杯狀物（髖臼）(Acetabulum)所構成（圖12-14），四周包圍著強力的關節囊，屬於滑液關節中的杵臼關節，是**全身受力最重的關節**，其球體外圍及杯狀物內緣由平滑的軟骨覆蓋，並有滑液膜分泌黏液使摩擦降至最小。最常見的疾病有**退化性髖關節炎**、缺血性股骨頭壞死、風濕症等，而疾病引起的疼痛（主要位置在髖部，但時常沿著鼠蹊部大腿內側放射至膝部）已大大限制其活動範圍，並嚴重影響日常生活功能，因此可考慮進行**人工髖關節置換術**。

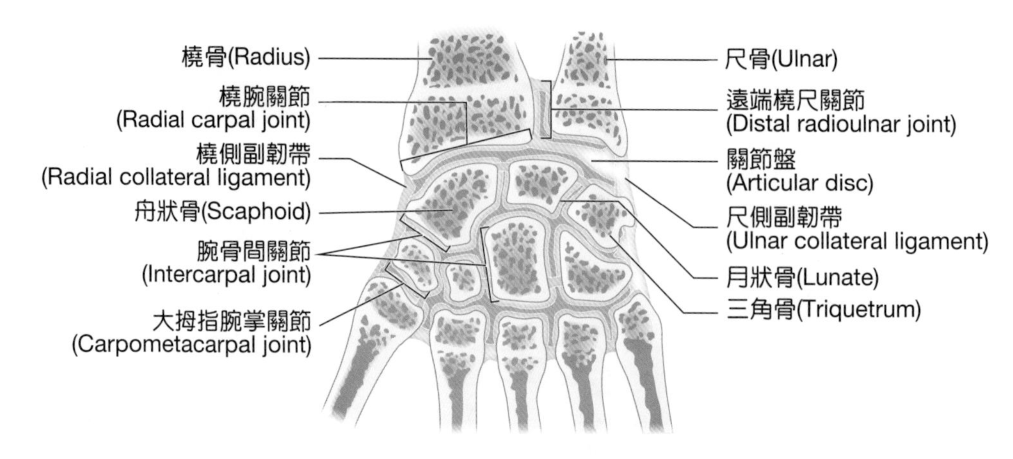

圖 12-13　橈腕關節（右手腕冠狀切面）

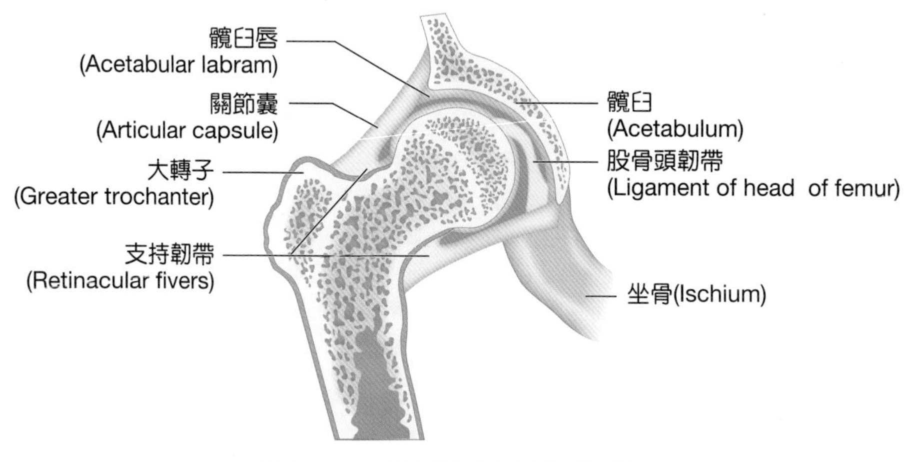

圖 12-14　髖關節（右髖關節冠狀切面）

◎ 膝關節

膝關節(Knee Joint)亦稱脛股關節(Tibiofemoral Joint)，是由股骨的下端、脛骨的上端及前方圓圓凸凸的髕骨與中間的膝股關節(Patellofemoral Joint)、內外兩側的脛股關節所組成（圖12-15），屬於屈戌關節。當膝關節活動時，組成之三塊骨頭會相互地接觸擠壓。正常情況下它們的接觸面均覆蓋有一層堅硬光滑的關節軟骨，以避免產生摩擦和耗損。

腕隧道症候群(Carpal Tunnel Syndrome)

1. **學理**：因肌腱與肌腱鞘(Sheath)慢性刺激與腫脹造成經過手腕內腕骨隧道中央的神經（**正中神經**）受到壓迫。
2. **臨床症狀**：包括前三指與拇指基部的疼痛、麻痺及刺痛感。
3. **誘發因子**：反覆性的腕部活動，如打字、生產線輸送帶裝配作業等。

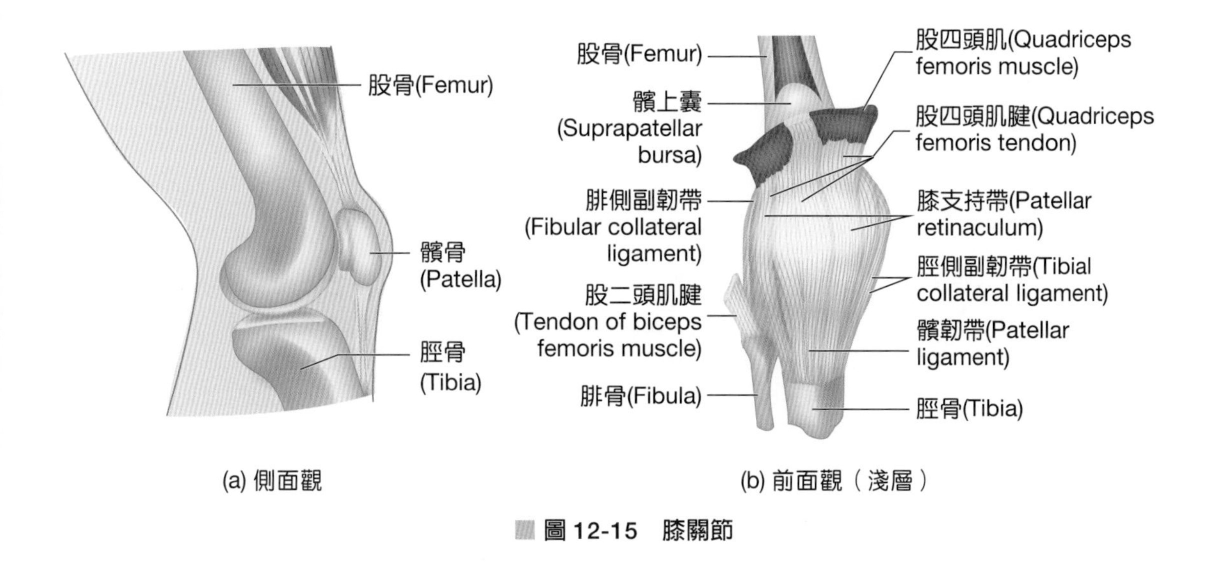

圖 12-15　膝關節

（四）年齡變化對骨骼與關節之影響

1. **骨質老化**：隨著年齡增加，人體骨骼內骨質量減少，造成骨質疏鬆症(Osteoporosis)的可能性增加，只要有輕微的外傷就導致老年人骨折，常見部位包括手腕附近橈骨骨折、椎體壓迫骨折、股骨頸骨折、肱骨上端骨折等。另外，40歲以上的人，骨質開始疏鬆，女性比男性更嚴重，尤其是停經後之婦女，由於內分泌失調，疏鬆得更厲害，更需防範意外性骨折的發生。
2. **退化性關節炎**：依統計資料顯示，超過50歲的中年人至少有一半以上都曾被檢查出關節退化性病變，且皆曾有關節痛的病史，現多採以外科手術方式進行人工關節置換術(Total Joint Arthroplasty)治療。

（五）影響骨骼新陳代謝的因素

骨骼從人體出生即開始不停進行生長、再吸收與破壞的工程，35歲之前，骨骼生長與破壞的速度是相同的，超過35歲之後，骨骼的破壞速度便日益增加，使骨質流失，也使骨骼變得容易損傷。除了性別、年齡等影響，骨骼新陳代謝的調控也受下列這些因素影響：

1. **骨骼中的鈣磷量**：鈣與磷質多貯存在骨骼中，使骨骼堅硬度得以維持。
2. **荷爾蒙影響**：生長激素在青春期前分泌，可促進骨骼發育，增加骨骼長度和決定骨質量；性荷爾蒙則可增加成骨細胞的活性，如雌性素(Estrogen)即可促進骨骼縱向生長及骨舷早期癒合。負責調控人體鈣與磷濃度的內分泌激素（如降鈣素、副甲狀腺素等）之濃度變化，也會間接影響到骨骼的生長。

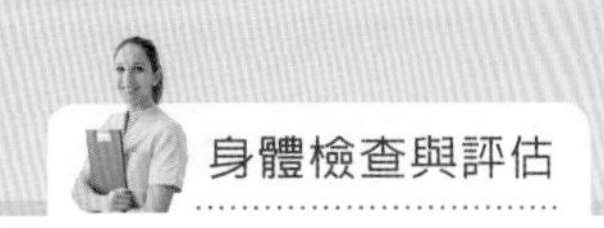

3. **腎上腺**：由腎上腺分泌之糖皮質類固醇主要在調節蛋白質異化作用，亦可視人體需要而增減骨基質。

延伸閱讀

退化性關節炎(Degenerative Joint Arthritis; DJA)

為**漸進性、非全身性與炎症性**的滑液囊關節軟骨的退化性變化，好發於**老年人，亦稱骨性關節炎**(Osteoarthritis; OA)，患部發生於膝處，當關節活動時開始產生不正常摩擦及疼痛，甚或形成骨頭和骨頭直接的磨擦。此時膝關節除了疼痛加劇外，也會有外觀的變形和活動困難。目前仍無藥物可使磨損的關節軟骨有效地再生成，但可以外科手術方式進行人工關節置換術。最常實施人工關節置換術之關節為髖關節、膝關節和椎關節；術後配合復健運動，可有效減輕疼痛且增加關節活動度，改善生活品質。

三、肌 肉

（一）肌肉結構

肌肉占人體重量的40~50%，可分為三類：

1. **平滑肌**：主要構成血管與大部分腹部器官的外壁。
2. **骨骼肌（橫紋肌）**：乃連接在骨頭上，藉由收縮產生動作。
3. **心肌**：只見於心臟，因解剖生理學已有論述，故簡略之。

肌肉依下列各項而命名：作用、形狀、起點終點、分枝數目、位置、方向。肌肉群也深受年齡、性別、職業、健康情況和使用與否等因素的影響。例如職業運動員和辦公室的行政人員之肌肉可能差別極大。而在測試肌肉力量時，需注意左、右兩側之對稱性，肌肉強度之分級詳見第6章神經系統評估。

（二）肌肉的功能與調控機轉

人體肌肉最主要的功能為運動、維持姿勢以及產生熱量，簡述如下：

1. **運動功能**：人體全身的活動運動，如跑跳、提東西、揮棒等，都有賴附著在骨骼與關節上的肌肉收縮與放鬆的調節，才能順利而快速的完成。
2. **維持姿勢**：藉由骨骼肌的收縮，可將身體維持在正確位置上，例如穩定站立或坐姿等。
3. **熱量的產生**：骨骼肌收縮時可以產生熱量熱能，而促進身體溫度的恆定。

肌肉組織具有多種特性，其能經由複雜的神經調控機制來達成運動指令，並保護自體穩定不受傷，使肌肉得以收縮的詳細機轉如下：

1. 神經元衝動傳至肌肉纖維給予刺激。
2. 肌漿內質網釋出鈣離子，鈣離子會與細肌絲上的特定蛋白質結合，進而打開其開關，使得間橋（肌凝蛋白分子的頭端）得與之結合。
3. 間橋旋轉至不同角度，讓細肌絲滑至肌節中央，如此肌原纖維收縮，使得肌肉收縮。

四、附屬組織

1. **軟骨(Cartilage)**：屬於包含在堅固膠質中的纖維質，本體沒有血管，主要藉由外層的軟骨膜以擴散作用提供養分，依纖維含量差異可分為纖維軟骨、透明軟骨以及彈性軟骨三種。
2. **韌帶(Ligaments)**：屬於緻密纖維結締組織，可彎曲但硬實，連接於骨骼間的關節兩端，可增進關節的穩定度；當韌帶懸掛於軟組織上時，可穩定懸掛的組織。
3. **肌腱(Tendons)**：也是緻密纖維結締組織，由肌肉終端的纖維束演變而來，其內包裹肌肉纖維鞘，連接於骨膜組織，鞘內具有滑液膜可潤滑肌腱使輔助活動。
4. **筋膜(Fascia)**：位於皮膚下的纖維組織，圍繞肌肉與身體的其他器官，可分為表淺筋膜、深層筋膜以及漿膜下筋膜。
5. **滑囊(Bursae)**：結締組織構成的小囊，位於受壓的移動部位，如皮膚與骨骼之間；具有襯墊的功能。

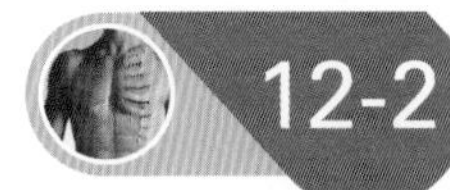

12-2 健康史評估與相關原則

一、健康史

評估個案骨骼、關節與肌肉系統的相關健康史資訊，各層面的注意事項包括：

1. **基本資料**：詢問個案的年齡、性別、職業等，以確認個案是否屬於罹患骨骼或關節相關疾病的高危險群。
2. **現在病史**：詢問個案現存性的不適主訴，如疼痛、關節僵硬、肌肉痛或是活動受限等；並進一步以PQRST評估要點來收集更完整的資訊。

3. **過去病史**：詢問個案是否曾罹患如風濕性關節炎、肌腱炎等疾病，或是否曾因運動傷害而住院或手術。
4. **家族史**：詢問個案家族中是否有人罹患如肌肉失養症、脊柱裂、先天性髖關節脫臼等疾病。

二、調控骨骼肌肉活動的神經評估

如感覺系統之一般性評估，包括：

1. **皮節**。
2. **脊髓視丘徑**。
3. **脊髓後柱**。
4. **小腦和本體感功能的評估**。
5. **感覺**：觸覺、溫覺、痛覺、振動覺、位置覺等。
6. **反射**：檢查時，個案應保持舒適且放鬆肢體，使肌腱在微拉伸狀態，利於檢查者手握叩診槌對著肌腱輕輕叩擊，以測表皮反射與深腱反射（表12-3），其反射強度之等級請見表12-4。

表12-3　表皮反射與深腱反射

反射名稱		測試方式	正常反應	神經分布
表皮反射	角膜	• 小棉絮輕觸角鞏膜接合處 • 測左眼時請個案往上往右看，測右眼則相反	眼瞼閉合	CN V, VII
	顎和咽	壓舌板輕觸顎部及咽部	顎部上舉、作嘔（嘔吐）反射	CN IX, X
	腹部	筆輕劃腹部上區與下區	腹壁收縮	上：$T_7 \sim T_9$　下：$T_{10} \sim T_{12}$
	提睪肌	輕擊大腿上部內側	陰囊及睪丸上舉	T_{12}、$L_1 \sim L_2$
	足底	搔抓足底的外緣	腳趾屈曲	$L_4 \sim L_5$、$S_1 \sim S_2$
	肛門	輕拂或輕擊肛門周圍區域	肛門外括約肌收縮	S_5

表12-3 表皮反射與深腱反射（續）

反射名稱		測試方式	正常反應	神經分布
深腱反射	頜	稍微張開下頜，輕敲下巴中央位置	下巴合起	CN V
	肱二頭肌	檢查者將拇指放在個案的肘窩，肱二頭肌肌腱的正上方，將叩診槌敲在檢查者之拇指上	手肘屈曲	$C_5 \sim C_6$
	肱橈肌	個案前臂半彎曲、半旋前，檢查者敲打橈骨莖突	手肘屈曲	$C_5 \sim C_6$
	肱三頭肌	個案前臂自然下垂，敲擊位於鷹嘴突(Olecranon)上的肱三頭肌肌腱	手肘伸張	$C_6 \sim C_8$
	手指屈曲	檢查者以食指及中指敲擊個案手掌面的四個指骨	四隻手指和拇指遠端屈曲 小腿伸張	$C_6 \sim C_8$
	膝	敲擊髕骨肌腱	腳底屈曲	$L_2 \sim L_4$
	踝	敲擊跟腱（阿基尼氏腱）	腓腸肌收縮	S_1

表12-4 反射強度之等級

反射名稱	級數	代表意義
表皮反射	0	無反應
	±	不明顯或幾乎不像反射
	+	正常反應
深腱反射（肌肉牽張反射）	0	無反應
	+1	反應小，發生慢（通常顯示為下運動神經元之受損）
	+2	正常（通常顯示為下運動神經元功能完好）
	+3	反應快速敏捷，但不一定有病
	+4	過度反應，出現陣攣（通常顯示為上運動神經元之病變）

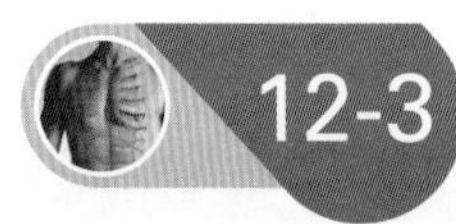

12-3 評估程序

程　序	說　明
評估前準備	
1. 洗手	1-1. 接觸個案前後均需洗手
2. 用物：皮尺、測角器	2-1. 測角器：用來測量關節動作的角度（圖12-16）

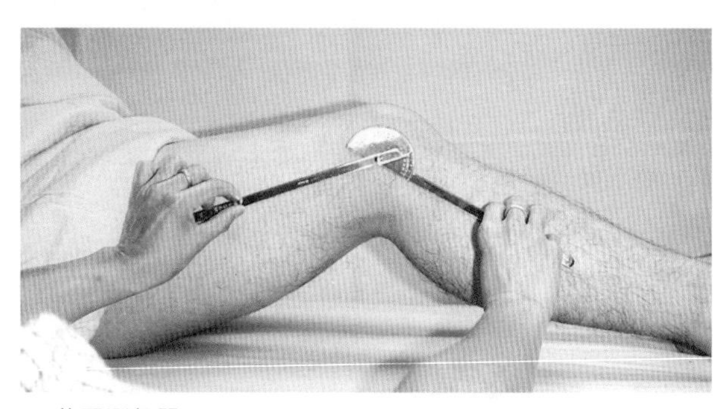

(a) 放置測角器

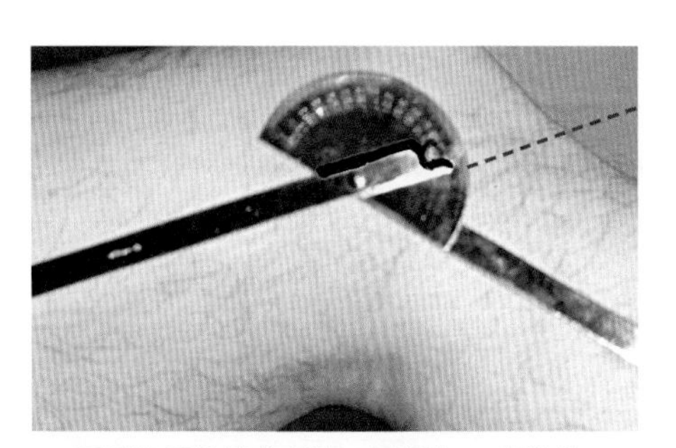

(b) 看測角器內邊的刻度，圖例為50度彎曲

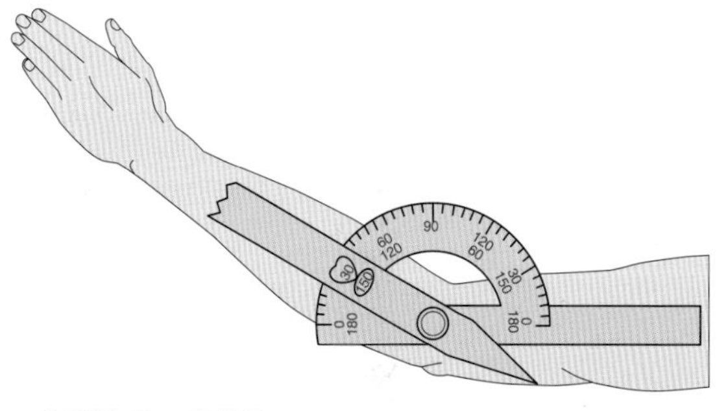

(c) 肘關節呈30度彎曲

圖 12-16　測角器：請注意 (b)(c) 測角器不同的放置

程　序	說　明
3. 核對個案並自我介紹	
4. 詢問健康史：詳見12-2節	
5. 解釋檢查目的及操作過程	

程 序	說 明
6. 準備個案 (1) 請個案排空膀胱 (2) 請個案著檢查服，予以適當覆蓋後採舒適的站姿或平躺	

檢查步驟

（一）骨骼方面

1. 視診

觀察個案的全身對稱情形、排列性、協調性和平衡，注意有無任何腫脹或畸形

(1) 前方視診：（圖12-17）

A. 左右肩峰鎖骨關節等高

B. 左右腸骨／髂骨前上嵴等高

C. 左右膝等高

D. 上肢：肩峰至中指遠端

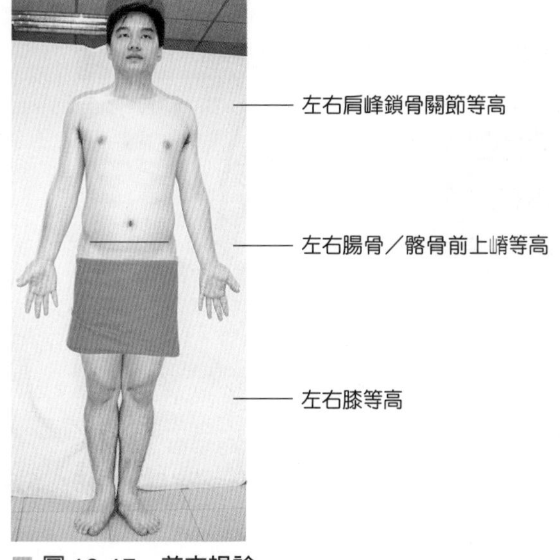

圖 12-17　前方視診

E. 下肢：腸骨／髂骨前上嵴至脛骨踝（圖12-18）

E-1. 左、右肢體應對稱等長，若正確測量下，兩側肢體差距1 cm以上，即具有臨床意義

異常 髖關節骨折會有雙腳明顯長短不一的情形或脊柱側彎

E-2. 正常站立情形下應可將雙膝與內踝併攏

異常 若雙膝可併攏但雙腳內踝間有大於2指以上寬度時，即為俗稱的X型腿(Genu Valgum)；若內踝可併攏但雙膝間有大於2指以上之空隙時，則稱為O型腿(Genu Varum)

F. 軀幹：頭頂至恥骨聯合

程序	說明

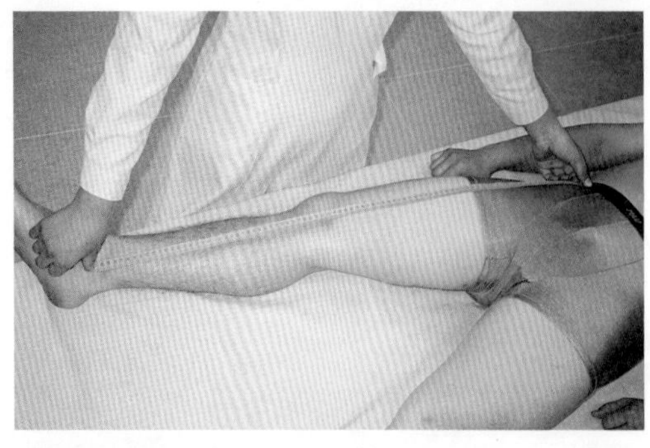

(a)

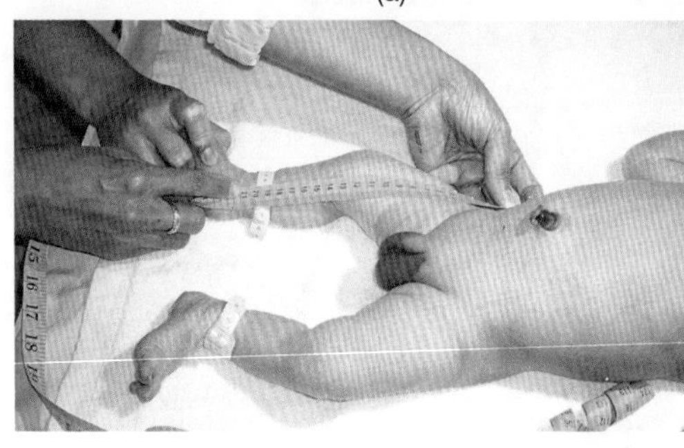

(b)

下肢長度：
腸骨／髂骨前
上嵴至脛骨踝

(c)

圖 12-18 下肢長度的測量

(2) 側方視診：脊椎的弧度（圖 12-19）

A. 頸椎(C_1~C_7)：應為內凹

B. 胸椎(T_1~T_{12})：應為外凸

C. 腰椎(L_1~L_5)：應為內凹

D. 薦椎(S_1~S_2)：應為外凸

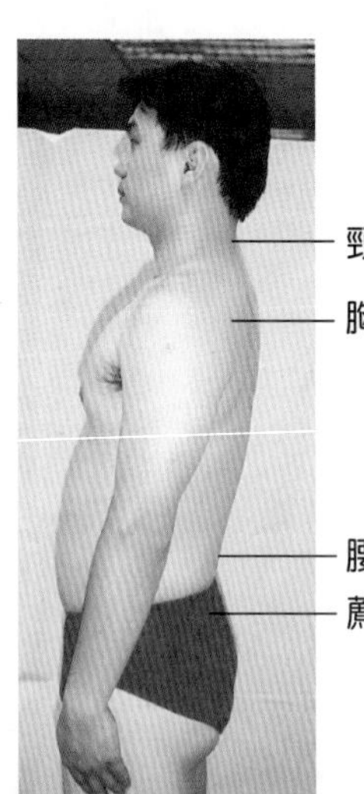

圖 12-19 側方視診

程　序	說　明
(3) **後方視診**：脊柱應呈平直的或直線（圖12-20）	(3)-1. 正常：整個脊柱外觀看起來平順並向外凸，且在正中線（圖12-21） 異常 脊柱側彎(Scoliosis)是胸椎處側移，好發於T_{11}~L_5，最好的檢查姿勢為站立時腰部向前彎（圖12-22）

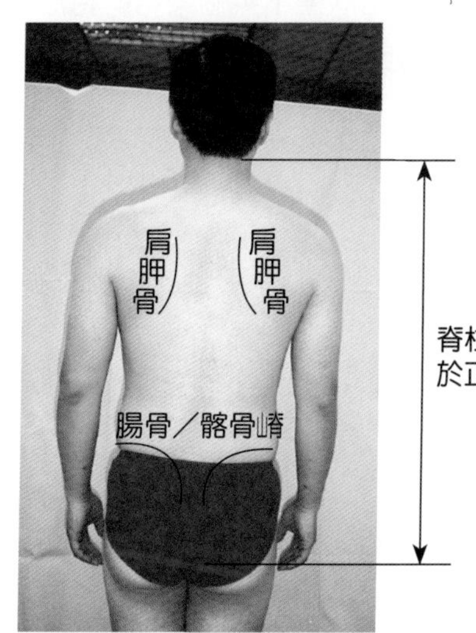

圖 12-20　後方視診

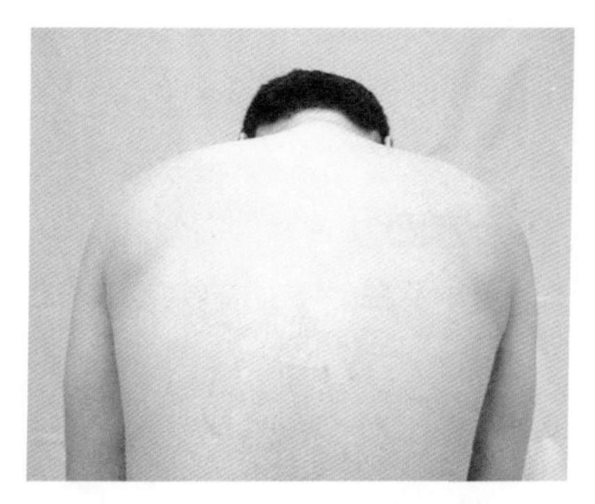

圖 12-21　正常脊柱外觀

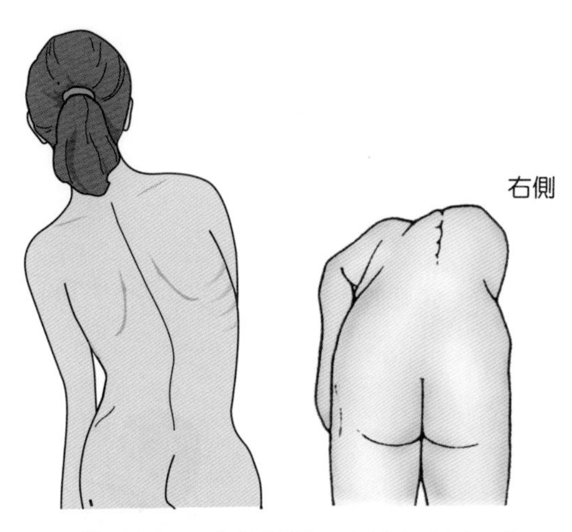

圖 12-22　脊柱側彎：胸椎向右側凸出

程　序	說　明
2. 平衡評估 (1) 請個案**於檢查室內來回步行**：觀察其步態的節律、穩定性、步行時四肢擺動(Swing)情形是否協調自如	2-1. 詳見第6章神經系統評估

程　序	說　明
(2) 請個案執行以下動作 **A. 直線走路**：腳跟接腳尖走 **B. 用腳跟走路** **C. 用腳尖走路**	異常 小腦病變或酒精中毒者較無法維持平衡狀態
(3) 隆伯格試驗(Romberg Test) A. 請個案雙腳併攏站立，雙手自然下垂置於體側 B. 請個案閉眼（檢查者將雙手圍繞個案，以保護之），觀察個案的姿勢是否傾斜或跌倒	(3)-1. Romberg Test (-)：正常狀態下，個案可維持原姿勢而不跌倒（至少5分鐘以內）

（二）關節方面

評估關節的大小、輪廓、對稱及移動性

程　序	說　明
1. 軀幹(Trunk)視診：請個案執行頸部和軀幹的屈曲、伸展、左側和右側屈曲、旋轉（圖12-23、12-24）	1-1. 關節於活動時應平滑、不間斷且無疼痛感

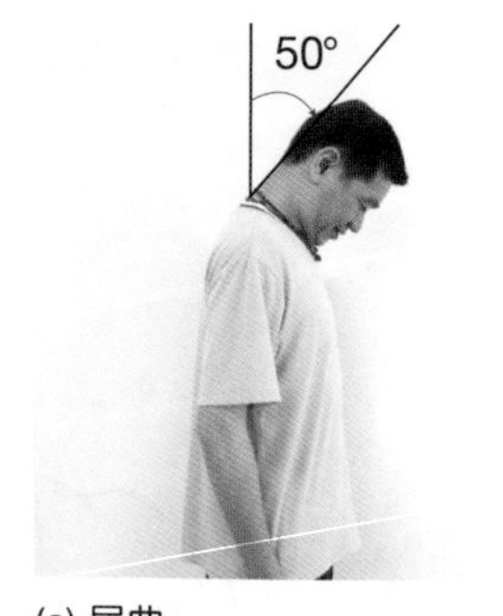

(a) 屈曲

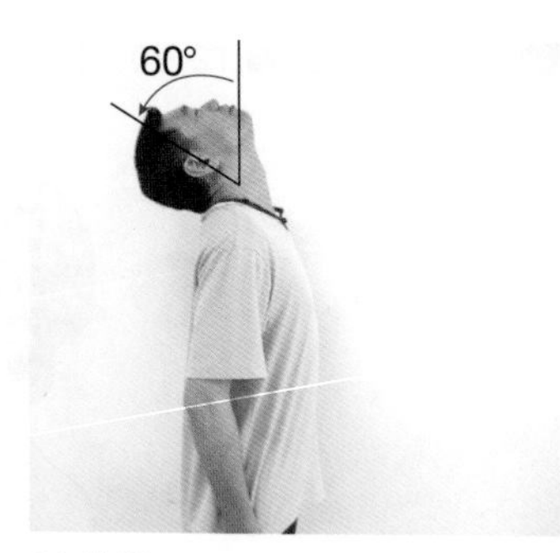

(b) 伸展

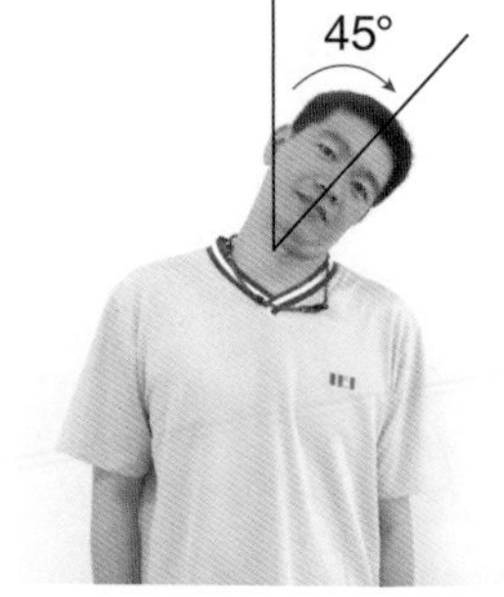

(c) 左側屈曲

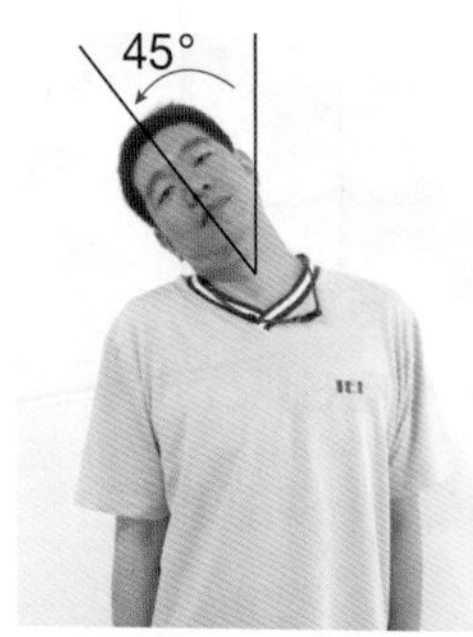

(d) 右側屈曲

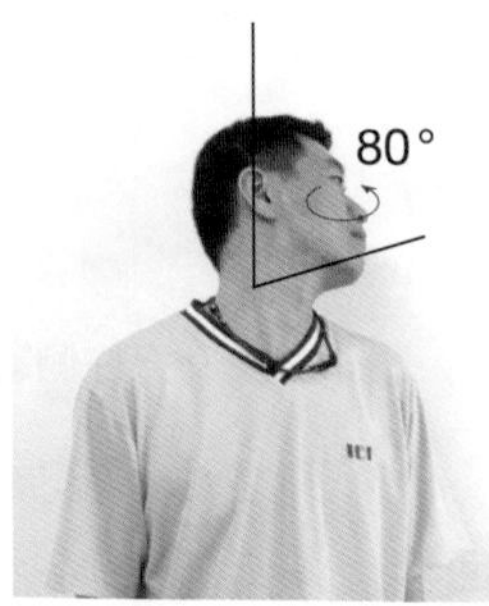

(e) 左旋轉

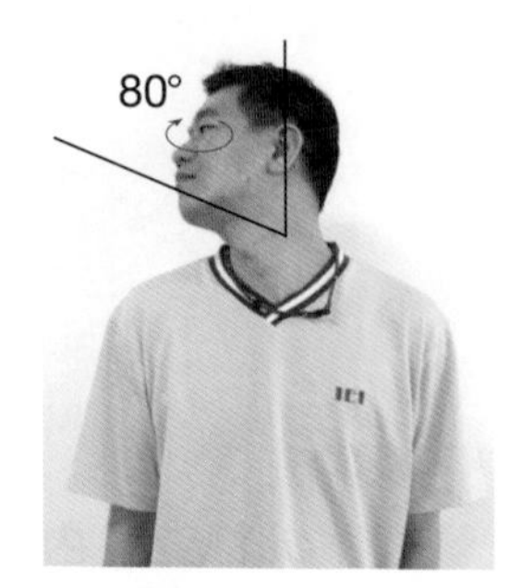

(f) 右旋轉

圖 12-23　頸部關節活動

程　序	說　明

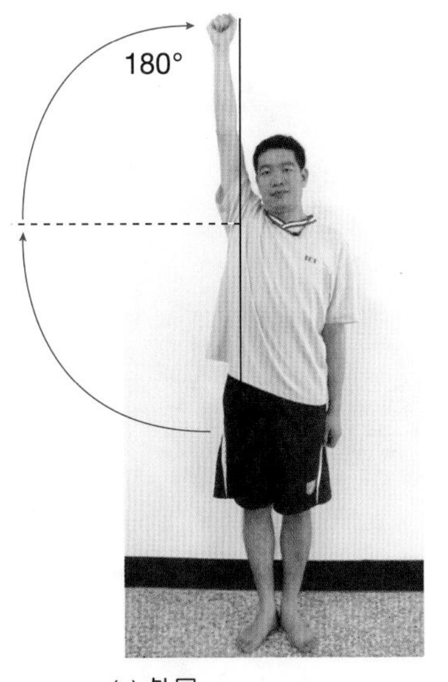

(c) 外展

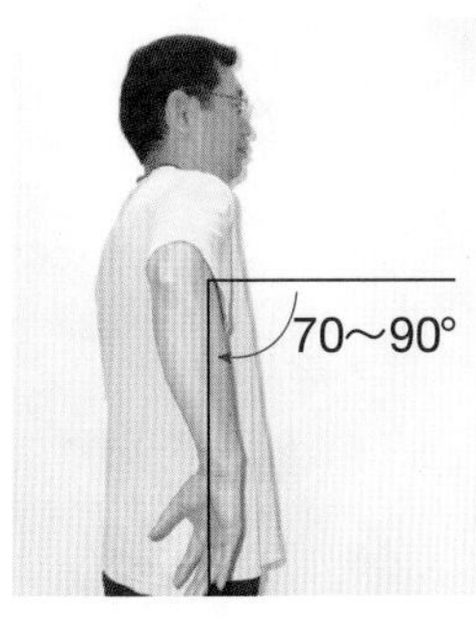

(d) 內旋

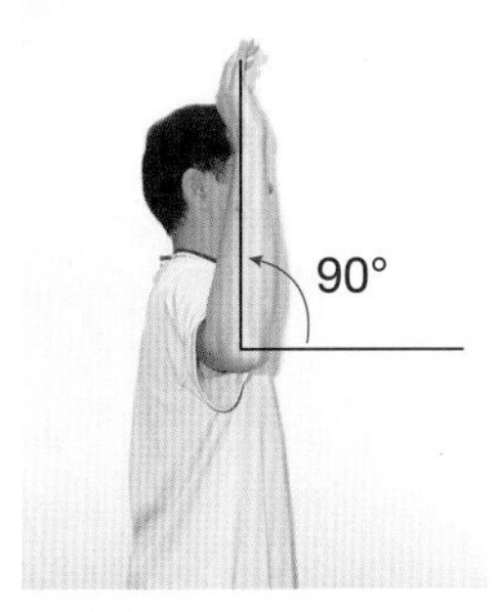

(e) 外旋

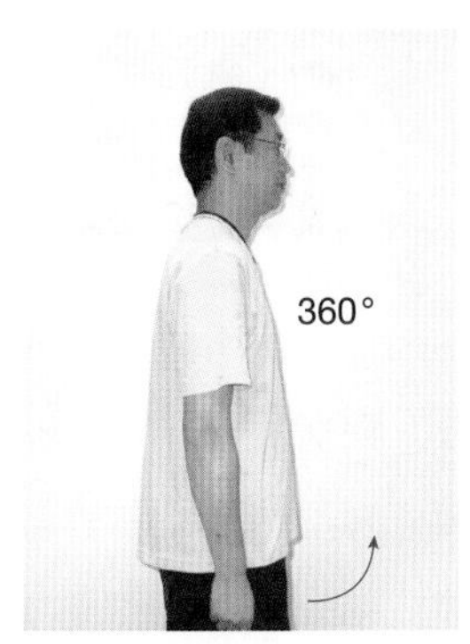

(f1) 迴轉連續動作1

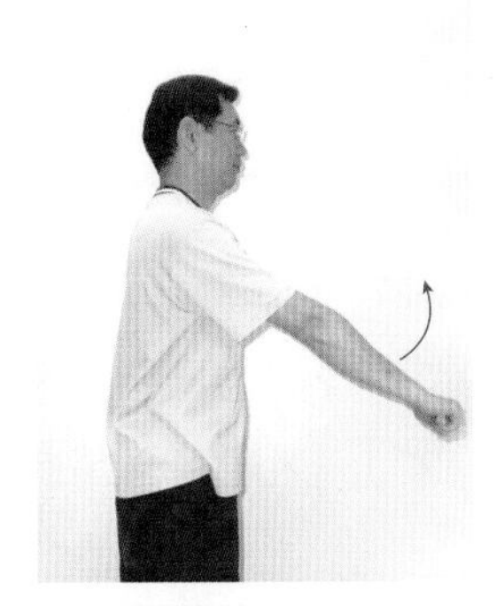

(f2) 迴轉連續動作2

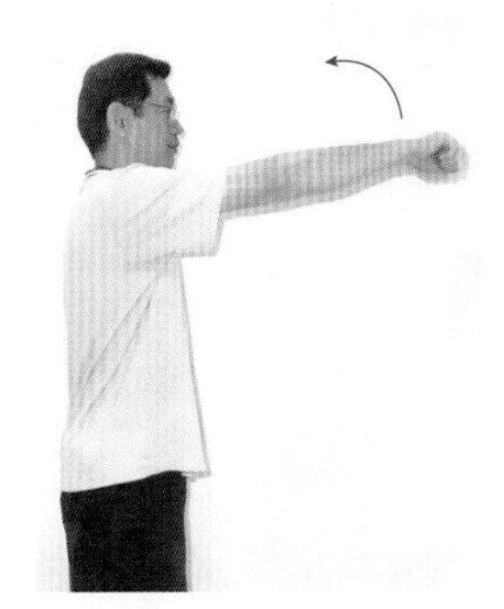

(f3) 迴轉連續動作3

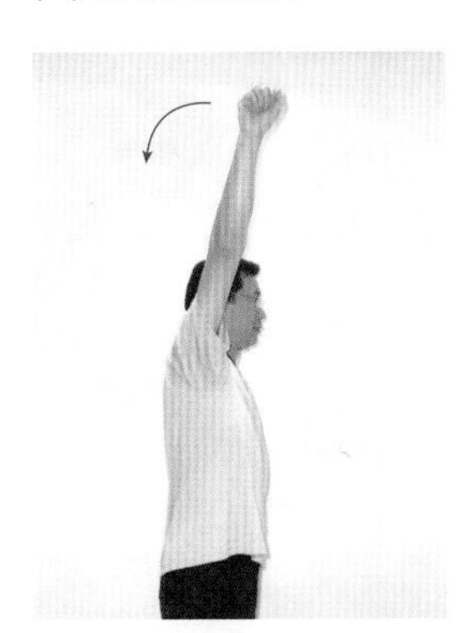

(f4) 迴轉連續動作4

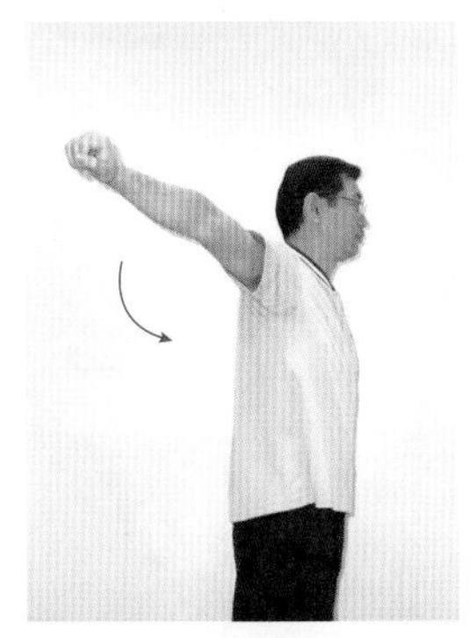

(f5) 迴轉連續動作5

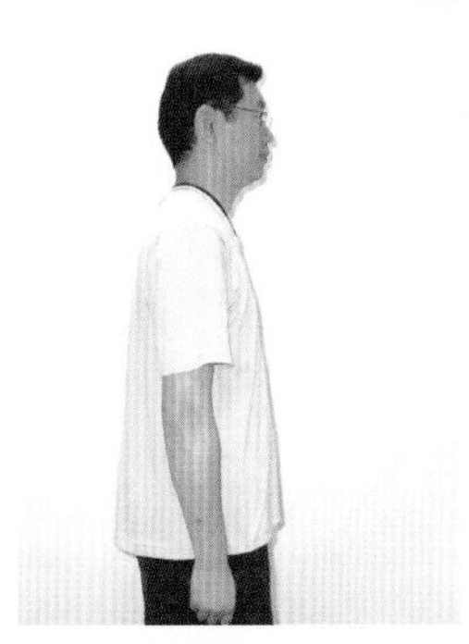

(f6) 迴轉連續動作6

圖 12-26　肩部關節活動（續）

程序	說明

4. 肘部(Elbow)：請個案執行肘部的屈曲、伸展、旋後及旋前（圖12-27）

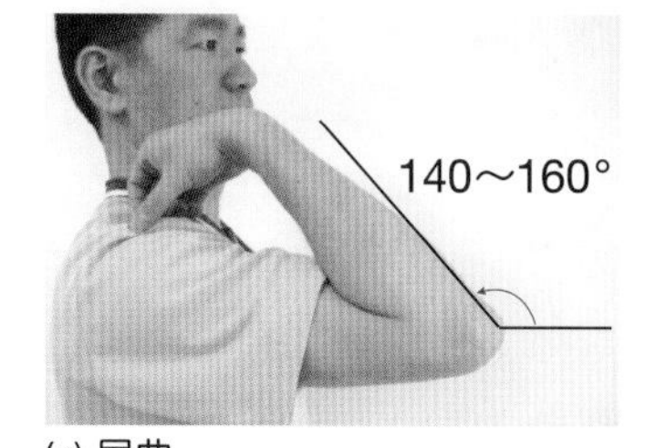

(a) 屈曲

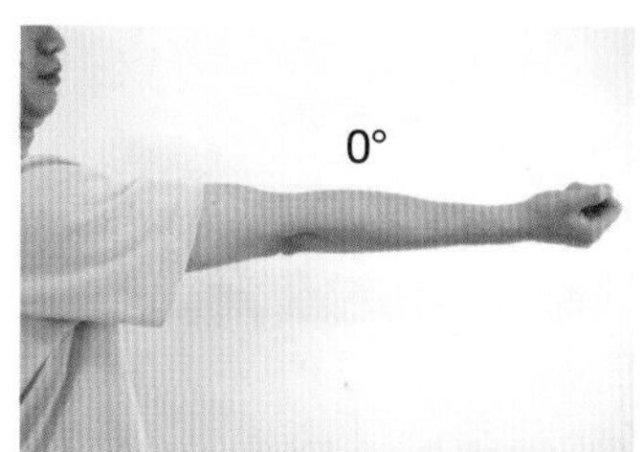

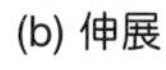
(b) 伸展

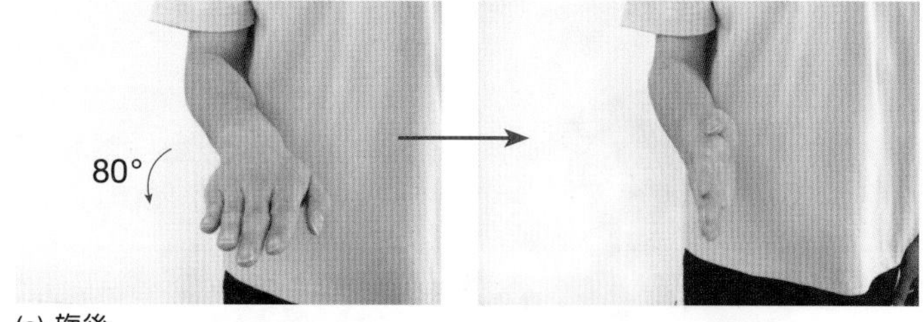

(c) 旋後

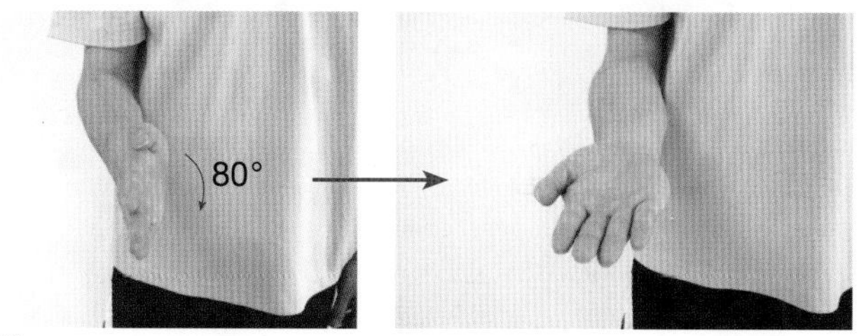

(d) 旋前

圖 12-27　肘部關節活動

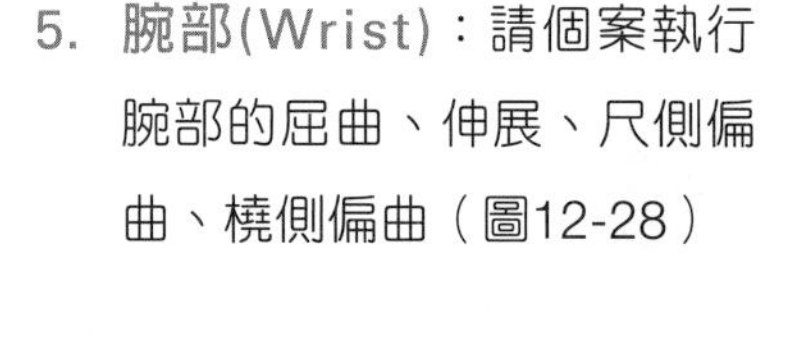

5. 腕部(Wrist)：請個案執行腕部的屈曲、伸展、尺側偏曲、橈側偏曲（圖12-28）

5-1. 可檢測「腕隧道症候群」或稱「腕隧症」（圖12-29），相關學理請參見前文所述

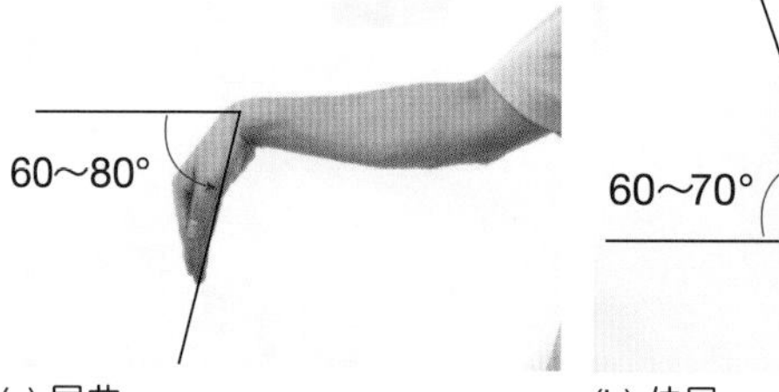

(a) 屈曲　(b) 伸展

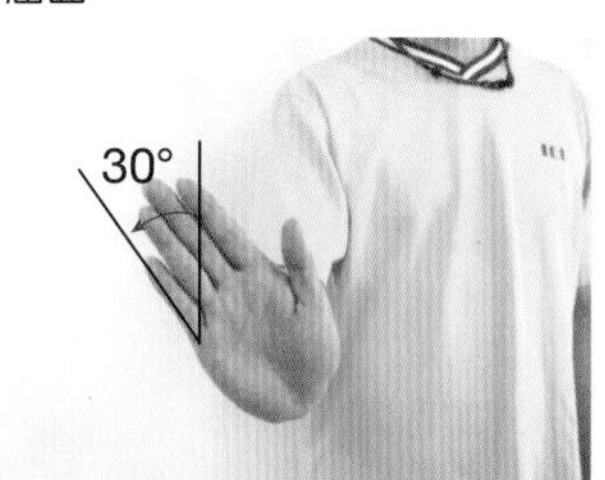

(c) 尺側偏曲

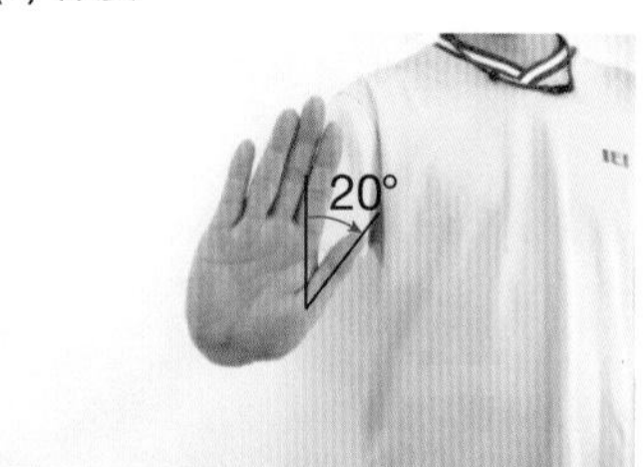

(d) 橈側偏曲

圖 12-28　腕部關節活動

程序	說明
(1) 廷內爾氏徵象(Tinel's Sign)：在腕部掌面**正中神經**經過處以手指輕敲（圖12-29(a)），可引起該神經分布處有**觸電的感覺**者為**陽性反應(+)**	異常 陽性反應個案會主訴有拇指、食指與中指的麻木刺痛感，可能因腕隧道症候群所致
(2) 費林氏試驗(Phalen's Test)：請個案兩手背互相緊貼，而兩手與前臂成90度（圖12-29(b)），維持60秒	異常 若出現手掌面刺痛及麻木情形，記為陽性反應(+)，可能因腕隧道症候群所致

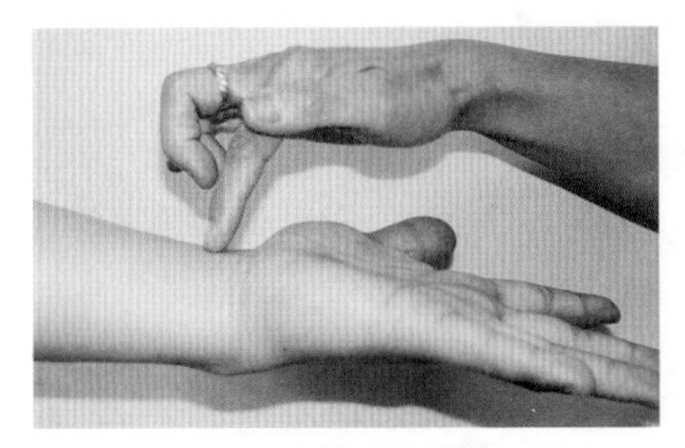

(a) 廷內爾氏徵象

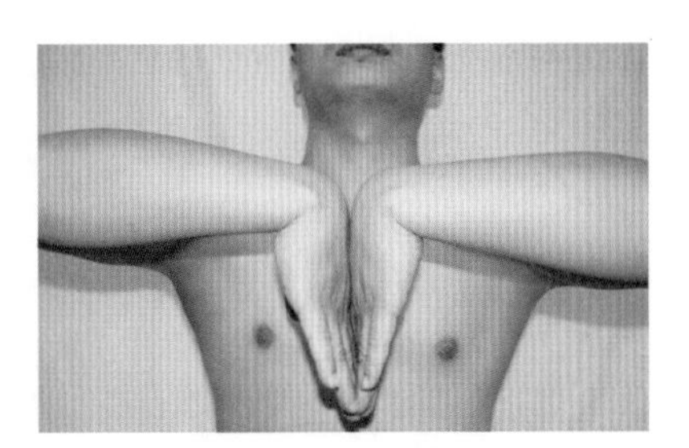

(b) 費林氏試驗

圖 12-29　腕部檢查

程序	說明
(3) 腕屈曲試驗：請個案兩手置於桌上，兩前臂垂直朝天，然後兩手腕完全屈曲，兩拳相向，握60秒鐘看會否引發症狀	(3)-1. 不可超過60秒，因為此姿勢若作太久，即使健康者也會引起症狀而造成誤判 (3)-2. 以血壓計之氣壓帶置於上臂，並加壓至超過個案的收縮壓後，可使其疼痛感較顯著
6. 手指(Finger)：請個案執行手指的屈曲、伸展、過度伸展、外展、內收（圖12-30）	

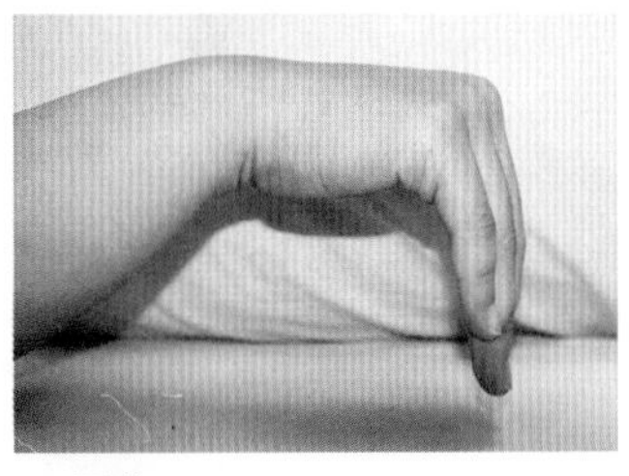

(a) 屈曲

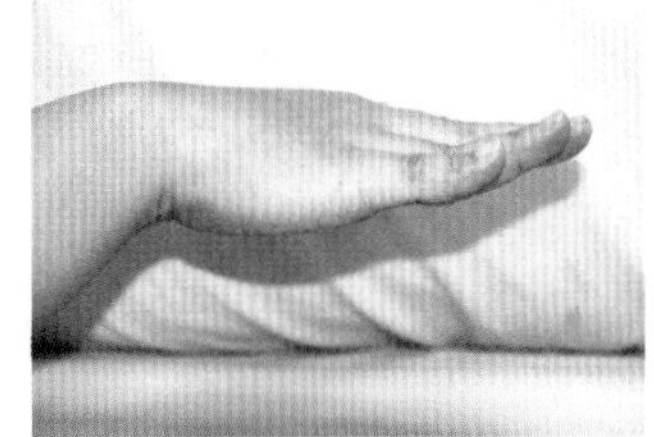

(b) 伸展

圖 12-30　手指關節活動

程　序	說　明

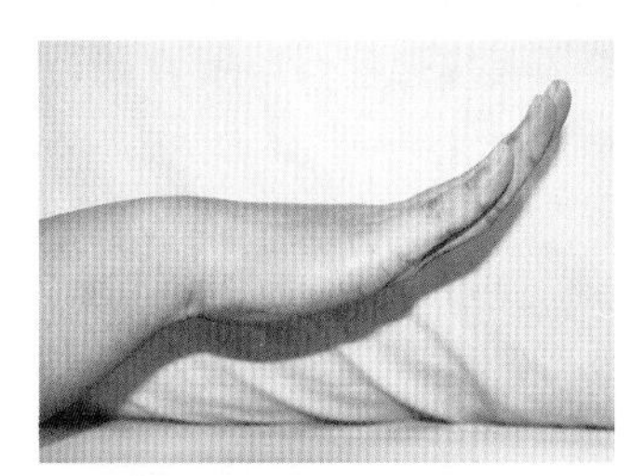

(c) 過度伸展

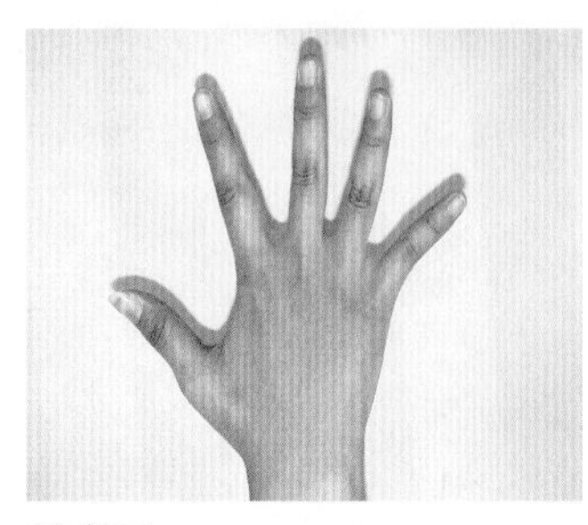

(d) 外展

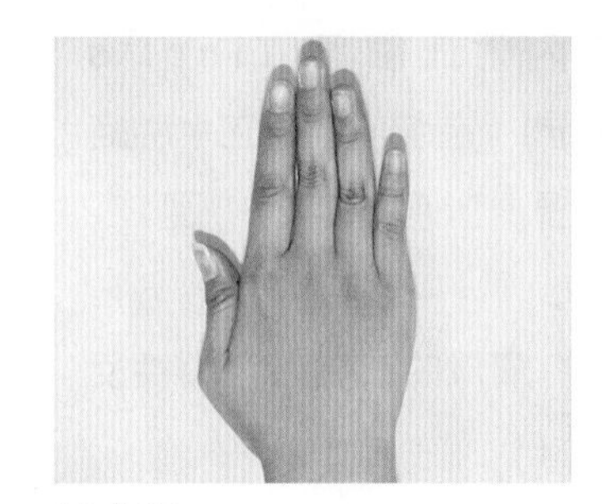

(e) 內收

圖 12-30　手指關節活動（續）

7. 拇指(Thumb)：請個案執行拇指的屈曲、伸展、過度伸展、外展、內收、對向(Opposition)（圖12-31）

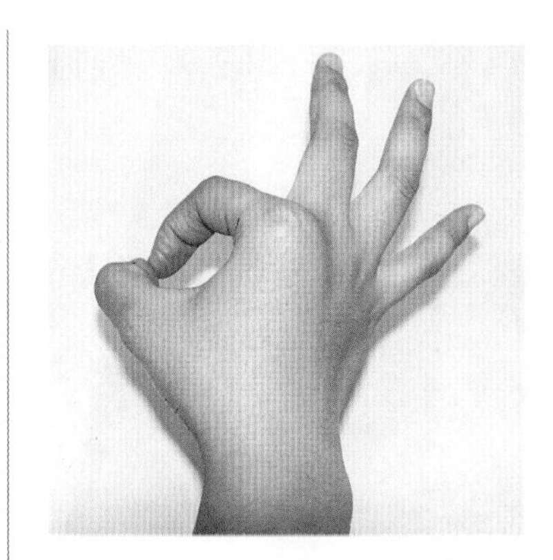

圖 12-31　拇指：對向活動

8. 髖部(Hip)：請個案執行髖部的屈曲、伸展、外展、內收、內旋、外旋、迴轉（圖12-32）

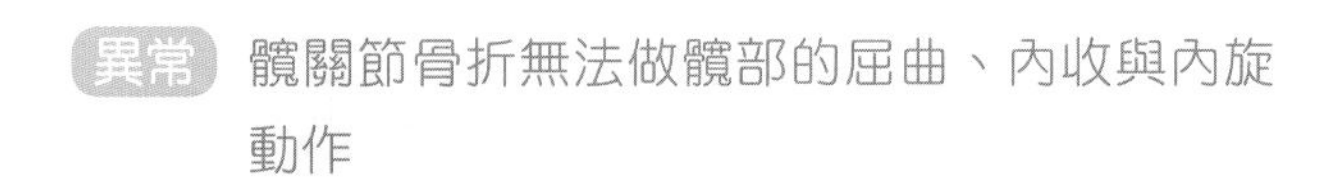

異常　髖關節骨折無法做髖部的屈曲、內收與內旋動作

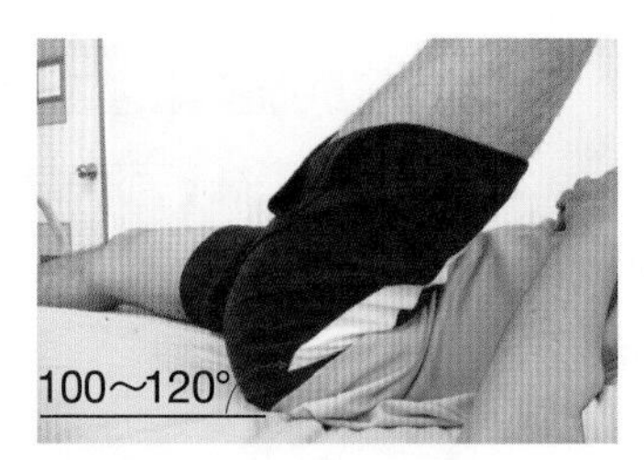

(a) 屈曲

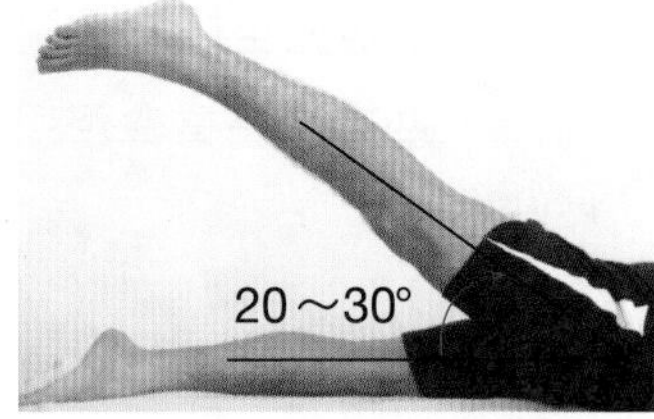

(b) 伸展

圖 12-32　髖部關節活動

程序	說明

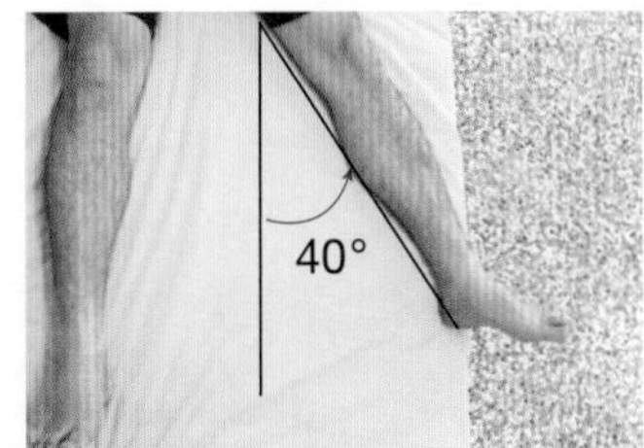

(c) 外展

(d) 內收

(e) 內旋

(f) 外旋

(g) 迴轉

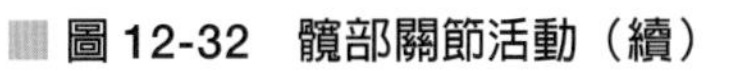

圖 12-32　髖部關節活動（續）

9. 膝部(Knee)：請個案執行膝部的屈曲、伸展（圖12-33）

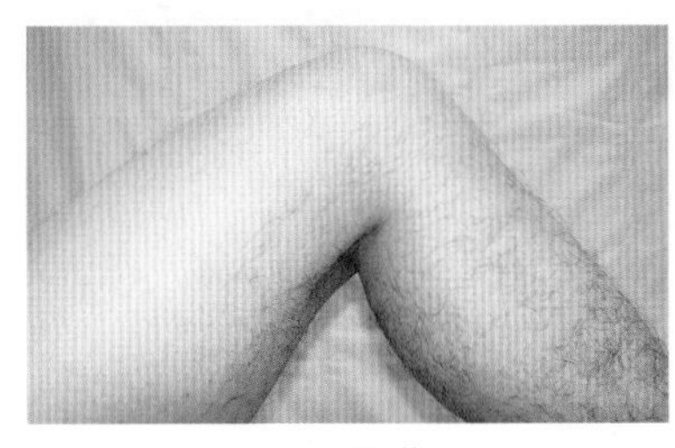

(a) 屈 曲

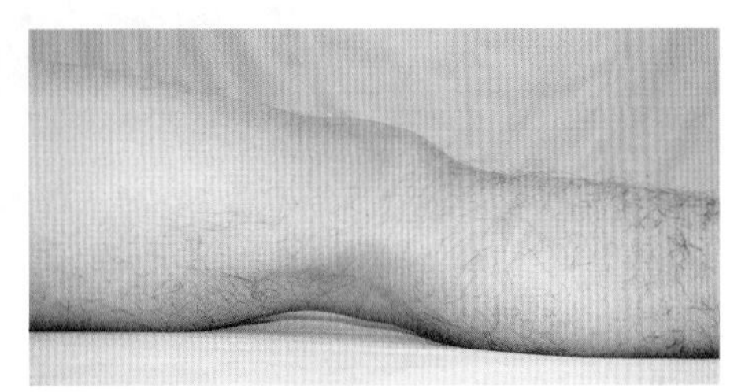

(b) 伸 展

圖 12-33　膝部關節活動

程　序	說　明

10. 踝部(Ankle)：請個案執行踝部的背屈、蹠屈、前足內翻、前足外翻（圖12-34）

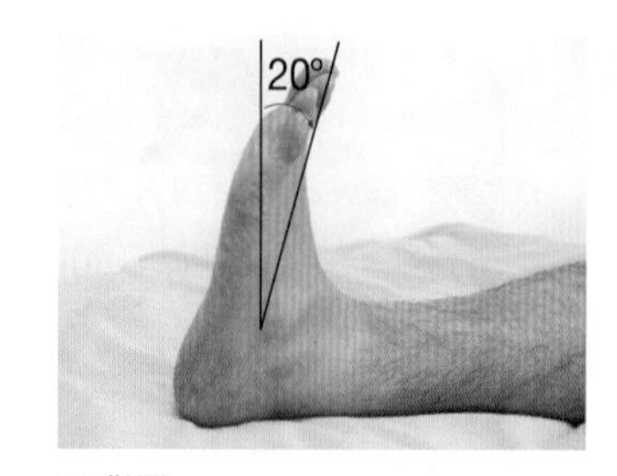

(a) 背屈

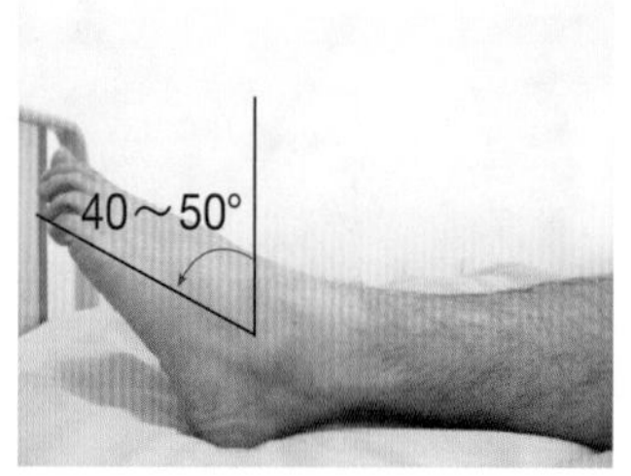

(b) 蹠曲

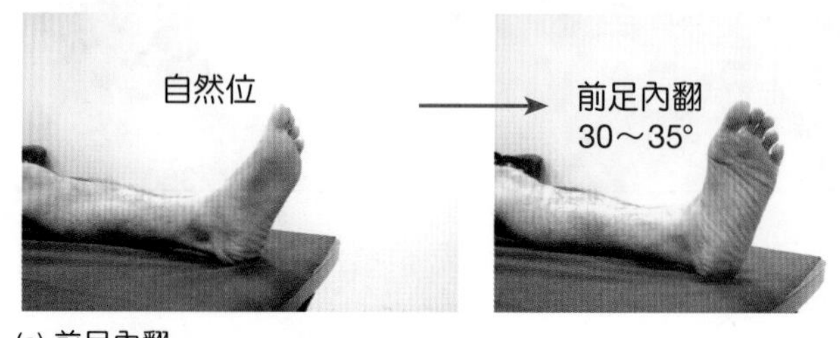

(c) 前足內翻

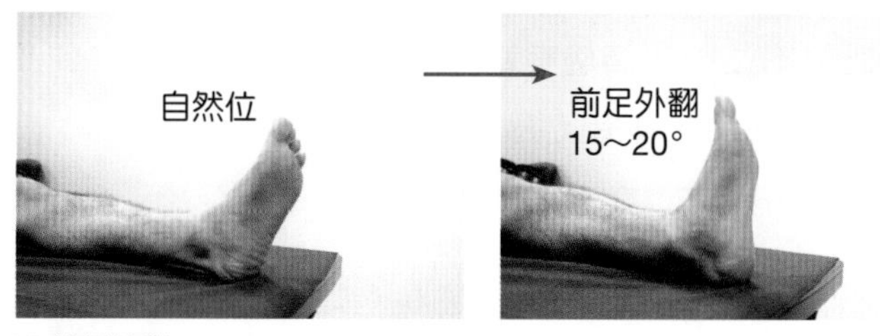

(d) 前足外翻

圖 12-34　踝部關節活動

11. 腳趾(Toe)：請個案執行腳趾的屈曲、伸展、外展、內收

（三）肌肉方面

1. 測量肌肉大小

1-1. 肌肉塊決定於雙側測量各肌群中點的周徑，其左右之**差距不應大於1 cm**

1-2. 女性肌肉塊較男性為小，亦因年齡而漸小

(1) 上肢(Upper Extremities)：取肩峰與鷹嘴突的中點測量之（圖12-35）

(1)-1. 上肢的肌肉由肱神經叢的分枝所支配

程　序	說　明

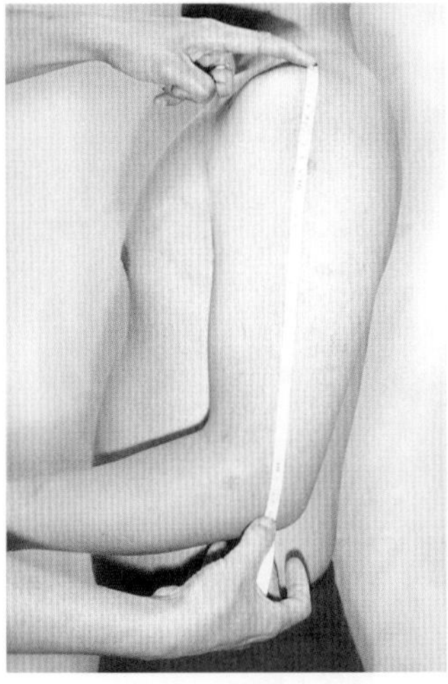
(a) 測量肩峰至鷹嘴突之距離

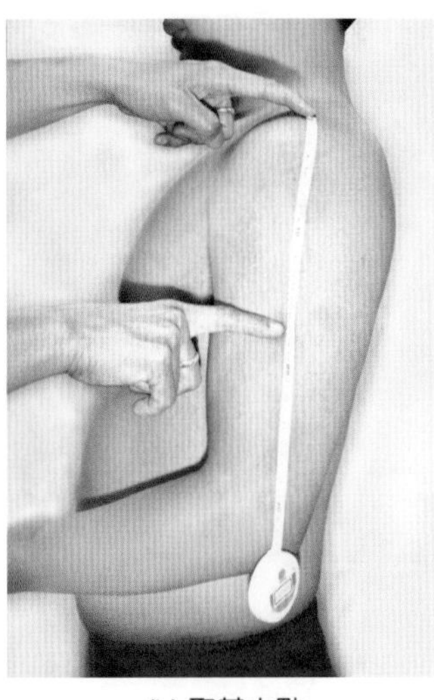
(b) 取其中點

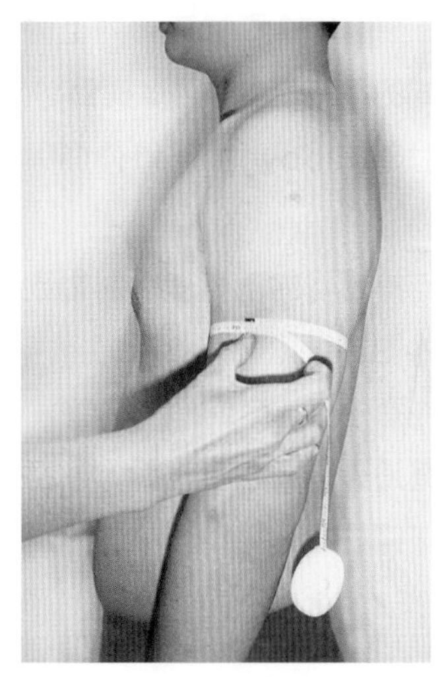
(c) 讀取數值

圖 12-35　測量上肢肌肉大小

程　序	說　明
(2) 下肢(Lower Extremities)：測量髕骨中點向下10 cm及向上20 cm處之周徑（圖12-36）	(2)-1. 下肢的肌肉由腰、薦神經叢所支配

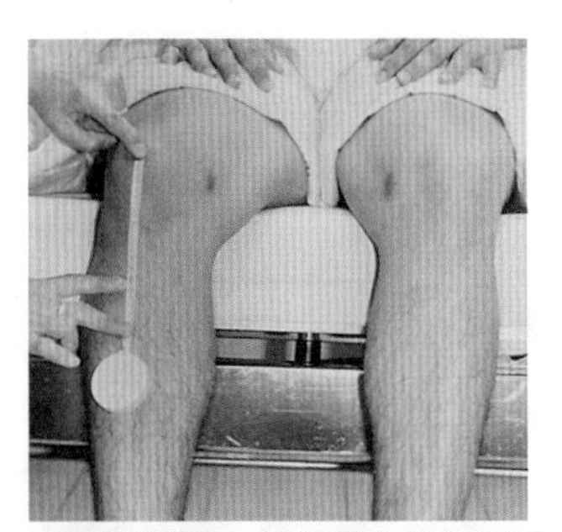
(a) 找出髕骨，於髕骨中點向下10 cm

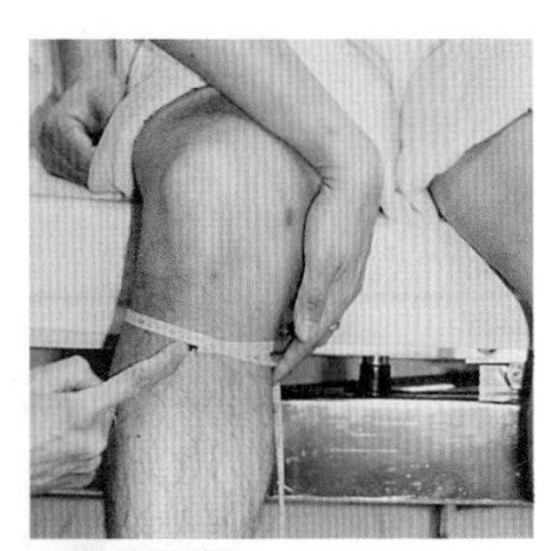
(b) 測量周徑

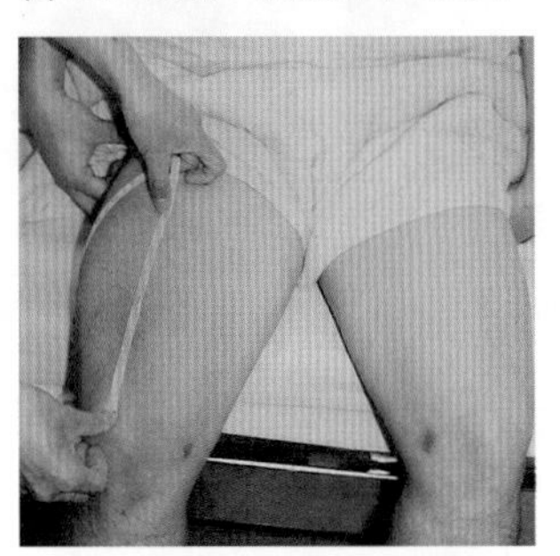
(c) 找出髕骨，於髕骨中點向上20 cm

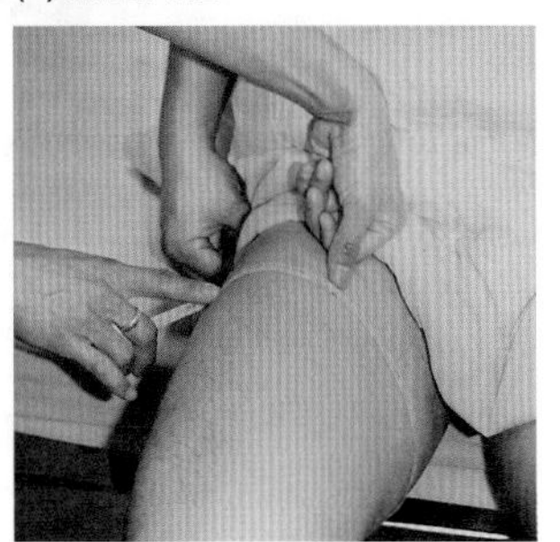
(d) 測量周徑

圖 12-36　測量下肢肌肉大小

程　序	說　明
2. 觸診：介於鷹嘴突和內上髁間的尺神經也許可以摸到	2-1. 個案在本區被觸及時可能會有麻刺感
(1) 肘部(Elbow)：尺骨伸側與鷹嘴突 A. 支撐個案的前臂使手肘彎到大約70度（圖12-37(a)） B. 注意任何結節或腫脹 C. 壓迫外側和內側上髁，注意任何壓痛（圖12-37(b)）	異常 若有壓痛可能為網狀肘 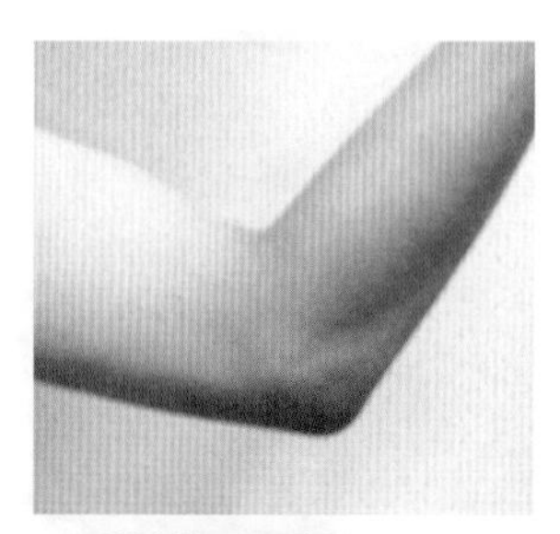 (a) 手肘彎至70度 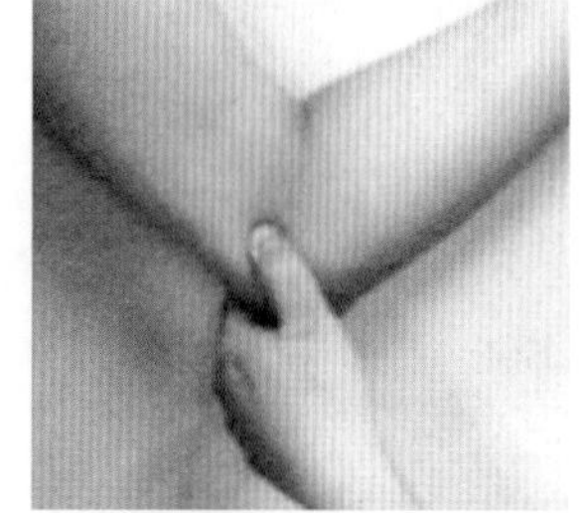 (b) 觸壓上髁 **圖 12-37　網球肘之檢查**
(2) 膝部(Knee)	(2)-1. 正常：膝部應無壓痛感
A. 髕骨上凹窩(Suprapatellar Pouch)：沿著髕骨兩側觸診（圖12-38(a)），注意任何壓痛或任何比周圍組織溫暖的地方，當懷疑膝關節內有液體時，可做下列進一步的評估	A-1. 髕骨上凹窩：從髕骨**上緣上方大約10 cm處**開始（一定在凹窩上方），以拇指和食指觸摸軟組織（圖12-38(b)），手逐漸移向遠方，試著辨認凹窩 A-2. 正常：未觸摸到髕骨上凹窩和膝關節的滑液膜 異常 有變厚、壓痛、溫熱情形表示滑膜炎；無壓痛的滲液則常見於骨性關節炎者 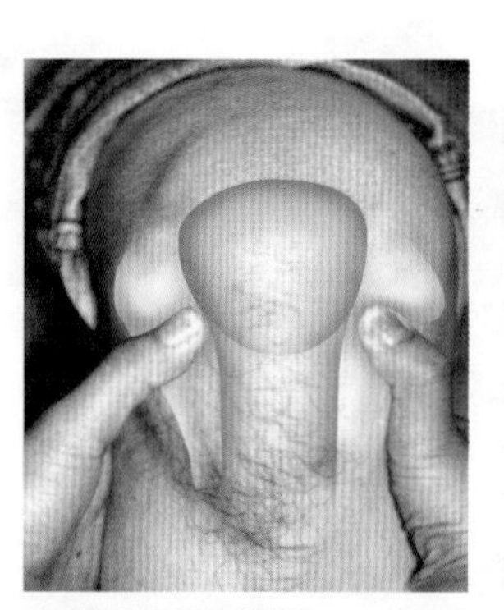 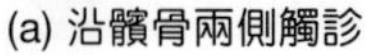 (a) 沿髕骨兩側觸診 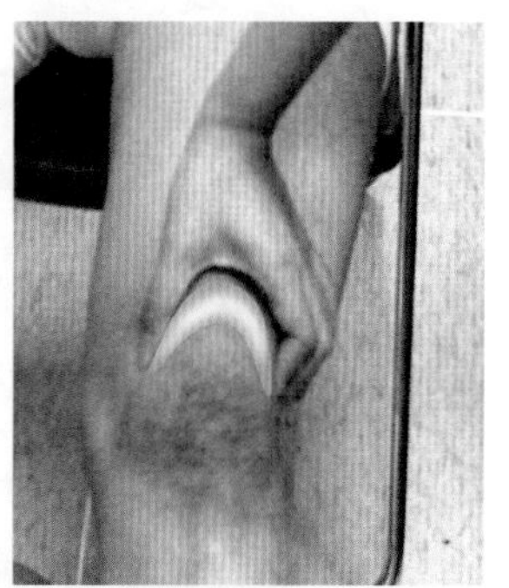 (b) 以拇指和食指觸摸軟組織 **圖 12-38　髕骨上凹窩之檢查**

程　序	說　明
B. 膨出徵象(Bulge Sign)：以手掌球部緊緊**向上擠壓膝蓋內側面**兩、三次以排開任何液體，然後**壓迫或輕敲髕骨後緣**（圖12-39）	B-1. 可偵測小量滲液 異常 當液體回復而膨出，表示膝關節內有滲液，為陽性反應(+)

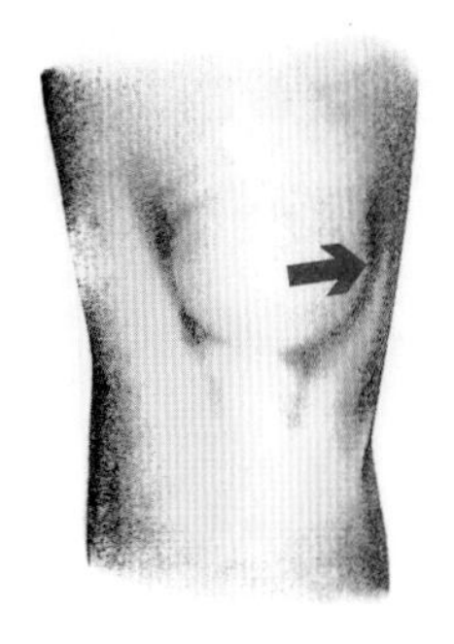
膨 出

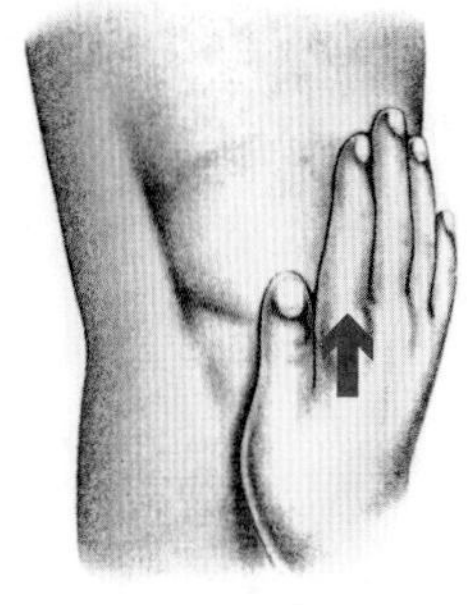
擠 壓

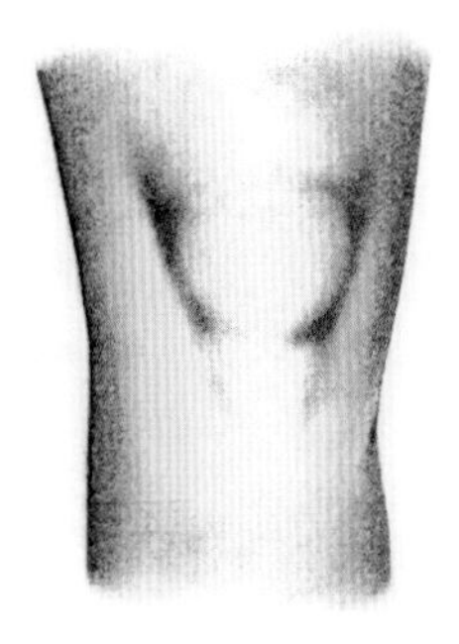
膨出消失

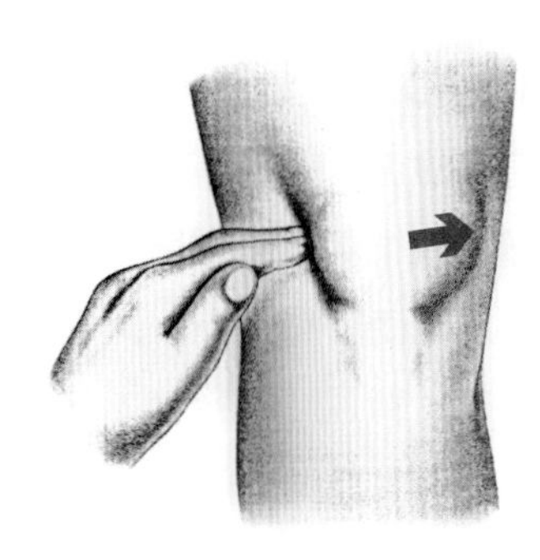
膨出回復

圖 12-39　膨出徵象

程　序	說　明
C. 膨脹徵象(Balloon Sign)：膝關節和髕骨上凹窩含有大量滲液時，**壓迫髕骨上方**可使液體噴進髕骨旁空間（圖12-40）	C-1. 可偵測大量滲液 異常 若摸到液體波，則膨脹徵象為陽性反應(+)

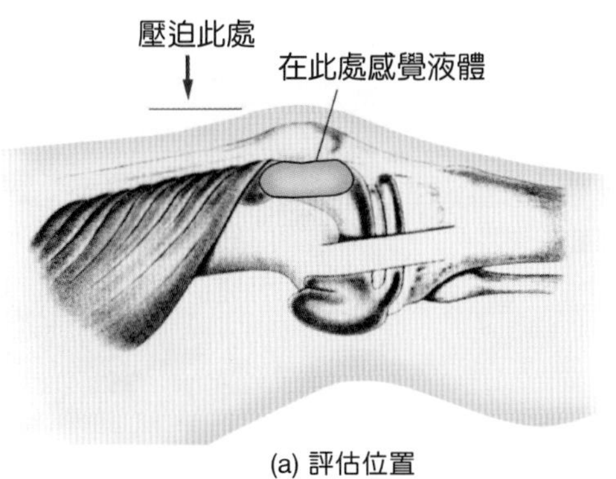

(a) 評估位置

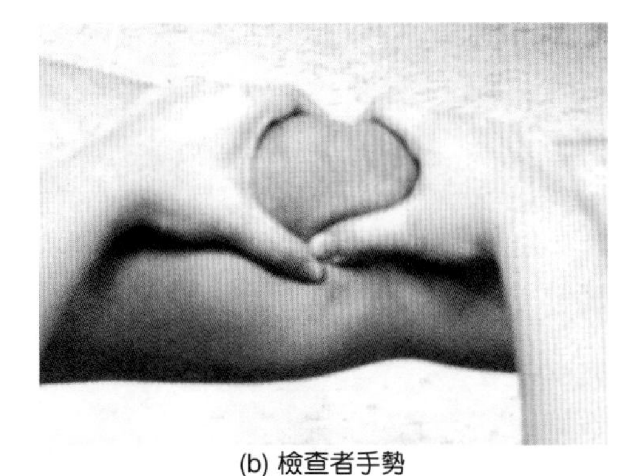
(b) 檢查者手勢

圖 12-40　膨脹徵象

程序	說明
3. 肌肉力量的評估	3-1. 評估方式請見圖12-41
(1) 三角肌	3-2. 肌肉強度之分級請參見第6章表6-5、表6-6
(2) 肱二頭肌、肱三頭肌、肱橈肌	
(3) 手指：外展、內收、握力	
(4) 臀肌：屈曲（向下用力）	
(5) 股四頭肌：請個案將腿伸直，檢查者試圖使其彎曲	(5)-1. 股四頭肌：乃屬肌肉群，包括外直肌、股直肌、股內側肌及股間肌
(6) 腓腸肌：請個案屈膝，檢查者試圖使其擺直	
(7) 踝部：背屈（向後施力）與蹠屈（向前施力）	

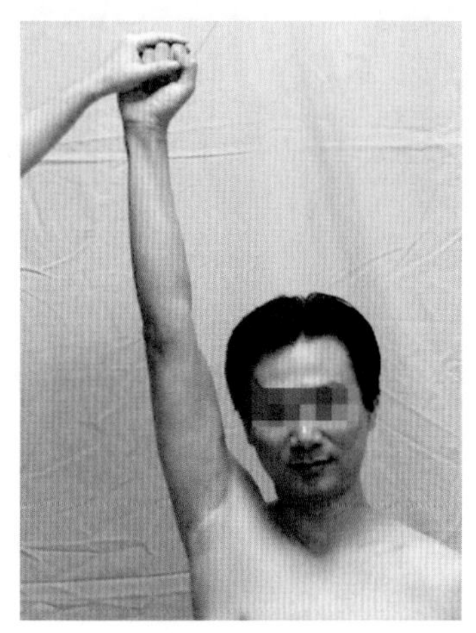

(a) 三角肌

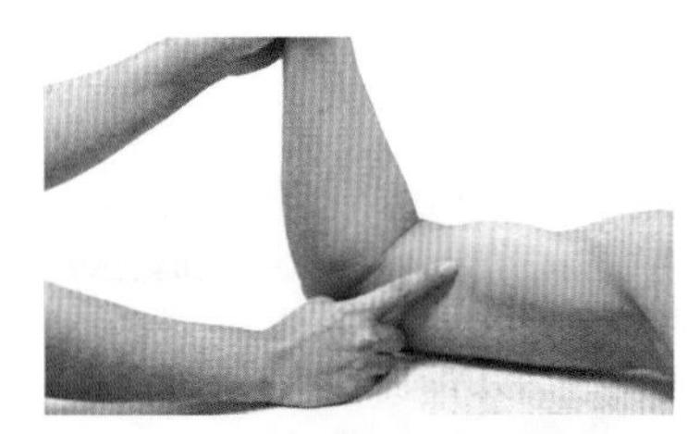

(b)-1 肱二頭肌

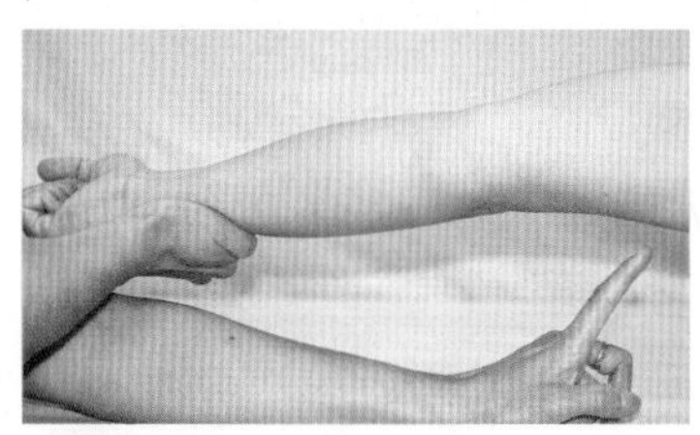

(b)-2 肱三頭肌

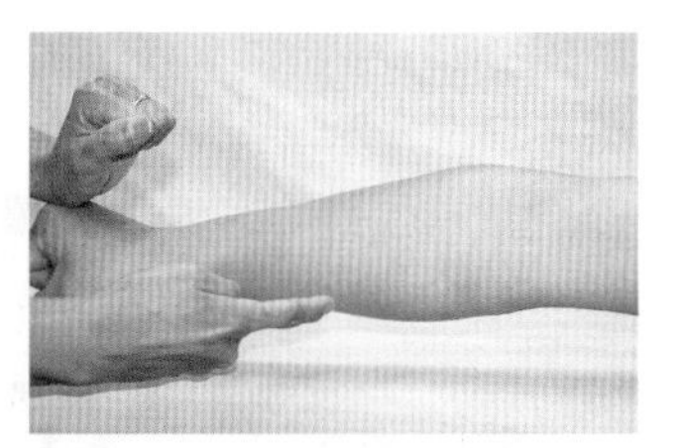

(b)-3 肱橈肌

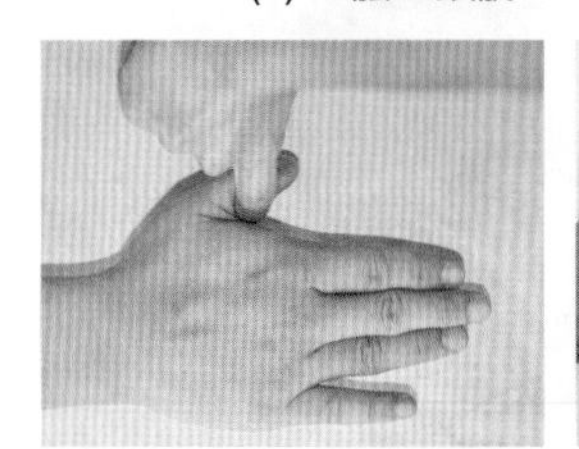

(c)-1 手指內收

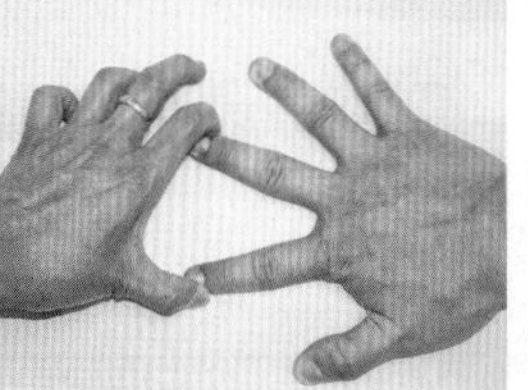

(c)-2 手指外展

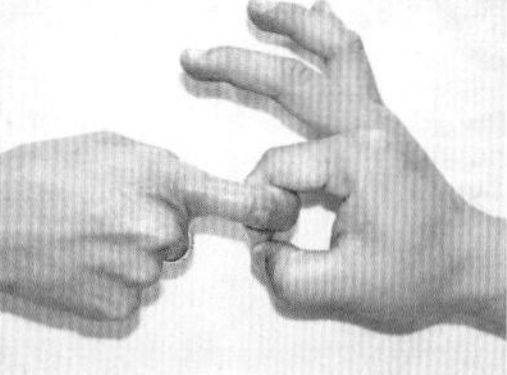

(c)-3 拇指對向能力

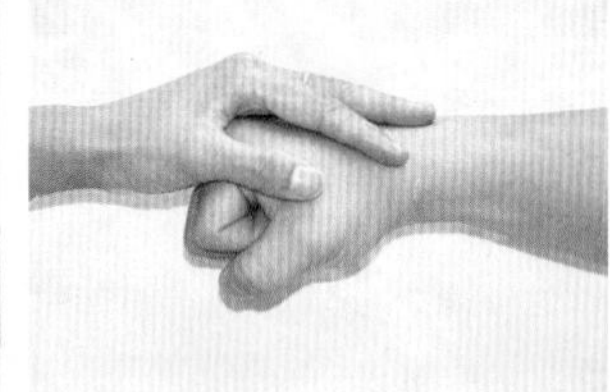

(c)-4 手腕肌肉群（伸）長能力

圖 12-41　肌肉力量的評估方式

程　序	說　明

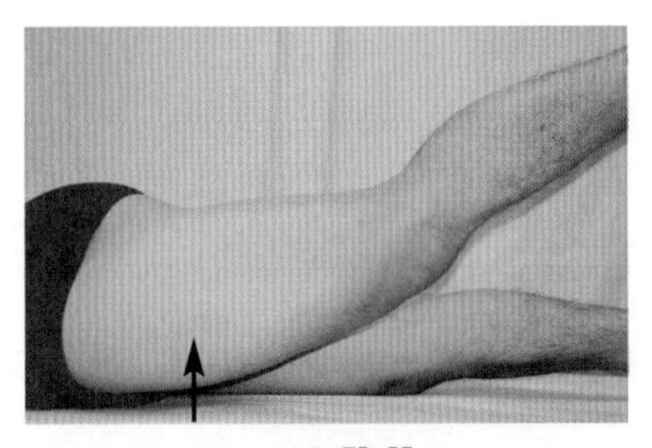

(d) 臀肌

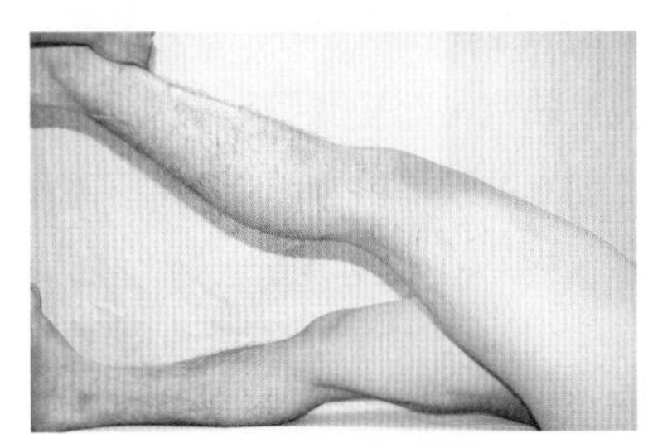

(e)-1 股四頭肌1

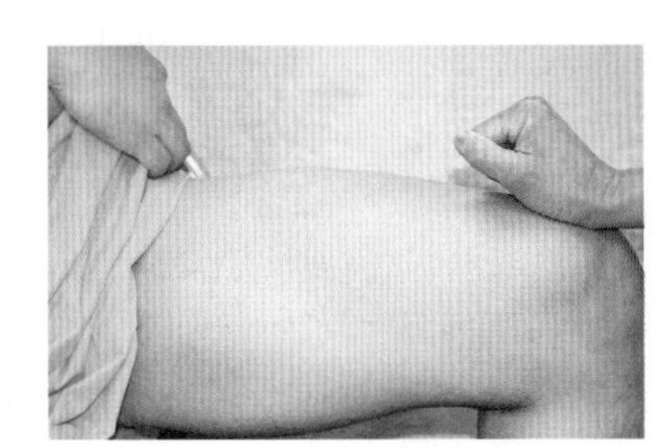

(e)-2 股四頭肌2

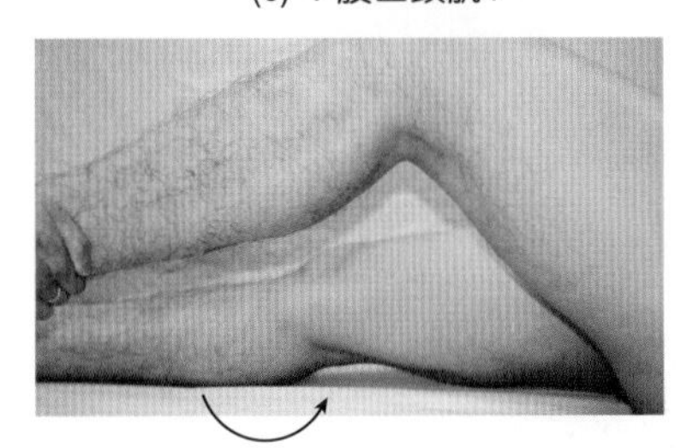

(f) 腓腸肌

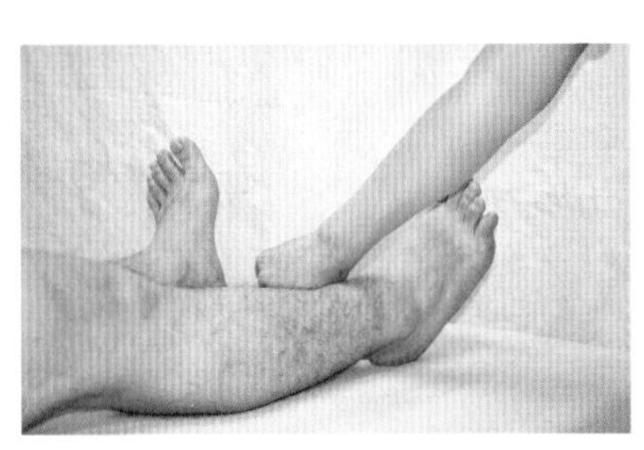

(g)-1 內收大肌

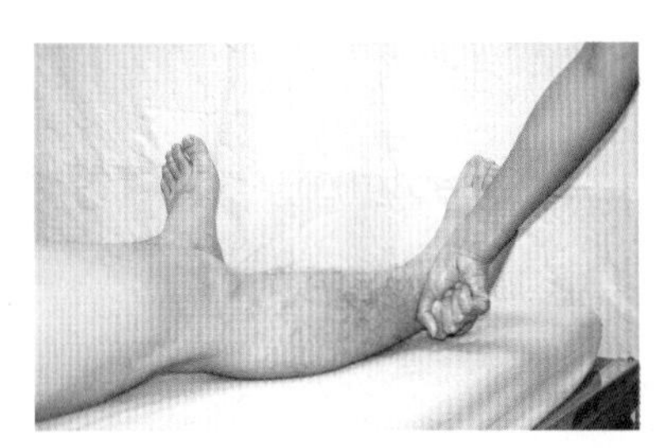

(g)-2 外展大肌

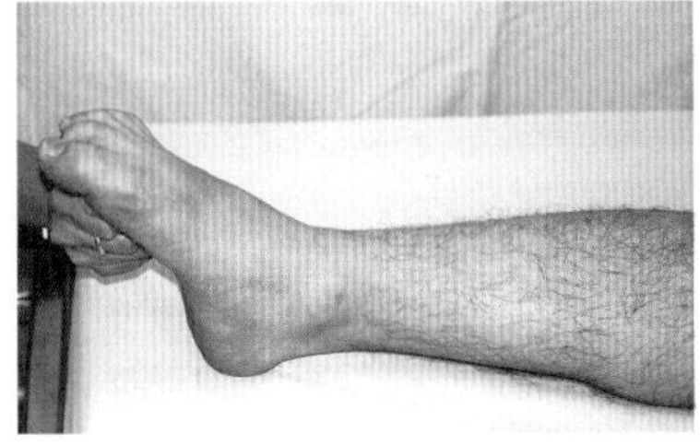

(h)-1 踝部：蹠屈

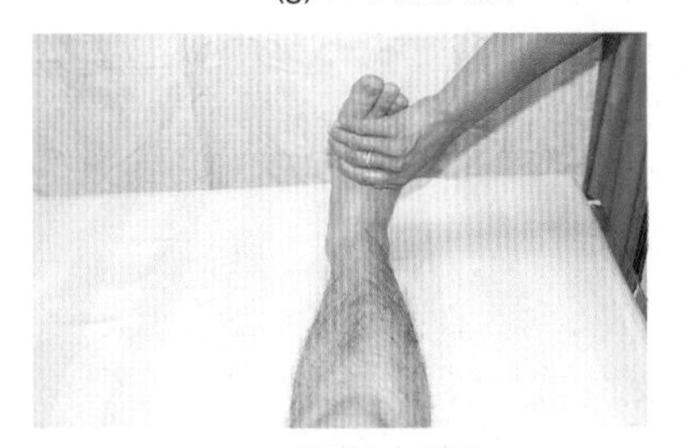

(h)-2 踝部：背屈

圖 12-41　肌肉力量的評估方式（續）

程　序	說　明
（四）神經方面	
詳見第6章神經系統評估	
1. 小腦和本體感功能的評估	
(1) 輪替運動或旋前和旋後運動	
(2) 手與腳的點對點準確性	(2)-1. 評估手的點對點準確性時，請個案一隻手之食指置於眼前方，另一手以指尖碰觸自己的鼻尖，如此反覆的動作（食指指尖至鼻尖） (2)-2. 先請個案張眼執行，而後閉眼，站著或坐著均可 (2)-3. 正常人可以動作很快，且身體姿勢也不會彎曲或改變 異常 小腦損傷個案於施測時，同側指尖快到鼻尖時會慢下來，同時會出現規律性震顫
(3) 單腳站立（閉眼）：正常應維持5秒	
(4) 隆伯格試驗(Romberg Test)	
(5) 腳跟接腳尖直線走路	
2. 感覺評估	
(1) 痛覺	
(2) 溫覺	
(3) 觸覺	
(4) 辨識覺	
(5) 位置覺	
(6) 振動覺	
3. 深腱反射評估	3-1. 測試方式與正常反應請見表12-3，其反射強度之分級請見表12-4
(1) 肱二頭肌反射	
(2) 肱橈肌反射	
(3) 肱三頭肌反射	
(4) 膝反射	
(5) 踝反射	

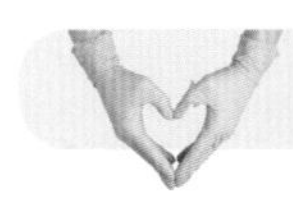

學習評量 Review Activities

( ) 1. 運用 Lovett's scale 評量病人肌肉強度之敘述，下列何者錯誤？(A) 強度評量分為 1 至 5 等級，1 是最差，5 是正常 (B) 2 是指病人在關節受支撐以減少重力的情況下，可執行全關節運動 (C) 3 是指病人在沒有支撐而只有重力唯一阻力下，能完成全關節運動 (D) 4 是指病人在少許阻力施加下，能完成全關節運動

( ) 2. 病人可完成全關節活動但無法對抗阻力，其肌肉強度 (muscle power) 等級，下列何者正確？(A) 1 (B) 2 (C) 3 (D) 4

( ) 3. 護理人員評估阻塞性腦中風病人出院前，發現其右側手腳肌肉有收縮力且能水平移動，但無法對抗重力，此時其肌肉力量等級為何？(A) 微弱 (trace) (B) 不佳 (poor) (C) 尚可 (fair) (D) 良好 (good)

( ) 4. 承上題，評估病人左側手腳肌肉力量正常，該病人出院後適合的運動為何？(A) 左側肢體行阻力運動、右側肢體被動運動 (B) 左側肢體行主動運動、右側肢體協助性主動運動 (C) 左側肢體行阻力運動、右側肢體協助性主動運動 (D) 左側肢體行主動運動、右側肢體被動運動。

( ) 5. 江先生 30 歲，因為長期使用電腦，主訴肩膀酸痛，護理師教導他執行主動性肩部全關節運動，不包括下列哪一項？(A) 過度伸展 (B) 迴轉 (C) 舉肩 (D) 外翻

( ) 6. 某中風住院病人，根據徒手肌肉測試 (manual muscle test) 的結果，其肌肉力量 (muscle power) 等級為不佳 (poor)，下列何者是最適當的運動？(A) 主動運動 (B) 被動運動 (C) 協助性主動運動 (D) 加阻力運動

( ) 7. 依人體解剖學姿勢 (anatomical position)，手掌面應朝向哪一方向？(A) 內側 (B) 前面 (C) 下面 (D) 後面。

( ) 8. 某中風病人右手關節可以移動，但沒有辦法舉起來，他的肌力等級和配合的運動型態，何者最適當？(A) 肌力不佳、被動運動 (B) 肌力不佳、協助性主動運動 (C) 肌力尚可、被動運動 (D) 肌力尚可、協助性主動運動

( ) 9. 以徒手肌肉檢查 (manual muscle test) 病人左側肢體的肌肉有輕微收縮，但無法移動關節，其肌肉力量 (muscle power) 等級為何？(A) 佳 (good) (B) 尚可 (fair) (C) 不佳 (poor) (D) 微弱 (trace)

( ) 10. 下列何種關節可做迴旋 (circumduction) 動作？(A) 踝關節 (ankle joint) (B) 肩關節 (shoulder joint) (C) 肘關節 (elbow joint) (D) 寰軸關節 (atlantoaxial joint)

解答：ACBCD CBBDB

欲挑戰完整歷屆考題，請掃描 QR Code

MEMO

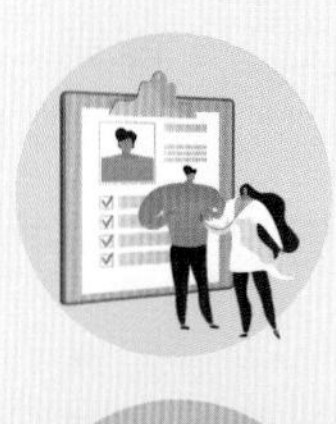

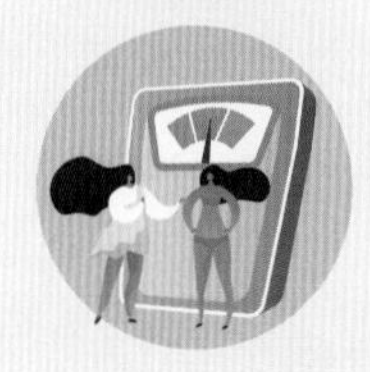

13 腹部評估

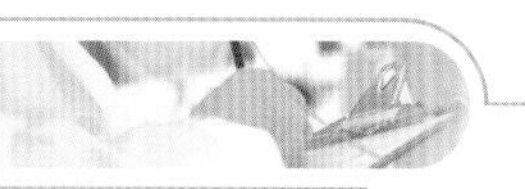

作者／方莉

Assessment of Abdomen

腹腔包含許多身體的重要器官，經由腹部檢查評估可得知系統的功能是否異常（如可偵測腸胃與泌尿系統異常之病理現象），亦可瞭解血管是否異常、器官有無產生炎性反應。同時，腹部之急症可透過醫護人員謹慎的評估，及早發現異常器官並作迅速處理，以提高疾病的治癒率。

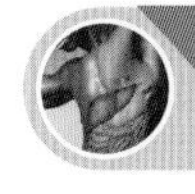

13-1 腹部相關概論

一、腹腔內的重要器官

腹腔是身體最大的體腔，內含許多身體重要的器官（圖13-1），以下將逐一分述。

1. **胃**(Stomach)：位於腹腔之**左上象限**及**橫膈膜下方**的位置，主要包含藉由賁門(Cardia)與食道相接之胃底、胃底之下約位於人體中線左側的胃體及與幽門相接之胃竇，其功能為貯存食糜、消化及攪拌的功能。
2. **小腸**(Small Intestine)：始於幽門的括約肌，止於迴盲瓣。小腸分為**十二指腸、空腸及迴腸**三個部分，主要功能除了吸收消化後之營養素，更藉由內分泌途徑控制膽汁、胰液與小腸液的分泌，促進碳水化合物、蛋白質與脂肪的消化。
3. **大腸**(Large Intestine)：自迴盲瓣至肛門為止，**包括盲腸、升結腸、橫結腸、降結腸、乙狀結腸及直腸**。大腸藉由每日3~4次之質塊運動，將內容物往直腸方向推以排出糞便；且亦負責水分的吸收與電解質之交換吸收。
4. **肝臟**(Liver)：為體內**最大的腺體器官**，分為左葉與右葉，左葉位於胸骨後方，其中線靠近胸骨中線(Midsternal Line; MSL)；右葉中線靠近右鎖骨中線(Right Midclavicular Line; RMCL)，其**上緣位於第五肋間**，而**下緣**則**位於肋緣附近**。主要的功能為製造膽汁、抗凝劑及血漿蛋白，具有解毒與吞噬作用，負責貯存和活化維生素D及調節血糖之功能。

5. **膽囊**(Gall Bladder)：位於**肝臟右葉下方**，呈梨形。主要的功能為貯存及濃縮肝臟所分泌的膽汁。
6. **胰臟**(Pancreas)：**位於肝臟下方及胃大彎後方**，呈長圓形，兼具內分泌與外分泌的功能。胰臟的蘭氏小島製造胰島素、升糖激素及胃泌素，並負責醣類的代謝；而腺泡細胞分泌胰液，進入十二指腸後，負責消化吸收。
7. **脾臟**(Spleen)：位於胃下方及腎臟的上方，亦即腹腔後側，**第九至十一肋骨**之位置。
8. **腎臟、輸尿管及膀胱**(Kidney, Ureter and Bladder)：腎臟位於後腹腔**第十一、十二肋骨**的位置。外形像蠶豆，長約11 cm，寬5 cm，厚2.5 cm。**右腎低於左腎**約1~2 cm。腎臟藉由輸尿管將尿液帶至膀胱，主要功能為排泄代謝之最終產物與控制體液之平衡及濃度。

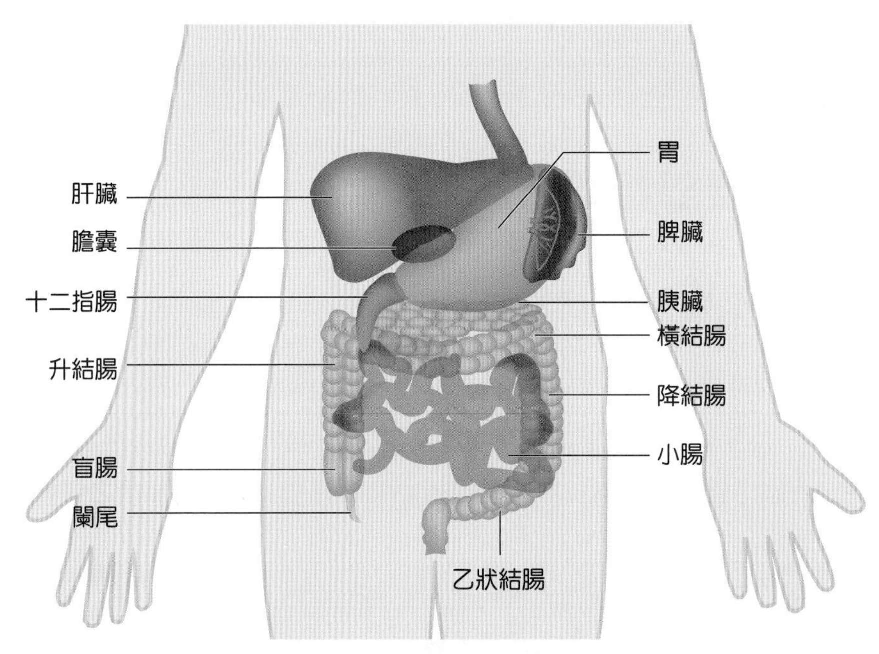

圖 13-1　腹腔內的重要器官

二、腹部評估假想線

腹部的範圍**自橫膈膜以下至恥骨聯合以上**，為了描述方便，臨床上用想像的線將腹部分為四大象限或九區域法，以利記錄位置。

(一) 四大象限

以臍部為中心點，劃二條相互垂直的線，將腹部分為四大象限，分別為：右上象限(Right Upper Quadrant; RUQ)、右下象限(Right Lower Quadrant; RLQ)、左上象限(Left Upper Quadrant; LUQ)及左下象限(Left Lower Quadrant; LLQ)（圖13-2），以下針對其所含之臟器作說明。

1. **右上象限**(RUQ)：肝臟、膽囊、十二指腸、胰臟頭部、右腎和右腎上腺、結腸的肝曲部、部分的升結腸與橫結腸等。
2. **左上象限**(LUQ)：胃、脾、肝臟左葉、胰臟體部、左腎和左腎上腺、結腸的脾曲部、部分的橫結腸與降結腸等。
3. **右下象限**(RLQ)：盲腸、闌尾、右側輸尿管、女性右側的卵巢和輸卵管、男性右側精索。
4. **左下象限**(LLQ)：部分的降結腸、乙狀結腸、左側輸尿管、女性左側卵巢和輸卵管、男性左側精索。

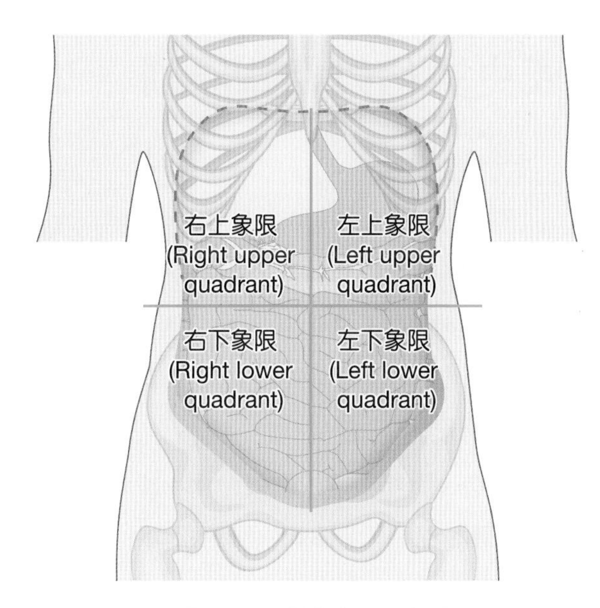

圖 13-2　腹部的四大象限

(二) 九區域法

由**左右鎖骨中線至腹股溝中點**所構成的二條垂直線及**左右肋骨下緣連線與二髂骨嵴連線的兩條平行線交錯構成的九個區域**：右季肋區、腹上區、左季肋區、右腰區、臍區、左腰區、右髂區、腹下區及左髂區（圖13-3）。

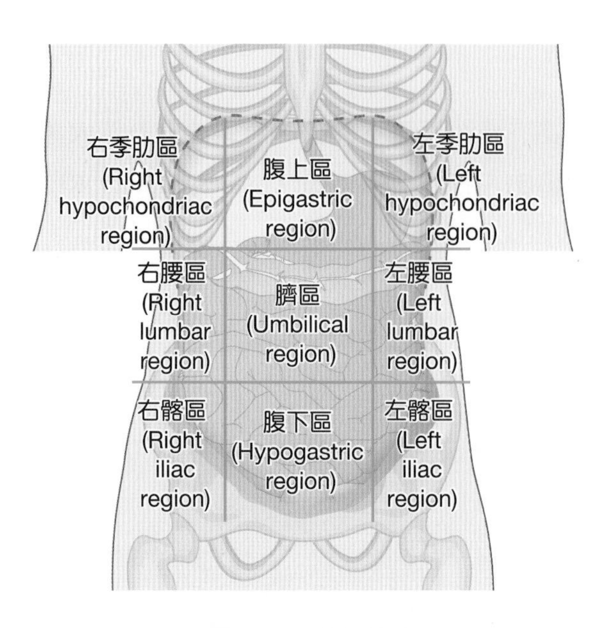

圖 13-3　九區域法

13-2 健康史評估與相關原則

一、健康史

評估個案腹部的相關健康史資訊時，各層面的注意事項包括：

1. **現在病史**：詢問個案有無現存性的不適症狀，如是否有腹痛、腹脹、噁心、嘔吐、腹瀉、便秘、吞嚥困難、厭食、體重激增或減輕；又如**缺乏膽汁者會解出灰白色便、尿道感染者則會排出混濁尿液等情形**。
2. **過去病史**：詢問有無腸胃疾病、腹部手術或創傷、食物或藥物過敏、藥物使用狀況及其他重要疾病（如甲狀腺功能障礙、癌症、心臟病、肝腎疾病、慢性阻塞性肺病等）。
3. **家族史**：詢問個案家族中有無任何人罹患如結腸直腸癌、腸息肉或腎結石等與腹部相關之腫瘤或其他疾患。
4. **心理社會史**：詢問職業、工作壓力及社交活動等，以確認相關危險因子的影響性。
5. **系統回顧**：由於腹部內含許多重要臟器，若有相關病變，可能會在全身各系統出現多種徵象，故應評估身體的其他系統，來獲得與腹部疾病相關的症狀資訊。
6. **日常生活型態**：詢問個案平日的飲食習慣與狀況、排泄型態、口腔衛生等；另應詢問個案有無飲酒或喝咖啡的習慣、抽菸或節食的習慣等。

二、檢查者評估前注意事項

1. 檢查者應留意手部與聽診器膜面之溫暖，避免因為個案腹部感受到冰冷不適而造成腹部緊張，進而影響檢查結果。
2. 檢查者應將指甲剪短，以避免評估時刮傷個案或是在深觸診時造成個案刺痛不適。
3. 檢查者應站在個案的右側，在檢查中可在不影響評估執行的狀態下與個案交談，如此可分散個案注意力，而能放鬆腹部，獲得更為準確的評估結果。
4. 運用身體評估技巧的順序為：**視診 → 聽診 → 叩診 → 觸診**。
5. 觸診放在最後是為了避免個案因觸壓疼痛感而無法放鬆腹部，影響後續檢查的進行與結果判讀。
6. 聽診在叩診與觸診之前，是為了避免叩診與觸診的加壓刺激而使腸蠕動頻率改變，影響聽診結果。
7. 觸診之前應該請個案指出或描述感覺疼痛或不適的部位，則此部位在觸診時應安排為最後一個觸診項目，避免因疼痛致肌肉張力增加，而影響觸診其他部位時的判讀結果。

延伸閱讀

腹痛

腹痛的型態種類眾多，其相關因素如下：

疼痛性質	相關因素
燒灼感	消化性潰瘍
絞痛	腸胃炎、膽囊炎
痙攣痛	闌尾炎、腎結石
刀割痛	胰臟炎
撕裂痛	主動脈剝離
漸進性疼痛	腹部感染
突發的疼痛	十二指腸潰瘍、腸阻塞、腸胃穿孔
反彈痛	闌尾炎、腹膜炎

13-3 評估程序

程　序	說　明
評估前準備	
1. 洗手	1-1. 接觸個案前後均需洗手
2. 用物	
(1) 小枕頭、床、床單	(1)-1. 床單可用來覆蓋個案
(2) 標示筆	
(3) 刻度尺（單位：cm）	
(4) 聽診器	
3. 核對個案並自我介紹	
4. 詢問健康史	4-1. 包括現在病史、過去病史、家族史、心理社會史、日常生活型態以及完整的系統回顧（詳見13-2節）
5. 解釋檢查目的及操作過程	
6. 環境安排	6-1. 選擇光線充足、溫度適中且具隱密性的房間
7. 準備個案	
(1) 請個案排空膀胱	
(2) 請個案仰臥，手臂置於身體之兩側或交叉放在胸前，頭部墊枕頭，雙膝彎曲或膝下墊枕頭	(2)-1. 目的在於協助個案腹部肌肉鬆弛，以利評估
(3) 暴露個案的腹部，並以床單予適當覆蓋	(3)-1. 如果是女性個案，則以床單覆蓋胸部及恥骨以下

程　序	說　明
檢查步驟	
（一）視診	
1. 外形及對稱性 (Contour and Symmetry)	1-1. 腹部的外形（圖13-4）通常與營養狀況有關 1-2. 正常腹部外形為**圓形**（如**婦女、嬰幼兒**）或扁平（如成年男性）且左右對稱 異常 舟狀的腹部常見於營養不良及瘦弱者；惡性腫瘤、胃脹及胰臟囊腫可造成上腹1/2處凸出；若有卵巢腫瘤則可見下腹凸出
(1) 觀察是否有凸出的腹部及腹脹的異常現象 (2) 注意有無任何局部隆起、腫塊、兩側不對稱或是明顯的凹陷情形	異常 如惡性腫瘤、胃脹及胰臟囊腫可造成上腹1/2處凸出；若有卵巢腫瘤則可見下腹凸出

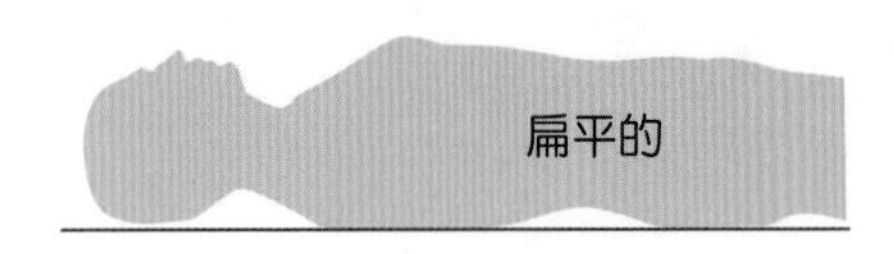

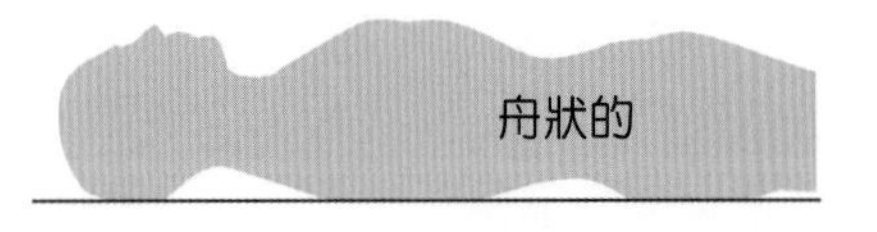

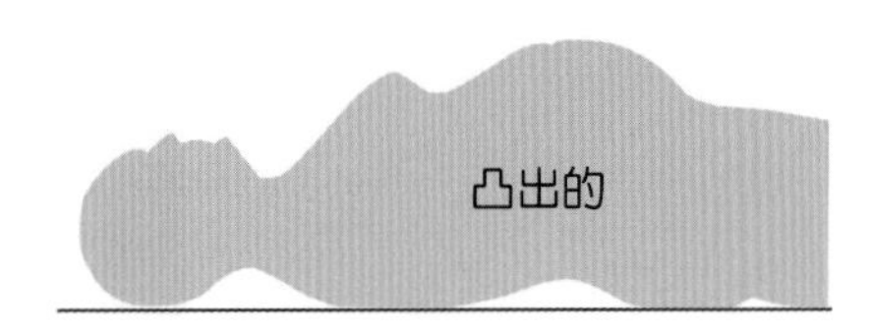

圖 13-4　腹部的外形

程　序	說　明
2. 皮膚 (Skin) 視診皮膚有無變色、疤痕、腹紋(Striae)、皮疹、病灶及靜脈擴張	2-1. 正常應無變色、疤痕、腹紋、皮疹、病灶及靜脈擴張 2-2. 如有發現異常現象，應描述或圖示其位置（圖13-5），並註明顏色、性質及長度 異常 庫欣氏症候群之腹部皮膚可能變薄和出現紫紅色條紋；懷孕婦女、肥胖及腹水者則會因腹部皮膚過度擴張而形成腹紋（圖13-6）

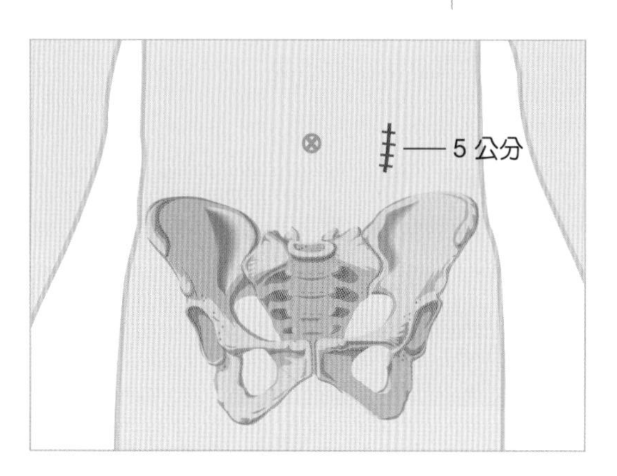

圖 13-5　圖示疤痕位置

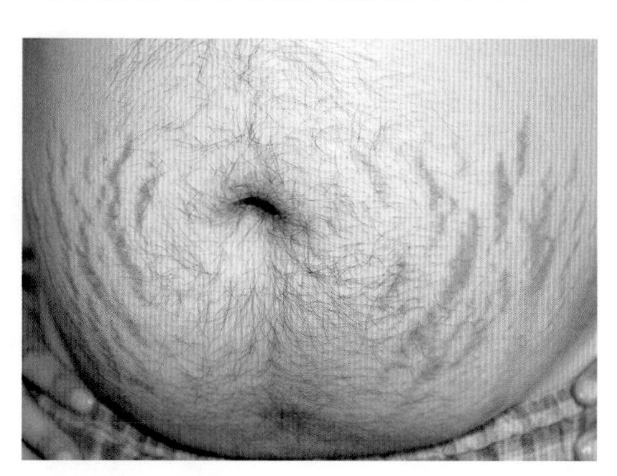

圖 13-6　腹紋

程　序	說　明
3. 臍部 (Umbilicus) 視診其形狀、位置、有無色素沉著及局部凸起	3-1. 正常應無色素沉著及局部凸起 異常 凸起的臍部可能為臍疝氣(Umbilical Hernia)（圖13-7）；若臍部周圍呈瘀青的顏色，表示腹內有出血情形，稱為庫倫氏徵象(Cullen's Sign)；如果瘀青大範圍出現在體側，則表示為腹膜後出血，稱為格雷一透納氏徵象(Grey Turner's Sign)

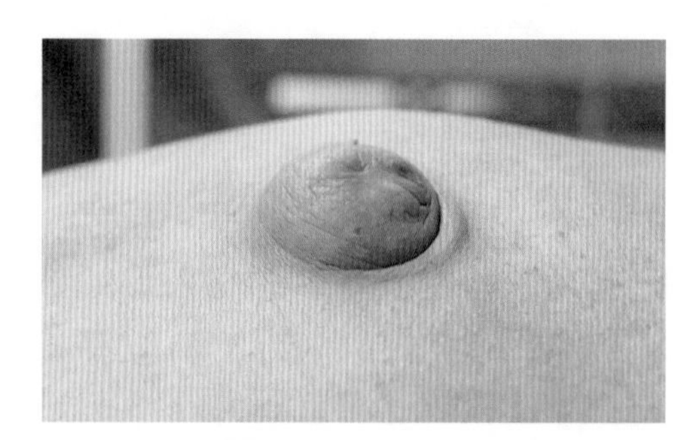

圖 13-7　臍疝氣

程　序	說　明
4. 搏動 (Visible Pulsation) 觀察個案腹部有無搏動	4-1. 正常可於上腹部看見腹主動脈的搏動 異常 搏動範圍增大，見於脈壓增加或腹主動脈瘤者
5. 蠕動 (Visible Peristalsis) 可在非常瘦的個案腹部看見蠕動波	異常 腹部鼓脹及蠕動波增加常見於小腸阻塞者；若上腹部可見由右向左移動之蠕動波，可能為幽門狹窄
（二）聽 診	
1. 腸音(Bowel Sound)	
(1) 以聽診器膜面輕放於個案腹部之左上象限	(1)-1. 使用聽診器之膜面(Diaphragm)及鐘面(Bell)，以偵測是否有臟器發炎、腸蠕動及血管異常之情形
(2) 依順時針方向聽診每一象限	
(3) 注意腸音的頻率及特性	(3)-1. 正常應聽到每分鐘不規則出現5~34次高音調的流水音(Gurgling)或瀑布音(Cascading) 異常 (1)增強的腸音：腹部蠕動過快之腹鳴音(Borborygmi)，可能為腸胃炎、腹瀉或腸阻塞；(2)減弱的腸音或無腸音：常見於腹膜炎或腸阻塞（須於該部位聽診至少5分鐘，才能判定是無腸音）
2. 血管聲音(Vascular Sound)	
(1) 以聽診器鐘面稍加施壓置於腹部，聽診有無任何靜脈唔音(Venous Hum)或嘈音(Bruits)	(1)-1. 正常無靜脈唔音或嘈音存在 異常 若為門脈高壓、肝硬化及肝血管瘤，可於肚臍周圍下腔靜脈處聽見輕柔延長的靜脈唔音；若為腹主動脈瘤、腎動脈狹窄，可於腹主動脈、左右腎動脈及髂動脈聽得嘈音
(2) 主要聽診位置：腎動脈、腹主動脈、髂動脈及股動脈處（圖13-8）	

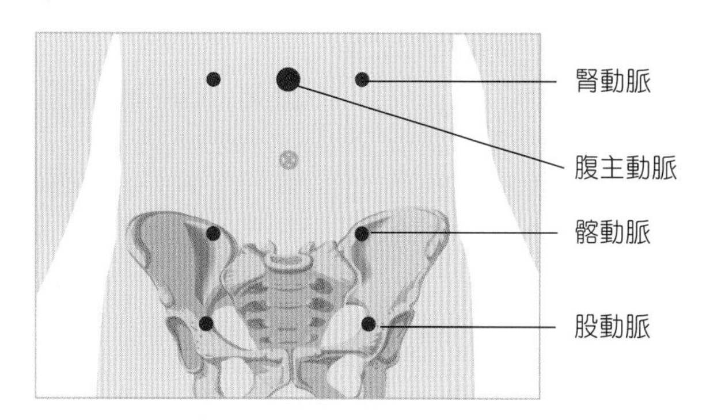

圖 13-8　血管聲音聽診位置

程序	說明
3. 腹膜摩擦音(Friction Sound) 音質類似兩塊皮革相互摩擦的聲音	3-1. 正常應無摩擦音出現 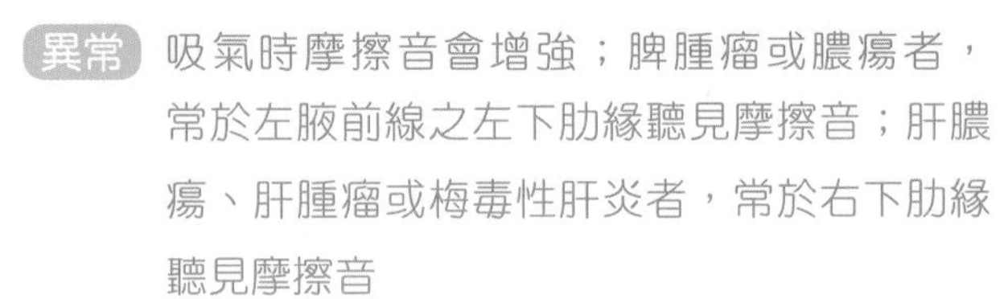 異常 吸氣時摩擦音會增強；脾腫瘤或膿瘍者，常於左腋前線之左下肋緣聽見摩擦音；肝膿瘍、肝腫瘤或梅毒性肝炎者，常於右下肋緣聽見摩擦音
（三）叩診	
1. 腹部	
(1) 叩診腹部四大象限（圖13-9）以分辨鼓音(Tympany)及濁音(Dullness)的分布範圍	(1)-1. 腹部叩診可評估腹內器官大小、位置、有無腫瘤、腹水及脹氣，但已確立為**闌尾炎**、**多囊性腎**及**肝腎移植後者不得進行叩診與觸診**
(2) 當個案平躺時，腸內空氣會浮上靠近皮膚表面，故腹部中央呈現鼓音(Tympany)	(2)-1. 濁音(Dullness)：於充滿尿液的膀胱、脂肪組織、液體、腫塊或充滿糞便的腸道出現 異常 腹部脹氣時會出現過度反響音(Hyperresonance)

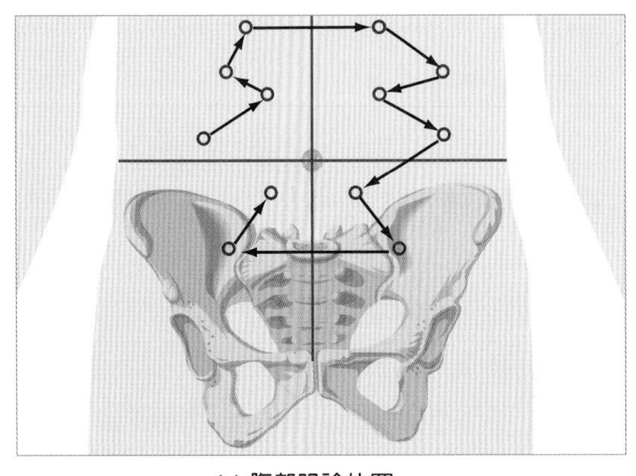

(a) 腹部叩診位置

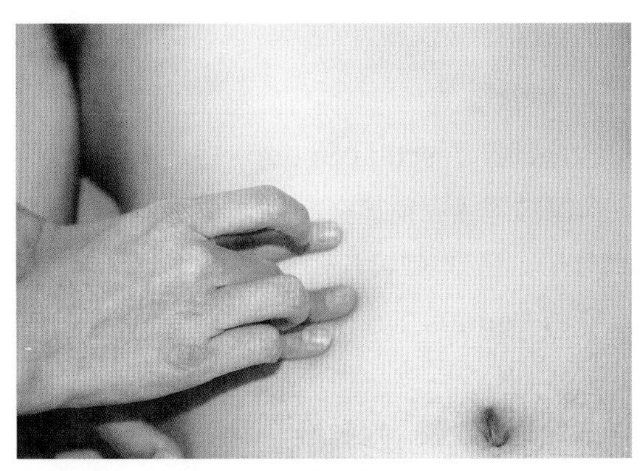

(b) 叩診姿勢

圖 13-9 腹部叩診位置和姿勢

程序	說明
2. 肝臟(Liver)	2-1. 注意應叩診在肋間上而非肋骨上

程序	說明
(1) 評估肝上緣之位置：沿著右鎖骨中線(Right Midclavicular Line; RMCL)，由肺臟的反響音向下叩診（圖13-10），直到聲音轉變為濁音，用筆予以標記	(1)-1. 此位置約在**第五至第七肋骨間**

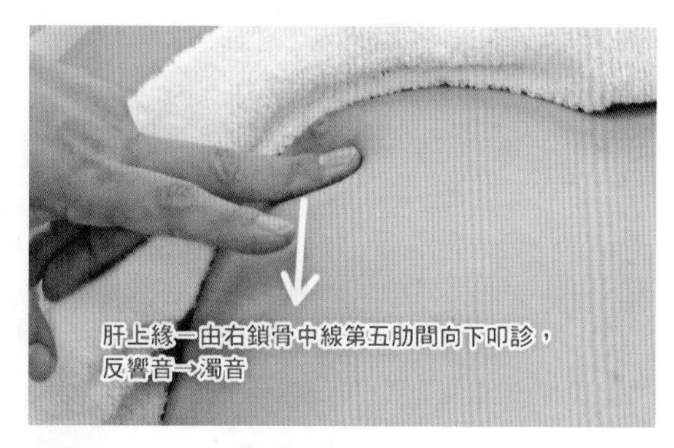

圖 13-10　肝臟叩診方式

程序	說明
(2) 評估肝下緣之位置：由腹部的鼓音沿著右鎖骨中線朝上叩診，直到聲音轉變為鈍音，以筆作一標記	(2)-1. 此位置約在**右側肋骨邊緣**
(3) 測量肝幅：於右鎖骨中線所測得肝幅約6~12 cm，用相同方法於胸骨中線(Midsternal Line; MSL)叩診，所測得的肝幅為4~8 cm（圖13-11）	(3)-1. 肝幅與身高及性別有關，高者之肝幅較矮者為長；男性之肝幅較女性長 (3)-2. 正常男性於右鎖骨中線之肝幅約為10.5 cm，女性約為7 cm 異常 肝幅縮小，常見於肝硬化、腹水、肺水腫、懷孕、腹部脹氣者；肝幅增大則常見於肋膜腔積水或實質化者

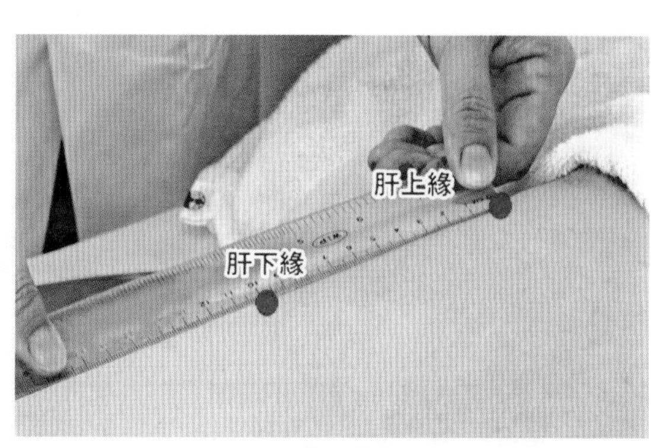

(a) 測量肝幅

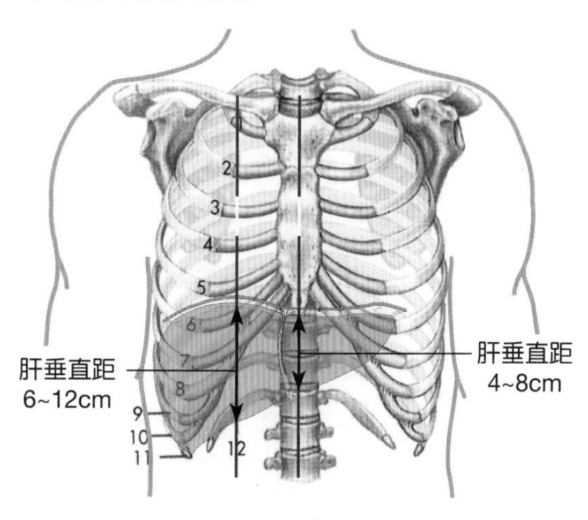

(b) 肝垂直距

圖 13-11　肝臟叩診

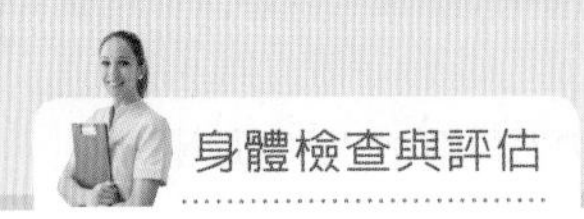

程　序	說　明
3. 胃(Stomach) 於個案之左前肋緣區與左上腹部叩診得鼓音（圖13-12），此為胃氣泡鼓音區	異常 當脾腫大，可能壓迫胃而使胃移位。且當胃膨脹時，胃氣泡鼓音區範圍會變大

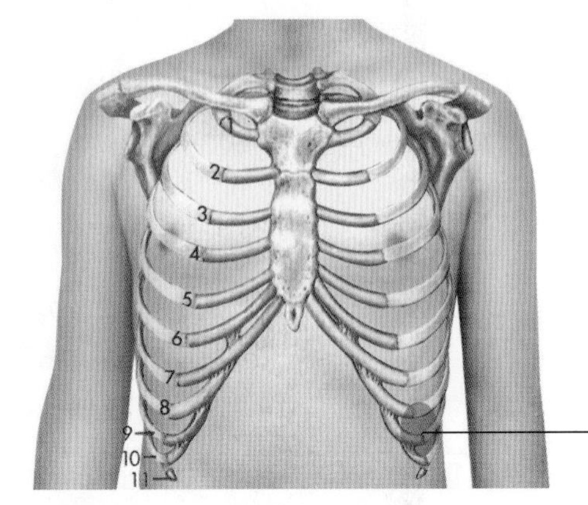

圖 13-12　叩診胃氣泡鼓音區

程　序	說　明
4. 脾臟(Spleen)	
(1) 檢查者自個案的左腋前線向左腋後線方向叩診	(1)-1. 請個案深吸氣，摒住呼吸後，叩診左腋前線最下肋間處，一般為鼓音 異常 若叩得濁音，則表示有脾腫大之現象
(2) 當檢查者自不同方向由原反響或鼓音區叩診至**第九、十及十一肋間**時，可叩得一小卵圓形之脾臟濁音區（圖13-13）	(2)-1. 正常脾臟寬約7 cm，長約12 cm，位於**左腋中線與第九至十一肋骨的交接處**

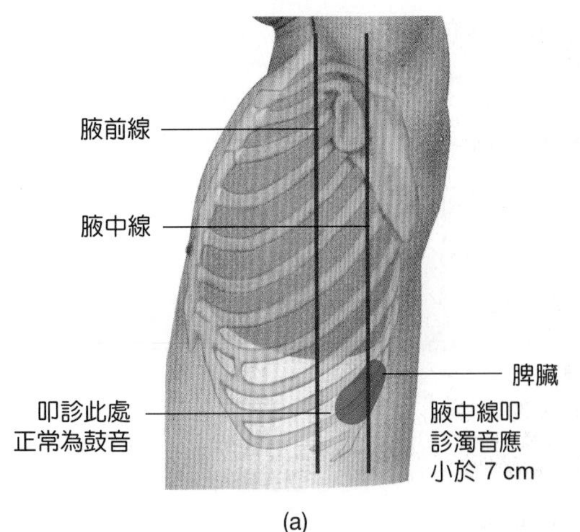

(a)

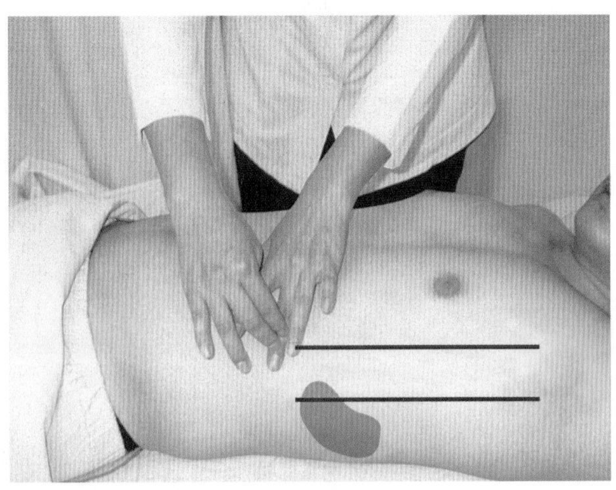

(b)

圖 13-13　脾臟叩診

程　序	說　明
5. **腎臟拳叩 (Fist Percussion)** 請個案採坐姿，檢查者站在個案身後，將左手掌輪流置於左右側背部肋骨脊椎夾角處的**第十二根肋骨**上（圖13-14），然後以右拳尺骨面輕捶左手背面	5-1. 以拳頭叩診皮膚下的組織或器官，評估有無壓痛 5-2. 正常情形下應無疼痛，僅覺該處受撞擊 異常 感覺到疼痛則表示有腎臟發炎或肌肉骨骼的問題

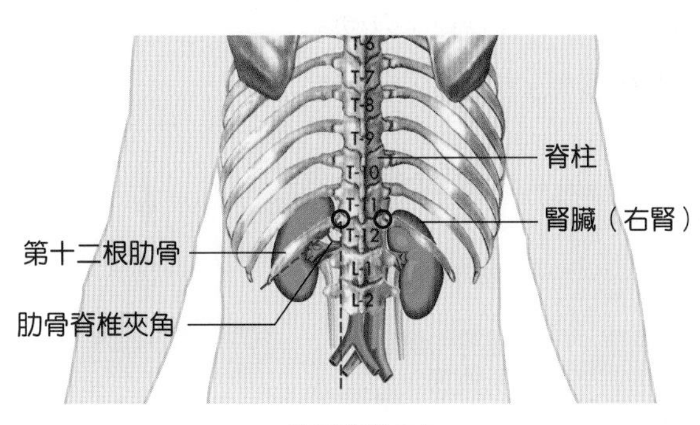

(a) 肋骨脊椎夾角

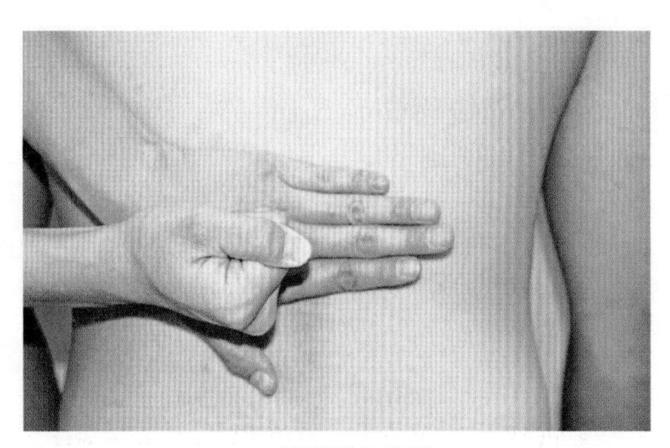

(b) 腎臟拳扣姿勢

圖 13-14　腎臟拳扣

（四）觸診

程　序	說　明
1. 腹部 主要分為輕觸診及深觸診	1-1. 可得知特定器官的形狀、位置、大小及組成
(1) 輕觸診	
A. 四指併攏，平貼腹部，下壓腹部約1~2 cm（圖13-15）	
B. 依**順時針**方向，**環形移動**至下一個象限，以瞭解皮膚表面與肌肉組織的大致狀況	

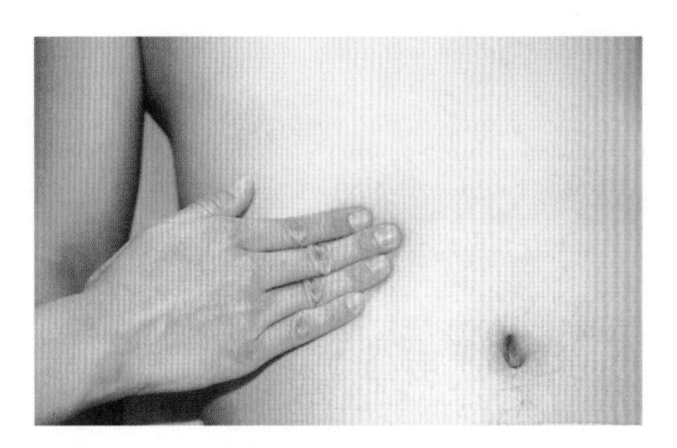

圖 13-15　腹部輕觸診姿勢

程　序	說　明
C. 注意是否有肌肉僵硬、大腫塊及觸痛的狀況	C-1. 正常的腹部無壓痛、無腫塊，並且鬆軟有彈性 C-2. 若觸診前個案已有主訴的疼痛部位，則該部位應安排在最後再進行觸診 異常 出現非意識性的腹壁僵硬或腹部肌肉呈硬板狀(Board-Like)，此為腹膜炎所致
(2) 深觸診 檢查者將一手手指指腹置於個案腹部皮膚上，向下施壓約5~8 cm的深度，並且帶動其皮膚前後移動4~5 cm的深度，依順時針的方向移動檢查整個腹部（圖13-16(a)(b)）	(2)-1. 若個案為過度肥胖，可改以雙手觸診的方式（圖13-16(c)），即左手置於右手的遠端指關節上面，向下方施壓，由右手專心感覺腹內器官形狀、位置及大小等

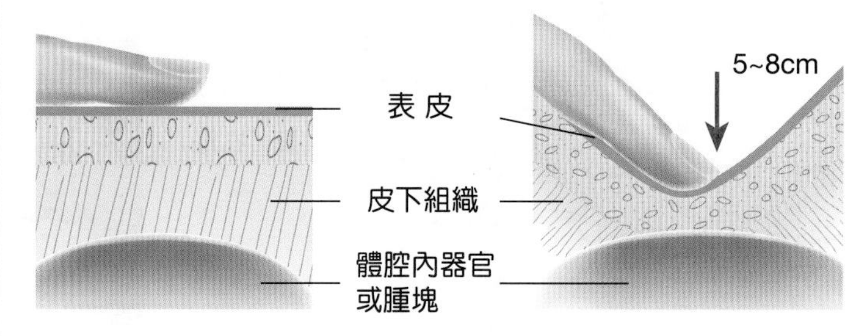

(a) 深觸診之內部說明

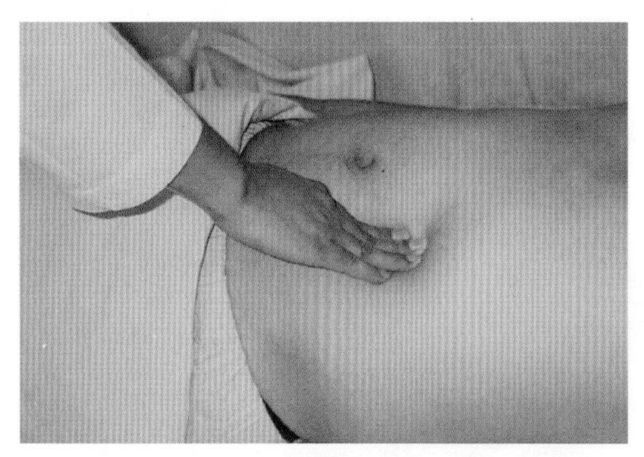
(b) 深觸診姿勢

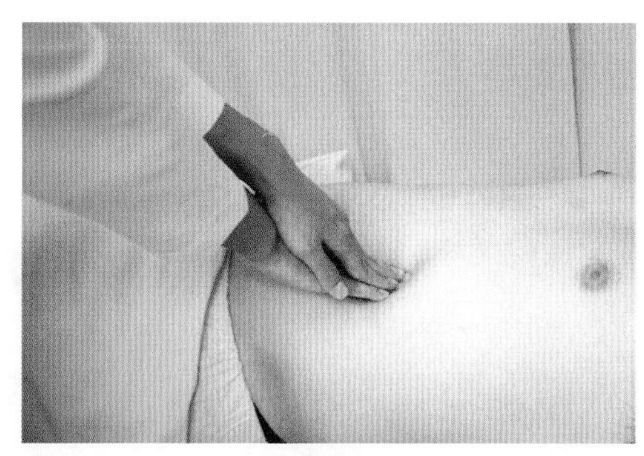
(c) 雙手觸診

圖 13-16　腹部深觸診

程　序	說　明
2. 肝臟 (Liver)	2-1. 正常狀況下不易摸到肝下緣，其應為柔軟、規則及平滑的觸感 異常 非柔軟、規則、平滑及無壓痛感，則懷疑可能有淋巴腫瘤、急性肝炎、肝癌及肝硬化等疾病
(1) 位於右上象限，檢查者將左手平行放在個案背部支托第十一與第十二肋骨，請個案放鬆，右手指尖朝向個案頭部，於右肋骨緣向內向上施壓（圖13-17(a)），此時請個案立刻深吸氣	(1)-1. 正常情況下檢查者可感覺到肝臟下緣滑過指尖 異常 非吸氣橫膈膜下降之際，於肋緣下1~2 cm處摸到肝臟，則可能有肝腫大 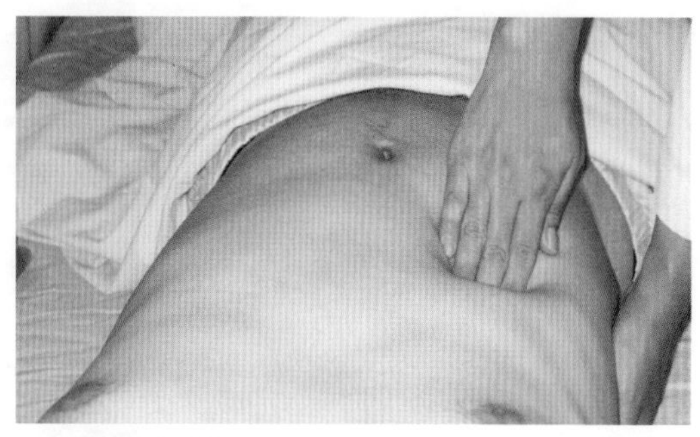 (a) 肝臟觸診姿勢
(2) 鉤抓技術(Hooking Technique)（圖13-17(b)）：檢查者站在個案右側，面對個案的腳，**雙手**併攏手指**置於右下腹肝濁音下緣**，朝**肋緣方向下壓並往內鉤**，請個案深吸氣	(2)-1. 正常情況下檢查者手指可感覺到肝下緣滑過 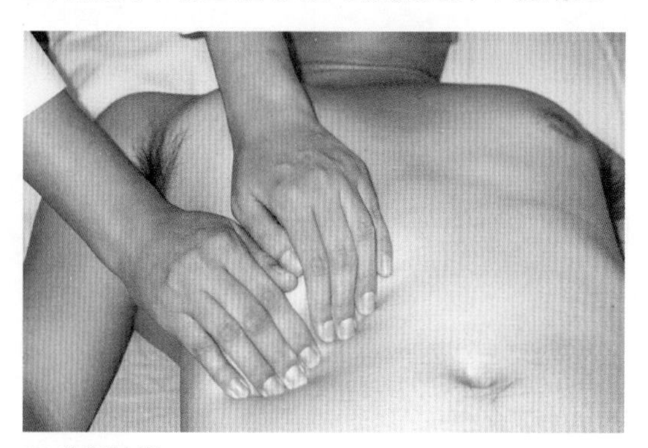 (b) 鉤抓技術 **圖 13-17　肝臟觸診**

程　序	說　明
3. 脾臟 (Spleen) (1) 檢查者**站於個案的右側**，左手置於個案的背部**第十一至十二肋骨處**（圖13-18） (2) 將個案身體向上提舉及支撐，右手指朝**左肋緣下方**，往**左腋下**方向深壓觸診 (3) 請個案深呼吸	3-1. 正常情況下應無法觸診到脾臟，當脾臟腫大到正常大小的3倍時，才可被觸摸到；若觸診到腫大的脾臟時，請立即作醫療處置，勿繼續用力觸壓，否則易造成脾臟破裂 3-2. 若懷疑有脾腫大，可將個案轉向其右側，使脾臟朝向體腔之前方移動，然後再用左述方法觸診 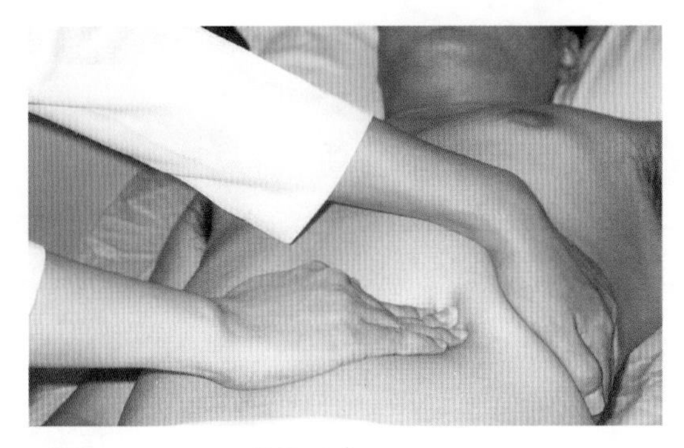 圖 13-18　脾臟觸診
4. 腎臟 (Kidney)	異常　腎臟腫大的可能原因為腎囊腫、水腎及腎腫瘤；多囊性腎病者則常見兩側腎臟水腫
(1) 觸診右腎 A. 檢查者**站於個案右側**，左手置於個案背部**第十二肋骨下方**，向上提舉，右手置於**右側肋骨緣處並且向下深壓**（圖13-19） B. 請個案深吸氣	(1)-1. 右腎較左腎低1~2 cm，較易觸得 (1)-2. 正常狀況下可能無法觸及右腎，但較瘦的個案則可觸摸到圓形且平滑的右腎下緣滑過手指 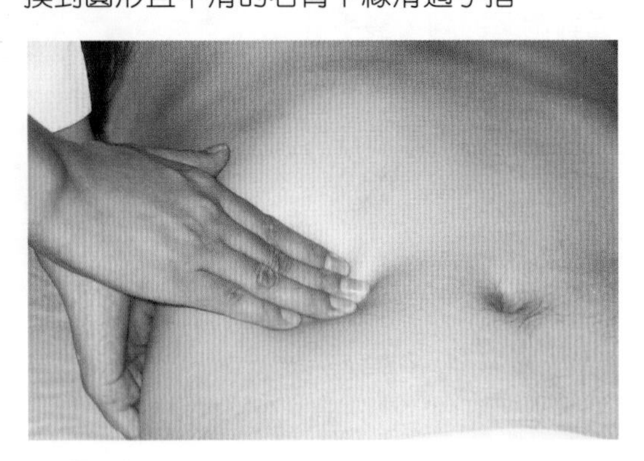 圖 13-19　右腎觸診

程　序	說　明
(2) 觸診左腎 A. 檢查者**站於個案右側，左手橫越腹部，置於左腰部背部**，並且**抬舉左腰**，用**右手深壓左上腹**（圖13-20） B. 請個案吸氣，感覺左腎的存在	(2)-1. 正常狀況下左腎應無法被觸及

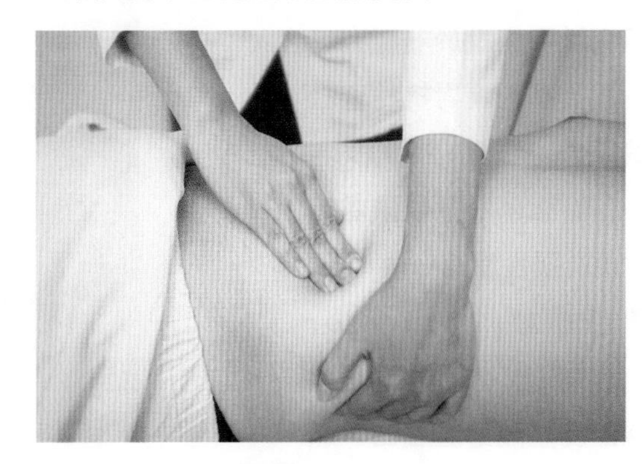

圖 13-20　左腎觸診

延伸閱讀

脾腫大與左腎腫大、肝左葉腫大之鑑別

1. **左腎腫大：**腎為腹腔深部臟器，腸道位於腎的前方，叩診腫大的左腎呈鼓音；脾為腹腔前面臟器，腫大時會取代腸道，叩診腫大的脾呈濁音。
2. **肝左葉腫大：**觸診發現邊緣與肝右葉相連，較可能為肝左葉腫大

（五）特殊檢查

1. 闌尾炎評估 **(1) 洛夫辛氏徵象(Rovsing's Sign)**：檢查者**以手指壓迫左下象限**時，會引起個案**右下腹部疼痛**，且當**手指迅速抽離時**，亦再度引起個案右下腹部的**放射性反彈痛(Referred Rebound Tenderness)**（圖13-21），即為**陽性反應(+)**	1-1. 闌尾炎典型疼痛自臍部開始，再轉向右下象限，故可請個案告知疼痛開始出現的部位及現在疼痛的位置，以利判別 異常 (1)~(4)之評估結果為陽性反應者，均懷疑有罹患闌尾炎的可能

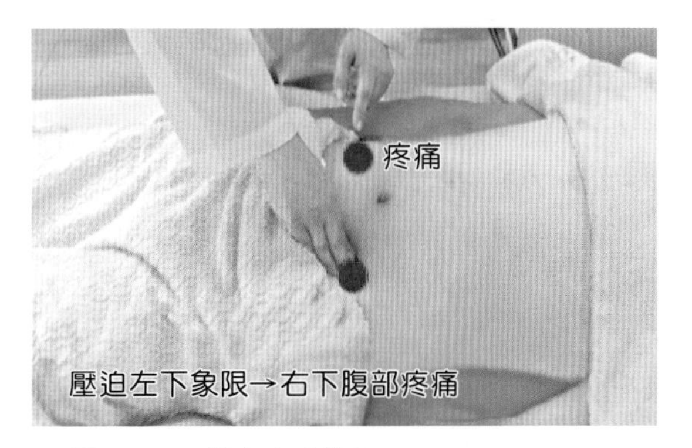

圖 13-21　洛夫辛氏徵象

程序	說明

(2) **普氏徵象(Psoas's Sign)**：檢查者**以手施壓於右腿上**，請個案**抬高大腿對抗檢查者手的阻力**（圖13-22），若個案主訴**腹部右下象限處疼痛**，則為**陽性反應(+)**

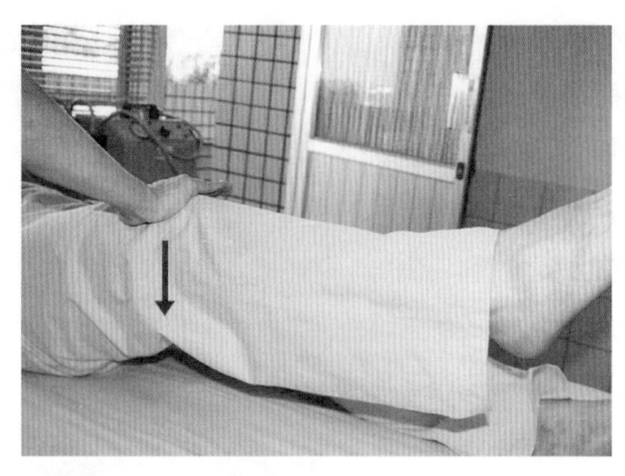

圖 13-22　普氏徵象

(3) **閉孔肌徵象(Obturator Sign)**：檢查者請**個案右腿膝關節及髖關節處屈曲**，然後將其**髖部作內旋與外旋**的動作（圖13-23），若個案主訴**右下腹痛**，則為**陽性反應(+)**

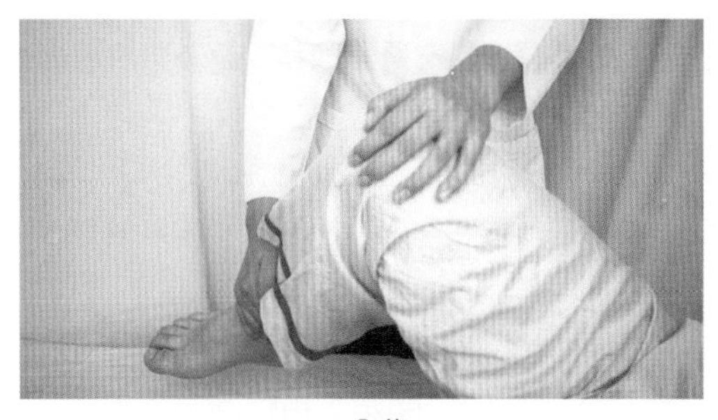

(a) 內旋

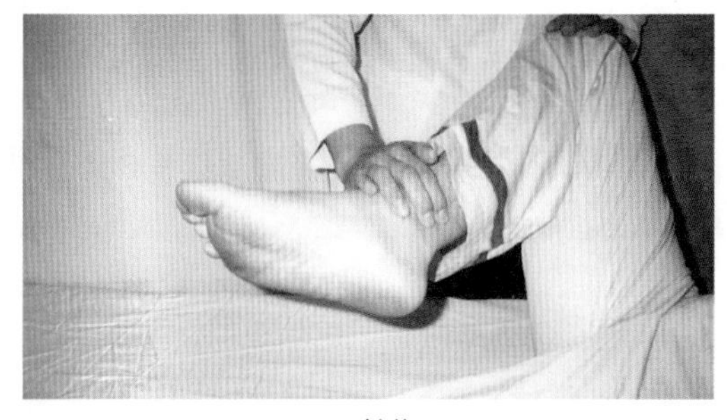

(b) 外旋

圖 13-23　閉孔肌徵象

(4) **麥氏徵象(McBurney's Sign)**：請個案平躺，膝部彎曲，檢查者以手深觸個案**臍部及右腸骨前上嵴連線1/3處（麥氏點）**（圖13-24），如有反彈性壓痛之陽性反應，則可能有腹膜炎或闌尾炎

(4)-1. 此法應置於闌尾炎評估之末，但若**前述(1)~(3)的徵象已為陽性反應時，則禁作此檢查，以免因深壓腹部，導致闌尾破裂**

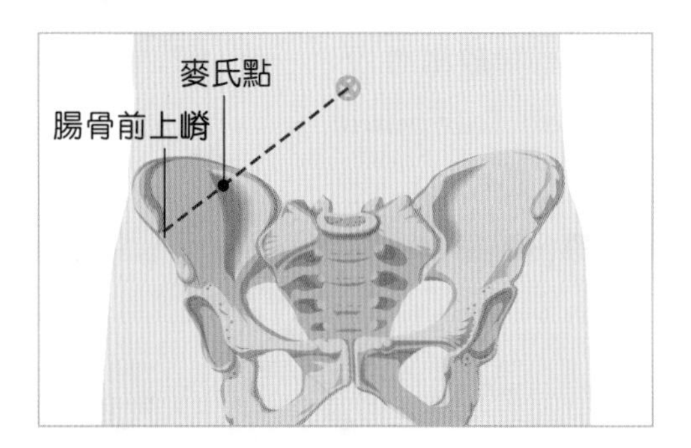

圖 13-24　麥氏徵象

程　序	說　明
2. 急性膽囊炎評估： **莫菲氏徵象(Murphy's Sign)**	
(1) 請個案平躺放輕鬆，檢查者立於左側床緣	
(2) 左手同肝臟觸診，置於個案背部支托第十一與第十二肋骨處，並以右手拇指於個案右肋骨緣向內向上施壓（圖13-25）	(2)-1 亦可如肝臟觸診，將手指平伸置放於右肋骨下緣，以食指、中指與無名指來感覺 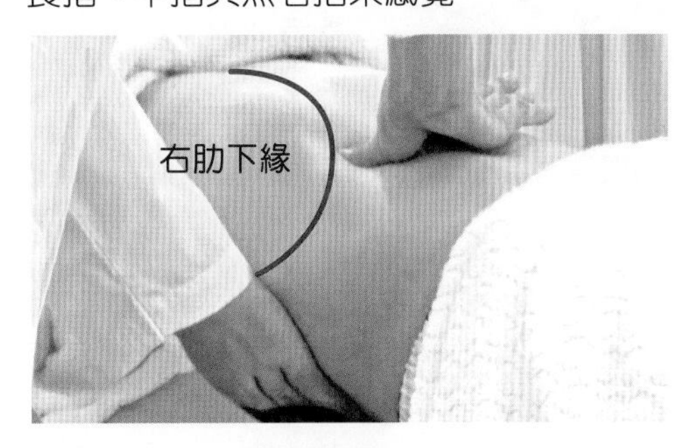 **圖 13-25　莫菲氏徵象**
(3) 請個案同時深吸一口氣，評估個案有無因壓痛感而停止吸氣	異常 若個案因疼痛加劇而突然中止吸氣，則可能為急性膽囊炎，記錄為莫菲氏徵象陽性（Murphy's Sign (+)）
3. 腹水評估 當個案腹部及腰部膨出，表示可能有腹水，可藉以下兩種方法評估：	3-1. 肝臟或心臟疾病、白蛋白過低、腹膜炎、惡性腫瘤及胰臟炎等，皆可造成腹水 3-2. 腹水評估之可靠工具為超音波
(1) 轉移性濁音(Shifting Dullness) A. 請個案平躺，由個案腹部中央鼓音區，向外朝各方向叩診，並且用筆劃出鼓音及濁音間的分界（圖13-26）	(1)-1. 因腹水之重力關係，水分會朝兩側脇腹部往下沉，而充滿氣體的腸子則浮在頂端，故於**腹部的底部叩診得濁音，腹部中央叩診得鼓音**

程　序	說　明
B. 請個案側躺，以同法叩診得到鼓音與濁音之分界並做標記，再測量兩次分界的距離（圖13-27）	B-1.　藉由分界線的距離遠近可評估腹水的增減狀況

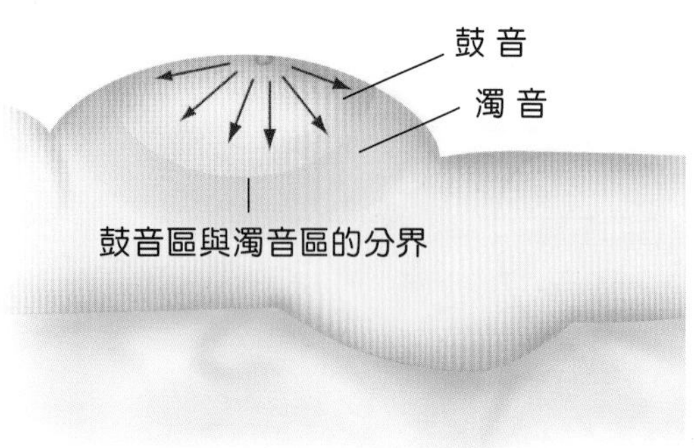

圖 13-26　鼓音和濁音之分界

圖 13-27　腹水區之叩診

程　序	說　明
(2) 液體波動試驗 (Fluid Wave Test)	(2)-1.　明顯腹水者(>500 mL)方能感覺到液體之波動
A. 請個案平躺，請個案或助手以一手掌之尺骨面垂直置於腹部中線上，以防止脂肪震動所造成的波動（圖13-28）	
B. 檢查者將左手置於個案右側腰部，右手於個案左腰部輕拍一下，若有液體會產生液體之波動，此時左手掌即可感覺得到	

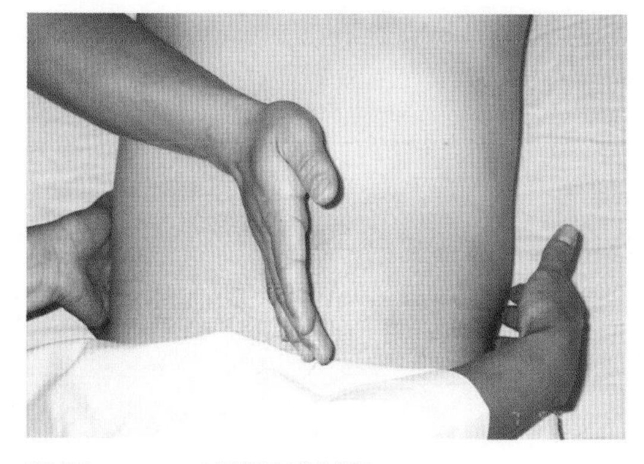

圖 13-28　液體波動試驗

程　序	說　明
4. 腹膜炎評估	4-1. 腹膜炎評估應置於最後進行，否則引起嚴重疼痛會致使檢查程序受阻 異常 急性腹膜炎早期表現為腹膜刺激症狀，如腹肌緊張、腹痛、壓痛和反彈痛；後期表現為全身感染中毒症狀
(1) 當腹部觸診，個案主訴有疼痛感時，應再評估是否有反彈痛(Blumberg Sign; Rebound Tenderness)	
(2) 檢查程序：檢查者選一個遠離疼痛點之位置，於腹部垂直下壓，然後瞬間抽離	(2)-1. 正常不會有疼痛主訴 異常 當主訴疼痛時，表示有反彈痛，此為腹膜炎徵兆

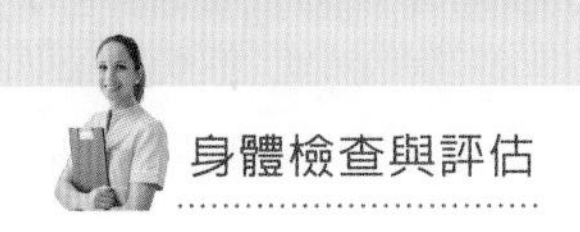

學習評量 Review Activities

(　) 1. 下列何種疾病會出現墨非氏徵象 (Murphy's sign)？(A) 食道靜脈曲張　(B) 膽囊炎　(C) 胰臟炎　(D) 肝癌

(　) 2. 因闌尾炎破裂而懷疑有腹膜炎病人之臨床表徵，下列何者正確？(A) 腹部觸診出現反彈痛　(B) 紅血球數目增加　(C) 腸蠕動音增加　(D) 腹部叩診為實音

(　) 3. 有關疑似闌尾炎病人之身體評估，在按壓左下腹時出現右側麥氏點 (McBurney's point) 疼痛之現象，下列何者正確？(A) 咳嗽徵象 (cough sign)　(B) 洛夫辛徵象 (Rovising sign)　(C) 閉孔肌徵象 (obturator sign)　(D) 腰大肌徵象 (psoas sign)

(　) 4. 腹骨盆腔九分區的假想線中，最下方的水平線通過下列何者？(A) 髂嵴　(B) 恥骨聯合上緣　(C) 恥骨聯合下緣　(D) 第 1、2 腰椎之交界處

(　) 5. 王先生，25 歲，今早突感肚臍周圍疼痛且有噁心、食慾不振的現象，至醫院求診，護理師評估疼痛位置轉移到右下腹，懷疑為急性闌尾炎，下列何項檢查可明確確定病人問題？(A) 觸診左上腹出現反彈痛　(B) 左肩出現輻射痛　(C) 閉孔肌徵象 (obturator sign) 陽性反應　(D) 墨菲氏徵象 (Murphy's sign) 陽性反應

(　) 6. 下列何種狀況下腸蠕動聲會增加？(A) 腹膜炎　(B) 腹股溝疝氣　(C) 腸麻痺　(D) 腹瀉

(　) 7. 有關診斷闌尾炎之理學檢查，不包括下列何者？(A) Murphy's sign　(B) Obturator sign　(C) Psoas sign　(D) Rovsing sign

(　) 8. 有關闌尾炎身體評估檢查的結果，下列何者正確？(1) 墨菲氏徵象 (Murphy's sign) (2) 麥氏點 (McBurney's point) 壓痛　(3) 普氏徵象 (Psoas sign)　(4) 閉孔肌徵象 (obturator sign)。(A) (1)(2)(3)　(B) (1)(2)(4)　(C) (1)(3)(4)　(D) (2)(3)(4)

(　) 9. 有關腹膜炎病人身體評估之發現，下列何者正確？(1) 腹痛輻射至背部或肩膀　(2) 腹部肌肉僵硬如木板　(3) 觸診腹部時出現壓痛及反彈痛　(4) 腸蠕動音增強。(A) (1)(3)　(B) (1)(4)　(C) (2)(3)　(D) (2)(4)

(　) 10. 乙狀結腸 (sigmoid colon) 主要位於腹盆腔九分法的哪一部位？(A) 左髂區 (left iliac region)　(B) 右髂區 (right iliac region)　(C) 左腰區 (left lumbar region)　(D) 右腰區 (right lumbar region)

解答：BABAC　DADCA ………… 欲挑戰完整歷屆考題，請掃描 QR Code

14 生殖系統評估

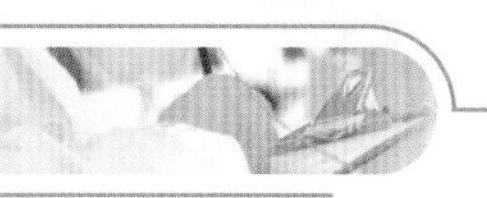

作者／孫凡軻

Assessment of Reproductive System

根據美國癌症學會調查報告指出，女性定期接受外生殖器官及子宮頸抹片檢查可大幅減少子宮頸癌的死亡率，實證研究也指出大規模子宮頸抹片篩檢可降低60~90%子宮頸癌發生率與死亡率，故女性應定期接受生殖器官的檢查，以便能早期發現癌症與性傳染病。凡18歲以上，曾經或現在有性行為者應每年接受一次抹片檢查，直到3次或3次以上的檢查結果為陰性，才建議逐年減少抹片檢查的次數，而40歲以上的女性則應每年接受一次骨盆腔檢查。我國國民健康署提供30歲以上婦女每年1次免費子宮頸抹片檢查。

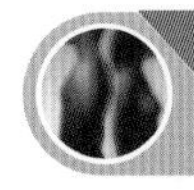

14-1 生殖系統概論

一、女性生殖系統結構

（一）女性外生殖器

女性外生殖器或**女陰**(Vulva)的解剖構造包括：陰阜、大陰唇、小陰唇、陰蒂、前庭、尿道口、陰道口及會陰等（圖14-1）。

1. **陰阜**(Mons Pubis)：位於恥骨聯合上方的脂肪墊，是由左右大陰唇的前方會合成一個圓形脂肪性突起，且為陰毛所覆蓋。
2. **大陰唇**(Labium Majora)：從陰阜延伸至會陰部，由脂肪建構形成兩片弧狀之皮膚皺摺，其靠外側面的皮膚上有許多陰毛、汗腺及皮脂腺，而內面則光滑無毛髮，作用可包圍保護其他外生殖器。**此構造相當於男性的陰囊**。
3. **小陰唇** (Labium Minora)：位於大陰唇內側，由陰蒂延伸至繫帶(Forechette)，是由富含血管的結締組織所構成，因此外表看起來是粉紅色，其上覆蓋著複層扁平上皮組織。小陰唇的前端分成內與外兩部分，兩側外部聯合形成陰蒂的包皮(Prepuce)，而內部則形成陰蒂的繫帶。

4. **陰蒂**(Clitoris)：位於小陰唇連接處的最上端，因被陰唇覆蓋住，故無法全部被看到。為勃起組織與神經組織的一個小圓柱團塊，對於外界的刺激較敏感，**有性慾時會稍微勃起**，讓女性產生愉快的感覺，**相當於男性陰莖**，全長約2 cm。
5. **前庭**(Vestibule)：位於小陰唇之內的船形凹窩，前邊界是陰蒂，後邊界是會陰部，內含尿道口、陰道口及處女膜。
6. **尿道口**(Urethral Meatus)：開口於陰蒂與陰道口間的前庭，為垂直不規則之裂縫，**尿道旁有史氏腺**(Skene's Gland)**分布**，其開口位於尿道口的5點鐘及7點鐘的位置，有時可以辨識出來，在性交時史氏腺會分泌透明的液體。
7. **陰道口**(Vaginal Orifice)：占前庭的大部分，位於尿道口之下，為不規則狀的皮膚皺摺，其上有處膜覆蓋，稱之處女膜(Hymen)且為陰道口之邊界。**巴索林氏腺**(Bartholin's Gland)**又稱前庭大腺，位於陰道口的外側偏下方，約為5點鐘及7點鐘的位置，因位於較深層，通常看不到**，它可分泌黏液，潤滑陰道。
8. **會陰**(Perineum)：位於陰道口與肛門之間的區域。於生產時，會陰切開即由此處著手，以避免會陰的不規則撕裂。

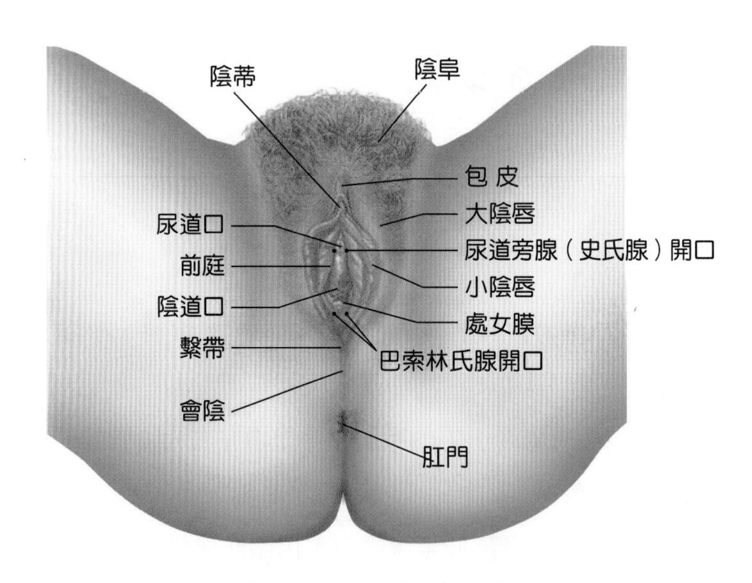

圖14-1　女性外生殖器官

而由田納氏(Tanner's)的性成熟度分期(Sexual Maturity Ratings; SMR)得知，藉由陰毛的分布可判別女性性成熟度，請見表14-1。

▼ **表14-1　田納氏(Tanner's)分法：女性性成熟度分期**

分期	圖示	分期	圖示
第一期（青春前期） 無陰毛，只有體毛		**第四期（13~14歲）** 粗、捲程度與成人一樣，但較不濃密，且未分布至大腿內側	
第二期（11~12歲） 柔軟、細長、微黑陰毛，稀疏的分布在陰唇上		**第五期（14歲以上）** 陰毛之質與量已發育至成人程度，呈倒三角形，分布在陰阜上且分布至大腿內側	
第三期（12~13歲） 黑捲、較粗，陰毛稀疏的分布在恥骨聯合上		**第六期（老年期）** 陰毛變細、變稀疏、變灰白	

（二）女性內生殖器

女性內生殖器包括：陰道、子宮、子宮頸、輸卵管、卵巢、直腸子宮凹及淋巴等（圖14-2）。

1. **陰道** (Vagina)：主要是**月經流出及生產的通道**，位於尿道與直腸之間。陰道為一條長約9 cm粉紅色的肉質管狀器官，其走向大約是以45度的斜度面後連接前庭和子宮頸，陰道黏膜形成橫向的皺摺(Rugae)，陰道橫切狀以H形，向內與子宮頸連接，子宮頸凸出於陰道，將陰道的盲端分為前、後、左、右陰道穹隆(Fornix)。
2. **子宮** (Uterus)：位於骨盆腔的中部，是個中空的肌肉器官，外形像倒掛的梨子，約長7 cm，寬5 cm，直徑2.5 cm，由子宮上2/3的子宮體(Corpus)和子宮下1/3的子宮頸(Cervix)所組成。子宮體之上半部稱為子宮底(Fundus)，連接子宮體與子宮頸之部位稱為子宮峽(Isthmus of Uterus)。**一般成人子宮呈前傾狀而壓在膀胱和陰道的上方**。子宮骨盆腔內可以輕易活動，但它的基本位置受制於幾條固定在骨盆底的韌帶，例如子宮圓韌帶起始於子宮上外側角，終止於大陰唇。

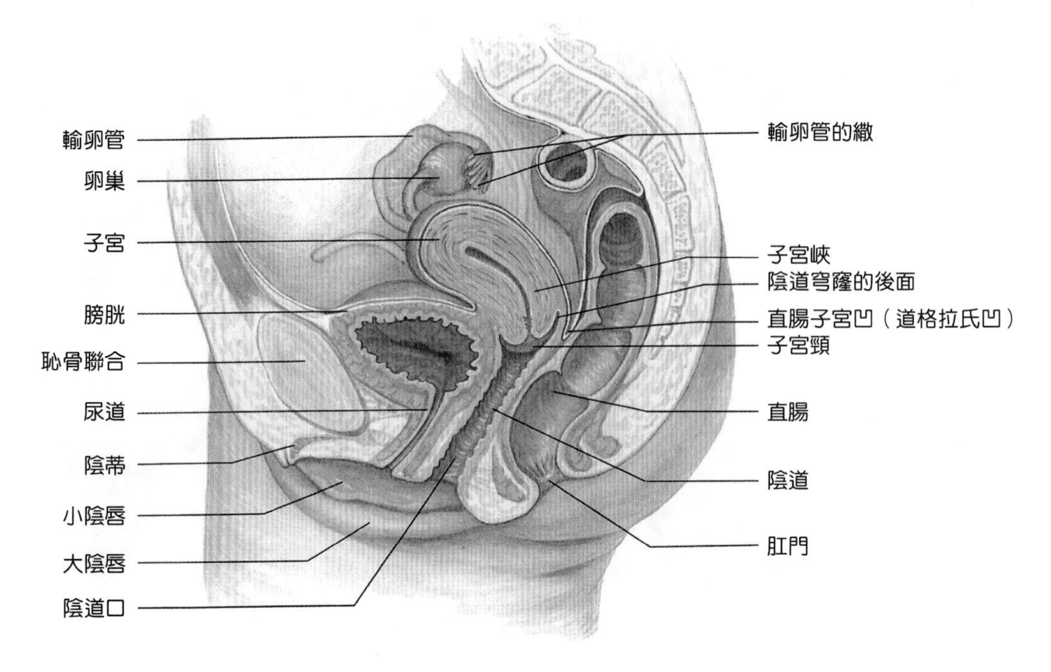

圖 14-2　女性內生殖器官

3. **子宮頸**(Cervix)：位於陰道後側，是如倒梨形子宮的尾端部分。由陰道鏡視診可看到外子宮頸部(Ectocervix)，**子宮頸外口**(External Os)**位於下方，未生育者呈卵圓形，經產婦呈裂縫狀**（圖14-15）。外子宮頸部由鱗狀上皮與柱狀上皮細胞所組成，位於外層之鱗狀上皮呈**淡粉紅色**，與陰道上皮組成一樣，內層之柱狀上皮為**深紅色**，與子宮頸內管上皮一樣，而**鱗狀柱狀交界**(Squamocolumnar Junction)則為兩種上皮邊緣交界的標記。子宮頸癌大多發生於子宮頸口鱗狀柱狀交界處，故檢查時應特別注意此處。

4. **輸卵管**(Fallopian Tube)：位於子宮底部之兩側向外延伸，末端擴大呈繖狀，開口向卵巢，但不與卵巢直接相接。可分為漏斗部、壺腹部、峽部及間質部等四部分，漏斗部（繖部）寬且呈喇叭形，向腹部開口，末端如手指狀，**壺腹部為峽部之外側較寬處，為受精與子宮外孕最常發生的地方**；峽部則為最狹窄的部分。輸卵管長度約10 cm，直徑約0.7 cm，在骨盆腔檢查時正常情形是摸不到的。

5. **卵巢**(Ovary)：為杏仁形器官，大小約為3.5×2×1.5 cm^3，於青春期後開始發育，但停經後則逐漸萎縮。通常於骨盆腔檢查可摸得到。可製造卵子與分泌荷爾蒙。**分泌之荷爾蒙包括：雌性素**(Estrogen)、**黃體素**(Progesterone)**及睪固酮**(Testosterone)。青春期時這些激素可刺激子宮與子宮內膜襯的生長，使陰道變大及陰道內皮變厚，亦可刺激第二性徵的發育，包括乳房和陰毛的發育。

6. **直腸子宮凹**(Rectouterine Pouch)：覆蓋在子宮後面的腹膜於陰道上1/4的地方反摺，在子宮與直腸間形成袋狀盲端，稱為直腸子宮凹，又稱為**道格拉氏凹**(Douglas Pouch)，它與陰道後穹窿相鄰，是骨盆腔解剖上的最低點，**直腸檢查時恰可摸到此陷凹**。
7. **淋巴**(Lymph)：從女陰和陰道下1/3的淋巴引流至腹股溝淋巴結，如果在外陰部位或陰道1/3發現有病灶，則須觸診腹股溝淋巴結；但從內生殖器，包括陰道上1/3的淋巴引流至骨盆腔和腹部淋巴結，而陰道中段1/3的淋巴可引流至任何一方向，這些淋巴結在臨床上是摸不到的。

二、男性生殖系統結構

(一) 男性外生殖器

男性外生殖器包括陰莖與陰囊（圖14-3）。

1. **陰莖**(Penis)：主要為尿液和精液的出口。陰莖包含陰莖幹及龜頭，由三條柱狀的血管性勃起組織外圍纖維性組織所構成。其中兩條大的位於背外側，稱為**陰莖海綿體**(Corpux Cavernosum)，中間比較小的一條位於腹內側，稱為**尿道海綿體**(Corpux Spongiosum)，其內包著尿道，在此處有時可摸到尿道異狀。而尿道口位於龜頭尖端偏腹側，呈裂縫狀。

   尿道海綿體末端膨大呈錐狀稱為**龜頭**(Glans Penis)，龜頭基部擴大稱為**龜頭冠**(Corona)。包在陰莖幹外面的表皮通常顏色較膚色深，無毛且很鬆弛，可讓陰莖勃起時有擴張的空間。這層表皮向龜頭處延伸便形成**包皮**(Prepuce)。未行包皮環切術(Circumcision)者包皮會覆蓋龜頭，包皮內常藏有乳白色包皮垢(Smegma)，是由龜頭分泌的皮脂腺和包皮上皮細胞剝落所組成。
2. **陰囊** (Scrotum)：位於腹股溝之腹壁，陰囊外部是由略帶斑點、富含皮脂腺、有皺摺且鬆弛皮膚所組成的下垂囊。囊內有兩個空腔，其中各含有一個**睪丸**、**副睪丸**、**精索**、**提睪肌**。提睪肌(Cremaster Muscle)的收縮或放鬆可保護精子的生產和生存，因精子的生成(Spermatogenesis)需在溫度37°C以下，當溫度低時，提睪肌會收縮，使睪丸上升來靠近身體，以吸收熱度供精子生存。相反地，當溫度高時，提睪肌會放鬆。

依田納氏(Tanner's)的性成熟度分期(Sexual Maturity Ratings; SMR)，男性成熟度亦可由陰毛的分布來判別，請見表14-2。

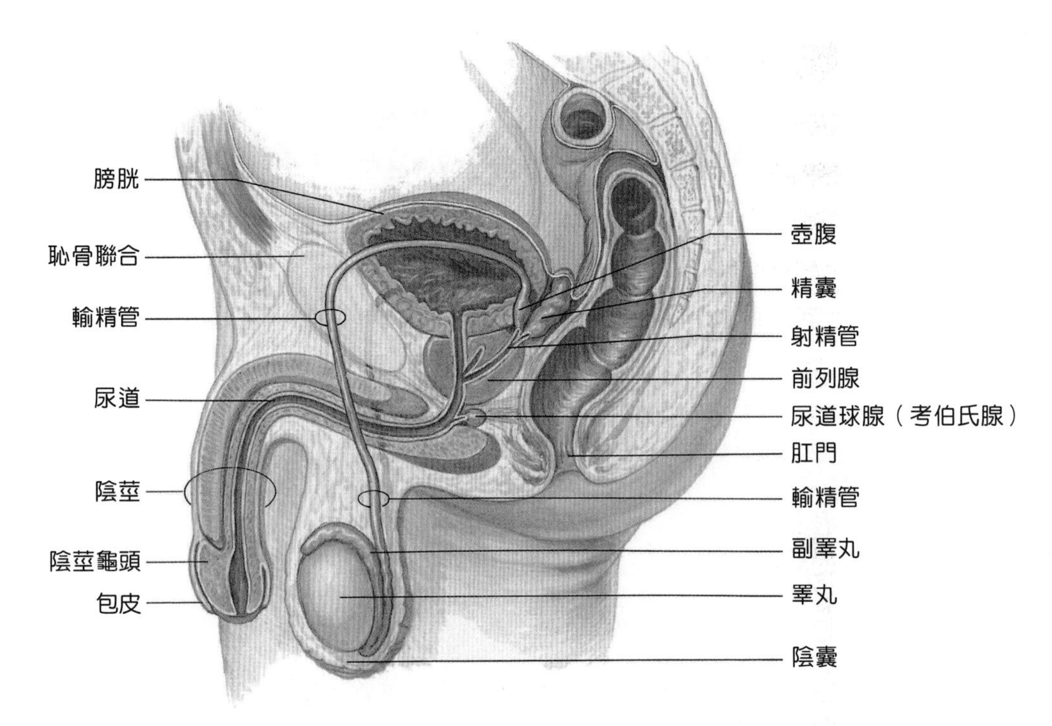

圖 14-3　男性生殖器官之構造

表14-2　田納氏(Tanner's)分法：男性性成熟度分期

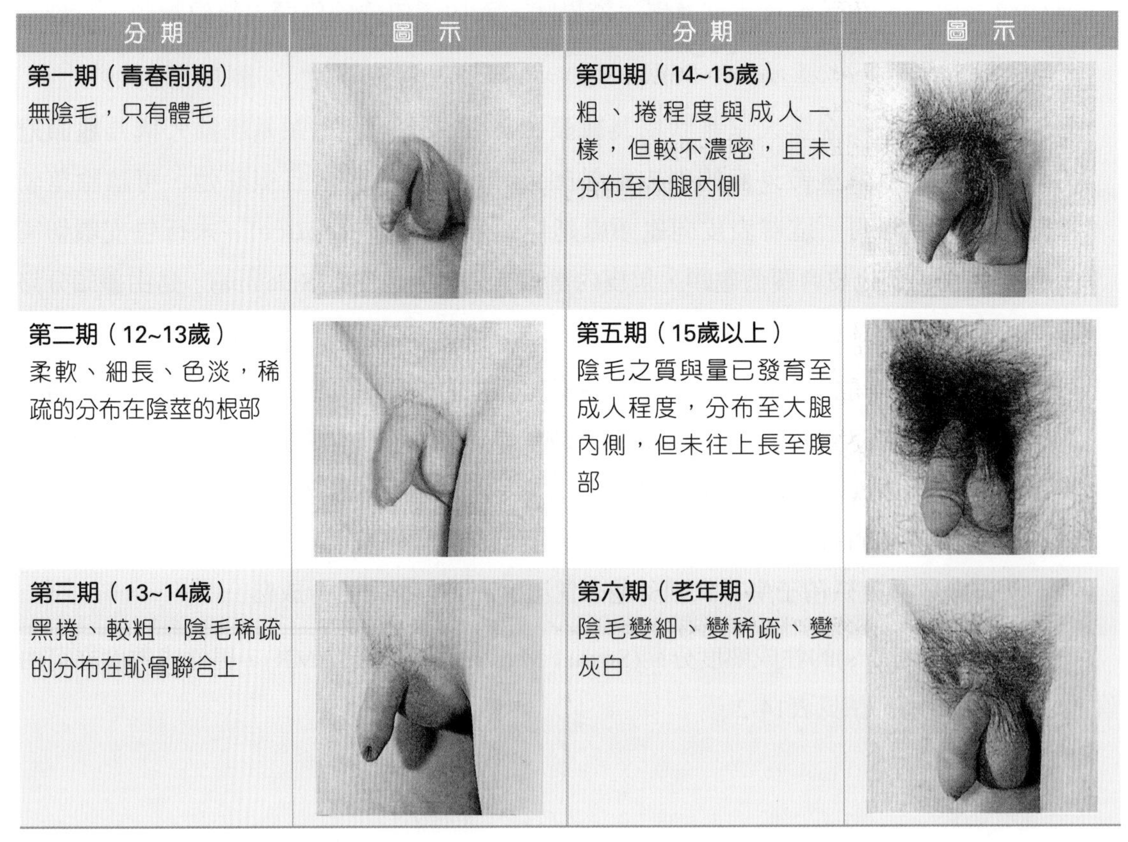

分期	圖示	分期	圖示
第一期（青春前期） 無陰毛，只有體毛		**第四期（14~15歲）** 粗、捲程度與成人一樣，但較不濃密，且未分布至大腿內側	
第二期（12~13歲） 柔軟、細長、色淡，稀疏的分布在陰莖的根部		**第五期（15歲以上）** 陰毛之質與量已發育至成人程度，分布至大腿內側，但未往上長至腹部	
第三期（13~14歲） 黑捲、較粗，陰毛稀疏的分布在恥骨聯合上		**第六期（老年期）** 陰毛變細、變稀疏、變灰白	

(二)男性內生殖器

男性內生殖器包括睪丸、副睪丸、輸精管、前列腺及鼠蹊管等(圖14-3)。

1. **睪丸** (Testis):位於陰囊的兩側,大小約4×3×2 cm^3,體積約13 c.c.,形狀像是有彈性的小橄欖球,因左側精索較長,故**左側睪丸較右側睪丸為低**。睪丸內部約有300~1,000條彎曲的**曲細精管,為負責產生精子**(Spermatozoa)**及睪固酮**(Testosterone)的地方,精子從產生到發育成熟約需90天,睪固酮促進生殖器之生長發育,並促使男性第二性徵之發育,如體毛、鬍鬚、喉結及肌肉骨骼系統。

   睪丸於胎兒期存在腹腔,在出生的前1~2個月時,大部分睪丸會從腹腔下降到陰囊,只有少數例外約3~4%不會下降至陰囊,這些少數例外的情形稱為隱睪症(Cryptorchidism)。

2. **副睪丸**(Epididymis):副睪丸位於**睪丸頂端之後外側**,為**柔軟**、**逗點狀**,大小約0.3×0.5×5 cm^3。其功能是可分泌少許精液,**提供精子成熟及貯存的場所**,並為精子由睪丸至體外的必經管道之一。而外被之睪丸鞘膜(Tunica Vaginalis)為漿液性膜,它環繞在睪丸周圍,除了睪丸後側外。

3. **輸精管**(Vas Deferens):是一條4.5 cm 的肌肉管,開始於副睪丸的尾部,在陰囊內往上升,**經由外鼠蹊環**(External Inguinal Ring)**進入腹腔**,最後終於膀胱的後面。其功能為精液排泄的管道,亦是男性結紮的位置,即在鼠蹊部進行**輸精管結紮**,以達避孕效果。

   另外,輸精管在膀胱後方與精囊會合成射精管,進入前列腺後再與尿道結合成一管道。因此,精液**排出的路徑是從睪丸→副睪丸→輸精管→射精管→尿道。精液**(Semen)**組成由精囊分泌占60%,前列腺分泌占30%,而其他腺體包括睪丸、副睪丸及尿道球腺共占**10%。在陰囊內,每條輸精管伴隨有血管、神經和肌肉纖維形成繩索狀構造,稱為精索(Spermatic Cord),正常精索可以上下移動1~2 cm,以**調節陰囊溫度**。

4. **前列腺**(Prostate Gland):前列腺位於膀胱的基底部,分為左、中、右三葉,大小約4×3×2 cm^3的胡桃狀構造,而在膀胱的底部圍繞著尿道的開端,所以當前列腺肥大時會阻塞尿道而導致排尿困難,稱為**良性前列腺肥大**(Benign Prostatic Hypertrophy; BPH),**好發於前列腺的中葉。前列腺的左、右葉近直腸壁,肥大時可由肛診觸之**。前列腺分泌鹼性液體有助精子的運輸,因為在酸性環境中精子的活動力會減弱。

   位於前列腺及尿道兩側,有成對的尿道球腺,又稱為考伯氏腺(Consper's Gland),約豌豆般大,也會分泌與前列腺相同的鹼性液體,相當於女性的巴索林氏腺。

5. **鼠蹊管**(Inguinal Canal)：位於連結腸骨前上嵴(Anterior Superior Iliac Spine)和恥骨結節兩者之間的鼠蹊韌帶上方之管道，輸精管經鼠蹊管進入腹腔。鼠蹊管的外開口呈三角狀裂縫，為**外鼠蹊環**(External Inguinal Ring)，**可在恥骨結節的外上側觸摸到；鼠蹊管道的內開口位於鼠蹊韌帶中點上方約1 cm處為內鼠蹊環**(Internal Inguinal Ring)，由腹壁不會摸到鼠蹊管或是內鼠蹊環（圖14-4）。**當腸子施加壓力於鼠蹊管較脆弱之部位，而經由此管道而下稱為鼠蹊疝氣或腹股溝疝氣**(Inguinal Hernia)。在鼠蹊韌帶下方有另一管道稱為股管(Femoral Canal)，其位於距股靜脈2 cm遠之內側，若腸子經由此管道而下稱為股疝（表14-3）。

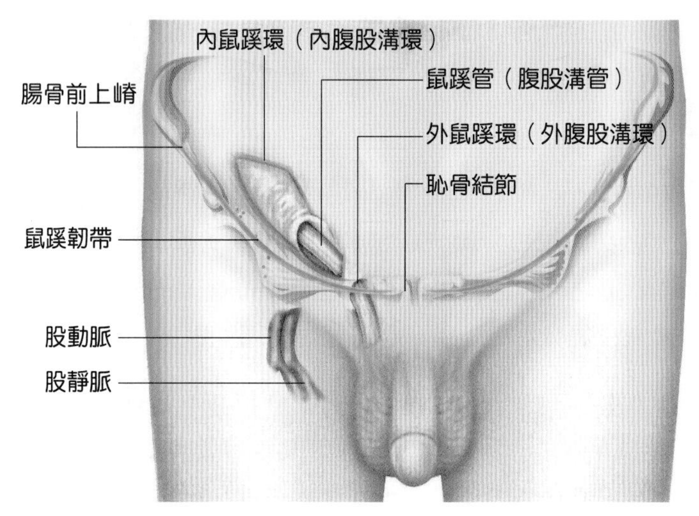

圖 14-4　鼠蹊部

表14-3　疝氣的種類

名稱	直接疝（不常見）	間接疝（最常見）	股疝（最少見）
疝囊起點	鼠蹊韌帶上方，近外鼠蹊環，直接穿過腹壁（未穿過鼠蹊管）	內鼠蹊環，小腸藉此穿過鼠蹊管進入陰囊	鼠蹊韌帶下方
形成原因	腹肌萎縮、腹水、過度肥胖、慢性咳嗽	長久站立、腹部用力、咳嗽	經常彎腰，腹壓增加所致
好發族群	＞40歲男性	＜1歲嬰兒，16~20歲男性	女性（右側）
圖示	直疝（直接疝）	內環 外環 斜疝（間接疝）	股疝 股靜脈

三、生理機轉

(一) 女性月經週期

女性的子宮內膜受到黃體素與雌性素的影響，會產生週期性的出血，此即稱為月經(Menstruation)。通常女性在12~13歲間初經(Menarche)來臨後即開始規則性的「月經週期」，月經週期受到腦下垂體及一連串複雜的內分泌機轉所調控。完整的月經週期分為下列幾期：

1. **濾泡期**：排卵前，從月經來潮的第1~14天。
   (1) 月經期：腦下垂體分泌濾泡刺激素(Follicle Stimulating Hormone; FSH)，促進卵巢濾泡的成熟。子宮頸黏液黏稠，子宮除基底層外發生內膜剝落，月經來潮直到停止出血。
   (2) 增殖期：FSH持續分泌，並在排卵前12~48小時達高峰，濾泡因FSH的大量分泌而日趨成熟；其中一個濾泡會發育為葛氏濾泡，前列腺素則會刺激此濾泡使破裂而發生排卵。子宮內膜增生，**子宮頸會分泌清澈稀薄的黏液，且呈現較利於精子存活的鹼性，此黏液在顯微鏡下呈現羊齒狀(Fern-Like)**。
2. **黃體期**：排卵後，從月經來潮的第15~28天。
   (1) 分泌期：黃體生成素(Luteinizing Hormone; LH)分泌數日後快速減低，破裂的濾泡成為黃體，子宮內膜增厚、血管充盈且腺體增大，準備受孕後持續分泌貯存肝醣、脂質、蛋白質來供給受精卵養分，子宮頸黏液變得黏稠。
   (2) 缺血期：若無受孕，黃體會萎縮為白體，使黃體素會降至最低點，雌性素亦下降並刺激FSH分泌。子宮內膜生長分泌停止，內膜表層缺血致細胞死亡，表層下出血造成脫落，由此進入新一次循環的月經期。

(二) 男性生殖內分泌

下視丘分泌促性腺釋放素，刺激腦下垂體分泌FSH與LH，FSH會刺激史托利細胞產生抑制素(Inhibin)並刺激精子產生；LH則是刺激睪丸間質細胞產生睪固酮。此兩種激素會同時影響曲細精管，調控精子的成熟。

14-2 健康史評估與相關原則

一、健康史

（一）女性健康史收集

評估女性個案生殖相關健康史時，各層面的注意事項有：

1. **基本資料**：詢問個案如年齡、職業、婚姻等狀況，以確認個案有無罹患生殖系統疾病的高危險因子。
2. **現在病史**：詢問個案有無現存性的生殖系統不適，如疼痛、陰道流出物性狀、不正常的出血等；詢問個案有無搔癢感或其他泌尿系統症狀等。
3. **過去病史**：詢問個案是否曾罹患生殖系統的癌症及其他內外科病史等，或是否曾罹患性病、毒性休克症候群；詢問個案過去這些疾病的治療情況如何、是否曾因婦科疾病致手術住院等。
4. **家族史**：詢問個案家族中有無罹患生殖相關腫瘤者，如卵巢癌、子宮頸癌、子宮頸內膜癌等。
5. **月經史及懷孕史**：詢問個案的懷孕及生產史、是否有流產經驗等；另需詢問其月經史，包括初經年齡、平時月經頻率與期間、經血量多寡等，詢問上一次月經來的日期、經期時有無骨盆腔疼痛不適或嚴重經痛；詢問個案有無經前症候群（如經期前頭痛、體重增加、水腫或情緒改變等）。
6. **性生活史**：詢問個案第一次性經驗的年齡（此為子宮頸癌的危險因子）、對性生活與性伴侶的態度與感覺如何；詢問個案性活動時採用的安全措施或避孕措施為何等。

（二）男性健康史收集

評估男性個案生殖相關的健康史資訊時，各層面的注意事項包括：

1. **基本資料**：詢問個案如年齡、職業、婚姻等狀況，以確認個案有無罹患生殖系統疾病的高危險因子。
2. **現在病史**：詢問個案有無現存性的生殖系統不適，如是否有排尿異常、尿道有無分泌物、疼痛；陰囊或鼠蹊部腫塊。

3. **過去病史**：詢問個案是否曾罹患如高血壓、動脈硬化、糖尿病、腦下垂體功能障礙、甲狀腺功能障礙、多發性硬化症、腮腺炎、慢性腎衰竭等可能影響生殖系統的疾病；另應詢問個案是否曾罹患生殖相關的疾病，如睪丸炎、淋病、梅毒等。
4. **家族史**：詢問個案家族中有無罹患生殖相關腫瘤者，如前列腺癌、睪丸癌、陰莖癌等；詢問個案家族中是否有人罹患過先天性性徵候缺損的疾病，如克林費特氏症候群(Klinefelter's Syndrome)即是性染色體成為XXY的先天性異常，其會使病人性腺機能不足，致第二性徵發育受限，可能會造成不孕症。
5. **性生活史**：詢問個案對性生活的與性伴侶的感覺及態度，可瞭解是否會有心因性性功能障礙或有無罹患性病的可能；詢問個案有無勃起困難或射精困難等情形。

二、評估相關原則

由於生殖系統是身體最隱密的部位，所以當有問題時，病人較不願就醫治療，延誤治療時機。為減少個案心理的不安及焦慮，醫護人員在進行生殖系統評估時應注意：

1. 檢查環境需具隱密性及安全性，如門確定關上，使用圍簾保護個案隱私。
2. 詳細解釋檢查目的及操作過程，告知在整個檢查過程中有任何不舒服都可告訴檢查者。
3. 檢查前請個案排空膀胱，檢查動作盡量輕柔。
4. 檢查時應有一位女性陪伴者，以保護個案和檢查者。

孕婦的身體評估在產科護理中會再詳細介紹，在此僅針對婦女的一般性檢查做說明。

14-3 女性評估程序

程序	說明
評估前準備	
1. 洗手	1-1. 接觸個案前後均需洗手
2. 用物	
(1) 立燈	(1)-1. 較清楚看出會陰部
(2) 治療巾或浴毯	(2)-1. 浴毯可給予個案適當的覆蓋，減少窘迫
(3) 陰道鏡	(3)-1. 選擇合宜的陰道鏡(Colposcope)，**格雷夫斯氏(Graves)陰道鏡**有小中大三種尺寸，分別適用於性生活不頻繁的女性（小尺寸）、性生活頻繁（中尺寸）、曾自陰道生產（大尺寸）；窄舌片的**皮德森氏(Pedersen)陰道鏡**是適用於陰道口小的個案，例如處女或老年人（圖14-5）

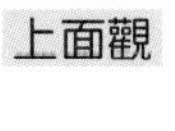

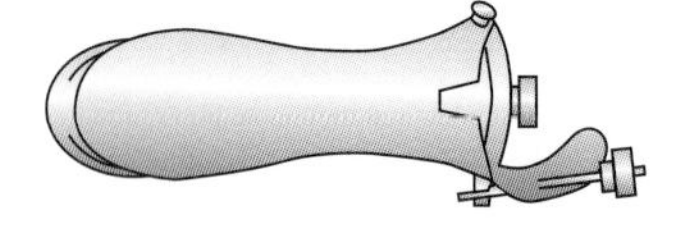
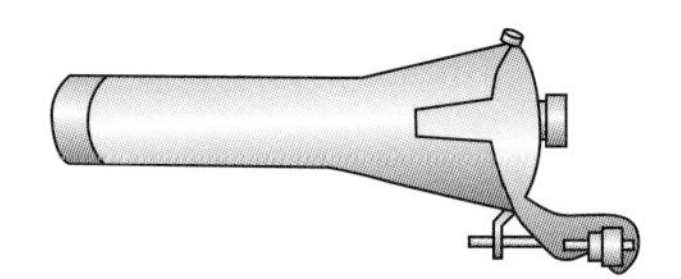

側面觀

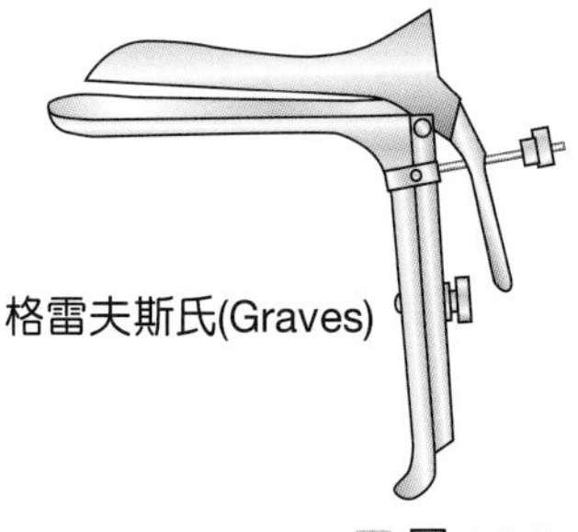

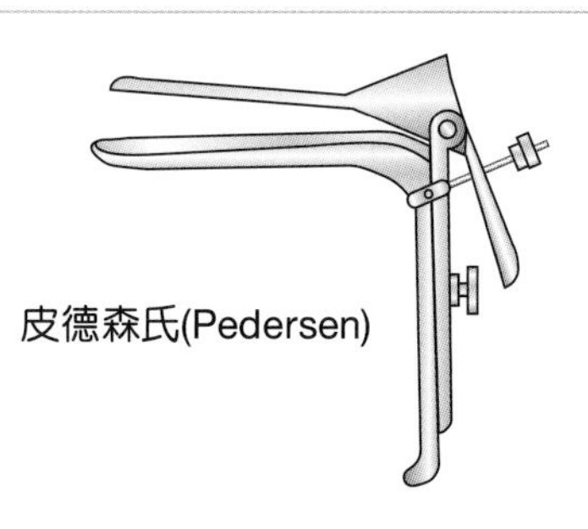

圖 14-5 陰道鏡

程序	說明
(4) 水溶性潤滑劑	(4)-1. 陰道鏡及水溶性潤滑劑應事先溫熱至正常體溫，若做細胞檢查則避免使用，以免影響檢查結果
(5) 無菌手套	(5)-1. 預防感染
(6) 衛生紙	
(7) 溫水	
(8) 細菌培養或抹片檢查用物	(8)-1. 如棉棒、刮板、玻片、乙醚與酒精混合之固定液

程　序	說　明
3. 核對個案並自我介紹	
4. 詢問健康史	4-1. 健康史應包含基本資料、現在與過去病史、家族史、月經史及懷孕史、性生活史（詳見14-2節）
5. 解釋檢查目的及操作過程	5-1. 以減輕不安及焦慮
6. 環境安排	6-1. 應選擇合宜室溫且具隱密性的室內
7. 準備個案	
(1) 告知個案檢查前24小時勿作陰道沖洗及使用陰道棉	(1)-1. 避免影響陰道的酸鹼值或分泌物，以致於影響檢查結果
(2) 排空膀胱	(2)-1. 脹滿的膀胱使骨盆器官不容易檢查且個案也不舒適
(3) 採截石術(Lithotomy)姿勢，給予適當的覆蓋（圖14-6）	(3)-1. 協助個案將腳跟分別放在腳架上並將臀部移至檢查檯邊緣，略抬高頭肩部，使腹部肌肉放鬆 (3)-2. 浴毯可蓋至恥骨聯合及膝蓋處，僅露出外陰部

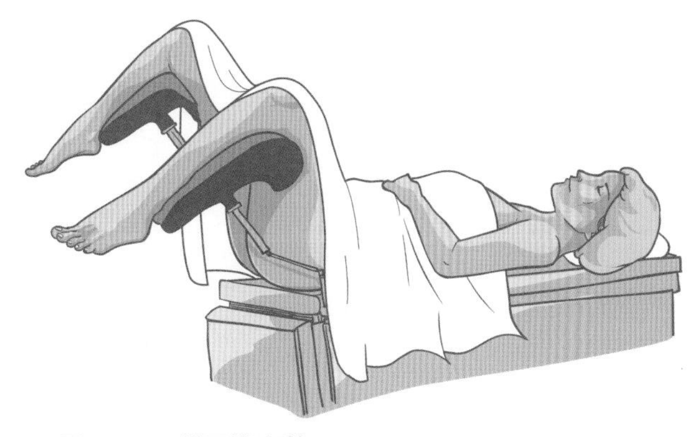

圖 14-6　截石術姿勢

檢查步驟

（一）外生殖器檢查

程　序	說　明
1. 視診	
(1) 陰毛：觀察其分布和性質，注意有無蝨子（卵）	1-1. 正常：陰毛依年齡逐漸變粗、變黑、變多（老年人除外），請見表14-1 異常　陰毛上有蝨子或蝨卵；而若無毛或毛很少，可能是腦下垂體或腎上腺功能異常

程　序	說　明
(2) 大陰唇：觀察有無發炎、潰瘍、結節、丘疹情形	(2)-1. 正常：生產後，大陰唇會分開而小陰唇會較突出；更年期時，大陰唇會變薄 異常 紅、腫、熱、痛、發炎為感染現象；常見病灶見表14-4

表14-4　外生殖器常見病灶

病灶名稱	圖示	說明
疱疹(Herpes)	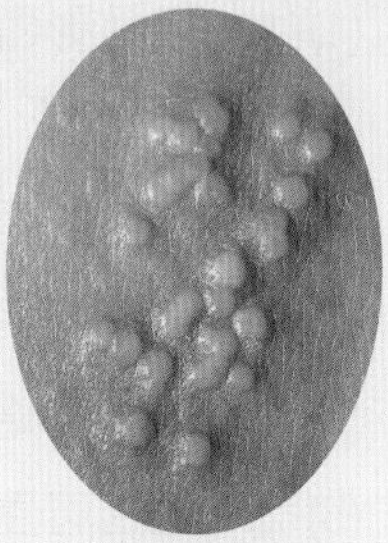	多發性潰瘍
皮脂腺囊腫(Epidermoid Cyst of Vulva)	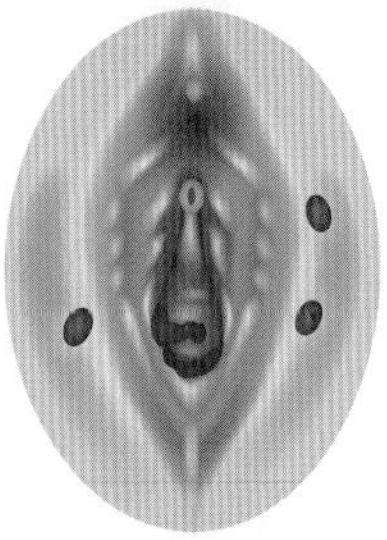	為小而圓、硬而不痛的結節；若感到疼痛，則可能為皮脂腺潰瘍
尖性濕疣(Condyloma Acuminatum)；又稱花柳疣(Venereal Wart)	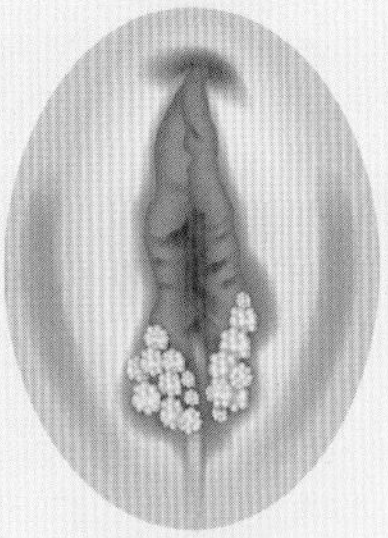	單個或多個乳頭狀突起
扁平濕疣(Condyloma Latum)	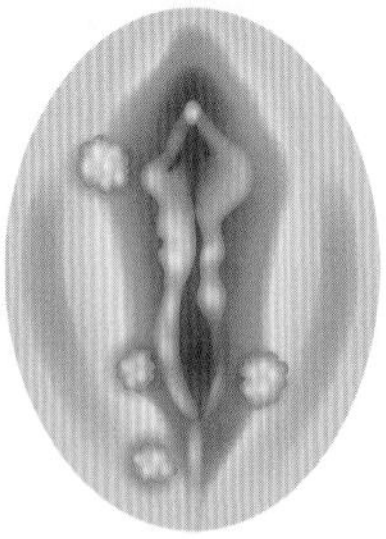	稍微突起、扁圓形灰色的丘疹,為第二期梅毒的症狀，具傳染性

程 序	說 明
(3) 戴上手套，使用非慣用手的食指及拇指撥開小陰唇使其向外翻（圖14-7），檢查完步驟(4)~(8)後才可鬆手	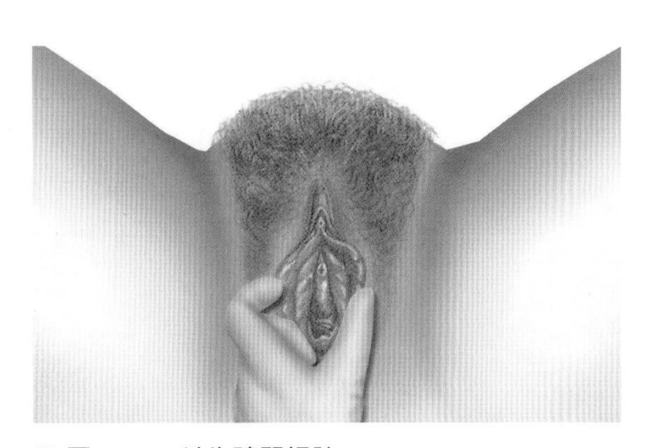 圖 14-7 外生殖器視診
(4) 小陰唇：檢查有無發炎、腫脹、潰瘍情形	(4)-1. 正常：三角形至半圓形，呈粉紅色且濕潤 異常 紅、腫、熱、痛、發炎為感染現象；**多發性潰瘍**可能為**疱疹**；堅實而無痛的潰瘍為初期梅毒下疳(Syphilitic Chancre)（圖14-8），通常長在陰唇內側故不易發現 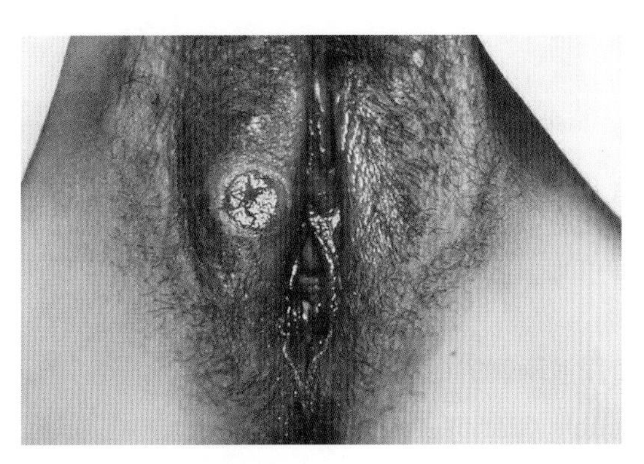 圖 14-8 初期梅毒下疳
(5) 陰蒂：檢查其大小、有無發炎、分泌物及潰瘍	(5)-1. 正常：大小約長2 cm以下，直徑0.5 cm以下之圓形粉紅色組織 異常 陰蒂變大可能是男性化現象；陰蒂呈現閃亮的櫻桃紅為陰蒂發炎；小的開放性潰瘍且有滲液，可能為梅毒感染

程　序	說　明
(6) 尿道口：檢查其顏色、有無紅腫、分泌物、息肉及瘻管	(6)-1. 正常：尿道口呈粉紅色、狀似不規則的開口於中線，位於陰道口前方 (6)-2. 注意事項：如果有尿道分泌物要做培養及檢查，應更換新手套，以預防感染 異常 有膿性分泌物通常為淋菌性尿道炎；淡淡的水樣分泌物，則可能為非淋菌性尿道炎、小而紅色的腫大常見於停經後的婦女，由於缺乏雌性素引起的萎縮變化會導致尿道黏膜脫出
(7) 陰道口：檢查有無完整的處女膜、分泌物、突出物	(7)-1. 正常：濕的、有小量的白色分泌物、無突出物；但**多產婦（尤指陰道生產者）的陰道口會向上擴張，影響尿道的視線** 異常 分泌物若出現白色凝乳狀，且陰道黏膜嚴重發癢、紅腫即為念珠菌陰道炎；而分泌物若呈量多、富含泡沫的綠色或灰色樣則為滴蟲陰道炎
(8) 會陰：檢查有無紅腫或腫塊	(8)-1. 正常：會陰處平滑，自然生產婦女會有會陰切開的疤痕 異常 紅腫或有腫塊
2. 觸診	
(1) 檢查尿道兩側的史氏腺 (Skene's Gland) 當非慣用手分開陰唇時，另一手掌朝上，食指伸入陰道對著尿道口由內往外擠壓(Milk)尿道兩側的史氏腺，再直接擠壓尿道，注意有無分泌物（圖14-9）	(1)-1. 觸診前須先告知個案會將手指伸入陰道內觸診，注意在觸診過程中，若發現有分泌物，應立即更換手套以預防感染 (1)-2. 正常：無分泌物及壓痛 異常 史氏腺或尿道有分泌物流出，常表示可能已感染，以淋菌感染最常見（此時，必須收集分泌物以作培養）

程　序	說　明
(2) 檢查巴索林氏腺 (Bartholin's Gland) A. 將食指伸入陰道後壁，拇指放在陰道外之大陰唇上，捻著及擠壓陰道兩側之巴索林氏腺（圖14-10） B. 兩側之巴索林氏腺需要分開觸診	(2)-1. 正常：通常是摸不到且無腫大、壓痛及分泌物 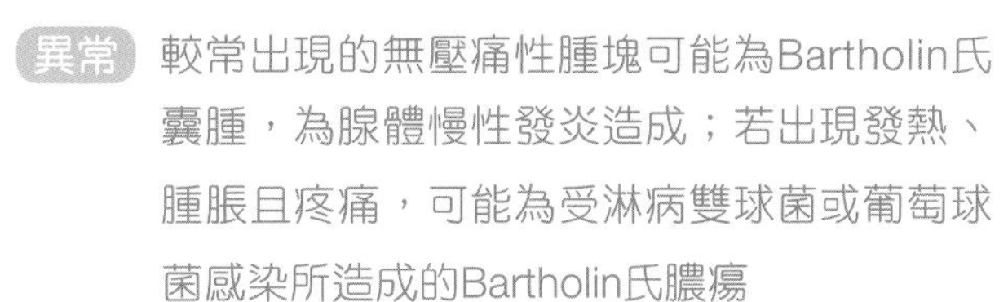 異常 較常出現的無壓痛性腫塊可能為Bartholin氏囊腫，為腺體慢性發炎造成；若出現發熱、腫脹且疼痛，可能為受淋病雙球菌或葡萄球菌感染所造成的Bartholin氏膿瘍

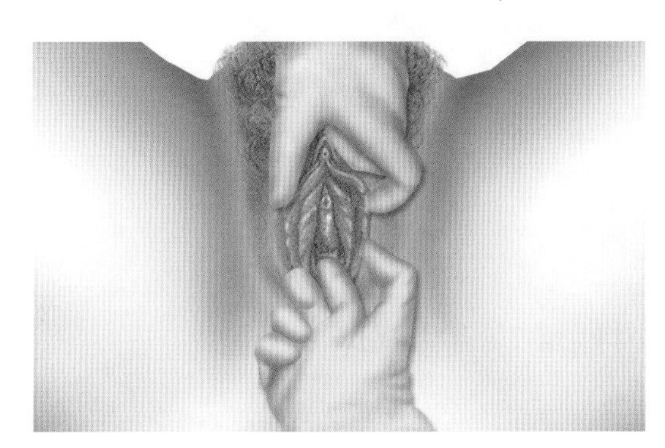

圖 14-9　史氏腺觸診

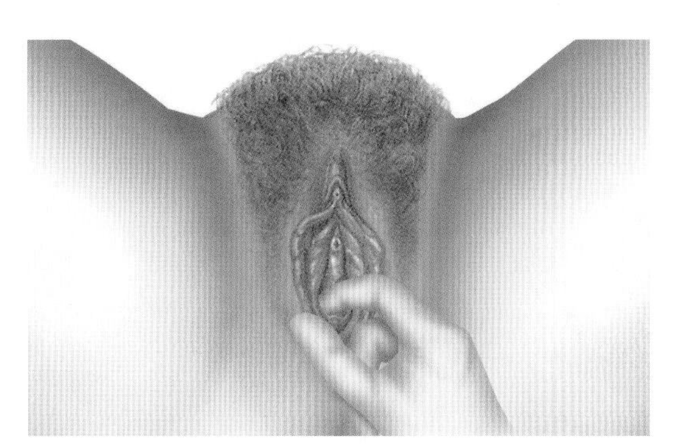

圖 14-10　巴索林氏腺觸診

程　序	說　明
(3) 檢查陰道肌肉組織 A. 食指和中指伸入陰道2～4 cm，請個案以陰道肌肉施力壓擠您的手指，評估肌肉張力	A-1. 請個案採凱格爾氏法(Kegel's Exercise)收縮陰道肌肉（如同憋尿的動作） A-2. 未經產的陰道較緊；經產婦的陰道較鬆

程　序	說　明
B. 食指和中指放在陰道口下緣，並以手指側面撐開大陰唇，請個案憋氣腹部向下用力，注意陰道前後壁有無突出物（圖14-11）	B-1.　正常：陰道前後壁皆無突出物 異常　陰道前壁突出及尿液流出為膀胱膨出(Cystocele)；陰道後壁突出為直腸膨出(Rectocele)；用力時子宮頸或子宮脫出為子宮脫垂(Prolapse of the Uretus)（圖14-12）

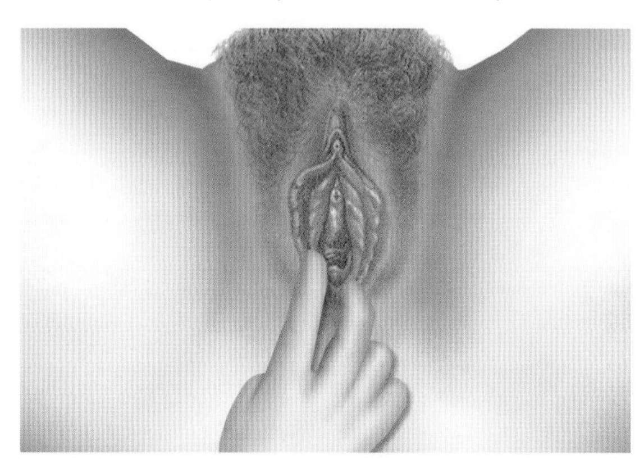

圖 14-11　陰道肌肉組織評估

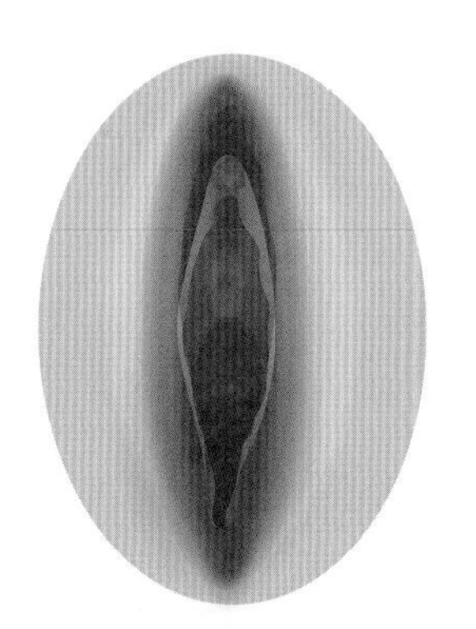

正常

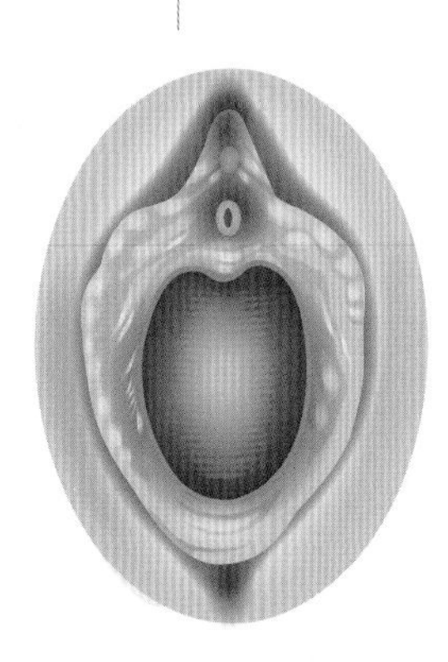

異常 (a)膀胱膨出

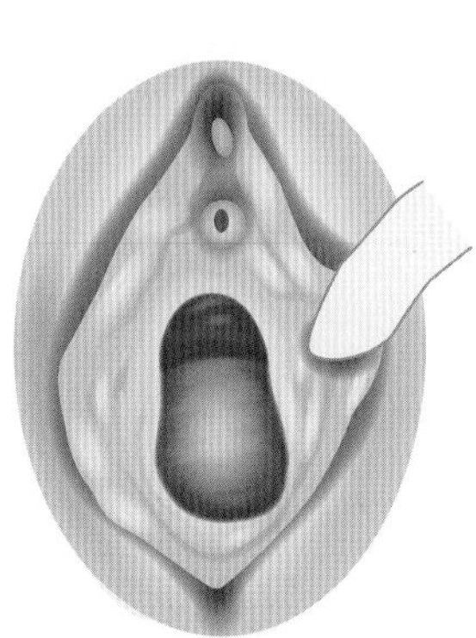

(b)直腸膨出

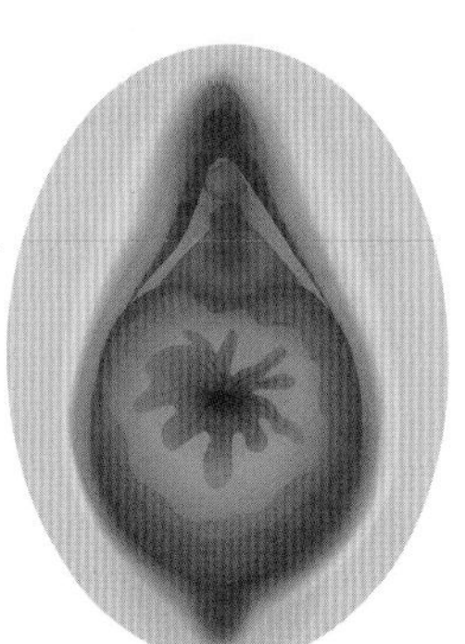

(c)子宮脫垂

圖 14-12　陰道肌肉組織異常造成之脫垂

程　序	說　明
（二）內生殖器檢查	
1. 陰道鏡檢查	1-1. 陰道鏡使用前先以溫水潤滑及暖和之，以免影響細胞學檢查
(1) 置入陰道鏡	(1)-1. 選擇合宜的陰道鏡：小尺寸適用於性接觸不頻繁者，中尺寸適用於性接觸頻繁者，大尺寸適用於曾自陰道生產者
A. 以慣用手握住陰道鏡，食指放在葉片上，其餘各指繞在柄上；將非慣用手的食指與中指伸入陰道並輕輕向下壓	
B. 請個案哈氣放鬆肌肉後，自手指上方放入閉合的陰道鏡（圖14-13）	B-1. 應小心避免夾到陰毛或陰唇皮膚
C. 非慣用手的手指抽出以後，**由上而下順時針約45度向下**置入陰道內（圖14-14）	C-1. 向下45度符合陰道解剖學角度 C-2. 葉片應保持傾斜，並用力壓向陰道後壁，以免壓到陰道後壁及尿道
D. 當陰道鏡最寬處經過陰道口後**旋轉至水平位置**，置入深度約9 cm	D-1. 陰道鏡置入深度與陰道長度相同

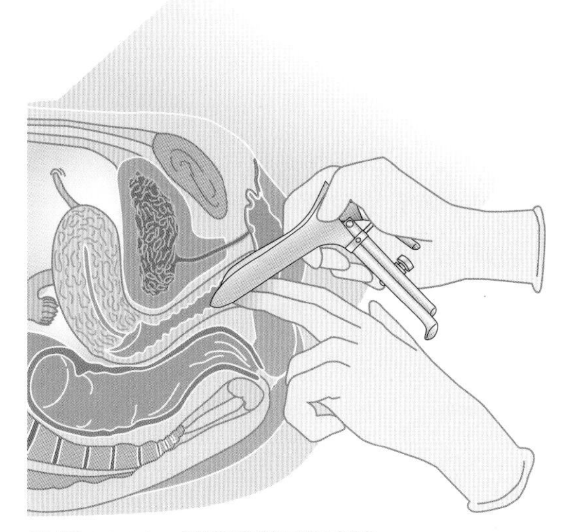

圖 14-13　打開陰道口的方法

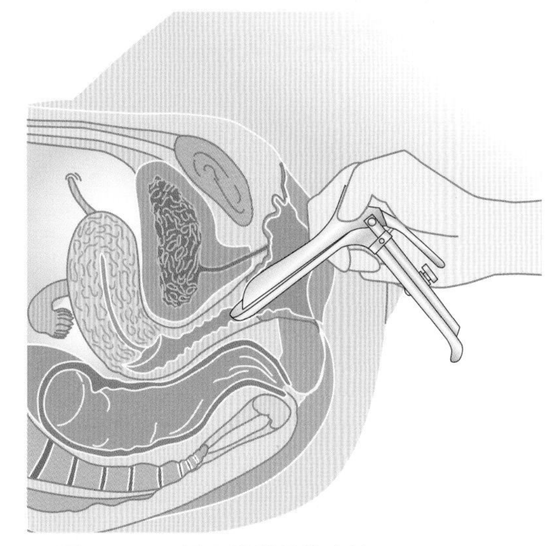

圖 14-14　插入陰道鏡的方法

程序	說明
(2) 視診子宮頸：注意顏色、形狀、位置、大小、分泌物、潰瘍、結節或任何異常	(2)-1. 正常：**未產婦為圓形或卵圓形，經產婦為裂縫狀，直徑3~4 cm**（圖14-15）；且子宮頸位於水平表示子宮位於正中位置，沒有異味分泌物或任何結節與潰瘍；外側應為粉紅色，內側為深紅色 異常 潰瘍與結節：若表面有透明的結節（直徑<1 cm）表示為瀦留性囊腫，可能因子宮頸腺管堵塞導致；若有紅而軟且易碎的突出物為息肉。留意若出現廣泛、不規則的菜花狀增生物，則可能為子宮頸癌晚期 (2)-2. 顏色：懷孕第二個月時則會呈藍色稱為查德威克氏徵象(Chad-Wick's sign) 異常 貧血時子宮頸呈蒼白 (2)-3. 位置 異常 子宮頸在前表示子宮後傾，若在後則表示子宮前傾 (2)-4. 大小 異常 感染時子宮頸會變大且呈血紅色 (2)-5. 分泌物 異常 出現白、黃、綠或灰色的分泌物且有臭味者，表示為細菌或黴菌之感染 (2)-6. 其他 異常 一次或多次陰道生產的創傷可能造成子宮頸撕裂傷；若看見子宮內避孕器的線頭露出於子宮頸表示子宮內避孕器移位，須重新放置
A. 慢慢的打開陰道鏡直到清楚看見子宮頸	A-1. 若找不到子宮頸時，把陰道鏡拉出一點再往前的方向插入 A-2. 若分泌物擋住視線，可以小心的以棉花棒擦掉

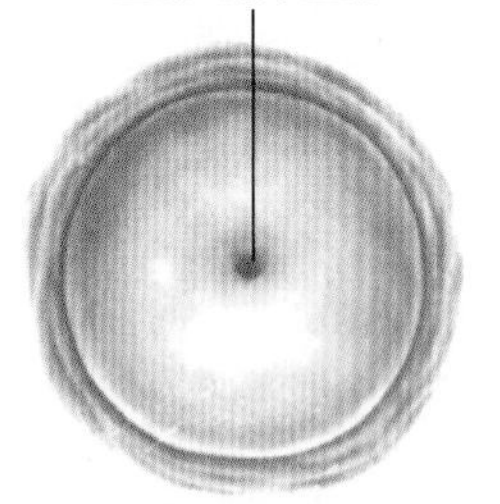

(a)未產婦

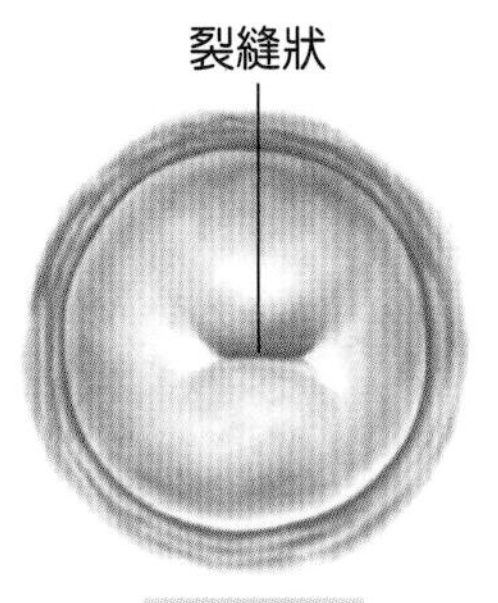

(b)經產婦

圖 14-15　子宮頸的正常情形

程 序	說 明
B. 旋緊螺釘（金屬製的窺鏡）或完全壓下槓桿（塑膠製的窺鏡），以固定打開的葉片（圖14-16）	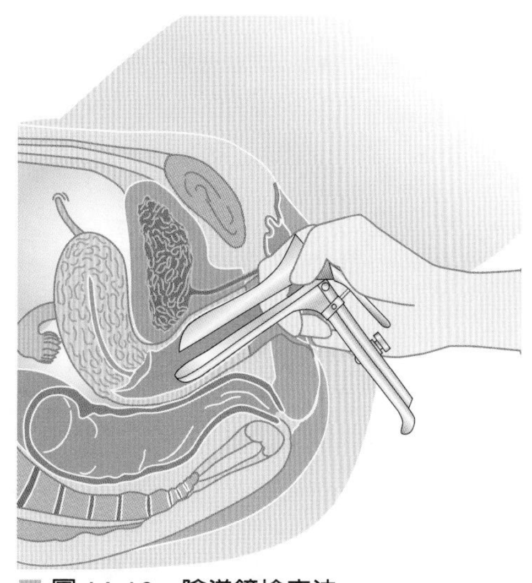 圖 14-16 陰道鏡檢查法
(3) 取陰道標本，作帕氏抹片（Pap Smear，即子宮頸抹片）檢查	(3)-1. 標本取出後應輕輕塗抹在玻片上（**太用力抹會將細胞破壞），再放入95%酒精中固定** (3)-2. **避免在月經期間採樣，也避免在採樣前24~48小時性交、灌洗或使用陰道塞劑**
A. 子宮頸內擦拭(Endocervical Swab)：棉棒以生理食鹽水沾溼後，將棉棒末端伸入子宮頸口約0.5 cm，以順時鐘及逆時鐘方向各旋轉一圈停留數秒，讓棉棒頂端浸透取標本（圖14-17）	
B. 子宮頸刮拭(Cervical Scrape)：以刮板較長的一端插入子宮頸開口，**輕輕壓以順時鐘方向旋轉360度刮拭一圈取標本，約停留10~20秒，確定刮拭包括鱗狀柱狀交界(Squamocolumnar Junction)在內**（圖14-18）	

程　序	說　明
C. 陰道沾抹：以棉花棒伸入陰道後穹隆處，轉動採取標本（圖14-19）	

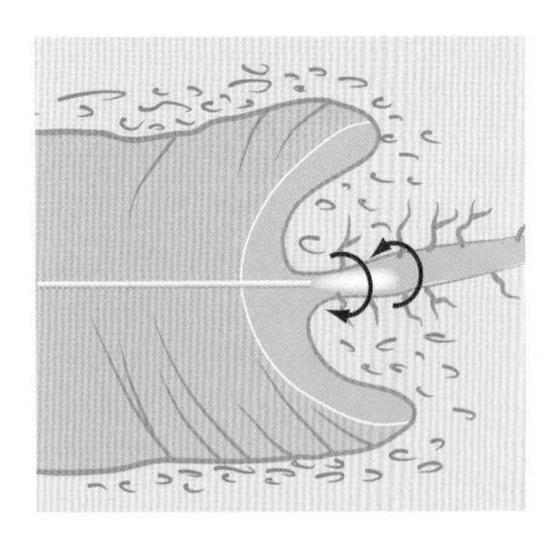

圖 14-17　子宮頸內擦拭

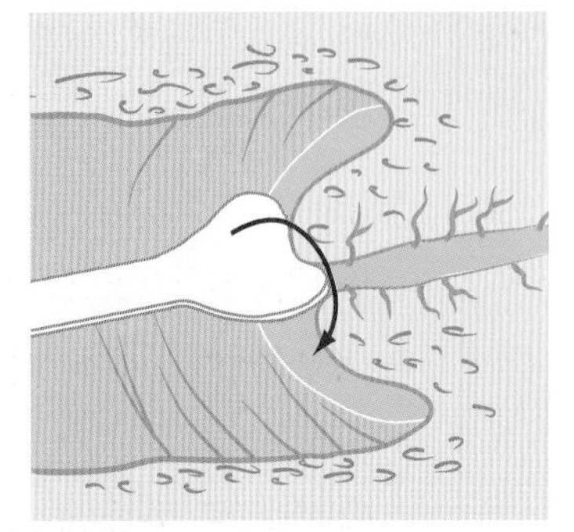

圖 14-18　子宮頸刮拭

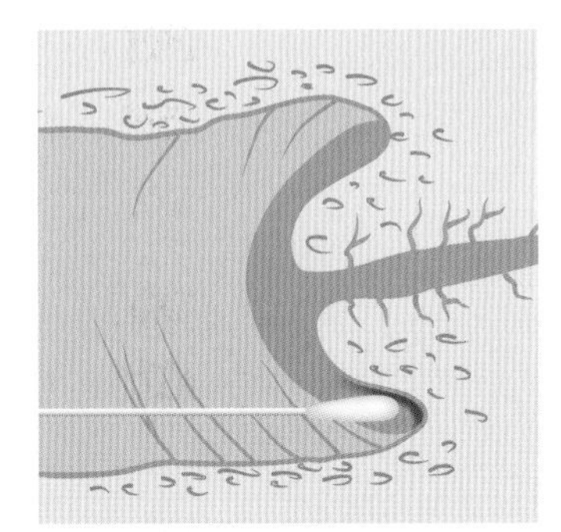

圖 14-19　陰道沾抹

程　序	說　明
(4) 視診陰道：注意顏色、出血及分泌物	(4)-1. 當不再看得到子宮頸時慢慢關閉陰道鏡，使之抽離陰道口時葉片是完全閉合的，以防損傷陰道黏膜 (4)-2. 正常：陰道顏色為粉紅色，表面潮溼有皺痕，停經後婦女陰道壁可能為暗紅色，具較少皺痕 異常　蒼白的陰道可能為貧血；若有出血可能是卵巢功能異常、使用口服避孕藥及子宮癌或子宮頸癌所致；白色、黃色、灰色或綠色分泌物、有異味為陰道發炎
A. 作完抹片檢查時，旋轉陰道鏡緩慢的往外抽，視診陰道（圖14-20）	

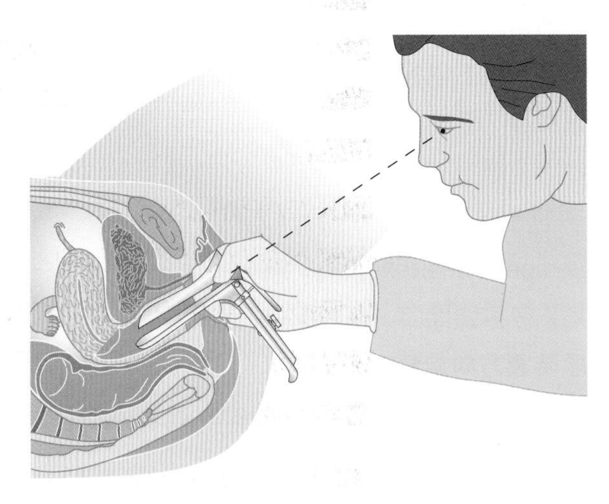

圖 14-20　將陰道鏡抽出同時進行陰道視診

程　序	說　明
2. 雙手檢查	
(1) 檢查子宮：注意大小、硬度、壓痛、活動性 A. 以潤滑劑潤滑戴上手套的食指與中指，然後伸入陰道，拇指保持外展，而無名指與小指彎曲向掌面後頂住會陰 B. 將另一手放在肚臍與恥骨聯合之間的下腹部，而陰道內的手托起子宮與子宮頸，置於腹部之手向下向內壓，將子宮夾在雙手間（圖14-21）	(1)-1. 正常：子宮頸位於中央位置，觸診時感覺平滑。而子宮後傾(Retroversion)此法較無法觸診到 異常 若置於腹部之手指可觸摸到子宮底，表示有子宮前屈(Anteflexed)或子宮前傾(Anteverted)現象（圖14-22）；子宮頸有觸痛情形可能是骨盆發炎性疾病(Pelvic Inflammatory Disease)；子宮後壁特別疼痛可能為子宮內膜異位症(Endometriosis)；子宮表面可觸摸到結節可能為子宮肌癌；子宮擴大暗示可能懷孕或有腫瘤

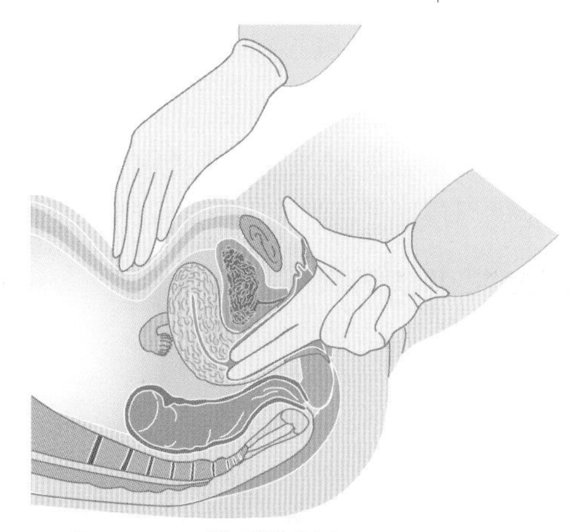

圖 14-21　雙手檢查法

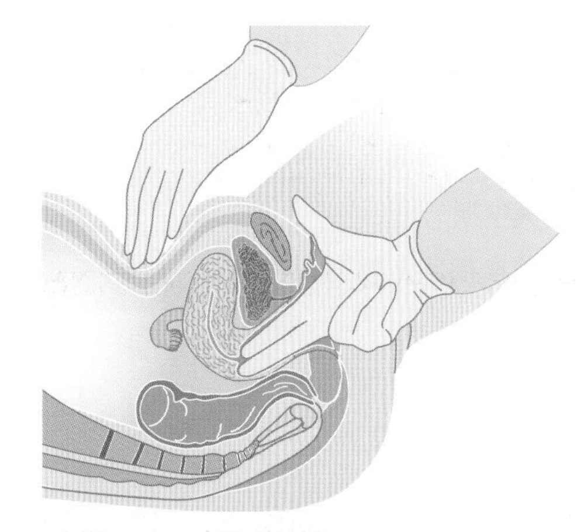

圖 14-22　子宮前屈

程　序	說　明
(2) 檢查卵巢與輸卵管：注意其形狀、大小、硬度、有無觸痛及腫塊	(2)-1. 此一檢查可能會造成個案有不舒服的感覺 (2)-2. 正常：摸不到輸卵管，而在纖瘦、放鬆的個案通常可觸摸到左右兩側卵巢，為可活動性、實質感的卵形結構（**停經後3~5年，卵巢多會萎縮，不再摸得到**） 異常 卵巢腫大（大於6 cm）可能為卵巢囊腫所致；硬而卵形腫塊可能為癌症；在輸卵管有壓痛的腫塊，可能為子宮外孕；而在卵巢或輸卵管有壓痛時，可能是子宮內膜異位症

程　序	說　明
A. 將陰道內的手指移到右側穹隆處，腹部的手也移向右側向下內壓，同時陰道內的手則向上深壓向腹部，以便將卵巢推到兩手中檢查（圖14-23） B. 以同樣方法檢查另一側	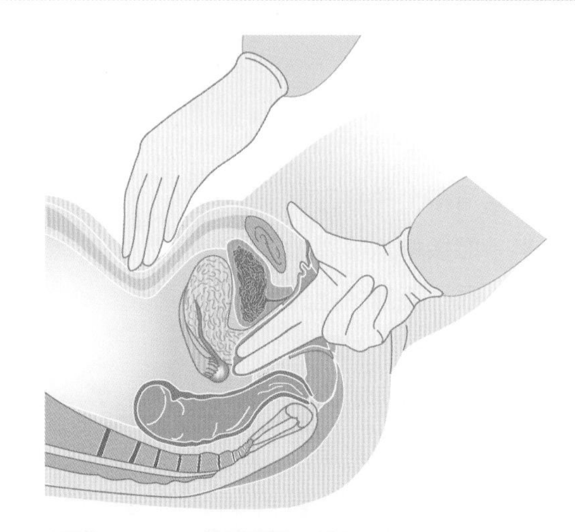 圖 14-23　雙手觸診卵巢及輸卵管
(3) 陰道直腸檢查法：檢查子宮後部及陰道直腸的支持性結構，注意有無觸痛及腫塊 A. 以潤滑劑潤滑戴上新手套的食指與中指 B. 輕輕將食指放入陰道，中指伸入肛門 C. 請個案憋氣向下用力，此時肛門括約肌會放鬆 D. 另一手置於腹部恥骨聯合上方向下深壓，陰道內的手指放在後穹隆，由肛門之指頭去感覺子宮頸後方（圖14-24）	(3)-1. 應更換手套，以避免腸道受到陰道分泌物污染 (3)-2. 正常：肛門內的手指只能觸診到後子宮頸，無法觸及子宮體 異常　子宮中度或重度後傾及子宮後屈者，直腸內之指頭可摸到子宮後側（圖14-25），可能是子宮內膜異位症所致 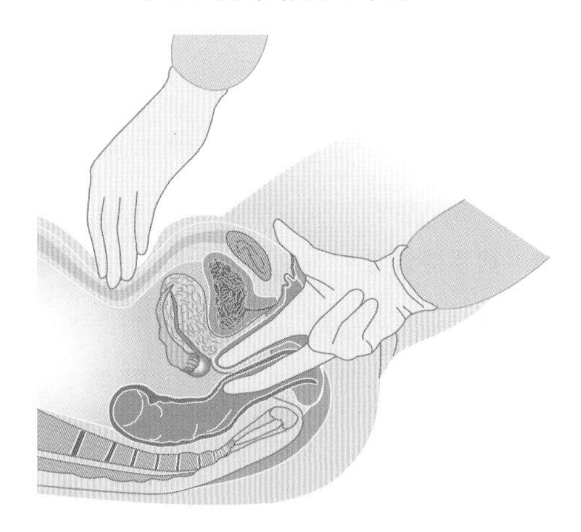 圖 14-24　陰道直腸觸診法

程序	說明

由直腸可能觸摸到

維持正常角度

子宮頸面向前方

(a) 子宮後傾

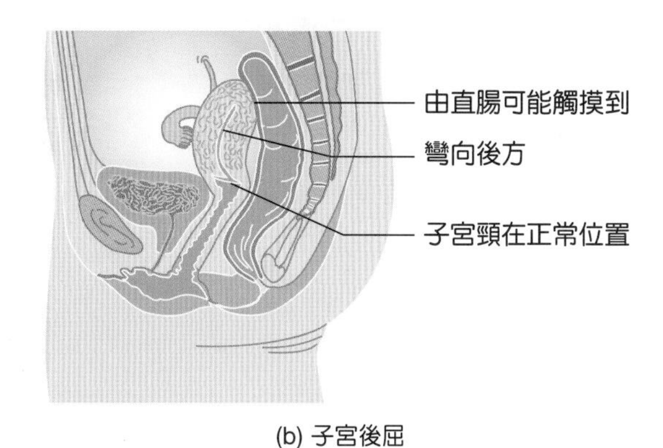

(b) 子宮後屈

圖 14-25　子宮後傾與後屈

程序	說明
整理個案單位	
1. 恢復個案	
(1) 移出手指並擦拭會陰，由前往後輕拭	
(2) 協助個案離開腳蹬，給予額外的衛生紙清潔	
2. 洗手	2-1. 預防交互感染
（三）教導個案基礎體溫(BBT)的測量	
因女性的體溫會隨著月經週期影響而有規則波動，藉由個案自我持續測量與記錄BBT，可以瞭解其排卵、FSH和LH的分泌情況，步驟如下：	
1. 請個案先購買一支刻度間距為0.05℃之婦女基礎體溫計	
2. 從月經來潮的第一天開始，每日早晨起床尚未開始任何活動前，含於舌下並測量5分鐘	2-1. 可將體溫計置於床邊，並在睡醒時躺在床上直接測量，測畢再下床開始活動

程　序	說　明
3. 將測得的數值記錄在專用的記錄表上，連續測量3~6個月	3-1. 正常：BBT在未排卵會較低，**排卵當日最低，但在排卵後受黃體素影響會回升並維持14天高溫期，高低溫差可達0.2~0.8℃** 異常 若個案月經正常但測出的BBT**無高低溫變化**而呈持續性低溫，**表示為無排卵性月經**；若**高溫期少於14天，表示黃體功能不足**，會使受精卵不易著床或易流產

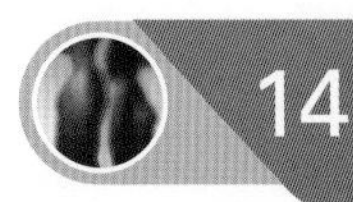

14-4 男性評估程序

程　序	說　明
評估前準備	
1. 洗手	1-1. 接觸個案前後均需洗手
2. 用物	
(1) 無菌手套	(1)-1. 提供保護並避免感染
(2) 強光手電筒	(2)-1. 對任何團塊作透光檢查
(3) 水溶性潤滑劑	(3)-1. 前列腺檢查時使用
(4) 棉棒	(4)-1. 採樣時使用
(5) 細菌培養皿	(5)-1. 培養菌種時使用
3. 核對個案並自我介紹	
4. 詢問健康史	4-1. 健康史應包含基本資料、現在病史、家族史及性生活史（詳見14-2節）
5. 解釋檢查目的及操作過程	5-1. 減輕不安及焦慮
6. 環境安排	6-1. 應選擇合宜室溫且具隱密性的室內
7. 準備個案	
(1) 排空膀胱	(1)-1. 脹滿的膀胱會使個案不舒服
(2) 請個案採站姿或躺姿，並給予適當的覆蓋	(2)-1. 站姿適於檢查疝氣(Hernia)或精索靜脈曲張(Varicocele)；平躺檢查時，必須將上身蓋好，只露出外陰部即可

程　序	說　明
檢查步驟	
（一）視 診	
1. 陰毛 觀察其分布和性質，注意有無蝨子（卵）	1-1. 正常：陰毛分布依性成熟度略有不同，成人男子為鑽石形態分布，見表14-2 異常 陰蝨會將蝨卵產在陰毛上，而且藉由性接觸造成傳染，主要症狀是嚴重搔癢；而若無毛或毛很少，可能是腦下垂體或腎上腺功能異常
2. 腹股溝 檢查有無突出腫塊或手術後疤痕	2-1. 正常：無突出腫塊或手術後疤痕 異常 腹股溝突出物可能是股疝氣或是淋巴腫；若有手術疤痕，可能開過疝氣修補術
3. 陰莖 檢查其大小、有無水泡、潰瘍、結節及包皮情形 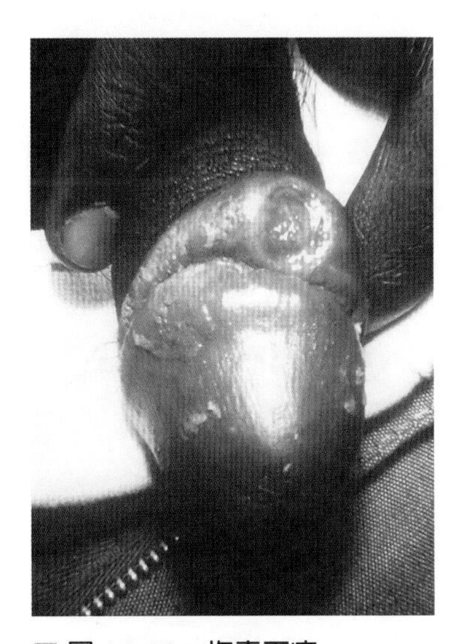 圖 14-26　梅毒下疳	3-1. 正常：無潰瘍或結節 異常 一簇小水泡、疼痛、非硬結性潰瘍可能為陰部疱疹(Genital Herpes)，會經常復發；若為圓形或橢圓形、暗紅色的無痛性結節性潰瘍可能為梅毒下疳(Syphilitic Chancre)（圖14-26）；快速生長的紅色或灰色疣贅生物，可能為尖形濕疣（花柳疣）；陰莖癌(Carcinoma of the Penis)常發生在未割包皮的男性，病灶常受包皮覆蓋，為堅硬、無痛的結節 3-2. 大小 異常 陰莖過小者，可能為無睪症或發育不良；陰莖過大者，可能為來迪氏細胞(Leydig's Cell)腫瘤或陰莖異常勃起症(Riapism)；臥床過久個案會有陰莖幹水腫的情形 3-3. 包皮情形 異常 緊縮的包皮不能推回至龜頭以下為包莖(Phimosis)；若推回去而卡在龜頭後面，無法回復正常位置致使龜頭水腫，即為箝閉包莖(Paraphimosis)（圖14-27）

程　序	說　明

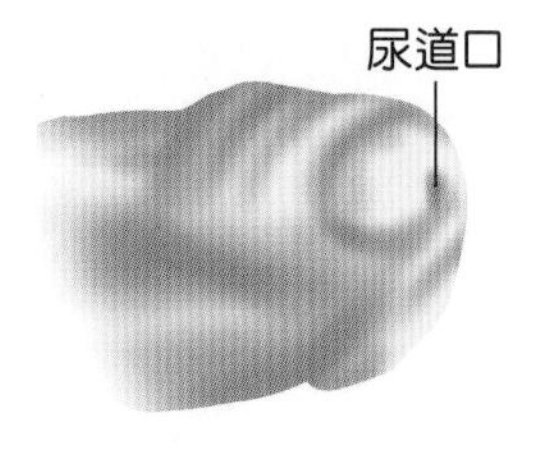

(a)正常包皮及尿道位置

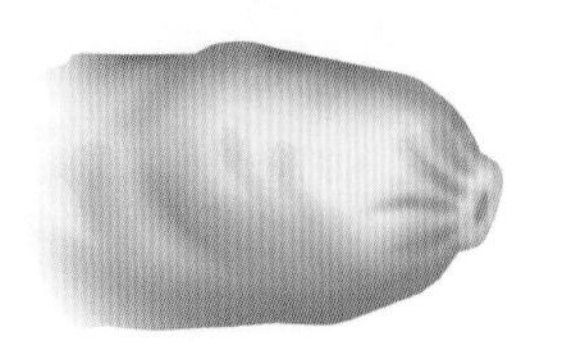

(b)包莖

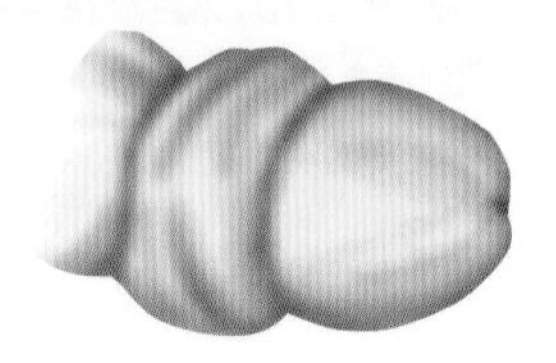

(c)箝閉包莖

圖 14-27　正常回縮之包皮、包莖與箝閉包莖

4. 龜頭

檢查有無發炎、潰瘍，戴手套並以拇指及食指輕壓龜頭使尿道口張開（圖14-28）

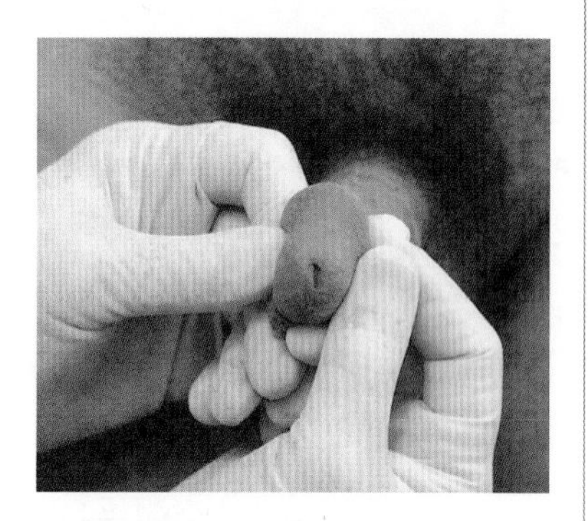

圖 14-28　尿道口視診

4-1. 正常：龜頭應是平滑的粉紅色結構且無發炎、潰瘍

異常 龜頭呈閃亮紅色或有分泌物表示炎症反應；未作環狀切除或包皮過長者，龜頭易受細菌、黴菌或念珠菌感染引發龜頭炎(Balanitis)；**原發性梅毒病灶稱為硬下疳(Chancre)，此為圓形、無痛潰瘍狀丘疹，最常見於龜頭上**

5. 尿道口

檢查其大小、顏色、位置、有無發炎及分泌物

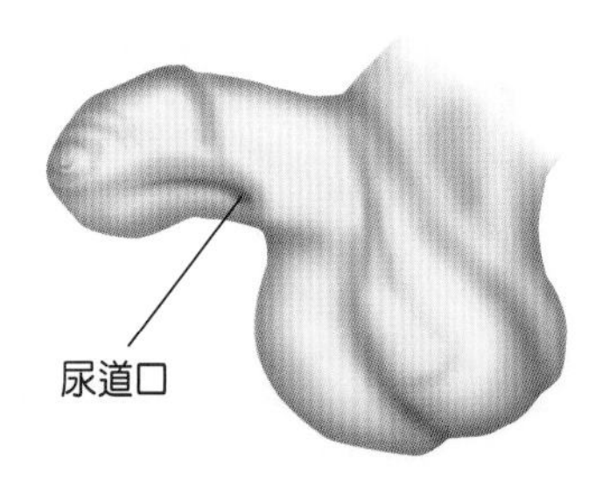

圖 14-29　尿道下裂

5-1. 正常：尿道口呈裂隙狀、粉紅色、位於龜頭頂端偏向腹側，無發炎及分泌物

異常 尿道口微小且圓，常為尿道口狹窄；尿道口位於龜頭後面或陰莖腹側為尿道下裂(Hypospadias)（圖14-29）；**分泌物量多呈黃，常為淋菌感染，分泌物量少、澄清或呈白色為非淋菌性尿道炎**

程 序	說 明
6. 陰囊 檢查其大小、有無發炎、潰瘍、水腫及靜脈分布情形	6-1. 正常：陰囊皮膚顏色較身體深。因左側精索較長，故左陰囊位置通常較低 異常 陰囊皮膚發紅可能為感染；黃色的皮下小腫塊可能為皮脂腺囊腫(Sebaceous Cyst) 6-2. 大小 異常 陰囊發育不良，少一個或兩個睪丸為隱睪症(Cryptorchidism)；陰囊積水(Hydrocele)、精液囊腫(Spermatocele)、副睪丸炎(Epididymitis)、睪丸炎(Orchitis)、睪丸腫瘤(Testicular Tumor)都會造成陰囊腫脹；**但心、肝或腎臟疾病引發的水分滯留則可能會導致陰囊水腫(Scrotal Edema)**（圖14-30） 6-3. 靜脈分布情形 異常 個案站立時可看見陰囊靜脈曲張擴大為精索靜脈曲張(Varicocele)

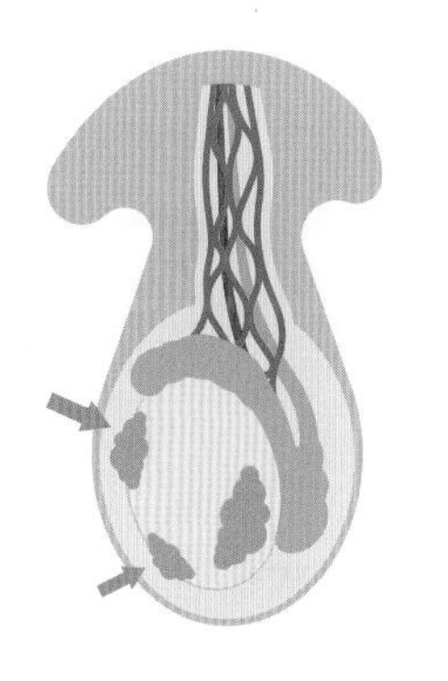

(a)睪丸腫瘤

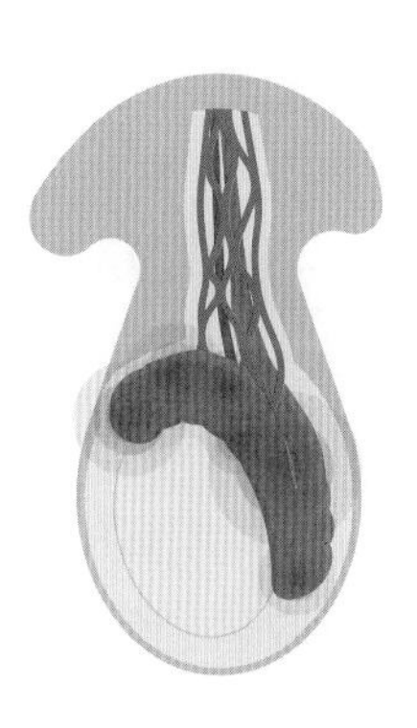

(b)副睪丸炎

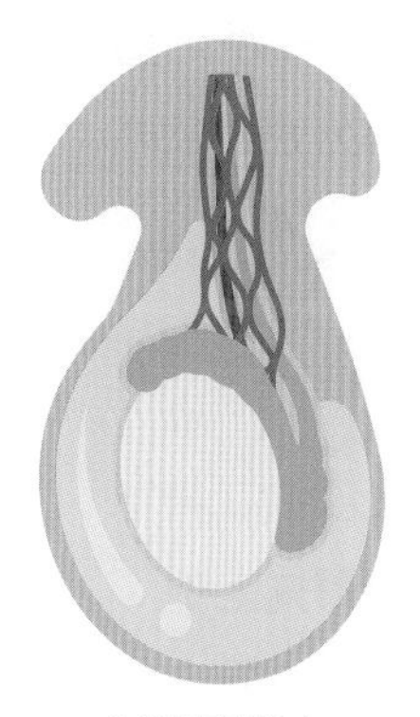

(c)陰囊積水

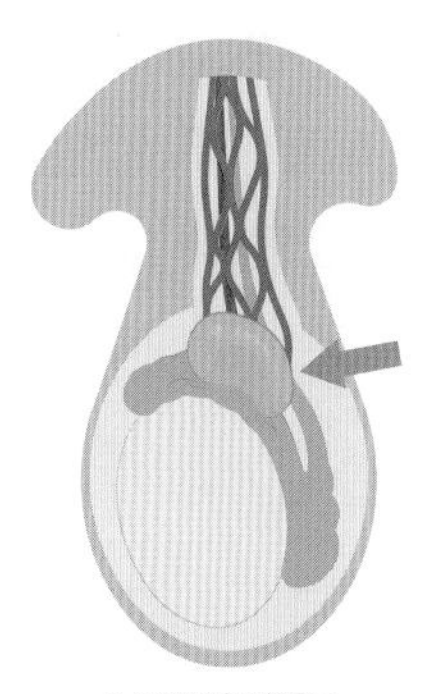

(d)精液囊腫

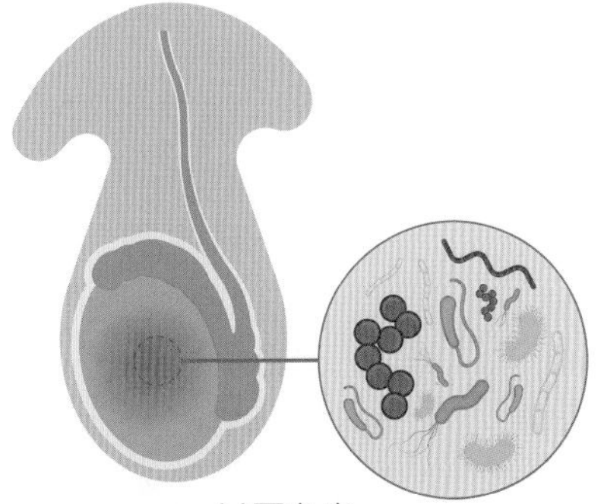

(e)睪丸炎

圖 14-30 陰囊腫脹相關疾病

程　序	說　明
（二）觸診	
個案採站姿面向檢查者，戴手套檢查下列部位：	
1. 陰莖 檢查有無結節、壓痛及分泌物，以拇指、食指及中指由陰莖根部往龜頭方向觸診之	1-1. 正常：陰莖鬆弛時為柔軟，無結節、壓痛及分泌物 異常 無觸痛性之硬結節可能為陰莖癌(Carcinoma of the Penis)；有觸痛性之結節可能為發炎的尿道狹窄
2. 陰囊外部 檢查有無腫大、水腫、囊腫等	2-1. 正常：無腫大、水腫、囊腫 異常 無痛性、充滿液體的腫塊於睪丸鞘膜內的空間，稱為陰囊積水，檢查者的手可置於陰囊內腫塊上方；可摸到多條扭曲靜脈為精索靜脈曲張，常見於左側
3. 陰囊內部	
(1) 兩側睪丸：以一手將陰莖移開且固定，以另一手之拇指、食指及中指分別置於陰囊兩側觸診之（圖14-31）	(1)-1. 正常：兩側睪丸已降落在陰囊內 異常 腫脹、觸痛、陰囊發紅可能為急性睪丸炎(Acute Orchitis)，常為腮腺炎的合併症，一般是單側，50%個案的睪丸會萎縮；無痛性結節可能為睪丸癌；陰囊內無睪丸或少一個為隱睪症
(2) 副睪丸：陰囊後部握在拇指和食指間，輕觸睪丸上端，可發現一軟組織由上端向後延伸至睪丸下端，即為副睪丸（圖14-32）	(2)-1. 正常：堅實的、逗點狀、無壓痛性組織，低溫會使陰囊收縮，而高溫會使陰囊放鬆 異常 陰囊瀰漫性壓痛、水腫、紅斑可能為副睪丸炎(Epididymitis)，將其陰囊抬高可減輕疼痛，稱為普恩氏徵象(Prehn's Sign)；有腫塊可能為副睪丸腫瘤；結核性副睪炎是結核病的慢性發炎，導致副睪丸堅實性的腫大，有時會有壓痛、輸精管變厚或成念珠狀

程　序	說　明
(3) **精索與輸精管**：以拇指及其他手指沿著副睪丸向上觸診至鼠蹊管，找出精索及輸精管，檢查有無結節、壓痛、腫塊	(3)-1. 正常：無結節、壓痛、腫塊 異常 在睪丸與腹股溝之間有軟而不規則的的血管腫大，摸起來像軟軟的「一袋蟲子」為精索靜脈曲張(Varicocele)（圖14-33）；睪丸繞精索旋轉或扭曲導致精索腫脹，可在睪丸前側感到腫塊為精索扭轉(Torsion of the Spermatic Cord)；輸精管或精索有結節性腫大，可能為梅毒或結核感染

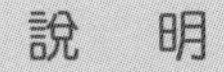

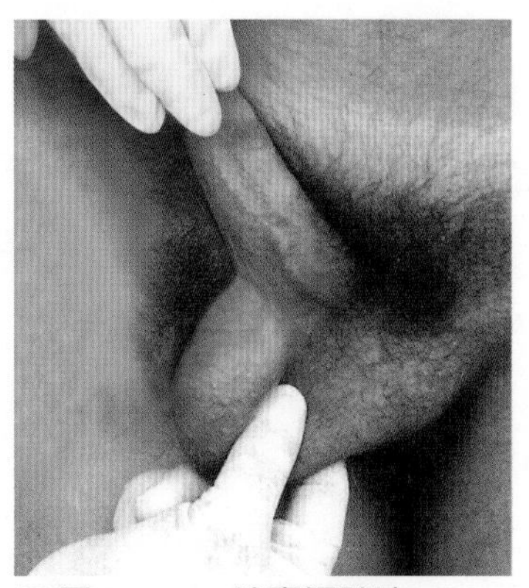

圖 14-31　陰囊觸診法

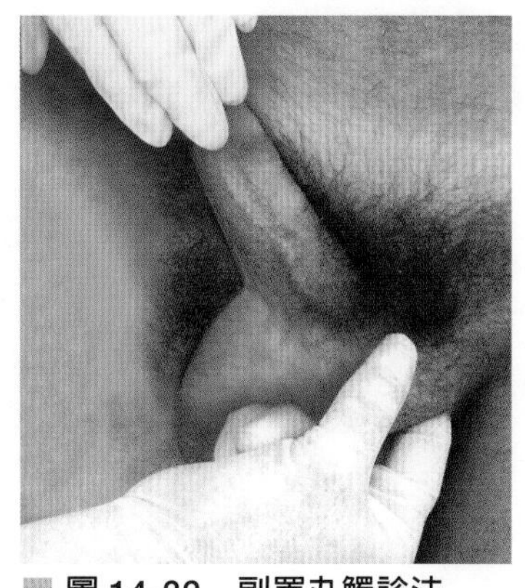

圖 14-32　副睪丸觸診法

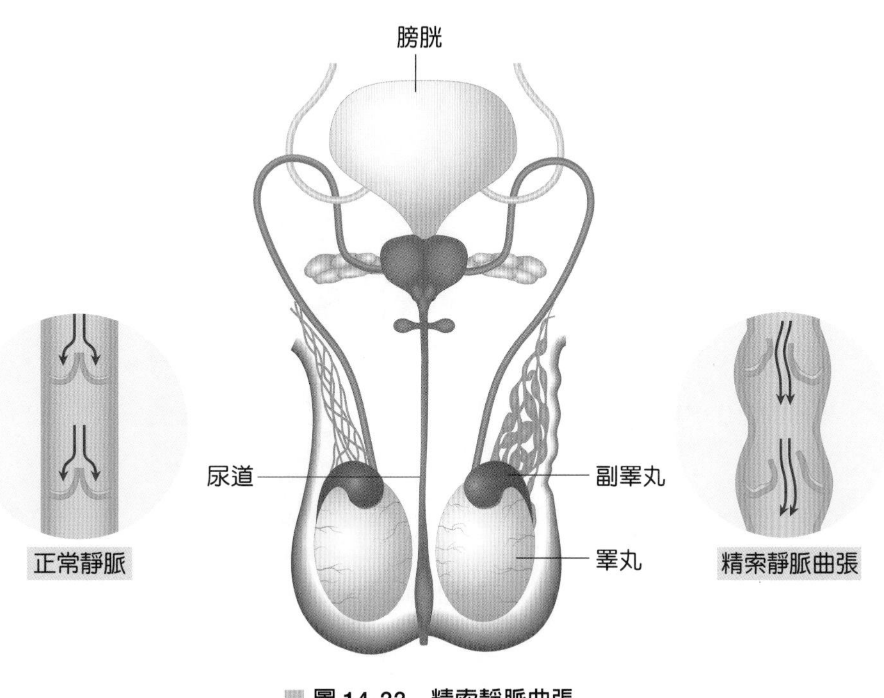

圖 14-33　精索靜脈曲張

程序	說明
（三）陰囊透光試驗 (Transillumination)	
1. 個案採站姿，室內燈光需調暗以利觀察	1-1. 檢查時機：當陰囊有腫脹時可做的檢查，應注意若腫塊為透明的，則光線可穿透而呈紅色；若腫塊不透光，光線會被阻斷無法呈現紅色
2. 以手電筒由陰囊後側照射腫塊	異常 可透光性腫塊呈現紅色，因內含漿液，如陰囊積水、精液囊腫、水腫；不透光性腫塊無法呈現紅色，因內含血液或組織，如精索靜脈曲張、睪丸腫瘤、疝氣(Hernia)、實質性腫瘤
（四）疝氣檢查	
1. 個案採站立面向檢查者，用右手檢查個案右側，而左手檢查左側	
2. 以食指套入陰囊疏鬆的陰囊皮膚，從陰囊的底部**沿著精索往上至外腹股溝環，請個案往下用力或咳嗽，注意有無腫塊**（圖14-34）	2-1. 正常：無腫塊 異常 觸診時，腫塊會阻擋檢查者手指向前者為直接疝；腫塊會下垂，手指可觸及的為間接疝；觸摸時不易與淋巴結區別者為股疝，此類常造成嵌入性疝氣（表14-3） 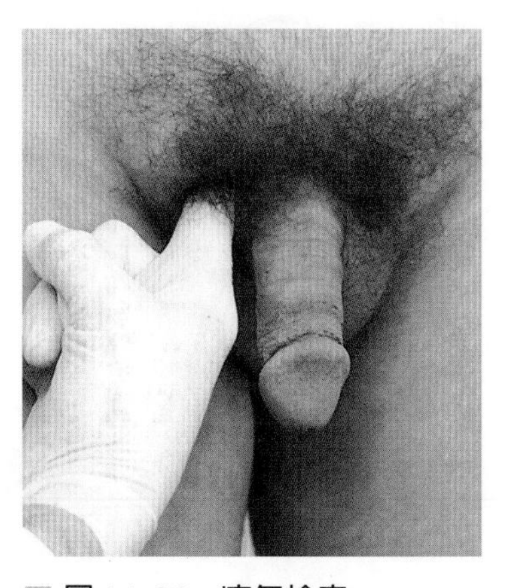 **圖 14-34 疝氣檢查**

程序	說明
（五）前列腺檢查 主要目的在檢查其大小、形狀、堅實度、有無結節、觸痛等，步驟如下： 1. 個案採**站姿彎腰**，背對檢查者**或採側臥**姿勢，**大腿彎曲90度**	
2. 將戴好手套且擦上潤滑劑之食指輕觸肛門口後慢慢伸入直腸，指尖朝向直腸前壁（指向肚臍）往前伸入，在**肛門括約肌上方約2~5 cm**處可以摸到前列腺，由中央溝向上摸，到頂端時再向兩側觸摸兩側葉（圖14-35） 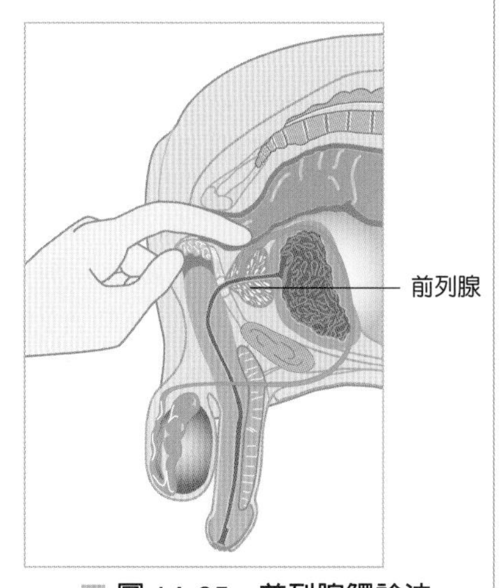 圖 14-35　前列腺觸診法	2-1. 正常：前列腺為心型，大小約2.5 cm，在老年人，其腺體會較大。觸摸時可摸到前列腺後面的兩側葉及中央溝，感覺平滑、有彈性及堅實 異常 **前列腺摸起來對稱性的變大、平滑、有彈性、堅實像下巴，中央溝會消失可能為良性前列腺肥大(Benign Prostatic Hypertrophy; BPH)，常發生於50歲以上的男性**。其嚴重程度依腺體突入直腸內長度分四個等級：第一級腺體突入直腸少於1 cm、第二級突入1~2 cm、第三級突入2~3 cm、第四級突入3 cm以上；若呈非對稱性的變大、觸痛且感覺柔軟有彈性像臉頰，可能為前列腺炎(Prostatitis)；摸起來兩側不對稱、堅實如石塊的不規則硬塊可能為癌症；摸到貯精囊，可能為貯精囊炎
3. 若懷疑有前列腺炎可由前列腺兩側上方**由上而下往中央溝方向作前列腺按摩(Prostatic Massage)**（圖14-36），再由尿道採取標本	

程　序	說　明

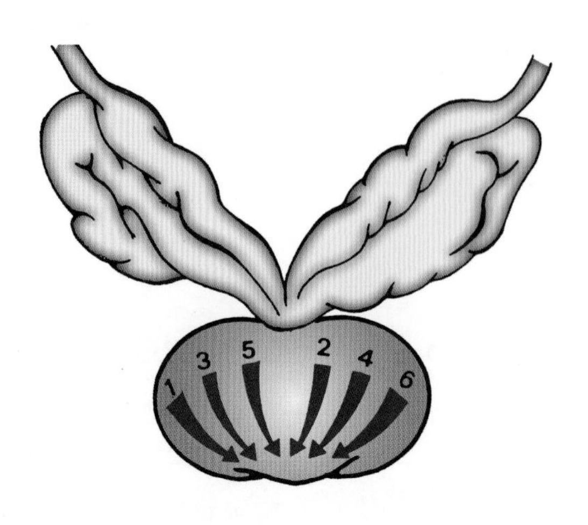

圖 14-36　前列腺按摩法
（箭頭所示，代表按摩區域之順序與方向）

程　序	說　明
整理個案單位	
1. 恢復個案	
(1) 移出食指並擦拭肛門	
(2) 給予額外的衛生紙清潔	
2. 洗手	2-1. 預防交互感染

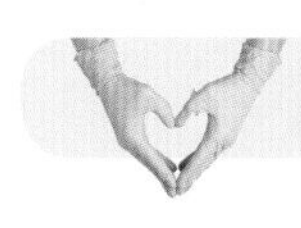

學習評量 Review Activities

( ) 1. 依精子輸送方向，下列男性生殖道的排序為何？(1) 輸精管 (2) 副睪管 (3) 射精管。(A) (1)(2)(3) (B) (1)(3)(2) (C) (2)(1)(3) (D) (2)(3)(1)

( ) 2. 進入青春期，由下列何種激素刺激卵巢濾泡發育，使初級卵母細胞完成第一次減數分裂？(A) 濾泡刺激素 (FSH) (B) 黃體生成素 (LH) (C) 雌激素 (estrogen) (D) 黃體素 (progesterone)

( ) 3. 於月經週期中，何時期黃體素之分泌達最高值？(A) 月經期 (B) 增值期 (C) 分泌期 (D) 缺血期

( ) 4. 下列何者具有勃起海綿組織？(A) 前庭 (vestibule) (B) 陰蒂 (clitoris) (C) 小陰唇 (labia minora) (D) 大陰唇 (labia majora)

( ) 5. 下列何者具有產生配子的功能？(A) 睪丸 (B) 輸精管 (C) 陰囊 (D) 前列腺

( ) 6. 下列有關輸卵管 (uterine tube) 的構造，何者最接近卵巢？(A) 峽部 (isthmus) (B) 壺腹部 (ampulla) (C) 輸卵管子宮部 (uterine part) (D) 漏斗部 (infundibulum) 末端的繖 (fimbriae)

( ) 7. 女性生殖系統中，下列何者是陰囊 (scrotum) 的同源構造？(A) 陰蒂 (clitoris) (B) 小陰唇 (labia minora) (C) 大陰唇 (labia majora) (D) 前庭大腺 (greater vestibular glands)

( ) 8. 精子產生後在下列何處成熟，而獲得運動能力？(A) 睪丸 (B) 副睪 (C) 貯精囊 (D) 輸精管

( ) 9. 下列有關子宮的敘述，何者錯誤？(A) 子宮的正常姿勢為前屈和前傾 (B) 直腸子宮陷凹為骨盆腔之最低點 (C) 月經時，子宮內膜的基底層會脫落而排出體外 (D) 子宮圓韌帶起始於子宮上外側角，終止於大陰唇

( ) 10. 下列何者的分泌物占精液體積的最高百分比？(A) 副睪 (B) 精囊 (C) 前列腺 (D) 尿道球腺

解答：CACBA DCBCB ………… 欲挑戰完整歷屆考題，請掃描 QR Code

MEMO

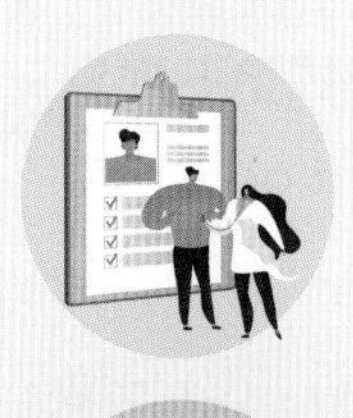

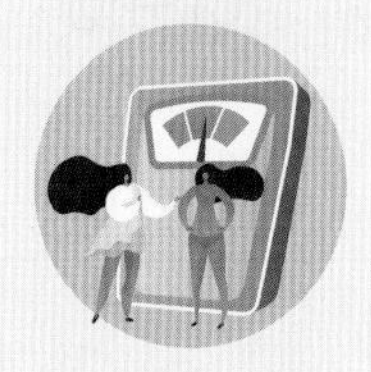

15 直腸與肛門評估

作者／藍菊梅 · 李業英

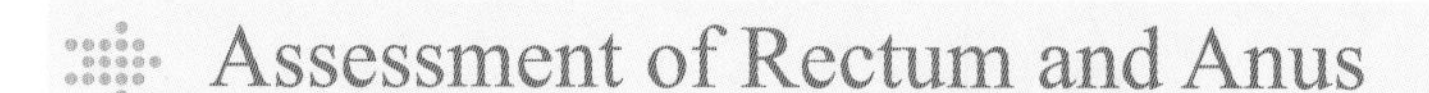

Assessment of Rectum and Anus

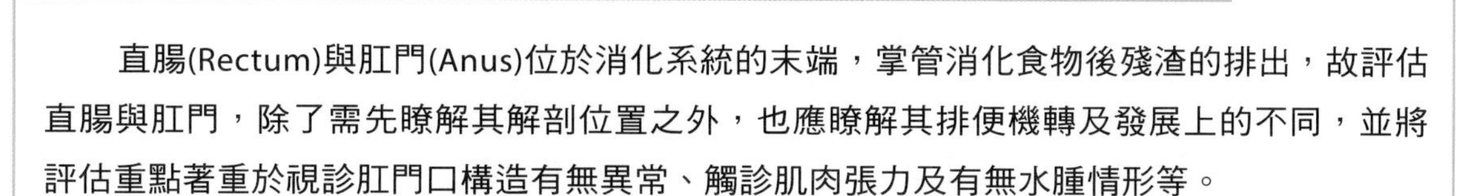

直腸(Rectum)與肛門(Anus)位於消化系統的末端，掌管消化食物後殘渣的排出，故評估直腸與肛門，除了需先瞭解其解剖位置之外，也應瞭解其排便機轉及發展上的不同，並將評估重點著重於視診肛門口構造有無異常、觸診肌肉張力及有無水腫情形等。

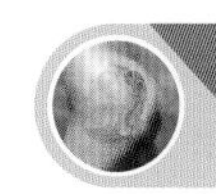

15-1 直腸與肛門概論

一、直腸

直腸(Rectum)位於大腸的末端，**約於第三薦椎附近**，長約12 cm，由乙狀結腸(Sigmoid Colon)延伸而來，並連接肛管(Anal Canal)。在肛管上方不遠處，直腸擴大並轉向後方，形成直腸壺腹(Rectal Ampulla)，直腸內部有三個半月形橫向皺襞(Plicae Transversale)，為**休斯頓氏瓣膜**(Houston's Valve)，功能未明，可能是排氣時可將糞便留在體內。此瓣膜的下端即是指診所及的範圍。

二、肛門

肛管(Anal Canal)在成人約3.8 cm，它是腸胃道的出口，此管道直接指向肚臍，與直腸形成直角位於薦骨凹陷中，最後終止於向外的開口，形成**肛門**(Anus)。肛管與外層皮膚有無數的體感覺神經(Somatic Sensory Nerve)，故肛門附近的外傷，會造成很尖銳的疼痛。

肛管由**肛門內括約肌**(Internal Anal Sphincter)及**肛門外括約肌**(External Anal Sphincter)組成，肛門內外括約肌中間是括約肌間溝(Intersphincter Groove)，內括約肌由**自主神經系統**控制，外括約肌由**意志**控制，除非是排便或排氣，否則括約肌都會將肛門緊緊關好。

肛門柱(Anal Column)是黏膜的折疊，這些折疊由直腸垂直而下至肛門直腸接合處(Anorectal Junction)（或稱齒狀線(Dentate Line)）結束，每一個肛門柱內含一條靜脈和一條動脈，若靜脈壓力上升，靜脈變粗、彎曲及充滿血液時，則形成**痔瘡**(Hemorrhoid)。每個肛門柱的下方有一個小的半月瓣黏膜，稱為肛門瓣(Anal Valve)，兩個肛門柱間的肛門瓣上方空間有一個小凹，稱為**肛門隱窩**(Anal Crypt)（圖15-1）。

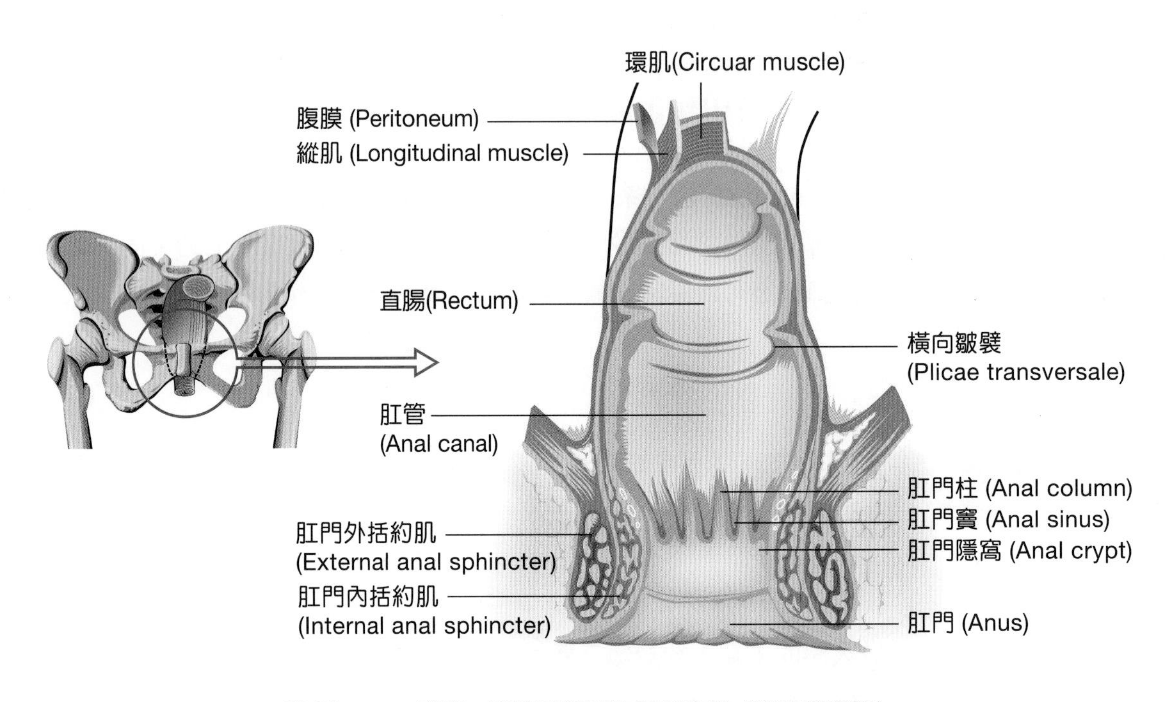

圖 15-1　直腸、肛管及肛門的解剖位置（縱切前面觀）

三、排便機轉

排便是一種自主的動作，是因排便反射(Defecational Reflex)而產生的反應，當結腸產生大蠕動時，會將糞便推入直腸而引發排便反射，**大蠕動**是發生在結腸的蠕動波，通常**在早餐後1小時內發生**，約**持續10~30分鐘**，而胃結腸反射與十二指腸反射有助於大蠕動的形成，當糞便進入直腸，引起神經產生傳入訊號，此訊號使蠕動波繼續傳至降結腸、乙狀結腸及直腸，使糞便向肛門前進，而產生便意，傳入訊號也引發深呼吸、緊閉聲門及收縮腹肌等的動作，協助排便。若不理會便意，便意會消退，直到更多糞便進入直腸。以下將對排便機轉加以說明。

1. **直腸膨脹與神經作用機轉：**糞便進入直腸→直腸膨脹、擴張→直腸肌肉產生反射性收縮→排便反射→直腸壓力上升至55 mmHg→感覺神經受牽張→第二、三薦椎→骨盆神經→降結腸、乙狀結腸、直腸產生反射性收縮→肛門內、外括約肌鬆弛→排便。

2. **胃結腸反射** (Gastrocolic Reflex)：食物進入→胃擴張→胃泌素分泌→引發結腸直腸收縮→肛門內、外括約肌鬆弛→排便。

延伸閱讀

發展上的考量

新生兒出生24~48小時後，第一次排出暗綠色的胎便(Meconium)，表示肛門是通暢的，自此以後，通常進食時會產生胃結腸反射(Gastrocolic Reflex)，此反射終生存在。

最初嬰兒的排便是透過反射，直至1~2歲時，他們控制肛門外括約肌的神經已經完全髓鞘化(Myelinated)，因而才能自主的控制排便，故**排便訓練最好自2歲後開始**。

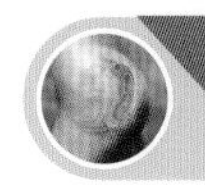

15-2 健康史評估

評估個案直腸與肛門的相關健康史資訊時，各層面的注意事項包括：

1. **現在病史**：詢問個案是否有直腸出血、疼痛的情形；排泄型態有無異常（如便秘、腹瀉等）；解便性狀與顏色為何（如是否解出黑便等）、糞便有無帶血絲或黏液等。
2. **過去病史**：詢問個案是否曾罹患痔瘡、結腸直腸癌、息肉、腸道炎症等疾病，曾否因此類疾病開刀或住院？
3. **家族史**：詢問個案家族中有無成員罹患結腸直腸癌或家族性息肉等疾病。
4. **日常生活型態**：詢問個案的飲食習慣，是否缺乏維生素或纖維素或是喜好高脂或油炸飲食等；詢問個案有無使用緩瀉劑、嗎啡、Codeine或鐵劑等的習慣？
5. **心理社會史**：詢問個案的職業是否須久站或久坐？近期有無至疫區或是痢疾盛行之國家旅行等？

潛血試驗

我國大腸癌（結腸直腸癌）發生率及死亡人數呈快速增加的趨勢，居所有癌症發生率及死亡率的第2位及第3位（衛生福利部，2021）；而大腸癌的發生可能會伴隨著肉眼無法見的出血，故糞便潛血檢查(FIT)可作為篩檢大腸癌的項目之一。檢查方式分為化學法和免疫法：(1)化學法：適用於消化性潰瘍、腫瘤、胃腸道發炎、出血等，受測前兩天須避免食用大量肉類、綠葉蔬菜，高過氧化酵素蔬菜如花椰菜、蘑菇、蘿蔔等，可能造成偽陽性；(2)免疫法：僅適用大腸癌，抗體只針對新鮮的血色素作用，不需在採檢前對飲食特別限制，目前國民健康署補助**50~74歲民眾每2年1次定量免疫法糞便潛血檢查**。

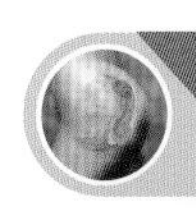

15-3 評估程序

程序	說明
評估前準備	
1. 洗手	1-1. 接觸個案前後均需洗手
2. 用物	
(1) 拋棄式手套	
(2) 水溶性潤滑劑(K-Y Jelly)	
(3) 手電筒	
(4) 糞便檢查盒	(4)-1. 目的在收集糞便檢體以作潛血試驗
(5) 衛生紙	
3. 核對個案並自我介紹	
4. 詢問健康史	4-1. 現在與過去病史、家族史、日常生活型態以及心理社會史（詳見15-2節）
5. 解釋檢查目的及操作過程	5-1. 主要目的是瞭解直腸與肛門有無異常情形以盡早診治。過程中檢查者會以食指進入肛門內觸診，請個案放鬆心情與肌肉
6. 環境安排	
(1) 合宜室溫	
(2) 具隱密性	

程　序	說　明
7. 準備個案	
(1) 穿著寬鬆合宜的衣服；和個案說明若有任何不適需隨時告知檢查者	
(2) 檢查姿勢	(2)-1. 檢查姿勢見圖15-2
A. 左側臥（辛氏臥姿）	A-1. 予適當覆蓋，只露出肛門部位
B. 上身趴在檢查台站立	B-1. 雙腳向內旋轉以放鬆肌肉，亦常用於前列腺檢查
C. 膝胸臥式	C-1. 此姿勢可能較不舒適；常用於前列腺檢查
D. 截石術姿勢	D-1. 女性若需一同檢查骨盆腔時使用
E. 蹲姿	E-1. 適於直腸脫垂者使用

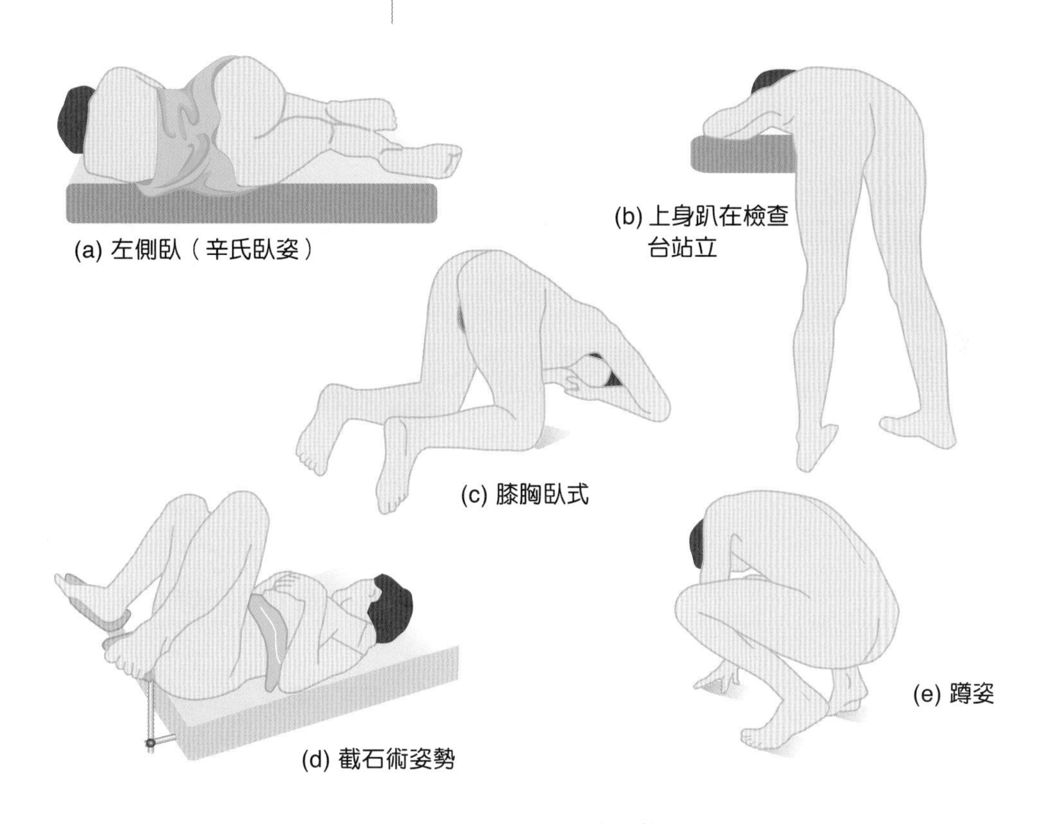

圖 15-2　檢查姿勢

程　序	說　明
檢查步驟	
1. 視診	1-1. 必要時可使用手電筒協助視診
(1) 戴上拋棄式清潔手套	(1)-1. 因直腸、肛門處為非無菌狀態，因此不需戴無菌手套，但清潔手套應採拋棄式，預防交叉感染
(2) 請個案左側臥並屈膝	
(3) 撥開臀部，觀察**薦尾區**與**肛門附近構造**	(3)-1. 正常與異常情形見表15-1
(4) 伐耳沙爾瓦氏操作(Vasalva's Maneuver)	
A. 請個案摒住呼吸，腹部如解便般地用力	
B. 觀察肛門口有無肛裂、痔瘡、環狀發紅組織（直腸脫疝）等情形	B-1. 若有異常應以時鐘方式記錄其位置（12點鐘是指恥骨聯合處）

表15-1　薦尾區與肛門口的正常、異常情形（視診）

部位	正常／異常情形	圖示
肛門口	• 正常：潮濕、無毛、粗糙的皺壁、較附近皮膚顏色為深、肛門口緊閉、無病灶 • 異常：發炎、病灶、肛裂（線狀裂痕）、痔瘡、瘻管（小而圓的開口）	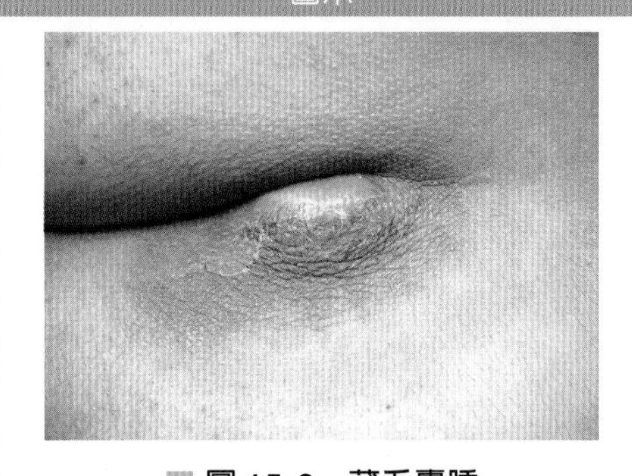 圖 15-3　藏毛囊腫
薦尾區	• 正常：平滑 • 異常：發炎、壓痛、藏毛囊腫(Pilonidal Cyst)（圖15-3）	

程　序	說　明
2. 觸診	2-1. 檢查部位為肛管、直腸、糞便；評估括約肌的肌肉張力、有無壓痛、結節、水腫或腫塊等
(1) 先向個案說明指診不會疼痛，但可感覺到腸子移動，以減輕個案焦慮	
(2) 檢查者食指塗抹潤滑劑	(2)-1. 目的在減少觸診時之阻力與個案不適

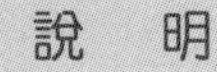

程序	說明
(3) 另一手可用衛生紙輕輕撥開肛門口，將食指緩慢地伸入肛門內（圖15-4）	(3)-1. 此時可請個案張口哈氣，以放鬆肌肉

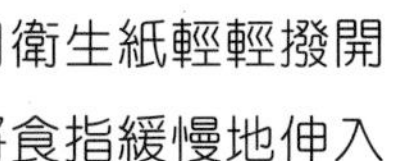

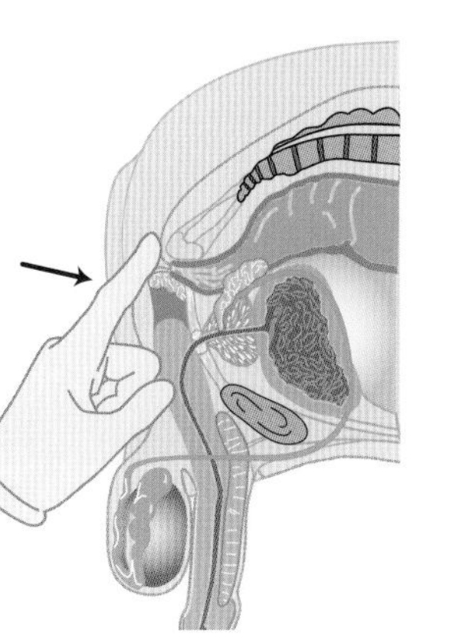

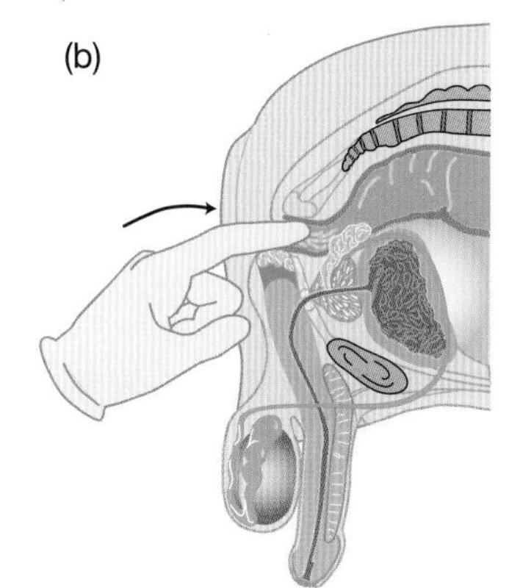

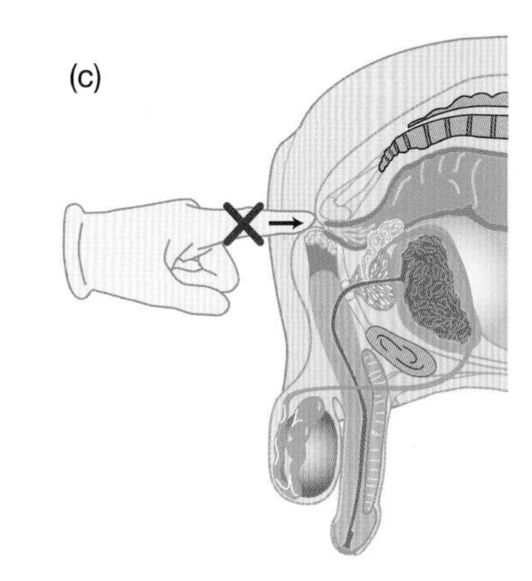

圖 15-4 肛門觸診姿勢

程序	說明
(4) 當括約肌鬆開時，彎曲手指指端，指尖緩慢的向**肚臍方向**放入	(4)-1. **不能以直角方式插入**，易造成疼痛
(5) **旋轉手指**並**觸摸**整個肌肉層，深度由指尖至指骨關節約3 cm	(5)-1. 正常管道光滑平整，無任何凸起
(6) 請個案做類似憋尿的動作，檢查者以手指感覺括約肌束緊的狀況	(6)-1. 憋尿動作可協助個案收縮肛門括約肌 (6)-2. 正常括約肌應平均而無痛的束緊檢查者的手指
(7) 將拇指放在肛門周圍予雙指觸診（圖15-5），觸診肛門周圍組織	(7)-1. 用以評估肛門周圍囊腫

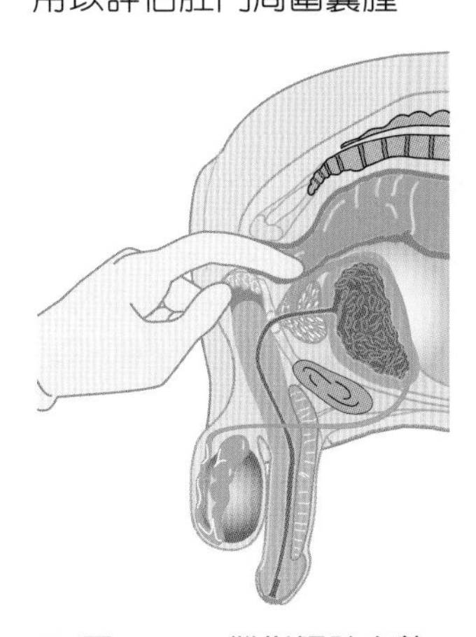

圖 15-5 雙指觸診姿勢

程　序	說　明
(8) 將食指加壓	(8)-1. 可檢查有無水腫、壓痛
(9) 再將手指往內推進約6~10 cm，並旋轉觸診直腸壁	(9)-1. 觸診整個直腸壁，以發現是否有腫塊
(10) 觀察手套上留下的糞便顏色，並放入檢查盒中做潛血試驗	(10)-1. 觸診正常與異常的情形見表15-2

表15-2　肛門直腸正常與異常情形（觸診）

部位	正常情形	異常情形
括約肌肌肉	緊閉	• 肌肉張力減低 • 張力增加可伴隨發炎、壓力及焦慮出現 • 壓痛
肛門周圍組織	無水腫、壓痛	• 水腫、壓痛
直腸壁	平滑無結節	• 柔軟可移動的腫塊：可能是息肉 • 固定而堅硬的腫塊、伴有形狀不規則或邊緣捲起：可能是癌症
糞便	• 棕色、軟 • 潛血試驗(Occult Bleeding; OB)：陰性	• 糞便中有膠狀的黏液：腸道發炎 • **鮮血便(Bloody Stool)：下腸胃道出血** • **柏油便(Tarry Stool)**（圖15-6）：**上腸胃道出血** • 黑便：多見於服用鐵劑或鉍製劑者 • 灰白便：無膽色素，如阻塞性黃疸 • 黃油便：表示含油量增加，常在吸收不好時發生 • 潛血試驗：陽性，可能為結腸直腸癌

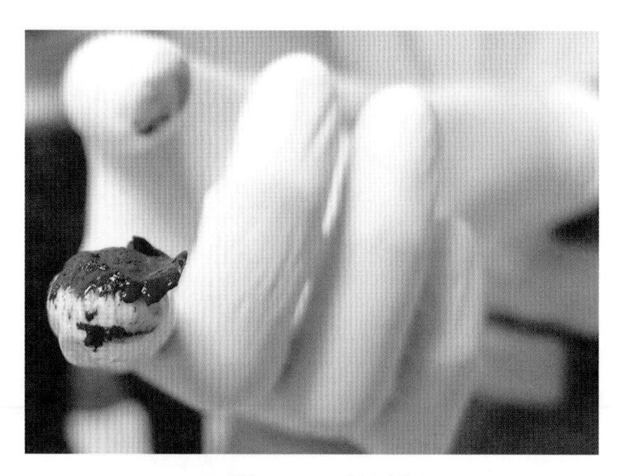

圖 15-6　柏油便

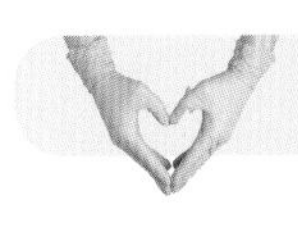

學習評量 Review Activities

(　) 1. 有關「排便反射路徑」之敘述，下列何者正確？(A) 直腸擴張，刺激排便中樞 S_1~S_2 (B) 副交感神經興奮，使直腸收縮 (C) 神經興奮，使肛門內括約肌鬆弛，肛門外括約肌收縮 (D) 直腸壓力達 35 mmHg，使肛門內括約肌鬆弛

(　) 2. 有關排便機轉的敘述，下列何者錯誤？(A) 團塊運動將糞便自乙狀結腸推進直腸，使直腸壁擴張 (B) 當直腸壓力達到一定程度時，會刺激排便中樞產生衝動 (C) 藉由聲門緊閉、腹肌收縮及憋住呼氣，使橫膈上升、腹壓上升，以利反射 (D) 肛門內外括約肌鬆弛，以利糞便排出

(　) 3. 排便反射作用主要是受下列何部位的神經所控制？(A) L_4~L_5 腰神經 (B) S_2~S_4 薦神經 (C) T_1~T_{12} 胸神經 (D) C_1~C_2 頸神經

(　) 4. 下列何者可受大腦意識所調控？(A) 肛門內括約肌鬆弛 (B) 肛門外括約肌鬆弛 (C) 膀胱逼尿肌收縮 (D) 尿道內括約肌鬆弛

(　) 5. 下列何種情況，病患的糞便顏色可能是白色的？(A) 腸道感染 (B) 膽道阻塞 (C) 食用過多甜菜 (D) 上腸胃道出血

(　) 6. 陳先生罹患膽道阻塞，其糞便可能的顏色為：(A) 綠色 (B) 黑色 (C) 灰白色 (D) 黃棕色

(　) 7. 當病人上消化道出血時，其糞便通常為何種顏色？(A) 黑色 (B) 紅色 (C) 綠色 (D) 透明黏液

(　) 8. 有關排便機轉，下列敘述何者正確？(A) 排便時直腸放鬆、橫膈上升 (B) 排便反射主要受控於交感神經 (C) 排便時肛門內、外括約肌收縮 (D) 便意感來自飯後 30 分鐘的十二指腸結腸反射

(　) 9. 有關排便機轉之敘述，下列何者正確？(A) 當直腸內壓力接受器受到刺激，此訊息會傳導到骨盆之排便反射中樞 (B) 排便反射中樞位於人體腰椎 L_3~L_4，可將訊息傳至骨盆神經 (C) 骨盆神經之副交感神經傳導，使肛門之內、外括約肌放鬆而排便 (D) 骨盆神經之交感神經傳導刺激，使得直腸放鬆而排便

(　) 10. 病人解出黑色的大便，可能是下列何種原因所造成？(A) 食用大量甜菜 (B) 缺乏膽汁 (C) 內痔出血 (D) 服用鐵劑

解答：BCBBB　CADAD

欲挑戰完整歷屆考題，請掃描 QR Code

MEMO

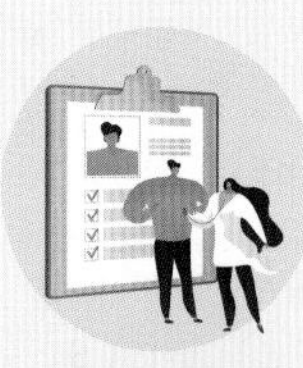

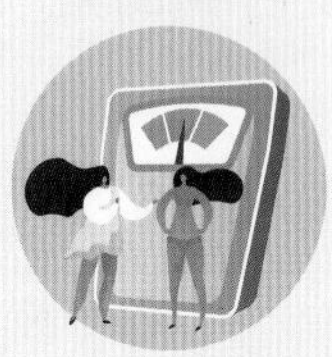

16 兒童身體評估

作者／曹英

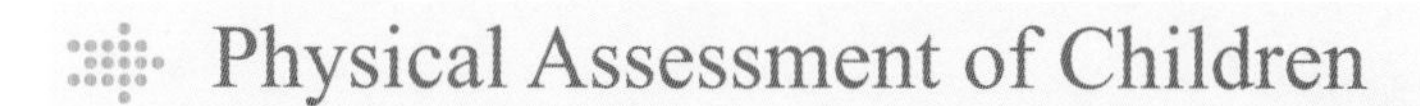

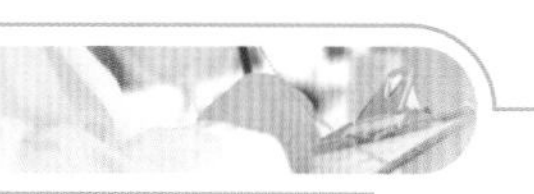

Physical Assessment of Children

由於新生兒(Newborn)可能具有一些先天性疾病、體質或因生產過程、生產後照護等潛在的健康問題以致影響未來兒童期的各項正常發展，因此護理人員應先瞭解新生兒之生理特徵及功能，並熟知各項正常值及具有評值各項變化的能力，以期早期發現、及時治療。

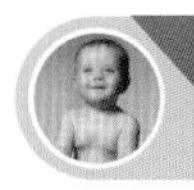

16-1 兒童發展概論

「兒童期」涵蓋0~18歲的年齡層（表16-1）。就發育的歷程而言，孩童有其獨特的解剖生理特徵，且3歲前孩童的語言表達能力受限；加上孩童的注意力短暫，遊戲性的互動模式在建立護病關係的重要性等因素，因此，護理人員在面對孩童的各項身體檢查技巧時，將不同於前述（成人）各章節。

▼ 表16-1　兒童發展分期

分期	年齡	階段	時間
產前期	受精～出生	• 胚芽 • 胚胎 • 胎兒	• 受精～第2週 • 受精後第2~8週 • 受精後第8週～出生
嬰兒期	出生～12個月	• 新生兒 • 嬰兒	• 出生～滿28天 • 29天～1歲
兒童早期	1~6歲	• 幼兒 • 學齡前期	• 1~3歲 • 3~6歲
兒童中期	6~12歲	• 學齡期	• 6~12歲
兒童晚期	12~18歲	• 青春期	• 12~18歲

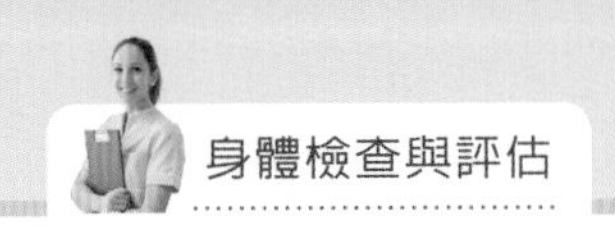

兒童期發展的統一原則如下：

1. 發展的進行由簡單到複雜，即從一般性的發展到特殊性的發展。
2. **兒童的發展有次序性**，並非同一時間同步一起進行。
3. 兒童的發展狀態有一定的模式可循。
4. 兒童發展遵循的定律
   (1) **頭尾定律：自頭部開始往四肢發展。**
   (2) **近遠定律：自身體中心的區域**（解剖位置的近心端）**往遠離身體的區域發展**；即先發展頭部、軀幹，最後才是下肢。

一、體重、身高及身體比例發展

體重、身高是最能表示兒童營養狀況與骨骼發展的數據；而身體比例與頭圍等數據可輔助檢測是否有異常發展的情形。各階段的特點詳見表16-2。

表16-2　兒童的體重、身高及身體比例發展

階段	體重發展	身高發展	身體比例發展	頭圍發展
新生兒期（0~6個月）	每週約增加140~200 gm	每月約增加2.5 cm	頭大、軀幹長、上肢較下肢長，身體中點約在肚臍	• 0~4個月頭圍約每月增加1.5 cm • 4~12個月約每月增加0.5 cm • 此期頭部未定型，外殼容易因受壓而變形
嬰兒期（6~12個月）	每週約增加85~140 gm	每月約增加1.25 cm	下肢占身體比例約1/3	
幼兒期（1~3歲）	• 1歲：約為出生體重的3倍 • 2歲：約達4倍 • 每年約增加2~3 kg	• 1歲：身高較出生時約增加0.5倍 • 2歲：約增加12 cm • 3歲：約增加6~8 cm	2歲：頭占身體比例約1/4，身體中點略低於肚臍	• 1~2歲頭圍約每年增加2.5 cm • 3~5歲約每年增加1.3 cm
學齡前期（3~6歲）	每年約增加2~3 kg	• 4歲：約為出生身高的2倍 • 每年約增加5~7.5 cm	四肢生長較軀幹快速	• 3歲前可藉由頭圍評估其腦部發展 • 5歲時約達成年人頭圍的90%
學齡期（6~12歲）	每年約增加2~3 kg	7歲後每年約增加5 cm	同學齡前期	• 5歲後至青春期，頭圍變化約為每5年增加1.3 cm

二、臟器發展

除了身高體重的明顯變化外，兒童期也是身體臟器變化劇烈的時期，由於兒科護理學會再詳述此部分，故簡述如下：

1. **胸部與心臟**：新生兒出生時胸部為圓形桶狀，以橫膈呼吸為主，胸壁偏薄；支氣管約在胎兒期16週即開始發展，肺泡在出生後才開始發展，肺臟會隨胸廓的生長而增加。1歲時嬰兒的心臟約重45 g，2~4歲時心尖位置約在左鎖骨中線左側3~4肋間，7歲以上才可在左鎖骨中線第五肋間處觸診到。
2. **腦與神經**：腦部在1歲以內發展最快速，約可達成人腦容量的1/2，2歲時已達成人的3/4。腦神經的髓鞘在出生前即已發育完成，但脊髓神經到3歲左右才發育完成。兒童的智力發展在4歲約已完成一半，從開始上學時兒童的智力約已達成熟時的2/3。
3. **消化系統**：出生時胃部為橫躺著，漸漸發展為直立的，到10歲時形狀已與成年人相去不遠，胃排空的速度在新生兒約為2.5~3小時，到嬰兒與兒童期開始則漸漸增長為3~6小時。新生兒在第3個月時會開始大量分泌唾液，而會有流涎的情形。脾臟在新生兒約有15%可摸到。
4. **泌尿生殖系統**：新生兒腎小球過濾率只達成人的30~50%，2歲時可達成年人標準，因此出生第1~2天每天排尿量只有50 mL，1歲後每天排尿量為400~500 mL。新生兒膀胱貯尿能力沒有成年人好，因此一天中可能會排尿10~30次左右，之後才會逐漸減少。
5. **生殖器發展**：男孩的睪丸在2週大時會降到陰囊中；女孩剛出生時則因為母親荷爾蒙的影響，使陰道出現少量類似月經的黏性血絲。
6. **骨骼發展**：生長中的骨骼年齡與實際年齡以平行方式穩定成長，各骨化中心的出現與融合有特定的順序，在解剖生理學中會再詳細介紹，於此不再敘述。

三、皮膚－胎記

胎記，即為**血管瘤**，因真皮組織中的**微血管分布過密**所致，會使個案**皮膚呈現紅或紫的色塊**。依其形成原因可分為：

1. **黑色性胎記**：如太田母斑、蒙古斑(Mongolian Spot)、咖啡牛奶斑、貝克氏母斑、先天性黑色素細胞痣等，因**黑色素細胞(Melanocyte)或黑色素(Melanin)異常增生**所致。
2. **紅色性胎記**：如各種血管瘤、鮭魚色斑、酒色斑等，皆是由一群微小血管異常聚集增生或擴張於皮膚的真皮或脂肪組織，為最常見的惱人胎記。

血管瘤並非一定在出生時就被發現。約有50%是在出生後2週或10個月時才出現，於**皮膚表面最常見**，如頭、臉、頸部，最易造成外觀上的困擾。

一般依其形狀及臨床演變過程見表16-3。

表16-3　血管瘤之分類

名稱	圖示	說明
草莓狀血管瘤 (Strawberry Hemangioma)		俗稱「草莓寶寶」，若草莓狀血管瘤增大得太快，需就醫進一步診察
海綿樣血管瘤 (Cravernous Hemangioma)		常與草莓狀血管瘤合併發生，雖然通常會在6歲前消失，但仍須密切注意其狀況，定期檢查
葡萄酒色斑 (Port-Wine Stain)		可能出現在臉或四肢，不會消失，且範圍會隨年齡而擴大，並由平面鼓起凸出。少數會造成顏面或肢體畸形，但可用雷射去除

毒性紅斑

有一些新生兒在皮膚上會出現毒性紅斑，為毛囊周圍的發炎，發生原因不明，好發部位為**胸部**、**背部**、**臉及四肢**。其形狀是一顆顆小紅點中有顆白點，約3~5天會自然消退，保持清潔乾燥即可，無需特別治療。

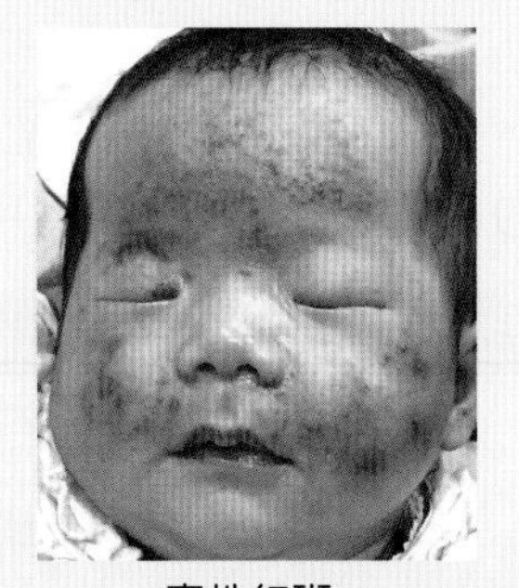

毒性紅斑

四、感覺的發展

(一)視力的發展與斜視問題

◎ 視力的發展

1. **新生兒(Newborn)**：可見視野約45度左右，只會追視水平方向和眼前18~38 cm的人或物，大約出生15天後就可以辨別顏色。此時期會有**對視**（俗稱**鬥雞眼**）和**斜視**現象。
2. **3個月**：視野已達到180度，可以看到自己的手並感覺到「自己」的存在，眼睛已會隨著物品的移動轉來轉去。
3. **3~6個月**：視網膜通常已發育良好，可看見較大或手指般大小的物品，並漸漸產生距離感和立體感。6個月大時的嬰兒(Infant)眼球大小約只有成人的2/3，其眼軸距離較發育完全之正常眼睛還短，影像成形在視網膜之後，因此幼童會出現遠視情形，此為正常現象。
4. **6個月~1歲：8個月以後能辨識親人**。會想要用手去抓看得到的物品，並運用全身的感覺器官（如觸覺、視覺、聽覺）去認識周遭環境。到了周歲時，眼睛會追視著人或物品，並靈活地轉來轉去。
5. **1~2歲**：1歲半時已會看圖畫並用手指圖案；此時應開始接受眼科醫師檢查。
6. **2~5歲**：2歲時，**角膜發育完成**，對遠、近、高、低之空間有不錯判斷能力，視力約為0.3~0.4，甚至有輕微遠視（0.7~0.8左右），皆為正常情形。
7. **6歲以上：水晶體與眼球發育完成**，擁有最佳視力。但眼球在12歲左右才會和成人大小相等。進入學齡期的兒童，已開始有閱讀與功課壓力，加上長期注視電視與電腦，罹患近視和假性近視的機會大幅增加，因此除了培養正確生活習慣外，定期（至少每半年一次）及持續的視力檢查也非常重要。

◎ 斜 視

約有2%嬰兒兩眼協調無法平衡，兩眼無法同時注視同一物體，影像無法投射於正確位置，造成雙重影像，稱為**斜視(Strabismus)**，未予醫治則會演變成弱視。依發生的年齡可區分為**先天性斜視（出生後6個月之內）與後天性斜視（出生6個月之後）**。其種類包括：

1. **內斜視**：一眼或雙眼聚向鼻側（俗稱**鬥雞眼**），最常見。
2. **外斜視**：一眼或雙眼偏斜到外側（俗稱**脫窗**），在光線較強的地方，個案會閉上不正常的那一眼，但若精神集中時又回復正常，稱為「隱斜視」。

3. **上斜視與下斜視**：眼睛向上或向下偏斜，所占的比率較少，成因也較複雜。個案通常併有歪頭或斜頸情形。

延伸閱讀

斜視的治療

主要包括屈光不正的矯治、遮眼治療法、斜弱視訓練儀及手術治療等，需綜合各種方式加以靈活運用才能達到最佳的治療效果。

遮眼治療法：強迫病童使用不正常的眼睛，使其受到影像的刺激而能正常發育。

（二）聽覺系統與聽覺障礙

人類的**聽覺系統**是由耳朵（主要包括外耳、中耳及內耳）連接聽神經至大腦而構成的。聲波原是以無形的能量存在於空氣中，經耳殼收集後，傳遞至外耳、中耳、內耳，其間能量的形式不斷轉換，以順應各部分聽覺器官之接收，最後傳至大腦，而成為可被理解的有用訊息（請見第5章臉頭頸評估）。

一般而言，**聽覺障礙（聽障）發生的主要原因來自於病變**，就病變發生的因素而言，又可分為：

1. **先天性失聰**：凡是出生時或出生後不久就已發生的聽力障礙即稱之，大部分屬於感覺性失聰。
2. **後天性失聰**：以**傳染病源導致**感覺性失聽較多，如內耳炎、聽神經炎、耳毒性藥物性聾或遲緩表現出來的遺傳性聾等。

聽覺障礙以殘障鑑定標準可分為：

1. **重度聽障**：患耳聽力損失在**90分貝以上**。
2. **中度聽障**：患耳聽力損失在**70~89分貝**。
3. **輕度聽障**：患耳聽力損失在**55~69分貝**。

（三）其他感覺發展

1. **味覺：新生兒開始即具有味覺**，出生5天的新生兒已經可以辨別自己母親的奶味；**嬰兒期時會偏愛甜味**。從2~3歲開始味覺會變得敏銳，對不同的味道會有許多不同的反應。4歲之後味覺會更為精緻，因此喜歡吃各式各樣奇怪的東西而易中毒。

2. **觸覺**：兒童早期**觸覺的發展從臉部開始，嘴唇周圍較為敏銳**；之後才慢慢發展至四肢，最後為軀幹，藉由撫觸嬰幼兒可以提供其安全感。

五、牙齒和語言的發展

（一）兒童牙齒的發展

◎ 乳牙

幼童時期的牙齒稱為乳牙。通常嬰兒的第一顆牙齒會在**6個月**大左右時長出來（圖16-1），直到**2歲半左右，可長齊20顆乳牙**。乳牙長牙的順序是**先下而上**、**由前至後**。乳牙除了可刺激下頷部生長，也能協助兒童發展語言能力。

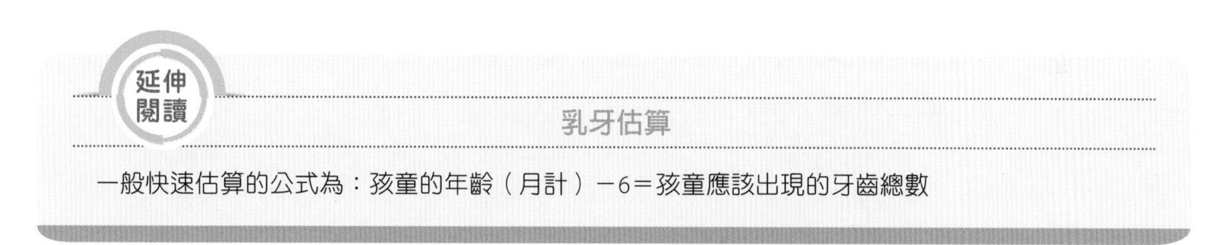

延伸閱讀

乳牙估算

一般快速估算的公式為：孩童的年齡（月計）－6＝孩童應該出現的牙齒總數

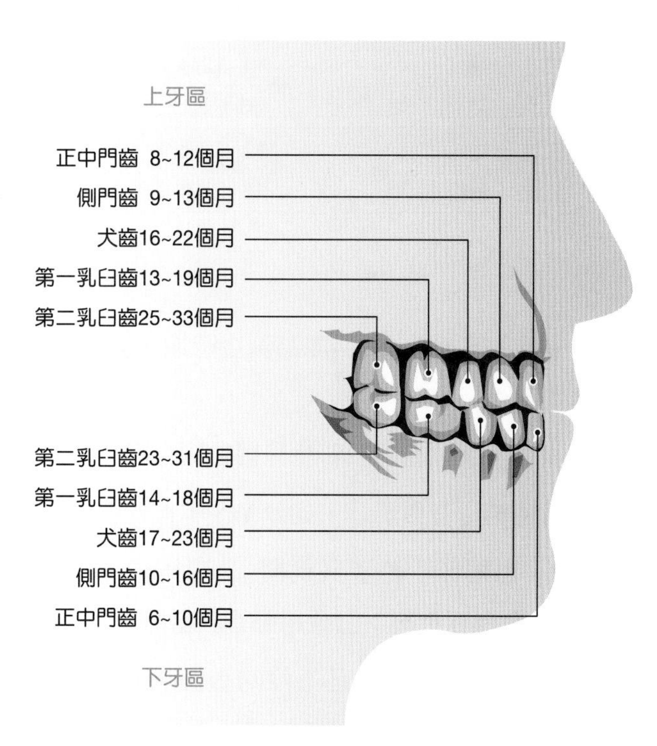

圖 16-1 乳牙的生長時間

◎ 恆牙（永久齒）

兒童6、7歲時會替換上下顎門牙，直到12~13歲時會換完所有乳牙，此時新生之牙齒即為恆牙（永久齒）（表16-4）。

表16-4　恆牙萌牙時間表

部位	牙齒名稱	萌牙時間	牙根完成時間
上顎牙齒	正中門齒	7~8歲	10歲
	側門齒	8~9歲	11歲
	犬齒	11~12歲	13~15歲
	第一小臼齒	10~11歲	12~13歲
	第二小臼齒	10~12歲	12~14歲
	第一大臼齒	6~7歲	9~10歲
	第二大臼齒	12~13歲	14~16歲
	第三大臼齒（智齒）	17~21歲	—
下顎牙齒	正中門齒	6~7歲	9歲
	側門齒	7~8歲	10歲
	犬齒	9~10歲	12~14歲
	第一小臼齒	10~12歲	12~13歲
	第二小臼齒	11~12歲	13~14歲
	第一大臼齒	6~7歲	9~10歲
	第二大臼齒	11~13歲	14~15歲
	第三大臼齒（智齒）	17~21歲	—

（二）語言發展

兒童語言的發展約在6歲之前，又以2~4歲為黃金時期，其為成年人語言發展的基礎。各階段的詳細發展，簡述如下：

1. **0~2個月**：主要以哭泣表達。哭泣有助於新生兒聲帶開合與呼吸動作的協調。
2. **2~4個月**：發音遊戲。可連結母音與子音，如ㄉㄚˋ，但此發音無特殊意義。
3. **5~7個月**：社交性發聲，也稱作「聽了又說期」。對成人說的簡單字音雖不一定會反應，但大人不在時其可能會自行重複；已會用聲音表示需求，例如對著奶瓶哼叫。
4. **8~12個月**：回聲期。對於聲音會模仿且不停的重複，有些嬰孩可能會以動作配合表達；聲音已有高低變化，已經熟悉聲帶控制的技巧；此期亦會運用許多兒語，特別是在10~11個月。

5. **1~1歲半**：單字期。此期可發出重疊的單音，如爸爸；會以動物的叫聲來表示其名稱，如稱狗為「汪汪」；會用一個單字表示一個句子，如飯飯，意思可能是指「我要吃飯」；會說的字彙可達20~25個，如爸、媽、抱等。
6. **1歲半~2歲**：**雙字期。會以兩個字代替整句話的意思**，如「糖糖…吃」；漸漸會由雙字句轉變為多字句，但句子結構與語法並不正確，除**重要字外的字彙常會被省略**，故也稱為「**電報式語言**」。如「媽媽車玩」是要媽媽載他出去玩的意思；此期兒童常會指著東西問名字，所以也叫做稱呼時期。2歲時平均可說100~200個單字。
7. **2歲~2歲半**：單句期。喜歡模仿及重複他人的話，稱為「**鸚鵡式仿說**」；此期會用你、我、他等代名詞；也開始會用敘述句或感嘆句來表達，如「媽媽給我糖」或「花花很漂亮」等；此期可以說出自己的名字。
8. **2歲半~3歲以後**：雙句期。此期孩童先**學會講平行的句子**，如「哥哥吃糖，我也吃糖」；進一步**學會使用主句加副句**，如「我要拿鞋子交給媽媽」；3歲幼兒可以表達約900個字，且很愛發問；4歲幼兒可以表達約1,500個字，5歲約可表達2,100個字，喜歡追根究底的說話。

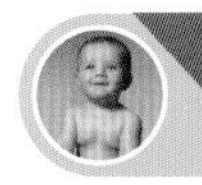

16-2 兒童各階段評估要點

一、新生兒期

1. 進行新生兒(Newborn)的身體檢查與評估時，需特別**注意環境溫度與新生兒保暖**。臨床上，常在加溫處理台(Warmer)或於保溫箱(Incubator)（圖16-2）中進行。另外，當新生兒於嬰兒床予以適當裸露做評估時，需備烤燈在旁以保溫之。
2. 正常新生兒一般於出生第2~3天後，即可利用沐浴、餵食時來執行進一步的評估項目。

二、嬰兒期

1. 請父母在旁協助檢查的進行。嬰兒(Infant)可坐在父母的膝上，檢查時，嬰兒裸身（僅包尿布）並以小被蓋遮蓋未檢查部位以保暖之。
2. 聽診器使用前，先以掌心暖和。

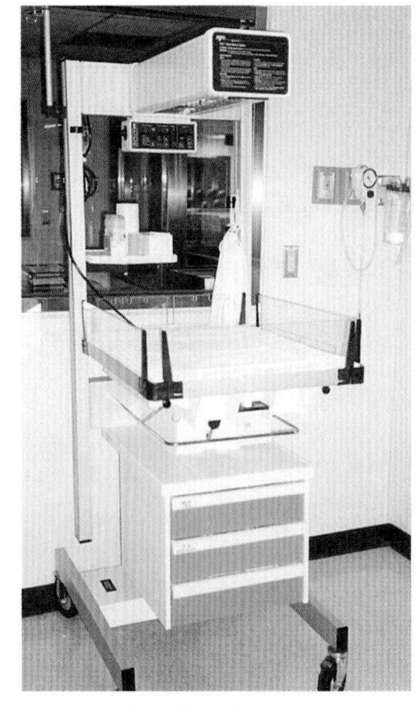

(a) 加溫處理台(Warmer)

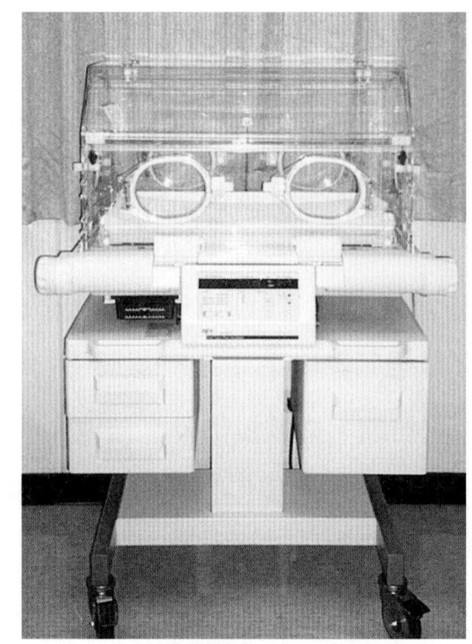

(b) 保溫箱(Incubator)

圖 16-2　保溫設備

3. 自嬰兒期開始即需測量生命徵象(Vital Signs)，其項目包括**體溫**(Body Temperature; T)、**脈搏**(Pulse; P)、**呼吸**(Respiration; R)及**血壓**(Blood Pressure; BP)，順序以呼吸→脈搏→體溫→血壓(R→P→T→BP)為主，其標準數值見表16-5~16-7。
   (1) 體溫：**僅出生時需測量肛溫**（插入肛門深度約1吋），**之後多測量腋溫或耳溫**。
   (2) 血壓：壓脈帶（圖16-3）應覆蓋過2/3的上臂，若壓脈帶過窄會使血壓值上升。各年齡層適用之壓脈帶寬度如下：(1)新生兒：2.5~4 cm（1~1.5吋）；(2)嬰兒：5~8 cm（2~3吋）；(3)兒童：9~10 cm（3.5~4吋）。

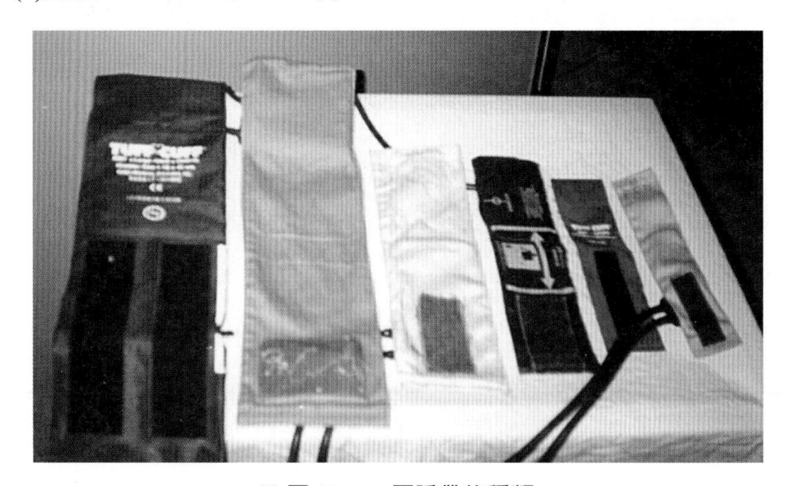

圖 16-3　壓脈帶的種類

表16-5 兒童正常體溫的範圍

方法	正常範圍
肛 溫	37.0 ~ 37.8℃ (98.6~100.0°F)
口 溫	36.4 ~ 37.4℃ (97.6~99.3°F)
腋 溫	35.8 ~ 36.6℃ (96.6~98.0°F)
耳 溫	36.4 ~ 37.4℃ (97.6~99.3°F)

表16-6 各年齡層兒童的平均呼吸與脈搏次數（次／分）

年 齡	呼吸次數	脈搏次數
新生兒	30~50	70~190（平均125）
1~11個月		80~160（平均120）
2歲	24~32	80~130（平均110）
4歲		80~120（平均100）
6歲		75~115（平均100）
8歲		70~110（平均90）
10歲	20~26	70~110（平均90）
12歲	18~24	女孩70~110（平均90） 男孩65~105（平均85）
14歲		女孩65~105（平均85） 男孩60~100（平均80）
16歲	16~22	女孩60~100（平均80） 男孩55~95（平均75）
18歲		女孩55~95（平均75） 男孩50~90（平均70）

表16-7 兒童正常血壓值

年 齡	血 壓 (mmHg)	
	收縮壓	舒張壓
2~6個月	91	50~53
7~11個月	90	47＋年齡（月）
1~5歲	90＋年齡（歲）	56
6~18歲	83＋【2×年齡（歲）】	52＋年齡（歲）

三、幼兒期

此階段兒童對侵襲性的檢查會特別感到不安與恐懼，且對被限制的自身空間與活動會顯現退縮、不合作，故需注意以下事項：

1. **稱呼名字（如乳名、小名）**，盡量使其處於放鬆狀態。
2. 檢查過程多採用**遊戲**的方式，以減輕其焦慮與不安。如允許兒童觸摸或握持檢查設備檢查自己、父母或布偶玩具。
3. 詢問健康史時，同時**觀察幼兒遊戲時表現出的行為**，如步態（圖16-4(a)）、靈敏度（圖16-4(b)）、肌肉強度及對聲音（聽）與物件（視）的反應等。
4. 請父母扶穩幼兒，如抱在懷中或坐在膝上（圖16-4(c)）。
5. **侵襲性的檢查項目留到最後再執行**。執行前，可先對父母做檢查的樣子讓幼兒看，再予幼兒進行該項檢查（圖16-5）。
6. 對幼兒進行檢查與成人不同處，主要在於**檢查的順序應依其表現做彈性的調整**。

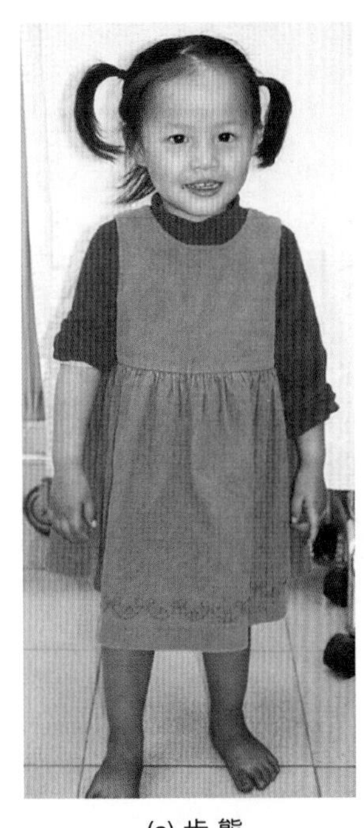

(a) 步 態

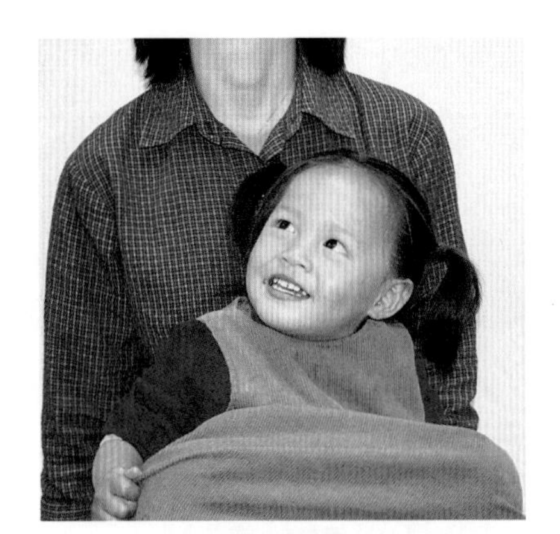

(b) 靈敏度

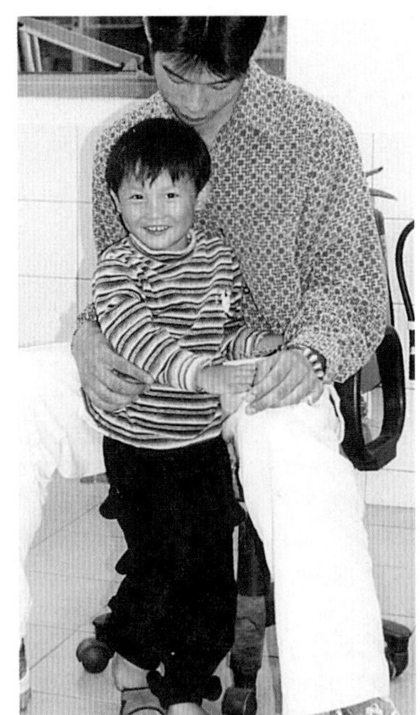

(c) 請父母扶穩幼兒

圖 16-4　觀察幼兒行為

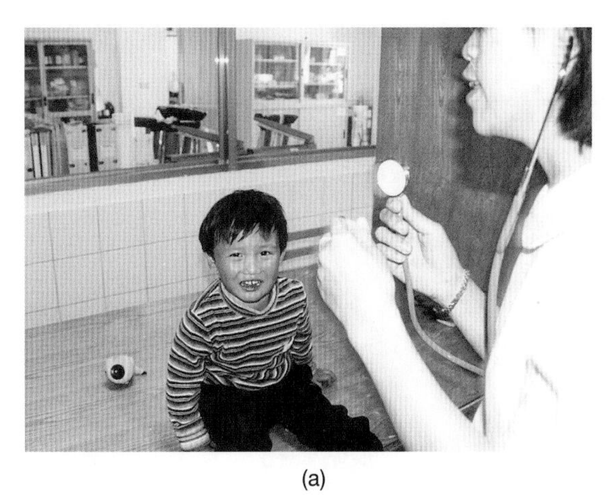

(a)

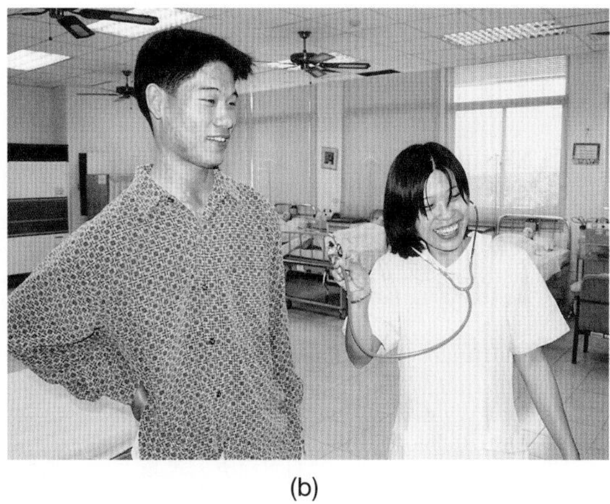

(b)

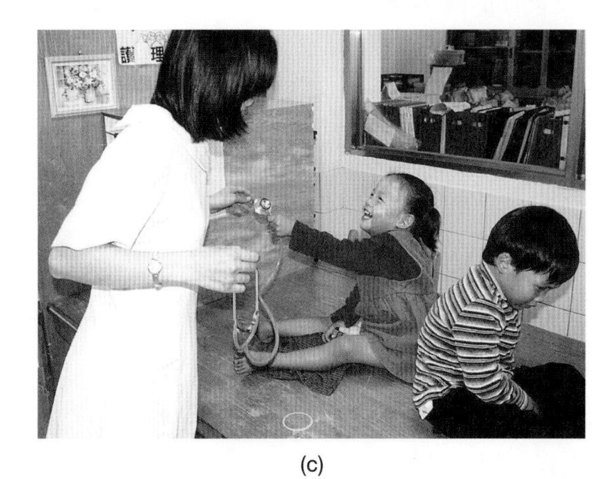

(c)

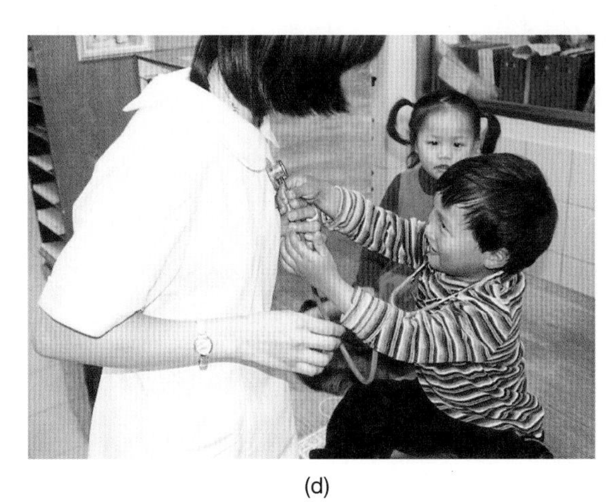

(d)

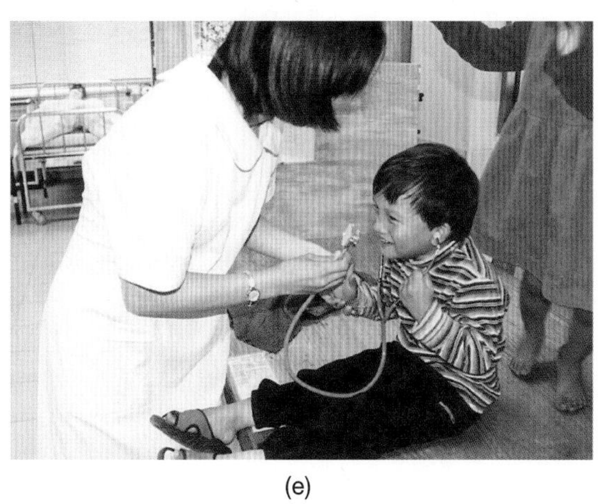

(e)

圖 16-5　侵擊性檢查採遊戲方式進行

四、學齡前期

1. 以親切、溫和、主動的態度與兒童交談，並**以遊戲方式來引發接受檢查的動機**。
2. **具體、肯定地**向兒童**敘述**檢查過程，並於過程中具耐心、從容不迫地完成各項檢查。
3. 常**讚許**兒童的合作與勇敢。
4. 學齡前期兒童的檢查程序與成人相似，其注意事項有：
   (1) 測量生命徵象：使用儀器檢查時（如血壓計、聽診器），可讓兒童先行操作以減除內心焦慮。
   (2) 眼睛：進行眼睛內部的檢查或使用眼底鏡時，可在牆上張貼動物（卡通）圖畫，以吸引兒童凝視，必要時依醫囑使用散瞳劑以便於完整的觀察（視力20/20，一般於6歲時可達成）。
   (3) 耳朵：使用**檢耳鏡檢查**時，需將**耳殼向上、向後**牽拉（與嬰幼兒期不同）。
   (4) 牙齒：需檢查其顆數、有無蛀牙及口腔衛生情形。
   (5) 頸部：此階段兒童的頸部較嬰幼兒期更易於察見，這是由於脊柱生長的結果，平均3~4歲頸部會拉長。
   (6) 呼吸：此階段兒童的**呼吸動作由嬰幼兒期的腹式呼吸轉為胸式呼吸**，此種轉變約於7歲左右完成。
   (7) 心臟：此階段兒童在心尖處可聽診出**生理性第三心音**(S_3)，於心臟收縮早期出現、低音調。評估時採坐姿，以聽診器鐘面聽之。
   (8) 四肢活動與小腦平衡功能：較之前年齡層更能表現出自控、協調、穩定。3~5歲兒童能以腳跟與腳尖相接向前直線走、能單腳跳躍。

五、學齡期

1. 約5歲時，兒童的羞怯感開始明顯化，檢查時，容許兒童選擇裸露的程度，並予適當覆蓋保護。
2. 進行檢查時可先說些較輕鬆的話題，如提及學校、嗜好、寵物、朋友等，以取得合作。
3. 為學齡期兒童解釋各項檢查儀器，讓兒童更有興趣去瞭解操作之機械原理和技術。
4. 檢查程序及其原則與成人相似，但此期宜注意男、女第二性徵的發展與評估（表16-8、圖16-6）。

▼ 表16-8 男性第二性徵發育年齡表

年 齡	發育情形		
0~9歲	尚未出現		
10~11歲	睪丸開始增大		
12歲	• 喉結開始增大	• 前列腺開始活動	
13歲	• 出現陰毛	• 睪丸及陰莖增大	
14歲	• 聲音變粗	• 乳部發脹	
15歲	• 陰囊色素增強 • 睪丸增長完成	• 長出腋毛 • 可能出現遺精的現象	• 開始長鬍鬚
16~18歲	• 臉上長痤瘡	• 臉部及身體長毛	• 陰毛呈成人型態
19~22歲	• 骨骼閉合	• 停止長高	

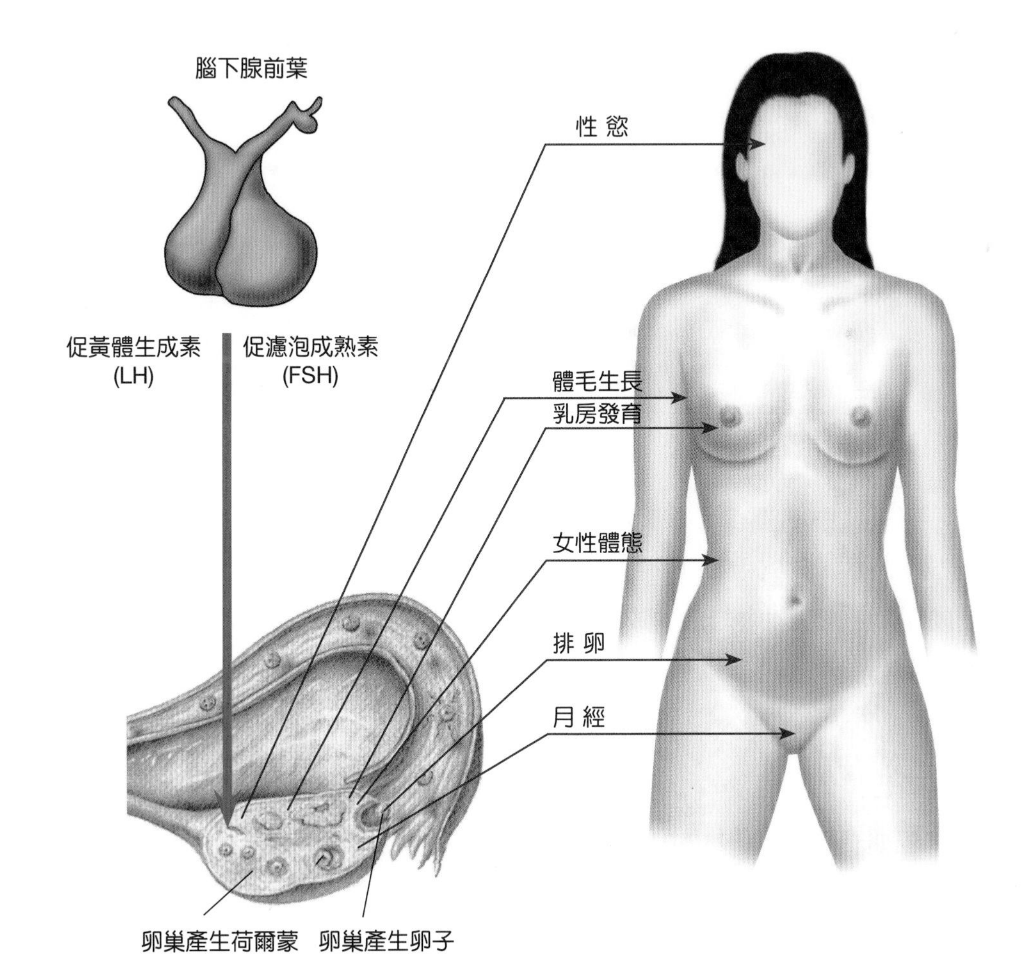

圖 16-6 女性的第二性徵

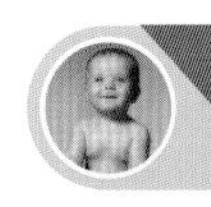

16-3 兒童各階段評估程序

一、新生兒期

(一) 立即評估

◎ 阿帕嘉計分 (Apgar Score)

於出生1分鐘、5分鐘進行：

1. 出生後1分鐘評估，7~10分為正常，4~6分是中度呼吸抑制，低於3分則有嚴重呼吸抑制（表16-9）。
2. 出生後5分鐘再評估，可精確的測知神經異常及新生兒死亡的指標。

表16-9 阿帕嘉計分 (Apgar Score)

項目＼分數	0	1	2
心跳速率	無	＜100次／分	＞100次／分
呼吸速率	無	呼吸弱，哭聲不規則	呼吸規則，哭聲有力
肌肉張力	軟弱無力	四肢微屈曲	四肢屈曲，有自發性活動
反射情形	無	皺眉、作鬼臉	咳嗽或打噴嚏
皮膚顏色	蒼白、藍色	軀幹粉紅、四肢藍色	全身粉紅色

◎ 妊娠週數的評估

妊娠週數的評估，對26週以下者須在出生後12小時內完成評估；26週以上者則在出生96小時內完成即可。主要以**神經肌肉成熟度**(Neuromuscular Maturity)**與身體成熟度**(Physical Maturity)作為評估要項，現多以新巴拉德評估量表(New Ballard Scale, 1991)為主（表16-10、16-11）。

此外，將新巴拉德評估量表中神經肌肉成熟度與身體成熟度12分項的分數予以相加，再將所得總分與成熟度分級(Maturity Ratings)對照（表16-12），即可得知估算妊娠週數（估算範圍在20~44週）。

▼ **表 16-10　新巴拉德評估量表：神經肌肉成熟度**

評估項目	圖　示	分數 -1	0	1	2	3	4	5
姿勢 採平躺，待其安靜時，評估姿勢 ＊早產兒(Premature)呈鬆弛姿勢，四肢較伸展，身體大小較小，頭占身體的比例較大 ＊足月兒(Full-Term)有較多的皮下脂肪組織，休息時呈現較屈曲的姿勢								
方形窗（手腕） 採平躺，將手向前臂之腹面彎曲，然後再量取在手腕部所形成的角度		> 90°	90°	60°	45°	30°	0°	
手臂反彈 採平躺，將其前臂朝上臂屈曲5秒鐘，再將之拉直後迅速地放手，觀察其上臂反彈回屈曲狀的速度和強度 ＊若迅速彈回呈完全屈曲狀計為4分			180°	140~180°	110~140°	90~110°	< 90°	

評估項目	圖示 分數	-1	0	1	2	3	4	5
膕間角度 採平躺，一手將其大腿屈曲至胸腹部，另一手食指則置於其踝部，伸直小腿至有阻力為止，測量膝部角度 ＊ 足月兒(Full-Term)之角度約80度 ＊ 早產兒(Premature)無阻力	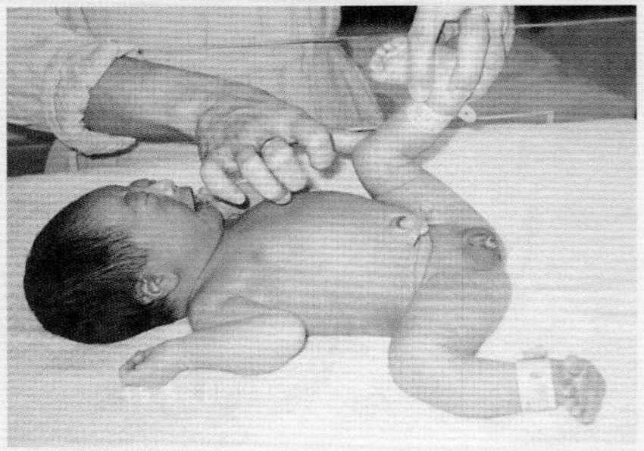	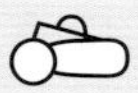 180°	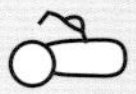 160°	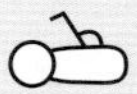 140°	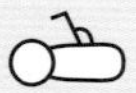 120°	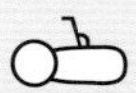 100°	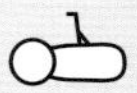 90°	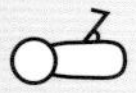 <90°
圍巾徵象 採平躺，將其一手繞過頸部後，拉至對側之肩膀，直至遇到阻力時停止，觀察肘部之位置與身體中線之關聯	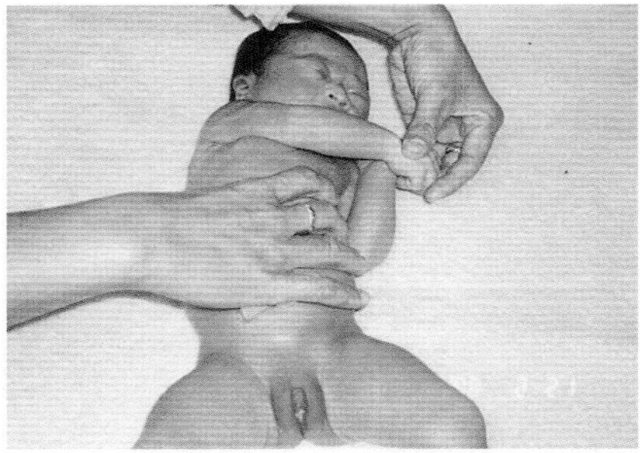	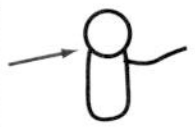	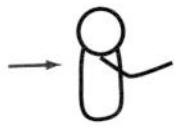	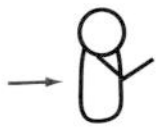	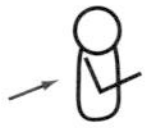	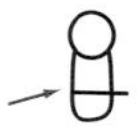	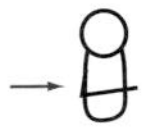	
腳跟至耳朵 採平躺，固定髖部後，將其腳掌盡量拉向同側耳朵，評估腳掌可以觸及之部位 ＊ 足月兒(Full-Term)無法觸及耳朵 ＊ 早產兒(Premature)可觸及耳朵甚至更超過	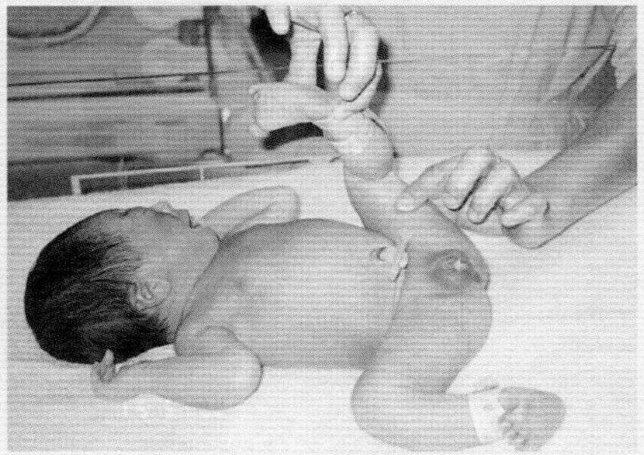	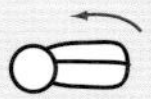	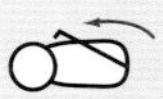	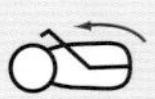	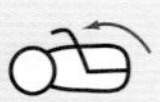	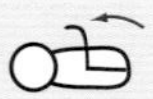	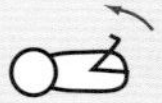	

表16-11 新巴拉德評估量表：身體成熟度

項目＼分數	-1	0	1	2	3	4	5
皮膚	具黏性、透明、易捏破	膠狀、半透明、紅色	光滑的、粉紅色、看得到血管	表皮脫皮或有紅疹，可看見少許血管	皮膚乾裂、蒼白，微可看見血管	皮膚乾裂、嚴重脫皮，看不見血管	嚴重乾裂、起皺摺
胎毛	無	稀疏的	豐富的	稀薄的	有光禿的區域	大部分沒有胎毛	
足底皺摺	足跟至足趾長度為40~ 50 mm:-1，若< 40 mm: -2	長度＞50 mm，沒有皺摺	模糊的紅色皺摺	足底前側僅有些橫狀皺摺	足底前2/3有皺摺	整個足底有皺摺	
乳房	不能察覺	勉強看得出來	乳暈平坦無突起	乳暈有彩斑，突起約1~2 mm	乳暈突起約3~4 mm	乳暈充盈突起約5~10 mm	
眼／耳	眼瞼未分開鬆鬆地：-1 緊閉地：-2	眼瞼分開、耳翼扁平易摺疊	耳翼有些弧度、柔軟可慢慢彈起	耳翼弧度好，柔軟但可反彈	軟骨形成變硬，耳朵可立即反彈	軟骨厚，耳朵變硬	
生殖器（男）	陰囊扁平、光滑無皺摺	陰囊幾乎無皺摺、睪丸未下降	睪丸在上股溝中，陰囊皺摺很少	睪丸下降中，陰囊有少許皺摺	睪丸已下降，陰囊皺摺多	睪丸下垂，皺摺多	
生殖器（女）	陰蒂突出，陰唇平坦	陰蒂突出，小陰唇突出	陰蒂突出，小陰唇突起	大、小陰唇呈角狀突起	大陰唇變大小陰唇變小	陰蒂及小陰完全被覆蓋在大陰唇內	

表16-12 成熟度分級 (Maturity Ratings)

總分	-10	-5	0	5	10	15	20	25	30	35	40	45	50
妊娠週數	20	22	24	26	28	30	32	34	36	38	40	42	44

延伸閱讀

新生兒成熟度

以新生兒成熟度作分類評估時，同時考慮出生體重與妊娠週數作預測死亡的危險性及提供新生兒處理的指引，會比分別以出生體重或妊娠週數評估來得可信。

而新生兒的出生體重、身長及頭圍均可標成一標準的曲線作為確認妊娠週數正常值的依據（圖16-7）。如新生兒的出生體重相對於妊娠週數為適中（介於第10至第90百分位間，Appropriate for Gestational Age; AGA），可推斷其胎兒期成長速度正常，不論其出生時間為早產（懷孕週數＜37週）、足月產（懷孕週數38~42週）或過期出生（懷孕週數＞42週）。

相對於妊娠週數過大（大於第90百分位，Large for Gestational Age; LGA），可推斷其胎兒的生長快速。相對於妊娠週數過小（小於第10百分位，Small for Gestational Age; SGA），則可推斷胎兒於子宮內的成長有延遲情形。

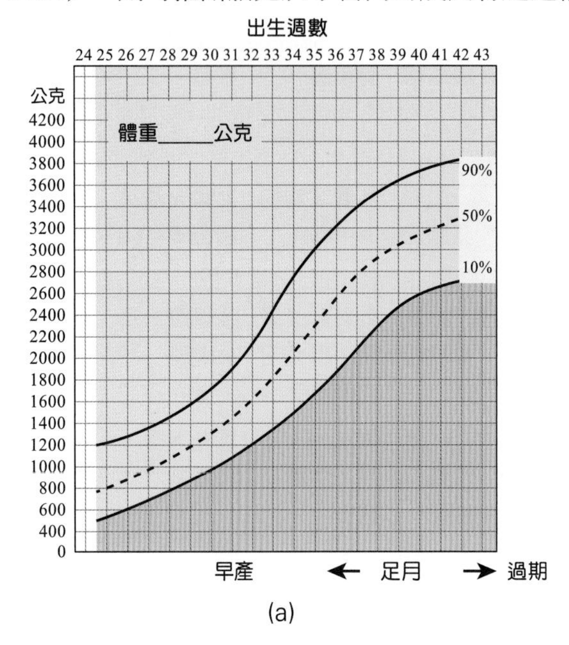

(a)

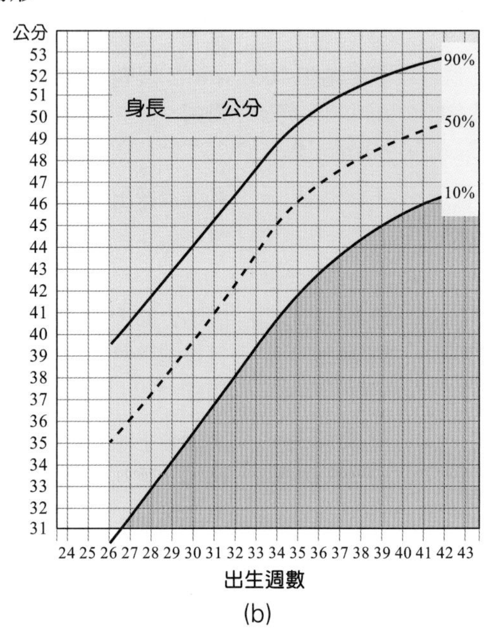

(b)

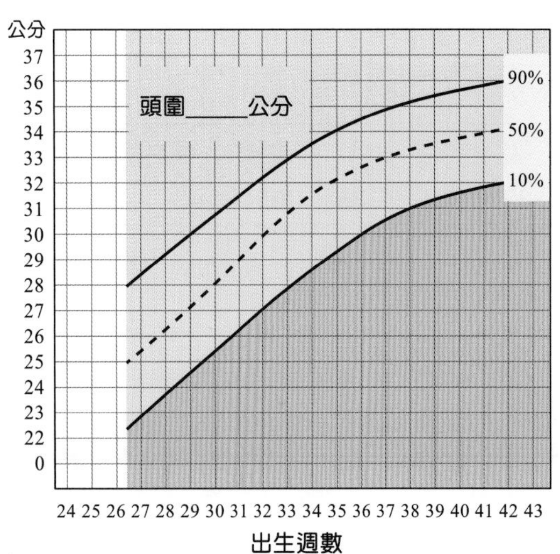

(c)

圖 16-7　妊娠週數體重、身長及頭圍相間數值表

以**此表在出生第2~4天評估**，但小於37週的嬰兒，常有高估妊娠週數的結果出現，尤其是在32~37週妊娠週數出生的新生兒。

（二）整體評估

◎ 皮膚

1. **顏色**：呈粉紅色。
2. **胎毛(Lanugo)**：常出現於前額、耳廓、肩膀及背部。
3. **胎脂(Vernix Caseosa)**：出現於皮膚皺摺處、陰唇之間（圖16-8）。
4. **蒙古斑(Mongolian Spot)**：於臀部、腰背部及腿部可見界線不明顯的藍色區域。
5. **觀察是否出現血管瘤或胎記、毒性紅斑。**

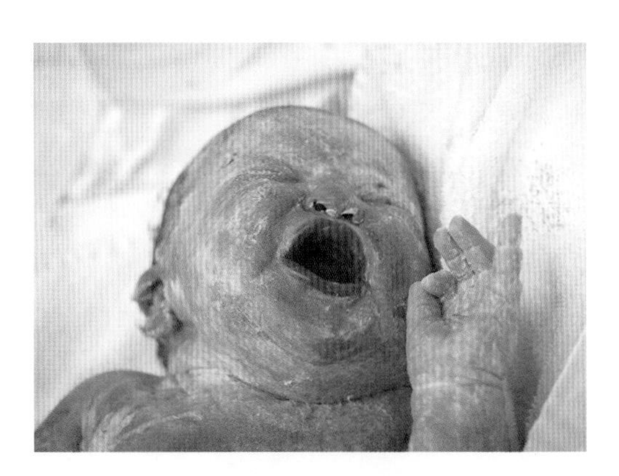

圖 16-8　胎脂

◎ 臉部

視診新生兒哭泣時**左右兩側臉頰之表情，應為對稱**。若臉部一側無法閉眼或無抬眉動作、口角流涎，哭泣時嘴角不活動，健側嘴角下垂等，乃評估顏面神經(CN VII)有無受損。

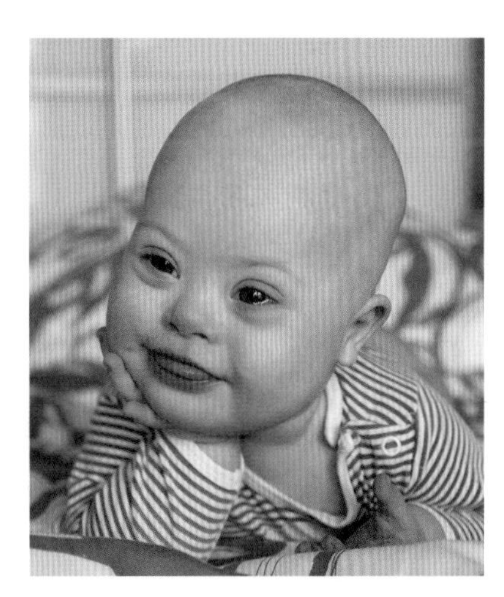

圖 16-9　唐氏症

1. **眼睛**：由於嬰兒多在睡覺，所以此評估易被忽略。如先天性德國麻疹(Congenital Rubella)易致先天性角膜不透明的情形。
   (1) 眼距：兩眼內眥距離約3.5 cm；兩眼瞳孔間距離則為3.5~5.5 cm；若大於5.5 cm，且眼角向上斜，應懷疑是否有唐氏症(Down's Syndrome)（圖16-9）。
   (2) 角膜反射(Corneal Reflex)：評估三叉神經（傳入）與顏面神經的功能（傳出）。
   (3) 暫時性斜視：一側的眼球朝向正面時，另一側的眼球會朝著別的方向稱之。此乃由於新生兒的動眼、滑車、外旋神經(CNIII, IV, VI)及眼球外在肌控制性較差所致，一般**於出生後4~6個月會消失**。

(4) 洋娃娃眼(Doll's Eye)：如果將新生兒頭部轉向一邊時，則眼睛會朝向相反方向移動。常**發生在出生10天內（約2個月大消失）**，主要原因是新生兒頭部協調的能力還未發育完全。

延伸閱讀

結膜下出血

因生產過程受產道壓迫，導致眼睛的結膜下小微血管破裂出血，一般而言血塊會於數週後自行吸收而消失，除非範圍擴大，否則不需特別處理。

2. 耳朵

(1) 外形：應呈對稱、完整、無息（贅）肉。

(2) 聽覺：耳朵是否有畸形，若發現有小耳症，可能有染色體異常或先天性失聰。

(3) 雙眼內、外眥連線至耳廓上緣應呈平行或在同一水平位置上；若低於此線，可能有染色體異常。

3. 鼻部

(1) 打噴嚏反射：嗅覺在剛出生時或出生後幾天內，就已發展良好，且新生兒與成人一樣每天都會有正常量的鼻黏膜分泌物，所以鼻孔內常會有稀薄白色的黏液，此時若接觸空氣不適應時，常會有打噴嚏的保護反射動作，除非伴隨流鼻水、咳嗽等症狀，否則不必太過擔心。

(2) 粟粒疹(Milia)：此為白色針頭般突起的皮疹，因皮脂腺阻塞所致，常見於**鼻頭、前額、下顎及兩頰**，一般**會自然消失**，勿擠壓，不需特別處理（圖16-10）。

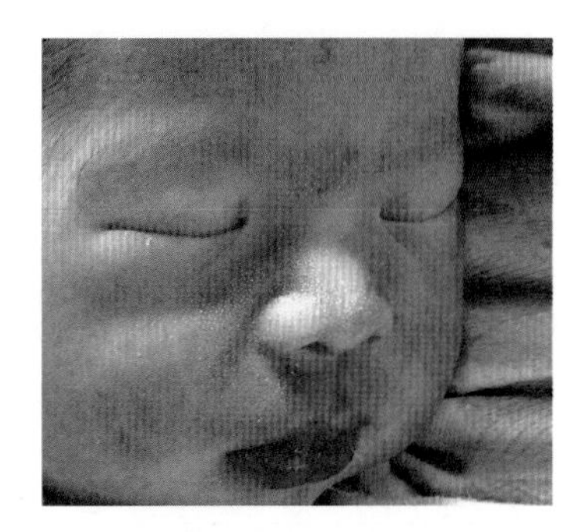

圖 16-10　粟粒疹

4. 口腔

(1) 嘴唇：外形應完整、對稱，無發紺情形。

(2) 舌繫帶：長短適中，舌頭應活動自如。

(3) 硬顎：於牙齦及硬顎處有小且亮的白點，稱為**艾伯斯坦氏小珠**(Epstein's Pearls)，無臨床意義，一般在出生後一星期會自然消失。

唇顎裂

若有先天性發育不良如軟顎裂(Soft Palate Cleft)，則嬰兒通常下巴短小，舌頭沒地方擺而容易阻塞呼吸道，造成呼吸道阻塞、發聲困難及吸入性肺炎等。

◎ 頭頸部

1. **頭圍大小**：皮尺經雙眉毛頂端及枕骨最寬處測量（圖16-11），平均值約為35 cm。若頭圍的變化太大或太小，則可能是腦中有囊腫(Cyst)、水腦(Hydrocephalus)或腦發育不良。同時，我們要摸摸他（她）的頭，看看有無異狀。

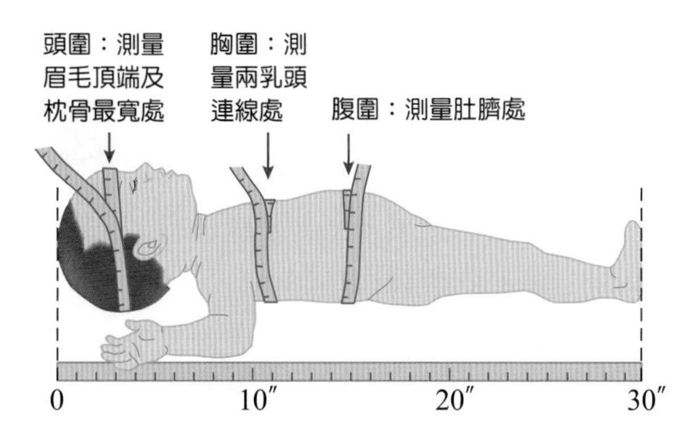

圖 16-11　測量頭、胸和腹圍及從頭頂到腳底的身體長度

2. **頭形**：觀察有無變形、囟門大小及胎頭腫塊或頭血腫的情形。
   (1) 變形(Molding)：經產道擠壓使胎兒頭形改變或變長（即為頂骨重疊）。
   (2) 囟門大小：因頭顱骨縫重疊現象而成，可以觸診前囟與後囟的位置大小（圖16-12）。
   A. 前囟(Anterior Fontanel)：位於矢狀縫與冠狀縫之間，呈菱形，約於出生後9個月~2歲時骨化閉合。
   B. 後囟(Posterior Fontanel)：位於矢狀縫與人字縫之間，呈三角形，約於出生後1~2個月時骨化閉合。

   嬰兒出生時，頭顱骨上有許多骨縫(Suture)尚未接合，以利大腦的生長。若某些骨縫接合過早，就會影響腦的發育，造成畸形狀的頭或臉。如：兩側冠狀縫過早接合，會造成短頭畸形(Brachycephaly)；矢狀縫過早接合，形成舟狀頭(Scaphocephaly)。

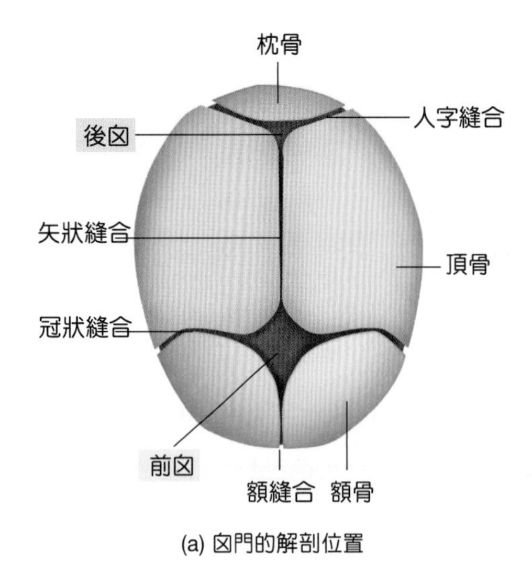

(a) 囟門的解剖位置

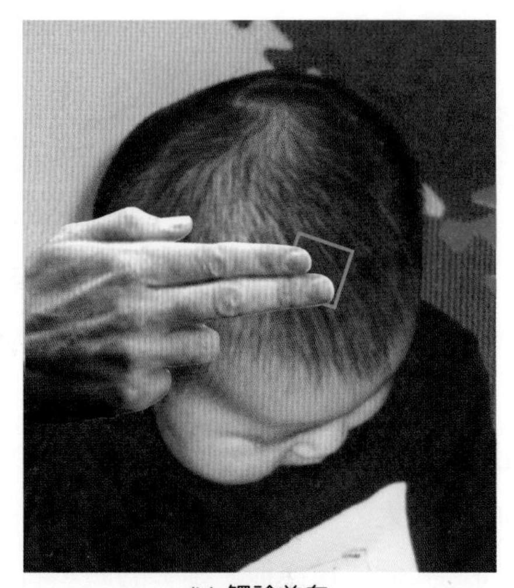

(b) 觸診前囟

圖 16-12　測量囟門大小

(3) 胎頭腫塊與頭血腫：以觸診方式進行評估。

A. 胎頭腫塊(Caput Succedaneum)：**又稱為產瘤**，此現象是因為生產時，頭部不斷的受壓，尤其是產程過長時，使頭皮軟組織水腫，可瀰漫整個頭部。

B. 頭血腫(Cephalohematoma)：因為頭骨表面與骨膜之間的血管破裂，而形成血塊，通常**出現在頭骨部位**，而**不會橫過骨縫合處**（圖16-13、表16-13）。

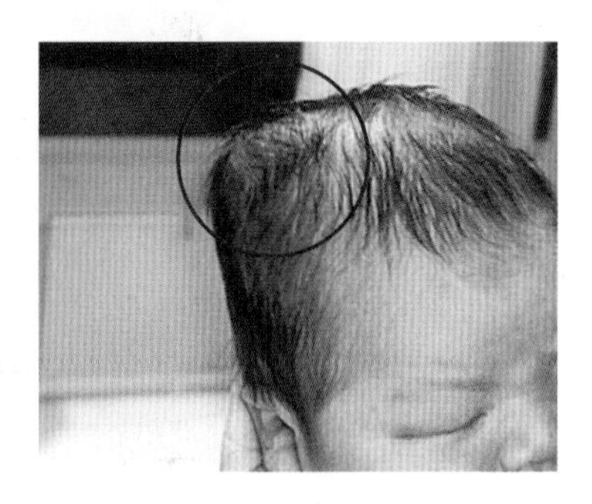

圖 16-13　新生兒頭血腫

3. **頸部**：應活動自如，而頭部、頸部與身體應維持一直線，觀察是否有因胸鎖乳突肌受傷而導致斜頸(Torticollis)的情形。

表16-13　胎頭腫塊與頭血腫的區分

項 目	胎頭腫塊（產瘤）(Caput Succedaneum)	頭血腫 (Cephalohematoma)
原 因	先露部軟組織水腫	骨膜下出血
性 狀	可越過骨縫合；輪廓不易確定	不越過骨縫合；輪廓明確
發生時間	出生時即有	出生後2~3天慢慢增加
消失時間	出生後2~3天	2週~3個月內自然消失

◎ 胸部

1. **胸廓形狀**：略成圓形（前後徑＝左右徑），若發現凹胸（漏斗胸）情形，絕大多數是先天性的肋骨發育異常所致。胸壁兩側由肋骨（有如手指般）左右圈圍而成，當肋骨（通常從第三根開始）左右發育不協調（過長），對肋骨及胸骨交接處的肋軟骨發生擠壓現象，導致前胸骨不是突出（雞胸）就是凹下（凹胸或漏斗胸）。
2. **胸圍大小**：皮尺繞過乳頭，以量得最大胸圍（圖16-11），平均值約35 cm。
3. **呼吸型態**：呼吸次數為30~50次／分，胸腹部上下起伏一致，視診有無呼吸困難情形，如肋間回縮、劍突凹陷等。
4. **乳房**：胎兒受母親荷爾蒙的影響，使新生兒的乳房膨大，而且有清白色的奶汁流出，此為**巫乳（魔乳）現象**(Witch's Milk)，觸診新生兒時可能有感覺脹痛（故非必要勿用手去碰觸）。1~2週會自然消失。

◎ 心臟血管系統

1. **找出心尖位置**(PMI)：位於左鎖骨中線第四肋間處。
2. **聽診心跳次數**：出生時心率可達100~180次／分，待情況穩定後則為120~140次／分。
3. **聽診心音性質**：新生兒因心跳速率快及肺呼吸聲有效的傳送，較難聽診心音的特定組成。第一心音(S_1)與第二心音(S_2)須清晰且易辨認，通常S_2比S_1的音調高且較尖銳。而在新生兒的心底或第三、四肋間處常聽到心雜音，但不表示有特殊的心臟異常，通常是因胎兒期分流(Shunt)功能上未完全閉鎖所致，不過仍需報告、記錄及追蹤。

◎ 腹部

1. **腹圍大小**：皮尺自肚臍處平行繞腹部一圈，平均值約33 cm（圖16-11）。
2. **臍帶**：正常應有二條動脈和一條靜脈，觀察是否有臍疝氣（因腹壁肌肉薄弱，當新生兒哭泣或咳嗽時腹壓上升所致）或臍部感染情形。
3. **觸診肝脾位置**：右肋下緣1~2 cm處可觸診到肝臟邊緣，應為完整且平滑；脾臟在左肋下緣1~2 cm可觸及。
4. **聽診腸蠕動音**：於四大象限聽診之，詳見第13章腹部評估。
5. 觀察是否有腹股溝疝氣（表16-14）。

表16-14　生殖系統常見的異常情形

異常情形	臨床表徵
陰囊積水 (Hydrocele)	• 睪丸四周包圍著一個像水袋的囊腫就是陰囊水腫，又稱陰囊積水 • 外觀上可見腫脹，或一邊的陰囊比另一邊大，容易受傷，有時會合併腫脹疼痛感 • 身體檢查：在比較暗的地方，以手電筒照在腫大的陰囊上，如果可透光，表示陰囊積水；不透光者，可能是疝氣或睪丸腫瘤，需進一步診斷
腹股溝疝氣 (Inguinal Hernia)	• 乃是因為個案的腹膜鞘狀突未完全閉合，腹腔中之內含物（如小腸、網膜等）由此進入，突現於腹股溝或陰囊中 • 臨床上可見病童哭鬧、咳嗽、腹部用力時，在腹股溝或陰囊有膨出物，腹部不用力時，膨出物大多自動消失，陰囊水腫有時會和腹股溝疝氣合併
隱睪症 (Cryptorchidism)	• 是指男性睪丸未下降至陰囊
尿道下裂 (Hypospadias)	• 為常見的一種泌尿道疾病，個案併有隱睪症的機會相當高 • 正常的尿道口位於龜頭的頂端，尿道下裂是指尿道開口不在龜頭頂端而在陰莖中段或以下部位，輕微病例只看到龜頭好像有兩個開口，嚴重病例會有三個特徵： (1) 尿道開口在陰莖中段或者在陰囊與陰莖交接處 (2) 陰莖彎曲，勃起時彎曲更明顯 (3) 包皮只覆蓋龜頭背側，陰莖的腹側沒有包皮，陰囊分裂夾住縮小的陰莖是屬於最重度的尿道下裂

＊尿道上裂者較為少見

◎ 生殖系統

1. **男嬰**
   (1) 觸診兩側睪丸：有無隱睪症或陰囊積水。
   (2) 尿道口位置：有無尿道上裂或尿道下裂（表16-14）。
2. **女嬰**：有無假性月經情形。

臍疝氣(Umbilical Hernia)

一般嬰兒在臍帶脫落後，腹壁肌膜收縮關閉，這是與母體溝通的橋樑。但是大約4%嬰兒卻無法有效收縮與關閉，就形成肚皮上凸出的臍疝氣。

尤其幼兒不再以哭來表達需求時，這個階段腹部壓力不會因哭鬧突然暴增，就有利於閉合。有些統計告訴我們85%的臍疝氣會在6歲以前自動閉合，所以不必急於手術，將此凸起處縫合。

假性月經

假性月經是因來自母親荷爾蒙中斷所致，出生後女嬰可見陰道有帶血分泌物，量少。

◎ 直腸與肛門

視診肛門位置、開口，並評估胎便解出情形。新生兒於出生24~28小時內若未解出胎便，則可能患無肛症。

◎ 骨骼肌肉系統

1. **上下肢**：大小、對稱情形
   (1) **摩洛反射**(Moro Reflex)：一般而言，當嬰兒受到驚嚇時，兩隻手會**先外展**(Abduction)**而後內收**(Adduction)（表16-15）。如果嬰兒缺少此反射，須注意是否因臂神經叢受損(Brachial Plexus Injury)所致。
   (2) **先天性髖關節脫臼**(Congenital Hip Dislocation)：嬰兒（尤其是女嬰）有1/1,000的發生率（圖16-14），臨床上以Ortolani Test檢測（圖16-15）。
2. **脊柱**：視診脊柱彎曲度應呈C形。檢查脊柱或薦骨區域附近時，特別留意皮膚上是否存在一凹窩或有一束毛髮，即可能有脊柱裂的情形（圖16-16）。
3. **身體的中點**：新生兒的身體中點在臍部上方約2 cm處（2~3歲者則在肚臍稍下方）。
4. **膝踝關節**：檢查有無膝內翻、膝外翻、踝內翻及踝外翻等異常情形。

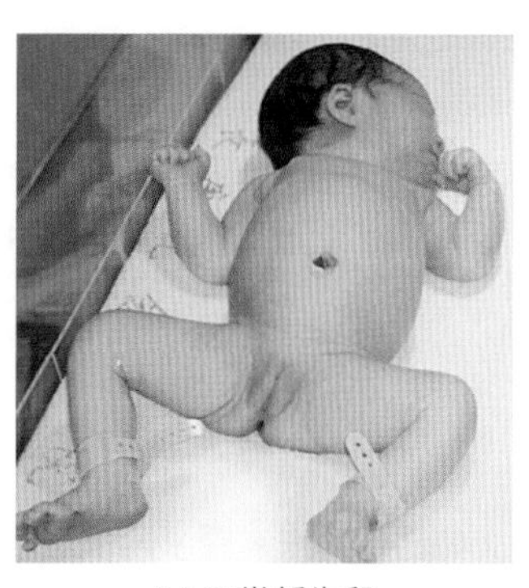
(a) 正常新生兒

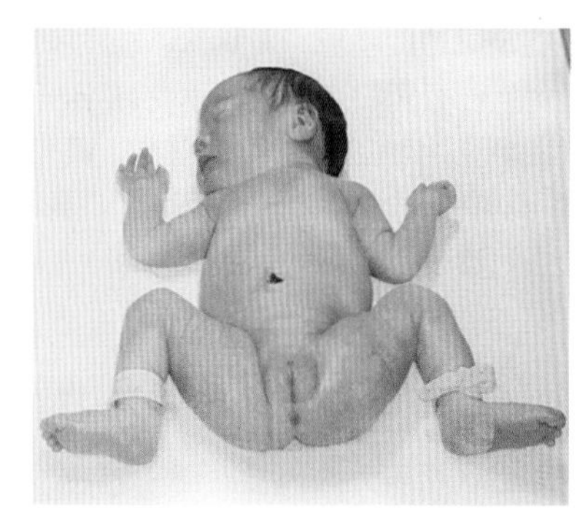
(b) 先天性髖關節脫臼新生兒

圖 16-14　視診髖關節

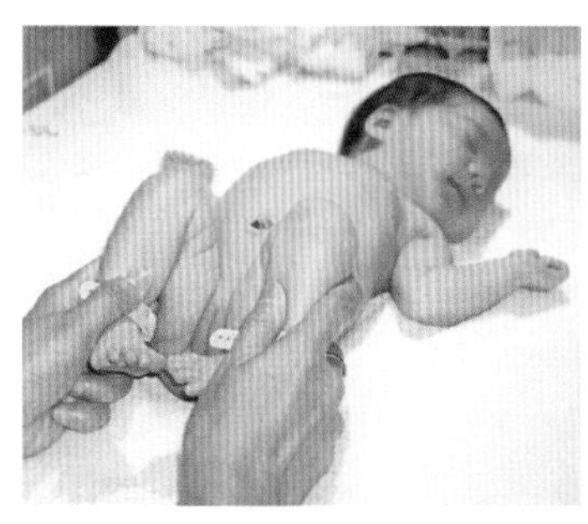
(a) 屈 曲

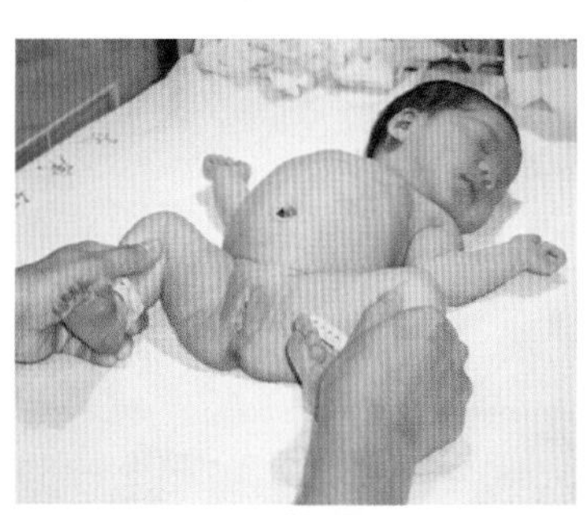
(b) 外 展

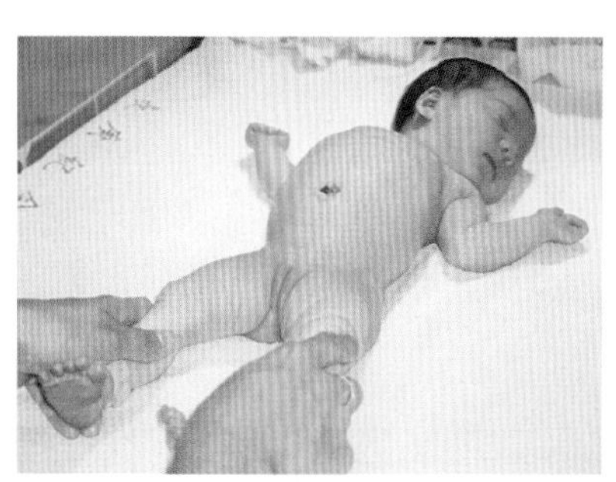
(c) 旋 轉

圖 16-15　Ortolani Test

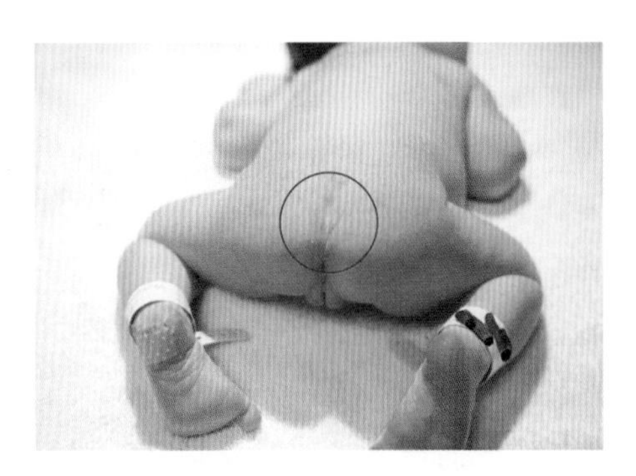

圖 16-16　隱性脊柱裂 (Spina Bifida Occulta)

◎ 反射

嬰兒的反射動作可反應出神經肌肉發展上的問題，請見表16-15。

延伸閱讀

無肛症(Imperforate Anus)

無肛症是指**新生兒沒有正常的肛門開口**，包括一般人所謂「沒有屁眼」和肛門開口位置異常的病例。可分為**低位症**及**高位症**兩種：

1. **低位症**：即肛門附近已有開口，胎便可由此處滲出。
2. **高位症**：指出生時無法看出胎便由何處解出。高位需要先作人工肛門，先由腹部拉出大腸造口，由此處暫時解便，等待3~6個月大，進行肛門成形手術。成形手術完成後肛門經過3個月的擴肛，等待傷口穩定，適合排便時才將人工肛門關閉。

Ortolani Test

先將其**髖關節屈曲**，接著**外展**而後**旋轉**（圖16-15），如**出現「卡啦聲」則懷疑有先天性髖關節脫臼**，需要再做更精準的檢查。在嬰兒平躺時，可以發現一腳長一腳短，其中短側即為患側，必須盡早開刀，否則脫臼處會纖維化，那就會一輩子長短腳了。

表16-15 反射動作

反射動作	圖示
摩洛反射（擁抱反射）(Moro Reflex) • 擁抱反射是由突發的震動或平衡改變而引起的 • 新生兒手臂於肩部是外展的，於手肘是伸直的，且所有的手指張開，拇指彎曲呈C形 ★約於3~4個月大時消失	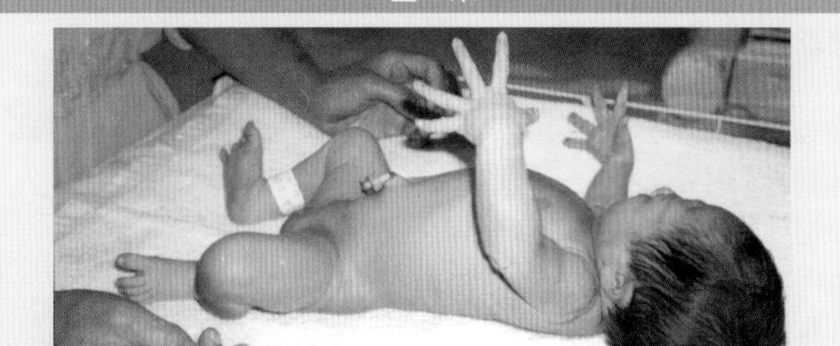
驚嚇反射(Startle Reflex) • 與擁抱反射相似，是由任一大的聲音刺激引起，其反射是手臂外展而手肘彎曲，但手為彎曲握拳（與擁抱反射不同） • 若無此反射則表示有聽覺損傷 ★約於3~4個月大時消失	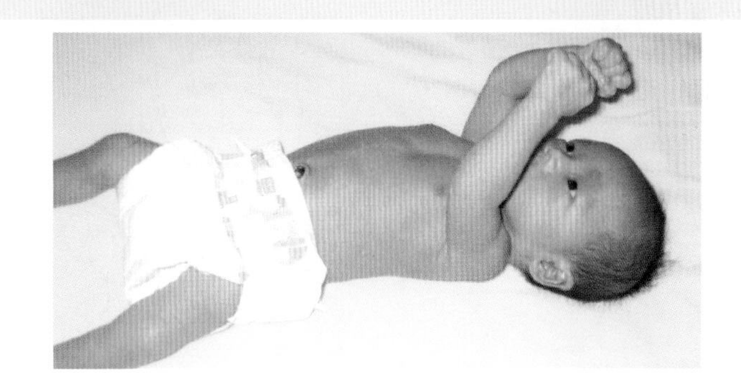
尋乳反射(Rooting Reflex) • 指當觸及新生兒嘴巴之側或臉頰時，新生兒會轉向該側，並張開嘴去吸吮 ★約於3~4個月大時消失，但亦可持續至12個月大	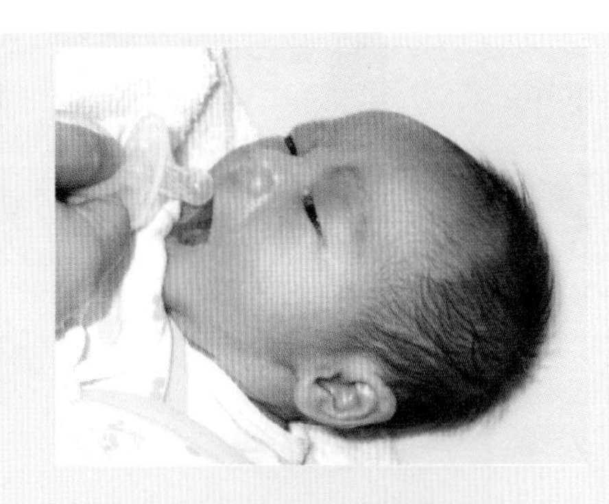
吸吮反射(Sucking Reflex) • 以手指或奶嘴輕觸嬰兒的嘴唇，引起新生兒吸吮的動作 ★約於4個月大時消失	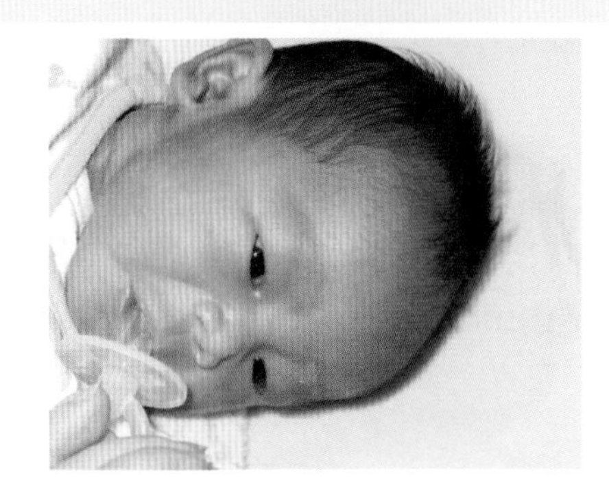

表16-15　反射動作（續）

反射動作	圖示
足底反射（蹠抓握反射） (Plantar Reflex) • 也稱為蹠抓握反射，用半尖銳的物品，如鑰匙在足掌由足跟至拇球，沿著掌外側劃到足趾方向，再由內側至拇球。注意足趾的動作應為彎曲 ★約於10個月大時消失	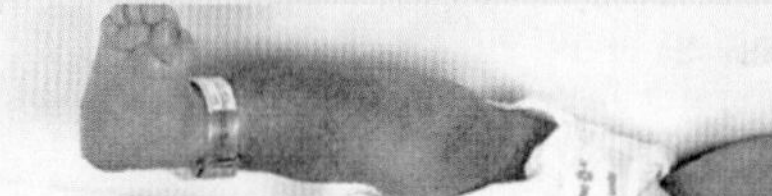 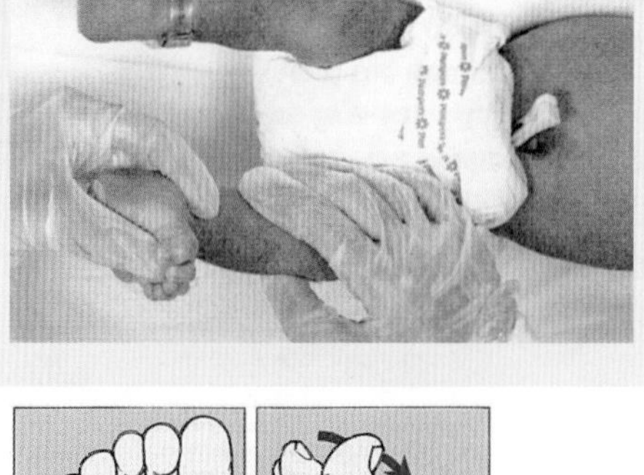
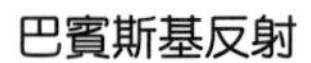 **巴賓斯基反射** (Babinski Reflex) • 用物劃過足底外側緣的刺激，可使拇趾向背側彎曲，其他則呈扇形展開狀 ★通常於1歲時消失	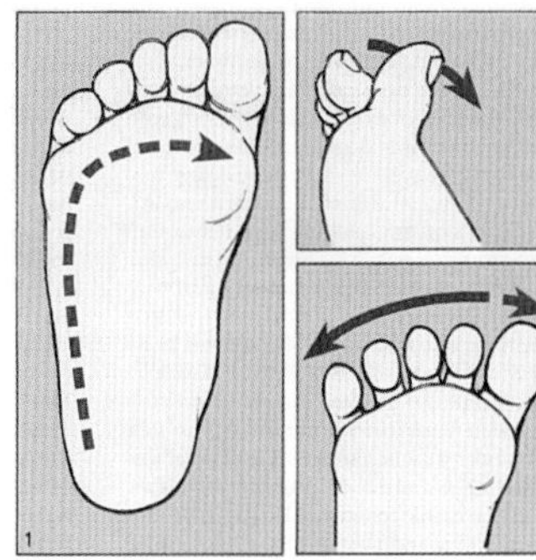
踏步反射（舞蹈反射） 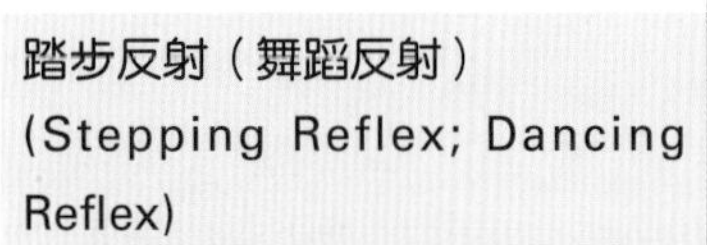 (Stepping Reflex; Dancing Reflex) • 將新生兒抱起呈直立姿，當其腳接觸檢查檯時，大部分正常新生兒都會有踏步的動作 ★約於1~2個月大時消失	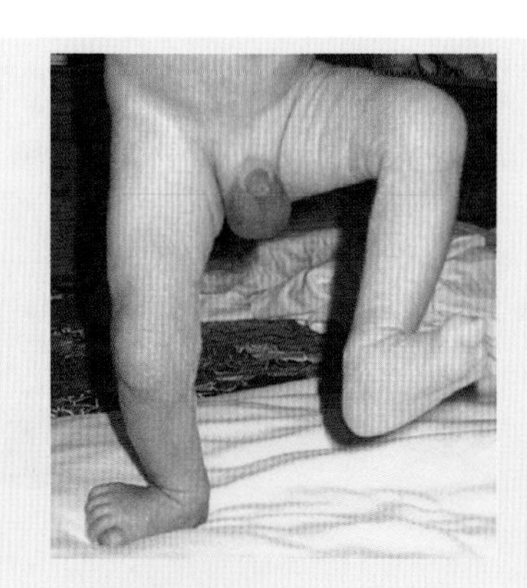
頸強直反射（擊劍師姿勢） (Tonic Neck Reflex) • 將平躺的新生兒頭部轉向一側時，同側的肢體會伸直，而對側的肢體彎曲 • 這種反射在新生兒早期不會出現，但一旦出現則會持續約至3個月為止 ★約於3~4個月大時消失	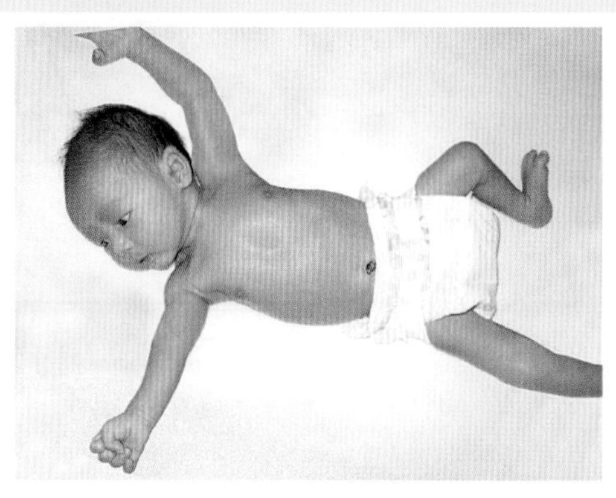

表16-15　反射動作（續）

反射動作	圖　示
抓握反射(Grasp Reflex) • 在新生兒近指根處的手掌或足底給予施壓，則會引起手及足趾彎曲。健康新生兒的抓握非常有力，可使身體自檢查檯上被拉起 ★手掌抓握反射(Palmer Grasp Reflex)約於3~4個月大時消失；蹠抓握反射(Plantar Grasp Reflex)約於10個月大時消失	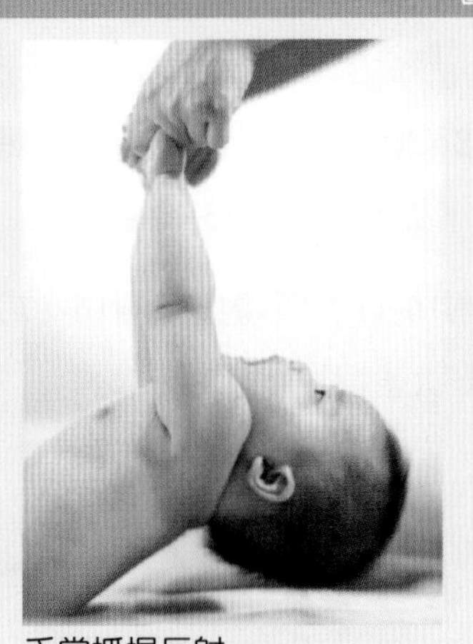 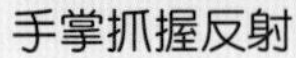 手掌抓握反射 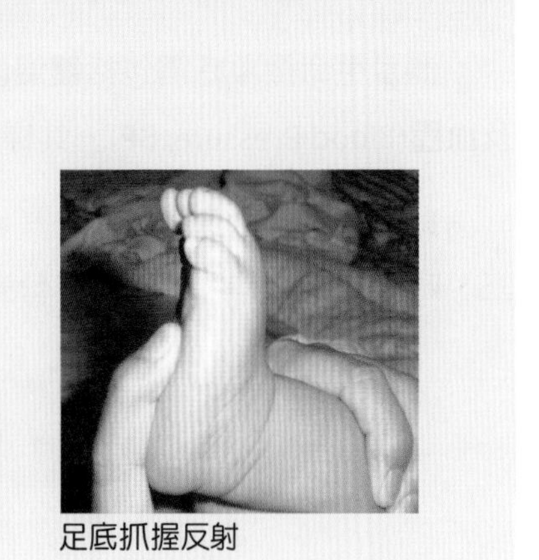 足底抓握反射
退縮反射(Withdrawal Reflex) • 用針或其他尖銳物輕刺新生兒腳心一次，並注意觀察在臀部、膝部及踝部的腳部彎曲反應 ★約於8個月大時消失	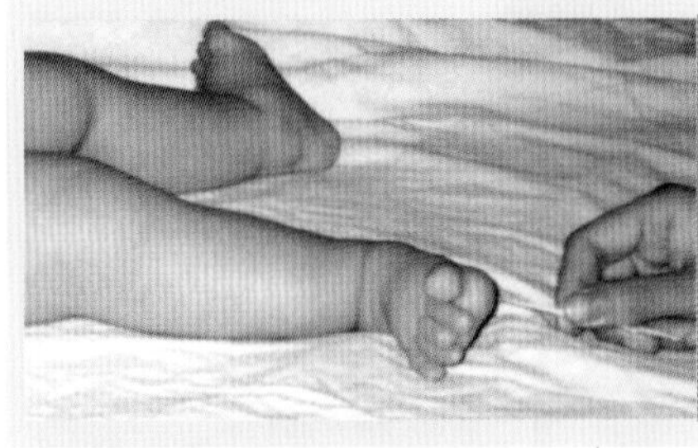 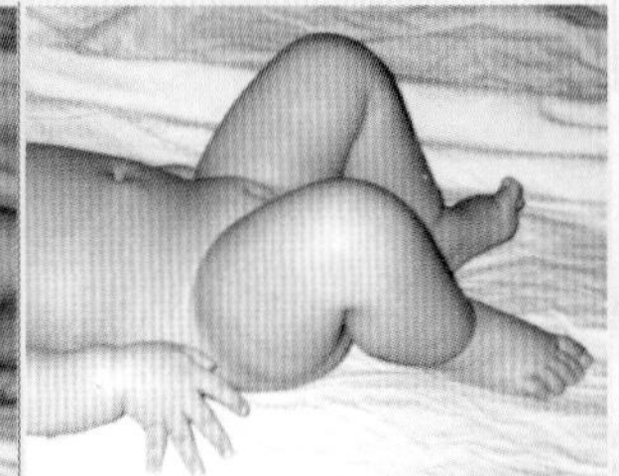 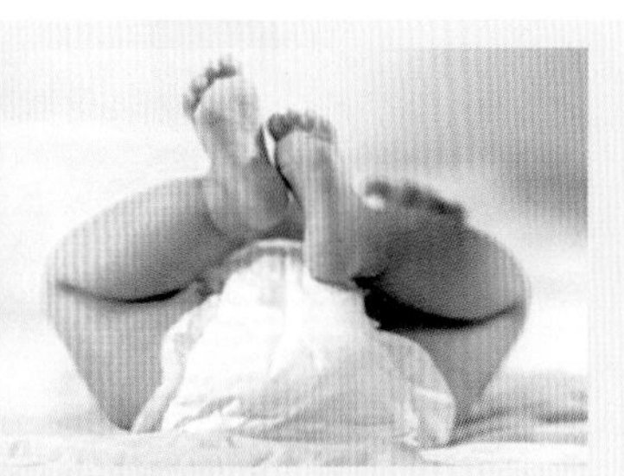
加蘭氏反射(Galant's Reflex)（軀幹內曲反射） • 輕觸新生兒背部脊柱旁肌肉，會引起髖關節移向刺激側 ★約於4~8週大時消失	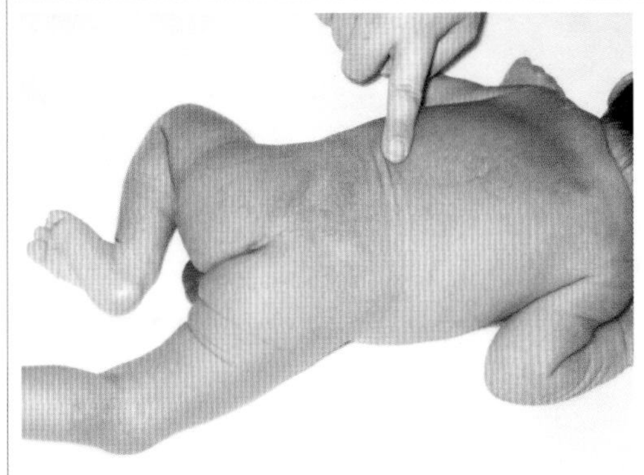

◎ 參考資料：Seidel, H. M., Ball, J. M., Dains, J. E., & Benedict, G. W. (1999). *Mosby's Guide to Physical examination* (4th ed.). Mosby.

二、嬰兒期

◎ 生命徵象(Vital Signs)

測量生命徵象時需包括**體溫**(Body Temperature; T)、**脈搏**(Pulse; P)、**呼吸**(Respiration; R)及**血壓**(Blood Pressure; BP)，其標準數值見表16-5~16-7。

此外，需測量身長（高）（圖16-11）與體重（圖16-17），輔以兒童生長曲線圖（附錄三、四），瞭解其生長發育與營養狀態情形。

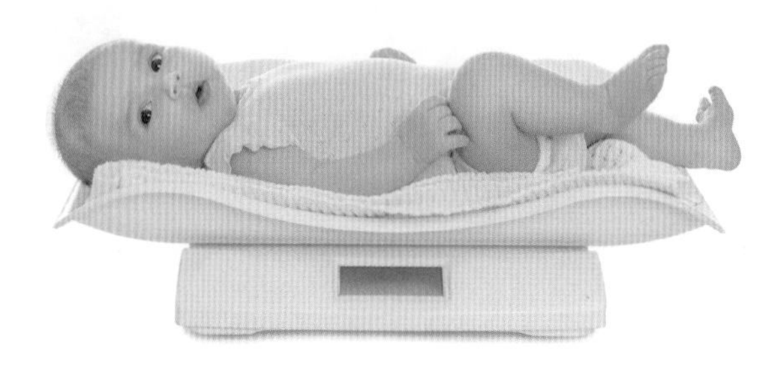

(a) 嬰兒：測量體重

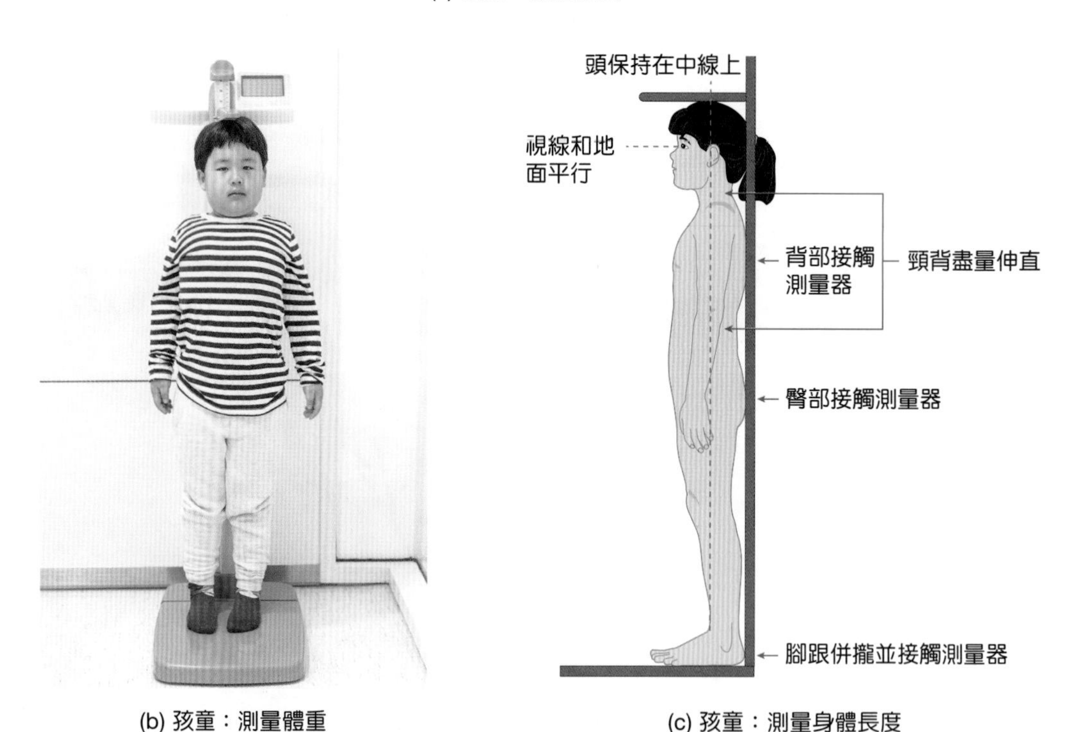

(b) 孩童：測量體重

(c) 孩童：測量身體長度

圖 16-17　測量身高與體重

◎ 參考資料：Wong, D. L. ,Hockenberry-Eaton, M. (2001). *Wong essestails of pediatric nursing*. Mosby.

◎ 皮膚

1. **蒙古斑 (Mongolian Spot)**：平均1~2歲消失。
2. **尿布疹**：因嬰幼兒的皮膚比成人的要更薄更細，其所含的汗腺與皮脂腺較少，易受到病菌的侵犯。而尿布疹是嬰幼兒常見的皮膚問題，好發於出生至2歲期間，發生位置在與尿片接觸的部位，有紅腫糜爛，甚至有小水泡及脫皮情形。
3. **皮膚鬆緊度**：以拇指、食指抓肚皮然後鬆開，觀察皮膚立即回復原來狀況的速度。若皮膚鬆弛可能有脫水情形。

◎ 臉部

1. **眼睛**
   (1) 外觀：雙眼清澈明亮。
   (2) 暫時性斜視：應在6個月前消失。
   (3) 具瞳孔反射、角膜（眨眼）反射。
   (4) 評估眼外肌運動(Extraocular Movement; EOM)：
      A. 平均2個月，眼睛能隨移動目標（玩具）轉90度。
      B. 平均3個月，眼睛能隨移動目標（玩具）轉90度以上。
      C. 平均5個月，眼睛能隨移動目標（玩具）轉180度。
2. **耳朵**
   (1) 檢視外耳道：將耳殼輕輕往下拉，即可看到。
   (2) 聽覺：嬰兒對聲音（拍手聲）有反應，如眨眼、身體動作暫停、頭轉向聲源等。
3. **鼻部**
   (1) 檢視鼻中隔位置：應居中。
   (2) 檢視鼻孔的通暢性：左、右鼻孔應有氣流通過。
4. **口腔**：檢視重點包括嘴唇、硬顎、軟顎、口腔黏膜及牙齦等。
   (1) 檢查牙齒長出的時間、順序、數目、特徵、一般情況與牙位等（圖16-1）。
   (2) 觀察唾液分泌情形：平均3個月後，其唾液量逐漸增加（至2歲，唾液腺增為出生時的5倍）。
   (3) 評估吞嚥功能：平均3個月前，純為反射動作，之後才可開始隨意控制。

◎ 頭頸部

1. **頭圍大小**：預估腦部生長的情形。
2. **頭部運動靈活度**：平均3個月大，嬰兒俯臥時能抬頭至90度；平均4個月大，嬰兒被安置坐定時，可維持頸部穩定。
3. **觸診囟門**：無下凹或凸起，有搏動的觸感。
4. **頸部**：活動自如；觸診氣管時應位於頸部正中處，而甲狀腺不易觸診到。

◎ 胸 部

1. **胸圍大小**：沿雙乳頭平行線繞胸部一圈來測量（圖16-11），在嬰兒吸氣時量一次，呼氣時量一次，二者平均之。
2. **呼吸型態**：因肋間肌尚未發育完全，故多採腹肌呼吸。
3. **聽診呼吸音**：於氣管、支氣管末稍可能存在少量黏液，呈囉音。

◎ 心臟血管系統

1. **找出心尖位置(PMI)**：左鎖骨中線第四肋間處。
2. **聽診心音性質**：心尖處（僧帽瓣區）的$S_1 > S_2$，心底處（肺動脈瓣區）的$S_2 > S_1$。而嬰兒吸氣時，會有S_2分裂音(S_2 Split)，為正常情形。
3. **觸診周邊動脈脈搏（左右兩側）**：觸診股動脈、足背動脈、肱動脈（圖16-18），比較左右兩側脈搏速率、節律、強度及血壓值。

延伸閱讀

頭圍測量結果

如果孩童之頭圍在生長百分位之上（**第97百分位**）或下（**第3百分位**），則應進一步評估孩童之骨骼、神經等系統之發育情形。

細支氣管炎

因**呼吸道融合病毒**(RSV)感染所致主要侵犯細支氣管，好發於6個月~2歲兒童，尤其是1歲以內之嬰兒占95%，主要是嬰兒的呼吸道管徑小，易被分泌物阻塞及免疫力差所致。

主動脈狹窄(Coarctation of the Aorta; CoA)

為非發紺型先天性心臟病，常發生在**左鎖骨下動脈起源處的遠端**，其上肢脈搏、血壓皆比下肢強。若病童於1歲前行「心臟修補術」可能再發，故待病童8~15歲再進行手術。

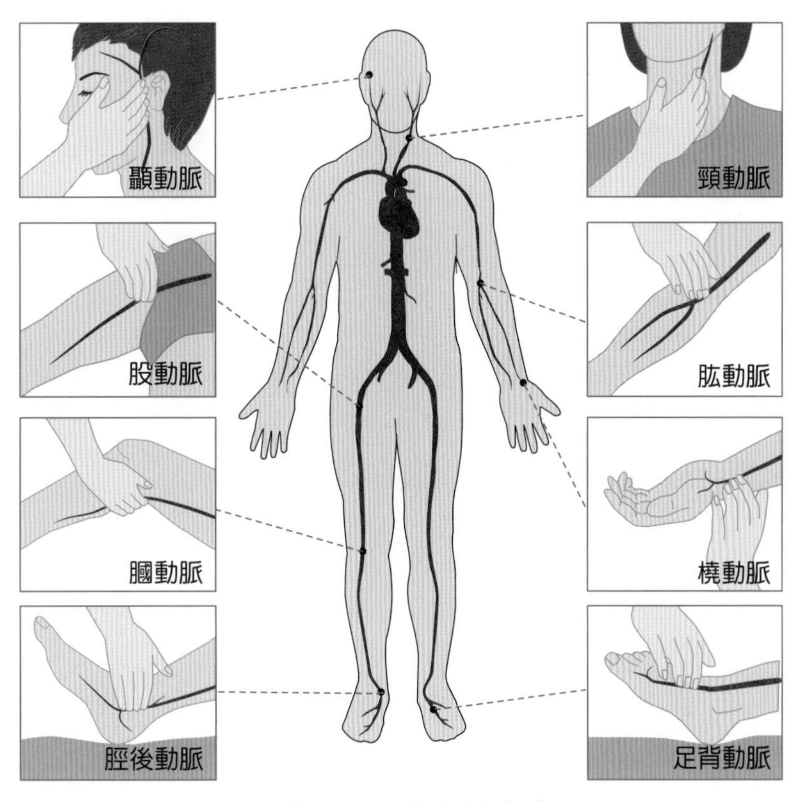

圖 16-18　脈搏觸診部位

◎ 腹 部

1. **聽診**：腸蠕動音。
2. **叩診**：胃（左上腹部）為鼓音。
3. **觸診**：肝、脾位置。

◎ 生殖系統

觸診時，檢查者的手需是溫暖的。

1. **男嬰**：尿道開口於龜頭頂端中央處。
2. **女嬰**：以拇指、食指輕輕的撥開，檢查陰蒂、大陰唇、小陰唇、陰道口、尿道口等一般狀況，並注意有無分泌物、性質及味道等。

◎ 骨骼肌肉系統

1. **上下肢**
   (1) 對稱性：四肢位置是否對稱，如兩側肌肉大小、肌肉強度、關節活動度等，正常情形為對稱。
   (2) 四肢自發性活動的情形。
2. **骨骼的「鐘擺現象」**：O型→X型（2~4歲）→正常（6~7歲）。而嬰兒腳掌常略呈外旋，直到開始學會走路為止。

◎ 反 射

檢視嬰兒肢體時，注意某些反射只存在特定階段（表16-15）。

三、幼兒期

◎ 臉 部

1. **眼睛**：以眼底鏡（圖16-19(a)）觀察眼球內部構造，並檢測視力。檢測視力的方法包括**遮眼掀開眼檢查(Cover-Uncover Test)與E字圖**（圖16-19(b)）。

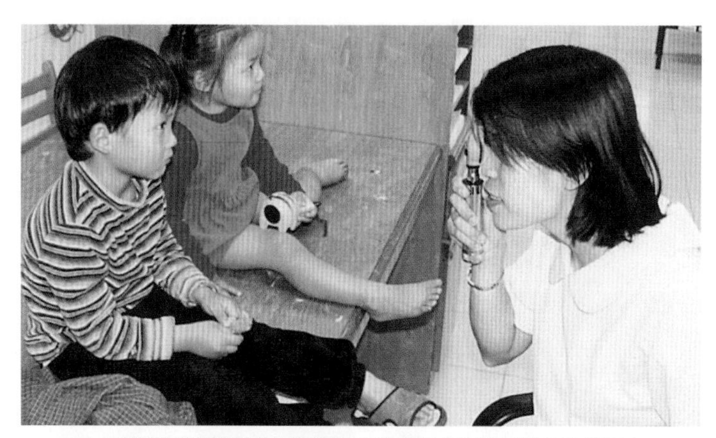

(a) 以眼底鏡觀察眼睛內部構造（檢查者由遠至近地逐步靠近）

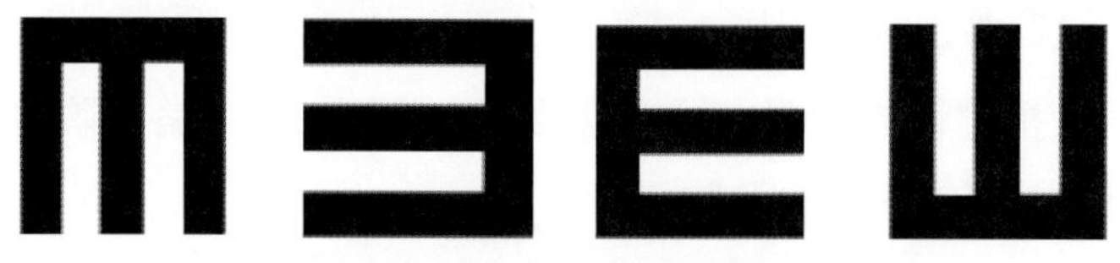

(b) 用以檢測視力的E字圖：寬邊約為10 cm左右

圖 16-19　運用眼底鏡和 E 字圖來評估

(1) 遮眼掀開眼檢查(Cover-Uncover Test)：評估幼兒有**無斜視或斜位（隱形斜視）**，包含單側測試（遠方和近方）與交替測試。若在單側測試時，眼球沒有移動，但在交替測試中眼球有移動，則表示可能有斜位（隱形斜視）問題。

A. 單側測試：檢查步驟請見第5章臉頭頸評估。

B. 交替測試：若單側測試皆未發現眼球的移動，則接著進行交替測試。先請幼童**注視遠方**某一目標物後，以遮蓋板**交替遮蓋左右眼**，仔細**觀察**剛剛**未遮蓋的一眼之動向**，看其眼球是否有移動。

(2) **E字圖視力自我檢測法**：6歲以下的孩童常因看不懂視力檢測圖或因情緒不穩定及不耐久坐，導致檢查結果不正確，甚至無法檢查。因此可先在家中教導孩童看懂E字圖，要注意的是別在孩童疲累或生病時做此檢測，以免效果不佳。**檢測步驟**如下：

A. 先把四個單一的E字圖（圖16-19(b)），置於距孩童約3~3.5 m的**白色**且**不靠窗**的牆或門上（若無白色，則盡量選擇單一淺色類），其高度需與孩童視線呈水平。

B. 檢查者坐在E字圖旁開始檢測。

C. **檢測右眼**，請孩童先拿一個白色或淺色杯子，**輕輕遮住左眼**（勿貼住或壓住眼睛）**並張開雙眼**。若孩童不會做此動作，可請另一個人幫忙。記住，不要讓孩童偷看。

D. 檢查者指著四個「E字圖」，**問孩童E字缺口之方向**，多做幾次，直到每次都正確為止。接著把貼在牆上的E字圖多做幾次不同的轉向再檢測，直到每次都正確為止。

E. 右眼檢測完畢後，以相同方法檢測左眼。兒童常見之視力障礙表徵整理於表16-16，以作參考。

2. **耳朵**：以音叉評估聽力、測量耳溫（將耳殼向下向後輕拉）。

3. **口腔**：觀察乳牙數目、排列及扁桃腺等。扁桃腺在幼兒的比例上比成人大。

◎ 胸部

2歲後胸圍會大於頭圍。

表16-16　兒童常見之視力障礙表徵

行為常見表徵	眼睛生理狀況	經常抱怨之言語
• 經常揉眼睛 • 常用手遮住一眼或閉上一眼看東西 • 看東西時，常把頭向前伸 • 閱讀或做近距離的工作時，特別容易累 • 無法看清遠方事物 • 斜眼或皺眉看東西	• 斜眼、眼皮紅腫、血絲、淚眼汪汪及酸癢	• 對彩色圖片中的白色，比較有反應，而不是紅色（一般孩子對圖片中的紅色，應該比白色還要有反應） • 覺得頭昏眼花，看或做近距離工作時，特別想嘔吐 • 看東西有雙重影像或模糊感

◎對以上所述之表徵，若有超過一個以上之狀況，就需要做進一步詳細檢查
◎即使孩童沒有以上表徵，每半年至少一次的檢查也是必要的

◎ 心臟血管系統

先以指腹**觸診心尖位置**(PMI)，再用聽診器**聽診**其**心音性質**（圖16-20）。此期有50%以上的孩童具有非器質性的功能性心雜音，這些功能性心雜音有90%以上是屬於「收縮期心雜音」；當孩童躺臥時（較靜坐時）雜音的強度較大。

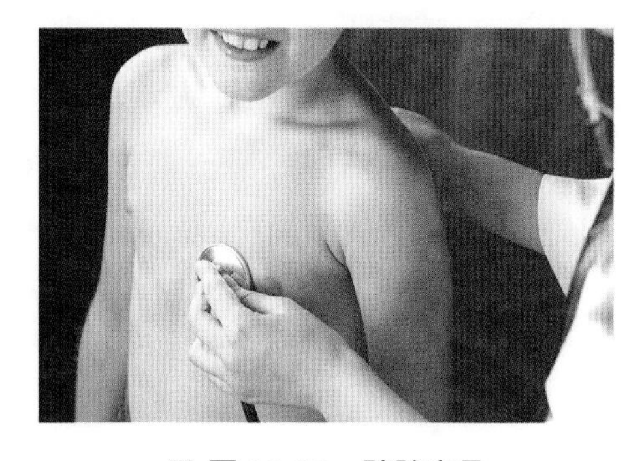

圖 16-20　聽診心音

◎ 四肢

1. 剛學會走路的幼兒，其步履是有相當寬廣的步基，以加大穩定度。
2. 脊柱：應呈平直狀，如果有任何的曲度都要留意，如脊柱側彎(Scoliosis)。

脊椎側彎檢查

脊椎俗稱龍骨，是人體的主幹，由7節頸椎、12節胸椎、5節薦椎及4節尾椎組成，正常應成一直線，不偏不倚，假若**有左右傾斜不對稱**，即為**脊椎側彎**(Scoliosis)。

脊柱側彎通常發生於青少年期，以女性居多，多半因兩邊肩膀一邊高一邊低或是穿褲子時褲頭不等高而被發現，檢查方法有二：

1. 用一條鉛垂線置於後頸部第七頸椎，從背後觀察鉛垂線與脊柱是否吻合。
2. **向前彎腰，由背後觀察背部兩邊是否對稱**。

◎ 實驗室檢查

佐以某些實驗室檢查數據評估孩童有無異常情形。

1. **鉛中毒**：醫界指出，**一般男性血鉛濃度不宜超過**40 mg/dL，**女性不宜超過**30 mg/dL，**孩童則不能超過**10 mg/dL。鉛通常是經由皮膚、呼吸道及消化道進入人體，大多由糞便排出，若血中鉛含量超過上述標準，不僅危害系統功能，小孩智力亦會受損。
2. **寄生蟲感染**：臺灣常見的兒童寄生蟲感染主要為蛔蟲、鉤蟲、鞭蟲及蟯蟲，由於生活習慣的改變與藥物治療的普及，感染率已大幅降低（表16-17）。

為什麼蛔蟲和蟯蟲的檢查方式不同？

主要是因為蛔蟲和蟯蟲的寄生部位不同。蛔蟲成蟲主要是寄生在小腸（十二指腸至迴腸）前段，而成蟲也會在此產卵（量約為20萬／天），因此可隨糞便排出而檢測到；蟯蟲成蟲是寄生在大腸中，當交配後，雌蟲會在晚上鑽至肛門周圍排卵，因此很難在糞便中找到蟲卵，故需於早上剛睡醒時以玻璃膠帶肛圍擦拭法吸附蟲卵，再進一步檢查。

表16-17　常見的寄生蟲感染

寄生蟲的種類與特性	檢查及治療
蟯 蟲	
• 蟯蟲生活在直腸、大腸內，**晚上**小孩睡覺後，即移行**至肛門周圍產卵而引起搔癢**。蟲卵通常由搔癢而附著於病童手指甲間再入其口中而吞下，大約在2~4週內發育成蟲，再重複上述的生活史 • 病童往往在肛門附近因蟲卵存在會癢癢的，特別是在晚上睡覺以後，半夜父母偶爾可由肉眼看到小孩肛門口附近，有如縫衣服的白線般細細的蟲在那兒蠕動（若為女孩，偶爾會有陰道口搔癢感）	• 檢驗方面：於大便檢查蟲卵的準確率很低，只有5%。最準確的方法是採**玻璃膠帶肛圍擦拭法。用透明膠紙，在早上剛起床時，還沒解便前，在肛門口周圍擦拭數次**，然後在顯微鏡下尋找蟲卵，準確率可達80~90% • 治療蟯蟲病的藥物(Vermox、Combantrin)：藥效佳且副作用少
蛔 蟲	
• 為一種腸道線蟲，一般是因人們吃進被蟲卵所污染的食物之後感染	• 蛔蟲病的診斷必須依靠在糞便中找到的蟲卵 • 對於懷疑的病例，最好每天採集一次，連續3天
鉤 蟲	
• 在陰暗潮濕的土壤環境中工作者易患鉤蟲感染 • 傳染途徑是人由糞便排出蟲卵，再以皮膚接觸到被糞便污染的土壤而感染	• 鉤蟲感染致使血液流失，造成小球性低染色性貧血，其貧血程度（可由抽血檢驗得知）和鉤蟲感染程度成正比

學習評量 Review Activities

( ) 1. 筱華，5 歲，在幼兒園吃完午餐時，會模仿老師收拾餐盒，此行為表現依據艾瑞克森的理論，她的發展屬於何階段？(A) 自主性 (B) 主動進取 (C) 勤勉感 (D) 認同感

( ) 2. 有關兒童永久齒的敘述，下列何者正確？(A) 通常 4 歲開始長出第 1 顆，長出位置為第一臼齒 (B) 通常 6 歲開始長出第 1 顆，長出位置為第一臼齒 (C) 通常 4 歲開始長出第 1 顆，長出位置為上門牙 (D) 通常 6 歲開始長出第 1 顆，長出位置為上門牙

( ) 3. 玉瑄，10 歲，根據艾瑞克森的理論，她目前的發展任務為何？(A) 主動進取 (B) 自主感 (C) 勤勉感 (D) 信任感

( ) 4. 依據丹佛 II 嬰幼兒發展篩檢測驗 (DDST-II)，下列哪個年齡的孩子 90% 以上能說出 6 個身體部位？(A) 15 個月 (B) 18 個月 (C) 24 個月 (D) 30 個月

( ) 5. 陳小妹，2 歲半，在保母家吃飯時，即使弄得到處亂七八糟，仍堅持要自己吃，不要給保母餵，根據艾瑞克森 (Erikson) 的理論，這個行為表現屬於何種發展任務？(A) 認同感 (identity) (B) 勤勉感 (industry) (C) 進取心 (initiative) (D) 自主性 (autonomy)

( ) 6. 下列何者是丹佛嬰幼兒發展篩檢測驗 II (DDST-II) 的評估項目之一？(A) 對於新事物的趨避性 (B) 對物體恆存的概念 (C) 遇到挫折的容忍度 (D) 語言與社會適應力

( ) 7. 依據常見的嬰幼兒發展現象，一般嬰幼兒乳齒的生長順序，下列何者正確？(1) 上排中央門牙 (2) 下排中央門牙 (3) 犬齒 (4) 第一臼齒 (5) 第二臼齒。(A) (1) → (2) → (3) → (4) → (5) (B) (1) → (2) → (4) → (5) → (3) (C) (2) → (1) → (3) → (4) → (5) (D) (2) → (1) → (4) → (3) → (5)

( ) 8. 小妮及小美為幼兒園的玩伴，坐在地板互借遊戲器材或玩具一起玩，她們此時的遊戲特徵為何？(A) 競爭遊戲 (B) 合作遊戲 (C) 平行遊戲 (D) 聯合遊戲

( ) 9. 依據丹佛 II 嬰幼兒發展篩檢測驗 (DDST-II) 評估來健兒門診的王小妹，她能自己扣鈕釦、用手指夾葡萄乾、單腳站立 5 秒鐘，王小妹大約是幾歲？(A) 1~1.5 歲 (B) 2~2.5 歲 (C) 3~3.5 歲 (D) 4~4.5 歲

( ) 10. 小宏足月生產，出生體重 3 公斤，目前 3 歲，下列敘述何者較不符合此年齡層的生長發展？(A) 目前體重 13 公斤 (B) 呼吸以胸壁肌肉為主 (C) 乳齒幾乎全部長出 (D) 大便訓練完成

解答：BBCDD DDDDB

欲挑戰完整歷屆考題，請掃描 QR Code

17 老年人身體評估

作者／藍菊梅 · 李業英

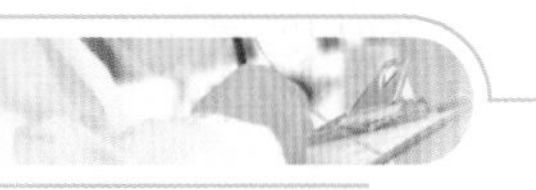

Physical Assessment of Elderly

目前老年人是整個人口中增加最快的，其身上亦常有許多慢性病的存在，有的甚至會影響自我照顧能力、人際互動、自尊心等，因此一份完整的老年人評估應包括身體評估、認知功能狀態評估、功能性評估、心智功能評估及心理評估與社會評估五大類，本章僅簡述前三項評估的部分，以供參考；詳細的評估請見老人護理學。

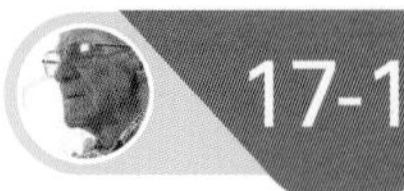

17-1 老年人身心變化概論

老化是人生一種必然且不可逆的過程，生理機能的老化就像機器用久了會磨損的現象一樣，以下就各個系統來說明生理機能之老化過程，而其異常情形請見各系統之附錄表格。

一、身體變化

（一）皮膚系統的變化

◎皮膚

皮膚是人體最外層的組織，也是老化過程中最早且最容易觀察到的徵象。

1. **皮膚變薄，皮下脂肪減少**：皮膚各層都會變薄，皮下脂肪也普遍減少，真皮層變薄，使得皮膚較薄、較鬆，也較易脆裂。由於「襯墊」變薄，故老年人容易留下外傷的痕跡。
2. **皺紋及凹陷出現**：多年的重力影響，膠原(Collagen)變得鬆弛、彈性纖維(Elastic Fiber)的減少，使得皺紋及凹陷多出現在下巴、頸部、乳房、上臂。
3. **皮脂腺及汗腺活動度降低：使皮膚乾燥易發癢**，自發性的流汗減少30%。
4. **老年雀斑**(Senile Spot)：是由於局部的黑色素細胞(Melanocyte)異常增生所造成的色素沉積，在長期日曬的部位（如前臂及手部）較明顯（圖17-1）。
5. **老年性紫斑**(Senile Purpura)：老化造成表皮微血管脆弱、破裂所致（圖17-2）。

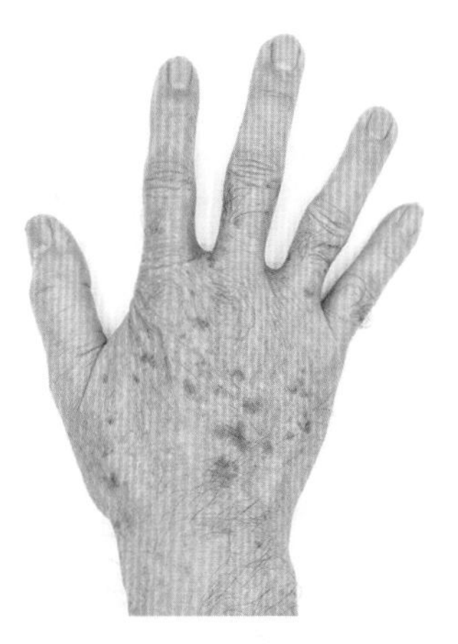
圖 17-1　老年雀斑

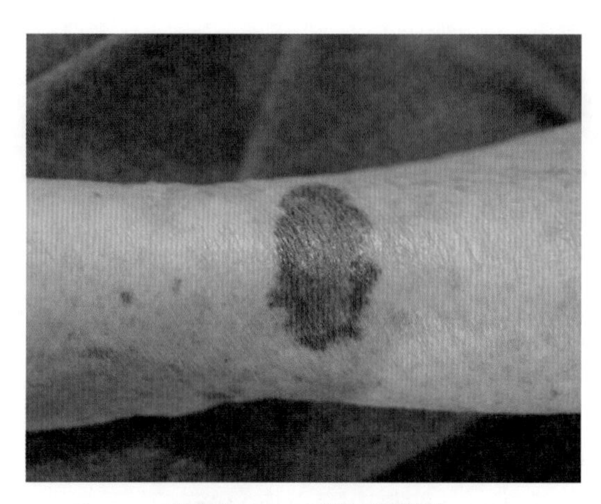
圖 17-2　老年性紫斑

◎ 毛髮與指（趾）甲

因髮根的**酪胺酸酶陽性黑色素細胞**(Tyrosinase Positive Melanocyte)**減少**，使得老年人頭部、腋下及會陰部的毛髮變得較稀疏、細，顏色呈白色或灰白色。而指甲生長速度亦變慢，較粗、較厚且難以修剪，特別是腳趾甲。

老年人常見的皮膚異常狀況見表17-1。

表17-1　老年人皮膚系統常見的異常情形

異常情形	臨床表徵
搔癢症 (Pruritus)	• 皮膚龜裂、鱗屑、濕疹、出血裂隙
脂漏性皮膚炎 (Seborrheic Dermatitis)	• 皮膚搔癢不適、有黃色油性鱗狀屑 • 眉毛、鼻邊、髮線、胸骨及腋下有紅色鱗屑
擦疹 (Intertrigo)	• 乳下、腋下、鼠蹊及腹部皺摺處形成脂漏性發炎、癢
肛門、女陰搔癢 (Pruritus Anal and Vulvae)	• 夜晚常會癢、晨起有明顯抓痕、外陰與肛門周圍皮膚破皮出血
鬱積性皮膚炎 (Stasis Dermatitis)	• 紅斑、水腫、小泡、乾而薄的皮膚、紅褐色皮膚、易潰瘍感染
帶狀疱疹 (Herpes Zoster)	• 紅斑丘疹、浮腫、糜爛、結痂疼痛
蜂窩組織炎 (Cellulitis)	• 紅斑、腫脹、發燒、疼痛
脂漏性角化症 (Seborrheic Keratosis)	• 常見於臉、肩、胸、背，直徑2~3 cm突起、黃至褐色、邊緣明顯
基底細胞癌 (Basal Cell Carcinoma)	• 臘樣、珍珠狀小結節而後潰瘍，開始於臉而後頸、鼻、耳，少轉移
鱗狀細胞癌 (Squamous Cell Carcinoma)	• 鮮紅色、慢慢擴大的結節、邊緣不整齊，易轉移

（二）感覺器官的變化

老年人常見的感覺器官異常狀況見表17-2。

◎ 視覺

1. **視力及辨色力減退**：水晶體變得較不透光，調節（焦）作用較差；瞳孔變小，由於光線未完全進入，而視網膜內的桿細胞與錐細胞發生神經學變化，致**視力減退且顏色較難辨別（特別是藍色、黃色與綠色）**。
2. **上眼瞼下垂**(Blepharochalasis)、**下眼瞼瞼外翻**(Ectropion)**或瞼內翻**(Entropion)：因提上瞼肌之衰弱及重力作用所致。

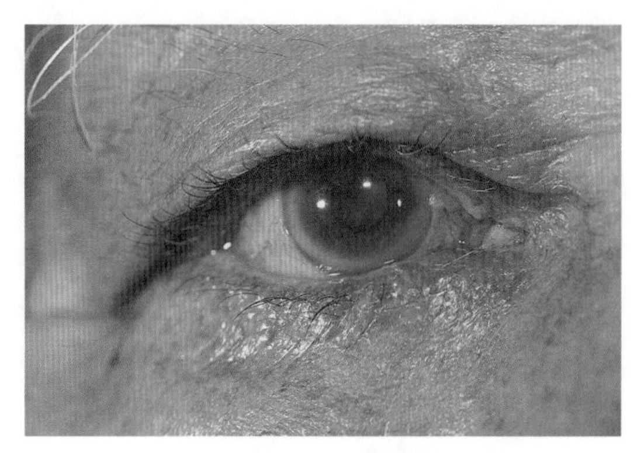

圖 17-3　角膜弓

3. **角膜弓**(Senile Arcus)：普遍出現在老年人身上；角膜外緣因**脂質沉澱**而形成一圈**白色的環**（圖17-3）。
4. **眼袋**：因眼睛內及周圍的細胞水分喪失所致。
5. **眼睛乾燥**：因淚腺產生的液體減少所致。

◎ 聽覺

隨著年紀增長，外耳並無太大變化，但耳垢(Cerumen)的產生較少，中耳變硬或萎縮，內耳的神經退化，導致聽力減退。

◎ 味覺

1. **區辨食物能力降低**：因味蕾及唾液腺分泌減少，導致味道辨識的敏感度下降。
2. **味蕾減少**：年輕時約有9,000個味蕾，老年時減少約1/3，其中對甜和鹹的接受器影響最大。
3. **唾液分泌減少**：唾液腺活動度降低，分泌量減少至年輕時的1/3，造成吞嚥能力下降，胃口欠佳；長期抽菸或使用假牙及某些藥物，亦會影響唾液分泌。

◎ 嗅覺

嗅覺敏感度降低，此乃因為老年人鼻腔中的**嗅球**(Olfactory Bulb)**萎縮**所致，可能會影響食慾與對危險環境警覺性降低。

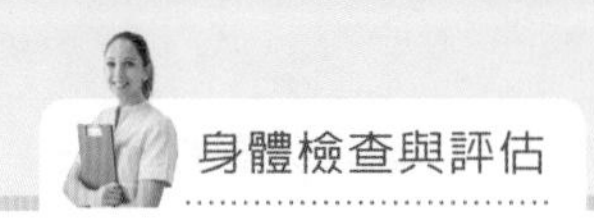

◎ 觸覺

對於溫度、壓力、疼痛的感受力減弱，導致執行需手眼協調的精細動作時產生困難。

▼ 表17-2　老年人感覺器官常見的異常情形

部位	異常情形	臨床表徵
視覺	夜盲症 (Night Blindness)	• 夜間視覺困難、由暗至亮或亮至暗出現調適困難
	白內障 (Cataracts)	• 視力減退、畏光、單眼複視
	青光眼 (Glaucoma)	• 急性：劇烈頭痛、眼睛痛、噁心、嘔吐、注視光線周圍呈現光暈 • 慢性：眼睛疲累、頭痛、光暈、早晨起床時症狀較明顯
	角膜潰瘍 (Corneal Ulcer)	• 疼痛、視力減弱或消失
	視網膜剝離 (Retinal Detachment)	• 飛蚊症、視力模糊、感覺有閃光、視野出現盲區、失明
	糖尿病性視網膜病變 (Diabetic Retinopathy)	• 中央視力缺損、模糊
	老年性瞼內翻或外翻 (Senile Entropion or Ectropion)	• 瞼內翻：眼睛易敏感、淚汪汪、易得結膜炎或角膜炎 • 瞼外翻：眼瞼拉長、結膜增生與角質化
聽覺	傳導性耳聾 (Conductive Deafness)	• 聽力喪失、身處噪音中聽力較好、患耳聽到較大聲音，此類老年人通常講話輕柔
	感覺神經性耳聾 (Sensorineural Deafness)	• 偶有頭暈、耳鳴、在噪音中聽力較差、隨年齡增長聽力逐漸喪失、但很少全聾，此類老年人通常講話大聲
	老年性重聽 (Presbycusis)	• 漸進性雙側聽力喪失：首先喪失高頻率的聽覺，漸漸對中低頻率的辨識能力亦喪失
味覺、嗅覺	味覺退化 (Hypogeusia)	• 較無法承受苦味及酸味；常感到淡而無味
觸覺	感覺敏銳度退化	• 表皮容易受損、修補能力下降

（三）呼吸系統的變化

◎ 上呼吸道

1. **鼻**：鼻軟骨隨老化支撐力會下降，影響氣流進出。
2. **喉和氣管**：老化使纖毛數量減少、彈性變差，造成呼吸道清除功能降低，易反覆感染。

◎ 生理性質

1. **肺餘容積及功能性容積增加、肺活量減少**：因為肺的順應性降低加上隨著年紀增長，肺泡受損程度增加所致。
2. **有效氣體交換速率降低**：平均每10年動脈氧分壓(PaO_2)下降4 mmHg，原因是肺泡數目減少且彈性變差，血流量也降低。
3. **呼吸控制變得較不精確**：因末梢受器(Peripheral Receptor)及化學受器(Chemoreceptor)對於呼吸氣體濃度改變的反應較為遲鈍所致。
4. **巨噬細胞的功能變差**：使呼吸道易受感染。
5. **胸部擴張受限制**：老化造成胸廓彈性降低，呼吸功增加，使得肺活量和呼氣量皆下降。

◎ 呼吸道廓清作用

1. **呼吸道清除功能降低**：肺部的異物皆由**黏液纖毛運動**移除，**老化使纖毛受損及彈性消失**。
2. **呼吸效率及咳嗽效能降低**：因**橫膈與胸壁肌肉力量降低**所致。

老年人常見的呼吸異常狀況見表17-3。

表17-3　老年人呼吸系統常見的異常情形

異常情形	臨床表徵
肺炎 (Pneumonia)	• 高燒、寒顫、咳嗽、痰呈鐵鏽色或綠色膿、胸痛、呼吸困難
慢性支氣管炎 (Chronic Bronchitis)	• 痰多且每年至少有3個月咳嗽並至少連續兩年、支氣管痙攣、運動時呼吸困難、皮膚發紺、合併心肺症
肺氣腫 (Emphysema)	• 運動時呼吸困難、端坐呼吸、咳嗽有痰、體重減輕、厭食、軟弱無力
氣喘 (Asthma)	• 呼吸困難、哮喘聲、咳嗽、端坐呼吸、心搏過速、焦慮
肺結核 (Tuberculosis)	• 呼吸困難、咳嗽、咳血、倦怠、體重減輕、厭食、輕微發燒、夜間盜汗
肺癌 (Lung Cancer)	• 咳嗽、咳血、呼吸型態改變、痰多不易咳出、胸部不適、體重減輕

（四）心臟血管系統的變化

◎ 頸部血管

隨著年齡，血管可能會出現變長和彎曲、扭曲，甚至導致頸動脈低位處的血管糾纏，產生搏動性腫塊，特別是右側。此外，有時可在老年人的頸動脈上部或中部聽到收縮期嘈音。

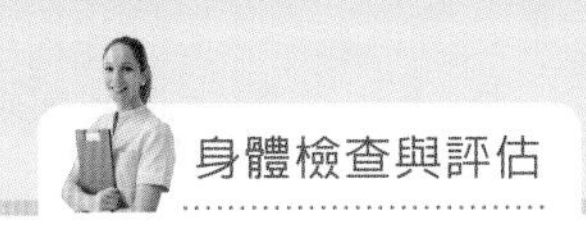

◎ 心臟功能和瓣膜

1. **心輸出量減少**：老化的過程會使心肌逐漸增厚，其效率與力量減弱，造成心搏量(Stroke Volume; SV)降低，進而使心輸出量減少。
2. **脂褐質堆積**：心肌上沉積脂褐質，造成心肌肌力和耐力下降。
3. **竇房結細胞數減少**：隨著年齡增長，細胞數下降，導致最大心跳速率減少、循環時間延長。
4. **心臟瓣膜鈣化**：因膠原變性、纖維化和脂肪堆積造成，繼而引發瓣膜閉鎖不全，常見於主動脈瓣和二尖瓣，造成收縮期噴射性雜音(Systolic Ejection Murmur)。

◎ 周邊血管系統

1. **血管硬化、彈性減少**：因彈性蛋白(Elastin)減少和斷裂及膠原蛋白(Collogen)增加所致。
2. **血流阻力上升**：因鈣及脂肪堆積在血管內膜，使動脈管徑狹窄，末梢阻力上升。
3. **靜脈血管喪失彈性**：靜脈血滯留導致回流不佳，造成靜脈壓上升、靜脈曲張。
4. **腎動脈發生血管變化**：使得再吸收受影響及腎絲球過濾率(Glomerular Filtration Rate; GFR)降低。

老年人常見的心臟血管異常狀況見表17-4。

表17-4　老年人心臟血管系統常見的異常情形

異常情形	臨床表徵
高血壓(Hypertension)	• 早起時枕葉部位感到疼痛、頭脹感、頭暈、疲倦、失眠、視力模糊、流鼻血
姿位性低血壓 (Orthostatic Hypotension)	• 由坐而站時感到暈眩
動脈粥狀硬化(Atherosclerosis)	• 間歇性跛行、疼痛、蒼白、脈搏消失、麻痺、冰冷、感覺異常
動脈阻塞(Arterial Occlusion)	• 胸部燒灼感、胸痛、舌下含服NTG可緩解
心絞痛(Angina Pectoris)	• 左胸或胸骨下大範圍疼痛、盜汗、全身虛弱無力、皮膚濕冷、反胃、不安
心肌梗塞(Myocardiac Infarction)	• 心悸、暈厥、不安、呼吸困難、疲倦、無耐力
心律不整(Arrhythmia)	• 左心衰竭：呼吸困難、端坐呼吸、肺水腫、咳嗽
充血性心衰竭 (Congestive Heart Failure; CHF)	• 右心衰竭：周邊水腫、器官靜脈充血
腦血管意外 (Cerebral Vascular Accident; CVA)	• 麻痺、輕癱、運動失調、肢體僵硬或痙攣、失語症
瓣膜性心臟病 (Valvular Heart Disease)	• 心雜音(Cardiac Murmurs)、呼吸短促、心悸、胸痛、胸悶、暈厥、頭痛、頭暈

（五）消化系統的變化

◎ 上消化道

1. **口腔**：唾液分泌減少造成口乾、唾液質稠。
2. **牙齒**：牙齦萎縮、琺瑯質變薄；約50%的老年人無牙齒，主因是不良的牙齒衛生保健及飲食習慣所造成，而牙周病(Periodontal Disease)是30歲以後掉牙最大的原因。
3. **食道**：蠕動減少造成排空延遲，致使食道下方擴張，且食道括約肌張力變差，容易發生胃食道逆流。
4. **胃**：隨老化胃黏膜產生萎縮，進而造成萎縮性胃炎影響胃酸分泌，易引發消化性潰瘍。此外，胃蠕動減慢使排空時間延長，可能使老年人常感到腹脹而食慾不振。

◎ 下消化道

1. **消化不良**：由於胃部分泌的鹽酸、胃蛋白酶、脂肪酶及胰液分泌的酵素量減少且質量變差，影響了蛋白質與脂肪的消化。
2. **小腸**：血流量減少，腸絨毛亦變寬、變短，使得腸黏膜的吸收力降低。
3. **大腸**：蠕動減慢，延長糞便滯留時間，易致便秘。此外，老年人因神經傳導速率變慢，會降低對排便感的覺察，可能因此失禁。

◎ 肝臟、膽囊與胰臟

1. **肝臟**：對於藥物和酒精之代謝功能會降低，且肝臟大小隨著年齡減少，使得貯存及合成蛋白質的功能下降；再生能力變差，但對肝功能的影響不大。
2. **膽囊**：因老化使得膽汁內脂肪成分增多，膽鹽合成下降，造成膽汁鬱積、膽囊發炎機會上升；老年人對膽固醇的穩定度及吸收能力較年輕時低，造成膽結石的可能性增高，而老化會改變脂質的成分，故造成膽固醇增加。
3. **胰臟**：胰液分泌及胰臟解脂酶排出量減少、出現胰島素阻抗情形，使得脂肪消化受影響，對脂肪性食物耐受性較差。

老年人常見的消化異常狀況見表17-5。

表17-5　老年人消化系統常見的異常情形

部位	異常情形	臨床表徵
口腔	牙齒脫落	• 疼痛
	口角瘡 (Angular Cheilosis)	• 食慾不佳、嘴角疼痛、皸裂
	口腔乾燥 (Dry Mouth)	• 口乾舌燥
	口炎 (Stomatitis)	• 口腔出血或滲出物
	顳頜關節異常	• 顳頜關節活動度減低
腸道障礙	憩室症 (Diverticulosis)	• 噁心、嘔吐、疼痛、腹瀉、發燒
	痔瘡 (Hemorrhoid)	• 糞便中有黏液或帶血
	便秘 (Constipation)	• 異常乾硬的糞便
	腹瀉 (Diarrhea)	• 脫水、腹痛、意識混亂
	糞便失禁 (Fecal Incontinence)	• 糞便不自主的自肛門口排出
	結腸直腸癌 (Colorectal Cancer)	• 黃疸、厭食、腸道功能改變
肝、膽、胰	肝硬化 (Liver Cirrhosis)	• 軟弱無力、厭食、噁心、嘔吐、消化不良、黃疸
	膽囊炎 (Cholecystitis)	• 右上腹疼痛、發燒、寒顫、茶色尿、灰白色糞便
	胰臟癌 (Pancreas Cancer)	• 體重減輕、疼痛

（六）泌尿系統的變化

◎ 腎臟

1. 腎臟縮小：80歲時腎臟約縮小1/4，是因腎元減少及血管粥狀硬化的緣故；年輕時的腎元約200萬個，進行至老年時會減少一半，但對人體的影響不大。
2. 腎絲球過濾率(GFR)降低：因腎血流減少及腎小球數目減少所致；GFR於年輕時是125 mL/mim，到了80歲便會下降至97 mL/mim，造成腎功能減退

◎ 膀胱

1. 膀胱容積減少：一般為300~500 mL，老化使得膀胱容積減小，約250~300 mL。
2. 肌肉收縮力減弱：使得尿液不易排空，造成慢性尿滯留，且常伴隨頻尿、急尿、夜尿。

老年人常見的泌尿系統異常狀況見表17-6。

表17-6 老年人泌尿系統常見的異常情形

異常情形	臨床表徵
腎衰竭 (Renal Failure)	• 慢性腎衰竭：少尿、無尿、貧血、噁心、嘔吐、便祕、腹瀉、肌肉無力、麻痺、皮膚乾燥、發癢、紫斑
膀胱癌 (Bladder Cancer)	• 間歇性無痛性血尿、頻尿、急尿、排尿困難
尿滯留 (Urine Retention)	• 排尿困難、排尿疼痛、排尿中斷或不完全
尿失禁 (Incontinence)	• 尿液不自主的自尿道口流出
尿道感染 (Urinary Tract Infection)	• 疲憊、活動力差、急尿、頻尿、排尿不順

（七）生殖系統的變化

◎ 男性

1. **前列腺**：因雄性素隨老化製造減少且前列腺上皮及基質組織的增生，使得約有50%的老年男性有良性前列腺肥大(Benign Prostatic Hypertrophy; BPH)情形，常伴隨排尿延遲、滴尿、頻尿、尿液排空不完全及泌尿道感染的問題。
2. **睪丸**：因**睪固酮**(Testosterone)**減少**使睪丸變小、精子數量減少、精子的質與濃度下降。
3. **性反應**：性反應強度減低、性慾下降、需要較長時間（觸覺）刺激才能勃起；高潮時前列腺、陰莖及尿道收縮的程度和時間受影響，射精後的不反應期加長。

◎ 女性

1. **會陰部**：毛髮變少、變細呈灰白色；皮下脂肪減少，陰唇及陰蒂萎縮；陰道變窄且分泌物減少，使得較為乾燥，造成正常菌落及酸鹼度改變，偏鹼性。
2. **子宮**：停經後萎縮至原來的1/2~1/4。
3. **卵巢、輸卵管**：隨老化萎縮。
4. **骨盆韌帶**：隨著年齡增長而鬆弛。
5. **乳房**：鬆弛扁平。
6. **激素變化**：停經後雌性素(Estrogen)和黃體素(Progesterone)**減少**，相對地雄性激素(Androgen)**增加**。
7. **性反應**：女性影響不大，唯陰道較乾燥，可能引起性交時疼痛。

老年女性常見的生殖系統異常狀況見表17-7。

▼ **表17-7　老年女性生殖系統常見的異常情形**

異常情形	臨床表徵
陰道炎 (Vaginitis)	• 疼痛、搔癢、白帶
子宮頸癌 (Cervical Cancer)	• 陰道水樣分泌物、性交後出血、陰道不規則多量出血
子宮癌 (Uterine Cancer)	• 異常陰道出血、分泌物為漿液性、惡臭帶血絲、疼痛、體重減輕
卵巢癌 (Ovarian Cancer)	• 下腹不適、消化不良、頻尿、便秘

（八）神經系統的變化

◎ 中樞神經

1. **腦部**：體積變小，重量變小；前額葉、顳葉和頂葉老化。
2. **神經傳導速度減慢**：因神經元數目及其傳導物質減少或是不平衡，對刺激反應的時間加長，知覺和反應變得遲緩。

◎ 周邊神經

1. **良性原發性震顫**(Benign Essential Tremor)：因多巴胺(Dopamine)減少，使得頭部、顎、唇、手部、下肢或聲音等會不自主顫抖。
2. **反射動作較遲緩**：周邊神經傳導(Peripheral Nerve Conduction)速率比起年輕時下降約15%，深腱反射(Deep Tendon Reflex; DTR)可能會且有對稱性減弱的情形。

◎ 睡 眠

睡眠週期的第三期、第四期較短，熟睡期減少，容易發生睡眠中斷，常有失眠問題。

老年人常見的神經系統異常狀況見表17-8。

▼ **表17-8　老年人神經系統常見的異常情形**

異常情形	臨床表徵
巴金森氏症 (Parkinson's Disease)	• 手指震顫、搓藥丸動作、靜止性顫抖、僵硬、吞嚥困難、拖曳步伐、自主神經系統障礙
器質性腦症候群 (Organic Brain Syndrome)	• 急性：譫妄或急性混亂狀態、記憶喪失、定向感喪失、妄想、幻想、焦慮、強迫性行為
阿茲海默症 (Alzheimer's Disease; AD)	• 記憶喪失、健忘、計算錯誤、行為改變、視覺、聽覺及說出物件名稱困難

（九）骨骼肌肉系統的變化

◎ 骨骼和骨質

1. **整體外觀**：肩膀變得較窄、骨盆變寬、胸腔前後徑增加。
2. **退化性骨質流失**：35歲後進入骨衰退期，骨質開始流失；而老年期腎功能的退化，造成維生素D缺乏，更加劇骨質流失，引發骨質疏鬆症(Osteoporosis)。由於上述原因，骨骼強度減弱，使得老年人容易發生骨折（最常見的部位為髖關節）。

◎ 關節

1. **頭部前傾及駝背**(Kyphosis)：隨年齡增加，椎間盤變薄，韌帶關節粘連或鈣化，彈性減少，使脊柱變短變彎（圖17-4、17-5）。
2. **關節退化**：由於膠原細胞的形成減少，使關節的彈性及伸縮性降低所致。
3. **關節僵硬、疼痛**：可能因關節炎或經年累月的承受體重所造成，造成活動有所限制。

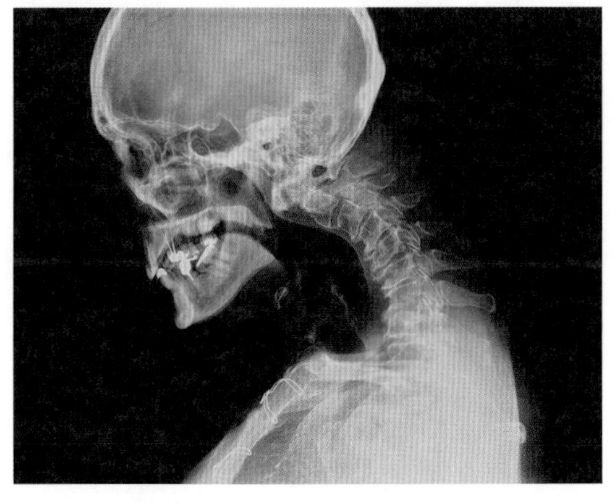

圖 17-4　頭部前傾之骨骼變化

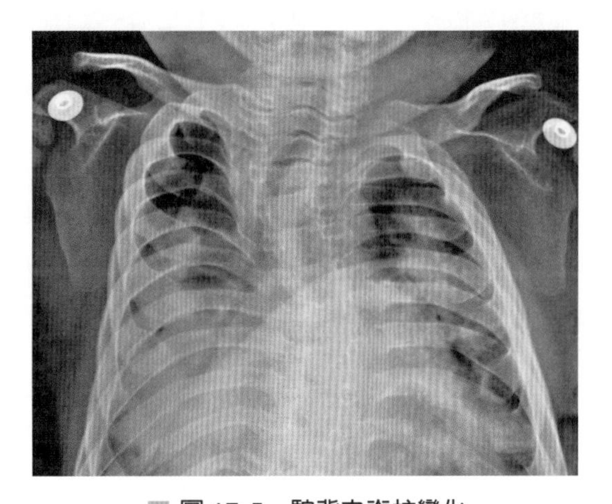

圖 17-5　駝背之脊柱變化

◎ 肌肉

1. **肌肉纖維的數目及大小皆減少**：導致肌力下降、彈性減低，使得老年人運動與反射動作顯得無力而遲緩。
2. **骨骼肌萎縮**：因各種原因使得活動受限，活動量下降，導致對肌肉細胞的刺激亦減弱，肌肉塊會漸漸減少。
3. **肌少症**(Sarcopenia)：為老化過程中引發的肌肉質與量的減少，其原因包括：(1)伴隨老化所導致的神經、肌肉變化；(2)老化後荷爾蒙的改變：如生長激素、雄性／雌性激素的減少、胰島素抗性增加等，皆影響了蛋白質的同化和分解異化作用；(3)活動量下降或不活動（如臥床）造成的肌肉流失。

老年人常見的骨骼肌肉系統異常狀況見表17-9。

表17-9　老年人骨骼肌肉系統常見的異常情形

異常情形	臨床表徵
骨質疏鬆症 (Osteoporosis)	• 背痛、駝背、骨折、骨鈣質增加、血鈣增加致腎結石
軟骨病 (Osteomalacia)	• 受侵犯的骨疼痛、觸痛、駝背、跛行、肌肉軟弱無力、坐骨、骨盆、股骨頭頸可能畸形
佩吉特氏病 (Paget's Disease)	• 骨骼疼痛、頭痛及骨折
骨性關節炎 (Osteoarthritis)	• 關節酸痛僵硬、走路困難、跛行、**遠端指關節**出現**赫伯登氏結節**(Heberden's Node)、**近端指關節**出現**蒲夏氏結節**(Bouchard's Node)（圖17-6）、好發於膝關節與脊柱
痛風性關節炎 (Gouty Arthritis)	• 血清尿酸值增加、關節腫脹、疼痛、發熱、發紫、無法活動、痛風石形成於**拇指與耳垂處**、關節畸形
骨折(Fracture)	• 疼痛、壓痛、腫脹、畸形、膚色改變、出血、摩擦音、喪失功能

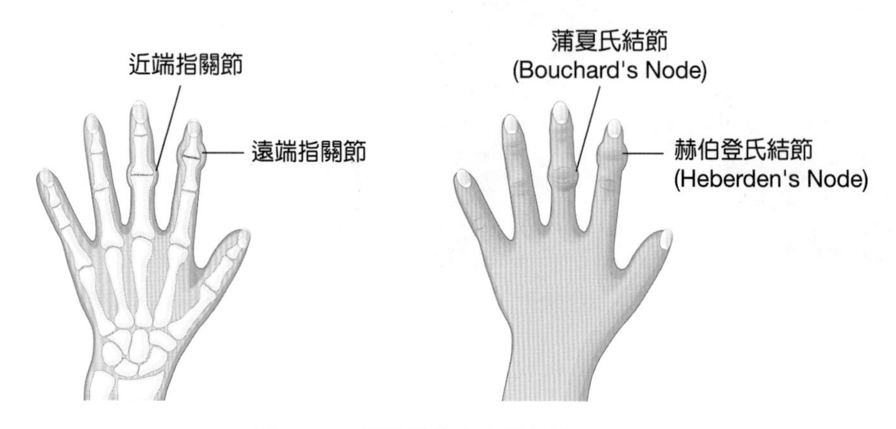

圖 17-6　骨性關節炎之骨結節

（十）內分泌系統的變化

1. **腦下腺**(Pituitary)：有萎縮現象，性促素分泌減少；但腎上腺激素(ACTH)、抗利尿激素(ADH)、生長激素(GH)、甲狀腺激素(TSH)、濾泡激素(FSH)、黃體生成激素(LH)不受老化影響。

2. **甲狀腺**(Thyroid Gland)：隨著老化，甲狀腺會有纖維化、結節、細胞浸潤之情形發生，使新陳代謝變慢，基礎代謝率降低；血清中的**T_3下降但T_4不變**。
3. **腎上腺**(Adrenal Gland)：腎上腺皮質分泌素(Cortisol)、糖皮質激素(Glucocorticoids)、17－酮類固醇(17-Ketosteroids)、**雄性激素**(Androgen)的分泌減少，但不致於影響人體功能。
4. **胰臟**(Pancreas)：胰臟中的β細胞會延遲胰島素(Insulin)的釋放，胰島素功能降低，胰島素反應變慢，使老年人對於糖分的代謝能力降低。

老年人常見內分泌異常狀況見表17-10。

表17-10　老年人內分泌系統常見的異常情形

異常情形	臨床表徵
糖尿病 (Diabetes Mellitus; DM)	• 高血糖、低血壓、肢體冰冷、口渴、多尿、脫水、心跳加快、昏迷
甲狀腺功能亢進 (Hyperthyroidism)	• 毛髮細少易掉落、皮膚溫暖潮濕、易出汗、腹瀉、不耐熱、新陳代謝增加、食慾增加、體重減輕、肌肉無力、凸眼症、性格及情緒改變
甲狀腺功能不足 (Hypothyroidism)	• 體重增加、液體滯留、脹氣、腹脹、便秘、血壓下降、心搏過緩、毛髮脫落、皮膚粗糙、疲倦思睡、軟弱無力

(十一) 造血與免疫系統的變化

◎ 血液

1. **紅血球**：因胃酸分泌減少，導致對維生素B_{12}的吸收能力下降，使紅血球變少。
2. **白血球**：白血球數目下降至3,100~9,000/cumm（正常為4,000~11,000/cumm），使老年人抵抗力變差。
3. **血紅素與血比容**：因紅血球生成素減少，導致兩者皆降低，易引發貧血。
4. **白蛋白**：肝臟的容積與酵素製造減少，造成白蛋白降低。

◎ 免疫功能

胸腺變小使得未成熟T細胞增加，導致功能減弱、免疫效果降低、抗體反應變弱。

老年人常見的造血與免疫異常狀況見表17-11。

▼ **表17-11　老年人造血與免疫系統常見的異常情形**

異常情形	臨床表徵
缺鐵性貧血 (Iron-Deficiency Anemia)	• 呼吸困難、疲乏、蒼白
巨母紅血球性貧血 (Megaloblastic Anemia)	• 感覺異常、步伐明顯障礙、輕度發燒、食慾降低
白血病 (Leukemia)	• 軟弱、易疲倦、淋巴腫大、肝脾腫大
感染 (Infection)	• 疲倦、食慾不振、體重減輕、發燒、皮膚紅疹、咳嗽

（十二）身體老化與用藥的關係

隨著前述各系統的老化，導致用藥時老年人有更高的風險出現藥物中毒和副作用，其主要是由於下列三個層面的身體變化影響：

1. **肝臟老化：肝臟微小體酵素數量隨著年齡減少且活性降低**，而心血管老化造成的心輸出量下降也使肝臟血流量減少，進而**造成藥物代謝速率減緩**。
2. **腎臟老化**：由於腎元功能退化，使腎絲球及腎小管過濾率降低，導致藥物於腎臟的代謝減緩。
3. **腸胃老化**：老年人因胃酸減少會使胃內pH值升高，而使胃排空變慢，導致藥物的吸收時間延長。

二、心智功能變化

身體功能的退化，除了使老年人在各系統產生生理變化，也大幅影響其心智認知功能。面對不可逆的改變常使老年人感到哀傷與沮喪，進而成為精神相關疾病的高危險群，故瞭解老年人於心智認知功能上的變化，不僅有助於評估檢查的進行，也能及早發現並盡快矯治可能發生的心理障礙疾患，如譫妄、憂鬱症和失智症等。

老年人常見的心智功能變化包括短期記憶力減退、空間觀念與抽象推理能力減弱以及知覺感受敏感度下降等；再加上老化生理的影響，於適應環境或學習新事物上亦進步得非常緩慢。然而，因為記憶力減退或是自我照顧能力降低等變化，於正常的老化過程和失智症早期症狀間的差異不易辨識（表17-12），故極不容易被旁人查覺到異常心理障礙疾病的發生，常因此延誤治療的黃金時機。

表17-12　正常老化與失智者記憶障礙之區隔

辨識項目	正常老化	失智症者
時間差異	偶爾發生，不隨時間惡化	經常發生，且日趨嚴重
記憶障礙程度	忘記部分事件內容	忘記整件事情曾發生
生活判斷能力	不會妨礙日常判斷	會妨礙正常判斷
病識感	瞭解且承認記憶力減退	否認健忘，會加以掩飾

簡式健康量表

簡式健康量表(Brief Symptom Rating Scale, BSRS-5)是由臺大李明濱教授等人所制定，又稱「心情溫度計」，用以迅速確認情緒困擾程度，亦可運用於了解老年人心理照護需求。評估方式為回想過去一週（包含評估當天）感覺到困擾或苦惱的程度，第六題為附加題，本題評分為2分以上時，即建議尋求專業輔導或精神科治療。詳細內容見表17-13：

表17-13　簡式健康量表(Brief Symptom Rating Scale, BSRS-5)

編號	題目	完全沒有	輕微	中等程度	厲害	非常厲害
1	睡眠困難,譬如難以入睡、易醒	0	1	2	3	4
2	感覺緊張不安	0	1	2	3	4
3	覺得容易苦惱或動怒	0	1	2	3	4
4	感覺憂鬱、心情低落	0	1	2	3	4
5	覺得比不上別人	0	1	2	3	4
6	有自殺的想法	0	1	2	3	4

註：小於6分：屬正常，表示身心適應狀況良好；6~9分：輕度情緒困擾，建議可找親友談談，抒發情緒；10~14分：中度情緒困擾，宜接受專業諮詢；15分以上：重度情緒困擾，需高關懷，建議尋求專業輔導或精神科診療。

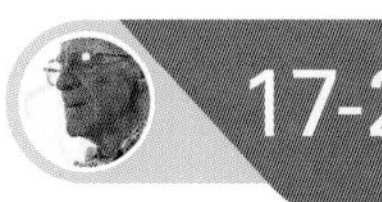

17-2 老年人健康史評估與相關原則

一、健康史評估

要收集老年人的健康史資訊時，各層面的注意事項如下：

1. **基本資料：**包括個案的性別、婚姻狀況、宗教等相關訊息，這些資訊可以使評估者更瞭解其現存問題的相關導因。

2. **現在病史**：詢問個案有無現存的不適或疾病，以及其在跌倒、失禁等問題上是否已有潛在的危險因子產生。有時候雖然個案的徵狀尚不符合診斷，但已有跡象可區辨個案的問題可能為正常老化現象或與異常疾病相關。可發現老年人潛在問題的常用問卷詳見表17-14。
3. **過去病史**：詢問個案過去的相關慢性疾病病史，以及有無手術經驗、過敏史及是否有規律持續性服用某些藥物等。
4. **家族史**：詢問個案家族中，是否有遺傳相關之疾病史，或是家族中是否有人在相同的部位曾有過與個案類似的疾病。

表17-14　發現老年人潛在問題之問卷

內容
1. 您有滲尿的問題嗎？
2. 您在過去6個月曾經跌倒過嗎？
3. 您常感覺到哀傷、憂鬱嗎？
4. 您常遠離家獨自去旅行嗎？
5. 您有足夠的錢給付醫療費用及用藥嗎？
6. 您常漏吃了某一餐嗎？

◎ 譯自Barkauskas, V. H., Baumann, L. C., & Darling-Fisher, C.S. (2002). *Health and physical assessment* (3rd ed.). Missouri: Mosby.

二、檢查者會談注意事項

護理人員在會談前應先收集完整相關資料，來源包括個案、家屬及朋友等。會談及評估時的注意事項包括：

1. **選擇合適時間**：盡量選擇早上，一般來說此時體力最佳。
2. **安排合宜環境**：保持明亮安靜，避免吵雜。
3. **選擇適當位置**：護理人員應坐於個案之正前方，以利觀察。
4. **維護個案安全**：需預防老年人暈眩及跌倒的情形。
5. **注意會談態度**：有些老年人可能需要重複說明問題，態度不宜草率或不耐煩。
6. **注意語調與語句**：與老年人會談時勿採高音調或語速太快，應根據其教育程度使用易懂的文字與慣用語言。
7. **注意個案體力**：若生理狀況不佳，則會談及評估可分次完成，以免造成個案負荷。

17-3 評估程序

程序	說明
評估前準備	
1. 洗手	1-1. 接觸個案前後均需洗手
2. 用物	
(1) 筆	
(2) 簡易心智狀態問卷	
(3) 巴氏量表(Barthel Score)	
(4) 柯氏量表(Karnofsky Scale)	
(5) 老人精神抑鬱量表 (Geriatric Depression Scale; GDS)	
3. 核對個案並自我介紹	
4. 詢問健康史	4-1. 健康史評估要點詳見17-2節
5. 解釋檢查目的及操作過程	
6. 安排適宜環境	6-1. 選擇明亮空間及避免吵雜
檢查步驟	
1. 各系統之身體評估	1-1. 請依序且整體性評估各系統的正常與異常情形（表17-15）

程序	說明

▼ **表17-15　各系統之身體評估項目**

項目	結果
一般狀況	正常___軟弱___疲倦___發燒___其他___
皮膚、毛髮、指甲	正常___無疣___脫皮___腫塊___搔癢___潰瘍___顏色改變___髮色改變___指甲改變___其他___
頭部	正常___頭痛___頭部外傷___頭皮表皮異常___其他
眼睛	正常___戴眼鏡___疼痛___發紅___視力模糊___青光眼___白內障___乾眼___其他___
耳朵	正常___分泌物___感染___耳鳴___聽力改變___耳垢過多___其他___
鼻及鼻竇	正常___鼻塞___分泌物___鼻出血___頭痛___嗅覺下降___其他___
口及喉	正常___潰瘍___口乾___牙齦發紅___舌苔多___喉嚨腫脹___其他___
頸部	正常___腫塊___甲狀腺腫大___疼痛___僵硬___其他___
乳房	正常___腫塊___凹陷___乳頭分泌物___疼痛___其他
呼吸系統	正常___咳嗽___有痰___咳血___呼吸困難___哮喘___脊柱後彎___其他___
心臟血管系統	正常___血壓／心跳___第四心音___胸痛___姿位性低血壓___其他___
周邊血管系統	正常___靜脈曲張___靜脈炎___水腫___間歇性跛行___壞疽___其他___
腸胃系統	正常___食慾差___噁心___嘔吐___吞嚥困難___腹痛___腸蠕動過速／過緩___痔瘡___便秘___腹瀉___黃疸___膽結石___肝炎___使用制酸劑或輕瀉劑___其他___
泌尿系統	正常___頻尿___排尿困難___頻尿___血尿___夜尿___急尿___尿失禁___尿瀦留___其他___
男性生殖系統	正常___有分泌物___陰囊腫大___疼痛___疝氣___前列腺肥大___其他___
女性生殖系統	正常___停經年齡___歲　分泌物___搔癢___潰瘍___陰道萎縮___腫塊___其他___
骨骼肌肉系統	正常___疼痛___駝背___無力___步伐變小___關節僵硬___關節腫脹___全關節活動下降___其他___
神經系統	正常___暈眩___意識混亂___記憶力喪失___抽搐___癱瘓___麻木___震顫___動作不協調___其他___
內分泌系統	正常___腦下垂體疾病___糖尿病___甲狀腺疾病___腎上腺疾病___其他___

◎ 參考資料：于博芮、歐陽鍾美、黃貞觀、江令君、陳玉雲、李和惠、郭梅珍、張晏苾、李書芬、李滿梅、嚴惠宇、陳玉娟、宋琇鈺、劉清華(2020)・*身體檢查與評估*（三版）・永大。

程序	說明
2. 認知功能評估 (1) 簡易心智狀態量表(MMSE)可用來確認個案認知功能	2-1. MMSE評估內容包括：定向感、個人基本資料、遠期記憶與計算力等（詳見第2章第一節）

程序	說明
(2) 簡易心智狀態問卷(SPMSQ)評估個案認知功能及發現可能的失智症問題。題目如下：	(2)-1. 評估結果如下：

答錯題數	說明
0~2題	心智功能完整
3~4題	輕度心智功能障礙
5~7題	中度心智功能障礙
8~10題	重度心智功能障礙

程序	說明
A. 今天是幾號？	A-1. 年、月、日都對才算正確
B. 今天是星期幾？	B-1. 星期對才算正確
C. 這是什麼地方？	C-1. 對所在地有任何的描述都算正確；說「我的家」或正確說出城鎮、醫院、機構的名稱都可接受
D. 您的電話號碼是幾號？	D-1. 經確認號碼後証實無誤即算正確；或在會談時，能在二次間隔較長時間內重複相同的號碼即算正確
E. 您住在什麼地方？	E-1. 如個案沒有電話才問此問題
F. 您幾歲了？	F-1. 年齡與出生年月日符合才算正確
G. 您的出生年月日？	G-1. 年、月、日都對才算正確
H. 現任的總統是誰？	H-1. 姓氏正確即可
I. 前任的總統是誰？	I-1. 姓氏正確即可
J. 您媽媽叫什麼名字？	J-1. 不需要特別證實，只需個案說出一個與他不同的女性姓名即可
K. 從20減3開始算，一直減3減下去	K-1. 期間如有出現任何錯誤或無法繼續進行即算錯誤
3. 功能性評估	
(1) 柯氏量表(Karnofsky Scale)：評估個案基本日常生活(ADLs)活動的變化（表17-16）	
(2) 巴氏量表(Barthel Score)：評估個案因生理限制影響日常生活活動功能的程度（表17-17）	

表17-16 柯氏量表 (Karnofsky Scale)

級數	內容
第零級	完全活動
第一級	能步行及維持輕度工作
第二級	能步行及維持大部分自我照顧
第三級	只能維持有限之自我照顧，超過50%以上時間清醒活動限於床上及椅子上
第四級	完全無活動，無法進行自我照顧且完全限制在床上或椅子上

◎ 參考資料：何瓊芳(2021)・老人的完整護理評估・於胡月娟總校閱，*老人護理學*（五版，117頁）・新文京。

表17-17 巴氏量表 (Barthel Score)

項目	分數	內容
1. 進食	10☐	自己在合理的時間內（約10秒鐘吃一口）可用筷子取食眼前的食物。若需進食輔具時，應會自行穿脫
	5☐	需別人幫忙穿脫輔具或只會用湯匙進食
	0☐	無法自行取食或耗費時間過長
2. 移位	15☐	可獨立完成，包括輪椅的煞車及移開腳踏板
	10☐	需要稍微的協助（例如：予以輕扶以保持平衡）或需要口頭指導
	5☐	可自行從床上坐起來，但移位時仍需別人幫忙
	0☐	需別人幫忙方可坐起來或需別人幫忙方可移位
3. 個人衛生	5☐	可獨立完成洗臉、洗手、刷牙及梳頭髮
	0☐	需要別人幫忙
4. 上廁所	10☐	可自行進出廁所，不會弄髒衣物，並能穿好衣服。使用便盆者，可自行清理便盆
	5☐	需幫忙保持姿勢的平衡，整理衣物或使用衛生紙。使用便盆者，可自行取放便盆，但須仰賴他人清理
	0☐	需他人幫忙
5. 洗澡	5☐	可獨立完成（不論是盆浴或沐浴）
	0☐	需別人幫忙
6. 平地上行動	15☐	使用或不使用輔具皆可獨立行走50公尺以上
	10☐	需要稍微的扶持或口頭指導方可行走50公尺以上
	5☐	雖無法行走，但可獨立操縱輪椅（包括轉彎、進門及接近桌子、床沿）並可推行輪椅50公尺以上
	0☐	需別人幫忙
7. 上下樓梯	10☐	可自行上下樓梯（允許抓扶手、用拐杖）
	5☐	需要稍微幫忙或口頭指導
	0☐	無法上下樓梯
8. 穿脫衣服	10☐	可自行穿脫衣服、鞋子及輔具
	5☐	在別人幫忙下、可自行完成一半以上的動作
	0☐	需別人幫忙
9. 大便控制	10☐	不會失禁，並可自行使用塞劑
	5☐	偶爾失禁（每週不超過一次）或使用塞劑時需人幫助
	0☐	需別人處理（挖大便）
10. 小便控制	10☐	日夜皆不會尿失禁，並可自行使用塞劑
	5☐	偶爾會尿失禁（每週不超過一次），或尿急（無法等待便盆或無法即時趕到廁所）或需別人幫忙處理
	0☐	需別人處理
總分	（　　　　　）分	
備註	依賴度： ☐100：完全獨立　☐91~99：輕度依賴　☐61~90：中度依賴 ☐21~60：重度依賴　☐0~20：完全依賴	

◎ 參考資料：衛生福利部(2021)・*巴氏量表*。https://www.mohw.gov.tw/cp-189-208-1.html

程　序	說　明
4. 情緒狀態評估 採用老人精神抑鬱量表(Geriatric Depression Scale; GDS)：目前最廣泛用於評估老年人是否有憂鬱情形的自填性量表（表17-18）	

表17-18　老人精神抑鬱量表(Geriatric Depression Scale; GDS)

在以下問題勾選出「是」或「否」作為您的答案（在過去二星期中）：
1. 基本上，您對您的生活滿意嗎？ □否 □是
2. 您是否減少很多活動和嗜好？ □是 □否
3. 您是否覺得您的生活很空虛？ □是 □否
4. 您是否常常感到厭煩？ □是 □否
5. 您是否大部分時間精神都很好？ □否 □是
6. 您是否會害怕將有不幸的事情發生在您身上嗎？ □是 □否
7. 您是否大部分的時間都感到快樂的嗎？ □否 □是
8. 您是否常常感到無論做什麼事，都沒有用？ □是 □否
9. 您是否比較喜歡待在家裡而較不喜歡外出及不喜歡做新的事？ □是 □否
10. 您是否覺得您比大多數人有較多記憶的問題？ □是 □否
11. 您是否覺得「現在還能活著」是很好的事嗎？ □否 □是
12. 您是否感覺您現在活得很沒有價值？ □是 □否
13. 您是否覺得精力很充沛？ □否 □是
14. 您是否覺得您現在的處境沒有希望？ □是 □否
15. 您是否覺得大部分的人都比您幸福？ □是 □否
總分 ________ 分

註：1. 答案若為「是」者，計為1分；若為「否」者，計為0分（但第1, 5, 7, 11, 13題計分方式則相反）。
2. 總分大於5分表示有憂鬱症狀；大於10分表示已達憂鬱之診斷。

◎參考資料：張家銘、蔡智能(2003)．老年人之周全性評估．*台灣醫學*，7(3)，364-374。

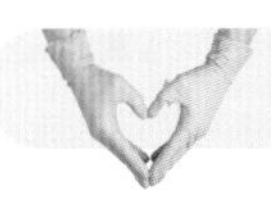

學習評量 Review Activities

( ) 1. 有關與老年性耳聾或聽覺障礙患者溝通之注意事項，下列敘述何者錯誤？(A) 房間光線要充足，面對光線　(B) 為減輕病人的壓力，應邊說話邊聽音樂　(C) 說話用句要簡短、明確、清楚　(D) 說話時避免吃東西或抽菸

( ) 2. 護理人員與一位 75 歲失智老人會談時，主要影響溝通的因素為何？(A) 年齡　(B) 認知狀態　(C) 生理狀態　(D) 情緒狀態

( ) 3. 有關老年人用藥的原則，下列何者錯誤？(A) 用藥前，應評估腎臟和肝臟功能　(B) 簡化用藥，盡量減少服藥的種類與數量　(C) 應詳細詢問老年人用藥情形，但不包括中藥和健康食品　(D) 密切追蹤和監視老年人用藥規則性、療效、不良反應、副作用、藥物間的交互作用

( ) 4. 與 83 歲的老先生溝通時，應該注意下列何事項？(A) 在他耳朵聽力較差的一側，大聲吼叫　(B) 說話速度要快，才能達到完整傳達意念的效果　(C) 盡可能以低頻率聲音與其交談　(D) 為了維持老先生自尊心，不建議使用助聽器

( ) 5. 有關老年人泌尿系統的敘述，下列何者錯誤？(A) 腎絲球體的過濾率下降　(B) 腎小管對水分再吸收與濃縮功能降低　(C) 肌酸酐清除率 (CCr.) 增加　(D) 膀胱容量減少

( ) 6. 有關阿茲海默症患者溝通障礙的護理措施，下列何者錯誤？(A) 說話時，放慢速度　(B) 說話時，最好採高音調、高音量　(C) 使用語言與非語言的溝通技巧　(D) 使用視、聽、觸覺方式傳遞訊息

( ) 7. 唐老先生家屬很害怕他跌倒，老人因跌倒而最常發生的骨折部位是：(A) 腕骨　(B) 肱骨　(C) 膝關節　(D) 髖關節

( ) 8. 有關老年人之飲食原則，下列何者正確？(A) 為了提升活力並顧及較弱的免疫力，宜採用市售罐裝、高單位營養品　(B) 避免腎臟負荷，宜限制飲水　(C) 考慮消化能力，宜採取半流質飲食　(D) 考慮胃排空時間，宜少量多餐

( ) 9. 正常老化所產生的生理機能退化，常見的健康問題有下列何者？(1) 心輸出量增加　(2) 從食物中吸收鈣質能力減少　(3) 唾液腺分泌減少　(4) 胰島素分泌增加　(5) 免疫力降低。(A) (1)(2)(5)　(B) (2)(3)(5)　(C) (2)(4)(5)　(D) (1)(4)(5)

( ) 10. 水晶體彈性喪失，導致近物焦點落在視網膜前的狀況，稱為：(A) 亂視　(B) 老花　(C) 遠視　(D) 近視

解答：BBCCC　BDDBB ………… 欲挑戰完整歷屆考題，請掃描 QR Code

18 客觀結構式臨床測驗(OSCE)範例

作者／王采芷

壹、頭臉頸檢查—頸部腫塊

應試說明：
1. 考試時間共10分鐘。
2. 請就病人主訴，完成相關病史訪談與適切的身體檢查，檢查過程中請說明檢查項目及位置。
3. 說明檢查結果、診斷臆測與臨床推理。

一、考題

李梅，46歲，主訴頸部腫塊，目前血壓：110/60 mmHg，心跳：78次／分鐘，呼吸：18次／分鐘，耳溫：36.5℃。

二、情境腳本

1. 基本資料

李梅，46歲女性。

2. 外觀及情緒狀態

清醒、外觀整潔、穿著合宜、呼吸規律、情緒穩定、略顯病態。

3. 現在病史(History of Present Illness)

➲ 就診的原因：頸部腫塊。下列狀況只有當考生詢問時依問題回答：

A. 開始時間(Onset)：兩星期前。
B. 腫塊的部位(Location)：頸部前面。
C. 如何發現的：照鏡子時看到。
D. 持續時間(Duration)：兩星期前到現在。
E. 腫塊性質(Character)：小顆圓圓的有點硬。
F. 腫塊隨時間變化：好像沒有什麼變化。
G. 加重因素(Aggravating)：沒有。
H. 減輕或緩和症狀之因素(Relieving Factors)：沒有。

I. 相關症狀(Associated Symptoms)

(a) 腫塊處壓痛：沒有。

(b) 心悸：沒有。

(c) 體重改變：近3個月增加2公斤。

(d) 腹瀉：沒有。

(e) 便秘：之前每天排便，近1個月每星期解2次。

(f) 皮膚較乾燥：近3個月皮膚較乾燥。

(g) 髮量或髮質改變：沒有注意到。

(h) 經期改變：沒有。

(i) 嗜睡：近1個月較為嗜睡。

(j) 情緒改變：近1個月心情比較不好。

J. 自行處理或接受治療(Treatment)：沒有。

4. **過去病史**(Past Medical History)

➲ 下列狀況只有當考生詢問時依問題回答：

A. 疾病史：無。

B. 手術或重大傷害：無。

C. 類似經驗：無。

D. 目前使用藥物：無。

E. 藥物或食物過敏：無。

F. 輸血：未曾輸血。

5. **精神社會／個人史**(Psychosocial / Personal History)

➲ 下列狀況只有當考生詢問時依問題回答：

A. 家庭狀況：已婚、育有一女，目前與先生及女兒同住。

B. 目前從事工作：家庭主婦。

C. 菸酒咖啡史：無。

D. 運動習慣：無規律運動習慣。

E. 飲食習慣：無特殊偏好。

6. **家族病史**(Family History)：沒有。

7. **旅遊史**：無近期旅遊。

8. **身體檢查發現**：前頸略偏右側有一直徑1公分略硬的圓形腫塊。

三、鑑別診斷

1. **最可能診斷**：結節性甲狀腺腫併甲狀腺功能低下。

2. **其他可能的鑑別診斷**：橋本氏甲狀腺炎、格雷氏病、病毒性甲狀腺炎、甲狀腺癌。

四、對白

護理人員	李梅小姐
Q：李小姐你好，我是照顧妳的護理師○○○，請問妳哪裡不舒服呢？	A：我摸到脖子有一個腫塊。
Q：摸到腫塊在哪裡？可以指給我看嗎？	A：在脖子前面（指到脖子中間前側處）。
Q：第一次是什麼時候摸到的？	A：大概兩個星期前摸到的。
Q：是如何發現脖子有個腫塊的？	A：照鏡子的時候看到的。
Q：從第一次摸到腫塊到現在一直都在嗎？還是有時候摸得到有時候摸不到？	A：兩星期前到現在一直都摸得到。
Q：可以描述一下所摸到腫塊的形狀、大小和質地嗎？	A：小顆圓圓的有點硬。
Q：腫塊這兩個星期以來有什麼變化嗎？有愈來越大或是漸漸變小嗎？	A：好像沒有什麼改變。
Q：有什麼情形會讓腫塊變大或改善嗎？	A：沒有。
Q：這期間有自行做過什麼處理或接受治療嗎？	A：沒有。
Q：腫塊壓了會痛嗎？	A：不會。
Q：最近有感到心悸或心跳突然很快嗎？	A：沒有。
Q：最近有體重增加或減少嗎？	A：最近這3個月增加2公斤。
Q：最近有拉肚子嗎？	A：沒有。
Q：最近有便秘嗎？	A：有。
Q：請描述一下排便改變的情形？以前多久解一次？現在多久解一次？	A：之前每天解一次，最近1個月一個星期才解兩次。
Q：有覺得皮膚比較乾燥或是特別油膩嗎？	A：最近這3個月來覺得皮膚特別乾燥。
Q：髮量或髮質有改變嗎？	A：沒有特別注意到。
Q：月經來的時間、量和週期有改變嗎？	A：沒有。
Q：睡眠情形如何？	A：最近1個月比較嗜睡。
Q：有沒有疲倦的情形？	A：最近1個月比較容易疲倦。
Q：心情如何？	A：最近1個月心情比較不好。
Q：以前曾經摸到類似的腫塊嗎？	A：沒有。
Q：妳曾有過甲狀腺或內分泌的問題嗎？	A：沒有。
Q：妳有什麼慢性疾病或生過什麼大病嗎？	A：沒有，我一直都還蠻健康的。
Q：過去有手術、外傷或住院嗎？	A：沒有。
Q：曾經對藥物或食物過敏嗎？	A：沒有。
Q：平常有沒有服用什麼藥？	A：沒有。
Q：有輸過血嗎？	A：沒有。
Q：妳結婚有小孩嗎？	A：已婚、一個女兒。

護理人員	李梅小姐
Q：現在妳跟誰住呢？	A：跟先生和女兒住在一起。
Q：那妳和家人的相處情況如何？	A：和家人關係不錯。
Q：妳目前從事什麼工作？	A：家庭主婦。
Q：妳有沒有抽菸或喝酒的習慣？	A：沒有。
Q：有規律運動的習慣嗎？	A：沒有。
Q：吃的有沒有什麼特別的禁忌或喜好？	A：沒有。
Q：家族有癌症嗎？	A：沒有。
Q：家族有甲狀腺疾病嗎？	A：沒有。
Q：最近有出國或國內旅遊嗎？	A：沒有。

五、評分表（頸部腫塊）

應考者：＿＿＿＿＿＿　評分者：＿＿＿＿＿＿

評分項目	分數（請圈選得分）		
	完全正確	部分正確	不正確
溝通與關懷(5%)			
接觸病人前洗手	1	0	0
自我介紹與確認病人	1	0	0
解釋檢查目的與過程	1	0	0
維護病人隱私	1	0	0
重視病人舒適	1	0	0
病史收集(37%)			
現在病史(22)			
發現腫塊的時間	2	0	0
腫塊的部位	2	0	0
腫塊的大小	2	0	0
腫塊的性質	2	0	0
腫塊隨時間的變化	1	0	0
加重因素	1	0	0
減緩因素	1	0	0
相關症狀（心悸）	1	0	0
相關症狀（體重改變）	1	0	0
相關症狀（腹瀉）	1	0	0
相關症狀（便秘）	1	0	0
相關症狀（皮膚濕冷或乾燥）	1	0	0

評分項目	分數（請圈選得分）		
	完全正確	部分正確	不正確
相關症狀（髮量或髮質改變）	1	0	0
相關症狀（經期改變）	1	0	0
相關症狀（嗜睡）	1	0	0
相關症狀（疲倦）	1	0	0
相關症狀（情緒改變）	1	0	0
自行處理或接受治療方式	1	0	0
過去病史(6)			
甲狀腺功能問題	2	0	0
重大疾病	1	0	0
藥物史	1	0	0
過敏史	1	0	0
手術或住院史	1	0	0
個人社會史(5)			
家庭狀況（家人關係）	1	0	0
職業狀況	1	0	0
菸、酒	2	1	0
旅遊史	1	0	0
家族病史(4)			
家族慢性病史	1	0	0
家族癌症病史	1	0	0
家族甲狀腺病史	2	0	0
身體檢查(48%)			
頭部及臉部檢查(6)			
視診頭髮（生長、分佈）	2	1	0
視診臉部皮膚（顏色、色素沉著、疤痕、病兆）	2	1	0
視診眼睛閉合（凸眼症）	2	1	0
頸部檢查(42)			
視診頸部皮膚	2	1	0
視診前三角	2	1	0
視診後三角	2	1	0
視診甲狀腺	4	2	0
視診頸部淋巴結（耳前、耳後、枕部、扁桃線、下頷、頦下、淺頸鏈、深頸鏈、鎖骨上）	4	2	0

<table>
<tr><th rowspan="2">評分項目</th><th colspan="6">分數（請圈選得分）</th></tr>
<tr><th colspan="2">完全正確</th><th colspan="2">部分正確</th><th colspan="2">不正確</th></tr>
<tr><td>觸診甲狀腺峽部</td><td colspan="2">4</td><td colspan="2">2</td><td colspan="2">0</td></tr>
<tr><td>觸診甲狀腺葉部（大小、軟硬度、平滑、對稱性、壓痛、結節）</td><td colspan="2">6</td><td colspan="2">3</td><td colspan="2">0</td></tr>
<tr><td>觸診頸部淋巴結（耳前、耳後、枕部、扁桃線）</td><td colspan="2">4</td><td colspan="2">2</td><td colspan="2">0</td></tr>
<tr><td>觸診頸部淋巴結（下頜、頦下、淺頸鏈、深頸鏈）</td><td colspan="2">4</td><td colspan="2">2</td><td colspan="2">0</td></tr>
<tr><td>觸診頸部淋巴結（鎖骨上）</td><td colspan="2">2</td><td colspan="2">1</td><td colspan="2">0</td></tr>
<tr><td>聽診甲狀腺</td><td colspan="2">4</td><td colspan="2">2</td><td colspan="2">0</td></tr>
<tr><td>聽診頸動脈</td><td colspan="2">4</td><td colspan="2">2</td><td colspan="2">0</td></tr>
<tr><td>條理性與整體表現(5%)</td><td>5</td><td>4</td><td>3</td><td>2</td><td>1</td><td>0</td></tr>
<tr><td>解釋檢查結果與可能是甲狀腺功能低下的臨床推理(5%)：①前頸圓形腫塊 ②體重增加 ③便秘 ④皮膚乾燥 ⑤嗜睡（或心情變差）</td><td>5</td><td>4</td><td>3</td><td>2</td><td>1</td><td>0</td></tr>
<tr><td>總 分</td><td colspan="6"></td></tr>
</table>

貳、呼吸系統檢查—呼吸喘

應試說明：
1. 考試時間共10分鐘。
2. 請就病人主訴，完成相關病史訪談與適切的身體檢查，檢查過程中請說明檢查項目及位置。
3. 說明檢查結果、診斷臆測與臨床推理。

一、考題

劉銘，66歲，主訴呼吸喘，目前血壓：110/60 mmHg，心跳：86次／分鐘，呼吸：28次／分鐘，耳溫：36.5℃。

二、情境腳本

1. 基本資料

劉銘，66歲男性，退休司機。

2. 外觀及情緒狀態

清醒、外觀整潔、穿著合宜、呼吸喘、略顯病態。

3. 現在病史(History of Present Illness)

➲ 就診的原因：呼吸喘。下列狀況只有當考生詢問時依問題回答：

A. 開始時間(Onset)：兩天前。
B. 如何開始的(Onset)：慢慢喘起來。
C. 持續時間(Duration)：兩天前到現在。
D. 呼吸喘的情形(Character)：呼吸很快、很不舒服、像快吸不到氣。
E. 加重因素(Aggravating)
  (a) 費力：會。
  (b) 坐著和躺下：坐起來比較好、躺下會更喘。
  (c) 冷空氣：吸到冷空氣時會更喘。
F. 減輕或緩和症狀之因素(Relieving factors)：休息。
G. 時間因素(Temporal Factors)：好像越來越嚴重。
H. 嚴重程度(Severity)（0到10分）：6分。
I. 相關症狀(Associated symptoms)（如咳嗽、有痰、咳血、胸痛、陣發性夜間呼吸困難、發燒、流鼻涕等）：咳嗽、有痰。
J. 咳嗽、有痰開始時間：3星期前有感冒、發燒，之後就咳嗽、有痰。
K. 痰的顏色、性質和量：黃色黏稠、一天吐很多次。
L. 是否有測量體溫：量過、36.5度，沒有發燒。

M. 自行處理或接受治療(Treatment)：噴了幾次支氣管擴張劑，喘的情形有改善，但一、兩個小時後又開始喘。

N. 過去有無類似情況：感冒較嚴重時也會。

O. 多久發生一次類似情形：大概一年1~2次。

P. 通常發生原因：感冒引起的支氣管炎。

Q. 前一次發生時間：去年冬天。

4. **過去病史**(Past Medical History)

➲ 下列狀況只有當考生詢問時依問題回答：

A. 疾病史（如心血管疾病、慢性阻塞性肺部疾病、氣喘、癌症、肝腎疾病等）：慢性阻塞性肺部疾病6年。

B. 手術或重大傷害：無。

C. 目前使用藥物：吸入型支氣管擴張劑。

D. 藥物或食物過敏：無。

E. 輸血：未曾輸血。

5. **精神社會／個人史**(Psychosocial / Personal History)

➲ 下列狀況只有當考生詢問時依問題回答：

A. 家庭狀況：已婚、沒有小孩，目前與妻子同住。

B. 目前從事工作：退休公車司機。

C. 菸、酒咖啡史：以前抽菸20年、5年前戒菸，沒有喝酒的習慣。

D. 運動習慣：無規律運動習慣。

E. 飲食習慣：無特殊偏好。

F. 旅行史：無。

6. **家族病史**(Family history)：母親有氣喘。

7. **身體檢查發現**

A. 呼吸深快、費力、胸骨略微凹陷。

B. 肋緣角約100度、前後徑與左右徑比1:1。

C. 嘴唇些微發紺、杵狀指。

D. 觸診前後胸觸覺震顫較弱。

E. 叩診前後胸肺臟呈過度反響音。

F. 聽診前後胸雙側下肺葉有喘鳴音(Wheezing)。

G. 聽診前後胸傳導性的語音正常。

三、鑑別診斷

1. **最可能診斷**：因感冒引起的慢性阻塞性肺部疾病(COPD)惡化，另也可能是細菌或病毒引起的支氣管炎或肺炎。
2. **其他可能的鑑別診斷**

   A. 血管性：肺栓塞、心衰竭、急性冠狀動脈症候群(Acute Coronary Syndrome; ACS)。

   B. 感染性：肺炎、吸入異物。

   C. 外傷性： 氣胸。

   D. 代謝性： 糖尿病酮酸血症。

   E. 醫源性： COPD惡化、氣喘惡化、肺塌陷。

   F. 腫瘤性：肋膜積水、腹水。

   G. 藥物濫用及精神性：焦慮。

四、對白

護理人員	劉銘先生
Q：劉先生你好，我是照顧你的護理師○○○，請問你哪裡不舒服呢？	A：我呼吸很喘。
Q：是什麼時候開始的？	A：兩天前。
Q：是怎麼開始的？是突然還是慢慢喘起來的？	A：慢慢喘起來的。
Q：你這樣喘多久了？	A：兩天前一直到現在都在喘。
Q：可以描述一下呼吸喘的情形或特性嗎？	A：呼吸很快、很不舒服、好像快吸不到氣一樣。
Q：有沒有什麼情形會讓你更喘？	A：是指什麼？
Q：做需要用力的活動時會更喘嗎？	A：會。
Q：坐起來和躺下喘的程度有沒有差別？	A：坐起來比較好。
Q：吸到冷空氣時會更喘嗎？	A：會。
Q：有沒有什麼情形會讓你的喘改善？	A：休息。
Q：喘的情形這兩天來有什麼變化嗎？有越來越嚴重或是漸漸改善？	A：好像越來越嚴重。
Q：這期間有自行做過什麼處理或接受治療嗎？	A：自己噴了幾次支氣管擴張劑、喘的情形有好些、但一兩小時後又喘起來了。
Q：如果0分不喘、10分最喘，由0到10分，你現在喘的嚴重程度是幾分？	A：6分。
Q：除了呼吸喘外，還有哪些不舒服嗎？	A：是指什麼？
Q：有沒有咳嗽、有痰、咳血、胸痛、晚上睡到一半突然喘醒、發燒、流鼻涕？	A：咳嗽、有痰。

護理人員	劉銘先生
Q：咳嗽、有痰是什麼時候開始的？	A：3個星期前有感冒、發燒，之後就咳嗽、有痰了。
Q：痰是什麼顏色？性質？量？	A：痰是黃色的，很黏稠、一天要吐很多次。
Q：最近有量過體溫嗎？	A：量過、36.5度，沒有發燒。
Q：以前發生過類似狀況嗎？	A：以前要是感冒比較嚴重時也會像這樣。
Q：過去多久發生一次類似情形？	A：大概一年1~2次。
Q：通常是什麼原因造成的？	A：感冒引起的支氣管炎。
Q：上次是什麼時候發生的？	A：去年冬天。
Q：你有什麼慢性疾病或生過什麼大病嗎？	A：你是指什麼？
Q：有慢性阻塞性肺部疾病或氣喘嗎？	A：有慢性阻塞性肺部疾病。
Q：多久以前發現有慢性阻塞性肺部疾病的？	A：6年前。
Q：你有心血管疾病嗎？	A：沒有。
Q：你有癌症或肝、腎疾病嗎？	A：沒有。
Q：過去有手術、外傷或住院嗎？	A：沒有。
Q：曾經對藥物或食物過敏嗎？	A：沒有。
Q：平常有沒有服用什麼藥？	A：吸入型支氣管擴張劑。
Q：哪時候使用？怎麼使用？	A：喘的時候噴兩下。
Q：有輸過血嗎？	A：沒有。
Q：你結婚有小孩嗎？	A：已婚、沒有小孩。
Q：你現在跟誰住呢？	A：和太太住一起。
Q：那你和家人的相處情況如何？	A：和家人關係不錯。
Q：你目前從事什麼工作？	A：以前是公車司機，現在已經退休了。
Q：你有沒有抽菸、喝酒的習慣？	A：以前抽菸20年、5年前已戒菸，沒有喝酒的習慣。
Q：有規律運動的習慣嗎？	A：沒有。
Q：吃的有沒有什麼特別的禁忌或喜好？	A：沒有。
Q：家族有心血管或呼吸道疾病史嗎？	A：母親有氣喘。
Q：最近有出國或國內旅遊嗎？	A：沒有。

五、評分表（呼吸喘）

應考者：＿＿＿＿＿＿＿　評分者：＿＿＿＿＿＿＿

評分項目	分數（請圈選得分）		
	完全正確	部分正確	不正確
溝通與關懷(5%)			
接觸病人前洗手	1	0	0
自我介紹與確認病人	1	0	0
解釋檢查目的與過程	1	0	0
維護病人隱私	1	0	0
重視病人舒適	1	0	0
病史收集(38%)			
現在病史(21)			
開始呼吸喘的時間及情境	2	1	0
呼吸喘持續的時間	1	0	0
呼吸喘的情形	1	0	0
呼吸喘的加重因素（費力）	1	0	0
呼吸喘的加重因素（躺下）	1	0	0
呼吸喘的加重因素（冷空氣）	1	0	0
呼吸喘的減緩因素	1	0	0
呼吸喘隨時間的變化	1	0	0
自行處理或接受治療	1	0	0
呼吸喘的嚴重程度（0~10分）	1	0	0
相關症狀（咳嗽）	1	0	0
相關症狀（痰的顏色、性質、量）	2	1	0
相關症狀（發燒、咳血）	2	1	0
相關症狀（胸痛、陣發性夜間呼吸困難）	2	1	0
過去類似經驗、發生頻率	1	0	0
過去類似經驗（最後一次發病原因）	1	0	0
過去類似經驗（最後一次發生時間）	1	0	0
過去病史(10)			
心血管疾病史	1	0	0
慢性阻塞性肺部疾病或氣喘病史（任一2分）	4	2	0
癌症、肝、腎病史（任一1分）	2	1	0
藥物史	1	0	0
過敏史	1	0	0
手術或住院史	1	0	0

評分項目	分數（請圈選得分）		
	完全正確	部分正確	不正確
個人社會史(5)			
家庭狀況（家人關係）	1	0	0
職業狀況	1	0	0
菸	1	0	0
酒	1	0	0
旅遊史	1	0	0
家族病史(2)			
心血管疾病	1	0	0
呼吸道疾病	1	0	0
身體檢查(47%)			
鼻、口咽檢查(8)			
視診外鼻部	1	0	0
鼻孔通暢性測試（雙側鼻孔2分、單側1分）	2	1	0
觸診外鼻部	1	0	0
觸診副鼻竇	2	1	0
視診扁桃腺	1	0	0
視診後咽壁	1	0	0
呼吸系統檢查(39)			
視診呼吸型態、速率、深淺	2	1	0
視診費力呼吸的徵象	2	1	0
視診呼吸運動方式	1	0	0
視診前胸胸廓形狀（對稱性、肋骨斜度、曲度）	1	0	0
視診肋緣角	2	1	0
視診胸廓前後徑與左右徑比例	2	1	0
視診皮膚、嘴唇顏色	2	1	0
視診指甲形狀、顏色	2	1	0
觸診前胸壓痛、異常病兆	1	0	0
觸診前胸觸覺震顫	2	1	0
叩診前胸肺臟	2	1	0
聽診前胸呼吸音（附加音）	2	1	0
聽診前胸傳導性的語音	2	1	0
視診後胸形狀（對稱性、脊柱曲度）	1	0	0
觸診後胸壓痛、異常病兆	1	0	0

評分項目	分數（請圈選得分）					
	完全正確		部分正確		不正確	
觸診胸部擴張（呼吸離軌度）	2		1		0	
觸診後胸觸覺震顫	2		1		0	
叩診後胸肺臟	2		1		0	
叩診橫膈膜離軌度	4		2		0	
聽診後胸呼吸音（附加音）	2		1		0	
聽診後胸傳導性的語音	2		1		0	
條理性與整體表現(5%)	5	4	3	2	1	0
解釋檢查結果與可能是因感冒的COPD惡化的臨床推理(5%)：①呼吸喘（或費力呼吸） ②咳嗽及痰黃稠量多（或3週前感冒發燒） ③COPD病史 ④視診桶狀胸（或嘴唇發紺、杵狀指）及叩診過度反響音 ⑤聽診下肺葉喘鳴音	5	4	3	2	1	0
總 分						

叁、心血管系統檢查—呼吸喘併下肢水腫

應試說明：
1. 考試時間共10分鐘。
2. 請就病人主訴，完成相關病史訪談與適切的身體檢查，檢查過程中請說明檢查項目及位置。
3. 說明檢查結果、診斷臆測與臨床推理。

一、考題

章珊，61歲女性，主訴呼吸喘、雙腳腳踝水腫，目前血壓：90/50 mmHg，心跳：100次／分鐘，呼吸：24次／分鐘，耳溫：36.5℃。

二、情境腳本

1. 基本資料

章珊，61歲女性，家庭主婦。

2. 外觀及情緒狀態

清醒、瘦弱、呼吸喘、略顯病態。

3. 現在病史 (History of Present Illness)

➲ 就診的原因：呼吸喘、雙腳腳踝水腫。下列狀況只有當考生詢問時依問題回答：

A. 開始時間(Onset)：約1年前開始體力變差，爬樓梯到三樓中間需要停下休息，3個月前體力變得更差，喘的情形變嚴重，現在爬到二樓就會很喘。

B. 持續時間(Duration)：3個月。

C. 喘的特性(Character)：呼吸費力。

D. 加重因素(Aggravating)

(a) 有沒有什麼會讓你更喘：走路、活動、爬樓梯或費力工作時會更喘。

(b) 坐著和躺下：坐起來比較好、躺下會更喘。

(c) 躺下睡覺：很難躺下，要墊兩個枕頭睡，否則會很喘。

E. 減輕或緩和症狀之因素(Relieving factors)：坐著休息的時候比較不喘。

F. 時間因素(Temporal Factors)：這3個月以來越來越嚴重。

G. 一天中較喘的時間(Temporal Factors)：晚上躺下睡覺時比較喘。

H. 嚴重程度(Severity)（0到10分）：6分。

I. 相關症狀(Associated Symptoms)：陣發性夜間呼吸困難，有時晚上睡到一半會喘到醒來、全身盜汗，要坐個20~30分鐘才能繼入睡。

J. 相關症狀(Associated Symptoms)（如咳嗽、有痰、咳血、胸痛、發燒、流鼻水、喉嚨痛、拉肚子等）：沒有，可是腳踝比較腫。

K. 腳踝腫開始時間：兩週前。

L. 腳踝下壓是否有凹痕(Pitted Edema)：有，且較久才恢復。

M. 小便顏色和量：小便顏色比較深、量變少。

N. 小便次數：一天約4~6次。

O. 自行處理或接受治療(Treatment)：沒有。

P. 過去有無類似狀況：無。

4. **過去病史**(Past medical History)

➲ 下列狀況只有當考生詢問時依問題回答：

A. 疾病史（如心血管疾病、慢性阻塞性肺部疾病(COPD)、氣喘、糖尿病、癌症、肝腎疾病等）：無。

B. 手術或重大傷害：無。

C. 目前使用藥物：無。

D. 藥物或食物過敏：無。

E. 輸血：未曾輸血。

5. **精神社會／個人史**(Psychosocial/ Personal History)

➲ 下列狀況只有當考生詢問時依問題回答：

A. 家庭狀況：已婚、有兩個小孩，與先生及小孩同住。

B. 目前從事工作：家庭主婦。

C. 菸、酒史：不抽菸、不喝酒。

D. 運動習慣：無規律運動習慣。

E. 飲食習慣：無特殊偏好。

F. 近期旅遊史：無。

6. **家族病史**(Family History)：無。

7. **身體檢查發現**

A. 呼吸略顯急促、費力。檢查翻身時會喘，躺下檢查比坐起時喘。

B. 左心室區有觸覺震顫，最大搏動點(PMI)位置在第五肋間左鎖骨中線偏左1 cm，距胸骨中線約8 cm。

C. 聽診二尖瓣區有心雜音、心尖區有S_3、S_4。

D. 觸診雙腳踝凹陷性水腫(2+)。

三、鑑別診斷

1. **最可能診斷**：瓣膜性心衰竭。

2. 其他可能的鑑別診斷

A. 血管性：肺栓塞、急性冠狀動脈症候群(ACS)。

B. 感染性：肺炎。

C. 外傷性：氣胸。

D. 代謝性：糖尿病酮酸血症。

E. 醫源性：肝腎疾病、COPD惡化、氣喘惡化、肺塌陷。

四、對白

護理人員	章珊女士
Q：章珊女士妳好，我是照顧妳的護理師〇〇〇，請問妳哪裡不舒服呢？	A：呼吸喘。
Q：是什麼時侯和怎麼開始的？	A：大概1年前開始體力變差，爬樓梯到三樓中間需要停下來休息；3個月前體力變得更差，喘的情形更嚴重，現在爬到二樓就會很喘、慢慢喘起來。
Q：妳這樣喘多久了？	A：3個月了。
Q：可以描述一下呼吸喘的情形或特性嗎？	A：呼吸很費力。
Q：有沒有什麼情形會讓你更喘？	A：是指什麼？
Q：做需要用力的活動時會更喘嗎？	A：走路或是爬樓梯時都會更喘，不太能做其他活動。
Q：坐起來和躺下喘的程度有沒有差別？	A：坐起來比較好、躺下會更喘。
Q：晚上睡覺可以躺下嗎？	A：很難躺下，要墊兩個枕頭睡，否則會很喘。
Q：怎樣會比較不喘？	A：坐著休息的時候比較不喘。
Q：喘的情形這3個月來有什麼變化嗎？有越來越嚴重或是漸漸改善？	A：好像越來越嚴重。
Q：一天當中哪個時侯比較喘？	A：晚上躺下睡覺時比較喘。
Q：如果0分不喘、10分最喘，由0到10分，你現在喘的嚴重程度是幾分？	A：5分。
Q：晚上睡到一半會喘醒嗎？	A：有時晚上睡到一半會喘到醒來、全身冒冷汗，要坐個20~30分鐘才能繼續睡覺。
Q：有沒有發燒、咳嗽、有痰、流鼻水、喉嚨痛、咳血、胸痛等？	A：沒有，可是腳踝比較腫。
Q：腳踝腫是什麼時候開始的？	A：兩週前。
Q：腫的地方壓下去會有凹痕嗎？	A：會，而且比較久才會恢復。
Q：小便顏色、量有改變嗎？	A：小便顏色比較深、量變少。
Q：一天小便幾次？	A：差不多4~6次。
Q：這期間有自行做過什麼處理或接受治療嗎？	A：沒有。
Q：以前發生過類似狀況嗎？	A：沒有。

護理人員	章珊女士
Q：你有什麼慢性疾病或生過什麼大病嗎？	A：你指什麼？
Q：有心血管疾病嗎？	A：沒有。
Q：有慢性阻塞性肺部疾病嗎？	A：沒有。
Q：有氣喘嗎？	A：沒有。
Q：妳有肝、腎疾病嗎？	A：沒有。
Q：妳有癌症嗎？	A：沒有。
Q：之前有手術、外傷或住院嗎？	A：沒有。
Q：曾經對藥物或食物過敏嗎？	A：沒有。
Q：平常有沒有服用什麼藥？	A：沒有。
Q：有輸過血嗎？	A：沒有。
Q：妳結婚有小孩？	A：已經結婚、有兩個小孩。
Q：妳現在跟誰住呢？	A：跟先生及小孩住在一起。
Q：那妳和家人的相處情況如何？	A：和家人關係不錯。
Q：妳目前從事什麼工作？	A：家庭主婦。
Q：妳有沒有抽菸、喝酒的習慣？	A：不抽菸、不喝酒。
Q：有規律運動的習慣嗎？	A：沒有。
Q：吃的有沒有什麼特別的禁忌或喜好？	A：沒有。
Q：家族有心血管或呼吸道疾病史嗎？	A：沒有。
Q：最近有出國或國內旅遊嗎？	A：沒有。

五、評分表（呼吸喘併下肢水腫）

應考者：＿＿＿＿＿＿ 評分者：＿＿＿＿＿＿

評分項目	分數（請圈選得分）		
	完全正確	部分正確	不正確
溝通與關懷(5%)			
接觸病人前洗手	1	0	0
自我介紹與確認病人	1	0	0
解釋檢查目的與過程	1	0	0
維護病人隱私	1	0	0
重視病人舒適	1	0	0
病史收集(35%)			
現在病史(21)			
開始喘的時間	1	0	0
喘持續的時間	1	0	0
喘的特性	1	0	0

評分項目	分數（請圈選得分）		
	完全正確	部分正確	不正確
喘的加重因素（走路、爬樓梯或費力活動）	2	1	0
喘的加重因素（躺下）	1	0	0
喘的減緩因素	1	0	0
喘隨時間的變化	1	0	0
喘的嚴重程度（0~10分）	1	0	0
相關症狀（發燒、咳嗽、有痰、流鼻水任一1分）	2	1	0
相關症狀（咳血、胸痛任一1分）	2	1	0
相關症狀（陣發性夜間呼吸困難）	1	0	0
相關症狀（腳踝腫及其發生的時間）	2	1	0
腳踝下壓是否有凹痕	1	0	0
小便顏色、量、次數（任一1分）	2	1	0
自行處理或接受治療方式	1	0	0
過去類似經驗	1	0	0
過去病史(7)			
心血管疾病史	1	0	0
慢性阻塞性肺部疾病或氣喘病史	1	0	0
癌症、肝、腎病史（任一1分）	2	1	0
藥物史、過敏史（各1分）	2	1	0
手術或住院史	1	0	0
個人社會史(5)			
家庭與職業狀況（各1分）	2	1	0
菸、酒（各1分）	2	1	0
旅遊史	1	0	0
家族病史(2)			
心血管疾病	1	0	0
呼吸道疾病	1	0	0
身體檢查(50%)			
頸部血管檢查(6)			
視診頸靜脈是否鼓脹	1	0	0
測內頸靜脈壓	2	1	0
觸診頸動脈	1	0	0
測肝頸返迴流	2	1	0
呼吸系統檢查(6)			
視診呼吸型態、速率、深淺	2	1	0
聽診前胸呼吸音	2	1	0

<table>
<tr><th rowspan="2">評分項目</th><th colspan="6">分數（請圈選得分）</th></tr>
<tr><th colspan="2">完全正確</th><th colspan="2">部分正確</th><th colspan="2">不正確</th></tr>
<tr><td>聽診後胸呼吸音</td><td colspan="2">2</td><td colspan="2">1</td><td colspan="2">0</td></tr>
<tr><td colspan="7">心臟血管檢查(31)</td></tr>
<tr><td>測心跳速率、節律</td><td colspan="2">2</td><td colspan="2">1</td><td colspan="2">0</td></tr>
<tr><td>視診胸部、形狀、大小、對稱性</td><td colspan="2">1</td><td colspan="2">0</td><td colspan="2">0</td></tr>
<tr><td>視診心尖區</td><td colspan="2">1</td><td colspan="2">0</td><td colspan="2">0</td></tr>
<tr><td>視診左心室區</td><td colspan="2">1</td><td colspan="2">0</td><td colspan="2">0</td></tr>
<tr><td>視診左胸骨緣區</td><td colspan="2">1</td><td colspan="2">0</td><td colspan="2">0</td></tr>
<tr><td>視診心基區</td><td colspan="2">1</td><td colspan="2">0</td><td colspan="2">0</td></tr>
<tr><td>觸診心尖博動（PMI的直徑、位置）</td><td colspan="2">4</td><td colspan="2">2</td><td colspan="2">0</td></tr>
<tr><td>觸診左心室區</td><td colspan="2">2</td><td colspan="2">1</td><td colspan="2">0</td></tr>
<tr><td>觸診左胸骨緣區</td><td colspan="2">2</td><td colspan="2">1</td><td colspan="2">0</td></tr>
<tr><td>觸診肺動脈區</td><td colspan="2">2</td><td colspan="2">1</td><td colspan="2">0</td></tr>
<tr><td>觸診主動脈區</td><td colspan="2">2</td><td colspan="2">1</td><td colspan="2">0</td></tr>
<tr><td>觸診上腹部區</td><td colspan="2">2</td><td colspan="2">1</td><td colspan="2">0</td></tr>
<tr><td>聽診二尖瓣區</td><td colspan="2">2</td><td colspan="2">1</td><td colspan="2">0</td></tr>
<tr><td>聽診三尖瓣區</td><td colspan="2">2</td><td colspan="2">1</td><td colspan="2">0</td></tr>
<tr><td>聽診左胸骨緣第三肋間（Erb's點）</td><td colspan="2">2</td><td colspan="2">1</td><td colspan="2">0</td></tr>
<tr><td>聽診肺動脈區</td><td colspan="2">2</td><td colspan="2">1</td><td colspan="2">0</td></tr>
<tr><td>聽診主動脈區</td><td colspan="2">2</td><td colspan="2">1</td><td colspan="2">0</td></tr>
<tr><td colspan="7">周邊血管檢查(7)</td></tr>
<tr><td>視診皮膚、指甲</td><td colspan="2">1</td><td colspan="2">0</td><td colspan="2">0</td></tr>
<tr><td>視診雙側下肢水腫</td><td colspan="2">1</td><td colspan="2">0</td><td colspan="2">0</td></tr>
<tr><td>觸診雙側肢體溫度</td><td colspan="2">1</td><td colspan="2">0</td><td colspan="2">0</td></tr>
<tr><td>觸診雙側下肢水腫</td><td colspan="2">2</td><td colspan="2">1</td><td colspan="2">0</td></tr>
<tr><td>觸診雙側橈動脈</td><td colspan="2">1</td><td colspan="2">0</td><td colspan="2">0</td></tr>
<tr><td>觸診雙側足背動脈</td><td colspan="2">1</td><td colspan="2">0</td><td colspan="2">0</td></tr>
<tr><td>條理性與整體表現(5%)</td><td>5</td><td>4</td><td>3</td><td>2</td><td>1</td><td>0</td></tr>
<tr><td>解釋檢查結果與可能是瓣膜性心衰竭的臨床推理(5%)：
①呼吸喘3個月（或端坐呼吸、陣發性夜間呼吸困難）②小便量減少 ③PMI左偏移 ④二尖瓣心雜音、S_3及S_4 ⑤雙腳踝凹陷性水腫(2+)</td><td>5</td><td>4</td><td>3</td><td>2</td><td>1</td><td>0</td></tr>
<tr><td>總　分</td><td colspan="6"></td></tr>
</table>

肆、腹部檢查—腹痛

應試說明：
1. 考試時間共10分鐘。
2. 請就病人主訴，完成相關病史訪談與適切的身體檢查，並對病人解釋檢查結果與下一步計畫或注意事項。
3. 說明檢查結果、診斷臆測與臨床推理。

一、考題

吳信一，45歲男性，主述腹痛，目前血壓：140/90 mmHg，心跳：100次／分鐘，呼吸：18次／分鐘，耳溫：38.5℃。

二、情境腳本

1. 基本資料

吳信一，45歲已婚男性。

2. 外觀及情緒狀態

清醒、外觀整潔、穿著合宜、呼吸規律、略顯病態、呈腹部防衛姿勢。

3. 現在病史(History of Present Iillness)

➲ 就診的原因：肚子痛。下列狀況只有當考生詢問時依問題回答：

A. 開始時間(Onset)：昨天晚餐後開始腹痛。
B. 如何發生的(Onset)：吃飽飯沒多久就開始腹痛。
C. 痛的部位(Location)：右上腹部。
D. 除了肚子外還有哪些地方痛(Radiation)：好像擴散到背後。
E. 持續時間(Duration)：持續的痛。
F. 痛的性質(Character)：好像刀割的痛。
G. 加重因素(Aggravating)：飯後會更痛。
H. 減輕或緩和症狀之因素(Relieving Factors)：躺向右側時緩解。
I. 時間因素 (Temporal Factors)：越來越嚴重。
J. 嚴重程度(Severity)：目前痛的嚴重程度為5分、休息最不痛時4分，飯後最痛時7分。
K. 相關症狀(Associated Symptoms)
   (a) 噁心、嘔吐：飯後感到噁心、有嘔吐一次。
   (b) 腹瀉、便秘：沒有。
   (c) 發燒：未量體溫，所以不知道有沒有發燒，昨天開始有點怕冷。

L. 自行處理或接受治療(Treatment)：沒有。

M. 曾經有過類似經驗：沒有。

4. **過去病史**(Past medical History)

➲ 下列狀況只有當考生詢問時依問題回答：

A. 疾病史：兩年前診斷患有高血脂 (Hyperlipidema)，規則服用降血脂藥物，藥物名稱不知，一天一顆，已服用兩年，血脂控制於正常範圍。

B. 藥物：除降血脂藥物外，未服用其他藥物。

C. 藥物或食物過敏：無。

D. 手術或重大傷害：無。

E. 輸血：未曾輸血。

5. **精神社會／個人史**(Psychosocial / Personal History)

➲ 下列狀況只有當考生詢問時依問題回答：

A. 家庭狀況：已婚、沒有子女，與家人關係和睦。

B. 目前從事工作：房屋仲介銷售經理。

C. 飲酒史：因工作需要，社交性飲酒10年，平均每週兩次、每次飲威士忌約150 c.c.。

D. 吸菸史：已10年，每天半包，想戒菸，但因工作環境需應酬，戒菸有困難。

E. 運動習慣：無規律運動。

F. 飲食習慣：經常外食、應酬多。

G. 旅行史：無。

6. **家族病史** (Family History)：父親患有高血脂、高血壓，母親曾接受腹部手術，但不知手術原因。

7. **身體檢查發現**

A. 防衛姿勢，聽診腸蠕動音正常，無腹主動脈或股動脈嘈音。

B. 叩診腹部正常，叩診肝臟大小正常，於鎖骨中線處肝緣距離約8公分，叩診於肋脊角處無腎壓痛。

C. 觸診右上腹有壓痛，但無反彈痛，出現莫菲氏徵象(Murphy's sign)。

三、鑑別診斷

1. **最可能診斷**：急性膽囊炎或膽結石。

2. **其他可能的鑑別診斷**：包括膽管炎、胰腺炎、闌尾炎、消化性潰瘍和胸膜炎等。

四、對白

護理人員	吳信一先生
Q：吳先生你好，我是照顧你的護理師○○○，請問你哪裡不舒服呢？	A：我肚子痛。
Q：是什麼時候開始的？	A：昨天晚餐後開始肚子痛。
Q：是怎麼開始的？	A：吃飽飯沒多久就開始痛起來了。
Q：請你指出痛的部位。	A：（以手指在右上腹部）
Q：除了肚子外還有哪些地方會痛？	A：好像擴散到背後。
Q：你這樣痛多久了？	A：從昨天一直到現在都在痛
Q：是怎樣的痛？	A：好像刀割的痛。
Q：有沒有什麼情形會讓你更痛？	A：飯後會更痛。
Q：有沒有什麼情形會讓你的肚子痛改善？	A：躺向右邊會好一點。
Q：肚子痛的情形這兩天來有什麼變化嗎？有越來越嚴重或是漸漸改善？	A：越來越嚴重。
Q：如果0分不痛、10分最痛，由0到10分，您現在痛的嚴重程度是幾分？	A：現在痛的嚴重程度是5分。
Q：最痛時是幾分？	A：飯後最痛的時候7分。
Q：最不痛時是幾分？	A：最不痛的時候4分。
Q：除了肚子痛外還有哪些不舒服嗎？	A：是指什麼？
Q：有噁心、嘔吐、腹瀉嗎？	A：飯後感到噁心、吐了一次。
Q：有發燒嗎？	A：沒有量體溫、不知道有沒有發燒、昨天開始有點怕冷。
Q：這期間有自行做過什麼處理或接受治療嗎？	A：沒有。
Q：過去有類似的經驗嗎？	A：沒有。
Q：你有什麼慢性疾病或生過什麼大病嗎？	A：兩年前醫生說我有高血脂。
Q：目前你的高血脂有接受治療嗎？	A：一直都在吃降血脂藥。
Q：是什麼藥？吃多久了？	A：藥物名稱不知道，一天一顆，已經吃了兩年。
Q：血脂控制得如何？	A：血脂控制在正常範圍內。
Q：你曾有膽結石、膽囊炎或胰臟炎嗎？	A：沒有。
Q：除了降血脂藥還有服用其他藥物嗎？	A：沒有。
Q：曾經對藥物或食物過敏嗎？	A：沒有。
Q：之前有手術、外傷或住院嗎？	A：沒有。
Q：有輸過血嗎？	A：沒有。
Q：你結婚有小孩嗎？	A：已經結婚、沒有小孩。
Q：你現在跟誰住呢？	A：和太太住一起。

護理人員	吳信一先生
Q：那你和家人的相處情況如何？	A：和家人關係和睦。
Q：你目前從事什麼工作？	A：房屋仲介銷售經理。
Q：你有沒有抽菸的習慣？	A：抽菸10年了，每天半包，想戒菸，但因為工作環境需要應酬，戒菸有點困難。
Q：你有沒有喝酒的習慣？	A：因為工作需要，社交性喝酒10年了，平均每星期喝兩次威士忌約每次150 c.c.。
Q：有規律運動的習慣嗎？	A：沒有。
Q：吃的有沒有什麼特別的禁忌或喜好？	A：沒有。應酬多，經常在外面吃。
Q：家族有高血脂、高血壓、糖尿病或其他慢性病史嗎？	A：父親有高血脂、高血壓，母親腹部有開過刀，但是不知道為什麼開刀。
Q：最近有出國或國內旅遊嗎？	A：沒有。

五、評分表（腹痛）

應考者：＿＿＿＿＿＿ 評分者：＿＿＿＿＿＿

評分項目	分數（請圈選得分）		
	完全正確	部分正確	不正確
溝通與關懷(5%)			
接觸病人前洗手	1	0	0
自我介紹與確認病人	1	0	0
解釋檢查目的與過程	1	0	0
維護病人隱私	1	0	0
重視病人舒適	1	0	0
病史收集(35%)			
現在病史(21)			
痛開始時間	1	0	0
發生時狀況	1	0	0
痛的部位	2	0	0
輻射部位	2	0	0
痛持續時間	1	0	0
痛的性質	2	0	0
加重因素	1	0	0
減緩因素	1	0	0
痛隨時間的變化	1	0	0

評分項目	分數（請圈選得分）		
	完全正確	部分正確	不正確
痛的嚴重程度（0~10分）	1	0	0
相關症狀（噁心、嘔吐）	2	1	0
相關症狀（腹瀉、便秘）	2	1	0
相關症狀（發燒）	1	0	0
自行處理或接受治療	1	0	0
過去類似經驗	1	0	0
過去病史(6)			
重大疾病	1	0	0
腸胃道病史（膽結石、膽囊炎或胰臟炎，各1分）	2	1	0
藥物史	1	0	0
過敏史	1	0	0
手術或住院史	1	0	0
個人社會史(7)			
家庭狀況（家人關係）	1	0	0
職業狀況	1	0	0
菸、酒（各1分）	2	1	0
旅遊史	1	0	0
飲食或營養狀況	2	1	0
家族病史(2)	2	0	0
身體檢查(50%)			
肺部檢查(6)			
視診胸腔外觀及呼吸型態	2	1	0
聽診前胸肺部	2	1	0
聽診後胸肺部	2	1	0
腹部檢查(44)			
視診腹部輪廓、臍部	2	1	0
視診腹部皮膚顏色、疤痕	2	1	0
視診腹部蠕動、博動	2	1	0
聽診腸音、腹膜摩擦音	2	1	0
聽診腹部血管音	4	2	0
叩診腹部四象限	2	1	0
叩診肝臟大小	4	2	0

評分項目	分數（請圈選得分）					
	完全正確		部分正確		不正確	
輕觸診腹部	2		1		0	
深觸診腹部	2		1		0	
疼痛部位最後叩診及觸診	4		0		0	
觸診有無反彈痛	2		1		0	
莫菲氏徵象(Murphy's Sign)	4		2		0	
洛夫辛氏徵象(Rovsing's Sign)	4		2		0	
普氏徵象(Psoas's Sign)	2		1		0	
閉孔肌徵象	2		1		0	
叩診肋脊角（腎壓痛）	2		1		0	
液體波動試驗	2		1		0	
條理性與整體表現(5%)	5	4	3	2	1	0
解釋檢查結果與可能是膽囊炎或膽結石的臨床推理(5%)：①持續右上腹銳痛 ②輻射到後背 ③飯後加劇 ④高血脂病史（或使用菸酒） ⑤陽性莫菲氏徵象	5	4	3	2	1	0
總 分						

伍、神經功能檢查—肢體無力

應試說明：
1. 考試時間共15分鐘。
2. 請就病人主訴，完成相關病史訪談。
3. 進行除12對腦神經、心智功能外完整的神經學檢查，檢查過程中請說明檢查項目及位置。
4. 說明檢查結果、診斷臆測與臨床推理。

一、考題

林文，56歲，主訴突然右手無力拿不住電話筒，目前血壓：150/80 mmHg，心跳：76次／分鐘，呼吸：18次／分鐘，耳溫：36.5℃。

二、腳本

1. 基本資料：

林文，56歲男性，電腦工程師。

2. 外觀及情緒狀態：

清醒、外觀整潔、穿著合宜、呼吸規律、情緒穩定、略顯病態。

3. 現在病史(History of Present Illness)

➲ 就診的原因：突然右手無力拿不住電話筒。下列狀況只有當考生詢問時依問題回答：

A. 開始時間(Onset)：半小時前。

B. 發生過程(Onset)：和同事在電話中聊天，突然手無力、無法拿住電話筒。

C. 無力部位(Location)：右手。

D. 持續時間(Duration)：突然發作、數分鐘後漸恢復正常。

E. 加重因素(Aggravating)：沒有。

F. 減輕或緩和症狀之因素(Relieving Factors)：休息後漸漸恢復。

G. 嚴重程度(Severity)：完全無力拿不住東西、擔心自己快死了或是中風。

H. 相關症狀(Associated Symptoms)

(a) 頭痛、頭暈：發作當時有突發性頭痛和頭暈。

(b) 麻木感、視力模糊、說話不清、喪失平衡感：無。

I. 自行處理或接受治療(Treatment)：無。

J. 類似經驗：1個月前曾有右手麻木、無力的情形，但數秒後即恢復，之後未接受任何診治。

4. 過去病史(Past Medical History)

➲ 下列狀況只有當考生詢問時依問題回答：

A. 疾病史：

(a) 糖尿病5年，一天早晚兩次注射混合型胰島素，血糖控制HbA_{1C}：8%。

(b) 高血壓5年，ARB口服降血壓藥控制，血壓值約150~160/80~90 mmHg。

B. 手術或重大傷害：無。

C. 目前使用藥物：胰島素、每天早晚兩次注射混合型胰島素、ARB口服降血壓藥。

D. 藥物或食物過敏：無。

E. 輸血：未曾輸血。

5. 精神社會／個人史(Psychosocial / Personal History)

➲ 下列狀況只有當考生詢問時依問題回答：

A. 家庭狀況：已婚，育有2女，目前與太太和女兒們同住。

B. 目前從事工作：電腦工程師

C. 菸酒史：無。

D. 運動習慣：無規律運動習慣。

E. 飲食習慣：無特殊偏好。

F. 旅行史：最近未有旅遊。

6. 家族病史(Family History)：母親有糖尿病、父親有高血壓。

7. 身體檢查發現：無。

三、鑑別診斷

1. **最可能診斷**：糖尿病血糖控制不佳引起的暫時性缺血性中風（小中風）。
2. **其他可能的鑑別診斷**：包括腦內局部不正常放電引起的癲癇或偏頭痛、顱內腫瘤或血塊等。

四、對白

護理人員	林文先生
Q：林文先生你好，我是照顧你的護理師○○○，請問你哪裡不舒服呢？	A：我右手無力。
Q：什麼時候開始的？	A：半小時前。
Q：可以描述一下發生的過程嗎？發生時你正在做什麼？	A：和同事在電話中聊天時，突然手沒力氣、拿不住電話筒。
Q：請指出無力的部位，是哪裡？	A：（指右手）
Q：半小時前到現在是有時無力？還是一直無力？	A：突然發作後過了幾分鐘後就逐漸恢復正常了。

護理人員	林文先生
Q：有什麼會讓你無力的情形更嚴重嗎？	A：沒有。
Q：有什麼可以改善你無力的情形嗎？	A：休息後就漸漸恢復了。
Q：當時無力的嚴重程度如何？手可不可以舉起？	A：完全無力拿不住東西、很怕自己快死了或是中風。
Q：除了右手突然無力外還有哪些不舒服？	A：沒有。
Q：有頭痛、頭暈嗎？	A：發作的時候有突然頭痛和頭暈，但之後就好了。
Q：有麻木感、視力模糊、說話不清楚、喪失平衡感嗎？	A：沒有。
Q：這期間有自行做過什麼處理或接受治療嗎？	A：沒有。
Q：以前發生過類似狀況嗎？	A：有，1個月前有右手麻木、無力的情形，但數秒後就恢復了；沒有去看醫生；發作的時候有突然的頭痛和頭暈。
Q：你有什麼慢性疾病或生過什麼大病嗎？	A：有糖尿病和高血壓。
Q：糖尿病多久了？有在接受治療嗎？如何治療？	A：糖尿病5年，每天早晚兩次打混合型胰島素。
Q：血糖控制的如何？	A：糖化血色素8.0左右。
Q：高血壓多久了？有在接受治療嗎？如何治療？	A：高血壓5年，吃降血壓藥控制。
Q：血壓一般控制在多少？	A：高血壓150~160、低血壓80~90。
Q：除了糖尿病高血壓藥物外，平常還有沒有服用其他藥物？	A：沒有。
Q：曾經對藥物或食物過敏嗎？	A：沒有。
Q：之前有手術、外傷或住院嗎？	A：沒有。
Q：有輸過血嗎？	A：沒有。
Q：你結婚有小孩嗎？	A：已經結婚，有兩個女兒。
Q：現在跟誰住呢？	A：跟太太和女兒們住在一起。
Q：那你和家人的相處情況如何？	A：和家人關係不錯。
Q：你目前從事什麼工作？	A：電腦工程師。
Q：你有抽菸、喝酒的習慣嗎？	A：不抽菸、不喝酒。
Q：有規律運動的習慣嗎？	A：沒有。
Q：吃的有沒有什麼特別的禁忌或喜好？	A：沒有。
Q：家族有慢性病史嗎？	A：母親有糖尿病、父親有高血壓。
Q：最近有出國或國內旅遊嗎？	A：沒有。

五、評分表（肢體無力）

應考者：___________ 評分者：___________

評分項目	分數（請圈選得分）		
	完全正確	部分正確	不正確
溝通與關懷(5%)			
接觸病人前洗手	1	0	0
自我介紹與確認病人	1	0	0
解釋檢查目的與過程	1	0	0
維護病人隱私	1	0	0
重視病人舒適	1	0	0
病史收集(33%)			
現在病史(15)			
無力開始時間	1	0	0
無力發生的過程或發作時的情況	2	0	0
無力的部位	1	0	0
持續時間／隨時間的變化	1	0	0
加重因素	1	0	0
減緩因素	1	0	0
無力的嚴重程度	1	0	0
相關症狀（頭痛、頭暈，各1分）	2	1	0
相關症狀（視力模糊、說話不清，各1分）	2	1	0
相關症狀（麻木感、喪失平衡感，各1分）	2	1	0
自行處理或接受治療方式	1	0	0
過去有無類似狀況	1	0	0
過去病史(9)			
疾病史（糖尿病史、治療方式、血糖控制情形）	2	1	0
疾病史（高血壓病史、治療方式、血壓控制情形）	2	1	0
手術、住院史或重大傷害	2	1	0
藥物史	2	1	0
過敏史	1	0	0
個人社會史(6)			
家庭狀況（家人關係）	1	0	0
職業狀況	1	0	0
菸、酒（各1分）	2	1	0

評分項目	分數（請圈選得分）		
	完全正確	部分正確	不正確
飲食習慣	1	0	0
運動習慣	1	0	0
家族病史(2)	2	0	0
身體檢查(52%)			
頭、臉、頸檢查(2)			
頸動脈聽診（單側1分）	2	1	0
平衡性評估(14)			
步 態	2	1	0
Romberg's Test	2	1	0
直線走路	2	1	0
腳跟走路	2	1	0
腳尖走路	2	1	0
單腳站立	2	1	0
半 蹲	1	0	0
跳 躍	1	0	0
協調性評估(3)			
手部點對點準確性測驗（手指到鼻）	1	0	0
快速交替節律性運動	2	0	0
足跟至脛骨測驗（下肢點到點檢查）	1	0	0
深肌腱反射(10)			
肱二頭肌反射（單側1分）	2	1	0
肱三頭肌反射（單側1分）	2	1	0
肱橈肌反射（單側1分）	2	1	0
膝反射（單側1分）	2	1	0
踝反射（單側1分）	2	1	0
肌肉力量（對抗阻力）(12)			
上臂（平舉）	2	1	0
下臂（彎曲、伸直）	2	1	0
握 力	2	1	0
小腿（彎曲、伸直）	2	1	0
足部（蹠屈、背屈）	2	1	0

<table>
<tr><th rowspan="2">評分項目</th><th colspan="6">分數（請圈選得分）</th></tr>
<tr><th colspan="2">完全正確</th><th colspan="2">部分正確</th><th colspan="2">不正確</th></tr>
<tr><td colspan="7">感覺評估(10)</td></tr>
<tr><td>痛 覺</td><td colspan="2">2</td><td colspan="2">1</td><td colspan="2">0</td></tr>
<tr><td>輕觸覺</td><td colspan="2">2</td><td colspan="2">1</td><td colspan="2">0</td></tr>
<tr><td>振動覺</td><td colspan="2">1</td><td colspan="2">0</td><td colspan="2">0</td></tr>
<tr><td>位置覺</td><td colspan="2">1</td><td colspan="2">0</td><td colspan="2">0</td></tr>
<tr><td>兩點區辨識覺</td><td colspan="2">1</td><td colspan="2">0</td><td colspan="2">0</td></tr>
<tr><td>實物覺</td><td colspan="2">1</td><td colspan="2">0</td><td colspan="2">0</td></tr>
<tr><td>圖形覺</td><td colspan="2">1</td><td colspan="2">0</td><td colspan="2">0</td></tr>
<tr><td>定位點（可指出觸碰的位置）</td><td colspan="2">1</td><td colspan="2">0</td><td colspan="2">0</td></tr>
<tr><td>條理性與整體表現(5%)</td><td>5</td><td>4</td><td>3</td><td>2</td><td>1</td><td>0</td></tr>
<tr><td>解釋檢查結果與可能是小中風的臨床推理(5%)：①右手突然無力數分鐘後恢復 ②發作時併發頭痛、頭暈 ③1個月前有類似症狀 ④糖尿病與高血壓病史 ⑤身體檢查無任何發現</td><td>5</td><td>4</td><td>3</td><td>2</td><td>1</td><td>0</td></tr>
<tr><td>總 分</td><td colspan="6"></td></tr>
</table>

陸、肌肉骨骼檢查—下背痛

應試說明：
1. 考試時間共10分鐘。
2. 請就病人主訴，完成相關病史訪談與適切的身體檢查，檢查過程中請說明檢查項目及位置。
3. 說明檢查結果、診斷臆測與臨床推理。

一、考題

邱尚，36歲男性，主述下背痛，目前血壓：130/80 mmHg，心跳：80次／分鐘，呼吸：20次／分鐘，耳溫：36.8℃。

二、情境腳本

1. 基本資料

邱尚，36歲男性，已婚男性。

2. 外觀及情緒狀態

清醒、外觀整潔、穿著合宜、呼吸規律、略顯病態、平躺。

3. 現在病史(History of Present LIlness)

➲ 就診的原因：下背痛。下列狀況只有當考生詢問時依問題回答：

A. 開始時間(Onset)：兩天前。
B. 如何發生的(Onset)：在家搬運大型花盆後開始痛。
C. 痛的部位(Location)：下背部。
D. 除了下背外還有哪些地方痛(Radiation)：好像擴散到腿部。
E. 持續時間(Duration)：兩天前到現在一直在痛。
F. 痛的性質(Character)：好像刀割的痛。
G. 加重因素(Aggravating)：長時間坐著或搬東西用力時加重。
H. 減輕或緩和症狀之因素 (Relieving Factors)：平躺休息後緩解。
I. 時間因素 (Temporal Factors)：漸漸越來越嚴重。
J. 嚴重程度(Severity)：平躺休息最不痛時4分，最痛時7分 。
K. 相關症狀(Associated Symptoms)
   (a) 無力：下肢稍無力。
   (b) 麻木或刺痛感：稍麻木，從大腿右側面傳到小腿。
   (c) 大小便失禁：無。
L. 自行做過什麼處理或接受治療(Treatment)：無。
M. 過去類似經驗：近幾個月反覆下背痛。

4. 過去病史(Past Medical History)

➲ 下列狀況只有當考生詢問時依問題回答：

A. 疾病史：無。

B. 目前使用藥物：無。

C. 藥物或食物過敏：無。

D. 手術或重大傷害：無。

E. 輸血：未曾輸血。

5. 精神社會／個人史(Psychosocial / Personal History)

➲ 下列狀況只有當考生詢問時依問題回答：

A. 家庭狀況：已婚、沒有子女，與家人關係和睦。

B. 目前從事工作：建築工人。

C. 菸酒史：無。

D. 運動習慣：無規律運動。

E. 飲食習慣：正常。

F. 旅行史：除了兩個月前到南投探望父母外，最近未有其他旅遊。

6. 家族病史 (Family history)：父親中風過世，母親健在。

7. 身體檢查發現

A. 神經系統：按壓或敲打脊椎不會痛，抬高左腳不會痛，抬高右腳至30~45度即喊腰痛。

B. 其餘檢查結果皆正常。

三、鑑別診斷

1. **最可能診斷**：腰椎椎間盤突出。

2. **其他可能的鑑別診斷**：包括腰椎滑脫、腰椎椎管狹窄、背肌拉傷、退化性關節炎、腰椎結核、椎管內腫瘤和脊柱腫瘤。

四、對白

護理人員	邱尚先生
Q：邱尚先生你好，我是照顧你的護理師○○○，請問你哪裡不舒服呢？	A：我下背痛。
Q：什麼時候開始痛的？	A：兩天前。
Q：是怎麼發生的？	A：在家裡搬運大型花盆後就開始痛。
Q：請指出痛的部位	A：（指下背部）
Q：除了下背外還有哪些地方痛？	A：好像擴散到腿部。
Q：雙腿嗎？還是哪一隻腿？	A：左腿。

護理人員	邱尚先生
Q：痛持續時間？	A：兩天前到現在一直在痛。
Q：可以描述一下痛的特性嗎？	A：好像刀割的痛。
Q：有沒有什麼情形會讓你更痛？	A：長時間坐著或搬東西用力時會更痛。
Q：怎樣會比較不痛？	A：平躺休息後漸漸改善。
Q：痛的情形這兩天來有什麼變化嗎？有越來越嚴重或是漸漸改善嗎？	A：漸漸越來越嚴重。
Q：如果0分不痛、10分最痛，由0到10分，你現在痛的嚴重程度是幾分？	A：5分。
Q：最痛時是幾分？	A：最痛的時候7分。
Q：最不痛時是幾分？	A：平躺休息最不痛的時候4分。
Q：除了下背痛外，還有哪些不舒服嗎？	A：腿有一點無力。
Q：哪一邊的腿？	A：右腿。
Q：有無麻木或刺痛感嗎？	A：右腿有一點麻，從大腿右側面一直傳到小腿。
Q：大小便正常？	A：都正常。
Q：這期間有自行做過什麼處理或接受治療嗎？	A：沒有。
Q：以前發生過類似狀況嗎？	A：這幾個月一直反反覆覆下背痛。
Q：你有什麼慢性疾病或生過什麼大病嗎？	A：沒有。
Q：之前有手術、外傷或住院嗎？	A：沒有。
Q：曾經對藥物或食物過敏嗎？	A：沒有。
Q：平常有沒有服用什麼藥？	A：沒有。
Q：有輸過血嗎？	A：沒有。
Q：你結婚有小孩嗎？	A：已經結婚，沒有小孩。
Q：那你和家人的相處情況如何？	A：和家人關係不錯。
Q：你目前從事什麼工作？	A：建築工人。
Q：你有沒有抽菸、喝酒的習慣？	A：不抽菸、不喝酒。
Q：有規律運動的習慣嗎？	A：沒有。
Q：吃的有沒有什麼特別的禁忌或喜好？	A：沒有。
Q：家族有慢性病史嗎？	A：父親中風過世。
Q：最近有出國或國內旅遊嗎？	A：除了兩個月前到南投探望父母外，最近沒有其他旅遊。

五、評分表（下背痛）

應考者：__________ 評分者：__________

評分項目	分數（請圈選得分）		
	完全正確	部分正確	不正確
溝通與關懷(5%)			
接觸病人前洗手	1	0	0
自我介紹與確認病人	1	0	0
解釋檢查目的與過程	1	0	0
維護病人隱私	1	0	0
重視病人舒適	1	0	0
病史收集(30%)			
現在病史(20)			
痛開始時間	1	0	0
發作時狀況	2	0	0
痛的部位	2	0	0
輻射部位	2	0	0
痛持續時間	2	0	0
痛的性質	1	0	0
痛的加重因素	1	0	0
痛的減緩因素	1	0	0
痛隨時間的變化	1	0	0
痛的嚴重程度（0~10分）	1	0	0
相關症狀（無力或麻木）	2	1	0
相關症狀（大小便失禁）	2	1	0
自行處理或接受治療方式	1	0	0
過去類似狀況	1	0	0
過去病史(5)			
重大疾病	1	0	0
藥物史	1	0	0
過敏史	1	0	0
手術或住院史	2	1	0
家族病史(1)	1	0	0
個人社會史(4)			
家庭狀況（家人關係）	1	0	0
職業狀況	1	0	0
菸酒	1	0	0
旅遊史	1	0	0

評分項目	分數（請圈選得分）					
	完全正確		部分正確		不正確	
身體檢查(55%)						
脊椎及四肢之評估(23)						
視診步態	2		0		0	
視診脊椎	2		0		0	
視診彎腰（觀察肩胛骨是否對稱）	2		0		0	
視診雙腿長度	2		0		0	
視診兩腿肌肉的對稱性、是否萎縮	2		0		0	
觸診脊椎（是否疼痛）	2		0		0	
視診脊椎活動度（彎腰、伸展）	2		1		0	
視診脊椎活動度（側彎或轉動）	1		0		0	
視診髖關節活動度	2		1		0	
視診腳踝、腳及指頭之活動度	2		1		0	
直腿上舉試驗(Straight Leg Raising Test)	4		2		0	
感覺系統的評估(6)						
雙側下肢輕觸覺檢查	2		1		0	
雙側下肢痛覺檢查	2		1		0	
雙側下肢兩點辨識檢查（用迴紋針尖端測試）	2		1		0	
深肌腱反射(8)						
膝反射（評估左右兩側4分，單側2分）	4		2		0	
踝反射 （評估左右兩側4分，單側2分）	4		2		0	
肌肉力量（對抗阻力）(16)						
大腿彎曲	2		1		0	
大腿伸直	2		1		0	
大腿內縮	2		1		0	
大腿外展	2		1		0	
小腿彎曲	2		1		0	
小腿伸直	2		1		0	
足踝蹠屈	2		1		0	
足踝背屈	2		1		0	
周邊動脈評估(2)						
觸診足背動脈	2		1		0	
條理性與整體表現(5%)	5	4	3	2	1	0
解釋檢查結果與可能是椎間盤突出的臨床推理(5%)：①下背痛擴散到腿部 ②用力加劇、平躺緩解 ③從大腿右側面到小腿麻木感 ④反覆下背痛病史 ⑤直腿上舉試驗為陽性	5	4	3	2	1	0
總　分						

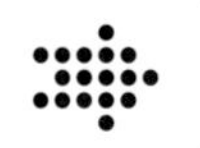

附錄

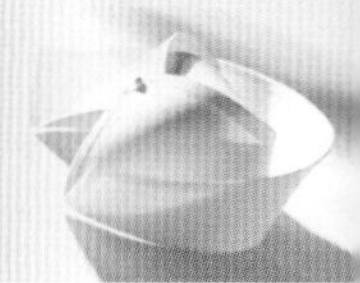

附錄一　身體檢查與評估技術影片

透過影片詳盡的語音說明與字幕標示，可快速且便利地掌握身體檢查與評估技巧。

1. 心臟血管系統評估
2. 周邊循環系統評估
3. 神經系統：感覺、運動和反射功能評估
4. 12對腦神經功能評估
5. 呼吸系統評估
6. 腹部評估

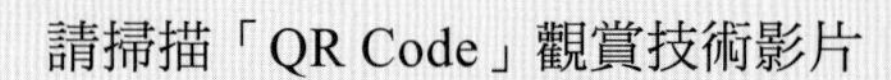

請掃描「QR Code」觀賞技術影片

附錄二　國人膳食營養素參考攝取量(DRIs)

附錄三　兒童生長曲線圖（女孩）

附錄四　兒童生長曲線圖（男孩）

附錄五　參考資料

欲參考附錄二至附錄五之內容，請掃描「QR Code」

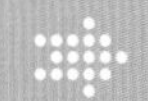

索引・Index

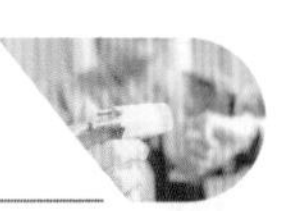

【A】

【B】

【C】

【D】

【E】

【F】

【G】

【H】

【M】

【N】

【O】

【P】

【Q】

【R】

【S】

【T】

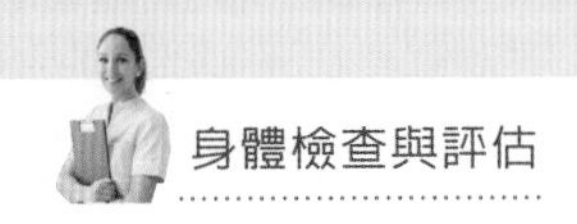

【W】

【Z】

MEMO

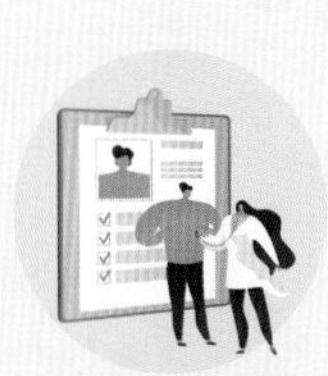

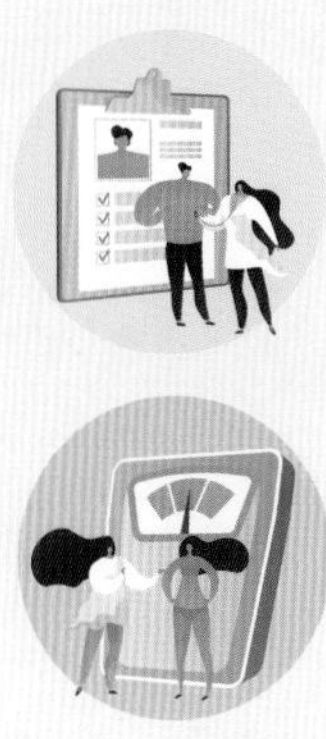

MEMO

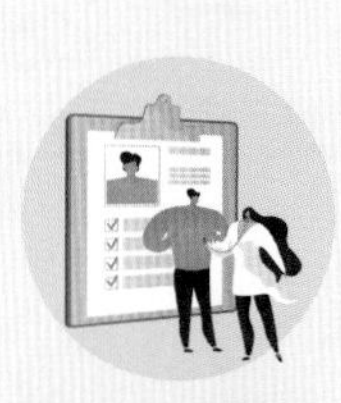

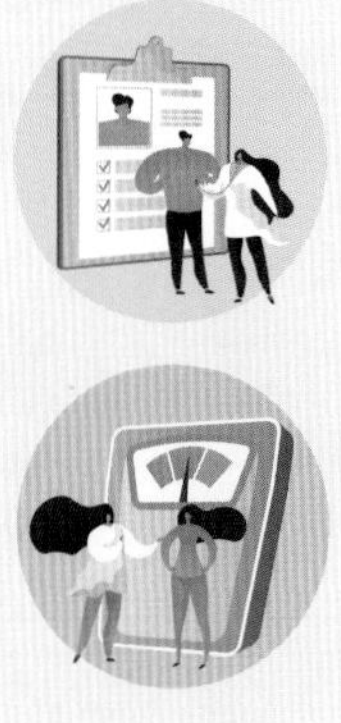

MEMO

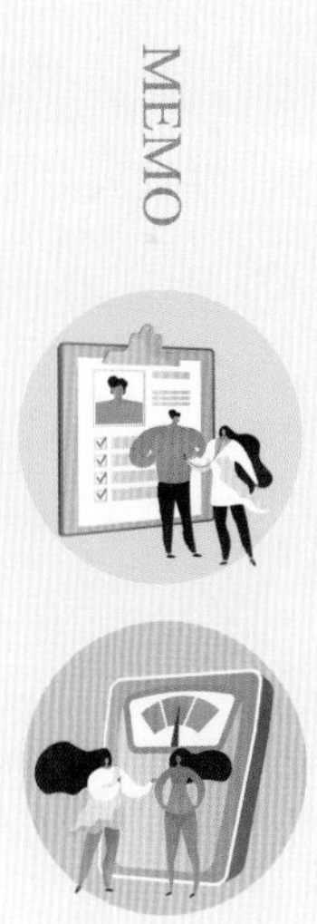

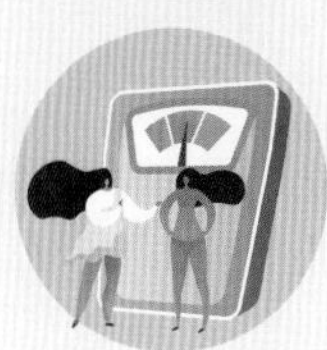

MEMO

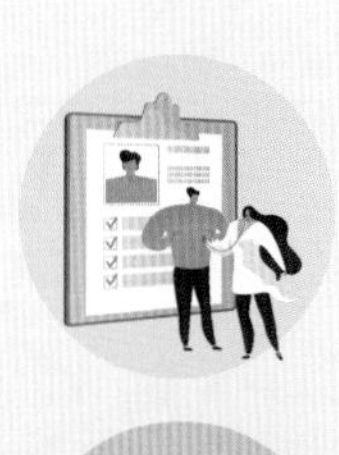

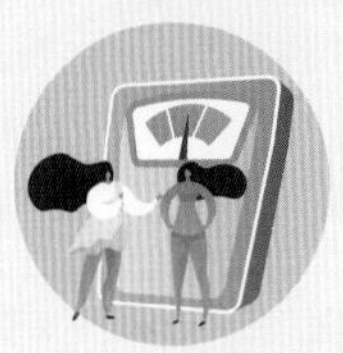

MEMO

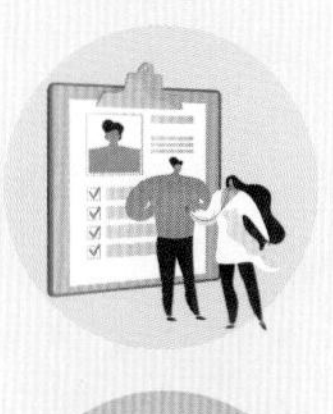

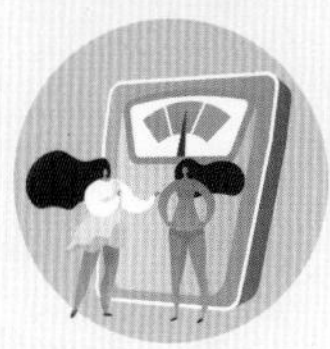

國家圖書館出版品預行編目資料

身體檢查與評估／林靜幸、田培英、李書芬、藍菊梅、李筱薇、謝春滿、蔡家梅、吳書雅、李婉萍、曹英、高淑允、方莉、孫凡軻、李業英、王采芷、陳翠芳編著.－第六版.－新北市：新文京開發出版股份有限公司，2021.11

面；　公分

ISBN　978-986-430-791-3（平裝）

1.健康檢查　2.診斷學

415.21　　110019353

身體檢查與評估（第六版）　　（書號：**B118e6**）

編　著　者	林靜幸　田培英　李書芬　藍菊梅　李筱薇 謝春滿　蔡家梅　吳書雅　李婉萍　曹　英 高淑允　方　莉　孫凡軻　李業英　王采芷 陳翠芳
出　版　者	新文京開發出版股份有限公司
地　　　址	新北市中和區中山路二段 362 號 9 樓
電　　　話	(02) 2244-8188（代表號）
F　A　X	(02) 2244-8189
郵　　　撥	1958730-2
第　四　版	西元 2008 年 01 月 31 日
四版修訂版	西元 2010 年 01 月 20 日
第　五　版	西元 2013 年 08 月 30 日
第　六　版	西元 2022 年 01 月 15 日

　　建議售價：800 元

法律顧問：蕭雄淋律師

ISBN　978-986-430-791-3

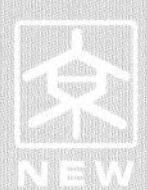

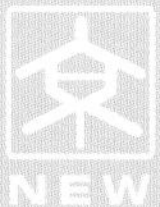

新文京開發出版股份有限公司

新世紀・新視野・新文京—精選教科書・考試用書・專業參考書